高级卫生专业技术资格考试用书

# 口腔内科学晋升题库

## （副主任医师/主任医师）

英腾教育高级职称教研组　编写

中国健康传媒集团
中国医药科技出版社

## 内 容 提 要

　　高级卫生专业技术资格考试是申报评审卫生高级专业技术职务资格的必经程序与重要参考依据之一，为了更好地帮助拟晋升副高级和正高级卫生职称考试人员备考刷题与巩固自测，编者根据各学科的《高级卫生专业技术资格考试大纲》（副高级、正高级）各章节中"熟练掌握""掌握"级考点分布，同时深入研析近年考试命题规律与应考策略，甄选 5000～6000 道高度仿真试题，编撰这套《高级卫生专业技术资格考试用书"晋升题库"》系列，配有全部参考答案和难题、易错题精粹解析，是拟晋升副高级和正高级卫生职称考试人员随学随练、夯基检验的备考制胜题库。

**图书在版编目（CIP）数据**

口腔内科学晋升题库/英腾教育高级职称教研组编写 . —北京：中国医药科技出版社，2023.9
高级卫生专业技术资格考试用书
ISBN 978 - 7 - 5214 - 4108 - 6

Ⅰ．①口…　Ⅱ．①英…　Ⅲ．①口腔内科学 - 资格考试 - 习题集　Ⅳ．①R781 - 44

中国国家版本馆 CIP 数据核字（2023）第 156277 号

美术编辑　陈君杞
责任编辑　高一鹭　董佳敏
版式设计　友全图文

出版　**中国健康传媒集团** ｜ 中国医药科技出版社
地址　北京市海淀区文慧园北路甲 22 号
邮编　100082
电话　发行：010 - 62227427　邮购：010 - 62236938
网址　www.cmstp.com
规格　889 × 1194mm $\frac{1}{16}$
印张　30 $\frac{3}{4}$
字数　1152 千字
版次　2023 年 9 月第 1 版
印次　2023 年 9 月第 1 次印刷
印刷　三河市万龙印装有限公司
经销　全国各地新华书店
书号　ISBN 978 - 7 - 5214 - 4108 - 6
定价　**168.00 元**

获取新书信息、投稿、为图书纠错，请扫码联系我们。

# 编写说明

　　根据人力资源和社会保障部、卫健委《关于深化卫生事业单位人事制度改革的实施意见》和《加强卫生专业技术职务评聘工作的通知》，高级卫生专业技术资格采取考试和评审结合的办法取得。高级卫生专业技术资格考试是申报评审卫生高级专业技术职务资格的必经程序与重要参考依据之一，总分数450～500分，没有合格分数线，排名前60%为合格，其中的40%为优秀，考试成绩当年有效。为了更好地帮助拟晋升副高级和正高级卫生职称考试人员备考刷题与巩固自测，我们组织了从事临床诊疗实践工作多年，在各学科领域内具有较高知名度的专家及教授，根据各学科的《高级卫生专业技术资格考试大纲》（副高级、正高级）各章节中"熟练掌握""掌握"级考点分布，同时深入研析近年考试命题规律与应考策略，甄选5000～6000道高度仿真试题，编撰这套《高级卫生专业技术资格考试用书"晋升题库"》系列，全面覆盖所有人机对话考试题型（副高级：单选题＋多选题＋共用题干单选题＋案例分析题；正高级：多选题＋案例分析题），配有全部参考答案和难题、易错题精粹解析。

　　本"晋升题库"系列实用性强、针对性准，与《高级卫生专业技术资格考试用书"拿分考点随身记"》系列配合使用，是拟晋升副高级和正高级卫生职称考试人员随学随练、夯基检验的备考制胜题库。

　　由于编者经验和学识有限，书中难免出现不足之处，恳请广大读者与专家批评指正，以便我们不断改正和完善。

　　为令本书更加鲜活化、立体化，使诸位读者的"主任医师成长之路"更加高效、便捷，随书配套"书网融合"视频课程与线上题库，详情请见图书封面。

编　者

# 目录

# 题型说明

一、**单选题**：每道试题由 1 个题干和 5 个备选答案组成，题干在前，选项在后。选项 **A、B、C、D、E** 中只有 1 个为正确答案，其余均为干扰选项。

**例：原始口腔的组成是**

  A. 额鼻突、上颌突、下颌突

  B. 额鼻突、侧鼻突、下颌突

  C. 中鼻突、侧鼻突、下颌突

  D. 额鼻突、球状突、下颌突

  E. 球状突、侧鼻突、下颌突

  **正确答案：A**

  **解析**：在胚胎第三周，前脑下端出现一个突起称额鼻突，在额鼻突两侧的下方出现第一鳃弓，此时形成最初的口腔即原口。约在胚胎 24 天，第一鳃弓上出现另一个突起即上颌突。此时的原口界限是上有额鼻突，下有第一鳃弓（下颌突），两侧为上颌突。

二、**多选题**：每道试题由 1 个题干和 5 个备选答案组成，题干在前，选项在后。选项 **A、B、C、D、E** 中至少有 2 个正确答案。

**例：常用的口腔一般检查包括**

  A. 探诊        B. 问诊

  C. 冷、热测试    D. 嗅诊

  E. 牙髓活力电测试

  **正确答案：ABCD**

  **解析**：一般检查：①问诊；②望诊；③探诊；④叩诊；⑤嗅诊；⑥咬诊；⑦松动度检查；⑧触诊；⑨冷、热诊。特殊检查：①牙髓电活力测试；②诊断性备洞；③局部麻醉法；④穿刺检查。

三、**共用题干单选题**：以叙述一个以单一病人或家庭为中心的临床情景，提出 2~6 个相互独立的问题，问题可随病情的发展逐步增加部分新信息，每个问题只有 1 个正确答案，以考查临床综合能力。答题过程是不可逆的，即进入下一问后不能再返回修改所有前面的答案。

**例：（1~3 共用题干）**

患者，女性，50 岁。咬硬物致右上第二磨牙正中劈裂。拔牙前 X 线片显示患牙无龋及牙周病，根尖无阴影，上颌窦低位，腭根与上颌窦底重叠。术中腭根折断约 2mm。

1. **拔除右上第二磨牙需麻醉的神经是**

  A. 腭前神经和上牙槽后神经

  B. 腭前神经和上牙槽中神经

  C. 鼻腭神经和上牙槽前神经

  D. 鼻腭神经和上牙槽中神经

  E. 鼻腭神经和上牙槽后神经

  **正确答案：A**

  **解析**：上牙槽后神经麻醉可麻醉同侧磨牙（第一磨牙颊侧近中根除外）、牙槽突及相应的颊侧软组织。腭前神经麻醉可麻醉同侧磨牙、前磨牙腭侧的黏骨膜、牙龈及牙槽突等组织。

2. **判断腭根是否位于上颌窦内的 X 线影像是**

  A. 根尖是否有阴影

  B. 牙周膜及硬骨板是否连续

  C. 上颌窦是否变大

  D. 上颌窦是否在牙根间

  E. 牙周膜是否变宽

  **正确答案：B**

  **解析**：上颌牙根进入上颌窦腔内会导致牙周膜及硬骨板的连续性被破坏。若仅为影像重叠，则牙根周围可见连续不间断的牙周膜及硬骨板影像。

3. **对于此断根，应采取的最佳治疗方法是**

  A. 不予拔除      B. 延期拔除

  C. 翻瓣去骨拔除   D. 三角挺拔除

  E. 根尖挺拔除

  **正确答案：A**

  **解析**：在牙根短小（5mm 以下），根尖周组织无明显病变时，可不予拔除；本病例上颌窦为低位，如继续取根，可能导致上颌窦穿孔，故可考虑保留患根并观察。

四、**案例分析题**：每道案例分析题有 3~12 问。每问的备选答案至少 6 个，最多 12 个，正确答案及错误答案的个数不定。考生每选对一个正确答案给 1 个得分点，选错一个扣 1 个得分点，直至扣至本问得分为 0，即不含得负分。案例分析题的答题过程是不可逆的，即进入下一问后不能再返回修改所有前面的答案。

**例：（1~3 共用题干）**

患儿，女性，12 岁。因"左下后牙咬合痛 1 个月"来诊。口腔检查：左下 5 畸形中央尖穿髓，探诊（−），叩痛（＋），松动（－），牙龈正常。X 线片：左下 5 牙周膜增宽，硬骨板不连续，牙根未完全发育。

**1. 适合该患牙的治疗方案是**

  A. 根尖诱导成形术

  B. 根尖屏障术

  C. 牙髓血运重建术

  D. 根管治疗术

  E. 根尖外科手术

  F. 牙髓切断术

  **正确答案：ABC**

  **解析：** 左下 5 牙根未完全发育可视情况行根尖诱导成形术、根尖屏障术或牙髓血运重建术。

**2. 提示　根据患儿情况，决定采取牙髓血运重建术。牙髓血运重建术操作中应注意**

  A. 重视根管的化学预备，尽量避免机械预备

  B. 根管消毒 3 周左右

  C. 用力刺伤根尖部，诱导出血

  D. 根管内出血量要求达釉牙骨质界下 2～3mm

  E. 血凝块上一般覆盖三氧化矿物盐聚合物（MTA）封闭

  F. 定期复诊

  **正确答案：ABDEF**

  **解析：** 在操作中要尽可能少或者不探测根管，以保存牙髓干细胞和牙乳头中间充质干细胞的活力。不建议进行传统的机械预备，而是采用更加温和的根管冲洗以及根管内放置抗菌药物的方式进行根管消毒。根管消毒 3 周后复诊。间隔不能过长，若超过 3 周，根尖周组织开始机化，便不易引血。复诊主要是引血及形成血凝块的操作，切忌用力刺伤根尖部，诱导出血。如果仅凭手用锉无法引血，可用#10 或#15 手用锉，小心刺破根尖直达骨面引血，并形成血凝块，可通过机械旋转，搅动根尖周组织引血，不会导致过度损伤，根管内出血量达釉牙骨质界下 2～3mm。血凝块成功后，其上一般覆盖三氧化矿物盐聚合物（MTA）封闭。如果在几次根管内冲洗和封药后，临床症状没有好转的迹象，瘘道始终存在，或出现肿胀和疼痛等情况时，应考虑进行根尖诱导成形术。牙髓血运重建需要患者具有一定的依从性，定期复诊。

**3. 根尖诱导成形术主要依赖的组织或细胞为**

  A. 根尖部残留的生活牙髓

  B. 根尖部的牙乳头

  C. 根尖周组织的上皮根鞘

  D. 根尖周成骨细胞

  E. 根尖周骨细胞

  F. 根尖周牙周膜细胞

  **正确答案：ABC**

  **解析：** 年轻恒牙发生牙髓、根尖周病变后，诱导根尖形成依赖的组织有：①根尖部残留的生活牙髓，可分化成为牙本质细胞，沉积牙本质，继续发育牙根，所形成的牙根近似于正常牙根结构；②根尖端的牙乳头，牙髓破坏后，根尖端全部或大部分保留存活的牙乳头，分化为成牙本质细胞，使牙根继续发育；③根尖周组织中的上皮根鞘，当控制感染或消除炎症后，幸存的上皮鞘或上皮根鞘功能得以恢复，也可有硬组织形成屏障使根端闭合。诱导牙根继续发育不仅取决于残留牙髓的活力，还取决于根尖周组织中的牙乳头和上皮根鞘功能的恢复。

# 第一篇 牙体牙髓病学

# 第一章 口腔检查

一、单选题：每道试题由 1 个题干和 5 个备选答案组成，题干在前，选项在后。选项 A、B、C、D、E 中只有 1 个为正确答案，其余均为干扰选项。

1. 牙槽嵴顶的少量吸收，X 线片表现为
   A. 牙槽嵴顶高度降低
   B. 牙槽嵴顶密度减低
   C. 角形吸收
   D. 牙槽嵴顶附近牙周膜增宽
   E. 前牙的牙槽骨间隔由尖变平或凹陷，后牙的牙槽嵴顶由平变凹

2. X 线片上呈透射影像的是
   A. 牙胶
   B. 氧化锌
   C. 塑化液
   D. 磷酸锌水门汀
   E. 氢氧化钙

3. 一急性右侧后牙疼痛的患者，就诊时分不清上下患牙，而检查时右侧上、下后牙均有多个龋坏和冷、热诊敏感的患牙。为鉴别该患者主诉牙是在上颌或下颌应采取
   A. 温度测验
   B. 电活力测验
   C. X 线片检查
   D. 麻醉法测验
   E. 染色体测验

4. 表面麻醉时，最常选用的麻醉药是
   A. 布比卡因
   B. 普鲁卡因
   C. 利多卡因
   D. 丁卡因
   E. 甲哌卡因

5. 下列关于𬌗架的叙述不正确的是
   A. 简单𬌗架的前伸𬌗和侧方𬌗的咬合关系需在口内调整
   B. 平均值𬌗架不能反映患者上颌与颞下颌关节的固有关系
   C. 半可调𬌗架可用于牙列缺损较大，多个牙单位的长固定桥，可摘局部义齿和全口义齿的修复
   D. 全可调节𬌗架可以将患者所有的有关参数转移到𬌗架上，可以完全模拟口腔下颌运动状态

   E. 全可调节𬌗架结构和操作均复杂，但是临床上仍可常规使用

6. 患者，男性，30 岁。右下颌前磨牙区膨胀 1 年，X 线检查见不规则投射区并含有大小不等的不透光区。病理检查见肿物呈实性，肿瘤由多边形上皮细胞组成，可见清楚的细胞间桥，排列成片状或岛状，肿瘤细胞核较大，可表现为多形性，但核分裂象罕见；肿瘤组织内见圆形嗜伊红均质物质，并有同心圆形钙化。最可能的病理诊断是
   A. 成釉细胞瘤
   B. 牙源性钙化囊肿
   C. 牙源性钙化上皮瘤
   D. 牙源性角化囊肿
   E. 牙源性腺样瘤

7. 上、下颌切牙的区别有
   A. 上颌切牙比下颌切牙发育沟明显
   B. 下颌切牙舌窝明显
   C. 下颌切牙常与面型相协调
   D. 下颌切牙和上颌切牙一样粗壮
   E. 以上都不是

8. 上前牙冠覆盖下前牙冠超过 1/3 者称为深覆𬌗，可分为 3 度。Ⅰ 度深覆𬌗为
   A. 上前牙冠覆盖下前牙超过冠 1/3 而不足 2/3
   B. 上前牙冠覆盖下前牙超过冠 1/2 而不足 3/4
   C. 上前牙冠覆盖下前牙超过冠 1/3 而不足 1/2
   D. 上前牙冠覆盖下前牙超过冠 1/2 而不足 2/3
   E. 上前牙冠覆盖下前牙超过冠 2/3

9. 患者，男性，24 岁。因右上中切牙颈部透红就诊，检查后怀疑为牙内吸收。诊断牙内吸收的重要检查手段是
   A. 视诊
   B. 叩诊
   C. 触诊
   D. 电活力测试
   E. X 线片检查

10. 患者，女性，21 岁。在拔牙前采用 2% 普鲁卡因进行

局麻，注射局麻药物后，患者出现心悸、头晕、胸闷、面色苍白、全身冷汗、四肢厥冷无力、脉搏快而弱、血压不稳定。该患者的情况属于

A. 癔症 　　　　　　B. 晕厥

C. 中毒 　　　　　　D. 过敏反应

E. 肾上腺素反应

**11.** 下列患者不适合进行牙髓电活力测验的是

A. 冠心病患者 　　　B. 高血压患者

C. 装有心脏起搏器者 　D. 癫痫病患者

E. 糖尿病患者

**12.** 以下关于组织细胞增生症 X 的描述，正确的是

A. 汉 – 许 – 克病中可见大量泡沫细胞和嗜酸性粒细胞

B. 嗜酸性肉芽肿，可见大量嗜酸性粒细胞和组织细胞

C. 勒雪病中可见组织细胞和泡沫细胞

D. 此病可见组织细胞为变异朗格汉斯细胞

E. 此病为真性肿瘤

**13.** 成年人下颌髁突表面被覆纤维软骨，从表层至深层有 4 个带，最深层的是

A. 关节表面带 　　　B. 钙化软骨带

C. 肥大带 　　　　　D. 增殖带

E. 以上都不是

**14.** 以下不属于颞下颌关节的是

A. 颞骨关节面 　　　B. 关节盘

C. 关节囊 　　　　　D. 下颌骨髁突

E. 下颌骨喙突

**15.** 颞下颌关节的功能面为

A. 关节结节前斜面和髁状突前斜面

B. 关节结节后斜面和髁状突前斜面

C. 关节结节后斜面和髁状突后斜面

D. 关节结节前斜面和髁状突后斜面

E. 关节结节顶面和髁状突前、后斜面

**16.** 在普通的牙体切片中，不能看到的组织是

A. 牙釉质 　　　　　B. 牙本质

C. 牙骨质 　　　　　D. 牙髓

E. 牙槽骨

**17.** 牙体长轴是指

A. 通过牙尖或切嵴与根尖的最长轴

B. 通过牙冠和牙根中心的一条假想轴

C. 通过牙冠与牙根中心的一条轴

D. 通过牙冠中心的一条假想轴

E. 通过牙根中心的一条轴

**18.** 牙体缺损进行牙体预备时应达到下列要求，除外

A. 去除病变组织

B. 消除倒凹

C. 可利用钉洞固位

D. 轴面最大周径可降到人造冠龈边缘区

E. 为保证咬合关系可拔除过长牙

**19.** 在偏光镜下可以观察到的由于晶体脱矿而形成的孔隙，在暗层中所占的比例为

A. 1% 　　　　　　　B. 2% ~4%

C. 5% ~25% 　　　　D. 30%

E. 50%

**20.** 原始口腔的组成是

A. 额鼻突、上颌突、下颌突

B. 额鼻突、侧鼻突、下颌突

C. 中鼻突、侧鼻突、下颌突

D. 额鼻突、球状突、下颌突

E. 球状突、侧鼻突、下颌突

**21.** 下颌第一磨牙的𬌗面形态是

A. 斜方形 　　　　　B. 方圆形

C. 长方形 　　　　　D. 椭圆形

E. 圆形

**22.** 探诊压力应控制在

A. 10 ~15g 　　　　B. 15 ~20g

C. 20 ~25g 　　　　D. 25 ~30g

E. 35 ~40g

**23.** 在口腔诊疗中，针对戴人工耳蜗的患者不应采取的措施是

A. 注意加强医患交流

B. 治疗时可一直佩戴人工耳蜗

C. 告知 – 演示 – 操作（TSD）技术

D. 正强化

E. 分散注意力

**24.** 老年人定期口腔检查的频率应为

A. 3 个月 1 次 　　　B. 6 个月 1 次

C. 9 个月 1 次 　　　D. 12 个月 1 次

E. 15 个月 1 次

**25.** 口腔科医师个人防护不包括

A. 手套 　　　　　　B. 口罩

C. 紫外线消毒 　　　D. 临床防护衣

E. 护目镜

**26.** 下列关于牙冠各面的论述错误的是

A. 牙冠接触唇黏膜的一面称为唇面

B. 牙冠接触颊黏膜的一面称为颊面

C. 牙冠接近舌的一面称为舌面

D. 牙冠发生咬合接触的一面称为𬌗面

E. 两个邻面中，接近中线的一面称为近中面，远离中线的一面称为远中面

**27. 急性牙痛的患者医生最先做的事情不应该是**

A. 问诊　　　　　　　B. 检查患牙

C. 温度测试　　　　　D. X 线牙片

E. 给患者服用止痛药

**28. 试戴中空式托牙恒基托检查的内容不包括**

A. 组织炎症区　　　　B. 咬合关系

C. 基托伸展范围　　　D. 边缘的密合度

E. 基托的固位

**29. 下述下颌中切牙的形态特征中不正确的是**

A. 下颌中切牙是恒牙中最小的

B. 下颌中切牙切缘平直，近、远中切角相等

C. 下颌中切牙远中接触区靠近切角，近中接触区离切角稍远

D. 下颌中切牙切缘比颈缘宽

E. 下颌中切牙舌侧窝不明显

**30. 以下麻醉药如果浓度和剂量均相同，则毒性最小的是**

A. 普鲁卡因　　　　　B. 利多卡因

C. 丁卡因　　　　　　D. 布比卡因

E. 丙胺卡因

**31. 上颌第一恒磨牙𬌗面外形类似**

A. 三角形　　　　　　B. 长方形

C. 斜方形　　　　　　D. 圆形

E. 梯形

**32. 下述对上颌第一磨牙𬌗面形态的描述错误的是**

A. 𬌗面轮廓呈斜方形

B. 近中边缘嵴较远中边缘嵴长而直

C. 近中颊角及远中舌角是钝角

D. 近中舌尖三角嵴与远中颊尖三角嵴连成斜嵴

E. 近中窝大于远中窝

**33. 患者，男性，30 岁。要求固定修复 5⌐，检查 5⌐ 缺失，4⌐ 残根，叩诊（＋），⌐6 牙体缺损，叩诊（－），余牙无异常。临床上最有效、最常用的辅助检查是**

A. 制取研究模型　　　B. 肌电图检查

C. 𬌗力检测　　　　　D. X 线片

E. 牙髓活力检测

**34. 关于上颌双尖牙，正确的描述是**

A. 常为扁根，多为双根

B. 拔除时以摇动力为主

C. 根周骨质腭侧较颊侧疏松

D. 脱位时可适当使用扭转力

E. 脱位方向应向腭侧牵引

**35. 全口所有牙齿中体积最小的是**

A. 下颌侧切牙　　　　B. 下颌中切牙

C. 上颌侧切牙　　　　D. 下颌尖牙

E. 下颌第一前磨牙

**36. 丁卡因的特点是**

A. 主要用于浸润麻醉　B. 主要用于阻滞麻醉

C. 毒性比普鲁卡因小　D. 麻醉作用比普鲁卡因弱

E. 主要用于皮肤和黏膜的表面麻醉

**37. 关于麻醉效果，布比卡因的局部麻醉作用是利多卡因的**

A. 0.5 倍　　　　　　B. 1 倍

C. 2 倍　　　　　　　D. 3 倍

E. 4 倍

**38. 以下麻醉药物作用时间最长的是**

A. 普鲁卡因　　　　　B. 利多卡因

C. 布比卡因　　　　　D. 丁卡因

E. 丙胺卡因

**39. 局部麻醉药物普鲁卡因中加入肾上腺素的浓度是**

A. 1/200　　　　　　B. 1/2000

C. 1/20000　　　　　D. 1/200000

E. 1/2000000

**40. 下列普鲁卡因的特点中错误的是**

A. 加入肾上腺素（1：100000～1：20000），麻醉效果延长至 2 小时

B. 毒性和副作用小

C. 偶尔发生过敏反应

D. 表面渗透性最强

E. 一次最大用量为 1g

**41. 下面属于酯类局部麻醉药的是**

A. 普鲁卡因和利多卡因　B. 利多卡因和布比卡因

C. 普鲁卡因和丁卡因　　D. 利多卡因和丁卡因

E. 布比卡因和普鲁卡因

**42. 局麻的并发症有**

A. 晕厥　　　　　　　B. 中毒

C. 局部血肿　　　　　D. 过敏反应

E. 以上都是

**43. 利多卡因的一次注射最大剂量是**

A. 800～1000mg　　B. 60～100mg

C. 300～600mg　　　D. 100～150mg

E. 500～600mg

44. 关于利多卡因和普鲁卡因的性能比较，描述正确的是
    A. 两者局麻作用强度一样，维持时间也一样
    B. 利多卡因局麻作用强度强，维持时间亦长
    C. 利多卡因局麻作用强度强，但维持时间短
    D. 利多卡因局麻作用强度弱，但维持时间长
    E. 普鲁卡因局麻作用强度强，维持时间亦长

45. 若将局部麻醉药物注入血管中可发生
    A. 药物过敏　　　　　　B. 药物中毒
    C. 晕厥　　　　　　　　D. 血管扩张，伤口出血
    E. 中枢神经麻痹

46. 局部麻醉药物都有一定的毒副作用，浓度、剂量相同的局部麻醉药物中毒性最大的是
    A. 布比卡因　　　　　　B. 爱迪卡因
    C. 利多卡因　　　　　　D. 丁卡因
    E. 普鲁卡因

47. 2%利多卡因一次最大用量为
    A. 10ml　　　　　　　　B. 20ml
    C. 30ml　　　　　　　　D. 40ml
    E. 50ml

48. 局麻药中加入肾上腺素的临床目的是
    A. 延长局麻时间　　　　B. 延缓麻药的吸收
    C. 减少术区的出血　　　D. 降低毒性反应
    E. 以上都对

49. 2%氯胺-T溶液主要用于
    A. 根管冲洗　　　　　　B. 牙周冲洗
    C. 器皿消毒　　　　　　D. 黏膜冲洗
    E. 皮肤消毒

50. 下列因素与牙体缺损的成因无关的是
    A. 楔状缺损　　　　　　B. 重度磨耗
    C. 牙周病　　　　　　　D. 牙外伤
    E. 龋病

51. 同时麻醉颊神经、舌神经和下牙槽神经的穿刺部位是
    A. 下颌孔　　　　　　　B. 下颌神经沟
    C. 下颌舌骨沟　　　　　D. 下颌隆突
    E. 下颌小舌

52. 下颌髁状突的功能面为
    A. 髁状突顶部的横嵴　　B. 髁状突前斜面
    C. 髁状突后斜面　　　　D. 髁状突内斜面
    E. 髁状突外斜面

53. 蝶下颌韧带附着于
    A. 髁状突颈部　　　　　B. 关节盘
    C. 下颌角　　　　　　　D. 下颌小舌
    E. 下颌支后缘

54. 下颌骨的标志点为
    A. Or　　　　　　　　　B. Ptm
    C. Ar　　　　　　　　　D. ANS
    E. A

55. 下颌骨的主要生长中心为
    A. 髁状突　　　　　　　B. 喙状突
    C. 下颌角　　　　　　　D. 正中联合
    E. 颏孔区

56. 切牙乳头又称腭乳头，是哪个神经的麻醉处
    A. 鼻腭神经　　　　　　B. 腭前神经
    C. 上牙槽前神经　　　　D. 上牙槽中神经
    E. 上牙槽后神经

57. 口腔是哪个系统的组成部分
    A. 神经系统　　　　　　B. 消化系统
    C. 内分泌系统　　　　　D. 循环系统
    E. 呼吸系统

58. 上、下颌弓的位置关系是指
    A. 上、下颌弓的前后位置关系
    B. 上、下颌弓的水平位置关系
    C. 上、下颌弓的三维关系
    D. 上、下颌弓的左右位置关系
    E. 以上都不是

59. 下列因素中不参与调节下颌运动的是
    A. 牙周膜中的本体感受器
    B. 三叉神经感觉纤维
    C. 三叉神经运动纤维
    D. 面神经
    E. 咀嚼肌

60. 判断𬌗运循环的功能阶段为
    A. 下颌下降
    B. 下颌前伸
    C. 下颌上升，切牙对刃
    D. 切牙对刃，并滑回至正中
    E. 下颌下降与前伸

61. 下颌最大的前伸范围为
    A. 3mm　　　　　　　　B. 5mm
    C. 7mm　　　　　　　　D. 9mm
    E. 10mm

62. 一般检查法包括
    A. 问诊、叩诊、嗅诊、咬诊和温度测验等
    B. 问诊、视诊、嗅诊、咬诊和X线检查等
    C. 问诊、视诊、探诊、叩诊和动度检查等
    D. 问诊、叩诊、嗅诊、咬诊和活力测验等
    E. 问诊、视诊、叩诊、触诊和X线检查等

**63.** 避免用高压蒸汽灭菌法消毒灭菌的器械是

    A. 优质不锈钢器械    B. 耐高温消毒手机

    C. 布类    D. 钻针

    E. 玻璃杯

**64.** 在牙面最早定居的细菌主要是

    A. 变形链球菌    B. 韦荣菌

    C. 奈瑟菌    D. 血链球菌

    E. 米勒链球菌

**65.** 常用的临床检查是

    A. 牙髓活力电测试    B. 牙髓活力温度测试

    C. 咬诊    D. 染色法

    E. 以上都是

**66.** 引起牙髓电活力测试假阴性反应的原因不包括

    A. 患者事先用过镇痛药、麻醉剂或酒精饮料等

    B. 患牙根尖尚未发育完全

    C. 根管内过度钙化

    D. 患牙近期受过外伤

    E. 探头或电极触及牙龈

**二、多选题：每道试题由 1 个题干和 5 个备选答案组成，题干在前，选项在后。选项 A、B、C、D、E 中至少有 2 个正确答案。**

**67.** 个别牙体缺损可能造成的影响有

    A. 影响美观    B. 创伤性溃疡

    C. 影响发音    D. 颞下颌关节紊乱综合征

    E. 降低咀嚼效率

**68.** 切牙类共同点中正确的是

    A. 牙冠呈楔形

    B. 牙冠由四个面及一个切嵴组成

    C. 牙冠唇舌面呈梯形，邻面呈楔形

    D. 牙冠舌面的中央有舌窝

    E. 牙根为单根

**69.** 斜嵴见于

    A. 上颌第一磨牙    B. 下颌第一磨牙

    C. 上颌第二磨牙    D. 下颌第二磨牙

    E. 下颌第二前磨牙

**70.** 为了辨认各个牙及位置，除牙冠形态外，还可辅助

    A. 角度特征    B. 面部特征

    C. 根部特征    D. 曲率特征

    E. 萌出特征

**71.** 关于最大𬌗力的说法错误的是

    A. 男性大于女性

    B. 第一磨牙 > 第二磨牙 > 第三磨牙 > 第二前磨牙 > 第一前磨牙 > 尖牙 > 中切牙 > 侧切牙

    C. 第三磨牙 > 第二磨牙 > 第一磨牙 > 前磨牙 > 尖牙 > 切牙

    D. 𬌗力 + 牙周储备力 = 最大𬌗力

    E. 咀嚼力 + 牙周储备力 = 最大𬌗力

**72.** 磨耗最常发生于牙齿的

    A. 前磨牙唇侧颈部    B. 𬌗面

    C. 邻面    D. 尖牙唇侧颈部

    E. 切嵴

**73.** 关于问诊，叙述正确的是

    A. 态度亲切，条理清晰

    B. 语言通俗易懂

    C. 尽量使用专业术语

    D. 使用暗示性语言帮助患者回忆

    E. 内容包括主诉、现病史、既往史、系统回顾和家族史

**74.** 特殊的口腔检查一般包括

    A. 牙髓活力电测试    B. 诊断性备洞

    C. 穿刺检查    D. 局部麻醉

    E. 探诊

**三、共用题干单选题：以叙述一个以单一病人或家庭为中心的临床情景，提出 2 ~ 6 个相互独立的问题，问题可随病情的发展逐步增加部分新信息，每个问题只有 1 个正确答案，以考查临床综合能力。答题过程是不可逆的，即进入下一问后不能再返回修改所有前面的答案。**

**(75 ~ 77 共用题干)**

    患者，男性，28 岁。近 2 周上前牙咬物不适，喝冷、热水引起疼痛。近 2 日，夜间痛影响睡眠，并引起半侧头面部疼痛，疼痛不能定位。检查时见右侧上、下前牙有多个充填体。

**75.** 应进行的检查中，最可能出现异常的是

    A. X 线片检查    B. 温度测试

    C. 叩诊    D. 松动度

    E. 牙周袋探诊

**76.** 发现可疑患牙后，最重要的检查是

    A. X 线片检查    B. 电活力测试

    C. 温度测试    D. 松动度检查

    E. 染色试验

**77.** 当日最有效的治疗措施是

    A. 局麻下开髓，封失活剂

    B. 局麻封闭止痛

    C. 口服消炎止痛药

    D. 针灸合谷穴、太渊穴

    E. 以上均不是

**(78~80 共用题干)**

患者，女性，45 岁。因"右侧后牙自发性痛 1 天，夜间加重"来诊。口腔检查：右上 5 深龋。

**78. 确定患牙的检查方法是**

A. 叩诊

B. 探诊

C. 牙髓活力冷、热测试

D. 牙髓活力电测试

E. X 线片

**79. 牙髓冷测试最常用的温度是**

A. <10 ℃　　　　B. 15~20 ℃

C. 25~30 ℃　　　D. 35~40 ℃

E. 45~50 ℃

**80. 牙髓活力测试的结果表示为**

A. 正常、敏感、迟钝、无反应

B. 0 度、1 度、2 度、3 度、4 度

C. (－)、(＋)、(＋＋)、(＋＋＋)

D. 0 度、Ⅰ度、Ⅱ度、Ⅲ度

E. 10、20、30、60、80

**(81~83 共用题干)**

患者，男性，50 岁。因"左上后牙不适数日，咀嚼时疼痛剧烈"来诊。口腔检查：左上 7 冷、热测试敏感，未见深龋洞或深牙周袋，牙面上探不到过敏点。

**81. 还需对患牙做的进一步检查是**

A. 探诊　　　　　　B. 咬诊

C. 选择性麻醉　　　D. 诊断性备洞

E. 触诊

**82. 关于牙隐裂的诊断方法，叙述错误的是**

A. 染色法（品红法）　B. 透射法

C. 定点咀嚼痛　　　　D. X 线片

E. 松动度检查

**83. 为正确判断其牙髓是否有活力，可采取的措施有**

A. X 线片　　　　　B. 牙髓活力冷、热测试

C. 牙髓活力电测试　D. 叩诊

E. 探诊

# 答案和精选解析

## 一、单选题

**1. E** 牙周炎的骨吸收最初表现为牙槽嵴顶的硬骨板消失，或牙槽嵴顶模糊呈虫蚀状。嵴顶的少量吸收使前牙的牙槽间隔由尖变平或凹陷，在后牙则使嵴顶由宽平变凹陷，之后牙槽骨高度降低。

**2. C** 塑化液是以尿素和甲醛为主要原料，经合成缩合反应，生成复杂的聚合物，最后在酸性固化剂的作用下，低分子线状结构发生缩合反应，形成网状结构的树脂。塑化液本身基本不吸收 X 线，所以 X 线片呈透射影像。

**3. D** 当其他诊断方法对两颗可疑患牙不能做出最后鉴别，且两颗牙分别位于上、下颌或两颗牙均在上颌但不相邻时，采用选择性麻醉可确诊患牙。

**4. D** 丁卡因对黏膜穿透性强，麻醉效力高，毒性大，临床上主要用于表面麻醉。

**5. E**

**6. C** 圆形嗜伊红均质物质及同心圆形钙化均可于牙源性钙化上皮瘤中见到。

**7. A** 上颌切牙牙冠宽大，发育沟明显，下颌切牙牙冠窄小，发育沟不明显。上颌切牙舌窝较深，下颌切牙的舌窝较窄浅。上颌中切牙的唇面形态常与人的面型相协调。上颌切牙牙根直而粗壮，下颌切牙牙根扁而窄。

**8. C** Ⅰ度深覆𬌗为：上颌前牙覆盖下颌前牙唇面超过切 1/3 而不足 1/2，或下颌前牙切缘咬在上颌前牙舌面超过切 1/3 而不足 1/2 者。

**9. E** 牙内吸收一般无自觉症状，X 线片的表现作为诊断牙内吸收的主要依据。

**10. B** 因局麻出现晕厥并发症时的表现：头晕、胸闷、面色苍白、全身冷汗、四肢厥冷无力、脉快而弱、恶心和呼吸困难。未经处理则可导致心率减慢、血压急剧下降、短暂意识丧失。

**11. C** 牙髓电活力测验仪可干扰心脏起搏器的工作，故牙髓电活力测验禁用于心脏安装有起搏器的患者。

**12. D** ①组织细胞增生症 X 又称为朗格汉斯细胞组织细胞增生症、朗格汉斯病或嗜酸性肉芽肿，是朗格汉斯细胞的肿瘤性增生。②该病根据疾病的严重程度，可分为以下三种类型：嗜酸性肉芽肿、汉 - 许 - 克病及勒雪病。汉 - 许 - 克病可见大量泡沫细胞分布在坏死区周围，但嗜酸性粒细胞较少；嗜酸性肉芽肿中嗜酸性粒细胞最多见；勒雪病朗格汉斯细胞大量增生，但无泡沫细胞。该病病因和发病机制尚不清楚，有人认为是反应性疾病，而非真性肿瘤，也有人认为该病是免疫系统异常所致。

**13. B** 髁突表面纤维软骨从表层至深层的 4 个带依次为：纤维性关节表面带、多细胞带、纤维软骨、钙化软骨带。最深层的是钙化软骨带。

**14. E** 颞下颌关节由上方的颞骨关节窝和关节结节（两者合称颞骨关节面），下方的下颌骨髁突，居于两者之间的关节盘，以及其外侧包绕的关节囊和囊内、外韧带等部分构成。颞下颌关节的构成不包括下颌骨喙突。

**15. B** 髁状突前斜面为主要的负荷部位，与关节结节后斜面构成一对负荷区，即颞下颌关节的功能面。

**16. E** 牙体从组织学上可以分为牙釉质、牙本质、

牙骨质三种硬组织和一种软组织即牙髓。

**17. B** 牙体长轴是通过牙体中心（即牙冠与牙体中心）的一条假想轴。

**18. E** 对于天然牙，在无拔牙指征的情况下，一般不建议拔除天然牙，应尽量采用牙髓治疗或修复等方法保留牙齿。

**19. B** 偏光显微镜观察，暗层呈正双折射。暗层较透明层孔隙增加，孔隙容积为2%～4%。

**20. A** 在胚胎第三周，前脑下端出现一个突起称额鼻突，在额鼻突两侧的下方出现第一鳃弓，此时形成最初的口腔即原口。约在胚胎24天，第一鳃弓上出现另一个突起即上颌突。此时的原口界限是上有额鼻突，下有第一鳃弓（下颌突），两侧为上颌突。

**21. C**

**22. C** 牙周探诊一般控制在20～25g的探诊压力，要做到既能探测到实际深度又不导致患者疼痛和损伤。

**23. D** 人工耳蜗是一种不同于助听器的电子装置。当进行口腔疾病治疗时，如果使用牙髓电活力测试仪，则不允许佩戴人工耳蜗。

**24. B** 老年人口腔检查最好半年一次。便于医师及时处理口腔疾病或处理、更换义齿。

**25. C** 口腔科医师的个人防护用品包括手套、口罩、防护眼镜和面罩以及工作服和工作帽。紫外线消毒多用于空气消毒。

**26. D** 上、下颌后牙咬合时发生接触的一面称为殆面。前牙无殆面，其切端舌侧有切咬功能强的嵴，称为切嵴。

**27. E** 急性牙痛最常见的原因为牙源性因素，治疗应缓解疼痛，控制急性症状。服用止痛药只治标，不能有效控制急性症状，此时应查找原因，并根据牙源性因素进行相应的治疗。

**28. A** 颌面部缺损需要进行矫形修复治疗，中空式托牙是常见的修复方法。试戴基托时应达到的要求有：基托与相应黏膜面贴合无空隙（除缓冲区），基托不影响咬合关系，基托伸展适度，固位良好。

**29. C** 下颌中切牙近中缘与远中缘对称，近中切角与远中切角约相等，切缘平直，离体后很难区分左右；所以下颌中切牙的近、远中接触区相似，均在1/3靠近切角。

**30. A** 普鲁卡因毒性和不良反应小，毒性小于利多卡因。利多卡因是目前口腔科应用最多的局麻药，神经毒性中等。丁卡因麻醉效力高，但毒性也大，仅用于表面麻醉。布比卡因毒性及麻醉效力均大于普鲁卡因。丙胺卡因毒性大于普鲁卡因。

**31. C** 上颌第一磨牙殆面结构复杂，尖窝起伏，沟嵴交错，外形轮廓呈斜方形。

**32. C**

**33. D** 最常用的辅助诊断方法是X线片检查，X线片能确定牙根及牙周支持组织的健康情况，了解牙根的数目、形态及长度，以及有无根折、根管充填的情况。

**34. B** 上颌第一双尖牙牙根较扁，多数为双根；上颌第二双尖牙为扁而细长的单根。上颌双尖牙均为扁根，拔除时以摇动力为主。一般上颌牙的唇颊侧骨板均比腭侧薄。上颌前磨牙拔出时不宜使用扭转力，以免断根。脱位方向应向颊侧远中牵引。

**35. B** 下颌中切牙是全口恒牙中体积最小的牙，形态较为对称。其特点为：①唇面：光滑平坦似梯形，切颈径明显大于近远中径，近中缘与远中缘对称，近中切角与远中切角约相等，切缘平直，离体后很难区分左右；②舌面：舌面窝较浅，切嵴和近、远中边缘嵴不明显，舌隆突较小；③邻面：似三角形，近、远中接触区均在1/3靠近切角；④切嵴：邻面观察，切嵴位于牙体长轴上或略偏舌侧。

**36. E** 丁卡因麻醉效力强，但毒性也大，主要用于皮肤和黏膜的表面麻醉。

**37. E** 布比卡因麻醉持续时间为利多卡因的2倍，一般可达6小时以上；麻醉强度是利多卡因的4倍。

**38. C** 利多卡因麻醉维持时间为1.5～2小时；布比卡因麻醉持续时间为利多卡因的2倍，软组织麻醉时间可达240～540分钟，特别适合费时较久的手术；普鲁卡因麻醉维持时间为30～40分钟；丁卡因麻醉维持时间为3小时左右。丙胺卡因用于牙科，2分钟内开始起效，可持续10～15分钟的牙髓麻醉作用。下牙槽神经阻滞，3分钟内开始起效，软组织平均麻醉持续时间为2.5小时。

**39. D** 一般将肾上腺素以1:50000～1:200000的比例加入局麻药溶液中，即1ml局麻药中含肾上腺素5～20μg。在局麻药中加入肾上腺素的作用是延缓局麻药吸收、降低毒性反应、延长局麻时间、减少注射部位的出血和保持术野清晰。

**40. D** 普鲁卡因：又称奴弗卡因，盐酸普鲁卡因局部麻醉使用浓度为2%，1次用量40～100mg。可用于局部浸润和传导阻滞，注射后3～5分钟起效，维持30～40分钟，加入肾上腺素（1:100000～1:20000）可增加血管收缩，减缓吸收速率，麻醉效果延长至2小时。该药偶有过敏反应，对心肌有抑制作用，严重低血压、心律失常和患有脑脊髓疾病者禁用，1次最大用量不超过1g。表面渗透性最强的是丁卡因，临床上主要用作表面麻醉。

**41. C** ①酯类局麻药物有普鲁卡因和丁卡因；②酰胺类局麻药物有利多卡因、布比卡因和阿替卡因。

**42. E** 局麻的并发症有晕厥、过敏反应、中毒反应、疼痛、血肿、感染、黏膜溃疡、注射针折断、暂时性面瘫、感觉异常、牙关紧闭及暂时性复视或失明等。

**43. C** 利多卡因一次注射的最大剂量为300～600mg。

**44. B** 利多卡因局麻作用较强、维持时间较长，并有较强的组织穿透性和扩散性。普鲁卡因麻醉效力及麻醉持续时间均弱于利多卡因。

**45. B** 局麻药被快速注入血管或单位时间内注射麻药量过大，使单位时间内进入血液循环的局麻药量超过分解速度，而引起的一系列反应称为中毒反应。

**46. D** 丁卡因对黏膜穿透力强，麻醉效力高，神经毒性大。故临床仅用于表面麻醉。当浓度、剂量相同时，布比卡因、爱迪卡因、普鲁卡因的毒性均很小，利多卡因的毒性为中等，小于丁卡因，丁卡因的神经毒性最大。

**47. B** 利多卡因一次最大用量为20ml。

**48. E** 肾上腺素为一种血管收缩剂。在局麻药物中加入血管收缩剂的作用是延缓局麻药物吸收、降低毒性反应、延长局麻时间、减少注射部位的出血和保持术野清晰。

**49. E** 0.0004%用于饮水消毒，0.5%～1%浓度用于食具和各种器皿的消毒，1%～2%浓度可用于一般创口处理，0.1%～0.5%浓度可用于眼、耳、鼻腔和口腔等黏膜的冲洗消毒。

**50. C** 牙体缺损最常见的原因是龋病，其次是牙外伤、磨耗、楔状缺损、酸蚀症和发育畸形。牙周病易导致牙齿松动脱落，造成牙列缺损。

**51. B** 下颌孔的后上方有下颌神经沟，位置相当于下颌磨牙平面上方约1cm处；当注射器针尖到达下颌孔上方1cm处即下颌神经沟位置时，可同时麻醉颊神经、舌神经和下牙槽神经。

**52. B** 髁状突前斜面为主要的负荷部位，与关节结节后斜面构成一对负荷区，即颞下颌关节的功能面。

**53. D** 下颌孔的前方有下颌小舌，为蝶下颌韧带附着处。

**54. C** Or点：眶点，眶下缘的最低点，位于上颌骨；Ptm点：翼上颌裂点，翼上颌裂轮廓的最下点，位于上颌骨；ANS点：前鼻棘之尖，常作为确定腭平面的两标志点之一，位于上颌骨；A点：上齿槽座点，前鼻棘与上牙槽缘点间的骨最凹点，位于上颌骨；Ar点：关节点，颅底下缘与下颌髁突颈后缘的交点，位于下颌骨。

**55. A** ①生长发育中心（简称生长中心）是指生长能自主地、独立地、有遗传控制地发生的部位，或者是指对某个部位的整体生长发育过程起着控制作用的区域；②下颌骨有两种生长方式，除了髁状突有软骨生长外，下颌骨大小的增加都是由骨膜下的骨表面基质的沉积形成。髁状突的软骨生长及骨表面增生决定下颌骨的生长，所以髁状突是下颌骨的主要生长中心。

**56. A** 切牙乳头为位于切牙孔表面的一个黏膜隆起，其深面即为切牙孔，鼻腭神经、血管经切牙孔穿出，向两侧分布于硬腭前1/3，因此切牙乳头是鼻腭神经的局部麻醉处。

**57. B** 口腔是消化系统的组成部分，是消化道的起始部分。

**58. C** 上、下颌弓的位置关系包括了上、下颌牙弓的前后、左右及水平关系，即上、下颌弓的三维关系。

**59. D** 牙周组织、关节囊、关节韧带及运动下颌的肌梭内的多种类型感受器反馈性地调节着下颌运动。脑干的三叉神经系统具有联系密切的感觉与运动功能纤维，是下颌运动神经传导的结构基础。神经肌肉活动是下颌行使功能（如咀嚼、吞咽、言语、歌唱等）不可或缺的，神经系统会发出做下颌运动的指令，通过咀嚼肌的活动来调节下颌运动方式。面神经未参与调节下颌运动。

**60. D** 前牙𬌗运循环始于正中𬌗位时，下颌下降是为了牙尖脱离锁结以及获得适当的开口度，下颌前伸为切咬食物做好准备，下颌上升，切牙对刃，切咬食物，穿透食物后，上、下切牙对刃，然后下颌切牙的切嵴，沿上颌切牙的舌面向后上方回归至正中𬌗。由对刃滑回至正中𬌗，是发挥功能的阶段。

**61. E** 前伸运动时，下颌切牙可以向前超过上颌切牙，切缘的运动距离为8～10mm。所以下颌的最大前伸范围为10mm。

**62. C** 口腔的一般检查是医师通过询问、观察及借助常规器械进行的检查。一般检查法包括问诊、视诊、探诊、叩诊和动度检查等。

**63. D** 金刚石钻针和钨钢钻针高温消毒是安全的，很少被损害。但碳钢钻针可引起损害，应避免用高压蒸汽灭菌法消毒。

**64. D** ①血链球菌是最早定植在牙面的细菌之一，也是口腔中常分离到的链球菌种；②血链球菌利用蔗糖合成细胞外多糖，对细菌黏附、牙菌斑生物膜的形成和成熟有重要作用。

**65. E**

**66. E** 引起牙髓电活力测试假阴性反应的原因有：①患者事先用过镇痛药、麻醉剂或酒精饮料等；②探头或电极未能有效地接触牙面，妨碍了电流传导至牙髓；③根尖尚未发育完全的新萌出牙，其牙髓通常对电刺激无反应；④根管内过度钙化的牙，其牙髓对电刺激通常无反应；⑤刚受过外伤的患牙可对电刺激无反应。探头或电极触及牙龈，会使电流流向牙周组织，引起牙髓电活力测试假阳性反应。

**二、多选题**

**67. ABCE** 牙体缺损可直接影响患者的功能、美观、发音和心理状态等。锐利边缘容易刮伤口腔黏膜和舌等软组织，造成创伤性溃疡。当有严重的大范围的牙体缺损时，才可能导致颞下颌关节紊乱综合征。

**68. BCDE**　①切牙牙冠唇舌面呈梯形，邻面呈楔形；②切牙牙冠形态简单，由唇面、舌面、近中面和远中面四个轴面及一个切嵴组成；③切牙的舌面均有舌窝，上颌切牙的舌窝较深，下颌切牙的舌窝较浅；④切牙牙根均为单根，上颌切牙牙根直而粗壮，下颌切牙牙根扁而窄。

**69. AC**　近中舌尖三角嵴与远中三角嵴斜形相连形成斜嵴，是上颌第一磨牙的解剖特征。上颌第二磨牙与上颌第一磨牙形态相似。

**70. ABCE**　为辨认各个牙和位置，可从牙的萌出时间顺序、牙冠形态、牙根形态、髓腔解剖形态、面部特征及角度特征等方面辅助判断。曲率特征无法辅助判断单个牙。

**71. ACDE**　最大殆力为牙周膜的最大耐受力。大小的顺序为：第一磨牙＞第二磨牙＞第三磨牙＞第二前磨牙＞第一前磨牙＞尖牙＞中切牙＞侧切牙。其中第一、第二磨牙差别有时不明显，也有第二磨牙＞第一磨牙者。上述次序不受性别、年龄的影响。

**72. BCE**　①磨耗是指在正常咀嚼过程中牙体硬组织的缓慢丧失，是生理性的，无明显危害。②磨耗又称咀嚼磨损，故切牙的切嵴及后牙的殆面易受到磨耗。同时牙邻面在咀嚼运动中接触点逐渐磨耗呈小面利于稳定。

**73. ABE**　问诊的方法技巧与获取病史资料的数量和质量密切相关，这涉及语言交流技能、资料收集、医患关系、医学知识、医学心理学、仪表礼仪，以及提供咨询和教育患者等多个方面。在不同的临床情景，要根据情况采用相应的方法和某些技巧。①问诊开始时，临床医生应主动创造一种宽松和谐的环境以解除患者的不安心情，使问诊顺利进行。注意保护患者隐私。从礼节性交谈开始（自我介绍），注意语言技巧。问诊时要态度诚恳、耐心。②尽可能让患者充分地陈述和强调他认为的情况和感受。③提问时要注意系统性、目的性和必要性，避免杂乱无章的重复提问。④避免医学术语，语言通俗易懂。⑤注意仪表、礼节和友善的举止。⑥恰当运用一些评价、赞许与鼓励的语言。⑦对患者的问题，不能不

懂装懂，不能随便应答、不能随便解释、不能简单说"不知道"。⑧问诊结束时应感谢患者的合作。

**74. ABCD**　一般检查：①问诊；②望诊；③探诊；④叩诊；⑤嗅诊；⑥咬诊；⑦松动度检查；⑧触诊；⑨冷、热诊。特殊检查：①牙髓电活力测试；②诊断性备洞；③局部麻醉法；④穿刺检查。

**三、共用题干单选题**

**75. B**　由题目可知，患者喝冷、热水容易引起疼痛，故温度测试最可能出现异常。

**76. C**　诊断牙髓病的一个非常重要的步骤是牙髓诊断性试验，又称牙髓活力测试，对患牙进行测试的刺激源包括温度刺激和电刺激。牙髓炎的诊断更依赖温度测试的结果。

**77. A**　最有效的治疗应该为及时有效地缓解疼痛及急性症状，即局麻下开髓开放，后封入失活剂使牙髓失活。

**78. C**　患者探龋，自发痛，夜间痛可初步诊断为急性牙髓炎。确定患牙需进行牙髓活力测试，有温度刺激和电刺激。牙髓炎的诊断更依赖温度测试的结果。

**79. A**　正常牙髓温度耐受阈为10℃～60℃。故冷刺激需要低于10℃。

**80. A**　①牙髓温度测试结果的表示方法为：正常、敏感、迟钝和无反应；②牙髓电活力测试的反应值必须与正常对照牙进行对比后才有诊断价值。

**81. B**　由题干可知，患者无龋洞、深牙周袋及敏感点，但出现了类似牙髓炎的症状，怀疑是牙隐裂。可辅助棉卷咬诊来确诊患牙。

**82. E**　牙隐裂可利用灯光和口镜多角度照射、X线片、深色液体浸染等，帮助发现裂线；棉卷咬诊、探针加力探诊如出现明确的疼痛，可确诊。松动度检查对检查牙隐裂无用。

**83. C**　牙髓电活力测试通过检测牙髓神经成分对电刺激的反应，来判断牙髓是否还有活力，即牙髓"生"或"死"的状态。

# 第二章 龋 病

一、单选题：每道试题由 1 个题干和 5 个备选答案组成，
题干在前，选项在后。选项 A、B、C、D、E 中只有
1 个为正确答案，其余均为干扰选项。

1. 调查某 "时点" 的患龋率时，该时点的长度一般不应
   超过
   A. 1 小时　　　　　　　　B. 1 个月
   C. 1 周　　　　　　　　　D. 1 天
   E. 1 年

2. 深龋洞做银汞合金充填，在磨光时患者出现闪电式牙
   痛的可能原因是
   A. 磨光时加压过大　　　　B. 磨光时间过早
   C. 磨光时间过迟　　　　　D. 银汞合金含汞过多
   E. 局部电流刺激

3. 银汞合金中银合金粉由哪几种金属材料组成
   A. 银、锡、铁、铅　　　　B. 银、锡、铜、锌
   C. 银、锡、铜、铅　　　　D. 银、锡、铜、铁
   E. 银、铁、铜、锌

4. 龋病的发病率表示在一特定观察期间内，新发龋病的
   频率，观察期间一般选择
   A. 年　　　　　　　　　　B. 月
   C. 季　　　　　　　　　　D. 周
   E. 日

5. GTF 对下列哪种糖具有高度特异性
   A. 蔗糖　　　　　　　　　B. 葡萄糖
   C. 果糖　　　　　　　　　D. 麦芽糖
   E. 乳糖

6. 菌斑的组成成分最多的是
   A. 无机物　　　　　　　　B. 糖类
   C. 蛋白质　　　　　　　　D. 脂肪
   E. 水

7. 再矿化液所含的化学成分主要包括
   A. 钙　　　　　　　　　　B. 磷
   C. 氟　　　　　　　　　　D. 三者都是
   E. 三者都不是

8. 患者，女性，25 岁。要求前牙美观治疗，检查：上、
   下前牙有不同程度的散在黄褐色及白垩状斑，部分唇
   面釉质有缺损，探硬，光滑。该患牙的治疗原则为
   A. 内脱色　　　　　　　　B. 外脱色

C. 复合树脂贴面修复　　　D. 牙髓治疗后桩冠修复
E. 以上均可以

9. 釉质发育不全与平滑面浅龋的鉴别，错误的是
   A. 前者有牙体形态缺陷，但探诊质硬
   B. 前者牙面釉质缺损的部位较恒定
   C. 前者病变呈对称性
   D. 前者釉质有光泽
   E. 前者多累及同一时期发育的一组牙

10. 患者，男，28 岁。左下 6 殆面深龋，诊断为可复性牙
    髓炎。对该患牙的最佳处理是
    A. 玻璃离子充填
    B. 银汞合金充填
    C. 氧化锌 – 丁香油酚糊剂安抚
    D. 复合树脂充填
    E. 聚羧酸锌粘固剂充填

11. 酚醛树脂塑化液第 Ⅲ 液是
    A. 间苯二酚　　　　　　　B. 甲醛
    C. 95% 的乙醇　　　　　　D. 过饱和的氢氧化钠溶液
    E. 甲酚甲醛

12. 患者，男性，40 岁。主诉：右下后牙牙龈肿胀易出血
    一个月，1 个月前右下 7 曾行 Ⅱ 类洞银汞充填术。临
    床检查：右下 7 龈乳头呈球状增生，质地松软，血常
    规正常。则治疗前应首先排除的是
    A. 上唇发育不足　　　　　B. 内分泌的影响
    C. 药物的影响　　　　　　D. 口呼吸
    E. 银汞充填是否存在悬突

13. 牙菌斑内的细菌胞膜成分中，与炎症反应关系最密切
    的是
    A. 脂磷壁酸　　　　　　　B. 荚膜
    C. 内毒素　　　　　　　　D. 黏性多肽
    E. 菌毛

14. 乳牙的大面积龋坏，不但会使牙弓长度减少，还会影
    响颌间高度，为确保乳殆的正常宽度和高度，对于多
    个牙面龋坏的牙齿应用
    A. 不锈钢合金冠修复牙体
    B. 远中导板保持器
    C. 功能性活动保持器
    D. 局部固定式间隙扩展装置

E. 舌弓保持器

15. 龋齿显示剂染色的龋坏组织是
    A. 软化无细菌感染的牙本质
    B. 感染的软化牙本质
    C. 感染及非感染的软化牙本质
    D. 软化的牙釉质
    E. 以上均是

16. 深龋患者激发痛较重，洞底软龋能够彻底去净，治疗方法应选择
    A. 双层垫底，一次完成充填治疗
    B. 局麻后开髓失活，行牙髓治疗
    C. 先做安抚疗法，待一到二周复诊时症状消除后，再以双层垫底充填
    D. 施行活髓切除术
    E. 间接盖髓、双层垫底一次完成充填治疗

17. 龋病充填治疗后，出现牙髓性自发痛与牙周性自发痛的主要区别是
    A. 引起的原因相同
    B. 对温度刺激的反应不同
    C. 牙髓性痛不能定位，而牙周性痛可定位
    D. 三者都是
    E. 三者都不是

18. 复合树脂充填不能使用的基底材料是
    A. 丁香油水门汀    B. 磷酸锌水门汀
    C. 聚羧酸锌水门汀    D. 氢氧化钙制剂
    E. 玻璃离子

19. 患者右下后牙因龋充填后 3 周自发性钝痛，与温度无关，咬合痛。检查：右下 6 近中邻殆面充填物完好，无高点。可能的原因为
    A. 药物烧伤    B. 充填体悬突
    C. 食物嵌塞    D. 电流作用
    E. 充填材料刺激

20. 患者左下后牙龋洞，治疗几天后复诊自述不敢咬合。检查：左下 6 银汞合金充填物完好，无高点及悬突，探银汞充填物边缘完好，叩诊（–），左上 6 全冠修复。该牙的处理为
    A. 观察
    B. 调殆
    C. 去旧充填体，重新银汞充填
    D. 去旧充填体，氧化锌 – 丁香油糊剂安抚，症状消失后复合树脂充填
    E. 脱敏治疗

21. 患者因上前牙有洞要求治疗。检查：上颌两中切牙近中邻面龋，冷测一过性敏感，热测同对照牙，去腐后

达牙本质深层，该患者牙的最佳处理为
    A. 氢氧化钙制剂护髓，光敏树脂充填
    B. 氢氧化钙制剂护髓，玻璃离子水门汀垫底，光敏树脂充填
    C. 氢氧化钙制剂护髓，磷酸锌水门汀充填
    D. 光敏树脂充填
    E. 氢氧化钙制剂护髓，玻璃离子水门汀充填

22. 患者因后牙有洞要求治疗。检查：右上 6 殆面龋，去腐后达牙本质中层，该牙的最佳处理为
    A. 聚羧酸锌水门汀垫底，银汞合金充填
    B. 磷酸锌水门汀垫底，银汞合金充填
    C. 玻璃离子水门汀充填
    D. 玻璃离子水门汀垫底，银汞合金充填
    E. 氧化锌 – 丁香油糊剂垫底，银汞合金充填

23. 患者因右下后牙有洞，要求治疗。检查：右下 6 深龋洞，探诊敏感，叩诊（–），冷测一过性敏感，该牙诊断为深龋。处理为
    A. 银汞合金充填
    B. 聚羧酸锌水门汀充填
    C. 聚羧酸锌水门汀垫底，银汞合金充填
    D. 玻璃离子水门汀充填
    E. 牙髓治疗

24. 患者因后牙有洞要求治疗。检查右下 6 点隙龋，可卡探针，叩诊（–），冷测同对照牙，去腐质后达牙本质浅层，该牙的处理应为
    A. 银汞合金充填
    B. 聚羧酸锌水门汀垫底，银汞合金充填
    C. 磷酸锌水门汀充填
    D. 氢氧化钙制剂护髓，银汞合金充填
    E. 玻璃离子水门汀垫底，银汞合金充填

25. 患者因龋坏一次充填后，冷、热痛，去除刺激可恢复，但无自发痛。以下哪项不是造成牙冷、热痛的原因
    A. 充填未垫底    B. 诊断失误
    C. 过冷的水冲洗窝洞    D. 充填材料选择不当
    E. 充填体悬突

26. DMF 指数统计应包括
    A. 因龋失牙数及因龋补牙数的总和
    B. 龋齿数
    C. 因龋补牙数
    D. 龋齿数、补牙数的总和
    E. 龋齿数、因龋失牙数及因龋补牙数的总和

27. 导致老年人龋病发病率升高的原因是
    A. 唾液分泌量减少

B. 致龋菌的种类改变

C. 牙脆性增加

D. 牙根外露，根面龋发病率升高

E. 食糖量增加

**28.** 下列属于深龋的临床表现的是

　　A. 化学刺激痛　　　　B. 食物嵌塞痛

　　C. 冷、热刺激痛　　　D. 牙髓活力正常

　　E. 以上都是

**29.** 深龋常见的自觉症状是

　　A. 自发痛　　　　　　B. 阵发性痛

　　C. 激发痛　　　　　　D. 夜间痛

　　E. 放射性痛

**30.** 邻面的早期龋，可以用下列哪种方法帮助检查

　　A. X 线　　　　　　　B. 叩诊

　　C. 温度测验　　　　　D. 探诊

　　E. 触诊

**31.** 恒牙列中，患龋频率最高的是

　　A. 上颌第二磨牙　　　B. 下前牙

　　C. 上颌第一磨牙　　　D. 下颌第一磨牙

　　E. 下颌第二磨牙

**32.** 有抗龋作用的化学物质是

　　A. 钙　　　　　　　　B. 磷

　　C. 镁　　　　　　　　D. 硅

　　E. 铅

**33.** 正常情况下，唾液中含量最高的免疫球蛋白是

　　A. IgA　　　　　　　B. IgG

　　C. IgE　　　　　　　D. IgM

　　E. IgD

**34.** 龋病发病的多种因素中，起主导作用的是

　　A. 细菌　　　　　　　B. 食物

　　C. 时间　　　　　　　D. 遗传

　　E. 牙

**35.** 菌斑中碳水化合物的主要成分是

　　A. 葡萄糖　　　　　　B. 半乳糖

　　C. 岩藻糖　　　　　　D. 核糖

　　E. 阿拉伯糖

**36.** 下列不属于窝洞基本固位形的是

　　A. 梯形固位　　　　　B. 鸠尾固位

　　C. 窝洞固位　　　　　D. 倒凹固位

　　E. 侧壁固位

**37.** 窝洞预备时，未完全去除无基釉，可能出现的后果是

　　A. 继发龋　　　　　　B. 充填物松动脱落

　　C. 牙折裂　　　　　　D. 三者均有

E. 三者均无

**38.** 临床上判断龋坏组织是否去净有困难时，应采用

　　A. 染色法　　　　　　B. X 线检查

　　C. 探诊　　　　　　　D. 电测验

　　E. 冷刺激法

**39.** 垫底厚度标准是

　　A. 1mm　　　　　　　B. 1.5mm

　　C. 2mm　　　　　　　D. 2.5mm

　　E. 垫至釉牙本质界下 0.2～0.5mm

**40.** 备洞时洞侧壁的釉质壁必须与釉柱的方向

　　A. 呈 75°　　　　　　B. 垂直

　　C. 平行　　　　　　　D. 呈 30°

　　E. 呈 60°

**41.** 为达到良好的抗力形，错误的是

　　A. 洞底要平，洞底轴壁与髓壁相交形成的轴髓线角不应过于锋锐

　　B. 洞形要有一定的深度

　　C. 邻殆洞应制成阶梯

　　D. 邻殆洞邻面部分龈壁应做成斜向龈方的斜面

　　E. 去除薄壁弱尖

**42.** V 类洞充填备洞时，要求

　　A. 严格的抗力形　　　B. 适当的固位形

　　C. 底平壁直　　　　　D. 与牙面外形一致

　　E. 必须做鸠尾

**43.** 患者因龋坏牙充填后 5 年出现冷、热痛偶有自发性钝痛，检查：左上 6 近中邻面充填体，颊侧龈壁可探入，发黑，叩诊（±），冷、热测疼痛。其原因为

　　A. 充填物早接触

　　B. 充填时没垫底

　　C. 继发龋

　　D. 备洞时操作不当

　　E. 充填体的化学性刺激

**44.** 患者，女性，20 岁。因龋坏牙就诊。检查：右下 7 点隙龋，探诊质软，卡探针，冷、热测同对照牙，口内多个牙因龋坏充填治疗，该患牙最好的处理为

　　A. 银汞充填龋坏涉及的部位

　　B. 玻璃离子充填龋坏涉及的部位

　　C. 预防性扩展，银汞合金充填

　　D. 预防性扩展，玻璃离子充填

　　E. 预防性扩展，复合树脂充填

**45.** 窝洞外形线需制备成圆缓曲线，其目的是

　　A. 防止充填体脱落

　　B. 防止充填体折断

C. 防止继发龋的出现

D. 达到良好的美观效果

E. 防止牙体折裂

46. 患者上前牙因中龋一次复合树脂充填后，一直有冷、热痛，几个月后疼痛加重，不敢咬合。检查：右上 1 充填体完好无继发龋，叩诊（＋＋），冷、热疼痛。造成该患牙疼痛的原因可能为

A. 充填体材料的化学性刺激

B. 制备过程中产热过多

C. 消毒药物的刺激

D. 充填体有早接触

E. 充填材料的微渗漏

47. 年轻恒牙龋最好发的牙面为

A. 唇颊面　　　　B. 舌腭面

C. 近中面　　　　D. 远中面

E. 咬合面

48. 关于釉质钙化不良与平滑面浅龋，下列说法错误的是

A. 前者釉质表面可见白色斑块，有光泽

B. 前者斑块形状大小不一

C. 后者病变可见于牙面的任何部位

D. 后者龋斑表面无光泽

E. 前者釉质表面完整光滑

49. 患者因楔状缺损，复合树脂充填后一直冷、热刺激痛复诊。检查：右上 6 颊面复合树脂充填物，叩痛（－），冷测疼痛，去除刺激可缓解，该患者的处理应为

A. 观察

B. 脱敏

C. 去除旧充填体，复合树脂重新充填

D. 去除旧充填体，氧化锌 - 丁香油糊剂安抚

E. 牙髓治疗

50. 患者，男性，30 岁。因治疗其他龋坏牙时，发现左上 5 𬌗面中央有一圆形钝锥形突起，上、下前磨牙咬合关系正常，叩诊（－），冷、热测同照牙，该牙的处理应为

A. 不必治疗，定期观察

B. 备洞银汞充填

C. 备洞玻璃离子充填

D. 直接盖髓

E. 活髓切断

51. 患者因楔状缺损，复合树脂充填后，冷、热刺激疼痛，不敢咬合。检查：右上 4、5、6 复合树脂充填，右上 4、6 冷测疼痛，去除后可缓解，右上 5 叩痛（＋），冷、热测疼痛明显，去除后持续一段时间。右

上 5 的处理原则应为

A. 不治疗，观察

B. 脱敏治疗

C. 去除旧充填体，重新充填

D. 去除旧充填体，氧化锌 - 丁香油糊剂安抚

E. 牙髓治疗

52. 患者，男性，18 岁。因右上 1 深龋就诊，备洞过程中意外穿髓，穿髓孔直径约 0.5mm。该牙的处理应为

A. 间接盖髓　　　　B. 直接盖髓

C. 干髓治疗　　　　D. 根管治疗

E. 活髓切断

53. 患者，男性，24 岁。右下 5 深龋及髓，3 天来自发性痛，阵发性加重，跳痛，温度测试时最可能的反应是

A. 热测引起迟缓痛　　　B. 冷测引起剧痛

C. 热测无反应　　　　　D. 冷测反应迟钝

E. 热测引起剧痛，冷测缓解

54. 当牙周病处于活动期时，有关龈下菌斑的描述错误的是

A. 可动菌成为非附着菌斑的优势菌

B. 非附着菌斑的量相对较少

C. 非附着菌斑体积增大

D. 非附着菌斑的细菌数量增多

E. 革兰阴性细菌成为非附着菌斑的优势菌

55. 牙周菌斑中的细菌主要通过以下方式破坏牙周组织，除外

A. 直接侵入牙周组织

B. 产生各种酶破坏细胞间质

C. 产生抗原，激活宿主的免疫反应

D. 产生内毒素，激活宿主的炎症反应

E. 产生代谢产物直接损害组织细胞

56. 非附着菌斑中的优势细菌为

A. 革兰阴性可动菌　　B. 金黄色葡萄球菌

C. 革兰阳性菌　　　　D. 变形链球菌

E. 放线杆菌

57. 在菌斑成熟过程中，细菌定植有一定的顺序，首先吸附到牙面的是

A. 革兰阴性杆菌　　　B. 牙密螺旋体

C. 革兰阳性球菌　　　D. 丝状菌

E. 放线菌

58. 牙菌斑是指

A. 软而未钙化的牙面沉积物

B. 牙面上的一种细菌性生物膜

C. 龈缘处软而黏的沉积物

D. 牙面上矿化的细菌性群体

E. 牙面上的细菌性群体

**59. 能增加菌斑滞留的因素不包括**

A. 银汞充填体的悬突

B. 位于龈下的修复体

C. 外形凸度过大的冠修复体

D. 设计或制作不良的局部义齿

E. 龈端较为密合与光洁度高的修复体

**60. 一般的刷牙方法能清除菌斑的百分率为**

A. 65%  B. 70%

C. 75%  D. 80%

E. 85%

**61. 常用的菌斑显示剂为**

A. 品红溶液  B. 龙胆紫溶液

C. 碘化油  D. 亚甲基蓝

E. 荧光素钠

**62. 患者因 6| 中龋银汞合金充填后，一直不能咬合，检查发现 6| 银汞合金充填物完整，无高点和悬突，叩痛（－），6| 金属全冠修复，该牙的处理是**

A. 观察

B. 调𬌗

C. 去除充填物，安抚牙髓，症状消失后重新银汞充填

D. 去除充填物，安抚牙髓，症状消失后树脂充填

E. 脱敏治疗

**63. 邻面龋常开始于**

A. 接触点  B. 接触点𬌗方

C. 牙龈游离龈下  D. 接触点龈侧

E. 牙颈部

**64. 放置失活剂错误的方法是**

A. 暴露穿髓孔，直径为 0.5 ～1mm

B. 用氧化锌膏严密加压封堵

C. 对于邻面龋洞应防止失活剂外溢

D. 掌握失活时间

E. 封药后疼痛较严重时，应重新开放

**65. 以下关于菌斑组成的描述不正确的是**

A. 由约 80% 的水和 20% 的固体物质构成

B. 固体物质中糖类是其主要成分

C. 蛋白质占菌斑干重的 40% ～50%

D. 脂肪占菌斑干重的 10% ～14%

E. 菌斑的糖类和蛋白质含量有很大变化，取决于个体饮食状况

**66. 在打磨金属基底冠时，如果边缘厚薄不均匀，最容易导致**

A. 边缘容易崩瓷  B. 边缘适合性差

C. 边缘不到位  D. 出现气泡

E. 影响色泽

**67. 龋病的特征不包括**

A. 为常见病、多发病之一

B. 为牙体硬组织的细菌感染性疾病

C. 牙体硬组织在色、形、质各方面均发生变化

D. 基本变化为有机物分解和无机物脱矿

E. 能不经治疗自行修复

**68. 下列因素中，可能会影响金瓷强度的是**

A. 遮色层过薄

B. 遮色层过厚

C. 瓷泥堆筑时振动过大

D. 瓷泥中水分未吸干

E. 烧结温度过高

**69. 银汞合金研磨过度的结果是**

A. 收缩  B. 膨胀

C. 先收缩后膨胀  D. 先膨胀后收缩

E. 延缓膨胀

**70. 能延缓石膏凝固时间的添加剂是**

A. 枸橼酸钾  B. 硅酸乙酯

C. 磷酸盐  D. 硫酸盐

E. 明矾

**71. 深龋已累及牙髓的临床表现不准确的是**

A. 主诉食物入洞痛  B. 冷测一过性敏感

C. 热测迟缓性疼痛  D. 已探明有穿髓孔

E. 叩诊已有不适感

**72. 下列不是浅龋的临床特征的是**

A. 一般无主观症状

B. 对酸、甜刺激无反应

C. 有冷、热刺激痛

D. 用探针检查时有粗糙感

E. 早期窝沟龋色泽变黑

**73. 某技师在遮色层烧结完成后发现金－瓷结合界面上出现许多微小气泡，其可能的原因是**

A. 金属基底表面氧化膜过薄

B. 金属基底表面氧化膜过厚

C. 金属基底表面残留有油脂

D. 瓷粉烧结时真空度不够

E. 大气中烧结

**74. Black 窝洞分类的依据是**

A. 窝洞所在的部位  B. 牙的解剖形态

C. 龋洞发生的部位  D. 不同牙位的功能

E. 充填材料的性质

**75. 口腔菌斑的病原微生物是**

A. 细菌　　　　　　　B. 病毒

C. 支原体　　　　　　D. 立克次体

E. 原虫

**76. 对于金属冠抛光，描述正确的是**

A. 磨具的粒度越小效果越好

B. 磨具的粒度越大效果越好

C. 压力越大越好

D. 速度越慢越好

E. 以上都不正确

**77. 不属于边缘封闭区的是**

A. 上颌后堤区

B. 下颌磨牙后垫区

C. 牙槽嵴黏膜与唇颊黏膜的反折处

D. 能承担部分咀嚼压力的区域

E. 能阻止空气进入基托与所覆盖组织之间的区域

**78. 金 – 瓷结合最主要的结合力为**

A. 机械力　　　　　　B. 化学力

C. 范德华力　　　　　D. 分子力

E. 氢键

**79. 技师在堆筑瓷完成烧结后发现牙冠的颈部从遮色层开始整个瓷层完全与金属基底分离，造成此现象的原因是**

A. 喷砂不均匀

B. 喷砂压力过小

C. 该牙冠金属基底的颈部有油脂残留

D. 瓷粉烧结收缩

E. 金属与瓷粉的热膨胀系数不匹配

**80. 梯形固位可用于**

A. 腭𬌗面洞　　　　　B. 邻颊面洞

C. 邻舌面洞　　　　　D. 后牙颊𬌗洞

E. 双面洞

**81. 咬合面 I 类洞充填银汞合金时的制备要点为**

A. 洞外形可以不成圆缓曲线

B. 洞深度至少达釉牙本质界

C. 近远中壁应与斜嵴呈钝角

D. 窝洞侧壁应与髓壁呈锐角

E. 洞面角呈直角、无短斜面

**82. 制作金属全冠、嵌体熔模时，邻接、外形、咬𬌗关系准确无误后，将熔模连同可卸代型从工作模型上取下，在邻接面再滴少许蜡，其目的是**

A. 增加嵌体强度

B. 增加咬𬌗力

C. 补偿铸造时的合金收缩及研磨磨损

D. 利于𬌗力传导

E. 增加嵌体的适合性

**83. 牙菌斑紧靠牙面的一层是**

A. 细菌　　　　　　　B. 食物残渣

C. 碳酸盐　　　　　　D. 磷酸盐

E. 获得性膜

**84. 复合树脂充填后脱落的原因不包括**

A. 制备了固位形

B. 牙齿表面未注意清洁

C. 酸蚀后的牙面接触唾液

D. 未制备洞斜面

E. 充填体过薄

**85. 牙体大面积龋损修复时，关于固位钉说法错误的是**

A. 固位钉在修复体中的部分为抗力臂

B. 避让牙尖下的髓角和正对根分叉的薄弱区

C. 钉道的方向与牙面平行

D. 对修复体和牙体组织均产生正、反两方面的作用

E. 粘固钉对牙体组织几乎不产生应力，因此固位力不强

**86. 窝洞制备时，对于抗力形的要求，错误的是**

A. 洞的深度达到釉牙本质界下 0.5mm

B. 盒状洞形：底平壁直

C. 复面洞阶梯的龈壁为向颈方的斜面

D. 去除薄壁弱尖

E. 洞缘曲线圆钝

**87. 患者，男性，70 岁。诉左上后牙咀嚼时敏感症状。检查：左上 6 咬合面磨耗严重，探诊敏感，叩诊（-），无松动，冷测一过性敏感，诊断为**

A. 深龋　　　　　　　B. 中龋

C. 牙本质过敏症　　　D. 逆行性牙髓炎

E. 可复性牙髓炎

**88. 儿童在几岁时龋病多发于乳磨牙𬌗面的窝沟**

A. 1～2　　　　　　　B. 2～3

C. 3～4　　　　　　　D. 4～5

E. 5～6

**89. 某小学一年级学生的第一恒磨牙患龋率为 11.5%，最适宜的防龋措施是**

A. 窝沟封闭　　　　　B. 含氟牙膏

C. 饮水加氟　　　　　D. 氟滴剂

E. ART

**90. 某偏僻农村小学龋均 1.10，多数为浅、中龋，最适宜**

开展的龋病防治措施是

　　A. 窝沟封闭　　　　　B. 含氟牙膏
　　C. 含氟凝胶　　　　　D. 含氟涂料
　　E. ART

**91. 感染根管常见的优势菌不包括**

　　A. 普氏菌　　　　　　B. 放线菌
　　C. G⁺细菌　　　　　　D. 真杆菌
　　E. 梭形杆菌

**92. 牙骨质龋属于**

　　A. 浅龋　　　　　　　B. 慢性龋
　　C. 中龋　　　　　　　D. 深龋
　　E. 继发龋

**93. 患者因右下 7 深龋，充填治疗一段时间后脱落。可能的原因不包括**

　　A. 未严格隔湿　　　　B. 垫底物太厚
　　C. 继发龋发生　　　　D. 接触点恢复不良
　　E. 充填材料比例不当

**94. 患者因右下后牙龋坏就诊，一次银汞充填完成治疗，治疗后咬物疼痛，无自发痛。检查：右下 7 充填体完好，边缘密合，表面有亮点，叩诊（−），牙龈正常，温度测验无异常。该牙的处理应为**

　　A. 脱敏治疗
　　B. 去除原充填体，重新充填
　　C. 去除原充填体，氧化锌－丁香油糊剂安抚
　　D. 开髓治疗
　　E. 磨除高点，调𬌗观察

**95. 关于根面龋的特点，说法错误的是**

　　A. 根面龋常见于老年人
　　B. 根面龋常发生在牙龈退缩的牙骨质面
　　C. 龋病早期进展缓慢、病变较浅，龋损部位呈浅棕色或褐色，边界不清晰的浅碟状
　　D. 根面龋多为浅而广的龋损
　　E. 根面龋侵入牙本质时，一般向冠方发展；严重者可破坏牙本质深层，造成牙体硬组织严重缺损，使牙抗力下降，在咬合压力下可使牙折断

**96. 目前认为发挥最主要抗龋作用的氟防龋机制是**

　　A. 改变牙齿外形
　　B. 降低釉质溶解度
　　C. 恒定提供可溶性离子氟，促进再矿化
　　D. 抑制细菌生长
　　E. 抑制细菌的代谢

**97. 菌斑微生物对牙周组织的直接损伤包括**

　　A. 菌斑微生物的直接破坏
　　B. 内毒素的破坏

　　C. 细菌酶的损伤
　　D. 代谢产物对牙周组织的破坏作用
　　E. 以上均是

**98. 关于唾液腺的排泄管，叙述正确的是**

　　A. 与闰管相延续
　　B. 又称纹管
　　C. 穿行于小叶间结缔组织中
　　D. 管壁由单层柱状上皮组成
　　E. 为最细小的终末分支部分

**99. 正常人每日分泌的唾液量是**

　　A. 200～500ml　　　　B. 500～800ml
　　C. 800～1000ml　　　 D. 1000～1500ml
　　E. 1500～2500ml

**100. 下列不属于唾液腺腺体分泌单位的是**

　　A. 腺泡　　　　　　　B. 闰管
　　C. 腺管　　　　　　　D. 纹管
　　E. 排泄管

**101. 腮腺和颌下腺分泌的唾液占总量的**

　　A. 50%　　　　　　　B. 60%
　　C. 70%　　　　　　　D. 80%
　　E. 90%

**102. 釉柱晶体的宽是**

　　A. 100～140nm　　　 B. 40～90nm
　　C. 5～15nm　　　　　 D. 20～30nm
　　E. 160～1000nm

**103. "绞釉"是指**

　　A. 在牙颈部釉柱排列成水平状
　　B. 釉柱向窝沟底集中
　　C. 釉柱自釉牙本质界至牙表面排列不成直线
　　D. 釉柱近表面 1/3 较直，内 2/3 弯曲
　　E. 釉柱在切缘及牙尖处绞绕弯曲

**104. 釉柱新生线可见于**

　　A. 恒尖牙　　　　　　B. 恒切牙
　　C. 前磨牙　　　　　　D. 第一恒磨牙
　　E. 第二恒磨牙

**105. 氢氧化钙根管封药的作用不包括**

　　A. 促进根尖孔封闭
　　B. 杀菌作用
　　C. 刺激性小，安全无毒
　　D. 促进根尖周骨组织修复
　　E. 封闭牙本质小管

**106. 目前抗压强度最大的充填材料是**

　　A. 磷酸锌粘固剂　　　B. 聚羧酸锌粘固剂

C. 银汞合金 　　　　　D. 复合树脂

E. 玻璃离子粘固剂

**107. 患者，男性，40 岁。左下第一前磨牙远中面深龋，治疗时意外穿髓，盖髓材料首选**

A. 氢氧化钙 　　　　　B. 复合树脂

C. 氧化锌－丁香油糊剂 　D. 玻璃离子粘固剂

E. 银汞合金

**108. 临床上去除龋坏组织的标准主要根据**

A. 洞壁牙体组织的颜色深浅

B. 洞壁牙体组织的硬度

C. 洞底的位置

D. 预计剩余牙体组织的多少

E. 患者的敏感程度

**109. 下列各项中，不属于深龋治疗的并发症的是**

A. 充填后咬合痛 　　　B. 意外穿髓

C. 充填体折断 　　　　D. 髓腔壁穿孔

E. 继发龋

**110. 制备洞斜面的作用是**

A. 增加粘结面积；暴露釉柱末端，提高酸蚀效果；获得更好的美观效果；减少边缘微渗漏

B. 增加粘结面积；封闭釉柱末端，提高酸蚀效果；获得更好的美观效果；减少边缘微渗漏

C. 增加粘结面积；暴露釉柱末端，提高酸蚀效果；获得更好的美观效果；但会增加边缘微渗漏

D. 减少粘结面积；封闭釉柱末端，提高酸蚀效果；获得更好的美观效果；但会增加边缘微渗漏

E. 减少粘结面积；封闭釉柱末端，提高酸蚀效果；获得更好的美观效果；减少边缘微渗漏

**111. 后牙复合树脂修复后出现食物嵌塞最主要的原因是**

A. 邻牙有龋坏 　　　　B. 邻面接触点未恢复

C. 充填体悬突 　　　　D. 外展隙过小

E. 咬合面高度恢复不足

**112. 牙体缺损复合树脂修复后脱落的常见原因是**

A. 腐质未去尽

B. 牙齿表面未活化

C. 酸蚀后的牙面被唾液再次污染

D. 粘结面积不足

E. 以上均是

**113. 以下关于邻嵌体邻面片切洞形的描述错误的是**

A. 用于邻面缺损表浅时

B. 可在片切面内制备箱形固位

C. 可在片切面内制备小肩台

D. 用于邻面宽度较大时

E. 片切面颊舌边缘应达到自洁区

**114. 窝沟龋的早期表现为**

A. 明显龋洞

B. 损害部位透出墨浸状

C. 损害部位呈白垩色

D. 探诊有酸感

E. 损害位于釉牙本质交界处

**115. 关于深龋的临床表现，描述错误的是**

A. 龋损进展至牙本质深层

B. 食物嵌入龋洞内有疼痛

C. 偶有自发性疼痛

D. 冷、热刺激会产生疼痛

E. 对酸甜食物较为敏感

**116. 不符合中龋的临床表现是**

A. 龋损进展较快

B. 有色素沉着

C. 探诊时损害局部硬而光滑

D. 可引起牙本质－牙髓复合体反应

E. 有软的牙本质形成

**117. "夹层技术"是指**

A. 先玻璃离子粘固剂作为基底材料粘结于牙釉质，再用复合树脂修复牙体缺损

B. 先复合树脂作为基底材料粘结于牙釉质，再用玻璃离子粘固剂修复牙体缺损

C. 先复合树脂作为基底材料粘结于牙本质，再用玻璃离子粘固剂修复牙体缺损

D. 先玻璃离子粘固剂作为基底材料粘结于牙本质和牙釉质，再用复合树脂修复牙体缺损

E. 先玻璃离子粘固剂作为基底材料粘结于牙本质，再用复合树脂修复牙体缺损

**118. 感染根管扩大的标准（年轻恒牙除外）为比原来直径至少扩大**

A. 2 个型号 　　　　　B. 3 个型号

C. 4 个型号 　　　　　D. 5 个型号

E. 根据情况来定

**119. 患者，女性，33 岁。因右上后牙冷、热敏感就诊。检查：深龋坏，探诊敏感，叩诊（－），冷、热测一过性敏感，去净腐质未露髓。该牙诊断可能为**

A. 深龋 　　　　　　　B. 中龋

C. 深龋伴牙髓充血 　　D. 慢性牙髓炎

E. 急性牙髓炎

**120. 患儿，男性，6 岁。因左上后牙疼痛 2 天就诊，为冷刺激痛，疼痛为一过性，无自发痛或夜间痛史。临床检查显示远中邻面龋坏，未探及穿髓点，无叩痛，牙龈无红肿。该牙最有可能的诊断为**

A. 深龋　　　　　　　　B. 急性牙髓炎

C. 慢性闭锁性牙髓炎　　D. 慢性溃疡性牙髓炎

E. 慢性增生性牙髓炎

**121.** 窝沟封闭失败的主要原因是

A. 唾液污染　　　　　　B. 牙面未完全清洁

C. 酸蚀时间不够　　　　D. 封闭剂涂布不均匀

E. 固化时间不够

**122.** 安放楔子的作用有

A. 有助于充填体邻面颈部的成形

B. 防止形成悬突

C. 稳固成形片

D. 有助于恢复正常的邻接关系

E. 以上均是

**123.** 以下因素可影响龈下菌斑的细菌组成，除外

A. 龈沟和牙周袋的解剖条件

B. 龈沟内的氧化、还原电势

C. 唾液

D. 牙周袋的深度

E. 龈沟液的成分

**124.** 龈下菌斑中能产生白细胞毒素的细菌是

A. 具核梭形杆菌

B. 牙龈卟啉单胞菌

C. 二氧化碳嗜纤维菌

D. 伴放线放线杆菌

E. 螺旋体

**125.** 牙菌斑内的细菌可以产生以下酶破坏牙周组织，除外

A. 透明质酸酶　　　　　B. 蛋白酶

C. 弹性蛋白酶　　　　　D. 水解酶

E. 胶原酶

**126.** 对于牙周病患者，清除菌斑的重点为

A. 龈沟附近　　　　　　B. 邻间隙

C. 牙的左侧面　　　　　D. 牙的右侧面

E. 龈沟附近和邻间隙

**127.** 龈下菌斑主要的细菌是

A. 需氧或兼性厌氧菌

B. 革兰阳性菌

C. 革兰阴性兼性厌氧菌及专性厌氧菌

D. 变形链球菌

E. 唾液链球菌

**128.** 与牙周组织破坏关系最为密切的菌斑是

A. 龈上菌斑　　　　　　B. 颈缘菌斑

C. 龈下菌斑　　　　　　D. 非附着菌斑

E. 附着菌斑

**129.** 唾液的功能有

A. 机械清洁　　　　　　B. 润滑和保护

C. 缓冲作用　　　　　　D. 抗微生物

E. 以上都是

**130.** 根面龋中最常分离到的细菌是

A. 乳杆菌　　　　　　　B. 血链球菌

C. 变形链球菌　　　　　D. 放线菌

E. 牙龈卟啉单胞菌

**131.** 上颌第一磨牙近中邻龋备洞时最易出现意外穿髓的部位是

A. 远中颊侧髓角

B. 近、远中舌侧髓角

C. 远中颊侧髓角和远中舌侧髓角

D. 近中颊侧髓角和近中舌侧髓角

E. 以上都是

**132.** 釉质龋的发展过程中，位于损害最前沿的是

A. 透明层　　　　　　　B. 损害体部

C. 暗层　　　　　　　　D. 破坏层

E. 细菌侵入区

**133.** 按龋坏程度可将龋病分为

A. 急性龋、慢性龋、静止性龋

B. 浅龋、中龋、深龋

C. 窝沟龋、平滑面龋

D. 牙釉质龋、牙本质龋和牙骨质龋

E. 干性龋、湿性龋

**134.** 下列不是急性龋特点的是

A. 多见于青少年　　　　B. 质软而湿

C. 病变组织颜色浅　　　D. 病变进展快

E. 病变组织颜色深、质地硬

**135.** 龋 1/3 洞制备时洞底应与牙表面平行的原因是

A. 为了避免损伤牙髓

B. 为了获得侧壁固体

C. 为了和牙轴平行

D. 为了底平

E. 为了美观

**136.** 按 Black 窝洞分类法第Ⅲ类洞为

A. 开始于窝沟的洞

B. 后牙邻面洞

C. 前牙邻面洞不包括切角

D. 前牙邻面洞包括切角

E. 牙齿唇、颊或舌面颈 1/3 的洞

137. 牙齿一般不易患龋的部位在
    A. 邻接面　　　　　B. 边缘嵴
    C. 颊侧沟　　　　　D. 舌侧窝
    E. 深窝沟

138. 宿主龋齿的易感因素不包括
    A. 糖的摄入量多　　B. 氟的摄入量多
    C. 口腔菌斑量多　　D. 牙齿窝沟点隙多
    E. 漱口次数少

139. 后牙近中面颈部洞是 Black 分类的
    A. Ⅱ类洞　　　　　B. Ⅲ类洞
    C. Ⅰ类洞　　　　　D. Ⅴ类洞
    E. 都不正确

140. 关于盒状洞形的基本特点，错误的是
    A. 洞底要平　　　　B. 点线角要钝圆
    C. 要有一定的深度　D. 应制备鸠尾扣
    E. 都不正确

141. 龋病的临床特征不包括
    A. 牙釉质为白垩色　B. 牙齿的透明度下降
    C. 牙体硬组织脱矿　D. 牙釉质出现龋坏
    E. 口腔卫生极差

142. 在乳磨牙中，患龋率最高的牙是
    A. 下颌第一乳磨牙　B. 下颌第二乳磨牙
    C. 上颌第一乳磨牙　D. 上颌第二乳磨牙
    E. 上颌前牙

143. 复面洞制备时，对髓壁的要求是
    A. 与侧壁垂直　　　B. 与龈壁垂直
    C. 与轴壁平行　　　D. 与侧壁平行
    E. 以上都不对

144. 银汞合金的固位主要靠
    A. 与洞壁的摩擦力和机械锁扣固位
    B. 机械性与化学性粘接
    C. 化学性粘接
    D. 螯合
    E. 以上都不是

145. 下列导致充填材料与洞壁界面间产生微渗漏的原因不包括
    A. 充填材料小于牙体组织的热膨胀系数
    B. 充填材料体积收缩
    C. 充填压力不够
    D. 洞缘的垫底材料溶解
    E. 备洞时未去除无基釉

146. 成形片加小楔子的主要作用是
    A. 代替缺壁
    B. 有助于充填物成形
    C. 防止形成悬突
    D. 便于充填材料压紧
    E. 以上都不是

147. 暂封窝洞时首选的材料是
    A. 氧化锌 - 丁香油水门汀
    B. 磷酸锌水门汀
    C. 氢氧化钙
    D. 牙胶
    E. 护洞漆

148. 用银汞合金充填中龋或深龋，需要垫底，是因为银汞合金具有
    A. 膨胀性　　　　　B. 流动性
    C. 传导性　　　　　D. 溶解性
    E. 变色性

149. 支柱固位复合树脂修复儿其适用于
    A. Ⅰ类洞　　　　　B. Ⅱ类洞
    C. Ⅲ类洞　　　　　D. Ⅳ类洞
    E. Ⅴ类洞

150. 复合树脂最大的优点是
    A. 耐磨　　　　　　B. 可塑性强
    C. 溶解度低　　　　D. 美观
    E. 体积变化小

151. 龋齿的治疗方法为
    A. 药物治疗
    B. 药物治疗 + 磨除法
    C. 充填术
    D. 充填术 + 药物治疗 + 磨除法
    E. 药物治疗 + 充填术 + 拔除术

152. 洞漆的作用不包括
    A. 隔绝温度刺激
    B. 封闭牙本质小管
    C. 减少微渗漏
    D. 减少银汞合金中的金属离子渗入牙本质小管
    E. 隔绝来自修复体的化学刺激

153. 窝洞制备的基本要求是
    A. 去净龋坏组织　　B. 固位形、抗力形
    C. 少切割牙体组织　D. 保护牙髓
    E. 以上都是

154. 备洞时原则上应去净龋坏组织，应去除的龋坏组织包括
    A. 破坏层和透入层　B. 颜色改变部分
    C. 透入层　　　　　D. 脱矿层

E. 脱矿层和透入层

**155. 目前效果肯定、易于推广应用的防龋方法是**
    A. 中药牙膏刷牙　　　　B. 酶防龋
    C. 防龋涂料防龋　　　　D. 氟化物防龋
    E. 糖代用品防龋

**156. 龋病的药物治疗适用于**
    A. 根面龋　　　　　　　B. 猖獗龋
    C. 牙本质浅龋　　　　　D. 未成洞的浅龋
    E. 乳牙深龋

**157. 龋病保守治疗的主要目的是**
    A. 保护牙髓
    B. 用药物使龋坏的牙体组织再矿化
    C. 使病变终止
    D. 使可复性牙髓炎的牙髓恢复正常
    E. 延缓龋病的发展

**158. 在矿化液中加入氯化钠的主要作用是**
    A. 有利于钙向釉质深层渗透
    B. 促进无机物在釉质中沉积
    C. 抑制钙、磷溶解
    D. 使钙沉积速度加快
    E. 使矿化液稳定

**159. Ⅴ类洞必要时可在何处做倒凹以增加固位**
    A. 洞壁与轴壁相交的线角
    B. 近中轴线角
    C. 远中轴线角
    D. 轴线角和龈轴线角
    E. 洞壁任何部位

**160. 复合树脂充填洞形制备的特点是**
    A. 底平壁直，洞形必须达到一定的深度
    B. 点线角应圆滑，洞缘角应制备短斜面
    C. 应制备典型的箱状洞形，并设计良好的固位形
    D. 洞缘角应呈直角，不宜在洞缘角制备短斜面，须去净无基釉
    E. 无须去净无基釉，但要有良好的抗力形

**161. 某患者因上前牙有洞要求治疗，无自发痛。检查：上颌两切牙近中邻面龋，探诊敏感，冷测一过性疼痛，去除刺激可缓解，热测同对照牙。诊断为深龋，该牙当日的最佳处理为**
    A. 氧化锌 - 丁香油糊剂安抚
    B. 氢氧化钙光敏树脂充填
    C. 光敏树脂充填
    D. 玻璃离子水门汀充填
    E. 牙髓治疗

**162. 患者，男性，40 岁。左下第一磨牙深龋治疗时不慎穿髓，穿髓孔 >1mm，该牙的处理方法应选择**
    A. 直接盖髓术 + 永久充填
    B. 直接盖髓术 + 安抚充填
    C. 失活术
    D. 活髓切断术
    E. 牙髓治疗

**163. 患者，女性，20 岁。因左侧后牙遇甜食物不适就诊。检查：𬌗面龋洞，中等深，探软、稍敏感，冷刺激进洞后稍敏感，冷热试验与对照牙相同。该患牙的诊断可能为**
    A. 浅龋　　　　　　　　B. 中龋
    C. 深龋　　　　　　　　D. 牙髓充血
    E. 慢性牙髓炎

**164. 龋均是指受检人群中**
    A. 每人平均患龋的牙数
    B. 每人平均患龋的牙面数
    C. 每人平均患龋、失、补的牙数
    D. 每人平均患龋、失、补的牙面数
    E. 每人平均因龋失牙数

**165. 牙菌斑是**
    A. 仅存在于牙齿表面硬而矿化的微生物膜
    B. 仅存在于牙齿表面软而未矿化的微生物膜
    C. 存在于口内硬组织表面硬而矿化的微生物膜
    D. 存在于口内硬组织表面软而未矿化的微生物膜
    E. 以上都不是

**166. 唾液不具有的性质是**
    A. 黏稠液体
    B. 比重比水大
    C. pH 范围在 6.0～7.9
    D. 晨起时多呈弱碱性
    E. 渗透压随分泌率变化

**167. 菌斑指数与软垢指数的相同点是**
    A. 只考虑龈缘处菌斑厚度
    B. 不估计牙面菌斑的面积
    C. 检查前先漱口
    D. 吹干牙面后检查
    E. 使用镰形探针

**168. 牙菌斑显示剂的作用是**
    A. 牙齿美容的需要
    B. 评价牙面清洁的手段
    C. 检查早期龋的手段
    D. 清除软垢的方法
    E. 一种口腔卫生习惯

169. 菌斑内的矿物质转换主要是菌斑与什么之间的矿物质转换
    A. 牙釉质
    B. 牙本质
    C. 牙骨质
    D. 牙髓
    E. 龈沟液

170. 生物矿化的定义是
    A. 无机离子通过反应形成矿化组织
    B. 无机离子与有机基质结合
    C. 磷灰石晶体与非晶体化磷酸盐形成难溶性盐
    D. 钙、磷等无机离子在生物调控下通过化学反应形成难溶性盐，并与有机基质结合形成矿化组织
    E. 无机离子与有机基质结合形成难溶性盐

171. 唾液中主要的免疫球蛋白是
    A. IgM
    B. IgD
    C. sIgA
    D. IgG
    E. IL-8

172. 患者，女性，50岁。近2个月来左上后牙冷、热刺激疼痛，症状逐渐加重，无自发痛，无夜间痛。检查27近中邻面透黑。确定诊断前不必要的检查是
    A. 牙髓温度测试
    B. X线检查
    C. 探诊确定龋洞
    D. 邻牙检查
    E. CBCT检查

173. 唾液中IgA的主要来源为
    A. 腮腺
    B. 颌下腺
    C. 舌下腺
    D. 小涎腺
    E. 大涎腺

174. 唾液能够维持口腔pH是由于唾液的
    A. 消化作用
    B. 清洁作用
    C. 缓冲作用
    D. 保护作用
    E. 稀释作用

175. 关于特异性免疫，下列说法错误的是
    A. 是人体在长期生活过程中与病原微生物等抗原物质接触后产生的免疫
    B. 在机体出生后形成的
    C. 具有特异性
    D. 可遗传
    E. 是维持个体健康的重要功能之一

176. 在口腔这个特殊环境中，组成非特异性免疫的成分不包括
    A. 口腔黏膜
    B. 淋巴组织
    C. 唾液
    D. 侵入细菌代谢产物
    E. 龈沟液

177. 影响口腔pH的因素不包括
    A. 牙石
    B. 牙菌斑
    C. 唾液的缓冲能力
    D. 摄入食物的种类
    E. 细菌发酵碳水化合物

178. 龈下菌斑通常为
    A. 光滑面菌斑与邻面菌斑
    B. 附着菌斑与非附着菌斑
    C. 舌侧菌斑与颊侧菌斑
    D. 光滑面菌斑与点隙裂沟菌斑
    E. 点隙裂沟菌斑与根面菌斑

179. 重要的致龋菌为
    A. 变形链球菌
    B. 血链球菌
    C. 消化链球菌
    D. 乳杆菌属
    E. 放线菌属

180. 被称为"龋标志菌"的是
    A. 变形链球菌
    B. 血链球菌
    C. 消化链球菌
    D. 乳杆菌属
    E. 放线菌属

181. 多从牙本质深龋中检出的是
    A. 变形链球菌
    B. 血链球菌
    C. 消化链球菌
    D. 乳杆菌属
    E. 放线菌属

182. 人类口腔正常菌群中的主要致龋菌不包括
    A. 变形链球菌
    B. 黏性放线菌
    C. 内氏放线菌
    D. 乳杆菌
    E. 梭形菌

183. 在加速龋病的发展中可能起主要作用的菌属是
    A. 变形链球菌
    B. 放线菌
    C. 韦荣球菌
    D. 乳杆菌
    E. 类杆菌

184. 关于获得性膜，下列说法错误的是
    A. 乃菌斑形成初始，在牙面上覆盖的一层均匀无细胞的薄膜
    B. 是细菌附着牙釉质表面的必需条件
    C. 具有选择性吸附能力
    D. 由菌斑微生物分泌
    E. 来自唾液糖蛋白结构

185. 下列因素可导致宿主对菌斑的反应，除外
    A. 激素水平
    B. 刷牙习惯
    C. 系统性疾病
    D. 营养不良
    E. 吸烟

186. 牙菌斑成熟的时间是
    A. 12小时
    B. 48小时

C. 3 ~ 9 天            D. 10 ~ 30 天

E. 30 天以上

**187. 促进菌斑堆积的因素不包括**

A. 银汞充填的悬突

B. 银汞充填高点

C. 全冠颈部不密贴

D. 外形凸度过大的冠修复体

E. 戴矫正器

**188. 成熟菌斑的基本结构分为**

A. 获得性膜和唾液

B. 基底层、中间层和表层

C. 上皮细胞和羟基磷灰石

D. 多糖和矿物质

E. 唾液蛋白、细菌和矿物质

**189. 对牙菌斑的描述准确的是**

A. 牙菌斑结构中没有中间层

B. 牙菌斑是一种生物膜

C. 牙菌斑形成不需要经过获得性膜形成阶段

D. 非附着菌斑不属于牙菌斑

E. 只有黏附到牙齿表面的才是牙菌斑

**190. 龋病主要破坏**

A. 牙龈            B. 牙周膜

C. 牙髓            D. 牙槽骨

E. 牙体硬组织

**191. 早期釉质龋与釉质钙化不全的鉴别诊断不包括**

A. 是否在龋易感部位

B. 白垩斑的大小不同

C. 白垩斑光滑度不同

D. 白垩斑的硬度不同

E. 是否发生在牙的任何部位

**192. 釉质发育不全与浅龋的区别为**

A. 釉质表面缺损

B. 色素沉着斑

C. 探诊时损害部位硬而光滑

D. 患者无症状

E. 釉质表面有白垩斑

**193. 浅龋初期的变化不包括**

A. 硬组织发生脱矿

B. 牙釉质出现龋洞

C. 牙齿透明度下降

D. 牙釉质呈白垩色改变

E. 晶体结构改变

**194. 平滑面龋中，釉质晶体脱矿导致间隙增大，形成较**

大的孔隙；磨片浸封时，树胶分子足以进入这一孔隙；这一层称为

A. 透明层          B. 暗层

C. 病损体部       D. 表面带

E. 正常釉质

**195. 牙本质龋时，最先发生的牙本质变化是**

A. 崩解           B. 小管扩张

C. 脱钙           D. 脂肪变性

E. 细菌侵入

**196. 龋齿与氟斑牙的鉴别要点是**

A. 牙面的光泽度    B. 牙面颜色改变

C. 发生牙位多少    D. 有无釉质缺损

E. 有无地区因素

**197. 牙菌斑的物质代谢中，最重要的代谢是**

A. 糖代谢         B. 蛋白质代谢

C. 无机物代谢     D. 脂类代谢

E. 氨基酸代谢

**198. 在口腔疾病中发病率占首位的是**

A. 牙周病         B. 牙髓病

C. 根尖周病      D. 龋病

E. 口腔黏膜病

**199. 釉质龋中透明层的形成是由于**

A. 含氟量高

B. 再矿化

C. 树胶分子进入晶体间隙

D. 晶体间出现微小的孔隙

E. 脱矿后的孔隙内不能进入空气

**200. 牙本质龋最深层的改变是**

A. 脂肪变性层     B. 透明层

C. 脱矿层        D. 细菌侵入层

E. 坏死崩解层

**201. 牙骨质龋的破坏方式为**

A. 沿釉牙骨质界

B. 沿牙骨质生长线

C. 垂直于牙骨质生长线

D. 沿牙本质牙骨质界

E. 以上都可以

**202. 与釉质窝沟龋的龋洞口小底大相关的因素是**

A. 釉板方向      B. 生长线

C. 釉质表面积    D. 绞釉

E. 釉柱排列方向

**203. 釉板的形成是由于**

A. 釉质发育期某些障碍所致

B. 制作磨片时人工裂隙

C. 含较多的角蛋白

D. 龋损形成后再矿化

E. 龋损的出现

**204. 只限制变形链球菌生长的是**

A. 蔗糖　　　　　　　B. 膳食纤维

C. 木糖醇　　　　　　D. 山梨醇

E. 赤藓糖醇

**205. 根管预备的目的不包括**

A. 清除根管内感染物质

B. 扩大根尖孔，利于引流

C. 扩大根管，利于根管消毒

D. 减少根管弯曲度

E. 预备根管形态，利于充填

**206. 龋病时，牙体硬组织的病理改变涉及**

A. 牙釉质　　　　　　B. 牙本质

C. 牙骨质　　　　　　D. 牙釉质和牙本质

E. 牙釉质、牙本质和牙骨质

**207. 用氯己定控制菌斑属于**

A. 生物方法　　　　　B. 机械方法

C. 免疫方法　　　　　D. 化学方法

E. 光学方法

**208. 为方便观察复合树脂充填窝洞的情况，应首选**

A. 瓷粉　　　　　　　B. 二氧化硅

C. 硅酸铝锂　　　　　D. 钡、锶玻璃粉

E. 以上都不正确

**209. 患者，女性，22岁。2周前因23龋齿引起可复性牙髓炎来院做间接盖髓术，术后冷水敏感加重，叩诊（＋），偶有夜间钝痛，复诊时的处理是**

A. 牙髓治疗　　　　　B. 观察，不处理

C. 电活力测验　　　　D. X线片检查

E. 更换其他盖髓剂

**210. 患者，女性，45岁。16深龋，充填复合树脂时，不用氧化锌–丁香油糊剂垫底是因为**

A. 促使树脂变色　　　B. 对树脂有阻聚合作用

C. 促使树脂溶解　　　D. 粘结强度不够

E. 抗压强度不足

**211. 熟石膏调拌时的水粉比例为**

A. （0～10）ml：100g

B. （11～19）ml：100g

C. （20～30）ml：100g

D. （31～39）ml：100g

E. （40～50）ml：100g

**212. 釉基质的主要成分是**

A. 釉蛋白　　　　　　B. 釉原蛋白

C. 鞘蛋白　　　　　　D. 丝蛋白

E. 以上都不是

**213. 根管治疗是指**

A. 经过严格的根管消毒

B. 采用机械方法彻底消除髓腔内的感染物质

C. 采用化学方法消除髓腔内的感染物质

D. 用根管充填剂严密封闭空的根管

E. 包括以上各项

**214. 龋好发于牙齿的**

A. 自洁区　　　　　　B. 边缘嵴

C. 滞留区　　　　　　D. 舌面

E. 牙尖

**215. 消毒窝洞理想的药物应该是**

A. 消毒力适中、刺激性小、不损伤深层牙髓活力

B. 刺激性小、渗透性小、向深层组织侵袭

C. 刺激性大、消毒力强、足以杀死细菌

D. 消毒力强、刺激性小、渗透性小、不使牙体组织变色

E. 消毒力适中、刺激性小、渗透性强、不使牙体组织变色

**216. 无消毒和抑菌作用的根管充填材料为**

A. 氢氧化钙糊剂　　　B. 牙胶尖

C. 碘仿糊剂　　　　　D. 根管糊剂

E. 酚醛树脂

**217. 关于分线角技术以下说法错误的是**

A. 胶片的感光面置于被照牙的舌腭侧，尽量使胶片贴合被照部位的组织面

B. 胶片边缘需与切缘或𬌗面平行并超出1cm左右

C. 投照上、下颌切牙时，使被照牙唇面与地面垂直

D. 投照上颌后牙时，听口线与地面平行；投照下颌后牙时，听鼻线与地面平行

E. X线的中心射线必须与牙长轴和胶片所成角度的分角线垂直

**218. 根据以往的口腔流行病学调查结果，下面说法正确的是**

A. 根面龋最多　　　　B. 𬌗面龋最多

C. 颊舌面龋最多　　　D. 近中面龋最多

E. 远中面龋最多

**219. 蚀刻法复合树脂的粘结原理是**

A. 螯合　　　　　　　B. 化学键

C. 范德华力　　　　　D. 机械粘结

E. 结合共聚

**220.** 可促进龋发生的唾液的作用是
　　A. 黏滞度高　　　　　　B. 溶菌酶含量高
　　C. 流量和流速高　　　　D. 缓冲能力强
　　E. 再矿化能力强

**221.** 前牙 3/4 冠的邻面沟预备应位于
　　A. 邻面片切面的唇 1/3
　　B. 邻面片切面的中 1/3
　　C. 邻面片切面的舌 1/3
　　D. 邻面片切面的中 1/3 与舌 1/3 的交界处
　　E. 邻面片切面的唇 1/3 与中 1/3 的交界处

**222.** 关于获得性膜，说法错误的是
　　A. 其数量与龋病发生呈负相关
　　B. 作为扩散屏障，对釉质面起修复和保护作用
　　C. 影响细菌在牙面黏附
　　D. 作为细菌代谢的底物和营养来源
　　E. 是形成牙菌斑的必要条件

**223.** 在恒牙列中患龋率最低的牙齿是
　　A. 下颌前牙　　　　　　B. 下颌前磨牙
　　C. 上颌前牙　　　　　　D. 上颌尖牙
　　E. 下颌尖牙

**224.** 下列备洞原则中不正确的是
　　A. 尽可能去除龋坏组织
　　B. 底平壁直、点线角清晰
　　C. 做预防性扩展
　　D. 洞壁无倒凹
　　E. 边缘外形线应备成圆缓曲线

**225.** 金瓷冠体瓷中如果出现小气泡，最可能的原因是
　　A. 金属基底过薄　　　　B. 瓷粉中有杂质
　　C. 冷却过快　　　　　　D. 金属内冠被污染
　　E. 不透明瓷过薄

**226.** 患者，女性，24 岁。上颌左侧第一磨牙近中邻面的银汞充填体已经脱落，该患牙已行根管治疗术，现在最佳的修复方法是
　　A. 再次充填　　　　　　B. 全冠
　　C. 桩冠　　　　　　　　D. 3/4 冠
　　E. 嵌体

**227.** 局部用药治疗龋病的适应证是
　　A. 小而浅的乳牙龋　　　B. 大而浅的乳牙龋
　　C. 大而深的乳牙龋　　　D. 乳前牙邻面龋
　　E. 乳磨牙邻面龋

**228.** 患者，女性，20 岁。因左侧后牙进食时嵌塞食物疼痛就诊。检查：左上 6 𬌗面龋洞，探诊洞底敏感，叩诊（−），冷刺激入洞后疼痛，去除刺激立即消失，热测同对照牙。该牙可能诊断为
　　A. 浅龋　　　　　　　　B. 中龋
　　C. 深龋　　　　　　　　D. 慢性牙髓炎
　　E. 急性牙髓炎

**229.** 18 岁患者前牙根管充填时常用的固体类根管充填材料是
　　A. 银尖　　　　　　　　B. 牙胶尖
　　C. 钴铬合金　　　　　　D. 钛尖
　　E. 塑料尖

**230.** 牙体预备时增加患牙抗力的措施，不正确的是
　　A. 避免形成薄壁弱尖
　　B. 降低高尖陡坡
　　C. 鸠尾峡应小于两牙尖间距的 1/3
　　D. 根管内径不能超过根径的 1/2
　　E. 牙体缺损大者，采用辅助增强措施

**231.** 龋病充填后，造成邻面悬突的原因是
　　A. 未使用垫底材料　　　B. 未使用衬洞材料
　　C. 成形片使用不当　　　D. 固位形差
　　E. 抗力形差

**232.** 当焙烧铸圈的温度升至 900℃时，需维持
　　A. 10 分钟　　　　　　B. 5 分钟
　　C. 15～20 分钟　　　　D. 1 小时
　　E. 2 小时

**233.** 银汞合金性能的改进，着重于
　　A. 去除所含锌的成分
　　B. 采用球形银合金粉
　　C. 去除所含银汞相
　　D. 去除所含锡汞相
　　E. 都不正确

**234.** 银汞合金调制中受潮可导致
　　A. 强度下降　　　　　　B. 蠕变值下降
　　C. 体积收缩　　　　　　D. 产生延缓膨胀
　　E. 都不正确

**235.** 银汞合金的主要金相组成是
　　A. $\gamma1 + \gamma2$　　　　　B. $\gamma + \gamma1$
　　C. $\gamma + \gamma2$　　　　　D. $\gamma + \gamma1 + \gamma2$
　　E. 都不正确

**236.** 在前牙累及近中切角的深龋修复中，最佳的衬洞材料为
　　A. 氧化锌 - 丁香油粘固粉
　　B. 磷酸锌粘固粉
　　C. 聚羧酸锌粘固粉
　　D. 氢氧化钙

E. 银汞合金

**237. 龋病导致的牙体硬组织缺损，最常用的治疗方法是**
A. 药物治疗　　B. 充填治疗
C. 自行修复　　D. 再矿化治疗
E. 针灸治疗

**238. 在金瓷匹配的影响因素中占主要地位的是**
A. 金属烤瓷烧结温度
B. 两者的热膨胀系数
C. 金属熔点
D. 两者结合界面的润湿状态
E. 金属表面的粗化程度

**239. 后牙邻面龋的形状特征是**
A. 釉质与牙本质龋均为圆锥形，锥底在最深处
B. 釉质龋锥尖在最深处，牙本质龋锥底在最深处
C. 釉质龋锥尖与牙本质龋锥尖相连接
D. 釉质龋锥尖与牙本质龋锥底相连接
E. 都不正确

**240. 金属基底冠桥粗化处理时，喷砂选用的氧化铝砂为**
A. $15\sim25\mu m$　　B. $25\sim35\mu m$
C. $35\sim50\mu m$　　D. $50\sim100\mu m$
E. $100\sim120\mu m$

**241. 银汞合金可塑性较大的时间范围为**
A. 5~9 分钟内　　B. 10~14 分钟内
C. 15~20 分钟内　　D. 21~25 分钟内
E. 26~30 分钟内

**242. 下列对上颌中切牙牙根的描述，错误的是**
A. 单根　　B. 根较直
C. 唇侧窄于舌侧　　D. 颈部横切面为圆三角形
E. 根尖较直或略偏向远中

**243. 氧化锌-丁香油水门汀凝固时间过长，增加下列成分可加快其凝固的是**
A. 松香　　B. 氧化铝
C. 硬脂酸锌或醋酸锌　　D. 橄榄油
E. 都不正确

**244. 年轻恒牙深龋保留部分龋坏牙本质的目的是**
A. 观察牙髓状况　　B. 促进牙本质形成
C. 杀灭细菌　　D. 保护牙髓
E. 再矿化

**245. 乳牙窝沟封闭临床操作的酸蚀时间是**
A. 20 秒　　B. 40 秒
C. 60 秒　　D. 80 秒
E. 100 秒

**246. 下列药物中有腐蚀性的是**

A. 氰化钠　　B. 氰化亚锡
C. 酸性氟磷酸盐　　D. 硝酸银
E. 氟化铝

**247. 年轻恒牙患龋率最高的牙是**
A. 尖牙　　B. 下前牙
C. 上前牙　　D. 第一恒磨牙
E. 第二恒磨牙

**248. 乳磨牙邻面龋备洞时，错误的做法是**
A. 鸠尾峡宽度是颊舌尖距离的 1/3
B. 轴壁应与水平面垂直
C. 轴髓壁与髓壁的线角应圆钝
D. 龈壁应水平
E. 龋蚀接近殆面时可不做台阶

**249. 复合树脂修复乳前牙缺损时，错误的步骤是**
A. 去净腐质，氧化锌-丁香油糊剂垫底
B. 40%磷酸酸蚀 90 秒
C. 用水冲洗，吹干牙面 30 秒
D. 涂布薄层粘结剂，3 秒后吹干
E. 分层放置复合树脂材料恢复外形

**250. 对于特别不配合的儿童，乳牙龋坏治疗可酌情采用药物治疗，但不包括**
A. 2%氟化钠　　B. 8%氟化亚锡
C. 氟化氨银　　D. 酸性氟磷酸盐
E. 75%氟化钠甘油

**251. 患儿，女性，5 岁。远中邻面有浅龋，探诊不敏感。X 线检查显示龋损未累及牙髓，并无其他异常，龋损组织去净后不近髓，充填的材料首选**
A. 银汞合金　　B. 玻璃离子
C. 复合树脂　　D. 复合体
E. 氧化锌-丁香油水门汀

**252. 患儿，女性，7 岁。左下第一恒磨牙由于龋坏而充填，右下第一恒磨牙未发现龋，窝沟深窄，探针可探入。最恰当的处理是**
A. 应用含氟牙膏　　B. 预防性树脂充填
C. 局部涂氟　　D. 窝沟封闭
E. 观察，无需处理

**253. 患儿，男性，8 岁。右下第一恒磨牙深龋，去除大块腐质，近髓处留少许软化牙本质，上方用氢氧化钙盖髓后充填。第二次去腐质应在**
A. 1~2 周后　　B. 3~4 周后
C. 6~8 周后　　D. 10~12 周后
E. 15 周后

**254. 乳牙易患龋的因素不包括**

A. 乳牙解剖形态特点　　　B. 乳牙组织结构特点

C. 食物　　　D. 睡眠

E. 清洁

**255. 导致成年人牙劈裂而丧失的主要疾病是**

A. 深龋　　　B. 畸形中央尖

C. 遗传性乳光牙本质　　　D. 楔状缺损

E. 牙隐裂

**256. 氟防龋的最佳年龄为**

A. 从出生到死亡全程连续使用

B. 从出生到死亡间断性使用

C. 6 个月 ~ 12 岁

D. 6 个月 ~ 18 岁

E. 6 ~ 14 岁

**257. WHO 标准 2000 年 12 岁儿童恒牙龋均不超过**

A. 2.5　　　B. 3

C. 3.5　　　D. 25%

E. 50%

**258. 患儿，女性，7 岁。左下第一恒磨牙在龋洞去腐过程中意外穿髓，应选择的治疗方法为**

A. 根管治疗　　　B. 活髓切断术

C. 干髓术　　　D. 根尖诱导成形术

E. 塑化治疗

**259. 患儿，男性，3 岁。家长诉近 3 个月来，该患儿上前牙变色且不断变短，牙龈时有红肿影响进食。口内检查见全口多数牙包括下颌前牙均有龋蚀，上颌中切牙为残冠，唇侧龈处有瘘管。最佳的诊断是**

A. 奶瓶龋　　　B. 环状龋

C. 单纯性龋　　　D. 猖獗龋

E. 少年龋

**260. 硅酸乙酯系包埋料从 400℃升至 900℃，升温时间不得少于**

A. 30 分钟　　　B. 60 分钟

C. 90 分钟　　　D. 2 小时

E. 15 分钟

**261. 配制石膏、石英系外包埋料，石膏与石英砂的最佳比例是**

A. 1 : 1　　　B. 4 : 1

C. 1 : 2　　　D. 1 : 3

E. 1 : 4

**262. 人造石与普通石膏比较，其特点为**

A. 调和水粉比小，凝固时间短，模型强度高

B. 调和水粉比小，凝固时间长，模型强度高

C. 调和水粉比小，凝固时间短，模型强度低

D. 调和水粉比大，凝固时间短，模型强度高

E. 调和水粉比大，凝固时间长，模型强度高

**263. 瓷与金属结合形式起主导作用的是**

A. 化学结合　　　B. 机械结合

C. 范德华力　　　D. 压缩结合

E. 嵌合

**264. 下列关于石膏模型的说法，错误的是**

A. 在 15 分钟内初凝

B. 1 小时基本凝固

C. 24 小时完全凝固

D. 24 小时其强度达到最高

E. 初凝时不可修整，24 小时时容易修整

**265. 熟石膏中，含半水石膏的量为**

A. 75% ~ 85%　　　B. 5% ~ 8%

C. 4%　　　D. 10%

E. 1%

**266. 人造石的混水率为**

A. 0.5%　　　B. 0.25% ~ 0.35%

C. 1%　　　D. 0.22%

E. 0.75%

**267. 用 100g 人造石粉调拌模型材料时需水量为**

A. 10 ~ 20ml　　　B. 20 ~ 25ml

C. 30 ~ 35ml　　　D. 45 ~ 50ml

E. 55 ~ 60ml

**268. 熟石膏在 50 ~ 80℃时凝固速度的规律是**

A. 随水温升高而加快

B. 随水温升高无明显变化

C. 随水温升高而变慢

D. 高温脱水不再凝固

E. 以上都不正确

**269. 石膏的初凝时间为**

A. 4 ~ 5 分钟　　　B. 5 ~ 7 分钟

C. 8 ~ 10 分钟　　　D. 8 ~ 16 分钟

E. 16 ~ 20 分钟

**270. 石膏的终凝时间为**

A. 10 ~ 20 分钟　　　B. 20 ~ 40 分钟

C. 40 ~ 60 分钟　　　D. 60 ~ 80 分钟

E. 80 ~ 100 分钟

**271. 石膏的调和时间应为**

A. 1 分钟　　　B. 2 分钟

C. 3 分钟　　　D. 4 分钟

E. 5 分钟

**272. 石膏模型使用应在石膏凝固干燥多长时间后开始**

A. 10 小时　　　　　B. 12 小时
C. 18 小时　　　　　D. 22 小时
E. 24 小时

**273. 以下不属于口腔用贵金属元素的是**
A. 金　　　　　B. 银
C. 铂　　　　　D. 钯
E. 铱

**274. 深龋患牙对牙髓温度测试的反应为**
A. 激发痛　　　　　B. 无反应
C. 正常　　　　　D. 一过性敏感
E. 敏感

**275. 根尖 1/3 处牙根折断的处理为**
A. 复位固定，观察
B. 患牙休息，观察
C. 尽快做根管切除术
D. 尽快做根管治疗
E. 调𬌗，预防性应用抗生素

**276. 石膏与树脂分离，分离剂应在树脂达到哪一期前涂布，否则树脂易变色或发生龟裂**
A. 湿砂期　　　　　B. 面团期
C. 黏丝期　　　　　D. 胶状期
E. 硬化期

**277. 关于复合树脂，下列叙述错误的为**
A. 复合树脂的线胀系数大于天然牙
B. 体积收缩导致复合树脂与牙体之间形成边缘裂缝是复合树脂的一大缺陷
C. 复合树脂的主要成分为树脂基质、无机填料、引发体系和阻聚剂
D. 填料的粒度、粒度的分布和含量是决定复合树脂的耐磨性、稳定性及抛光性的主要因素
E. 小颗粒型复合树脂有光洁的表面和良好的色泽稳定性，广泛用于前牙

**278. 玻璃离子水门汀的性能如下，除外**
A. 生物相容性好　　　B. 粘结性能较强
C. 韧性强且耐磨　　　D. 色泽与牙近似
E. 含氟，可以防龋

**279. 光固化复合树脂充填时，分层光照每层的厚度不超过**
A. 0.5mm　　　　　B. 1mm
C. 1.5mm　　　　　D. 2mm
E. 2.5mm

**280. 临床应用玻璃离子水门汀的注意事项为**
A. 不用金属调刀　　　B. 任意的粉液比例

C. 调制时间长较好　　D. 充填时间不受限
E. 充填时不必隔湿

**281. 基托树脂聚合过程中链增长阶段是**
A. 吸热反应　　　　　B. 放热反应
C. 没有热量变化　　　D. 可能吸热可能放热
E. 先放热后吸热

**282. 有利于改善复合树脂热膨胀系数的是**
A. 瓷粉　　　　　B. 二氧化硅
C. 硅酸铝锂　　　D. 钡、锶玻璃粉
E. 以上都不正确

**283. 某些复合树脂充填后日久易变色，是由于其中含有**
A. 甲基丙烯酸甲酯（稀释剂）
B. N，N‑二羧乙基对甲苯胺（促进剂）
C. 双酚 A 甲基丙烯酸缩水甘油酯
D. 2，6‑二叔丁基‑4‑甲基苯酚（阻聚剂）
E. 都不正确

**284. 可加速氧化锌‑丁香油水门汀结固的因素是**
A. 液中加橄榄油　　　B. 调拌中与水接触
C. 粉中加磷酸锌　　　D. 粉中减少硬脂酸锌
E. 以上都不对

**285. 下列方法不能加快石膏凝固的是**
A. 搅拌时间长　　　B. 搅拌速度快
C. 粉水比例大　　　D. 加入硫酸钾溶液
E. 加入硼砂溶液

**286. 与复合树脂在使用过程中受到的磨耗无关的是**
A. 牙刷和牙膏磨耗　　B. 对𬌗磨耗
C. 食物磨耗　　　　　D. 树脂与填料之间的磨耗
E. 复合磨耗

**287. 可见光固化选用高强度光固化器，其光照时间不得少于**
A. 10～20 秒　　　B. 20～30 秒
C. 40～60 秒　　　D. 60～90 秒
E. 90～120 秒

**288. 可见光固化选用高强度光固化器，其树脂层厚度不超过**
A. 2.0～2.5mm　　B. 2.5～3.5mm
C. 3.5～5.0mm　　D. 5.0～6.5mm
E. 6.5～8.0mm

**289. 可见光固化复合树脂最常用的引发体系是**
A. 樟脑醌敏感波长 400～500nm
B. 樟脑醌敏感波长 300～400nm
C. 过氧化苯甲酰敏感波长 400～500nm
D. 过氧化苯甲酰敏感波长 300～400nm

E. 三丁基硼敏感波长 400～500nm

**290.** 可见光固化选用高强度光固化器，其工作头应尽量接近树脂表面，其距离不得超过

A. 1mm　　　　　　　B. 2mm

C. 3mm　　　　　　　D. 4mm

E. 5mm

**291.** 加热固化型基托树脂充填型盒的最佳时期是

A. 黏丝期　　　　　　B. 面团期

C. 稀糊期　　　　　　D. 湿砂期

E. 橡胶期

**292.** 一般义齿基托树脂的线性收缩为

A. 2%　　　　　　　　B. <0.2%

C. 0.2%～0.5%　　　　D. >0.5%

E. 7%

**293.** 自凝树脂的促进剂含量一般为牙托水重量的

A. 0.1%　　　　　　　B. 0.5%～0.7%

C. 1%　　　　　　　　D. 2%

E. 5%

**294.** 自凝树脂的塑形期为

A. 糊状期　　　　　　B. 丝状期

C. 面团期　　　　　　D. 橡胶期

E. 湿砂期

**295.** 影响甲基丙烯酸塑料聚合速度的最大因素是

A. 温度　　　　　　　B. 湿度

C. 粉液比例　　　　　D. 搅拌方法

E. 光亮度

**296.** 热凝塑料的微波聚合方法中电子微波炉的功率为

A. 500W　　　　　　　B. 110W

C. 220W　　　　　　　D. 380W

E. 250W

**297.** 加热固化型基托树脂牙托水的组成中不包括

A. 甲基丙烯酸甲酯　　B. 交联剂

C. 阻聚剂　　　　　　D. 紫外线吸收剂

E. 颜料

**298.** 加热固化型基托树脂热处理置于 70～75℃ 水浴中恒温的时间为

A. 10 分钟　　　　　　B. 30 分钟

C. 60 分钟　　　　　　D. 90 分钟

E. 120 分钟

**299.** 要使自凝树脂在常温下就能聚合，需要有

A. 叔胺等促进剂　　　B. BPO 等引发剂

C. 阻聚剂　　　　　　D. 紫外线吸收剂

E. 单体

**300.** 复合树脂按填料粒度可分为

A. 二型　　　　　　　B. 三型

C. 四型　　　　　　　D. 五型

E. 六型

**301.** 复合树脂的主体成分是

A. 有机树脂基质　　　B. 无机填料

C. 引发体系　　　　　D. 偶联剂

E. 活化剂

**302.** 广泛用于前牙审美修复的复合树脂是

A. 传统型　　　　　　B. 超微型

C. 大颗粒型　　　　　D. 小颗粒型

E. 混合型

**303.** 粘结材料按被粘物分类，不包括

A. 牙釉质粘结剂　　　B. 牙本质粘结剂

C. 骨粘结剂　　　　　D. 软组织粘结剂

E. 颌面缺损修复粘结剂

**304.** 可见光固化型窝沟封闭剂的组成与自凝型基本相同，不同的是

A. 树脂基质　　　　　B. 稀释剂

C. 颜料　　　　　　　D. 阻聚剂

E. 引发体系

**305.** 面角代表

A. 上颌的凸缩程度　　B. 下颌的凸缩程度

C. 面部的突度　　　　D. 下颌中切牙的突度

E. 上颌中切牙的突度

**306.** 唾液对龋病有免疫作用，具有吞噬作用是因为其含有

A. 变酶

B. 唾液小体

C. 氨盐和硫氰酸盐

D. 分泌型免疫球蛋白 A（sIgA）

E. 溶菌酶

**307.** 唾液对龋病有免疫作用，可减少变形链球菌是因为其含有

A. 变酶

B. 唾液小体

C. 氨盐和硫氰酸盐

D. 分泌型免疫球蛋白 A（sIgA）

E. 溶菌酶

**308.** 唾液的功能不包括

A. 润滑作用　　　　　B. 软化食物

C. 语言功能　　　　　D. 消化作用

E. 抗菌作用

**309.** 下列关于唾液的叙述正确的是

    A. 水占99.4%，固体物质占0.6%，pH平均6.75

    B. 水占99%，固体物质占1%，pH平均6.0

    C. 水占99.4%，固体物质占0.6%，pH平均7.0

    D. 水占99%，固体物质占1%，pH平均6.75

    E. 水占99.4%，固体物质占0.6%，pH平均6.0

**310.** 唾液中所含的缓冲物质为

    A. 碳酸盐和重碳酸盐

    B. 碳酸盐和氨基酸

    C. 重碳酸盐和尿素

    D. 重碳酸盐、尿素和氨基酸

    E. 以上都不正确

**311.** 唾液 pH 值为

    A. 6.0~7.9        B. 5.0~6.9

    C. 5.0~7.9        D. 6.0~8.9

    E. 6.5~7.5

**312.** 血液与唾液混合后，其凝血时间缩短，其缩短程度与混合的比例有关。凝血时间缩短最多时血液与唾液之比为

    A. 1:2        B. 2:1

    C. 3:1        D. 4:1

    E. 3:2

**313.** 需与浅龋鉴别的有

    A. 釉质钙化不全、釉质发育不全和氟牙症

    B. 釉质钙化不全、釉质发育不全

    C. 釉质发育不全和慢性牙髓炎

    D. 釉质钙化不全和氟牙症

    E. 氟牙症和可复性牙髓炎

**314.** 深龋的治疗措施不恰当的是

    A. 保留接近牙髓的少量软化牙本质

    B. 必要时可不底平壁直

    C. 洞底垫氢氧化钙5~6mm以促进第3期牙本质形成

    D. 制备抗力形和固位形

    E. 龋损能完全去净而牙髓基本正常的患牙，可一次完成治疗

**315.** 银汞合金充填术洞面角的角度应为

    A. 85°        B. 90°

    C. 45°        D. 60°

    E. 95°

**316.** 影响复合树脂固化的因素，下列错误的是

    A. 光源的功率不能少于300mW/cm²

    B. 复合树脂表面受光强度与光源引导头距复合树脂的距离有关

    C. 光源引导头与材料表面的距离超过3mm，强度会显著减少

    D. 光照材料表面可产生65%的转换率，在材料内2mm处转换率为45%，在材料内3~4mm处转换率只有15%

    E. 临床上充填和固化的材料每层厚度超过2mm

**317.** 关于 C 因素，叙述不正确的是

    A. C因素即洞形因素，指充填窝洞的树脂产生粘结的面与未粘结的面之比

    B. 不同的C因素充填体形成的聚合应力不同

    C. C因素越高，聚合收缩应力就越小

    D. 同样体积的Ⅰ类窝洞，深而窄的窝洞充填树脂的聚合收缩应力较大，浅而宽的窝洞树脂收缩应力较小

    E. 临床采用分层充填和固化的操作方法可有效减小聚合收缩应力

**318.** 继发龋发生的原因不包括

    A. 充填物边缘破裂

    B. 充填时没有使用窝洞消毒剂

    C. 窝洞周围牙体组织破裂

    D. 修复材料与牙体组织不密合

    E. 治疗时病变组织未去净

**319.** 龋齿充填近期出现激发痛和自发痛，多由于

    A. 充填物过高，形成早接触

    B. 未恢复接触点或形成颈部悬突

    C. 备洞过程中产热过多

    D. 继发龋伴牙髓炎

    E. 充填物压得不紧

**320.** 下列情况不易发生继发龋的是

    A. 保留部分软龋间接盖髓充填

    B. 邻面洞的边缘伸展至颊舌轴角处

    C. 邻面洞的侧壁保留有无基釉

    D. 银汞充填洞形时洞缘角大于90°

    E. 窝洞充填时，磷酸锌粘固粉垫底材料覆盖轴壁和龈壁

**321.** 复合树脂与牙本质表面的粘结方式是

    A. 固位洞形        B. 化学性粘结

    C. 粘结剂粘结        D. 机械性锁合粘结

    E. 机械性与化学性粘结

**322.** 临床上不易查出的继发龋，可帮助诊断的方法是

    A. 探诊        B. 温度测验

    C. X线        D. 染色法

    E. 麻醉法

323. 菌斑百分率在多少以下时可认为菌斑被基本控制
   A. 10%　　　　　　B. 20%
   C. 30%　　　　　　D. 40%
   E. 45%

324. 右下颌第一恒磨牙颊面龋洞破坏越过边缘嵴至咬合面窝沟属于
   A. Ⅰ类洞　　　　　B. Ⅱ类洞
   C. Ⅲ类洞　　　　　D. Ⅳ类洞
   E. Ⅴ类洞

325. 下列关于龋病的说法正确的是
   A. 男性患龋率略高于女性
   B. 龋病流行率主要随社会经济模式而变化
   C. 龋病流行模式不随地理环境而改变
   D. 遗传因素对龋病的发生和发展产生重要的影响
   E. 口腔卫生对龋病的发生和发展无影响

326. 平滑面早期龋的临床特点是
   A. 呈白垩色点或斑，一般无主观症状，有一定的好发部位
   B. 呈白垩色点或斑，遇冷热刺激时可出现疼痛
   C. 呈白垩色点或斑，可出现在牙齿的任何部位
   D. 呈白垩色点或斑，探诊硬而光滑，病变呈对称性
   E. 浅龋洞形成，遭受外界刺激时可有反应

327. 下列按损害程度分类龋病的是
   A. 急性龋　　　　　B. 慢性龋
   C. 中龋　　　　　　D. 静止龋
   E. 窝沟龋

328. 邻面早期龋损，最好的帮助诊断的方法是
   A. 视诊　　　　　　B. 探诊
   C. 叩诊　　　　　　D. 𬌗翼片
   E. 温度刺激试验

329. 垫底的部位为
   A. 仅在髓壁　　　　B. 仅在轴壁
   C. 仅在侧壁　　　　D. 仅在髓壁和轴壁
   E. 任何壁均可垫底

330. 下列关于嵌体洞斜面的描述错误的是
   A. 位于牙本质内
   B. 防止粘结剂被唾液溶解
   C. 去除洞缘无基釉
   D. 起于釉质厚度的1/2处
   E. 增加嵌体洞缘封闭性

331. 症状比较明显的中龋部位为
   A. 𬌗面　　　　　　B. 颈部
   C. 接触面　　　　　D. 颊面

   E. 舌面

332. 深龋的检查应特别注意
   A. 叩诊的反应　　　B. 龋坏的部位
   C. 龋洞的深度　　　D. 有无穿髓孔
   E. 洞内温度测验

333. 牙本质龋损在光镜下可看到微生物渗透至牙本质小管的区域是
   A. 坏死区　　　　　B. 感染层
   C. 牙本质脱矿区　　D. 硬化区
   E. 修复性牙本质层

334. 浅龋与轻度釉质发育不全的鉴别要点，不包括
   A. 好发牙位不同　　B. 好发部位不同
   C. 患区质地不同　　D. 患区光滑度不同
   E. 患牙牙体形态不同

335. 下列间接盖髓的适应证中，不正确的是
   A. 深龋
   B. 深龋引起的可复性牙髓炎
   C. 活髓牙全冠牙体预备后
   D. 深龋，夜间偶有隐痛
   E. 外伤冠折未露髓

336. 急性龋的临床表现为
   A. 多见于中老年人
   B. 病变进展较平稳
   C. 龋坏牙本质着色深
   D. 龋洞内腐质湿软
   E. 进展与全身情况无关

337. 静止龋产生的条件是由于病变环境改变使
   A. 机体抵抗力增强
   B. 口内致龋病菌减少
   C. 牙齿抗酸能力增强
   D. 原有致龋条件消失
   E. 牙齿再矿化能力增强

338. 患者，男性，50岁。半年前右上后牙龋病做充填治疗后一直食物嵌塞，近1周来出现持续性、自发性钝痛并有牙龈出血，最可能的原因是
   A. 充填时未垫底
   B. 备洞时产热过多
   C. 深龋使用刺激性较强的消毒药物
   D. 充填时接触点恢复不良
   E. 备洞时意外穿髓

339. 影响龋病发生、发展的因素有
   A. 年龄和性别　　　B. 种族和家族
   C. 遗传　　　　　　D. 地理因素

E. 以上全是

**340.** 窝沟封闭操作过程中不正确的是
A. 用不含氟的清洁剂清洁牙面
B. 酸蚀前吹干牙面
C. 用酸蚀棉球反复擦拭牙面
D. 酸蚀后加压冲洗 15 秒
E. 在不影响咬合的情况下封闭剂尽可能涂厚一点

**341.** 中龋为病损发展到
A. 釉质全层　　　　B. 釉牙本质界
C. 牙本质浅层　　　D. 牙本质中层
E. 牙本质深层

**342.** 如对第一恒磨牙进行窝沟封闭，酸蚀时间为
A. 30 秒　　　　　B. 60 秒
C. 90 秒　　　　　D. 120 秒
E. 150 秒

**343.** 窝沟封闭酸蚀选用的磷酸浓度是
A. 10%～20%　　　B. 20%～30%
C. 30%～40%　　　D. 40%～50%
E. 50%～60%

**344.** 关于龋病牙菌斑微生物学，下列不正确的是
A. 血链球菌是最早在牙面定居的细菌之一，人类患龋者口腔中血链球菌的检出率增高
B. 变形链球菌的致龋性主要取决于其产酸性和耐酸性
C. 牙菌斑的产酸活性与龋病发病密切相关
D. 产碱细菌能减轻牙菌斑中酸的有害影响
E. 所有放线菌均能发酵葡萄糖产酸

**345.** 关于氟的抗龋机制，正确的描述是
A. 降低釉质的溶解性
B. 促进釉质脱矿物质的再矿化
C. 降低釉质表面自由能
D. 干扰细菌代谢
E. 以上都是

**346.** 釉质龋损害的 4 个区不包括
A. 坏死区　　　　　B. 透明带
C. 暗带　　　　　　D. 损害体部
E. 釉质表层

**347.** 当菌斑指数记录为 2 时，是指
A. 近龈缘区无菌斑
B. 近龈缘区有薄的菌斑，可用探针尖刮出
C. 龈缘或邻面中等量菌斑
D. 牙面 2/3 覆盖菌斑
E. 龈沟内或龈缘区及邻面有大量软垢

**348.** 下列部位的菌斑与牙周组织的破坏关系最为密切的是
A. 光滑面菌斑
B. 咬合面点隙裂沟菌斑
C. 邻面菌斑
D. 颈缘菌斑
E. 龈下菌斑

**349.** 目前尚不能在人群中推广使用的防龋方法是
A. 预防性充填　　　B. 氟化物防龋
C. 免疫防龋　　　　D. 窝沟封闭
E. 寻找蔗糖代用品

**350.** 下列龋活性试验，用于检测唾液缓冲能力的是
A. Dentocult SM 试验
B. Dentocult LB 试验
C. Dentobuff Strip 试验
D. Snydor 试验
E. Cariostat 试验

**351.** 菌斑作为牙周病始动因子的证据不包括
A. 实验性龈炎观察
B. 牙菌斑在去除后会不断地形成，一般 12 小时便可被菌斑显示剂着色
C. 流行病学调查结果
D. 机械清除菌斑或抗菌治疗有效
E. 动物实验研究

**352.** 牙面清洁后到新的牙菌斑成熟，可被菌斑显示剂着色的时间大约是
A. 2 小时　　　　　B. 12 小时
C. 9 小时　　　　　D. 2 天
E. 12 天

**353.** 平滑面菌斑结构包括以下各层，除外
A. 菌斑 – 牙界面层　B. 稠密微生物层
C. 菌斑体部　　　　D. 菌斑下层
E. 菌斑表层

**354.** 下列不属于 Massler – Schour 乳牙龋蚀分类的是
A. 单纯性龋　　　　B. 忽视性龋
C. 少年龋　　　　　D. 猖獗龋
E. 静止龋

**355.** 属于龋病二级预防措施的是
A. 窝沟封闭　　　　B. 非创伤性修复治疗
C. 根管治疗　　　　D. 氟水漱口
E. 防龋涂料

**356.** 下列乳牙龋蚀的特点不包括
A. 龋坏率高，发病早

B. 龋齿多发，龋蚀范围广

C. 龋蚀发展速度快

D. 自觉症状明显

E. 修复性牙本质形成活跃

**357. 龋病易感人群的定义是**

A. 容易发生龋病感染的人群

B. 容易发生龋病感染的人群，该人群发病率明显高于一般人群

C. 容易发生龋病感染的人群，该人群存在共同的易感因素

D. 容易发生龋病感染的人群，也称"高危人群"

E. 容易发生龋病感染的人群，该人群发病率明显高于一般人群，存在共同的易感因素，也称"高危人群"

**358. 乳牙患龋达到高峰的年龄段是**

A. 1～2 岁

B. 4～5 岁

C. 5～6 岁

D. 7～8 岁

E. 9～10 岁

**359. DMFS 是说明人群中**

A. 患龋的牙数

B. 患龋的牙面数

C. 患龋、失、补的牙数

D. 患龋、失、补的牙面数

E. 因龋失牙数

**360. 乳牙易患龋及不易患龋的牙位分别为**

A. 下颌乳磨牙、下颌乳前牙

B. 上颌乳前牙、下颌乳前牙

C. 上颌乳磨牙、上颌乳前牙

D. 下颌乳磨牙、上颌乳尖牙

E. 上颌乳前牙、上颌乳尖牙

**361. Ⅱ类洞复合树脂充填时，楔子的作用不包括**

A. 有助于充填体邻面颈部的成形

B. 防止形成悬突

C. 稳固成形片

D. 有助于恢复正常的邻接关系

E. 有助于推开牙龈组织，辅助止血

**362. 深龋备洞无须做到**

A. 间断、慢速磨除

B. 尽量保留健康牙体组织

C. 底平壁直

D. 洞缘线圆钝

E. 去尽腐质

**363. 患者因左上 5 远中𬌗面洞深龋，充填治疗两周后脱落。原因不包括**

A. 充填材料比例不当

B. 垫底物太厚

C. 继发龋发生

D. 咬合应力集中

E. 治疗过程中未严格隔湿

**364. 患儿，男性，3 岁，近 2 个月来，上前牙牙颈部出现变色。口内检查见上颌乳侧切牙与乳切牙唇面、邻面颈 1/3 处龋损，环绕牙冠。最佳的诊断为**

A. 奶瓶龋

B. 环状龋

C. 单纯性龋

D. 猖獗龋

E. 少年龋

**365. 奶瓶龋好发于**

A. 上颌乳切牙的光滑面和第一乳磨牙的咬合面

B. 下颌乳切牙的光滑面和第一乳磨牙的咬合面

C. 上颌前牙的光滑面和磨牙的咬合面

D. 下颌前牙的光滑面和磨牙的咬合面

E. 全部乳牙

**366. 年轻恒牙深龋常选何种药物促进修复性牙本质形成**

A. 氧化锌水门汀粘固粉

B. 聚羧酸锌水门汀

C. 氢氧化钙

D. 玻璃离子水门汀

E. 磷酸钙

**367. 下列关于釉柱结构及其在临床备洞中的意义，说法不正确的是**

A. 釉柱自釉牙本质界向外伸展，直至牙冠表面

B. 在𬌗面点裂隙沟处，釉柱从釉牙本质界向点隙裂沟底部聚合，呈人字形排列

C. 在较平坦的牙面，釉柱垂直于牙面

D. 在牙尖和轴角处，釉柱由釉牙本质界向表面呈放射状伸展

E. 备洞时，洞侧壁的釉质壁必须与釉柱方向垂直

**368. 患者，女性，50 岁。左下后牙反复出现咬物不适 3 个月。检查：左下 6 未见明显龋损，近中疑似有一裂纹，叩诊（-），咬诊引起疼痛，温度测试无明显异常。以下处理可行的是**

A. 向患者交代患牙的预后

B. 清除创伤𬌗

C. 沿裂线备洞，光固化复合树脂充填修复

D. 根管治疗后冠修复

E. 以上均是

**369. 对一位老年人做口腔健康检查，发现该老年人暴露牙根面中，未患龋根面有 40 个，患龋根面有 10 个，因根龋充填的牙面有 10 个。该老年人根龋指数为**

A. 50%

B. 37%

C. 33%

D. 25%

E. 20%

**370.** 患儿，男性，7岁。第一恒磨牙窝沟着色且能卡住探针，疑有龋坏。该儿童应选用的预防治疗措施为

A. 窝沟封闭　　　　B. ART

C. 局部用氟　　　　D. 口腔健康教育

E. 预防性树脂充填治疗

**371.** 患儿，女性，7岁。计划做窝沟封闭，经检查后医生认为可以不做，可能因为该患者的牙

A. 只有 2 颗患龋

B. 等牙齿正畸后再做

C. 窝沟不深，自洁作用好

D. 全口牙无龋

E. 充填龋齿后再做

**372.** 患者，男性，26岁。左下后牙咬物疼痛伴冷热刺激敏感 1 年。检查：左下第一前磨牙远中龋洞，探及大量腐质，探诊酸痛感明显，未探及穿髓孔，叩诊（－），松动（－）、冷测出现一过性敏感。拟采取的治疗措施为

A. 塑化治疗　　　　B. 活髓切断术

C. 根管治疗　　　　D. 双层垫底充填

E. 安抚治疗

**373.** 患者左上第一磨牙近中龋深近髓，无自发痛。冷测正常，叩诊（－），治疗方法是

A. 安抚治疗　　　　B. 干髓治疗

C. 塑化治疗　　　　D. 垫底充填

E. 活髓切断

**374.** 患者，女性，35岁。诉左上后牙喝冷饮时敏感。检查见左上 5 颊面颈部深达牙本质中层的缺损，缺损处质地坚硬，表面光滑，边缘整齐。冷、热测一过性敏感。正确的处理应为

A. 脱敏治疗　　　　B. 复合树脂充填修复

C. 根管治疗后冠修复　D. 贴面修复

E. 嵌体修复

**375.** 患儿，10岁。左下前磨牙疼痛就诊。检查：左下 5 邻面龋损，叩诊（－），无松动，牙龈正常。冷、热测一过性疼痛。治疗过程中，应该注意的事项不包括

A. 备洞时应减速切削

B. 注意无痛操作

C. 不可完全去净腐质

D. 充填时恢复邻面接触点

E. 注意保护牙髓

**376.** 患者因多个牙楔状缺损复合树脂充填后不敢咬物，冷、热刺激疼痛，去除刺激可缓解，其原因可能为

A. 备洞过程中产热

B. 充填材料对牙髓组织的化学刺激

C. 继发龋

D. 充填时牙面未干燥

E. 酸蚀后牙面又污染

**377.** 口腔健康调查前，3 名检查员做了龋病检查的标准一致性检验，他们的 Kappa 值都在 0.81～0.85 之间。3 名检查员之间龋病检查的可靠度为

A. 不合格　　　　B. 可靠度中等

C. 可靠度优　　　　D. 完全可靠

E. 不能判断

**378.** 患者因右下后牙龋坏就诊，一次复合树脂充填完成，治疗后咬物疼痛、自发痛。检查：右下第一磨牙远中𬌗面充填体完好，与右下第二磨牙接触不良，叩诊（－），无松动，右下第一、第二磨牙牙间龈乳头红肿。该牙的处理应为

A. 脱敏治疗

B. 去除原充填体，重新充填

C. 去除原充填体，氧化锌 - 丁香油糊剂安抚

D. 开髓治疗

E. 调𬌗观察

**379.** 当发生根面龋坏，或牙折断达到龈下数毫米，甚至伴有牙龈增生或息肉长入，牙无松动，如进行修复应采取的治疗是

A. 牙冠延长术暴露断端，牙槽嵴顶至断端的理想距离为 3mm

B. 牙冠延长术，术后即刻进行修复

C. 正畸牵引后即刻进行修复

D. 正畸缓慢牵引患牙后不需要再行牙冠延长术

E. 牙齿折断至龈下 2mm 以上需要改良冠延长术

二、多选题：每道试题由 1 个题干和 5 个备选答案组成，题干在前，选项在后。选项 A、B、C、D、E 中至少有 2 个正确答案。

**380.** 浅龋的临床表现为

A. 患者无任何自觉症状

B. 平滑面龋釉质呈白垩色点或斑

C. 探针检查时有粗糙感

D. 对化学性刺激有反应

E. 窝沟探诊可卡住探针

**381.** 下面关于磷酸锌粘固剂的描述，正确的是

A. 粉剂中主要是氧化锌

B. 高温时凝固快

C. 可溶于唾液

D. 牙髓刺激较大

E. 凝固后体积膨胀

**382. 常用的窝洞消毒剂有**

A. 碘伏　　　　　　　　B. 甲醛甲酚

C. 75% 乙醇溶液　　　　D. 樟脑酚

E. 25% 麝香草酚乙醇溶液

**383. 嵌体洞形与充填体洞形的区别，正确的是**

A. 轴壁外展 2°～5°

B. 邻面可做片切形

C. 备洞时做预防性扩展

D. 有洞缘斜面

E. 可做邻沟

**384. 人造石的主要成分不包括**

A. α－半水硫酸钙　　　B. β－半水硫酸钙

C. 二水硫酸钙　　　　　D. 无水硫酸钙

E. 生石膏

**385. 急性龋的临床表现为**

A. 儿童和青年人多见　　B. 龋坏病变组织色浅

C. 龋损病变进展速　　　D. 龋齿腐质质地湿软

E. 患者多有全身疾病

**386. 关于恒牙龋失补指数说法错误的是**

A. "龋"是由于龋坏完成充填的牙

B. "失"是因龋丧失的牙

C. "补"是因龋已做充填的牙

D. 恒牙龋失补指数只适用于个别患者统计

E. 45 岁以上者的失牙数按照口腔内实际失牙数计算

**387. 上颌磨牙舌面点隙窝洞的制备要求是**

A. 去净龋坏牙本质　　　B. 可制成单面洞形

C. 对固位要求不高　　　D. 对抗力要求不高

E. 龋损大可做鸠尾形

**388. 修复体正确恢复牙体轴面形态的生理意义是**

A. 增加修复体的固位力

B. 维持牙颈部龈组织的张力

C. 利于修复体的自洁

D. 保证食物对牙龈的生理刺激作用

E. 维持牙颈部正常龈间隙

**389. 关于釉柱结构的描述，正确的是**

A. 釉柱是釉质的基本结构

B. 釉柱是细长的柱状结构

C. 釉柱近牙表面 1/3 较弯，而内 2/3 较直

D. 绞釉不属于釉柱

E. 釉柱的平均直径在 10μm 以上

**390. 关于釉质生长线的描述，正确的是**

A. 又称芮氏线

B. 低倍镜下观察釉质磨片时，釉质生长线为深褐色

C. 发育不良的牙齿，其生长线不明显

D. 在横磨片中，生长线呈同心圆排列

E. 生长线是研究牙釉质发育的一个标志

**391. 在牙弓的每一象限内最先发生的四个成釉器为**

A. 乳切牙　　　　　　　B. 乳尖牙

C. 第一乳磨牙　　　　　D. 第二乳磨牙

E. 第一恒磨牙

**392. 钟状期，造釉器分化为**

A. 外釉上皮　　　　　　B. 内釉上皮

C. 星网状层　　　　　　D. 中间细胞

E. 口腔上皮

**393. 复合树脂的组成部分有**

A. 树脂基质　　　　　　B. 无机填料

C. 引发体系　　　　　　D. 阻聚剂

E. 紫外线吸收剂

**394. 下列对自凝树脂的性能描述正确的是**

A. 残余单体量较多

B. 颜色稳定性差

C. 脆性大

D. 一般在面团期塑形

E. 环境温度越高固化越快

**395. 为确保光固化树脂尽可能完全固化，应**

A. 光照时间不得少于 40～60 秒

B. 树脂厚度不超过 2.0～2.5mm

C. 防止器具的交叉污染

D. 防止空气的混入

E. 树脂太厚可分层固化

**396. 关于酚醛树脂的叙述正确的是**

A. 可用作液体根管充填材料

B. 聚合前能很好地充填根管

C. 聚合后能将根管内残留的病原刺激物包埋固定，使其成为无害物质

D. 聚合后对根尖周组织刺激性小

E. 有较强的抑菌作用

**397. 下列有关邻面接触区的说法，正确的是**

A. 第一磨牙远中与第二磨牙近中接触区，多在邻面 1/3 的中 1/3 附近

B. 前磨牙和第一磨牙近中接触区，多在邻面颊 1/3 与中 1/3 交界处

C. 前磨牙的接触区，多在邻面 1/3 偏颊侧

D. 前牙接触区，靠近切缘接触区的切龈径大于唇舌径

E. 后牙接触区，靠近𬌗缘接触区的颊舌径大于𬌗龈径

**398. 影响唾液缓冲能力的因素有**
  A. 性别    B. 流速
  C. 激素水平  D. 健康状况
  E. 新陈代谢

**399. 龋病病因学的四联因素包括**
  A. 微生物   B. 宿主
  C. 时间    D. 免疫
  E. 食物

**400. 在龋病病因学的四联因素之外，影响龋病发生和发展的其他因素有**
  A. 年龄    B. 性别
  C. 地理因素  D. 种族
  E. 遗传

**401. 龋病病因学说中，内源性理论包括**
  A. 体液学说  B. 化学（酸）学说
  C. 寄生腐败学说 D. 蛋白溶解学说
  E. 活体学说

**402. 关于牙髓感觉神经 C 纤维，下列描述正确的是**
  A. 其末梢遍布整个牙髓
  B. 为有髓鞘神经纤维
  C. 该神经纤维的刺激阈值较高，疼痛特征为尖锐刺痛
  D. 它与牙髓炎疼痛相关
  E. 对缺氧环境有较强的抵抗力

**403. 不促进再矿化的是**
  A. 盐水含漱  B. 增加糖摄入频率
  C. 仔细刷牙  D. 使用含氟牙膏
  E. 饮用水加氟

**404. 隐匿性龋的好发部位为**
  A. 窝沟    B. 前牙舌面
  C. 邻面    D. 磨牙𬌗面
  E. 前磨牙颊侧

**405. 龋病治疗的并发症可有**
  A. 意外穿髓
  B. 充填后疼痛
  C. 充填物折断、脱落
  D. 牙齿折裂
  E. 继发龋

**406. 洞外形的设计必须遵循的原则是**
  A. 以病变为基础
  B. 洞缘应扩展到健康的牙体组织
  C. 外形线尽量避开牙尖和嵴等承受咬合力的部位
  D. 外形线呈圆缓曲线，以减少应力集中，利于材料的充填

  E. 邻面的颊舌洞缘应位于接触区以外，分别进入楔状隙，龈缘与邻牙之间至少应有 0.5mm 的间隙，不必扩展到龈下

**407. 窝洞预备时保护牙髓的措施包括**
  A. 了解清楚牙体组织结构、髓腔解剖形态及增龄变化
  B. 使用慢速器械去龋
  C. 间断操作，使用锐利器械，并用水冷却
  D. 离牙髓近的位置采用间接盖髓术
  E. 勿向髓腔方向加压，特别是制备深窝洞时

**408. 龋洞充填后，嵌塞的原因有**
  A. 邻接点恢复不良 B. 充填体有悬突
  C. 充填时用了成形片 D. 充填材料质量差
  E. 外展隙过小

**409. 龋损的好发牙面为**
  A. 咬合面   B. 舌面
  C. 根部    D. 邻面
  E. 颊面

**410. 龋病的病变类型有**
  A. 慢性龋   B. 继发龋
  C. 静止龋   D. 急性龋
  E. 窝沟龋

**411. 再矿化治疗是采用人工方法使脱矿釉质或牙骨质再次矿化，恢复其硬度，终止或消除早期龋损。以下关于再矿化液的组成，说法错误的是**
  A. 再矿化液主要为含不同比例的钙、磷和氟
  B. 再矿化液中钙与磷的含量和比例对龋损再矿化程度和范围无影响
  C. 钙磷之比为 3.16 时再矿化效果较好
  D. 低浓度的钙离子可渗透到龋损深层，有利于矿化，但其浓度不得低于 10mmol/L
  E. 钠、氯可使矿化液不稳定，易发生沉淀，故在矿化液中一般不加氯化钠

**412. 复合树脂充填修复 V 类洞的改良型预备适用于**
  A. 替换已有的 V 类洞银汞合金修复体
  B. 较大的根面龋损
  C. 磨损或酸蚀导致的颈部龋损
  D. 龋损或缺损完全位于根面，而未累及釉质
  E. 完全位于釉质内的小到中等的 V 类洞缺损

**413. 复合树脂修复临床评价采用的 Ryge 评价标准指标包括**
  A. 解剖外形、边缘完整性和边缘着色
  B. 继发龋

C. 颜色匹配

D. 表面光滑

E. 牙髓活力

**414. 龋病发生的临床特征包括**

A. 龋坏部位的硬组织发生脱矿

B. 牙透明度下降，使釉质呈淡蓝色

C. 有色素沉着，呈黄褐色或棕褐色

D. 形成龋洞

E. 缺乏自身修复能力

**415. 下列关于盖髓术适应证的叙述正确的是**

A. 深龋引起的可复性牙髓炎

B. 龋齿备洞时意外穿髓

C. 深龋去腐未净露髓

D. 年轻恒牙的急性局限性牙髓炎

E. 外伤露髓的年轻恒牙

**416. 预防性树脂充填的适应证是**

A. 𬌗面窝沟和点隙有龋损，能卡住探针

B. 沟裂有早期龋迹象，釉质呈白垩色

C. 深的点隙和窝沟有患龋倾向

D. 窝沟龋较深已达牙本质

E. 后牙邻面龋

**417. 复合树脂充填修复预备Ⅲ类洞时，可直接从唇侧进入的情况是**

A. 龋损发生于唇面

B. 牙排列不齐，舌侧进入困难

C. 邻面龋损延伸到唇面

D. 原修复体位于唇面，需要再修复

E. 龋损同时累及唇面和舌面

**三、共用题干单选题：以叙述一个以单一病人或家庭为中心的临床情景，提出 2 ~ 6 个相互独立的问题，问题可随病情的发展逐步增加部分新信息，每个问题只有 1 个正确答案，以考查临床综合能力。答题过程是不可逆的，即进入下一问后不能再返回修改所有前面的答案。**

**（418 ~ 419 共用题干）**

患者，男性，25 岁。因"上中切牙切角缺损"来诊。口腔检查：右上 1 近中切角轻度缺损，合并近中邻面轻度龋损，龋损范围较小，无冷、热刺激痛，探诊不敏感，叩诊无明显不适，因影响美观，患者要求治疗。

**418. 拟对该牙进行直接或间接修复，关于修复技术，叙述错误的是**

A. 最好采用斜面型预备

B. 最好采用改良型预备

C. 可采用直接导板修复技术

D. 可采用间接导板修复技术

E. 可采用复合树脂分层修复技术

**419. 对该牙进行复合树脂充填时，注意事项不包括**

A. 注意控制厚度，分层充填和固化，以减少复合树脂的聚合收缩

B. 整块充填适用于深度小于 2mm 的浅窝洞

C. 首选斜向逐层充填技术

D. 第 1 层树脂的厚度应在 1mm 内，以后每层树脂的厚度 <2mm

E. 光固化灯引导头应尽可能接近材料表面

**（420 ~ 423 共用题干）**

患者因深龋一次银汞充填后短期内出现冷、热刺激痛，无自发痛。查体：充填物完好，叩诊（-），冷、热测正常牙面时无痛，但测充填体处痛。

**420. 最可能的原因是**

A. 备洞时刺激牙髓    B. 充填时未垫底

C. 流电作用    D. 充填体悬突

E. 充填体高点

**421. 处理应为**

A. 观察

B. 脱敏

C. 去除旧充填体，安抚治疗后重新垫底充填

D. 牙髓治疗

E. 去除旧充填体，改为其他修复材料充填

**422. 如充填后短期无症状，长时间后出现冷、热刺激痛，偶有自发痛，可能的原因不包括**

A. 未发现小的穿髓孔

B. 充填时未垫底

C. 继发龋

D. 牙髓情况判断不清

E. 充填体边缘不密合

**423. 如诊断为慢性牙髓炎，处理应为**

A. 观察    B. 脱敏

C. 安抚治疗    D. 开髓引流

E. 去除旧充填体，改为其他修复材料充填

**（424 ~ 428 共用题干）**

患儿，8 岁。因右下后牙牙龈肿胀 1 天就诊。检查发现，全口龋坏牙较多，$\overline{ⅤⅣ}$ 龋坏穿髓，$\overline{Ⅴ}|$ 颊侧牙龈肿胀，叩痛（++），$\dfrac{6|6}{6|6}$ 已完全萌出，沟裂深，颈缘及𬌗面软垢较多。

**424. 乳牙易患龋的原因不包括**

A. 矿化度低

B. 儿童唾液较成人少

C. 儿童食物含糖量高

D. 牙间隙较大，易嵌塞食物

E. 口腔清洁和自洁作用差

**425. 该主诉牙应诊断为**

    A. 急性牙周脓肿      B. 急性牙髓炎

    C. 急性根尖周炎      D. 慢性牙周脓肿

    E. 急性龈乳头炎

**426. 乳磨牙根尖周炎多在根分叉处发生颊瘘的解剖学基础是**

    A. 髓室底薄，副根管多

    B. 根分叉大

    C. 牙根较短

    D. 根分叉处牙槽骨薄

    E. 以上都是

**427. 不宜用作乳牙根管充填材料的是**

    A. 氧化锌 – 丁香油糊剂

    B. 碘仿糊剂

    C. 牙胶尖

    D. 氢氧化钙糊剂

    E. 抗菌药物制剂

**428. 预防 $\frac{6|6}{6|6}$ 发生龋坏的措施首选**

    A. 牙釉质成形术      B. 矿化液

    C. 窝沟封闭      D. 备洞充填

    E. 口腔卫生宣教

**(429 ~ 431 共用题干)**

患者，女性，31 岁。因"左上后牙冷、热刺激痛 10 余天"就诊。口腔检查：左上 7 远中邻面深洞，达牙本质深层，探诊敏感，去净腐质未见穿髓孔，冷测试同对照牙，入洞疼痛，去除刺立即消失，叩痛（－），松动（－）。X 线检查可见左上 7 远中邻面低密度投射影接近髓腔。余牙未见明显异常。

**429. 临床诊断为**

    A. 深龋      B. 中龋

    C. 慢性牙髓炎      D. 牙龈乳头炎

    E. 急性牙周脓肿

**430. 不需要进行鉴别诊断的是**

    A. 牙本质敏感      B. 可复性牙髓炎

    C. 慢性牙髓炎      D. 牙髓坏死

    E. 不可复性牙髓炎

**431. 最佳的治疗方法为**

    A. 直接充填

    B. 间接盖髓后垫底充填

C. 安抚治疗后垫底充填

D. 拔除患牙

E. 根管治疗术

**(432 ~ 434 共用题干)**

患儿，男性，12 岁。因外伤引起右上 1 冠部折断，髓室暴露，叩痛（±），前牙区咬合关系正常，X 线片显示根尖未完全形成。

**432. 该患者应立即采用的最佳处理方法是**

    A. 根管充填后，做永久性桩冠修复

    B. 根管充填后，做暂时性桩冠修复

    C. 拔除患牙后，做固定桥修复

    D. 拔除患牙后，做可摘义齿修复

    E. 拔除患牙后，做种植义齿修复

**433. 如果患儿需做桩冠修复，在根管充填后，选择桩冠修复的时间是**

    A. 立即      B. 3 天后

    C. 1 周后      D. 3 周后

    E. 4 周以上

**434. 如果患儿做桩冠修复，最佳的桩核类型是**

    A. 成品不锈钢冠桩，加树脂桩核

    B. 成品不锈钢冠桩，加银汞桩核

    C. 个别铸造冠桩，加树脂桩核

    D. 不锈钢丝冠桩，加树脂桩核

    E. 个别铸造桩核

**(435 ~ 436 共用题干)**

患儿，男性，7 岁。因"左上后牙牙面龋损"来诊。口腔检查：左上 6 𬌗面深龋，探诊未见异常，叩痛（－）。X 线片：深龋近髓，左上 6 牙根未完全发育。患牙治疗时发生意外穿髓，穿髓孔直径小于 0.5mm。

**435. 治疗方法是**

    A. 直接盖髓术      B. 间接盖髓术

    C. 牙髓切断术      D. 根尖诱导成形术

    E. 根管治疗术

**436. 影响患牙治疗效果的因素不包括**

    A. 龋损组织是否去除干净

    B. 牙髓断面的处理药物

    C. 患者的牙位

    D. 患牙的病变程度

    E. 牙髓暴露的时间

**(437 ~ 441 共用题干)**

患者，女性，27 岁。 $\underline{7|}$ 龋坏，治疗后备牙取模做全冠修复。

**437. 为增强冠的适合性，提高修复体的质量，首先将工作模型制作成**

A. 磷酸盐模型　　　　　B. 琼脂模型

C. 可卸代型模型　　　　D. 石英砂模型

E. 氧化铝模型

**438.** 目前代型技术在临床应用最多的是

A. 多次灌模代型技术

B. 装盒式代型技术

C. DVA 代型技术

D. 植钉代型技术

E. Zeiser 代型技术

**439.** 做可卸代型时，需做模型修整，修整后的工作模型底部到患牙颈缘的厚度大约是

A. 3mm　　　　　　　B. 5mm

C. 7mm　　　　　　　D. 9mm

E. 12mm

**440.** 制作可卸代型，为提高工作模型表面强度，保护颈缘线，可在模型颈缘处涂布

A. 模型强化剂　　　　B. 银油

C. 指甲油　　　　　　D. 分离剂

E. 蜂蜡

**441.** 代型隙料涂布的位置在

A. 基牙颈缘线 0.5mm 以上

B. 基牙颈缘线 1.0mm 以上

C. 基牙颈缘线 1.5mm 以上

D. 基牙颈缘线 2.0mm 以上

E. 基牙颈缘线 2.5mm 以上

**（442~445 共用题干）**

某患者一侧后牙食物嵌塞，嵌塞后引起剧烈疼痛，持续数秒，要求治疗。检查：5｜龋洞，探诊敏感，叩诊（-），松动（-），牙龈（-），冷、热测引起疼痛，去除后立即消失；6｜龋洞，探诊（-），叩诊（-），松动（-），牙龈（-）冷刺激无疼痛。其余牙未见异常。

**442.** 做温度测验时，选择的对照牙最好为

A. 65｜　　　　　　　B. ｜56

C. ｜67　　　　　　　D. 43｜

E. ｜34

**443.** 5｜的诊断最可能为

A. 中龋　　　　　　　B. 慢性闭锁性牙髓炎

C. 浅龋　　　　　　　D. 深龋

E. 牙髓充血

**444.** 6｜最可能诊断为

A. 中龋　　　　　　　B. 浅龋

C. 急性牙髓炎　　　　D. 深龋

E. 慢性闭锁性牙髓炎

**445.** 目前最佳的处理方法为

A. 6｜直接充填，5｜氧化锌 - 丁香油糊剂安抚

B. 6｜直接充填

C. 65｜氧化锌 - 丁香油糊剂安抚

D. 6｜直接充填，5｜牙髓治疗

E. 以上均不是最佳方案

**（446~450 共用题干）**

患者，女性，30 岁。1 周前因外伤致 1｜冠折，已做完善根管治疗。检查：冠折断面在龈上，牙齿无松动，无叩痛，咬合关系正常，X 线片示 1｜根充完善无根折。

**446.** 修复治疗中，最好选用

A. 塑料全冠　　　　　B. 金属塑料联合冠

C. 金属桩核冠　　　　D. 成品桩冠

E. 1.2mm 不锈钢丝弯制桩冠

**447.** 桩冠修复应在根管治疗后多久进行

A. 1 天　　　　　　　B. 1 周

C. 2 周　　　　　　　D. 1 个月

E. 3 个月

**448.** 根管预备时长度应达到根管的

A. 1/2　　　　　　　B. 1/3

C. 2/3　　　　　　　D. 1/4

E. 4/5

**449.** 根管预备完成后，应做的处理为

A. FC 球暂封　　　　B. CP 球暂封

C. OC 球暂封　　　　D. 75% 乙醇棉球暂封

E. 无需处理

**450.** 若选择桩核和金瓷冠修复，桩核舌侧为金瓷冠留出的最小间隙为

A. 0.1mm　　　　　　B. 0.2mm

C. 0.3mm　　　　　　D. 0.4mm

E. 0.5mm

**（451~453 共用题干）**

患者，男性，52 岁。鼻咽癌放疗术后 1 年，因多个牙冷、热刺激痛就诊。查体：7｜36 缺失，7｜6 残根，54｜45 颈缘环状龋。

**451.** 根据病史及检查结果可诊断为

A. 根面龋　　　　　　B. 猛性龋

C. 中龋　　　　　　　D. 急性龋

E. 深龋

**452.** 引起该疾病的主要因素是

A. 口腔唾液量减少　　B. 口腔卫生不佳

C. 细菌量增多 　　　D. 细菌种类变化

E. 以上皆是

**453. 该患者的治疗方法及预防方法为**

A. 人工唾液含漱 　　B. 氟水漱口

C. 定期检查 　　　　D. 去除菌斑

E. 以上皆是

**(454～457 共用题干)**

患者因右上后牙邻面龋银汞充填后出现咀嚼痛，自行服用抗生素后无好转。查体：叩诊（+），垂直叩诊较明显，充填体表面有亮点，冷测（-），松动（-），未查见悬突，对殆牙未见修复体。

**454. 为确诊应考虑的检查方法不包括**

A. 根尖片 　　　　　B. 咬诊

C. 牙周探诊 　　　　D. 去除原充填物探查

E. 牙髓电测试

**455. 从患者的病史及查体分析，原因最可能为**

A. 牙龈乳头炎 　　　B. 充填时未垫底

C. 流电作用 　　　　D. 咬合高点

E. 急性根尖周炎

**456. 该疾病的鉴别诊断为**

A. 牙龈乳头炎 　　　B. 急性上颌窦炎

C. 急性根尖炎 　　　D. 急性牙髓炎

E. 以上皆是

**457. 该患牙的处理应为**

A. 观察

B. 磨除咬合高点，观察

C. 去除旧充填物，改其他材料充填

D. 开髓引流

E. 去除旧充填物，重新垫底，银汞充填

**(458～459 共用题干)**

复合树脂中填料的主要作用是赋予材料良好的物理、机械性能，对压缩强度、硬度和耐磨性有显著提高。

**458. 填料加入量影响其强度可表现为**

A. 加入量多强度高

B. 加入量多强度低

C. 加入量少强度高

D. 粒度分布窄强度高

E. 粒度分布宽强度低

**459. 填料加入量受粒度大小的影响表现为**

A. 粒度越细加入量越少

B. 粒度越细加入量越多

C. 表面积越大加入量越多

D. 表面积越小加入量越少

E. 粒度越细，表面积越大，加入量越多

**(460～461 共用题干)**

患者，女性，32 岁。右上后牙进甜食后剧烈疼痛，持续数秒，要求治疗。检查：6| 龋坏内有黄色软垢，探诊敏感，叩诊（-），冷刺激敏感。

**460. 该牙可诊断为**

A. 浅龋 　　　　　　B. 深龋

C. 慢性牙髓炎 　　　D. 牙本质过敏症

E. 残髓炎

**461. 治疗应选择**

A. 直接银汞充填 　　B. 垫底银汞充填

C. 干髓术 　　　　　D. 安抚治疗

E. 药物治疗

**(462～465 共用题干)**

患者，男性。6| 邻面龋坏。检查见邻面接触点破坏。拟行邻殆嵌体修复。

**462. 类丁嵌体的牙体预备，叙述错误的是**

A. 去除龋坏组织

B. 提供良好的固位形和抗力形

C. 洞缘预备短斜面

D. 洞壁无倒凹

E. 洞深不能少于 6mm

**463. 嵌体蜡型的制作方法可分为**

A. 一次法和二次法 　B. 直接法和间接法

C. 取模法和直接法 　D. 口内法和口外法

E. 以上都不对

**464. 牙体缺损的影响不包括**

A. 引起患牙牙髓炎

B. 口颌系统的功能紊乱

C. 牙龈炎症

D. 咀嚼效率下降

E. 影响美观和发音

**465. 修复体边缘线相对最长的是**

A. 高嵌体 　　　　　B. 嵌体冠

C. 树脂全冠 　　　　D. 金属全冠

E. 桩冠

**(466～467 共用题干)**

患者，女性，18 岁。在治疗其他牙时，发现 2| 畸形舌侧窝，深，可卡探针，温度测试同对照牙。

**466. 该牙的处理应为**

A. 不治疗 　　　　　B. 预防性充填

C. 直接盖髓 　　　　D. 活髓切断术

E. 根管治疗

**467. 该疾病的发病机制是**

A. 釉质发育不良

B. 药物与牙组织结合

C. 牙本质结构不良

D. 发育期牙胚受损

E. 成釉器卷叠

**（468～471 共用题干）**

牙拔除术的适应证是相对的，患有相同疾病的牙必须具体分析后决定是否拔除。

**468. 患有龋病的牙，其治疗方案首选牙拔除术的是**

A. 患有深龋的上颌前牙

B. 患有深龋的上颌双尖牙

C. 患有深龋的上颌第一、第二磨牙

D. 患有深龋的上颌第三磨牙

E. 以上所有情况

**469. 牙外伤后，应予以拔除的情况是**

A. 牙冠折断者　　B. 半脱位牙

C. 全脱位牙　　　D. 根中 1/3 折断者

E. 牙颈部折断者

**470. 对于额外牙，错误的处理方法是**

A. 应拔除所有使邻牙牙根吸收的额外牙

B. 应拔除所有位于恒牙胚浅面的额外牙

C. 应拔除所有骨内阻生的额外牙

D. 应拔除所有导致牙列拥挤的额外牙

E. 应拔除所有影响面容美观的额外牙

**471. 对于阻生牙是否拔除的处理，错误的是**

A. 常发生冠周炎者应予拔除

B. 引起邻牙牙根吸收者应予拔除

C. 引起邻牙远中面龋坏者应予拔除

D. 牙冠表面有龈瓣覆盖者应予拔除

E. 如邻牙不能保留，则可以采用牙移植等方法保留

**（472～474 共用题干）**

患者，女性，43 岁。右下后牙自发性、阵发性疼痛 4 天，夜间疼痛加重。检查：右下第一磨牙远中面近髓龋损，冷、热测（＋＋＋），刺激去除后疼痛持续，叩诊（－），牙龈正常，未探及牙周袋。初步诊断：46 急性牙髓炎。

**472. 针对该患者，医生的应急处理是**

A. 龋洞内封入安抚镇痛的药物

B. 局麻下开髓引流

C. 口服镇痛药物

D. 调𬌗

E. 拔除患牙

**473. 首选的麻醉方法为**

A. 局部浸润麻醉

B. 牙髓内注射麻醉

C. 阻滞麻醉

D. 牙周韧带内注射麻醉

E. 骨内注射

**474. 患者因惧怕疼痛不接受麻醉注射，医生应采取的处理为**

A. 给予口服镇痛药物

B. 牙髓失活术

C. 安抚镇痛

D. 直接开髓治疗

E. 调𬌗观察

**（475～476 共用题干）**

6 因深龋需进行间接盖髓治疗。

**475. 间接盖髓的目的是**

A. 安抚镇痛

B. 促进修复性牙本质形成

C. 消毒窝洞

D. 隔绝外界刺激

E. 以上都不是

**476. 常用的盖髓剂是**

A. 氢氧化钙

B. 氧化锌－丁香油粘固剂

C. 玻璃离子粘固剂

D. 复合体

E. 磷酸锌粘固剂

**（477～480 共用题干）**

患者，男性，30 岁。1 个月来右上后牙食物嵌塞，引起疼痛不能继续进食，要求治疗。检查：右上颌第一磨牙深龋，去腐质后未探及穿髓孔，叩诊（－），冷测同对照牙，探远中龈乳头出血。

**477. 该患牙应诊断为**

A. 中龋　　　　　B. 深龋

C. 慢性牙髓炎　　D. 急性牙髓炎

E. 可复性牙髓炎

**478. 其治疗应选用**

A. 磨除法　　　　B. 再矿化法

C. 药物治疗　　　D. 垫底后充填

E. 安抚后充填

**479. 充填材料应选用**

A. 复合体　　　　B. 复合树脂

C. 银汞合金　　　D. 磷酸锌粘固粉

E. 玻璃离子粘固粉

**480. 该患牙制备的窝洞为**

A. Ⅰ类洞      B. Ⅱ类洞

C. Ⅲ类洞      D. Ⅳ类洞

E. Ⅴ类洞

**(481～484 共用题干)**

患者，男性，30 岁。6̲ 邻面龋坏。检查见邻面接触点破坏，牙髓正常。拟行金属全冠修复，常规备牙取模。

**481. 全冠印模的要求不包括**

A. 边缘清晰

B. 颌面清晰

C. 取印模前要先排龈

D. 印模完整无气泡

E. 印模边缘充分伸展

**482. 牙体预备时，为减小对牙髓的伤害，所采取的措施是**

A. 水雾冷却      B. 间歇切割

C. 短时磨除      D. 轻压磨切

E. 以上都对

**483. 影响全冠的固位力的因素不包括**

A. 修复体与基牙的密合度

B. 接触面积

C. 基牙的松动度

D. 粘固剂的厚度

E. 基牙的轴面聚合度

**484. 全冠龈边缘必须高度抛光的理由主要是**

A. 美观      B. 有利于牙周健康

C. 患者感觉舒适      D. 增强固位

E. 增加强度

**(485～487 共用题干)**

患者，女性，38 岁。近 2 个月来，左下后牙一直严重食物嵌塞，患牙 3 天来持续胀痛，有冷、热刺激痛，跳痛，不能咬物。

**485. 该患者检查时最有可能见到的临床表现是**

A. 深及牙髓的龋洞与牙髓息肉

B. 充血水肿的牙间龈乳头与邻面龋

C. 牙龈红肿与大量的牙石

D. 深及根尖的牙周袋和牙周脓肿

E. 相应面部的肿痛和患牙龈瘘

**486. 首次就诊时最有效的处理方法是**

A. 开髓引流，龈息肉切除

B. 治疗龋齿，龈乳头上药

C. 拍摄 X 线片决定患牙存留

D. 消炎止痛，拍摄 X 线片

E. 洁治、冲洗、上药

**487. 最有可能的诊断是**

A. 牙龈乳头炎      B. 急性上颌窦炎

C. 急性根尖周炎      D. 三叉神经痛

E. 急性牙髓炎

**(488～490 共用题干)**

患者，男性，56 岁。患口干症 3 年，多个牙齿龋坏，治疗后医生推荐使用含氟凝胶预防龋齿。

**488. 含氟凝胶的优点是**

A. 价格便宜

B. 对胃肠道没有刺激

C. 可以每周用 1 次

D. 可以一次处理全口牙

E. 安全性高

**489. 含氟凝胶使用的注意事项是**

A. 不用清洁牙面

B. 不用隔湿和吹干

C. 使用后半小时内不可漱口、进食

D. 不用泡沫塑料托盘

E. 女性不宜使用

**490. 含氟凝胶应用时约在口内保留**

A. 2 分钟      B. 4 分钟

C. 6 分钟      D. 8 分钟

E. 10 分钟

**(491～493 共用题干)**

患儿，女性，12 岁。全口牙齿均呈均匀灰色，个别牙齿表面釉质缺损。

**491. 临床诊断可能是**

A. 氟牙症      B. 釉质发育不全

C. 四环素牙      D. 先天性梅毒牙

E. 遗传性乳光牙本质

**492. 治疗首选**

A. 漂白治疗      B. 烤瓷冠修复

C. 抗梅毒治疗      D. 基因治疗

E. 树脂修复

**493. 下列预防措施正确的是**

A. 梅毒患者在妊娠后 4 个月内行抗梅毒治疗

B. 居住地饮用水含氟量限制在 0.5～1.0ppm

C. 妊娠期、哺乳期妇女和 8 岁以下儿童不宜用四环素类抗生素

D. 牙发育矿化期的儿童补足营养

E. 使用免疫调节剂，提高免疫力

**(494～496 共用题干)**

患者，男性，37 岁。诉右上后牙自发性钝痛 1 个月，1 天前疼痛加重，较剧烈，出现夜间痛，冷、热刺激加

剧。视诊见右上 6 深龋洞，探痛。

**494. 患者应先进行的检查是**

    A. 牙髓活力电测验    B. 牙髓活力温度测验

    C. X 线检查    D. 咬诊

    E. 诊断性麻醉

**495. 若牙髓温度测验示剧烈且持续的疼痛，最可能的诊断是**

    A. 可复性牙髓炎

    B. 慢性牙髓炎

    C. 慢性牙髓炎急性发作

    D. 慢性根尖周炎

    E. 急性根尖周炎

**496. 患牙最佳的处理方案是**

    A. 盖髓术    B. 塑化治疗

    C. 活髓切断术    D. 根管治疗

    E. 干髓术

**（497~499 共用题干）**

患儿，男性，9 岁。主诉为右下后牙疼痛，检查发现右下 6 深龋洞，探痛，叩诊（－），无松动，牙龈无瘘管。

**497. 对诊断右下 6 最有价值的检查项目是**

    A. 电测验    B. 冷测验

    C. 热测验    D. X 线片

    E. 碘酊染色法

**498. 如果发现龋坏已至髓，此时的诊断应该是**

    A. 急性牙髓炎    B. 慢性牙髓炎

    C. 急性根尖周炎    D. 慢性根尖周炎

    E. 深龋

**499. 如果发现根尖未发育完成，最佳的处理是**

    A. 根管治疗术    B. 根尖诱导成形术

    C. 干髓术    D. 活髓切断术

    E. 间接盖髓术

**（500~503 共用题干）**

患者，女性，21 岁。因左下后牙进食嵌塞食物疼痛就诊。检查发现左下第一恒磨牙𬌗面龋坏较深，探诊敏感，叩诊（－），冷、热刺激入洞后疼痛，去除后疼痛立即消失。

**500. 该牙最可能的诊断为**

    A. 浅龋    B. 中龋

    C. 深龋    D. 可复性牙髓炎

    E. 慢性牙髓炎

**501. 该龋坏在牙本质的病理改变分层不包括**

    A. 脱矿层    B. 透明层

    C. 暗层    D. 细菌侵入层

    E. 坏死崩解层

**502. 下颌第一恒磨牙易发生龋坏的原因不包括**

    A. 点隙裂沟多

    B. 咀嚼功能强大

    C. 裂沟深，不易清洁

    D. 萌出较早

    E. 邻面不易清洁

**503. 治疗时，护髓材料首选**

    A. 氢氧化钙

    B. 玻璃离子粘固剂

    C. 磷酸锌粘固剂

    D. 氧化锌 - 丁香油粘固剂

    E. 复合树脂

**（504~505 共用题干）**

患者，男性，40 岁。右下后牙自发性、阵发性疼痛 2 天。1 周前因右下后牙食物嵌塞在外院局麻下补牙，回家后感觉冷、热刺激极敏感，近 2 天疼痛加重，伴右侧头面部痛、夜间痛。检查：47 远中邻𬌗面见牙色充填物与牙体密合，冷刺激诱发 47 疼痛，叩痛（±）。48 前倾，牙冠完整，47、48 不松动，牙龈正常。

**504. 下列不属于引起 47 慢性牙髓炎急性发作原因的是**

    A. 局部麻醉前未准确判断 47 牙髓的状态

    B. 去龋时未发现釉珠

    C. 去龋时未发现穿髓孔

    D. 去龋时温度对牙髓的损伤

    E. 充填材料对牙髓的刺激

**505. 拟对 47 行根管治疗术，对工作长度的描述正确的是**

    A. 从牙冠部参照点到根尖牙本质 - 牙骨质界的距离

    B. 从牙冠部牙尖到根尖牙本质 - 牙骨质界的距离

    C. 从牙冠部切缘到根尖牙本质 - 牙骨质界的距离

    D. 从牙冠部参照点到解剖性根尖孔的距离

    E. 从牙冠部参照点到解剖性根尖的距离

**（506~509 共用题干）**

患儿，男性，9 岁 4 个月。右下后牙咬合痛 1 周。临床检查示：44 𬌗面见靶样痕迹，无龋损，颊侧见一约 2mm×3mm 的脓疱。余牙无异常。

**506. 为明确诊断，应对 44 牙进行的检查是**

    A. 咬诊    B. 叩诊

    C. 松动度检查    D. 牙髓活力测试

    E. X 线检查

**507. X 线检查显示 44 牙根发育 Nolla 8 期，根尖低密度影，根管探查至根中处患儿有不适感，宜对 44 牙进行**

    A. "改良式"牙髓切断术

B. 根尖诱导成形术

C. 根尖屏障术

D. 牙髓再生治疗

E. 根管治疗

**508.** 术后6个月随访，44牙根尖低密度影有所增大，此时宜对44进行的治疗是

A. "改良式"牙髓切断术

B. 根尖诱导成形术

C. 根尖屏障术

D. 牙髓再生治疗

E. 根管治疗

**509.** 若对44进行牙髓再生治疗，术后6个月X线检查显示44根尖周低密度影消失，根尖周有骨白线包绕，但根管壁厚度及牙根长度无明显改变，根尖开放。此时宜对44采取的处理是

A. 随访观察　　　　　B. 根管充填

C. 根尖屏障术　　　　D. 根尖诱导成形术

E. 根管倒充填

**(510~512 共用题干)**

患者，男性，26岁。因"右上后牙龋损"来诊。口腔检查：右上6近中邻面探及深龋洞，色黑，冷水入龋洞呈一过性不适，叩诊（−）。

**510.** 患牙去除龋损组织后，达牙本质深层，充填之前垫底的厚度一般是

A. < 0.3mm　　　　　B. < 0.5mm

C. > 0.5mm　　　　　D. > 1.0mm

E. 1.0~1.5mm

**511.** 垫底的作用不包括

A. 隔绝外界和充填材料的电流及机械刺激

B. 垫平洞底

C. 增加充填材料的粘结力

D. 形成窝洞，承受充填压力和咀嚼力

E. 隔绝外界和充填材料的温度和化学刺激

**512.** 为了增加银汞合金充填的固位，需在𬌗面制作鸠尾，鸠尾峡的宽度为

A. < 1.0mm　　　　　B. 0.8mm

C. 0.5mm　　　　　　D. ≥1.5mm

E. < 1.5mm

**(513~515 共用题干)**

患者，男性，59岁。因"右下后牙龋洞和食物嵌塞"来诊。口腔检查：右下6𬌗面深龋，冷、热刺激未见明显不适，叩诊（−）。

**513.** 患牙去除龋损后，患者要求银汞充填窝洞，自动调拌的时间是

A. ≤40秒　　　　　　B. 60秒

C. > 60秒　　　　　　D. 5分钟

E. 3分钟

**514.** 银汞合金充填完毕后，充填体的雕刻成形时间是

A. 24小时内　　　　　B. 40秒内

C. 20分钟内　　　　　D. 5分钟内

E. 12小时内

**515.** 银汞合金充填完毕后，固化的时间是

A. 24小时内　　　　　B. 24小时后

C. 12小时内　　　　　D. 7天后

E. 60分钟后

**(516~518 共用题干)**

患者，女性，27岁。因"右下后牙进甜食敏感数周"来诊。口腔检查：右下6𬌗面牙体龋损呈黑色，中等深度，冷水刺激入洞时轻度敏感，无自发痛，探诊无明显不适，牙龈无红肿，叩诊无明显不适。

**516.** 该患牙的诊断是

A. 浅龋　　　　　　　B. 中龋

C. 深龋　　　　　　　D. 可复性牙髓炎

E. 不可复性牙髓炎

**517.** 对该患牙窝洞预备完成后，充填树脂前，使用楔子、成形片辅助充填。关于楔子和成形片，叙述错误的是

A. 利用成形片恢复邻面接触，形成正常轮廓

B. 使用成形片减少材料用量的同时减少修整时间

C. 可使用透明聚酯成形片

D. 利用楔子补偿成形片的厚度

E. 使用楔子避免在龈缘形成悬突

**518.** 窝洞预备完成后，发现窝洞较深，拟行垫底。不能用于该患牙垫底的是

A. 氧化锌−丁香油水门汀

B. 氢氧化钙制剂

C. 聚羧酸锌水门汀

D. 玻璃离子水门汀

E. Dycal 氢氧化钙复合物

**(519~521 共用题干)**

患者，男性，40岁。因"右上后牙进食敏感数周"来诊。口腔检查：右上6牙颈部楔状缺损，较浅，位于釉质，且未至根面，冷、热刺激敏感，刺激去除后敏感症状立即消失，无自发痛等，探诊（−），叩诊（−），牙龈无红肿。

**519.** 患者要求美观，价格适中，该患牙宜采用的修复方案是

A. 玻璃离子体　　　　B. 复合体

C. Z350 复合树脂　　　D. P60 复合树脂

E. 聚羧酸锌水门汀

**520.** 对该患牙充填材料的选择，应考虑的因素不包括

A. 美观性　　　　　　　B. 龋活跃性

C. 隔湿　　　　　　　　D. 患者年龄

E. 对颌牙充填物所选材料

**521.** 对该洞进行预备时，最佳的预备方法是

A. 改良型预备　　　　　B. 斜面型预备

C. 传统型预备　　　　　D. 盒状洞形

E. 凹槽形

**(522 ~ 523 共用题干)**

患者，男性，15 岁。右上后牙冷水敏感 1 周就诊。检查：16 近中邻面变色，探针勾入感，探及牙本质中层，冷测敏感。X 线片显示 16 近中低密度影距离髓腔较远，根尖周无异常。

**522.** 该患牙应诊断为

A. 深龋　　　　　　　　B. 牙本质过敏症

C. 可复性牙髓炎　　　　D. 中龋

E. 慢性根尖周炎

**523.** 首选的治疗方案是

A. 直接盖髓术　　　　　B. 间接盖髓术

C. 根管治疗术　　　　　D. 全冠修复术

E. 复合树脂充填

**(524 ~ 527 共用题干)**

某患者主诉一侧后牙嵌塞食物半年余。检查：36 近中龋损，探诊敏感，无叩痛，冷测正常牙面同对照牙，进入龋洞时引起疼痛，去除刺激立即消失。

**524.** 诊断最可能是

A. 中龋　　　　　　　　B. 深龋

C. 慢性牙髓炎　　　　　D. 牙本质过敏症

E. 急性牙髓炎

**525.** 若患牙延误就诊，出现探诊敏感，无叩痛，冷测正常牙面一过性敏感症状，但刺激去除后疼痛立即消失，则诊断最可能为

A. 可复性牙髓炎　　　　B. 深龋

C. 慢性牙髓炎　　　　　D. 牙本质过敏症

E. 急性牙髓炎

**526.** 若患牙进行临床检查，以下描述错误的是

A. 邻面龋洞可能洞口很小而进展很深

B. 需要结合患者主观症状探查

C. 必要时需先去除无基釉

D. X 线辅助检查时可能出现根尖周阴影

E. 食物嵌塞时疼痛明显

**527.** 若患牙龋洞内食物嵌入，则表现为

A. 食物嵌塞时疼痛明显，去除嵌塞食物后疼痛持续数分钟后缓解

B. 患者无主观疼痛症状

C. 食物嵌塞时疼痛明显，去除嵌塞食物后疼痛持续较长时间

D. 无论食物嵌塞与否，患牙均有疼痛症状

E. 食物嵌塞时疼痛明显，去除嵌塞食物后疼痛缓解

**(528 ~ 530 共用题干)**

患者，女性，35 岁。右下后牙进甜食疼痛 3 天，冷、热刺激疼痛不持续，半年前有过类似疼痛，未做处理。检查：46 牙面龋洞，探痛，冷测正常，冷水入窝洞疼痛，X 线片显示 46 冠部低密度影近髓，根尖周无异常。

**528.** 患牙最可能的诊断是

A. 急性根尖周炎　　　　B. 慢性牙髓炎

C. 可复性牙髓炎　　　　D. 深龋

E. 冠周炎

**529.** 若患牙进行临床处理，治疗方案应为

A. 牙髓塑化治疗　　　　B. 干髓术

C. 垫底充填　　　　　　D. 直接盖髓术

E. 根管治疗

**530.** 如果临床检查还发现右上后牙有深而穿髓的龋洞，探诊也发生剧痛，进一步判断疼痛的牙来自上颌还是下颌的方法是

A. 冷、热测验

B. 牙髓电活力测验

C. X 线检查

D. 局部麻醉法

E. 根据患者主诉判断

**(531 ~ 534 共用题干)**

患者，女性，15 岁。右上后牙冷、热刺激痛 2 周，无自发痛史。检查见𬌗面龋，达牙本质深层，大量软化牙本质，呈浅棕色，质软且湿润，易挖除，去龋过程中极其敏感。近髓时仍有少许软化牙本质未去尽。

**531.** 患牙诊断为

A. 牙本质过敏症　　　　B. 中龋

C. 深龋　　　　　　　　D. 不可复性牙髓炎

E. 急性牙髓炎

**532.** 患牙首次去腐时保留少许近髓处的软化牙本质，此时治疗的最佳方法是

A. 直接用氧化锌－丁香油粘固粉封洞

B. 洞底盖氢氧化钙制剂，双层封洞

C. 去净软龋，穿髓后，封失活剂

D. 局麻下去净软龋，做活髓切断术

E. 脱敏治疗

**533.** 若患牙采取安抚治疗，第二次就诊的时间是

A. 术后 48 小时以内

B. 术后 1 周

C. 术后 2~3 周

D. 术后 1~3 个月

E. 术后 4~6 个月

**534.** 患牙采取氢氧化钙安抚＋双层封洞治疗，两次就诊间，牙髓的组织学变化主要是

A. 组织中血管扩张

B. 形成修复性牙本质

C. 组织恢复正常

D. 组织中有牙本质桥形成

E. 坏死、分解

**(535~538 共用题干)**

患者，男性，25 岁。1 周前行左下后牙充填治疗，现因该牙不适就诊。

**535.** 若患牙表现为冷、热刺激痛，不可能的原因为

A. 备洞过程中产热

B. 边缘微渗漏

C. 充填材料对牙髓的化学刺激

D. 继发龋发生

E. 存在隐裂纹

**536.** 若患牙表现为对颌轻接触痛，可能的原因为银汞充填后

A. 与对颌银汞合金修复体的流电作用

B. 与对颌金属冠修复体的流电作用

C. 与对颌正常牙的流电作用

D. 与对颌树脂修复体的流电作用

E. 与对颌玻璃离子修复体的流电作用

**537.** 若牙周表现为持续性、可定位的自发痛，咀嚼可加重疼痛，与温度刺激无关，可能的原因为

A. 继发龋发生

B. 充填治疗术中露髓

C. 术前牙髓状态判断失误

D. 食物嵌塞

E. 充填物过高

**538.** 经检查后发现患牙充填体邻接关系正常，但存在悬突，首先采取的治疗方法是

A. 局部冲洗上药

B. 成形片下重新充填

C. 建议患者行嵌体或冠修复

D. 去除原充填物，待牙龈恢复正常后重新充填

E. 直接去除悬突

**(539~541 共用题干)**

患者，女性，16 岁。2 周来右上后牙遇冷、热敏感，检查发现右上 6 近中深龋，探之未穿髓，病变组织颜色较浅，易剔除。

**539.** 这种龋齿称为

A. 慢性龋      B. 干性龋

C. 静止龋      D. 继发龋

E. 急性龋

**540.** 做诊断时应与之鉴别的主要疾病是

A. 急性牙髓炎

B. 牙本质过敏症

C. 慢性闭锁性牙髓炎

D. 慢性溃疡性牙髓炎

E. 牙隐裂

**541.** 做鉴别诊断时，比较有价值的检查方法是

A. X 线检查      B. 冷、热测

C. 探诊      D. 咬诊

E. 叩诊

**(542~544 共用题干)**

某校六年级（12 岁年龄组）280 名学生中恒牙有龋人数是 120 人，有龋和因龋补牙的人数是 25 人，有龋和因龋失牙的人数 5 人；未治龋齿数为 350 颗，因龋失牙数为 5 颗，因龋充填牙数为 45 颗。

**542.** 该年级学生的患龋率约为

A. 43%      B. 45%

C. 52%      D. 54%

E. 56%

**543.** 该年级学生的龋均为

A. 1.2      B. 1.3

C. 1.4      D. 1.5

E. 1.6

**544.** 根据 WHO 的评价标准，该群体龋病流行程度属于

A. 很低      B. 低

C. 中      D. 高

E. 很高

**(545~548 共用题干)**

患儿，女性，4 岁。因右下后牙食物嵌塞就诊。临床检查：下颌右侧第一乳磨牙远中边缘嵴呈墨浸状改变，无松动，无叩痛，牙龈正常；第二乳磨牙近中邻面及𬌗面见深大龋洞，龋洞内较多食物残屑，无松动，无叩痛，牙龈正常；余牙未见明显异常。

**545.** 为明确诊断，下列必要且最恰当的辅助检查是

A. 锥形束 CT      B. 龋活跃性检测

C. 咬合翼片      D. 咬诊

E. 牙髓电活力测验

**546. 进一步检查后发现该患儿的下颌右侧第一乳磨牙病变局限于牙本质浅层，下颌右侧第二乳磨牙病变近髓，但未见患牙牙根及根分歧的病理性改变。患儿最合适的诊断为**

A. 84 牙中龋，85 牙深龋

B. 85 牙慢性牙髓炎

C. 84 牙食物嵌塞

D. 74 牙中龋，75 牙深龋

E. 75 牙慢性牙髓炎

**547. 该患儿最合适的治疗方案为**

A. 85 牙髓切断术

B. 84 牙充填术，85 牙充填或牙髓切断术

C. 84、85 牙直接盖髓术

D. 84 牙髓切断术

E. 观察，暂不处理

**548. 假如在 84 治疗过程中意外牙髓暴露，露髓点针尖大小，可采用**

A. 间接盖髓术　　　　B. 根管治疗

C. 直接盖髓术　　　　D. 根尖诱导术

E. 血管再生术

**四、案例分析题：每道案例分析题有 3～12 问。每问的备选答案至少 6 个，最多 12 个，正确答案及错误答案的个数不定。考生每选对一个正确答案给 1 个得分点，选错一个扣 1 个得分点，直至扣至本问得分为 0，即不含得负分。案例分析题的答题过程是不可逆的，即进入下一问后不能再返回修改所有前面的答案。**

**（549～551 共用题干）**

某山村 8 岁儿童，口腔健康检查发现两侧第一恒磨牙均有浅或中龋，决定采用非创伤性修复（ART）治疗。

**549. 关于 ART 的充填效果，正确的是**

A. 充填效果高于银汞合金

B. 儿童与成年人修复效果有显著差异

C. 医生与护士操作修复效果有显著差异

D. 𬌗面充填保留率低于其他面

E. 单面洞的保留率低于复面洞

F. 充填效果高于树脂充填

**550. ART 的优点不包括**

A. 不需要电源

B. 控制交叉感染，方法简单

C. 患者易接受

D. 集龋病治疗和预防于一体

E. 充填后不会产生微渗漏

F. 充填后美观程度高

**551. ART 修复后，患者不能用修复的牙咀嚼的时间是**

A. 修复后即可咀嚼

B. 修复后 30 分钟内

C. 修复后 60 分钟内

D. 修复后 12 小时内

E. 修复后 24 小时内

F. 修复后 48 小时内

**（552～556 共用题干）**

患者，男性，45 岁。近半年来右下后牙遇冷水及吃甜食酸痛，不进食时无疼痛不适。检查时见 47 远中深龋洞，探诊酸痛，有大量软化牙本质，无叩痛，无松动，冷诊一过性疼痛。

**552. 该牙在治疗的操作过程中，需要注意的问题是**

A. 间断操作

B. 使用锐利器械，并用水冷却

C. 勿向髓腔方向加压

D. 了解牙体组织结构、髓腔形态，防止意外穿髓

E. 用高速涡轮机，争取一次去净腐质

F. 充填前应对窝洞进行盖髓垫底保护牙髓

G. 用探针探查有无穿髓孔时，应沿洞底轻轻滑动，勿施加压力

**553. 该牙去净腐质，未穿髓，有敏感，拟行间接盖髓术，可选用的盖髓剂有**

A. 磷酸锌水门汀

B. 氧化锌 – 丁香油水门汀

C. 玻璃离子水门汀

D. 氢氧化钙

E. EDTA

F. 碘仿糊剂

G. 聚羧酸锌水门汀

**554. 若采用树脂充填，可采用的粘接技术有**

A. 三步法全酸蚀粘接技术

B. 二步法全酸蚀粘接技术

C. 二步法自酸蚀粘接技术

D. 一步法自酸蚀粘接技术

E. 釉质用自酸蚀粘接技术，牙本质用全酸蚀粘接技术

F. 釉质用全酸蚀粘接技术，牙本质用自酸蚀粘接技术

**555. 患牙复合树脂充填治疗 2 天后开始出现右侧面部自发性疼痛，间歇发作，呈放射性，下列疾病中可能出现类似疼痛症状的是**

A. 右三叉神经痛

B. 右颞下关节紊乱综合征

C. 急性牙髓炎

D. 急性根尖周炎

E. 急性龈乳头炎

F. 急性上颌窦炎

G. 可复性牙髓炎

**556. 充填 1 年后，部分牙体硬组织折裂，可能的原因有**

A. 抗力形不佳

B. 窝洞制备时存在无基釉

C. 窝洞制备时存在薄壁弱尖

D. 窝洞的点、线角太锐

E. 磨除过多牙体组织

F. 外形线圆钝

G. 咬合力过大，应力集中

# 答案和精选解析

一、单选题

**1. B** "时点"在理论上无长度，要尽可能缩短观察时间，一般不应超过 1 个月。

**2. E**

**3. B** 银汞合金使用的银合金粉有两种类型，即低铜银合金粉和高铜银合金粉，它们与汞反应后分别形成低铜银汞合金和高铜银汞合金。使用的汞为纯度较高的医用级汞。①低铜合金粉：主要由银、锡、铜、锌组成，其中 Cu 含量不超过 6%；②高铜银合金粉中的铜含量超过 6%。

**4. A** "观察期间"应视疾病发病过程选择年、季、月等，龋病一般要选择"年"。

**5. A** ①GTF：葡糖基转移酶；②GTF 对蔗糖具有高度特异性，催化蔗糖的葡糖基部分，以一定形式的糖苷键相连而成葡聚糖，对葡萄糖或其他双糖或多糖的葡糖基没有催化聚合作用。

**6. E** 牙菌斑生物膜的组成包括 80% 的水和 20% 的固体物质。故菌斑组成成分最多的是水。

**7. D** ①再矿化液的主要成分为不同比例的钙、磷和氟；②再矿化液中钙与磷的含量和比例对龋损再矿化的程度和范围有明显影响。

**8. C** ①氟牙症的临床表现是在同一时期萌出牙的牙釉质上有白垩色或黄褐色的斑块，严重者还并发牙釉质的实质缺损，且多见于恒牙；②由题干描述可知，该患者为釉质有实质性缺损的氟牙症。对于有实质性缺损的氟牙症，可采用复合树脂粘接修复。对于无实质性缺损的氟牙症，前牙可采用脱色法，后牙可不予处理。

**9. B** ①牙釉质发育不全是牙发育过程中，成釉器的某一部分受到损害所致，可造成牙釉质表面不同程度的

实质性缺陷，甚至牙冠缺损。牙釉质发育不全时也有变黄或变褐的情况，但探诊时损害局部硬而光滑，病变呈对称性，这些特征均有别于浅龋。②平滑牙面上的早期浅龋一般呈白垩色点或斑，随着时间延长和龋损继续发展，可变为黄褐色或褐色斑点。邻面的平滑面龋早期不易察觉，用探针或牙线仔细检查，配合 X 线片可做出早期诊断。

**10. C**

**11. D** 酚醛树脂塑化液的组成分为二组分液体和三组分液体两种。三组分液体中Ⅲ液的组成为氢氧化钠 1g，蒸馏水 2ml。

**12. E**

**13. C** 内毒素是很强的致炎因子，可诱发炎症反应，导致局部组织肿胀、疼痛以及骨吸收。

**14. A**

**15. B** 龋齿显示剂主要是由于显色剂里面含有染料，可以把龋坏的牙本质或已被感染的软化牙本质染色，从而判断是否还有未去干净的龋坏组织，也可以作为寻找根管的入口。

**16. C** ①激发痛为牙齿受到外界刺激发生的疼痛，一般为牙髓受到激惹时产生；②当牙髓受到激惹充血时应先进行安抚治疗，使牙髓从充血状态恢复，再双层垫底进行充填修复。

**17. C** ①牙髓内的神经在受到外界刺激后，常反应为痛觉，而不能区分冷、热、压力及化学变化等不同感受。此外，牙髓神经缺乏定位能力，故牙髓性炎症患者疼痛不能定位。②牙周膜中有丰富的神经和末梢感受器，对疼痛、压力、轻叩和震动都有很敏锐的感觉，且均能定位。

**18. A** 复合树脂充填时不能采用氧化锌-丁香油酚水门汀垫底，因为其会影响树脂聚合，使复合树脂解聚。可以用聚羧酸锌水门汀或玻璃离子水门汀垫底。

**19. B 20. D**

**21. B** 对于深的窝洞，洞底离髓腔很近，为了保护牙髓需要做双层垫底处理。当洞底接近髓腔或可疑穿髓时，首先选择氢氧化钙衬洞护髓，以促进修复性牙本质形成，再使用玻璃离子水门汀进行垫底。最后再进行充填。

**22. A 23. C**

**24. A** 当浅的窝洞洞底距髓腔的牙本质厚度大于 1.5~2mm 时，不需垫底。银汞合金充填时，在洞壁涂布粘结剂后直接充填。

**25. E** 当充填体形成悬突时，会出现持续性自发性疼痛，可定位，与温度刺激无关，咀嚼可加重疼痛。故充填体悬突不是造成牙冷热痛的原因。充填修复后出现冷、热刺激痛，但无明显延缓痛或仅有短暂的延缓痛，

常见原因包括：备洞过程中对牙髓的物理刺激，如过冷的水冲洗窝洞、连续钻磨产热及钻牙的负压均可激惹牙髓，致牙髓充血；中龋、深龋未垫底直接银汞合金充填可传导冷、热刺激；复合树脂直接充填或深龋直接用磷酸锌粘固剂垫底可造成对牙髓的化学刺激而激惹牙髓。

**26. E** 龋失补（DMF）指数即龋齿数、因龋失牙数、因龋补牙数的总和。龋失补指数是一种不可逆指数，能反映一个人的终身龋病经历，已被广泛应用于龋病流行病学研究中，具有重要参考价值。

**27. D**

**28. E** ①龋病进展到牙本质深层时为深龋；②深龋洞洞口开放时，常有食物嵌入洞中，食物压迫使牙髓内部压力增加，产生疼痛；③遇冷、热和化学刺激时，产生的疼痛较中龋时更加剧烈；④深龋时一般均能引起牙髓组织的修复性反应，包括修复性牙本质形成，轻度的慢性炎症反应，但牙髓活力均正常。

**29. C** 激发痛指受到某种外界刺激时发生的疼痛，深龋时有化学刺激痛、冷、热刺激痛、食物嵌塞痛等，均为外界刺激所致，故为激发痛。

**30. A** ①邻面的早期龋损，探针不易进入，可用 X 线进行检查。龋病在 X 线片上显示透射影像；②检查龋洞的深度及其与牙髓腔的关系时，也可借助 X 线检查。

**31. D** 恒牙列中下颌第一磨牙的患龋率最高。其次是下颌第二磨牙、上颌第一磨牙、上颌第二磨牙、前磨牙、第三磨牙、上颌前牙。下颌前牙患龋率最低。

**32. B** 对骨和牙发育最重要的矿物质是磷与钙，是钙化组织的重要组成部分。在牙齿发育过程中给予足够的钙和磷，可以增强牙的抗龋力。磷酸盐可以缓冲菌斑 pH，增强牙的抗龋力，促进再矿化。

**33. A** 正常情况下，唾液中含量最高的免疫球蛋白是 IgA。高龋者唾液中 IgA 浓度显著低于低龋或无龋者。低龋者唾液抗变异链球菌 IgA 抗体水平随龋损数量的增加而升高。因此 SIgA 水平可以反映患龋经历。

**34. A**

**35. A** 碳水化合物占牙菌斑生物膜组成的 13% ~ 18%，葡萄糖是牙菌斑生物膜的主要碳水化合物，其次为阿拉伯糖、核糖、半乳糖和岩藻糖。

**36. C** 固位形是防止充填体在侧向或垂直方向力量作用下移位、脱落的形状，窝洞的固位形结构包括：侧壁固位、倒凹固位、鸠尾固位和梯形固位。

**37. D** 无基釉受力时易破碎，在洞缘处存在缝隙，菌斑沉积，不易清除，易形成继发龋。未完全去除无基釉属于窝洞预备缺陷，会使充填体在口腔内经过一段时间后折断或松动脱落；牙釉质一旦失去牙本质支持，就成为无基釉，在承受咬合力时易折裂。

**38. A** 急性龋时，病变进展快，脱矿层较厚，着色

较浅，临床上很难判断龋损组织是否去净。可采用染色法来识别，用 1% 酸性品红丙二醇溶液染色，龋损组织被染成红色，正常牙本质不着色。

**39. E**

**40. C** 侧壁应与釉柱方向一致，即平行于釉柱，防止形成无基釉，使牙齿折裂。

**41. D** 窝洞抗力形主要包括：①洞深：窝洞必须要有一定的深度，使充填体有足够的厚度和一定的强度，一般洞深要求在釉牙本质界下 0.2 ~ 0.5mm；②盒状洞形：是窝洞的基本抗力形，要求窝洞底平壁直，侧壁平面与洞底垂直，点、线角圆钝；③阶梯结构：双面洞的𬌗面洞底与邻面洞的轴壁应形成阶梯，邻面的轴壁应与牙长轴垂直；④窝洞外形：应呈圆缓曲线，避开承受咬合力的尖、嵴；⑤去除无基釉和避免形成无基釉；⑥薄壁弱尖：是牙齿的脆弱部分，应酌情降低高度。

**42. B** V 类洞不直接承受咬合力，一般为单面洞，故对抗力形要求并不严格；V 类洞抗力形和固位形制备应按盒状洞形要求；龈壁和𬌗壁与洞底垂直，洞底应呈与牙面弧度一致的弧面，否则容易将洞底磨平，造成意外穿髓；V 类洞的龈壁与龈缘平行，呈与颈曲线相应的圆弧形；𬌗壁一般呈水平线，使洞的整体外形呈半圆形；为了与颈部所受的弯曲力抗衡，应在轴线角和龈轴线角做倒凹或固位沟，而不是鸠尾固位，以防止充填体与洞壁分离。

**43. C** 在龋病治疗后，由于充填物边缘或窝洞周围牙体组织破裂，形成菌斑滞留区，或充填时间过长材料老化，使修复材料与牙体组织不密合等，留有小的缝隙，或因治疗时未将病变组织除净，之后再发展而形成的龋病，称为继发龋。充填修复过的牙在充填后又出现类似龋病的症状，如牙齿颜色改变、对冷热刺激敏感等，应优先考虑为继发龋。

**44. C** 银汞合金充填适用于后牙 I、II 类洞，基本方法同恒牙龋的银汞合金充填术，应注意预防性扩展，减少继发龋，正确恢复咬合面和邻接面的形态，以防影响日后正常的咬合与邻接关系。

**45. E** 外形线的总体应为圆钝曲线，圆钝的转角具有减少应力集中的效果，外形线应有一定长度和宽度，以便于材料的填充。洞的外形线要求为圆钝曲线，也有使应力沿弧形向牙体分散均匀传递的作用。转折处若成锐角，则使牙体的应力在锐角处集中，长期作用牙体易破裂。

**46. A**

**47. E** 年轻恒牙龋的好发部位为第一、第二恒磨牙咬合面、邻面、上颌腭沟和下颌颊沟以及上颌中切牙邻面。

**48. C 49. D 50. A**

**51. E** 不可复性牙髓炎临床表现主要为感受冷热刺激、酸甜、化学刺激时，会立即出现疼痛反应，当刺激去除时疼痛还会持续一段时间。可复性牙髓炎临床表现主要为感受冷热刺激、酸甜、化学刺激时，会立即出现瞬间疼痛反应，刺激去除时疼痛随即消失。通常可复性牙髓炎没有自发性疼痛表现。根据题干，患者右上 4、5、6 因复合树脂充填，右上 4、6 冷测疼痛，去除后可缓解，右上 5 叩痛（+），冷、热测疼痛明显，去除后持续一段时间。右上 4、6 符合可复性牙髓炎的诊断，右上 5 符合不可复性牙髓炎的诊断。不可复性牙髓炎的处理方式为牙髓治疗，所以右上 5 需行牙髓治疗。原充填物复合树脂材料会不断刺激牙髓，患者诉冷、热刺激痛，不能采取观察的措施。牙本质过敏症采取脱敏治疗的方式。右上 4、6 可采取去除旧充填体，氧化锌 – 丁香油糊剂安抚的措施。患者因楔状缺损，复合树脂充填后，冷、热刺激疼痛，所以去除旧充填体，重新充填并不能改善症状。

**52. B 53. E 54. B 55. A**

**56. A** 非附着性菌斑：龈缘以下位于附着性龈下菌斑的表面或直接与龈沟上皮、袋内上皮接触的龈下菌斑，为结构较松散的菌群，主要为革兰阴性厌氧菌，如牙龈卟啉单胞菌、福赛坦菌和具核梭形杆菌等，还包括许多能动菌和螺旋体。

**57. C**

**58. B** 牙菌斑是牙面菌斑的总称，依其所在部位可分龈上菌斑和龈下菌斑。龈上菌斑位于龈缘上方，在牙周组织相对正常的情况下，革兰阳性菌占 61.5%。龈下菌斑位于龈缘下方，以革兰阴性菌为主，占 52.5%。牙菌斑是基质包裹的互相黏附或黏附于牙面、牙间或修复体表面的软而未矿化的细菌性群体，为不能被水冲去或漱掉的一种细菌性生物膜。

**59. E 60. C**

**61. A** 常用的菌斑显示剂为樱桃红和碱性品红等制成的溶液或片剂。

**62. D 63. D**

**64. B** 操作时，先清除龋洞内的食物残渣及腐质，用挖匙或锐利的球钻暴露牙髓（可在麻醉下进行），隔离唾液，擦干窝洞，放置失活剂（约小米粒大小）于穿髓孔处，使其紧贴于牙髓组织上，不可加压使失活剂压进髓腔内，以免失活中发生剧烈疼痛。如出血过多，用浸有肾上腺素的小棉球压入窝洞内片刻，止血后再放失活剂。最后用氧化锌 – 丁香油粘固剂暂封窝洞，注意不可将失活剂推动移位，不接触穿髓孔则达不到失活效果。邻面窝洞，若失活剂接触牙龈可造成牙龈灼伤，甚至牙槽骨烧伤的不良反应。用亚砷酸失活一般封药需要 24 ~ 48 小时，用金属砷失活，一般封药需要 5 ~ 7 天，多聚甲醛失活多用于乳牙，一般封药需要 2 周左右，用蟾酥制剂失活，一般封药需要 2 ~ 4 天。

**65. B 66. A**

**67. E** 龋病的主要特征：患龋病时牙体硬组织的病理改变涉及釉质、牙本质和牙骨质，基本变化是微生物在牙面将蔗糖转化为酸，从而造成无机物脱矿和有机物分解。龋病的临床特征是牙体硬组织在色、形、质各方面均发生变化。初期时牙龋坏部位的硬组织发生脱矿，微晶结构改变，牙透明度下降，致使釉质呈白垩色。继而病变部位有色素沉着，局部可呈黄褐色或棕褐色。随着无机成分脱矿、有机成分破坏分解的不断进行，釉质和牙本质疏松软化，最终发生牙体缺损，形成龋洞。龋洞一旦形成，则缺乏自身修复能力。

**68. B 69. D 70. A**

**71. A** 深龋诊断的要点：发生在牙本质深层，患者自诉过冷、过热刺激或食物嵌入患牙洞内引起明显的疼痛；检查发现龋洞洞深接近牙髓，洞壁有探痛，温度检查时冷刺激可引起激发性疼痛，但无穿髓孔和自发性疼痛。若深龋已累及牙髓，会出现以下临床表现：临床检查可见深龋洞，探及穿髓孔，探痛；早期牙髓组织受到外界刺激以后，表现出血管充血、扩张现象，出现冷测一过性敏感疼痛；随着炎症进一步进展，可能会出现自发痛、夜间痛、患牙温度测试呈现迟缓痛；长时间未做处理，炎症累及根髓，患者出现咬合不适或叩诊检查不适感。深龋未累及牙髓主诉也会有食物入洞痛。

**72. C 73. C 74. A**

**75. A** 牙菌斑中的细菌是牙周疾病的致病因素。

**76. A 77. D 78. B 79. C**

**80. E** 梯形固位也用于双面洞。防止修复体垂直方向的脱位。

**81. E** 制备要点：洞形的外形呈圆缓曲线；洞有足够的、均匀一致的深度，1.5 ~ 2mm；髓壁一般与牙长轴垂直，但下颌第一前磨牙髓壁应与𬌗面平行，成一斜面；窝洞的近中壁、远中壁应与边缘嵴、斜嵴和横嵴平行；侧壁与髓壁垂直。如果洞的深度等于宽度，洞壁只需垂直髓壁，可不做清晰的线角和倒凹。如果洞的宽度大于深度，则线角要清晰或者加用倒凹固位。洞的线角不可过于锐利，要修整成较圆钝的线角，以利于充填材料的密合。洞面角呈直角，无短斜面形成，使充填材料在洞缘处获得最大的强度。

**82. C**

**83. E** 牙菌斑的基本结构：①基底层：牙菌斑紧靠牙面为获得性膜，无细菌的均质性结构，染色呈红色，厚度一般在 1 ~ 10μm。②细菌层：位于中间地带，含牙丝状菌、球菌、杆菌，丝状菌彼此平行且与牙面垂直呈栅栏状，中间堆集有大量的球菌和短杆菌，是牙菌斑主体。③表层：又称外层，主要含松散在菌斑表面的球菌和短杆菌、脱落的上皮和食物残屑以及衰亡的细胞。碳酸盐和磷酸盐属于唾液内的缓冲系统。

**84. A　85. A　86. C　87. C**

**88. C**　各年龄阶段乳牙龋病的发生部位有明显的特点。1~2岁时，主要发生于上颌乳前牙的唇面和邻面；3~4岁时，多发于乳磨牙拾面的窝沟；4~5岁时，好发于乳磨牙的邻面。

**89. A**　全国第二次口腔流行病学调查显示，12岁儿童窝沟龋与平滑面龋的构成比分别为90.32%与9.68%，两者之比大约为9∶1，说明我国儿童的窝沟龋预防十分重要。窝沟封闭是预防窝沟龋最有效的措施，6~7岁（小学一年级学生）是第一恒磨牙最适宜封闭的年龄。

**90. E**　ART最大的优点是使口腔医生可以离开诊所深入到患者生活的环境，让更多的人获得口腔保健的机会。对于中国不发达地区ART不失为一种有前途的龋病充填治疗方法，是可以在农村及中小城镇广泛采用的有前景的防治措施。

**91. C　92. A**

**93. D**　接触点恢复不良可引起充填后咬合痛而非充填物脱落。

**94. E**　龋坏充填后出现咬合痛，充填体表面有亮点，无牙髓症状，应先考虑咬合创伤，处理为调拾观察。

**95. E**　根面龋病变侵入牙釉质时在颈部牙釉质下潜行发展形成无基釉；侵入牙本质时，一般向根尖方向发展，而不向冠方发展；严重者可破坏牙本质深层，造成根部牙体硬组织严重缺损，使牙抗力下降，在咬合压力下可使牙折断。

**96. C**　改变牙齿外形仅是氟化物在牙发育期间产生的作用；高氟地区形成的釉质溶解度与低氟地区相比，两者之间的差异不大，并不总是具有统计学上的显著意义，对于预防龋病作用有限；氟化物抑制细菌的代谢、抑制细菌生长要求较高的浓度，这种浓度只有在局部应用氟化物的短时间内才能达到，因此在氟化物防龋中的作用意义不大；氟化物可使钙、磷的沉积率超过扩散率，使更多的羟磷灰石沉积，即导致再矿化的产生，目前认为恒定提供可溶性离子氟，促进再矿化是氟防龋最主要的机制。

**97. E**

**98. C**　唾液腺导管包括闰管、纹管和排泄管。唾液腺的排泄管起于小叶内，与分泌管相延续。出小叶后穿行于小叶间结缔组织中，称小叶间导管。管壁细胞变为复层或假复层柱状上皮。此上皮除含有类似分泌管（纹管）之柱状上皮外，还含有许多小的基底样细胞，即所谓的储备细胞，亦可发挥干细胞作用。最后，各小叶间导管汇集成更大的总排泄管，开口于口腔，其上皮逐渐变为复层扁平上皮，并与口腔黏膜上皮融合。闰管：导

管最细小的终末分支部分，连接腺泡与分泌管。

**99. D　100. C　101. E　102. B**

**103. E**　釉柱自釉牙本质界至牙表面的行程并不完全呈直线，近表面1/3较直，而内2/3弯曲，在牙齿切缘及牙尖处绞绕弯曲更为明显，称为绞釉，绞釉的排列方式可增强釉质对抗剪切力的强度，咀嚼时不易被劈裂。

**104. D**

**105. E**　氢氧化钙作为较理想的根管消毒剂，其作用有：①对多种根管内细菌有杀伤作用，并能渗入牙本质小管发挥杀菌作用，效果明显，而且刺激性小，安全无毒；②诱导作用，对根尖周病损严重的病例可促进根尖周骨组织的修复，并促进根尖孔的封闭。

**106. C　107. A　108. B**

**109. D**　髓腔壁穿孔是根管治疗的并发症之一。

**110. A**　制备洞斜面有助于增加牙体粘结面积；暴露釉柱末端，提高酸蚀效果；减少边缘微渗漏；获得更好的美观效果。

**111. B　112. E**

**113. D**　邻嵌体邻面预备有片切洞形和箱状洞形两种方式。片切洞形适用于患牙邻面缺损表浅、突度小、邻接不良的情况。而患牙邻面突度较大时片切洞形磨除牙体组织较多，适合使用箱状洞形。

**114. C**

**115. C**　该题考查的知识点是深龋的临床表现。深龋时病原刺激物可以通过牙本质小管刺激牙髓组织，但不表现出任何临床症状。因此深龋患牙只要出现过自发痛就应该考虑是否有慢性牙髓炎的可能。

**116. C　117. E　118. B　119. C**

**120. A**　疼痛的性质（自发痛或激发痛）、疼痛持续的时间、疼痛发作的时间等是判断牙髓状况的重要因素。自发痛、夜间痛是牙髓炎的主要特征，冷、热刺激会加剧疼痛，但乳牙慢性牙髓炎有时并没有明显的自发痛，仅有冷、热刺激痛或食物嵌塞痛，此时需与深龋进行鉴别诊断。慢性牙髓炎的刺激性疼痛在刺激去除后，还会持续一段时间，而深龋的疼痛随着刺激的去除而消失。

**121. A　122. E　123. C　124. D　125. C　126. E**

**127. C　128. D　129. E**

**130. D**　在人类根面龋中最常分离到的细菌是放线菌。

**131. D**

**132. A**　①透明层：位于病损的最前沿，和正常釉质相连，是龋损最早发生的组织学改变。此层釉质晶体开始出现脱矿，晶体间孔隙较正常釉质增大，孔隙容积约为1%，较正常釉质（0.1%）增多。②暗层：紧接于透明层表面，当磨片浸渍于树胶或喹啉时，此层表现为暗黑色。③病损体部：是釉质龋病变的主要部分，从表层

下一直延伸到近暗层。由于病损体部的孔隙较大，树胶、喹啉等可以进入，故用它们浸渍磨片时，此区显得较透明，与暗层之间界限清楚。此层脱矿程度较为严重，占釉质容积的5%～25%。④表层：在龋损区表面有一较为完整的表层，而且较之深层呈放射线阻射，孔隙容积约占釉质容积的5%，而病损脱矿主要发生在表层下，这一现象有人认为是釉质表面与其深层的结构成分不同，因其矿化程度高，含氟量高，镁的含量较低，故有抗酸力强的特性。

**133. B  134. E  135. A  136. C**

**137. B**  牙齿不容易清洁的部位容易患龋。牙齿邻接面，日常刷牙无法清洁，存在食物嵌塞时需要及时使用牙线等清洁，否则易患龋；颊侧沟，部分可能较深，日常清洁无法达到，易患龋；舌侧窝，部分特殊牙位，如上颌侧切牙，舌侧窝较深，严重者出现畸形舌侧窝，易清洁不到位，从而患龋；深窝沟也易患龋，比如六龄牙，深窝沟需要窝沟封闭以防治龋坏。边缘嵴为牙冠周围的釉质，存在自洁作用，不易患龋。

**138. B**  引起龋病的四联因素包括宿主、细菌、时间和食物，患者口腔内存在蔗糖含量过高和酸性较强的食物，可以导致细菌附着、定植，从而产酸，造成牙釉质破坏，进而发生龋病。宿主的口腔环境和口腔卫生习惯的不同，如刷牙漱口次数少，爱吃甜食等，以及牙齿的解剖结构，如窝沟点隙多，可以在不同程度上影响龋病的发生概率。细菌是引起龋病的关键因素，牙齿上的菌斑有变形链球菌、乳杆菌等产酸菌属，以及葡萄球菌等革兰阳性菌。产酸细菌定植后可以产生酸性物质，而破坏牙釉质和牙本质。牙釉质由羟基磷灰石构成，氟元素能将羟基替换，变成氟磷灰石，该结构具有较强的抗酸能力。因此氟的摄入量多，宿主不易患龋。

**139. A**  Ⅱ类洞是后牙邻面的龋损所制备的窝洞，包括磨牙和前磨牙的邻面洞、邻𬌗面洞、邻颊面洞、邻舌面洞和邻𬌗邻洞。后牙近中面颈部洞属于后牙邻面洞，故为 Black Ⅱ 类洞。

**140. D**  盒状洞形是窝洞最基本的抗力形。要求洞底平，侧壁平直与洞底相垂直，点线角圆钝，各侧壁之间相互平行。盒状洞形使咬合力均匀分布，避免产生应力集中，并且受力时充填体不移动。窝洞的深度要求为使充填体能承受正常咀嚼压力的最小厚度。一般洞深要求在釉牙本质界下 0.2～0.5mm。鸠尾固位形要求制备鸠尾扣，借助峡部的锁扣作用，防止充填修复体从与洞底水平的位置脱位。

**141. E**  龋病的临床特征有：牙釉质呈白垩色，牙齿的透明度下降；进一步发展，牙体硬组织开始脱矿，牙釉质出现龋坏，形成浅龋；当龋坏进一步发展到牙本质层时，形成中龋或深龋。口腔卫生差是牙齿容易发生龋坏的因素，不是龋病的临床特征。

**142. B**  下颌第二乳磨牙患龋率最高的原因：① 牙颈部明显缩窄，𬌗面窝沟比较多，且较深，牙与牙之间的邻接不紧密，容易形成食物嵌塞，菌斑滞留，不易清洁；② 乳牙的牙釉质、牙本质比较薄，矿化程度也比较低，抗酸性比较弱，较恒牙抗龋能力显著降低；③下颌第二乳磨牙在口腔内留存的时间较长，易发生龋坏；④下颌牙较上颌牙更容易堆积食物残渣；⑤下颌第二乳磨牙相对靠后，儿童刷牙时容易清洁不到位。故下颌第二乳磨牙在乳磨牙中患龋率最高。

**143. A**  复面洞的制备，要求窝洞底平，侧壁平面与洞底垂直。洞底髓壁平坦，与侧壁垂直使充填体处于最稳定的位置，受力时不易移动。

**144. A**  银汞合金对牙齿硬组织缺乏粘结性，其固位主要依靠修复体与窝洞的洞壁产生的摩擦力和机械锁扣固位。因而需磨除较多牙体硬组织，削弱了牙体抗力，而使修复后的牙体容易折断。

**145. E**  当充填材料小于牙体组织的热膨胀系数时，充填材料体积收缩，容易与洞壁界面间产生微渗漏。当充填体的充填压力不够时，充填体与洞壁之间存在一定的间隙，容易产生微渗漏。当洞缘的垫底材料溶解时，充填材料与洞壁间容易产生缝隙，形成微渗漏。当备洞时未去除无基釉而直接充填时，洞缘无基釉因不能承受较大咬合力而容易破裂，并不是导致充填材料与洞壁界面间产生微渗漏的原因。

**146. C**  牙体邻面充填时，用成形片加小楔子能更好地恢复牙体原有的邻面解剖形态，防止形成充填体悬突。

**147. A**  氧化锌－丁香油水门汀暂封窝洞时，丁香油对牙髓有安抚镇痛效果，可以用于深龋洞底的垫底，能够阻止热的传导，不用将组织面完全干燥，凝固速度快（4～10分钟内就能固化），方便快捷，且复诊时容易去除干净。这些优点使氧化锌－丁香油水门汀成为暂封窝洞时的首选材料。

**148. C**  银汞合金是热和电的良导体，其导热率远大于牙体组织。它能将冷、热、微电流传至牙髓，刺激牙髓组织产生疼痛。因此对深的窝洞用银汞合金充填修复时应先垫底。

**149. D**  Ⅳ类洞为前牙邻面累及切角的缺损所制备成的窝洞，包括切牙和尖牙的邻切洞。此类洞适合支架固位复合树脂修复，既可保证充填体稳固，又可满足前牙美观要求。若没有支架固位，则充填体容易脱落。

**150. D**  复合树脂最大的优点是美观，主要用于前牙的美学修复，美观度高，并且有多种颜色可以选择，还可以选择不同的透明度和饱和度，如牙体色、牙本质色、牙釉质色，其物理性能也相对较好，具有耐磨、抛光保持度好等特点。

**151. D**　龋齿的治疗方法有：①首先是药物疗法：用于治疗尚未形成缺损的浅龋，也可用于磨除后的辅助治疗，常用的药物有 75% 氟化钠甘油、8% 氟化亚锡等。这些含氟化物的药物可在牙的表面形成氟磷灰石，能够促进釉质脱矿区再矿化，增强牙齿的抗酸能力，从而终止病变发展。②充填术：是治疗龋齿最有效且最常用的方法。充填术是磨除牙齿龋坏组织，并将龋洞按照标准制备成规定洞形，选用合适的材料填充窝洞（最常用的是复合树脂），用以恢复牙齿的形态和功能的治疗方法。③再矿化疗法：用人工的方法使已经脱矿、变软的釉质发生再矿化，恢复硬度，使早期釉质龋终止或消除的方法称再矿化治疗。主要用于光滑面早期釉质龋的治疗和龋易感者的预防。再矿化液主要由钙、磷和氟组成，应用方法主要为含漱法和局部涂擦法。④磨除法：主要针对浅龋，磨除龋坏组织，阻止龋坏进一步发展。

**152. A**　洞漆：指溶于有机溶剂的天然树脂结合而成的树脂，呈清漆状。洞漆涂布于预备好的窝洞内，可封闭牙本质小管，隔绝来自修复体的化学刺激，减少银汞合金中的金属离子渗入牙本质小管，减少微渗漏的发生。若要隔绝温度刺激，对深窝洞用银汞合金充填修复时先做窝洞衬层。

**153. E**　窝洞制备的基本要求：①去尽腐质，消除细菌感染，防止充填后发生继发龋；②保护牙髓和牙周组织。备洞过程中应有冷却措施，避免过度产热，动作应轻柔，避免造成牙周膜损伤；③尽量保留健康牙体组织；④外形边缘应在自洁区；⑤制备良好的抗力形和固位形。

**154. A**　龋坏组织即腐质和感染的软化牙本质，其中含有很多细菌及其代谢产物。为了消除感染，终止龋病过程，使修复体紧贴洞壁，防止发生继发龋，原则上必须去净腐质。主要是去除破坏层和透入层。

**155. D**　氟化物防龋的机制：①氟可以直接抑制口腔中细菌生长所需要的能量代谢，抑制细菌向牙面黏附，抑制细菌代谢过程中多种酶的活性，使细菌生长、代谢紊乱或停止；②氟与牙齿釉质结构中的羟基磷灰石结合，降低釉质表面的溶解度，增强对酸的抵抗力；③氟还可以促进唾液中的钙、磷在牙齿表面附着，有助于牙齿萌出后釉质的继续成熟、龋齿病变部位被破坏的磷灰石的恢复，促进龋损的再矿化；④较高浓度的氟化物有杀灭致龋菌和其他细菌的作用。氟化物防龋可以通过以下几种方式：①氟化水源：饮水的适宜氟浓度一般应保持在 0.7~1mg/L。效果主要表现为龋的减少和龋病进展的减慢。实践证明，饮水氟化是一种有效、安全、经济的防龋措施，具有突出的公共卫生特征，适用于社区防龋。②食盐氟化。③口服氟化物（氟片 0.25mg 或 0.5mg、含氟溶液、饮茶等）。④牛奶氟化，无论在低氟区还是在适氟区都可以获得一定的防龋效果。目前效果肯定，应用

广泛而且易于推广。

**156. D**　药物治疗是在磨除龋坏的基础上，应用药物抑制龋病发展的方法，适用于恒牙尚未成洞的浅龋，乳前牙的浅、中龋。常用药物包括氨硝酸银和氟化钠等。

**157. C**　龋病保守治疗的方法主要有三种，分别是化学疗法、再矿化疗法、窝沟封闭。主要目的是改变细菌生长的环境，阻止病变继续发展，防止再破坏牙体组织，达到治疗的目的。

**158. E**　牙体再矿化治疗：是采用再矿化液使脱矿釉质或牙骨质再次矿化，恢复其硬度，终止或消除早期龋损的一种治疗方法。这种治疗方法主要使用的是再矿化液，再矿化液主要含有不同比例的钙、磷和氟，加入氟可明显促进釉质再矿化，再矿化液的 pH 一般调至 7.0，酸性环境会减弱矿化液的再矿化作用，因此在矿化液中加入适量的氟化钠可使矿化液稳定。

**159. D**　V类洞抗力形和固位形制备应按盒状洞形的要求。龈壁与洞底（轴壁）垂直，近、远中的釉质壁略向外敞开，洞深 1~1.5mm。因颈部的牙面呈弧面，特别是前磨牙的突度较大，为使洞深一致，又不损伤牙髓，洞底应呈与牙面弧度一致的弧面，否则容易将洞底磨平，造成意外穿髓，同时使近、远中壁变浅，甚至被磨除，难以形成盒状洞形，不利于固位。V类洞虽不直接承受咀嚼压力，但在咬合运动中，侧方牙合运动使牙受到颊、舌方向的力，在此力的反复作用下，会产生以牙颈部为中心的往返弯曲，使V类洞充填体出现与洞壁分离的趋势。为了与颈部所受的弯曲力抗衡，应在轴线角和龈轴线角做倒凹或固位沟，防止充填体与洞壁分离。也可在 4 个点角处做倒凹，以保存更多的牙体组织，减少穿髓的可能性。

**160. B**　复合树脂充填洞形制备的特点为洞缘必须扩展到健康的牙体组织。外形线尽量避开牙尖和嵴等承受咬合力的部位。外形线呈圆缓曲线，以减少应力集中，利于材料的充填。复合树脂材料的韧性好，洞形制备时点线角应圆滑，洞缘角应制备短斜面，利于粘结修复。洞形制备后需清理窝洞，除去窝洞内所有碎屑，检查有无残存感染牙本质、无基釉等不利于充填的结构。

**161. A**　可复性牙髓炎的临床表现为牙髓炎的早期症状，主要表现为发生冷、热温度刺激或甜、酸化学刺激时，出现一过性的疼痛反应，对冷刺激尤其敏感，刺激去除后疼痛可消失。患者查体为切牙近中邻面龋，探诊敏感，冷测一过性疼痛，去除刺激可缓解，无自发性疼痛，诊断符合可复性牙髓炎，处理为氧化锌-丁香油糊剂安抚受激惹的牙髓。

**162. E**　**163. B**

**164. C**　龋均是指受检人群中每个人口腔中平均龋、失、补牙数。

**165. D** 牙菌斑是存在于口内硬组织表面软而未矿化的微生物膜，是微生物赖以生存的基础。

**166. D** 唾液是无色、无味的液体，比重为 1.004 ~ 1.009，偏酸性，酸碱度为 6.0 ~ 7.9，黏度比水大 18 ~ 35 倍，成人每日分泌唾液量为 1500 ~ 2000ml，晨起时多呈弱酸性，唾液的渗透压随分泌率的变化而有所不同，在分泌率很低的情况下，其渗透压也很低，而在最大分泌率时，渗透压可接近血浆。

**167. E** 菌斑指数根据牙面菌斑的厚度记分而不根据菌斑覆盖面积记分，用于评价口腔卫生状况和衡量牙周病防治效果。菌斑指数在检查前患者应先漱口，然后吹干牙面后使用镰形探针检查牙面菌斑情况。软垢指数只考虑龈缘处菌斑厚度，不估计牙面菌斑的面积，对牙面进行软垢指数检查时，同样使用镰形探针。

**168. B** 牙菌斑显示剂可以让牙菌斑着色，方便肉眼观察哪里有牙菌斑，红色越明显的地方，牙菌斑越多。是评价牙面清洁的一种手段。

**169. A** 唾液是矿物质的主要来源，菌斑－牙面间的矿物质转换是在菌斑液中进行的。菌斑内的矿物质转换主要发生在菌斑与牙釉质之间。

**170. D** 生物矿化的定义为钙、磷等无机离子在生物调控下通过化学反应形成难溶性盐，并与有机基质结合形成矿化组织。与一般矿化最大的不同在于有生物大分子、细胞、有机基质的参与。

**171. C** 唾液中的主要免疫球蛋白是 sIgA，即分泌型 IgA，与血清型 IgA 不同。sIgA 在口腔局部免疫中起着重要作用，可以阻止病原微生物黏附，可与溶菌酶及补体共同作用引起细菌溶解，还可中和病毒及其他毒素。

**172. E** 牙髓病的诊断：在了解主诉获取初步印象后应排查病因，寻找主诉牙；检查疼痛侧的牙齿是否有龋损等引起牙髓感染的途径；邻面可以通过探诊、X 线检查确定是否有冠部缺损；还需要通过牙髓温度测试辅助诊断。

**173. D** 小唾液腺即小涎腺，包括唇腺、颊腺、舌腺、腭腺、舌腭腺和磨牙后腺等，位于口腔黏膜的黏膜下层。其中唇腺、颊腺、磨牙后腺均属于混合性腺体，以黏液性腺泡为主。唇腺是唾液分泌性 IgA 的主要来源，其浓度比腮腺高 4 倍。

**174. C** 唾液中存在各种缓冲体系使唾液的 pH 处于中性，其中主要有 3 个缓冲系统：碳酸氢盐、磷酸盐和蛋白缓冲系统。

**175. D** 特异性免疫（又称后天性免疫）是指人体在出生以后逐渐建立起来的后天防御功能，只针对某一特定的病原体起作用，包括体液免疫和细胞免疫，特异性免疫是后天获得的免疫功能，不具有遗传性。

**176. D** 在口腔这个特殊环境中，组成非特异性免疫的成分有：（1）物理屏障：口腔黏膜是隔绝病原体和有害物质直接进入机体的天然屏障。（2）化学屏障：唾液、龈沟液、淋巴液中的多种无机盐（如硝酸盐、亚硝酸盐）、有机物（如糖蛋白、乳铁蛋白）和天然抗体（IgM）有抑制微生物生长的作用。（3）细胞、细胞因子及补体，参与口腔非特异性免疫的细胞有：①粒细胞；②肥大细胞；③单核－巨噬细胞；④朗格汉斯细胞；⑤自然杀伤细胞等。补体为唾液、龈沟液中含有的补体 $C_3$、$C_4$ 及 $C_5$ 等。（4）生物屏障作用：口腔正常菌丛有生物屏障作用。正常菌丛之间保持平衡状态，构成稳定的微生态环境，同时能够有效排斥外来菌的侵入，保护宿主免受新的、致病性较强的外源微生物侵犯。

**177. A** 影响口腔 pH 的因素有：①牙菌斑在酸性唾液环境下可产酸；②唾液中的 3 个缓冲系统：碳酸氢盐、磷酸盐和蛋白缓冲系统，使唾液的 pH 处于中性；③外源性物质，如食物，尽管这些物质在口腔中的停留是瞬间的，但足以影响口腔中的 $H^+$ 浓度；④细菌发酵过程，由细菌发酵糖而产生的大量 $H^+$，会引起牙菌斑 pH 的降低。牙石的主要成分是已经钙化的磷酸钙，其次是磷酸镁和碳酸钙，不会影响口腔 pH。

**178. B** 牙菌斑是牙面菌斑的总称，依其所在部位可分龈上菌斑和龈下菌斑。龈上菌斑位于龈缘上方，在牙周组织相对正常的情况下，革兰阳性菌占 61.5%。龈下菌斑位于龈缘下方，以革兰阴性菌为主，占 52.5%。龈下菌斑通常为附着菌斑与非附着菌斑。附着菌斑，龈缘以下附着于牙根面的龈下菌斑，由龈上菌斑延伸到牙周袋内。其结构、成分与龈上菌斑相似，细菌种类增多，主要为革兰阳性球菌、杆菌及丝状菌，还可见少量革兰阴性短杆菌和螺旋体等。非附着菌斑，龈缘以下位于附着菌斑的表面或直接与龈沟上皮、袋内上皮接触的龈下菌斑，为结构较松散的菌群，主要为革兰阴性厌氧菌，如牙龈卟啉单胞菌、福赛坦菌和具核梭形杆菌等，还包括许多能动菌和螺旋体。

**179. A** 变形链球菌为革兰染色阳性的球菌，是口腔天然菌群中比例最大的链球菌属中的一种，为牙菌斑的主要成分之一，是龋病的主要致病菌。

**180. D** 乳杆菌属属于 $G^+$ 杆菌，菌体形态多样，为细长或弯曲的短棒状杆菌或球杆菌。无芽孢，微氧环境能生长，厌氧环境中生长更好。具有强耐酸力，在强酸环境中能生存而且能继续发酵糖产酸，参与龋蚀的发展，使牙釉质、牙本质脱矿，尤其在牙本质深龋的发展中起重要作用。唾液中可检出大量乳杆菌，通常通过测定唾液中乳杆菌的数量来预测龋病的发展趋势，作为"龋标志菌"。

**181. E** 放线菌属为 $G^+$ 无芽孢厌氧杆菌，口腔中的主要菌种有衣氏放线菌、内氏放线菌、黏性放线菌。黏性放线菌与根面龋有关，其Ⅰ型菌毛是细菌黏附牙面的黏接素，Ⅱ型菌毛有助于细菌间的聚集。衣氏放线菌、内氏放线菌是感染根管、龈炎、牙周炎、冠周炎的病原菌。放线菌多从牙本质深龋中检出。

**182. E** 常见的致龋微生物包括链球菌属、乳杆菌属、放线菌属等。①链球菌属：血链球菌、变形链球菌、轻链球菌等。②乳杆菌属：干酪乳杆菌、嗜酸乳杆菌、发酵乳杆菌等。③放线菌属：内氏放线菌、黏性放线菌、依氏放线菌、迈氏放线菌、溶牙放线菌。

**183. D** 乳杆菌属包括革兰阳性兼性厌氧菌和专性厌氧菌，可分为两类，一类是同源发酵菌种，代表菌是嗜酸乳杆菌，这种细菌在牙菌斑中最容易分离；另外一类是异源发酵菌种，代表菌种是发酵乳杆菌，此种细菌最容易在唾液样本中分离到。乳杆菌在龋病中大量存在，具有较强的发酵力，在加速龋病的发展中可能起主要作用。

**184. D** 获得性膜是一种在牙齿表面的软沉淀，为薄薄的一层，来自唾液糖蛋白。它选择性地吸附在牙齿表面的羟基磷灰石结晶上，是一种无细胞、无固定形状、非溶解、半透明、有光泽的软沉淀。它不仅可以粘在牙齿表面，也可以附着于牙垢、修复体。不是菌斑微生物分泌的产物。

**185. B** 全身激素水平的改变，系统性疾病，营养不良，或吸烟均可导致宿主对菌斑发生不同的反应。菌斑数量不变，以上因素改变时，牙龈亦可产生炎症反应。刷牙习惯的改变不会影响宿主对菌斑的反应，能有效去除菌斑及软垢即可。

**186. D** 新堆积的菌斑在12小时后便可被菌斑染色剂染色显示，9天后便可形成含有各种细菌的复杂生态群体，10~30天菌斑生物膜中的细菌量和种类达到最多，成为陈旧的成熟菌斑。

**187. B** 局部刺激因素、充填体悬突、修复体边缘过低破坏生物学宽度、修复体边缘不密合或表面粗糙，容易造成菌斑堆积；冠修复体过凸的外形高点与龈缘之间形成的三角形地带，易导致菌斑堆积；正畸装置、多余的粘结剂、托槽的位置太靠近龈缘、带环边缘放在龈下或不密合等均易引起菌斑堆积。

**188. B** 通常人为地将平滑面菌斑分为3层，即菌斑－牙界面（基底层）、中间层和菌斑表层。菌斑－牙界面：细菌位于获得性膜上方，呈扇贝状排列于获得性膜表面。中间层（稠密微生物层）：有球菌样微生物。菌斑表层：各种不同微生物构成呈丛状或丝状微生物排列呈栅栏状。

**189. B** 牙菌斑是口腔微生物在牙面上的主要存在形式，生物膜则是微生物黏附到固体表面形成的一种膜状结构，目前认为生物膜是微生物的主要存在形式，具有

许多与浮游状态微生物不同的生物学性状，且有些具有致病性。牙菌斑是一种典型的生物膜，因此现在许多研究从生物膜的角度来重新认识牙菌斑。

**190. E** 龋病是在以细菌为主的多种因素影响下，牙体硬组织发生慢性进行性破坏的一种疾病。

**191. B** 早期釉质龋的白垩斑表面较为粗糙，探诊时硬度减小，釉质钙化不全的白垩斑表面光洁，早期釉质龋发生部位在牙面的易感部位，釉质钙化不全可发生在牙的任何部位。早期釉质龋与釉质钙化不全的斑块都可大可小，故不作为鉴别点。

**192. C** 浅龋探诊时硬度减小，表面较为粗糙，可有龋洞形成。釉质发育不全是牙发育的缺陷，探诊时硬而光滑，且釉质发育不全往往发生在同一时期萌出的牙上，具有对称性。

**193. B** 浅龋，亦称釉质龋，龋坏局限于釉质。初期于平滑面表现为脱矿所致的白垩色斑块，以后因着色而呈黄褐色，窝沟处则呈浸墨状弥散，一般无明显龋洞，仅探诊时有粗糙感，后期可出现局限于釉质的浅洞，无自觉症状，探诊也无反应。

**194. A** 透明层在病损的前沿，和正常釉质相连呈透明状，是龋损最先观察到的组织改变。这是由于该处釉质的晶体开始脱矿，导致晶体间隙增大，当磨片用树胶浸封时，树胶的分子足以进入该孔隙。又因为树胶的折光指数为1.52，与釉质羟基磷灰石的折光指数（1.62）相似，故在光镜下呈透明状。

**195. D** 釉质龋发展为牙本质龋时，在脱矿区深部受累的牙本质细胞受到刺激后最先发生脂肪变性。在脂肪变性的基础上，有矿物盐沉积，使小管发生矿化而闭塞。矿化后的牙本质小管和牙本质基质的折光指数一样。磨片在显微镜下用透射光观察时呈透明状称为透明牙本质。

**196. E** 氟斑牙和龋齿的鉴别要点：①氟斑牙是由于摄入过多的氟，使氟沉积在牙齿上，导致牙齿质量差或钙化不良，牙齿出现黄斑或褐斑。在牙齿发育过程中饮用含氟量高的水，或有高氟地区生活史。②龋齿是由细菌引起的牙体硬组织的慢性进行性破坏性疾病，可以通过填充治疗治愈。龋齿的发病没有地区因素的影响。

**197. A** 牙菌斑中的物质代谢包括糖代谢、蛋白质代谢和无机物代谢。这些代谢活动可能对牙的各种成分造成影响。其中最重要的是糖代谢。

**198. D** 龋病是指牙齿硬组织在菌斑和细菌的影响下，发生的慢性进行性破坏性疾病，是口腔疾病中最常发生的疾病。

**199. C** 透明层在釉质龋的最深层，是开始脱矿之处，是脱矿形成的孔隙尚未发生再矿化，树胶分子进入晶体间隙，使其折光率与正常釉质一致，故表现为透明层。

**200. B** 牙本质龋：由深到浅为透明层、脱矿层、细菌侵入层、坏死崩解层。

**201. B** 早期的牙骨质龋扫描电镜即可见表面的凹陷内有大量的细菌及菌斑。显微放射摄影显示表层下脱矿，而表层矿化相对增高。由于牙骨质较薄，脱矿的牙骨质很容易沿牙骨质生长线崩裂、缺失而使病变较快地累及牙本质，形成类似于冠部牙本质龋的组织学改变，或形成牙骨质下的潜行性龋。

**202. E** 釉柱是釉质的基本组织学结构，自釉牙本质界至牙表面。窝沟处釉柱由釉牙本质界向窝沟底部集中，牙颈部釉柱排列几乎呈水平状。窝沟龋的组织学特征与平滑面龋相似，但由于釉柱排列方向不同，使得其形态与平滑面龋不同。窝沟龋从窝沟侧壁开始，沿釉柱长轴方向向深部延伸，当病变进展超过窝沟底部时，侧壁病损相互融合，即形成口小底大的潜行性龋损。

**203. A** 釉板是由钙化不良的釉柱片段组成（累及一个以上釉柱），主要是成熟成釉细胞吸收有机质不完全，在牙齿发育过程中，各应力平面因受压而矿化不全形成。

**204. E** 赤藓糖醇具有一定的防龋性。这种代糖不会被口腔细菌所利用，可限制变形链球菌生长。但因其无毒性，故不可杀灭变异链球菌。

**205. B** 根管预备的目的：①清除根管系统内的细菌、毒素及残余牙髓；②扩大根管，除去根管壁感染牙本质，修整管壁，预备根管形态，以利充填；③冲洗洁净，除去根管内残余的物质和碎屑，为以后的药物消毒和根管充填创造良好的条件。根管预备的根尖止点在根尖孔，根管预备时只扩大根管，不扩大根尖孔。

**206. E** 牙体硬组织的疾病最常见的是龋病，龋病是由细菌引起，一般细菌作用在牙齿上对牙齿进行破坏形成龋洞。龋病分为浅龋、中龋和深龋，浅龋可侵及牙釉质，中龋可侵及牙釉质和牙本质浅层，深龋可侵及牙釉质和牙本质深层，根面龋多侵及牙骨质。因此牙体硬组织病理改变会涉及牙釉质、牙本质和牙骨质。

**207. D** 用氯己定控制菌斑属于化学方法，其作用机制是：①减少唾液中能吸附到牙面上的细菌数量。氯己定吸附到细菌表面，与细菌细胞壁的阴离子作用，增加了细胞壁的通透性，从而使氯己定容易进入细胞内，使胞质沉淀而杀灭细菌，从而使吸附到牙面上的细菌数量减少。②氯己定与唾液酸性糖蛋白的酸性基团结合，从而封闭唾液糖蛋白的酸性基团，使唾液糖蛋白对牙面的吸附能力减弱、抑制获得性膜和菌斑的形成。③氯己定与牙面釉质结合，覆盖牙面，因而阻碍了唾液中细菌对牙面的吸附。④氯己定与 $Ca^{2+}$ 竞争，取代 $Ca^{2+}$ 与唾液中凝集细菌的酸性凝集因子作用，并使之沉淀，从而抑制细菌的聚积和对牙面的吸附。

**208. B** 二氧化硅属于复合树脂的无机填料部分，使复合树脂强度增加、耐磨，二氧化硅还具有 X 线阻射性。因此，观察复合树脂充填窝洞情况应首选二氧化硅。从复合树脂的组成成分和 X 线阻射性来考虑，瓷粉、硅酸铝锂和钡、锶玻璃粉不能完全兼具这两个特征，故排除。

**209. A** 慢性牙髓炎一般不发生剧烈的自发性疼痛，但有时可出现不甚明显的阵发性隐痛或者每天出现定时钝痛，患者可诉有长期的冷、热刺激痛。患者龋齿引起可复性牙髓炎来院做间接盖髓术，但是术后冷刺激加重且伴有夜间痛，说明患牙已出现慢性牙髓炎症状，应行完善的牙髓治疗，即根管治疗。

**210. B** 复合树脂修复时，不可用氧化锌 - 丁香油水门汀直接垫底。该物含有影响复合树脂固化的丁子香酚，对树脂有阻聚作用。可在氧化锌 - 丁香油水门汀上再垫一层玻璃离子再行复合树脂充填。

**211. E** 熟石膏调拌时应严格按照（40～50）ml：100g 的水粉比例。若发现水粉比例不合适，应重新量取调拌。若此时只添加石膏粉或水，会造成结晶中心反应时间和数量不一致，形成不均匀的块状物，导致石膏强度下降。

**212. B** 釉原蛋白是釉基质的主要成分，是釉质发育过程中主要的功能性蛋白，属于内在无序结构蛋白。

**213. E** 根管治疗主要采用机械和化学方法彻底消除髓腔内的感染物质，经过严格的根管消毒，用根管充填剂严密封闭根管的过程。根管治疗是治疗牙髓炎和根尖周炎的最常用且最有效的方法。

**214. C**

**215. D** 窝洞消毒的主要目的是杀菌，以阻止进一步龋坏。因为被保留的牙本质内还有细菌残存，备洞时不可能将这些细菌移除，应用消毒力强、刺激性小、渗透性小的药物，将牙本质内的残存细菌杀灭，可阻止龋坏的进一步发展。同时，消毒剂也不能使牙体组织变色，影响美观。

**216. B** 常用的糊剂类根管充填材料有：氧化锌 - 丁香油根管充填材料、根管糊剂、氢氧化钙糊剂、麝香草酚糊剂、碘仿糊剂等；液体类根管充填材料有：酚醛树脂。这些充填材料都能起到良好的抑菌作用。固体类根管充填材料有：牙胶尖、银尖、塑料尖。固体类根管充填材料无消毒和抑菌作用，一般与糊剂类根管充填材料联合使用，可严密充填根管。

**217. D 218. B**

**219. D** 蚀刻法复合树脂的粘接原理：酸蚀剂可以激活钝化的釉质层，易于与树脂结合，酸蚀剂使釉质表面出现脱矿，呈白垩色，表面变得粗糙，形成许多微孔，增大了接触面积。经过酸蚀处理后，釉质表面在显微镜下呈蜂窝状，粘结剂通过毛细作用渗透进入微孔，形成树脂突，与釉质之间形成机械嵌合，增强了与树脂的粘结强度。

**220. A** 唾液的黏滞度高，流动性差，可减弱唾液对牙体表面的冲刷作用，导致菌斑容易聚集，促进龋病的发生。

**221. E** 前牙3/4冠的邻面沟预备时应从邻切线角的中点开始，方向与牙冠唇面切2/3平行，位于邻面唇1/3与中1/3交界处，以保证沟的舌侧壁有足够抗力形，同时又要注意唇侧壁不能过薄。

**222. A** 获得性膜是唾液蛋白或糖蛋白吸附至牙面形成的生物膜，是细菌代谢的底物和营养来源，作为扩散屏障，对釉质面起修复和保护作用，获得性膜是形成牙菌斑的必要条件，影响细菌在牙面黏附，牙菌斑是导致口腔常见疾病，如龋病和牙周病的微生态环境，其数量与龋病发生呈正相关。

**223. A** 在恒牙列中，下颌第一磨牙患龋的频率最高，其次是下颌第二磨牙，以后依次是上颌第一磨牙、上颌第二磨牙、前磨牙、第三磨牙、上颌前牙。患龋率最低的是下颌前牙。

**224. C** 窝洞预备的生物学原则为尽量保留健康牙体组织。保存健康牙体组织不仅对充填材料的固位很重要，还可使剩余的牙体组织有足够强度，以承担咀嚼功能。此外，现代修复材料的进展使洞形预备也更趋于保守。保留健康牙体组织应注意：①洞形做最小程度地扩展，特别在颊舌径和牙髓方向。②窝洞的龈壁只扩展到健康牙体组织，尽量位于牙龈边缘的殆方或切方。③尽量不做预防性扩展，平滑面龋的扩展只限于龋损范围，而有发育缺陷的殆面点隙裂沟可采用釉质成形术、窝沟封闭或预防性树脂充填等处理，以保存更多的牙体组织。

**225. B** 体瓷中出现小气泡可能是由于瓷粉混合中或混合后有杂质造成，导致瓷粉聚结不充分，产生气泡。

**226. B** 患者后牙已行根管治疗术，而且牙体近中邻面银汞充填体已经脱落，如果再次行充填治疗，固位形、抗力形都会较差，此时可以选择全冠修复，恢复牙体的外形和功能。

**227. B** 龋齿药物治疗主要适用于龋损面积比较广泛，不容易制备洞形，大而浅的乳牙龋，或剥脱状的环状龋，常见于乳牙，如乳前牙的邻面和唇面。有时候也可以用于乳磨牙的颌面或颊面。

**228. C**

**229. B** 现代的根管充填技术是通过向预备好的根管充入牙胶和封闭剂达到高度的致密性、良好的锥度、精确的长度、所有根管空间（包括分支、侧支、峡部、交通支）的完善封填，患者18岁前牙根已经发育完成，根管充填时常用的固体类根管充填材料为牙胶尖。

**230. C** 抗力形是指在完成修复后，要求修复体和患牙均能抵抗殆力而不致破坏或折裂。增加患牙抗力的措

施有：①避免牙体预备后形成薄壁弱尖。修复体应尽可能覆盖保护薄弱部位，防止殆力作用在牙体薄弱部位。②牙体预备时去除易折断的薄壁，降低高尖陡坡，修整尖锐的边缘嵴及轴面角。鸠尾峡不能超过两牙尖间距的1/2，根管内径不能超过根径的1/2。③牙体缺损大者，应采用辅助增强措施，如采用钉、桩加固后充填，或做成桩核结构。

**231. C** 临床上对邻面牙体缺损进行修复治疗时，应合理使用成形系统，上成形片的目的是确保修复体没有孔隙并具有正确的外形，以免产生悬突等问题。上成形片一定要加楔子，否则不能防止充填材料外溢，造成邻面悬突。

**232. C** 当烤箱温控器显示温度达到900℃时，应维持15～20分钟，再取出铸圈进行铸造，如立即取出铸圈进行铸造可能造成铸造不全。

**233. D** 银汞合金具有比较稳定的物理和机械性能，其机械强度、抗张力强度、抗弯曲强度和抗冲击强度都非常好。但是由于汞具有毒性，而锡具有腐蚀性，因此银汞合金性能的改进，着重于去除所含锡汞相。

**234. D** 为了保证银汞合金的良好性能，在银汞合金调制时，无论是手动研磨，还是机器震荡，都应在干燥的环境下调拌。若银汞合金调制中受潮，致使银汞合金中水分增多，可产生体积的延缓膨胀。

**235. B** 银汞合金是一种特殊类型的合金，可由汞与一种或多种金属形成，用于牙体修复，银汞合金的主要成分是银，银汞合金主要的金相组成是 $\gamma + \gamma1$。

**236. D** 氢氧化钙垫底可以对牙髓进行安抚，具有镇痛、消炎的功效，因此中龋和深龋的患者需要使用氢氧化钙垫底，氢氧化钙可以释放氟离子，从而使牙本质细胞产生修复性的牙本质，能够隔绝外界的刺激。此外，使用氢氧化钙垫底还能起到消炎的作用，可使可复性的牙髓炎症得到改善，并使细菌得到一定的抑制。

**237. B** 龋病导致的牙体缺损最常用的治疗方法是充填治疗，其目的在于终止病变，恢复牙齿的固有形态和功能，常用的充填治疗术有银汞合金充填术、复合树脂充填术、酸蚀法光敏复合树脂充填术。

**238. B** 金属烤瓷材料与金属结合的匹配，主要受两者的热膨胀系数、金属烤瓷烧结温度与金属熔点的关系及两者结合界面的润湿状态三个方面的影响，其中热膨胀系数在三个影响因素中占主要地位。

**239. D** 釉质龋呈口大底小的形状特征，牙本质龋呈口小底大的形状特征，当后牙邻面龋坏，突破釉质层发展到牙本质层之后，形状特征呈现为釉质龋锥尖与牙本质龋锥底相连接。

**240. D** 50～100μm的氧化铝砂主要用于金属基底冠的粗化处理，打磨时应多方面均匀地打磨出金瓷结合部

要求的外形。

**241. C** 调和后的银汞合金为膏状物,表面银灰色。在调和后的15~20分钟内,可塑性好,可塑造成任何形状。20分钟后可塑性降低,不易填满窝洞各部位,因此调和后应立即进行充填。

**242. C** 上颌中切牙为粗壮较直的单根,唇侧宽于舌侧,牙根颈部横切面为圆三角形,牙根向根尖逐渐缩小,根尖较直或略偏向远中。根长稍大于冠长或冠根长度相等,亦有根长短于冠长者。

**243. B**

**244. D** 年轻恒牙牙髓腔大,牙髓角高,牙本质小管粗大,牙髓腔与牙齿表面接近,龋病进展速度快,容易影响牙髓。为保护牙髓,年轻恒牙深龋近髓时,应保留部分龋坏牙本质,行再矿化治疗后再去净腐质,完成充填。

**245. C** 临床上恒牙的酸蚀时间一般为30秒,但乳牙需要双倍的酸蚀时间,时间通常在60秒左右。因为乳牙的钙和磷等无机物含量比恒牙低,导致乳牙矿化程度低,因而乳牙酸蚀效果比恒牙差,故临床上建议乳牙酸蚀时间比恒牙长。

**246. D** 硝酸银属于强氧化剂、腐蚀品、环境污染物。硝酸银溶液由于含有大量银离子,故氧化性较强,并有一定的腐蚀性。氰化钠,是一种无机化合物,易溶于水,易水解生成氰化氢,水溶液呈强碱性,有剧毒,无腐蚀性;酸性氟磷酸盐是氟化钠和磷酸等组成的防龋剂,局部使用,可提高牙釉质氟化物含量,增加其抗酸性能,达到防龋目的,无腐蚀性;氟化铝是一种无机物,不溶于水,不溶于酸和碱,性质很稳定,加热的情况下可水解,在电解铝时作为电解剂、调节剂、催化剂,无腐蚀性。

**247. D** 第一恒磨牙患龋率最高的原因:①第一恒磨牙6岁萌出,是没有经过乳牙替换直接萌出的牙齿,故第一恒磨牙是口腔中萌出最早,使用时间最久的牙齿;②第一恒磨牙𬌗面有很多点隙窝沟,清理的难度较大,点隙窝沟里面容易堆积食物残渣,引起细菌滋生,导致龋坏。

**248. B** 由于乳磨牙颈部明显缩窄,为保证龈壁有1mm以上的宽度,又避免损伤牙髓,轴壁可做成与牙面一致的倾斜状。

**249. A** 复合树脂修复时,不可用氧化锌-丁香油水门汀直接垫底。该水门汀含有影响复合树脂固化的丁子香酚,对树脂有阻聚作用。可在氧化锌-丁香油水门汀上再垫一层玻璃离子再行复合树脂充填。

**250. C** 氟化氨银对口腔黏膜刺激性较大,使牙面变黑,使用时要特别注意保护软组织。特别不配合的儿童治疗上存在较大困难,一般不采用氟化氨银。

**251. D** 复合体、玻璃离子与牙体组织有粘结作用,还可以释放氟预防继发龋的发生,是乳牙龋病充填治疗的首选材料。但由于玻璃离子的水溶解性较高,强度又较差,因此临床上一般用于近替换期的乳牙或极度不配合儿童的龋病充填。本例患儿才5岁,正常情况下第一乳磨牙还需保留相当长的一段时间,因此首选的充填材料为复合体。

**252. D** 窝沟封闭的适应证:窝沟深,尤其是可以插入或卡住探针者;其他牙,特别是对侧同名牙患龋或有患龋倾向。该病例的情况完全符合窝沟封闭的适应证。

**253. D** 患儿右下第一恒磨牙深龋,第一次去腐不能完全去净腐质,若强行去净腐质,可能会穿髓,需用氢氧化钙行盖髓术,形成修复性牙本质,10~12周的时间氢氧化钙可使软化的牙本质再矿化,矿化后可再次去腐充填。

**254. D** 乳牙易患龋的因素:①乳牙解剖形态特点;②乳牙组织结构特点;③食物;④口腔自洁和清洁作用差。

**255. E** 牙隐裂发病率为34%~74%,通常发生在30~50岁年龄段的人群,女性多于男性,是导致成年人牙劈裂而丧失的主要疾病之一。过度的咬合力直接作用在健康牙齿上,或生理性咬合力作用于牙齿结构受损的牙齿易导致牙隐裂的发生。

**256. D** **257. A**

**258. B** 患儿7岁,第一恒磨牙根尖尚未发育完成。患牙龋洞去腐过程中意外穿髓,说明龋坏已深及牙髓,细菌可能已侵入冠髓。为保护健康牙髓,须行活髓切断术,去除感染的冠髓,保留健康的根髓,促进根尖发育。

**259. D**

**260. C** 硅酸乙酯系包埋料从400℃升至900℃,升温时间不得少于90分钟。若升温过快,则容易使包埋材料变形,模型不准确,导致修复失败。

**261. D** 配制石膏、石英系包埋料,石膏的固化反应起主要作用,机制与石膏本身的固化膨胀相同,石英的存在有利于材料的膨胀,石膏与石英砂的比例为1:3时,包埋材料达到最佳的固化性质。

**262. B** 人造石的主要成分是α-半水硫酸钙,是由生石膏粉在密闭环境及饱和蒸汽介质中125℃加热脱水制成。普通石膏的主要成分是β-半水硫酸钙,是由生石膏粉经开放式加热至105~130℃断烧脱水而成。人造石物理性能优于普通石膏,人造石调和水粉比小,凝固时间长,凝固膨胀小,模型强度高,抗压强度较大。

**263. A** 瓷与金属的结合有四种方式:化学结合、机械结合、范德华力、压缩结合。起主导作用的是化学结合,烤瓷合金在预氧化处理过程中表面会形成一层氧化膜,该氧化膜与瓷产生化学结合,是金-瓷结合力的主要组成部分（占 52.5%）。贵金属烤瓷合金中含有 Sn、In、Cu，非贵金属中含有的 Cr、Ni、Be 等元素在氧化过程中生成 $SnO_2$、$In_2O_3$、$CuO$、$Cr_2O_3$、$NiCr_2O_4$、$BeO$ 等氧化物，与瓷中的氧化物形成同种氧化物的过渡层（如聚硅酸锡等），实现很强的化学结合力。因此化学结合被大多数研究者认为是金瓷结合中最主要、最关键的结合机制。

**264. E　265. A**

**266. B**　人造石与水调和时，水的需要量较少，人造石的混水率为 0.25% ~ 0.35%，调和过稠或过稀，均会使模型变得脆弱。

**267. C**　人造石凝固时吸收水分较少，凝固时间较长，其用法为：人造石与水调和时，水的需要量较少，一般水粉比例为（30 ~ 35）ml:100g，调和过稠或过稀，均会使模型变得脆弱。

**268. C**　50 ~ 80℃时随水温升高，反应剧烈，二水硫酸钙晶体被冲碎，减少了结晶中心的形成，反而使凝固速度变慢。

**269. D**　熟石膏是用于制作修复体模型的主要材料。熟石膏的主要成分是 β - 半水硫酸钙，是由生石膏粉经开放式加热至 105 ~ 130℃ 断烧脱水而成。熟石膏的工作时间为 5 ~ 7 分钟，初凝时间为 8 ~ 16 分钟，终凝时间为 40 ~ 60 分钟，24 小时达到最大硬度。

**270. C**

**271. A**　调拌时先将适量的水注入橡皮碗内，然后按规定的水粉比例加入石膏粉，待石膏均沉入水中，用石膏调刀沿着一个方向进行调拌，用调刀紧贴橡皮碗内壁环刮，搅拌速度宜快而均匀，调和时间为 50 ~ 60 秒。调拌完毕后，将橡皮碗轻轻震动以排除气泡。

**272. E**　熟石膏的工作时间为 5 ~ 7 分钟，初凝时间为 8 ~ 16 分钟，终凝时间为 40 ~ 60 分钟，24 小时达到最大硬度。故石膏模型使用应在石膏凝固干燥 24 小时后开始。

**273. B**　口腔用贵金属元素是指在干燥的空气环境中能保持良好金属表面的元素，具有优良的抗氧化和抗腐蚀性能，贵金属元素一般包括金、铂、钯、铱、铑、钌和锇等。

**274. C**　深龋牙髓温度测验结果仍为正常，但若将冰水滴入洞内，患牙会出现一过性敏感反应。温度测验是将小冰棒或者热水贴于牙面，而不是滴入龋洞当中，故其温度测验同对照牙，为正常。

**275. A**　对根尖 1/3 折断，在许多情况下只上夹板固定，无须牙髓治疗，就可能修复并维持牙髓活力。根折后立即进行根管治疗常有可能把根管糊剂压入断端之间，反而影响其修复。但当牙髓有坏死时，则应迅速进行根管治疗术。

**276. B**　面团期，又称可塑期，牙托水基本与牙托粉结合，无多余牙托水存在，黏着感消失，呈可塑面团状，此时涂布分离剂树脂的颜色和特性不会受到影响。

**277. E**　复合树脂是临床应用最广泛的一类材料，复合树脂的主要成分为树脂基质、无机填料、引发体系和阻聚剂。填料的粒度、粒度的分布和含量是决定复合树脂的耐磨性、稳定性及抛光性的主要因素。复合树脂的性能：（1）物理性能：①体积收缩。②线胀系数，树脂的线胀系数均大于天然牙。③固化深度，临床操作因素对固化深度的影响：a. 光照时间：延长光照时间，可以非正比例地增加固化深度，一般用时 20 ~ 60 秒；b. 光源位置：光源端与树脂表面的距离越近，固化深度就越大。④审美性能：多指树脂表面色泽、透明度、可抛光性和表面光洁度。（2）化学性能：①聚合转化率和残留单体。②溶解性及吸水性。③粘结性能。复合树脂的主要问题是树脂发生聚合收缩，充填修复体边缘形成微渗漏，难以获得良好的边缘密封性；对牙本质粘结效果不理想，复合树脂对牙髓有一定的刺激性。传统型复合树脂：缺点是耐磨性差、表面粗糙、变色，可用于承受应力部位。超微型复合树脂：具有光洁的表面和良好的色泽稳定性，适用于前牙承受较小应力部位的缺损修复和变色牙覆盖。小颗粒型复合树脂：可用于承受较大应力和磨耗部位，如 II、IV 类洞。混合型复合树脂：具有良好的表面光洁度和强度，可广泛用于前牙。后牙复合树脂：混合型和小颗粒型。

**278. C**　玻璃离子水门汀由于选用了玻璃粉，凝固后具有半透明性，色泽也与牙齿相似，可作为前牙牙体缺损修复。一般的玻璃离子水门汀与釉质的粘结强度为 30 ~ 50MPa，与牙本质的粘结强度为 20 ~ 40MPa，粘结性能较强。玻璃离子水门汀大多含有氟化物，在口腔唾液中能缓慢释放氟离子，氟离子可与紧邻的牙齿硬组织的羟基磷灰石的羟基进行交换，提高牙齿硬组织的氟含量，从而提高牙齿的抗龋能力。但玻璃离子水门汀强度较低，容易耗损，不耐磨。

**279. D**　为了保证树脂能够完全硬化达到严密充填的效果，分层光照每层的厚度不得超过 2mm。

**280. A**　由于玻璃离子水门汀材料的特殊性，遇到金属会变黑，影响材料的性能和美观性，在调拌此水门汀时，不可用金属调刀。

**281. B**　链增长反应是活性单体反复与单体分子迅速加成，形成大分子游离基的过程，是一种放热反应。

**282. D**　目前临床所用的光固化复合树脂的热膨胀系数均高于牙釉质及牙本质，因而会影响到修复效果。影响光固化复合树脂热膨胀的因素有很多，内在因素包括复合树脂组成成分、转化率及交联密度等；外在因素包括树脂厚度、光固化灯光密度等。复合树脂由于热膨胀系数比牙齿大，在粘结界面易产生收缩应力，形成裂隙。添加钡、锶玻璃粉有利于改善复合树脂热膨胀系数。

**283. C** 双酚A甲基丙烯酸缩水甘油酯的特性是可以改善复合树脂的物理机械性能，并能降低复合树脂的热膨胀系数，减少聚合收缩，增强树脂基质的防裂性能并减少基质中的裂纹。缺点是随着时间的推移可能会使复合树脂充填后变色。

**284. B** 氧化锌-丁香油水门汀由粉、液两部分组成。粉剂与液剂混合后发生螯合反应，最后生成无定形的丁香酚-锌的螯合物，反应极缓慢，约12小时，加入微量醋酸盐能使其在数分钟内初步结固。临床上常用的氧化锌-丁香油凝固时间为3分钟左右，调和后在口腔潮湿环境中能加速其凝固。若调拌中与水接触也会加速其结固。

**285. E** 硼砂溶液为无色透明的溶液，无刺激性，呈弱碱性。主要作为口腔科常用的漱口剂或含漱剂，具有抗菌、防腐、消炎的作用，对口腔黏膜的炎症具有较好的治疗作用。调拌石膏时加入硼砂溶液不会加快石膏凝固。加长搅拌时间，加快搅拌速度，提高粉水比例，加入硫酸钾溶液或氯化钠溶液，可以加快石膏凝固。

**286. D** 复合树脂在使用过程中受到的磨耗及磨损的程度，与对颌牙的硬度、食物的硬度、咀嚼习惯和咀嚼肌的张力等有关，树脂与填料之间无磨耗。

**287. C** 可见光固化选用高强度光固化器，能使树脂单体在照射下由光敏剂引发聚合反应，生成不溶的涂膜，照射时间不得少于40~60秒，否则聚合反应无法彻底进行，达不到树脂固化的效果和强度。

**288. A** 可见光固化选用高强度光固化器，对于较深窝洞的修复需要分层固化，其树脂层厚度不超过2.0~2.5mm。

**289. A** 光固化引发体系一般由光敏剂和促进剂组成，常用的光敏剂是樟脑醌，促进剂有甲基丙烯酸二甲氨基乙酯等。樟脑醌在促进剂存在下，受到波长400~500nm的光线照射时分解产生活性自由基，引发树脂基质和稀释剂聚合固化。

**290. C** 可见光固化选用高强度光固化器，其工作头应尽量接近树脂表面，光源离材料表面的距离一般应为1~2mm，最大距离不得超过3mm。

**291. B** 面团期，又称可塑期，牙托水基本与牙托粉结合，已无多余牙托水存在，黏着感消失，呈可塑面团状，此期为加热固化型基托树脂充填型盒的适宜时期。

**292. C**

**293. B** 为了加速自凝树脂的聚合，自凝树脂内会加入一定量的促进剂，加入的促进剂含量越高，反应热越多，聚合程度也越快。常用的促进剂主要有N，N-二甲基对甲苯胺，N，N-二羟乙基对甲苯胺，这些促进剂的

含量一般为牙托水重量的0.5%~0.7%。

**294. A** 自凝树脂调和后，所允许的操作时间是有限的。一般在糊状期塑形，此期流动性好，不黏丝，不粘器具，容易塑形。

**295. A** 甲基丙烯酸是一种用量不断增长的热塑塑料，它具有优异的光学性能（光泽、很高的透明度、透光率超过92%），硬度、热成型性、耐老化性能均较好，及易加工（切割、抛光、粘结、弯曲、注塑）。温度是影响甲基丙烯酸塑料聚合速度的最大因素。

**296. A** 微波聚合工艺，将石膏模型和义齿基托树脂放在微波中，使两种材料升温速度和温度同步，二者之间的收缩和膨胀时间较一致，也避免了义齿的增高和变形。一般热凝塑料的微波聚合方法中电子微波炉的功率为500W左右。

**297. E** 热固化型基托树脂一般由粉剂和液剂两部分组成。牙托水由甲基丙烯酸甲酯、交联剂（少量）、阻聚剂（微量）、紫外线吸收剂（微量）组成；牙托粉由甲基丙烯酸甲酯均聚粉或共聚粉、颜料等组成。

**298. D** 热处理是对充填好的树脂进行加热聚合的过程，使其中的单体聚合，完成树脂基托的固化成型。热处理通常采用水浴加热法：将型盒置于70~75℃水浴中恒温90分钟，然后升温至煮沸并保持30~60分钟。

**299. A** 自凝树脂的聚合过程与热固型树脂相似，不同的是链引发阶段产生自由基的方式不同。BPO需要在60~80℃温度下才能分解出自由基，欲使其在常温下分解出自由基，需要叔胺作为促进剂。BPO与叔胺在常温下就能发生剧烈的氧化还原反应，释放出自由基，释放的自由基可以打开MMA分子结构中的双键，引发其聚合。

**300. C** 复合树脂按填料粒度可分为四型：传统大颗粒型、小颗粒型、超微型、混合型。

**301. A** 复合树脂的成分包括：①有机树脂基质：赋予可塑性、固化特性和强度，常用的化合物有多官能团甲基丙烯酸酯单体；②无机填料：增加强度和耐磨性，常用的化合物有石英、二氧化硅、玻璃粉；③引发体系：引发单体聚合固化，常用的化合物有过氧化合物、过胺酚类；④着色剂：赋予天然牙色泽，常用的化合物有钛白、铬黄。有机树脂基质是复合树脂的主体成分。

**302. B** 传统型复合树脂可用于承受应力的部位；超微型有光洁的表面和良好的色泽稳定性，广泛用于前牙审美修复；小颗粒型强度较高可用于承受较大应力和磨耗的部位；混合型有良好的表面光洁度和强度，广泛用于前牙和承受应力部位的充填修复。

**303. E** 粘结材料若按被粘物分类可分为牙釉质粘结剂、牙本质粘结剂、骨粘结剂、软组织粘结剂。按应用类型可分为：充填修复粘结剂、固定修复粘结剂、正畸

粘结剂和颌面缺损修复粘结剂。

**304. E** 窝沟封闭剂通常由合成有机高分子树脂、稀释剂、引发剂和一些辅助剂（溶剂、填料、氟化物、涂料等）组成。①树脂基质：为封闭剂的主要成分，目前广泛使用的是双酚 A 甲基丙烯酸缩水甘油酯。②稀释剂：常在树脂基质中加入一定量的活性单体作为稀释剂，以降低树脂黏度。一般有甲基丙烯酸甲酯、二缩三乙二醇二甲基丙烯酸酯、甲基丙烯酸缩水甘油酯等。③引发剂：可分为自凝引发剂与光固化引发剂两种，前者常由过氧化苯甲酰和芳香胺，如 N，N 二羟乙基对甲苯胺组成；光固化引发剂中，紫外光固化引发剂常用安息香醚类，可见光固化引发剂采用 α-二酮类光敏剂如樟脑醌。由此可见光固化型窝沟封闭剂的组成与自凝型基本相同，不同的是引发体系。

**305. B** 面角是面平面与眼耳平面的后下交角，此角反映下颌的凸缩度，此角越大表示下颌越前凸，反之则表示下颌后缩。

**306. B** 唾液中黏液素在咀嚼、吞咽、言语等活动中起润滑作用，唾液中淀粉酶能将淀粉分解成糊精，进而水解成麦芽糖。唾液小体有吞噬的作用，碳酸氢盐起中和缓冲的作用。

**307. D** 唾液中含有分泌型免疫球蛋白 A（sIgA），其主要功能是减少变形链球菌聚集于牙面。变形链球菌是导致龋病的主要细菌，因此唾液的功能之一是对龋病有免疫作用。

**308. C** 唾液的作用：①唾液里的淀粉酶可以将食物初步分解，起到软化食物和消化的作用；②对黏膜的保护和润滑的作用；③对口腔的清洁作用；④唾液里的抗体因子对口腔起到抗菌和杀菌作用。唾液不具有语言功能。

**309. A** 唾液是含有黏蛋白的液体，来自口腔黏膜下方或邻近组织的腺体，人每天分泌全唾液 1.5L 左右。其中颌下腺占 60%~65%，腮腺占 22%~30%，舌下腺占 2%~4%，小唾液腺的分泌量低于 10%。唾液的主要成分是水占 99.4%，固体物质占 0.6%，pH 平均 6.75。

**310. D** 正常唾液无色、无味，酸碱度近中性，它的主要成分是水，其余是含钠、钾、钙、氯、硫等离子的盐类，以及有机物如淀粉酶、麦芽糖酶、磷酸酯酶、溶菌酶、黏蛋白、清蛋白、免疫球蛋白、重碳酸盐、氨基酸、尿素、神经生长因子和表皮生长因子等。其中唾液中存在的多种氨基酸，主要来源于肽类和蛋白质的分解，与腮腺和下颌下腺分泌的重碳酸盐、尿素构成唾液的缓冲系统。

**311. A** 唾液的 pH 值指的是唾液的酸碱度，正常情况下，唾液的 pH 值为中性，为 6.0~7.9。唾液的 pH 值可随饮食的酸碱度不断变化。

**312. A** 血液与唾液之比为 1：2 时凝血时间缩短最多，因此口腔内创面的凝血时间和愈合都比其他部位更快。

**313. A** 浅龋的鉴别诊断有：①釉质发育不全：平滑面浅龋和轻症釉质发育不全均可有色、形改变，但平滑面浅龋同时有质的改变，即釉质疏松、粗糙或变软，而轻症釉质发育不全探诊患处时表现为质硬而光滑。此外，二者好发牙位及其部位明显不同，也可有助于鉴别（釉质发育不全好发于前牙唇面，平滑面浅龋好发于后牙邻面）。②釉质钙化不全：表现为白垩色损害，但其表面光洁，同时白垩状损害可出现在牙面任何部位，而浅龋有一定的好发部位。③氟牙症：氟牙症受损牙面呈白垩色或褐色的斑块损害，患牙为对称性分布，并有地区流行史，探诊患处时表现为质硬而光滑。

**314. C  315. B**

**316. E** 光固化复合树脂的固化受光源波长、光强、光照时间、光照距离、光照角度、树脂厚度、树脂颜色、填料透明度和温度的影响。临床上充填和固化的材料每层厚度不得超过 2mm，光源的功率不能少于 300mW/cm²，光源引导头与材料表面的距离 1~2mm，最大距离不超过 3mm，否则强度会显著减少，光照材料表面可产生 65% 的转换率，在材料内 2mm 处转换率为 45%，在材料内 3~4mm 处转换率只有 15%。由此可见，复合树脂表面受光强度与光源引导头距复合树脂的距离有关。

**317. C** C 因素即洞形因素，指充填窝洞的树脂产生粘结的面与未粘结的面之比，用作窝洞树脂粘结的指标。树脂光固化后会聚合收缩，如果填充不到位，收缩之后产生缝隙从而有可能导致微渗漏，引起继发龋。高 C 因素窝洞聚合收缩比较大，所以采用斜分层充填或者分层充填的技术（考虑到光固化灯的 2mm 左右的照射深度），可有效减少聚合收缩应力。不同的 C 因素充填体形成的聚合应力不同，C 因素越高，聚合收缩应力就越大。①窝沟封闭或 V 类洞，C 因素为 1/5；②Ⅳ类洞的 C 因素为 2/4；③Ⅲ类洞的 C 因素为 3/3；④Ⅱ类洞的 C 因素为 4/2；⑤Ⅰ类洞的 C 因素为 5/1。同样体积的 Ⅰ 类洞，深而窄的窝洞的未粘结面积比例小，聚合收缩应力较大；浅而宽的窝洞树脂收缩应力较小。

**318. B** ①龋坏组织未去净，在洞底或侧壁又继续发展成继发龋。②制洞不良，制备洞外形时邻近深窝沟或可疑龋未做预防性扩展或窝沟封闭，而在洞缘产生龋坏；洞缘未放在自洁区而在滞留区，产生洞缘继发龋；无基釉未去净或制洞时又产生新的无基釉，承力后碎裂，出现边缘裂缝，易滞留食物，产生菌斑，而发展为继发龋。③材料本身性能不良或材料调制不当，使充填体与洞缘出现微缝，或充填时手法不当使材料产生了菲薄边缘，承力后出现断裂，出现边缘缝隙逐渐龋坏。④操作不当，填充材料未压紧或未与洞缘紧密贴合而出现微缝；垫底不当，粘于洞缘侧壁的垫底材料被唾液溶解而出现缝隙，逐渐龋坏。充填时没有使用窝洞消毒剂不会导致继发龋。

**319. C** 龋齿充填近期出现激发痛和自发痛常见的原因有：①备洞过程中对牙髓的物理刺激，如过冷的水冲洗窝洞，连续钻磨产热及钻牙的负压等均可激惹牙髓，导致牙髓充血；②中龋、深龋未垫底，直接银汞合金充填，可传导冷、热刺激；③复合树脂直接充填或深龋直接用磷酸锌粘固剂垫底，可造成对牙髓的化学刺激而激惹牙髓。

**320. B** 保留部分软龋间接盖髓充填，因软龋属于可疑龋坏组织，后期需要挖除，直接充填会产生继发龋。邻面洞的边缘伸展至颊舌轴角处，洞边缘伸展至自洁区，不易发生继发龋。邻面洞的侧壁保留有无基釉，承力后碎裂，出现边缘裂缝，易滞留食物，产生菌斑，而发展为继发龋。银汞充填洞形时洞缘角大于 90°，洞缘处薄的银汞合金承力后碎裂，出现边缘裂缝，易滞留食物，产生菌斑，而发展为继发龋。窝洞充填时，磷酸锌粘固粉垫底材料覆盖至轴壁和龈壁，属于操作不当，填充材料未与洞缘紧密贴合而出现微缝，发生继发龋。

**321. E** 复合树脂粘结修复技术是目前牙体修复的主要治疗手段和材料，复合树脂与牙本质表面的粘结方式是微机械性锁合粘结以及化学粘结的结合。

**322. C** 龋病治疗后，由于充填物边缘或窝洞周围牙体组织破裂，形成菌斑滞留区，或修复材料与牙体组织不密合，留有小的缝隙或存在微渗漏，或原有的病变组织未除净就进行充填，这些都可能形成致病条件，再发生龋病，称继发龋。继发龋较隐匿，临床上常用 X 线片帮助诊断其发生部位、龋坏程度等。

**323. B** 菌斑百分率在 20% 以下时可认为菌斑基本被控制，菌斑百分率在 10% 或小于 10% 时，已达到良好目标。

**324. A** Ⅰ类洞是发生在所有牙齿的窝沟内的龋齿所制备的洞，右下颌第一恒磨牙颊面龋洞破坏越过边缘嵴至咬合面窝沟依然属于Ⅰ类洞。

**325. B** 龋病发病率随着人类进化及经济活动的开展逐渐上升，龋病流行模式主要随社会经济模式而变化。在人群中，女性患龋率略高于男性。在民族地理因素方面，同一个国家内，不同民族之间患龋率也不同，这是由于饮食习惯、人文、地理环境等不同所致。环境因素对龋病的发生和发展有一定影响，如在我国无论在南方或北方，水氟浓度在 0.6~0.8ppm 时，龋均及患龋率最低，氟牙症率在 10% 左右，无中度氟牙症发生；当水氟浓度高于 0.8ppm 时，氟牙症率直线上升，低于此浓度时，龋均、患龋率上升。遗传因素对龋病的发生和发展产生轻微的影响，龋病的发生主要和口腔卫生相关。

**326. A** 平滑面龋常发生于牙邻接面、两牙接触点下方，早期表现为色素沉着或呈白垩色点或斑，随后周围釉质慢慢变为灰白且粗糙，最终可形成龋洞，早期一般无主观症状。

**327. C** 按病变损害程度分类可分为浅龋、中龋和深龋。浅龋分为窝沟龋和平滑面龋，其病损局限于牙釉质层中；中龋的龋坏已到达牙本质浅层，龋洞形成；深龋的龋洞深大，达牙本质深层。

**328. D**

**329. D** 洞深近髓的窝洞需要垫底，垫底是为了隔绝充填材料对牙髓的刺激，只有髓壁和轴壁紧挨牙髓，需要垫底，其他洞壁如龈壁、颊壁等不需要垫底。

**330. A** 嵌体洞斜面一般在洞缘牙釉质内，呈 45° 斜面，宽约 1.5mm。目的是去除洞缘无基釉，增加密合度，防止粘结剂被唾液溶解。

**331. B**

**332. D** 深龋的检查应注意探明是否有穿髓孔。因为龋损达牙本质深层时，病原刺激物可通过牙本质小管刺激牙髓组织，而且不表现出任何临床症状。因此检查深龋时，探明是否有穿髓孔和牙髓的情况非常重要。

**333. B** 形成龋洞后的牙本质龋自病损深部向表面可分为四层：①透明层（硬化层）；②脱矿层；③细菌侵入层（感染层）；④坏死崩解层。细菌侵入层（感染层）在脱矿层表面，细菌侵入小管并繁殖，有的小管被细菌充满，小管扩张呈串珠状。光镜下可看到牙本质小管内有微生物渗透。

**334. E** 浅龋与釉质发育不全都有釉质的缺损而导致牙体形态的改变，尤其在浅龋和轻度釉质发育不全时，均出现白垩斑、黄褐色斑和釉质的浅缺损，其光滑度不同。

**335. D** 夜间有隐痛即有自发病，深龋已发展为不可复性牙髓炎，需做牙髓治疗。

**336. D** 急性龋一般多见于儿童或青年人，病变进展较快，病变组织颜色较浅，质地较软且湿润，有些严重全身性疾病的患者由于唾液分泌减少或未注意口腔卫生可出现急性龋中的一种特殊类型即猛狮龋。

**337. D** 静止龋一般是龋病发展到了某一个阶段，由于病变自身的环境发生了改变，隐蔽部位变得开放，原有致病的条件发生变化，龋病不再继续进行，但是损害仍然保持原状。

**338. D** 该患者做了充填治疗后一直食物嵌塞，并出现疼痛和牙龈出血，首先考虑充填体与邻牙接触点恢复不良，在牙齿之间形成缝隙，或接触点位置不对，造成垂直嵌塞，食物嵌塞压迫刺激牙龈。

**339. E** ①遗传因素和家族影响：龋病在家族中流行，同一家族成员会以相似的形式传播，父亲或母亲如果是龋病易感者，他们的子女常常也是龋病的易感者；②年龄因素：患病随年龄而变化，在人的一生之中，乳牙、年轻恒牙和老年人牙龈退缩后的恒牙易患龋病；③性别因素：女性患龋率略高于男性，主要由于女性在生理发育上早于男性，故女性的乳牙脱落和恒牙萌出均早于男性，即女性恒牙接触口腔环境的时间以及受到龋病侵蚀的可能均早于男性；④民族和地理因素：在一个国家内，不同民族之间患龋率也不同，这是由于饮食习惯、人文、地理环境等不同所致。

**340. C** 酸蚀过程中擦拭牙面会破坏被酸蚀的牙釉面，降低粘结力，因此酸蚀时不应擦拭牙面。

**341. C** 龋病的发生是因为细菌侵蚀牙体硬组织造成牙釉质脱矿，发展成龋。中龋是龋坏发展到牙本质浅层。

**342. A** 恒牙酸蚀半分钟，乳牙酸蚀1分钟，就可以达到理想的粘结效果。

**343. C** 学者们进行了大量的实验室与临床研究来确定酸蚀剂的种类与浓度，目的是使釉质表面脱矿均匀，与树脂的结合力最强。研究结果表明 30% ~40% 的磷酸使釉质表层丧失最小而酸蚀树脂突深度最大。

**344. A** 血链球菌是最早在牙面定居的细菌之一，血链球菌在动物模型中具有致龋性，但在人类患龋者口腔中，血链球菌的检出率并不增高。变形链球菌能很快酵解糖产酸，产酸速度较口腔其他细菌快，而且具有耐酸性，因此变形链球菌是公认的最重要的致龋菌。致龋微生物的生物学特性为产酸性和耐酸性、合成细胞内多糖和细胞外多糖的能力以及对牙面的黏附能力。部分产碱细菌能减轻牙菌斑中酸的有害影响。放线菌属于兼性厌氧菌，所有放线菌均可发酵葡萄糖、果糖产酸，不产气，主要产生乳酸、少量乙酸、琥珀酸等。

**345. E** 氟的抗龋机制为：①当牙菌斑与唾液中存在氟化物时，它能促使早期釉质病损再矿化，降低釉质的溶解性；②氟化物干扰糖原酵解，通过这一过程阻止致龋菌代谢糖产生酸；③较高浓度的氟化物有杀灭致龋菌和其他细菌的作用；④最近的研究提出，在牙发育期间摄入氟化物，使釉质更能对抗其后的酸侵蚀；⑤氟还可以降低釉质表面自由能，使细菌不容易黏附到牙齿表面。

**346. A** 早期釉质龋的病损区可分为四层：即透明层、暗层、病损体部和表层。①透明层：在病损的前沿，和正常釉质相连呈透明状，是龋损引起的最先观察到的组织改变；②暗层：此层紧接在透明层的表面，结构浑浊、模糊不清，偏振光显微镜观察该层孔隙增加，占釉质容积的 2% ~4%；③病损体部：病损区范围最大的一层，从表层下一直延伸到靠近暗层，又因该层孔隙均较大，树胶分子能进入，故较为透明，其中釉质生长线和横纹较清楚；④表层：在龋损区表面有一较为完整的表层，较之深层呈放射线阻射，病损脱矿主要发生在表层

下，不包括坏死区。

**347. C** 菌斑指数根据牙面菌斑的厚度记分而不根据菌斑覆盖面积记分，用于评价口腔卫生状况和衡量牙周病防治效果。记分标准为：0 = 龈缘区无菌斑；1 = 龈缘区的牙面有薄的菌斑，但视诊不可见，若用探针尖刮牙面可见牙菌斑；2 = 在龈缘或邻面可见中等量菌斑；3 = 龈沟内或龈缘区及邻面有大量软垢。

**348. E** 光滑面菌斑、咬合面点隙裂沟菌斑、邻面菌斑、颈缘菌斑均为龈上菌斑，当口腔卫生较差时，龈上菌斑增多，与牙周组织的破坏关系不大。龈下菌斑位于牙龈以下的牙周袋内，牙周组织破坏程度越重，龈下菌斑越多。

**349. C** 免疫防龋在实验室中取得了较好的效果，但是应用于人群作为防龋措施推广以前，还需要进行安全性、稳定性、有效性的验证。其余四项防龋方法都已在人群中推广使用。

**350. C** Dentocult SM 试验检测唾液内的变形链球菌；Dentocult LB 试验检测唾液内的乳酸杆菌；Snyder 试验、Cariostat 试验均检测菌斑的产酸能力；Dentobuff Strip 试验是用标准化的含 pH 指示剂的酸性试纸条检测唾液的缓冲能力，原色为黄色，遇唾液变为绿色或蓝色，蓝色表示 pH >6.0，说明唾液有缓冲能力。

**351. B** B 选项只能表明牙菌斑的存在，并不能证实菌斑与牙周病之间存在相关性。

**352. B** 牙菌斑的形成开始于获得性膜的形成，获得性膜是牙面上沉积的唾液薄膜，早期菌斑增长较快，成熟时较慢，一般 12 小时左右菌斑便可被菌斑显示剂着色。

**353. D** 平滑面菌斑结构包括：①菌斑 - 牙界面层：细菌位于获得性膜上方；②中间层：包括稠密微生物层和菌斑体部；③菌斑表层：结构松散，细胞间间隙较宽，菌斑表面微生物差异大，包含球菌状、杆菌状、玉米棒或麦穗样形式的微生物。不包括菌斑下层。

**354. E** Massler - Schour 分类把乳牙龋归纳为四类：①单纯性龋；②忽视性龋；③少年龋；④猖獗龋。静止龋不属于此分类范围。

**355. B** 窝沟封闭、各种氟化物防龋措施是在龋病发生之前应用的特殊防护措施，属于龋病的一级预防；非创伤性修复治疗是在检查诊断基础上所做的早期充填，属于龋病的二级预防；根管治疗是对龋病引起的牙髓及根尖周病进行治疗以保护自然牙列，阻止炎症向牙槽骨、颌骨深部扩展，属于龋病的三级预防。

**356. D** 乳牙龋蚀的特点：龋坏率高，发病早；龋齿多发，龋蚀范围广；龋蚀发展速度快；自觉症状不明显；修复性牙本质形成活跃。

**357. E** 龋病的易感人群指人群龋发病率明显高于一般人群，并存在共同的易感因素。易感因素就是致龋因

素，即可能导致龋病发生的危险因素，因此，易感人群也称"高危人群"。龋病易感人群的检测应在人群防龋项目中有计划地定期进行，包括常规检查及辅助检测，以便针对高危人群采取有效的预防措施。

**358. D** 乳牙患龋情况为 1 岁左右起即直线上升，7 ~ 8 岁时达高峰，此后由于乳、恒牙替换，新生恒牙陆续萌出，乳牙患龋率下降。

**359. D** 龋面均（DMFS）指受检查人群中每人口腔中平均龋、失、补牙面数。成人表示为 DMFT，儿童为 dmft。

**360. A** 由于重力原因，口腔中的食物残渣容易堆积在下颌乳磨牙，且乳磨牙窝沟较深，不易清洁，故乳牙列中，下颌乳磨牙患龋率最高。下颌乳前牙由于其外形因素，自洁作用好，且儿童唾液分泌量大，下颌乳前牙位于下颌下腺导管开口处，受唾液冲刷作用强，故乳牙列中，下颌乳前牙患龋率最低。

**361. E** 楔子的作用是使成形片紧贴龈壁洞缘的牙颈部，有助于充填体邻面颈部的成形；防止充填时将材料压入龈沟，形成悬突，损伤牙周组织；稳固成形片；分开相邻牙，以补偿成形片的厚度，使拆除成形片后能与邻面恢复正常的接触关系。

**362. C** 龋病窝洞预备的基本原则：去净龋坏组织；保护牙髓组织：间断操作，使用锐利器械，并用水冷却；尽量保留健康牙体组织：外形线呈圆缓曲线，以减少应力集中，利于材料的填充。深龋需要去尽腐质，尽量保护牙髓，不需要底平壁直。

**363. C** 龋病治疗后充填修复体在口腔内经过一段时间后发生折断或松动脱落，常见原因为：①窝洞制备缺陷：抗力形和（或）固位形不佳，如窝洞过浅或垫底过厚，导致充填材料过薄；邻面洞的鸠尾与邻面洞大小不平衡，鸠尾峡过宽、过窄；轴髓线角过钝、过锐；洞底不平、龈壁深度不够等原因可致充填物易于脱落或折裂。②充填材料调制不当：充填修复材料调制比例不当、调制时间过长或过短、材料被唾液或血液污染等均可使充填材料的性能下降。③充填方法不当：未严格隔湿，充填压力不够，材料未填入点线角、倒凹等微小区域，酸蚀粘结不充分等。④过早承担咬合力：材料未完全固化，其机械强度差，如过早受力，易折裂。⑤充填修复体存在高点，咬合关系异常。

**364. B**

**365. A** 奶瓶龋，是一种由于婴儿睡眠时不断吸吮奶瓶而造成的龋齿，医学上称为奶瓶龋（又称哺乳龋）。表现为上颌乳切牙的光滑面和第一乳磨牙的咬合面的大面积龋坏，牙齿患龋病后不能自愈。由于乳牙的钙化程度低，故患龋后病情进展迅速，破坏面积广，治疗效果差。

**366. C** 年轻恒牙深龋治疗时，可采用氢氧化钙再矿化法，这种方法尤其适用于深龋去尽龋损会露髓的病例。其他药物都没有促进矿化的作用。

**367. E** 釉柱的结构：釉柱自釉牙本质界向外伸展，直至牙冠表面；在𬌗面点裂隙沟处，釉柱从釉牙本质界向点隙裂沟底部聚合，呈人字形排列；在较平坦的牙面，釉柱垂直于牙面；在牙尖和轴角处，釉柱由釉牙本质界向表面呈放射状伸展。洞形预备时，洞侧壁的釉质壁尽量与釉柱方向平行，避免产生无基釉而影响充填效果和充填体的使用寿命。

**368. E**

**369. C** 本题题干中牙龈退缩的未患龋牙面有 40 个，患龋的根面有 10 个，因根龋充填的牙面有 10 个。说明牙龈退缩的牙面共有 60 个。根龋指数 = （根龋面数/牙龈退缩牙面数）× 100%。

**370. A** 窝沟封闭的适应证：①窝沟深，特别是可以插入或卡住探针（包括可疑龋）；②患者其他牙，尤其是对侧同名牙患龋或有患龋倾向。

**371. C** 窝沟封闭主要用于深而窄难以清洁的窝沟以预防发生龋坏，对于窝沟不深自洁作用好的牙齿，可不做窝沟封闭。

**372. E** 深龋患牙无自发痛，但有明显激发痛者，宜先行安抚治疗后观察，根据患牙的具体情况再做进一步处理。塑化和根管治疗适用于出现牙髓不可复性炎症时的患牙。活髓切断术仅适用于根尖孔未发育完成的年轻恒牙。

**373. D** 该患牙龋深近髓，无任何牙髓症状，可直接垫底充填。

**374. B** 由题干可知，患者左上 5 牙颈部楔状缺损。患牙对冷刺激敏感，缺损达牙本质中层，可行复合树脂充填修复，既可隔绝冷热刺激，又可恢复牙体正常解剖外形。

**375. C** 患牙冷、热测一过性疼痛，说明已引起可复性牙髓炎，在备洞时应注意减速切削，保护牙髓，避免因备洞而引起牙髓炎症。因患儿年龄小，应注意在无痛操作的基础上去净腐质，避免产生继发龋。充填时应恢复邻面接触点，保护牙周组织的健康。

**376. B** 楔状缺损树脂充填后引起激发痛，若楔状缺损较深，树脂直接充填容易对牙髓组织产生化学刺激，从而激惹牙髓，引起疼痛。建议更换对牙髓无刺激的充填材料重新行充填治疗。

**377. D** 3 名检查员做临床诊断标准一致性检验，Kappa 值都在 0.81 ~ 0.85。根据相关标准，Kappa 值在 0.81 ~ 1.00 可靠度为"完全可靠"。

**378. B**

**379. A** ①牙冠延长术：切除部分牙龈以及适量地修整牙槽嵴顶，延长临床牙冠，暴露断端，牙槽嵴顶至断端的理想距离为3mm，术后3～6个月修复。②正畸：冠向牵引患牙，一种方法是快速牵引牙移动而保持牙槽骨水平稳定，然后行龈上纤维环切术暴露断端，再行修复；另一种方法是缓慢牵引患牙同时引导牙槽骨上升到合适的水平，再行牙冠延长术。③改良型冠延长术：牙齿折断至龈下3mm以上。

**二、多选题**

**380. ABCE**　浅龋的临床表现：浅龋位于牙釉质内，患者一般无主观症状，遭受外界的物理和化学刺激，如冷、热、酸、甜时也无明显反应。平滑面龋色泽变化：位于牙冠上的浅龋分为窝沟龋和平滑面龋，平滑面龋的早期表现一般呈白垩色点或斑，随着时间延长和龋损继续发展，可变为黄褐色或褐色斑点。浅龋探诊：浅龋用探针检查时有粗糙感或能勾住探针尖端。

**381. ABCD**　磷酸锌粘固粉是磷酸锌水门汀的粉剂。磷酸锌水门汀的线性尺寸为 -0.12% ～ -0.21%，说明磷酸锌粘固粉凝固后体积收缩。磷酸锌粘固粉中氧化锌含量为75%～90%；通常粉剂粒度越细、液剂中含水量较多、调和时粉多液少、调和速度快、环境温度高均可使凝固时间缩短；酸性的唾液对磷酸锌水门汀的溶解作用较大，说明磷酸锌水门汀是可溶于唾液的；磷酸锌粘固粉在凝固之前释放出的游离酸被认为是引起牙髓炎症或充填后即刻痛的直接原因，即磷酸锌粘固粉对牙髓有较大的刺激性。

**382. CDE**　隔离好的患牙，可选用适宜的药物进行窝洞消毒，对消毒药物的要求是消毒力强，刺激性小，渗透性小，不使牙体组织变色。常用的消毒剂有25%麝香草酚、樟脑酚及75%乙醇等。

**383. ABDE**　嵌体洞形在预防性扩展、底平、壁直、点线角清楚等方面与充填体的窝洞要求相同。与充填洞形的不同在于嵌体的固位原理是利用外力作用于牙齿后产生的楔力效果固位。故其洞形设计要点是：①轴壁无倒凹并尽可能平行，或微向𬌗面外展2°～5°；②可增加辅助固位形，如邻面片切形、邻沟等；③设计洞缘斜面。

**384. BCDE**　熟石膏的主要成分为β-半水硫酸钙，而人造石的主要成分是α-半水硫酸钙。

**385. ABCD**　①急性龋好发人群：多见于儿童或青年人；②急性龋色泽变化：病变组织颜色较浅，呈浅棕色；③急性龋临床特征表现：病变进展较快，质地较软且湿润，很容易用挖器剔除，故又称湿性龋；④急性龋与全身疾病无必然联系，只有在患有某些严重全身性疾病的患者，有可能发生猛性龋。

**386. AD**　①龋失补指数是目前最常用的反映龋均的指数，已广泛应用于龋病流行病学研究中；②"龋"指已龋损尚未充填的牙，"失"指因龋丧失的牙，"补"为因龋已做充填的牙。

**387. ABCE**

**388. BCDE**　（1）恢复牙冠唇舌面形态的生理意义：①咀嚼时，排溢的食物顺着长长的牙冠突度滑至口腔，经过牙龈表面时对牙龈起到生理性按摩作用，有利于牙龈组织的健康；②牙颈1/3的突度还可以扩展龈缘的作用，使其紧张而有力。（2）恢复牙冠邻面形态的生理意义：①正确的邻面突度形成良好的邻面接触关系，不仅可以防止食物嵌塞，有利于修复体的自洁作用，还可防止龈乳头受压萎缩及牙槽突吸收降低；②正常的邻面接触关系可维持牙弓的完整和稳定，利于分散𬌗力，对牙、牙周组织、咀嚼肌和颞下颌关节的健康均有重要意义。（3）恢复楔状隙的生理意义：维持牙颈部的正常龈间隙，有利于修复体的自洁作用。

**389. AB**

**390. ABDE**　①釉质生长线又称芮氏线。②釉质生长线的镜下特征：低倍镜下观察牙釉质横断磨片时，此线呈深褐色同心环状排列，类似树的年轮。③釉质生长线的生理意义：是研究牙釉质发育状况的一个标志，在发育不良的牙上，其生长线更明显。④特殊釉质生长线：即新生线，指婴儿出生时，由于环境及营养的变化，该部位的牙釉质发育一度受到干扰而形成的釉质生长线。

**391. ABCD**　①乳牙牙胚在胚胎的第10周发生，恒牙胚在胚胎的第4个月开始形成；②在牙弓的每个象限内，最先发生的成釉器有4个，即乳切牙、乳尖牙、第一乳磨牙、第二乳磨牙。

**392. ABCD**　①成釉器蕾状期时尚未见细胞分化；②成釉器帽状期时由外向内依次分化为外釉上皮层、星网状层、内釉上皮层；③成釉器钟状期时由外向内依次分化为外釉上皮层、星网状层、中间层、内釉上皮层。

**393. ABCDE**　①复合树脂主要由树脂基质、增强材料和引发体系组成，还包括阻聚剂、颜料等其他成分；②常用的增强材料有颗粒状无机填料和长纤维，前者主要用于复合树脂，后者主要用于纤维增强树脂复合材料；③紫外线吸收剂属于固化引发体系中光固化引发体系的材料。

**394. ABCE**　**395. ABE**

**396. ABCDE**　①酚醛树脂是目前主要应用的根管塑化液，用于根管牙髓塑化治疗，可以在根管内充分流动和渗透，原位聚合后封闭根管。②酚醛树脂的作用机制：凝固前，酚醛树脂液流动性和渗透性很大，容易充填根管；聚合后能将根管内残留的组织碎屑及微生物包埋固定，使其成为无害物质，达到充填封闭根管的作用。③酚醛树脂的抑菌性及牙髓刺激性：酚醛树脂液聚合前具有较强的杀菌作用，聚合后也具有一定的抗菌作用；聚合后对根尖周组织的刺激性较小。

**397. BCDE**　前牙接触区靠近切缘部位，接触区的切龈径大于唇舌径；后牙接触区靠近殆缘部位，近中靠近殆缘，远中在殆缘稍下，往后则下降到冠的中 1/3 处，接触区的颊舌径大于殆龈径。前磨牙和第一磨牙近中接触区多在邻面的颊 1/3 与中 1/3 交界处；第一磨牙远中与第二磨牙的近中接触区多在邻面的中 1/3 处。在恢复邻接区时，应注意恢复其正常的位置和良好的邻接关系，接触过紧可导致牙周膜的损伤，过松则可导致食物嵌塞。

**398. ACDE** 唾液的稀释和缓冲作用：若刺激性很强的物质进入口内，唾液分泌立即增多，以稀释其浓度。过冷、过热的温度等刺激也可借以缓冲，以保护口腔组织。唾液含较高浓度的碳酸氢盐可中和酸，帮助控制口腔 pH，咽下可直接中和食管内的酸，具有保护黏膜的作用。影响唾液缓冲能力的因素有性别、激素水平、健康状况和新陈代谢。

**399. ABCE** 龋病病因学的四联因素学说中，四联因素分别为易感的宿主、口腔细菌、产酸的食物和足够的时间。

**400. ABCDE　401. AE**

**402. ADE** C 纤维是无髓鞘神经纤维，末梢遍布整个牙髓，刺激阈值较高，疼痛特征为烧灼样剧痛，它与牙髓炎疼痛相关。另外，C 纤维对缺氧环境有较强的抵抗力，当牙髓组织因缺氧发生坏死时，C 纤维还有活性，这是在预备死髓牙根管时，有时还会发生疼痛的原因。

**403. AB** 再矿化：使钙、磷和其他矿物离子沉积于正常或部分脱矿的牙釉质中或其表面的过程。局部钙离子和氟离子浓度可促进再矿化。盐水含漱与再矿化的发生无关；增加糖摄入频率促进牙齿脱矿；仔细刷牙通过减少牙齿表面的酸性物质从而减少牙齿脱矿，促进再矿化；使用含氟牙膏、饮用水加氟通过增加氟离子浓度促进再矿化。

**404. AC** 患者患龋病的好发部位与食物是否容易滞留有密切关系，即不易被清洗的地方。一般龋病的好发部位包括窝沟、邻接面和牙颈部，这三个部位常不易被口腔中的唾液清洗，平时刷牙也不易刷洗到。

**405. ABCDE** 对龋齿进行充填治疗时，如果诊断不正确或操作不当，可能会出现意外穿髓、充填后疼痛、充填体折断、脱落、牙齿折裂、继发龋等并发症。

**406. ABCDE** 外形是洞缘线在牙体表面的形状。外形的设计原则包括：①外形的范围根据龋坏的范围而定；②外形应做预防性扩展，但应尽量保留健康的牙体组织；③外形应保留紧邻病变区不易患龋的健康牙体，切削时，应尽量避让牙尖、牙嵴等部位；④外形线的总体观应为圆钝曲线，圆钝的转角具有减少应力集中的效果，外形线应有一定的长度和宽度，以便于材料的充填；⑤邻面的颊舌洞缘应位于接触区以外，分别进入楔状隙，龈缘与邻牙之间至少应有 0.5mm 的间隙，不必扩展到龈下。

**407. ACE** 用锐利器械高速、间断切割牙本质的操作可减少对牙髓的刺激。在离牙髓近的位置采用间接盖髓术容易使药物通过牙本质小管刺激牙髓。

**408. AB** 引起食物嵌塞的原因有：①修复体与邻牙或修复体与修复体之间无接触或接触不良；②修复体轴面外形不良，如殆外展隙过大，龈外展隙过于敞开；③殆面形态不良，殆边缘嵴过锐，颊舌沟不明显，食物排溢不畅；④殆平面与邻牙不一致，形成斜向邻面的倾斜面；⑤邻面接触虽然好，但修复体有悬突或龈边缘不密合；⑥对颌牙有充填式牙尖。

**409. ADE** 龋损的好发牙面以咬合面居首位，其次是邻面，然后是颊面，从龋损好发的牙和部位着手，针对这些敏感区采取防龋措施。

**410. ABCD** 龋病按病情况和进展速度分类：急性龋；慢性龋，包括静止龋；继发龋。按损害的解剖部位分类：殆面（窝沟）龋和平滑面龋；根面龋；线形牙釉质龋；隐匿性龋。

**411. BCDE** 再矿化液主要为含不同比例的钙、磷和氟；再矿化液中钙与磷的含量和比例对龋损再矿化程度和范围有明显影响；钙磷之比为 1.63 时再矿化效果较好；低浓度的钙离子可渗透到龋损深层，有利于矿化，但其浓度不得低于 1mmol/L；钠、氯可使矿化液稳定，不发生沉淀，故常在矿化液中加入适量的氯化钠。

**412. CE** 复合树脂充填修复 V 类洞的改良型预备适用于完全位于釉质内的小到中等的 V 类洞缺损、磨损或酸蚀导致的颈部龋损。

**413. ABCDE** 充足光源下，检查者使用口镜和探针对患者口内充填体进行检查，依据评价标准对充填修复体做出评价。Ryge 提出的评价标准：解剖外形、边缘完整性、边缘着色、继发龋、颜色匹配、表面光滑以及牙髓活力等。

**414. ACDE** 龋病的临床特征是牙体硬组织在色、形、质各方面均发生变化。初期时牙龋坏部位的硬组织发生脱矿，微晶结构改变，牙透明度下降，致使釉质呈白垩色。继之病变部位有色素沉着，局部可呈黄褐色或棕褐色。随着无机成分脱矿、有机成分破坏分解的不断进行，釉质和牙本质疏松软化，最终发生牙体缺损，形成龋洞。龋洞一旦形成，则缺乏自身修复能力。

**415. ABDE** 盖髓术是活髓保存的重要方法，即在接近牙髓的牙本质表面或已暴露的牙髓创面上，覆盖能使牙髓组织恢复的药物，以保护牙髓，消除病变。间接盖髓术的适应证：深龋近髓的患牙，无不可逆性牙髓炎症和体征，X 线检查无病理性改变。直接盖髓术的适应证：牙髓活力正常，无任何症状或体征，备洞或外伤导致的机械性露髓，露髓孔 <1mm。深龋去腐未净露髓的患牙一般是慢性牙髓炎，需要行根管治疗或者其他相应治疗。

年轻恒牙的血运较丰富，对于急性局限性的牙髓炎可以行牙髓切断术，之后在牙髓上覆盖 MTA 等生物性良好的材料，保存部分牙髓。

**416. ABC** 窝沟龋已经到达牙本质，应直接做充填而不是做预防性树脂充填；后牙邻面龋不适合做树脂充填。

**417. ABCD** 复合树脂充填修复预备Ⅲ类洞时，下列情况下可直接从唇侧进入：龋损发生于唇面；牙排列不齐，舌侧进入困难；邻面龋损延伸到唇面；原修复体位于唇面，需要再修复。如果龋损同时累及唇面和舌面，选择便于器械操作的牙面进入。

**三、共用题干单选题**

**418. A** Ⅳ类洞的预备：①斜面型预备：适用于较大的前牙邻面Ⅳ类洞；②改良型预备：适用于小的或中等大小的Ⅳ类洞。Ⅳ类洞的修复：①直接导板修复技术：在不涂布粘结剂的预备牙体上先堆塑树脂，获得满意外形后光照固化，然后在腭侧取硅橡胶印模作为导板。②间接导板修复技术：牙体预备后取模、灌模，在石膏模上用蜡修复缺损，获得满意外形后取硅橡胶印模作为腭侧导板。③复合树脂分层修复技术：以牙本质色复合树脂修复牙本质部位缺损，以釉质色复合树脂修复釉质部位缺损，以透明复合树脂修复前牙切缘部位，适用于对前牙美观要求高的患者。该牙轻度缺损，不适合斜面型预备。

**419. C** 复合树脂充填原则：控制厚度、分层充填、分层固化。目的是减少复合树脂的聚合收缩。充填技术：①整块填充，又称一次性填充，适用于深度 <2mm 的窝洞；②逐层填充，包括水平逐层填充和斜向逐层填充，前者适用于前牙唇面充填和后牙窝洞髓壁的首层充填，后者适用于后牙的窝洞充填。复合树脂的厚度对光照固化有明显影响，第 1 层树脂的厚度应 <1mm，以后每层树脂的厚度不宜超过 2mm。可见光固化型选用高强度光固化器，光照时间不得少于 40 ~ 60 秒，且工作头应尽量接近树脂表面，其距离不得超过 3mm。

**420. B** 银汞充填后短期内出现冷、热刺激痛的原因多是：备洞过程中对牙髓的物理刺激；未垫底或垫底材料选择不当。结合题干冷、热测正常牙面时无痛，但测充填体处痛，表示牙髓不处于激惹状态，故应该是充填时未垫底。

**421. C** 结合题干该情况的处理应为去除充填体，经安抚治疗后再重新垫底充填。

**422. B** 长时间后出现冷、热刺激痛，偶有自发痛，可能的原因为：对牙髓状况判断错误；引起激发痛的各种因素严重或持续时间长；小的穿髓孔未被发现；充填材料对牙髓的慢性刺激，使牙髓逐渐发炎，甚至坏死；洞底留有较多的龋坏组织，导致病变继续发展，累及牙

髓；充填体边缘不密合，形成微渗漏，引起继发龋累及牙髓。

**423. D** 结合题干，慢性牙髓炎的处理原则：首先去除充填物，开髓引流，待症状缓解后根据患者年龄和牙髓情况选择适当的牙髓治疗方法。

**424. B** 乳牙易患龋的原因：①乳牙两牙间存在生理间隙，容易嵌塞食物；②乳牙发育矿化程度低，耐酸力差；③儿童的饮食多为软质食物，黏稠性强，含糖量高，容易发酵产酸；④儿童睡眠时间长，口腔处于静止状态的时间也长，唾液分泌减少，因而口腔自洁作用差，有利于细菌的生长繁殖；⑤儿童年龄小，不能很好地刷牙，牙面上存留的食物残渣多。

**425. C** **426. A**

**427. C** 可用作乳牙根管充填材料的是氧化锌 – 丁香油糊剂、碘仿糊剂、氢氧化钙糊剂、抗菌药物制剂。

**428. C** 预防发生龋坏的措施首选窝沟封闭。

**429. A** 深龋的临床表现：龋病进展到牙本质深层，临床上可见很深的龋洞，无自发痛，冷测同对照牙，入洞时疼痛，去除刺激后疼痛立即消失。结合题干中的临床检查及体征符合深龋的临床表现。

**430. D** 牙髓坏死临床无自觉症状，牙髓活力测验无反应。故不需与题干主诉鉴别。

**431. B** 对于深龋中激发痛不严重、刺激去除后无延缓痛、能去净龋坏牙本质的牙髓基本正常的患牙，其治疗原则为：先间接盖髓以保护牙髓，再垫一层磷酸锌粘固剂，形成平而硬的洞底，最后选用适宜的充填材料充填，恢复牙的外形和功能。如用聚羧酸锌粘固剂或玻璃离子粘固剂垫底则可只垫一层，垫底后应留出足够的深度，以容纳一定厚度的充填材料。

**432. B** 依据题干信息所述，患儿患牙没有根折或根纵裂等情况，对于这样的年轻恒牙必须保留，不能拔除。但患者年龄小，不适合永久修复，因此应在根管充填后做暂时性桩核冠修复。

**433. C** 经过成功的根管治疗后，应观察 1 ~ 2 周，确定无临床症状时，才可以开始做桩冠修复。

**434. E** 如患者有瘘管，需等到瘘管完全闭合后，而且无临床根尖周症状时才开始做桩冠修复。桩冠的固位力主要取决于冠桩与根管壁之间的摩擦力和水门汀产生的粘结力。理想的冠桩外形应是与牙根外形一致的一个近似圆锥体，各横径都不超过根径的1/3，而且与根管壁密合，所以只有个别铸造桩核可达到桩与根管壁密合。由于树脂核的耐磨损性、抗折裂性能等均不如金属核，所以最佳的桩核应选个别铸造桩核。

**435. A** 直接盖髓术的适应证：①机械性或外伤性露髓的年轻恒牙；②机械性或外伤性露髓的成熟恒牙，穿髓孔直径不超过 0.5mm。间接盖髓术是将盖髓药物覆盖

于近髓的牙本质表面，以保存牙髓活力的方法，主要用于无牙髓炎临床表现的深龋患牙。牙髓切断术的适应证：龋源性、外伤性或机械性露髓的年轻恒牙，均可行牙髓切断术，待牙根发育完成后再改行根管治疗术。如牙髓切断术失败，可行根尖诱导成形术或根尖外科手术。根尖诱导成形术的适应证：①牙髓病变已波及根髓的年轻恒牙。②牙髓全部坏死或并发根尖周炎症的年轻恒牙。③牙外伤后行牙髓切断术失败的年轻恒牙。根管治疗术是目前治疗牙髓病和根尖周病最常用、最有效的方法，它采用专用的器械和方法对根管进行清理、成形（根管预备），采用有效的药物对根管进行消毒灭菌（根管消毒），最后严密充填根管并行冠方修复（根管充填），从而达到控制感染、修复缺损、促进根尖周病变愈合或防止根尖周病变发生的目的。根据题意，该患牙是深龋，没有牙髓炎及根尖周炎的临床症状，去腐时意外露髓，且穿髓孔小于 0.5mm，可采用直接盖髓术。

**436. C** 直接盖髓术的成功率与适应证、盖髓药物的选择、操作时对牙髓的创伤和污染程度、牙髓修复能力、龋损组织是否去净等因素密切相关。直接盖髓术的预后影响因素包括：①年龄：直接盖髓术的成功率随年龄增长而减小。根尖尚未发育完全、血供充分的年轻恒牙预后较好，成熟恒牙则预后较差。②牙髓暴露类型：机械性或外伤性露髓的患牙直接盖髓预后优于龋源性露髓。③牙髓暴露范围：牙髓暴露范围越小，感染的牙髓组织越少，预后越好。④牙髓暴露位置：若露髓点位于轴壁，直接盖髓后形成的钙化桥可阻断冠部牙髓的血供，导致牙髓脓肿或坏死，预后差，应行活髓切断术。⑤牙髓暴露时间：露髓时间越短，预后越好。⑥边缘微渗漏：修复体边缘微渗漏可导致牙髓炎症持续存在，影响盖髓术后牙本质修复，导致牙髓坏死等。根据题意，患牙牙位与直接盖髓的预后无关。

**437. C** 可卸代型模型的制作定义：可卸代型模型是指可将需要制作熔模的患牙或基牙的模型从整体的牙列模型上分离取下的模型。制作全冠熔模前必须将工作模型做成可卸代型模型，确保制作出的熔模冠边缘与工作模型预备牙（或患牙）的颈缘线完全吻合，与预备牙密合，无间隙，与邻牙有良好的邻接关系。

**438. D** 代型技术根据制作技术分为：个别代型技术、植钉代型技术、Di–Lok 代型技术和特殊设备技术。其中植钉代型技术应用较多，植钉代型技术根据数目可分为单钉代型技术和双钉代型技术。

**439. C**

**440. A** 脱模后直接在工作模型表面涂布石膏表面硬度强化剂，以提高工作模型的表面强度，使之不易损坏且保护颈缘线。

**441. B** 制作熔模前，在工作模型的代型上均匀涂布一层薄薄的隙料，厚度约为 20μm，涂布范围在基牙颈缘线 1.0mm 以上，以确保颈缘的精度。

**442. B** 牙髓活力温度测验是根据患牙对冷或热刺激的反应来检查牙髓状态的一种诊断方法，其基本原理是突然、明显的温度变化可诱发牙髓一定程度的反应或疼痛。通常选用患牙对侧同名牙作为对照牙。故应选用 |56 为对照牙。

**443. E** 牙髓充血的特征：①无自发痛的病史；②可找到能引起牙髓病变的牙体病损；③对牙髓活力测验的反应阈值降低，相同的刺激，患牙常可出现一过性敏感。结合题干信息，5| 符合牙髓充血的临床特征，故最可能诊断为牙髓充血。

**444. B** 结合题干信息，6| 符合浅龋的临床特征。浅龋位于釉质内，患者一般无主观症状，遭受外界的物理和化学刺激如冷、热、酸、甜刺激时亦无明显反应。

**445. A** 浅龋的治疗原则：去除龋坏组织后充填。牙髓充血的治疗原则：使用氧化锌 – 丁香油糊剂安抚牙髓，待牙髓症状缓解后垫底充填。

**446. C** 成年患者，1| 冠折，根管治疗后可行永久修复，考虑美观及永久修复不建议制作塑料及金属塑料联合冠。并且 1| 冠折断面在龈上，建议桩核冠修复，金属桩核冠与成品桩核、不锈钢丝弯制桩冠相比，固位效果更佳，故建议选择金属桩核冠。

**447. B** 桩核冠修复的患牙应具备完善的根管治疗，根管充填较好，根尖封闭良好，原有根尖周炎症得到控制，方可进行桩核冠修复，一般在根管治疗后 1 周进行。

**448. C** 桩核冠修复时桩长度应达根长的 2/3 ~ 3/4，骨内桩的长度大于骨内根长的 1/2，以保证桩进入有牙槽骨支持的牙根内达一定长度。

**449. D** 桩核冠修复时桩道预备完成后一般用 75% 乙醇棉球暂封。FC 球暂封、CP 球暂封、OC 球暂封用于根管治疗过程中的药物暂封。

**450. E** 若选择桩核和金瓷冠修复，桩核舌侧为金瓷冠留出的最小间隙为 0.5 ~ 0.8mm，若为烤瓷冠间隙应为 0.8 ~ 1.5mm。

**451. B** 接受头颈部放疗的患者唾液腺遭受射线的破坏，导致龋病的猖獗发生，头颈部放疗后发生的猛性龋，又称为放射性龋。可波及多颗牙齿。该患者放疗后 1 年，多颗牙有龋坏，故可诊断为猛性龋。

**452. E** 猛性龋又称放射性龋，常见于颌面及颈部接受放射治疗的患者，多数牙在短期内同时患龋，病程发展很快。接受头颈部放疗的患者唾液腺遭受射线的破坏，唾液分泌量减少或未注意口腔卫生，口腔内细菌增多或致龋菌种类增加，可能导致猛性龋的发生。

**453. E** 猛性龋的预防方法：①定期口腔检查，去除菌斑；②唾液减少者可使用人工唾液含漱；③定期涂氟。治疗方法：①化学疗法，使用化学药物处理龋损，使病变终止或消除；②再矿化疗法，使早期釉质龋终止或消除；③窝沟封闭；④对于龋损严重者修复性治疗。

**454. D 455. D 456. E 457. B**

**458. A** 复合树脂在固化后具有足够的机械强度，填料含量多、粒度大的小颗粒型和混合型复合树脂的强度高于填料含量少、粒度小的超微型。

**459. A** 填料在树脂基质中的加入量主要受填料的表面积和粒度的影响。填料越细，表面积越大，加入量就越少。

**460. B** 6 检查示：龋坏内有黄色软垢，探诊敏感，叩诊（－），冷刺激敏感，符合深龋的临床特征。浅龋病损局限于釉质层；慢性牙髓炎有自发痛史；残髓炎有根管治疗史；牙本质过敏症是牙在受到外界刺激时引起的酸痛症状。结合题干该患牙有龋坏，深龋更符合诊断。

**461. B** 该患牙冷刺激敏感，刺激去除后无延缓痛，这类深龋的治疗原则为去净龋坏组织，垫底后再充填。

**462. E 463. B**

**464. B** 牙体缺损是指牙体硬组织不同程度的外形和结构的破坏、缺损或发育畸形，造成牙体形态、咬合与邻接关系的异常，影响牙髓和牙周组织甚至全身的健康，对咀嚼、发音和美观等也将产生不同程度的影响。牙体缺损的范围和程度不同，可能产生下列不良影响：①牙本质敏感：牙体缺损初期，损伤比较浅，症状很轻甚至无任何症状，容易被忽略；如果发展到牙本质层内，可出现不同程度的牙本质敏感症状。②牙髓症状：牙体缺损累及深层牙本质甚至牙髓，可出现牙髓组织充血、急慢性牙髓炎甚至牙髓坏死，进而引起根尖周病变。③牙周症状：缺损累及邻面，会破坏正常的邻接关系，引起食物嵌塞，从而导致局部牙周组织炎症。此外，由于邻接关系的破坏，患牙和邻牙可发生倾斜移位，影响正常咬合关系，形成创伤，进一步加速牙周组织的损伤。缺损累及轴面，可破坏正常的牙轴面外形，引起牙龈炎。④咬合症状：少量牙体缺损，对咀嚼功能的影响较小，严重的大范围的牙体缺损将直接影响咀嚼效率。多用健侧咀嚼将导致偏侧咀嚼的习惯，可出现面部畸形，对正处于发育期的年轻患者，造成的影响更为明显。严重者也会影响垂直距离甚至出现口颌系统的功能紊乱。⑤其他不良影响：牙体缺损可直接影响患者的功能、美观、发音和心理状态等；锐利边缘容易刮伤口腔黏膜和舌等软组织；全牙列严重磨损，可使垂直距离降低；残冠、残根常成为病灶影响全身健康。

**465. A**

**466. B** 2 检查示畸形舌侧窝，深，可卡探针，温度测试同对照牙。提示已有龋坏但未波及神经，故仅需预防性充填。

**467. E** 畸形舌侧窝属于牙内陷，是牙齿发育时期成釉器过度卷叠或局部过度增殖，深入到牙乳头中所致。

**468. D** 上颌第三磨牙位置靠内，且可能为阻生齿或无对颌牙，故患有深龋的上颌第三磨牙，首选牙拔除术。

**469. D**

**470. C** 形状异常，影响美观，位置不正或妨碍功能的多生牙，均可拔除。骨内阻生未萌出的额外牙，可考虑不拔除。

**471. D** 牙冠表面有龈瓣覆盖者需先切除表面龈瓣，观察能否萌出，若不能萌出再考虑拔除问题。

**472. B** 急性牙髓炎的应急处理为局麻下开髓引流，目的是引流炎症渗出物，缓解髓腔和根尖压力，以缓解疼痛。

**473. C** 患者首选的麻醉方法为下牙槽神经阻滞麻醉。局部浸润麻醉适用于上、下颌前牙、上颌前磨牙和乳牙；阻滞麻醉适用于上、下颌磨牙和局部浸润未显效的下颌前牙；牙周韧带内注射麻醉和牙髓内注射麻醉多用于其他麻醉效果不佳或追加麻醉，牙周韧带内注射麻醉还可用于某些特殊病例，如血友病患者；骨内注射麻醉极少使用。

**474. B** 患者因惧怕疼痛不接受麻醉注射，可采取牙髓失活术。先用药物（失活剂）使神经失活，缓解疼痛，一定时间后（快失活剂2天，慢失活剂2周）复诊进行下一步治疗。叮嘱患者按时复诊的重要性，登记患者联系方式，便于及时联系。

**475. B** 间接盖髓术是用盖髓剂覆盖在接近牙髓的牙本质上，以保存牙髓活力的方法。主要用于治疗深龋和深龋引起的可复性牙髓炎患牙。目的是促进修复性牙本质形成，以保护牙髓活力。

**476. A** 常用的盖髓剂是氢氧化钙，①氢氧化钙直接接触牙髓组织后，牙髓组织发生凝固性坏死，坏死下方牙髓组织中的细胞分化为成牙本质细胞样细胞，分泌牙本质基质，钙化后形成修复性牙本质；②氢氧化钙具有强碱性，pH为9～12，可中和炎症产生的酸性产物；③氢氧化钙可激活碱性磷酸酶促进硬组织的形成；④氢氧化钙还具有一定的抗菌作用。

**477. B** 深龋临床上可见很深的龋洞，深龋洞有食物嵌入洞中，食物迫使牙髓内部压力增加，产生疼痛。冷测同正常牙，若冷水进洞可导致一过性敏感。结合题干该患牙应诊断为深龋。

**478. D** 结合题干患牙为深龋，冷测正常且能去净龋坏牙本质，此类患牙的治疗原则为去净龋坏组织后垫底充填。

**479. C** 充填材料的选择：①牙的部位：前牙充填材

料重点考虑美观，应选择与牙颜色一致的牙色材料。后牙注重有足够的机械强度和耐磨性能，可选用银汞合金或后牙复合树脂。对龋易感患者，可选用含氟化物的防龋充填材料。②窝洞所在部位和承受的咬合力：后牙殆面洞和邻面洞承受咬合力大，可选用银汞合金，前牙Ⅳ类洞应选用复合树脂。颈部Ⅴ类洞、后牙颊舌面点隙Ⅰ类洞不直接承受咀嚼压力，可选用玻璃离子粘固剂或复合树脂。③患者情况：根据患者健康状况、经济情况及对美观的要求，选用不同的充填材料。④其他因素：考虑所充填的牙在口腔的存留时间以及对颌牙已采用的充填材料的种类。保留时间短的牙选用暂时性充填材料。有金属嵌体或冠修复的对颌牙，原则上不选用银汞合金，以防止不同金属充填体接触时产生的电流刺激牙髓。

**480. B** 根据 G. V. Black 分类：Black 根据龋洞发生的部位将龋洞分为5类：Ⅰ类洞：发生于发育点隙裂沟的龋损所制备的窝洞。包括磨牙和前磨牙的殆面洞、上前牙腭面洞、下磨牙颊面殆2/3 的颊面洞和颊殆面洞、上磨牙腭面殆2/3 的腭面洞和腭殆面洞。Ⅱ类洞：发生于后牙邻面的龋损所制备的窝洞。包括磨牙和前磨牙的邻面洞、邻殆面洞、邻颊面洞、邻舌面洞和邻殆邻洞。Ⅲ类：为前牙邻面未累及切角的龋损所制备的窝洞。包括切牙和尖牙的邻面洞、邻舌面洞和邻唇面洞。Ⅳ类：为前牙邻面累及切角的龋损所制备的窝洞。包括切牙和尖牙的邻切洞。Ⅴ类：所有牙的颊（唇）或舌面颈1/3 处的龋损所制备的窝洞。结合题干患牙有食物嵌塞，多导致邻面龋坏，故属于Ⅱ类洞。

**481. E** 制取局部活动义齿或全口义齿时印模为保证基托边缘密合，边缘要充分伸展。而全冠印模不要求印模边缘充分伸展。

**482. E** 牙体预备时产生的热量对牙髓有损害，所以牙体预备时必须采用水雾冷却，并采取间歇、短时、轻压磨切的手法，以避免或减少对牙髓的损害。牙体预备应一次完成，预备完成后的牙面上避免使用有强烈刺激的消毒剂和苛性脱水药物。

**483. C** 影响全冠固位力的因素：①修复体与基牙的密合度；②修复体与牙体之间的接触面积；③粘结剂的厚度，粘结力与粘结剂的厚度成反比；④粘结剂的调和比例；⑤基牙的轴面聚合度。基牙的松动度与全冠的固位无关。

**484. B** 冠边缘过长、边缘抛光不良、有悬突，容易出现龈缘炎，表现为修复体龈边缘处的龈组织充血、水肿、易出血、疼痛等。故全冠龈边缘必须高度抛光。

**485. B** 患者主诉左下后牙胀痛、冷、热刺激痛、跳痛，且有食物嵌塞病史2月余，诊断应为龈乳头炎及邻面龋。龈乳头炎临床特征：局部牙间乳头充血、肿胀、探诊易出血；患者有疼痛感（自发性胀痛、探触痛、冷热刺激痛、牙可有轻度的叩痛）。故临床检查可见充血水肿的牙间龈乳头与邻面龋。

**486. B** 结合题干诊断为龈乳头炎及邻面龋，龈乳头炎的治疗原则：①先去除局部刺激物，如邻面的牙石、菌斑、食物残渣及其他刺激因素；②用3% 过氧化氢溶液或0.12% 氯己定等局部冲洗，然后敷以消炎药物如碘制剂、抗生素等；③急性炎症消退后，应彻底去除病因，如消除食物嵌塞的原因、充填邻面龋和修改不良修复体等。故首次就诊时应治疗龋齿，龈乳头上药。

**487. A**

**488. D** 含氟凝胶的优点是：①用托盘放置含氟凝胶一次可以处理全口牙；②操作简单；③花费时间少；④可被大多数儿童接受。含氟凝胶的缺点是如误吞对胃肠道有刺激，可引起恶心和呕吐等反应。

**489. C** 含氟凝胶的具体操作方法为：清洁牙面，隔湿、吹干，用托盘装有含氟凝胶放入上、下牙列轻咬，使凝胶布满于和牙间隙，在口内保留4分钟后取出，拭去残留凝胶，半小时内不漱口、不进食。含氟凝胶适用于普通群众。

**490. B**

**491. C** 根据题干，患者全口牙齿均呈均匀灰色，个别牙齿表面釉质缺损，符合轻度四环素牙的临床特点。氟牙症是在同一时期萌出牙的釉质上有白垩色至褐色云雾状斑块；釉质发育不全的白垩色斑块或釉质缺损边界较清，常与生长发育线平行；遗传性乳光牙本质的患牙牙冠呈微黄色半透明；先天性梅毒牙有特殊的形态。

**492. A** 轻度四环素牙在不损伤牙体组织的基础上首选漂白治疗，无效者再行烤瓷冠或瓷贴面修复。

**493. C** 预防四环素牙的发生，妊娠期、哺乳期妇女和8岁以下儿童不宜用四环素类抗生素。

**494. B** 牙髓炎温度刺激加剧，表现出较持续的疼痛，电活力测试有反应。根尖周炎温度测验及电活力测验均无反应。因此先行温度测验。

**495. C** 疼痛是牙髓根尖周疾病最常见的表现，首先要了解疼痛的部位、性质、程度以及加重或缓解的因素。牙髓炎及根尖周炎都可有自发痛，根尖周炎还常伴咬合不适。慢性牙髓炎及慢性根尖周炎疼痛不剧烈，一般能定位。急性牙髓炎疼痛剧烈，不能定位。急性根尖周炎症状、体征明显，疼痛剧烈，叩痛、松动明显。患牙自发性钝痛1个月，加重1天，应诊断为慢性牙髓炎急性发作。

**496. D** 一旦诊断为牙髓炎或根尖周炎，最佳的处理方案均为根管治疗。干髓术仅用于治疗炎症局限于冠髓的牙髓炎，不适用于冠髓坏死、年轻恒牙、前牙，适应证少，易导致治疗不彻底。牙髓塑化治疗适用于发育完成的牙髓－根尖周病的后牙，特别是根管系统复杂、根管细窄弯曲和有器械意外折断于根管不能取出的患牙。塑化治疗可能出现塑化剂烧伤、残髓炎、化学性根尖周炎、急、慢性根尖周炎等并发症。目前最理想的治疗仍为根管治疗。

**497. D**　六龄牙萌出后 3～5 年牙根才发育完成。拍 X 线片可了解牙根的发育情况、龋坏的位置及根尖组织的情况。如果根尖没有发育完成，行温度测试或电测试，年轻恒牙均很难得到确切反应。

**498. B**　如果龋坏已经达牙髓，检查及 X 线片都未发现根尖病变，应诊断为慢性牙髓炎。

**499. B**　根尖诱导成形术是促使牙根继续发育和根尖形成的治疗方法。

**500. C**　深龋的临床表现：龋病进展到牙本质深层，临床上可见很深的龋洞，无自发痛，冷测同对照牙，入洞时疼痛，去除刺激后疼痛立即消失。结合题干患牙符合深龋的临床特征。

**501. C**　牙本质龋的病理学变化：牙本质龋在病理形态上是一个累及范围较广的三角形病变，尖指向髓腔侧，而底朝向釉牙本质界。一般可将牙本质龋的病理改变从病损深部向表面分为四层结构：①透明层又称硬化层，为牙本质龋病变最深层的改变；②脱矿层，位于透明层病变的表面；③细菌侵入层位于脱矿层的表面；④坏死崩解层是牙本质龋损的最表层，也是龋洞底部的表层。

**502. B**　下颌第一恒磨牙易发生龋坏的原因：①下颌第一恒磨牙是口腔最早萌出的恒牙；②第一恒磨牙𬌗面点隙裂沟多，裂沟深，不易清洁；③位置靠后，邻面不易清洁。

**503. A**　氢氧化钙的特点：①氢氧化钙直接接触牙髓组织后，牙髓组织发生凝固性坏死，坏死下方牙髓组织中的细胞分化为成牙本质细胞样细胞，分泌牙本质基质，钙化后形成修复性牙本质；②氢氧化钙具有强碱性，pH 为 9～12，可中和炎症产生的酸性产物；③氢氧化钙可激活碱性磷酸酶促进硬组织的形成；④氢氧化钙还具有一定的抗菌作用。在治疗时，护髓材料首选氢氧化钙。

**504. B　505. A　506. E**

**507. A**　对于根尖周感染的年轻恒牙，应首先探查根管内有无活性牙髓组织。由于年轻恒牙根尖孔粗大、血运丰富，牙髓感染易扩散至根尖周，因此年轻恒牙即使有根尖周感染，其根管内仍然可能有活组织存在。而这些存活的牙髓细胞可以在炎症消除之后恢复增殖和分化，从而恢复牙髓功能，促进牙根生理性发育。如探查到有活组织存在，可尝试进行"改良式"牙髓切断术以保存这些炎性牙髓组织，即通过大量的根管冲洗、根管封药进行感染控制，然后将 MTA 或 iRoot plus 或氢氧化钙制剂等生物活性材料放置到活组织表面，尽可能保存这些活组织，促进牙根生理性发育。

**508. D**　根尖低密度影增大，说明"改良式"牙髓切断术保存根管内活组织治疗失败。44 为年轻恒牙，此时可选择根尖诱导成形术、根尖屏障术或牙髓再生治疗，诱导根尖封闭。前两者的主要目的是在患牙根尖形成硬固屏障，而成功的牙髓再生治疗可使患牙牙根继续发育，长度及根管壁厚度有可能增加。病例中 44 牙根发育 Nolla 8 期，牙根发育仅 2/3，因此宜对 44 进行牙髓再生治疗，以促进 44 牙根继续发育。

**509. A**　44 牙根尖周低密度影消失说明感染得以控制，病变未继续发展，宜先观察，再决定下一步治疗方案，不宜轻易重新打开髓腔。

**510. C**　垫底充填的方法：先用氧化锌 - 丁香油粘固剂垫一层，以保护牙髓，再垫一层磷酸锌粘固剂，形成平而硬的洞底。如用聚羧酸锌粘固剂或玻璃离子粘固剂垫底则只可垫一层。垫底的厚度一般 >0.5mm，并确保垫底后留出足够的深度，以容纳一定厚度的充填材料。最后选用适宜的充填材料充填，恢复牙的外形和功能。

**511. C**　垫底的作用：①防止对牙髓的机械、电流、温度刺激；②隔绝来自充填材料和外界的刺激；③平整洞底，形成窝洞，承受充填压力和咀嚼力；④促进修复性牙本质形成和牙本质再矿化。垫底并不能提高充填材料的粘结力，如氧化锌 - 丁香油水门汀会影响光固化树脂的聚合。

**512. D**　鸠尾峡的宽度在后牙一般为所在颊舌尖间距的 1/4～1/3，在前牙为邻面洞舌侧宽度的 1/3～1/2，一般 ≥1.5mm。

**513. A　514. C　515. B　516. B**

**517. C**　双面洞在充填前应放成形片。成形片作为人工假壁，代替失去的侧壁，以便于加压充填材料、形成邻面生理外形及恢复与邻牙的接触关系。充填银汞合金用的成形片为不锈钢薄片，分前磨牙双面洞、磨牙双面洞和后牙三面洞 3 种规格。成形片夹有 2 种，邻𬌗洞成形片夹和邻𬌗邻洞成形片夹。成形片借成形片夹安放、固定在牙上。成形片凸的一边向龈方，且边缘应置于洞的龈壁的根方，使龈壁位于成形片内。成形片的𬌗方边缘应稍高于𬌗面，以便于充填体边缘嵴处的成形。楔子的作用：①使成形片紧贴龈壁洞缘的牙颈部，有助于充填体邻面颈部的成形；②防止充填时材料压入龈沟，形成悬突，损伤牙周组织；③稳固成形片；④分开相邻牙，以补偿成形片的厚度，使拆除成形片后邻面能恢复正常接触关系。

**518. A**

**519. B**　右上 6 颈部楔状缺损属于 V 类洞，直接修复的材料包括玻璃离子体、复合树脂和复合体。在材料的选择上，应考虑的影响因素有美观性、龋活跃性、隔湿以及患者年龄等，其中复合体美观，价格适中，兼顾玻璃离子体和复合树脂的优点。

**520. E** 在材料的选择上，应考虑的影响因素有美观性、龋活跃性、隔湿以及患者年龄等，对邻牙充填物所选材料不影响该患牙的充填材料的选择。

**521. A** 改良型预备适用于小到中等、完全位于釉质内的V类洞缺损。斜面型预备适用于替换已有的V类洞银汞合金修复体，或者较大的根面龋。传统型预备仅适用于龋损或缺损完全位于根面，而未累及牙釉质的V类洞。结合题干右上6牙窝洞预备可选择改良型预备。

**522. D** 龋坏深及牙本质中层，冷测敏感，X线片显示16近中低密度影距离髓腔较远，根尖周无异常，符合中龋的诊断。

**523. E** 中等深度的窝洞，洞底距髓腔的牙本质 > 1mm，可用聚羧酸锌粘固粉、玻璃离子粘固剂或复合树脂直接充填。

**524. B** 龋病进展到牙本质深层时为深龋，若深龋洞洞口开放，则常有食物嵌入洞中，食物压迫使牙髓内部压力增加，产生疼痛。遇冷、热和化学刺激时，产生的疼痛较中龋时更加剧烈。根据题干，患牙近中有龋洞，温度测试正常，入洞疼痛，去除刺激立即消失，因此可诊断为深龋。牙髓炎有自发痛，夜间痛、冷、热刺激痛史。中龋对冷、热、酸、甜刺激敏感。牙本质过敏症主要对机械刺激敏感。

**525. A** 可复性牙髓炎是牙髓组织以血管扩张充血为主要病理表现的初期炎症表现。若能彻底去除病原刺激因素，同时给予适当的治疗，患牙牙髓可恢复正常。临床检查受冷、热、酸、甜刺激时，立即出现瞬间的疼痛反应，对冷刺激更敏感；刺激一去除，疼痛消失。根据题干，患牙冷刺激时出现一过性敏感症状，没有自发性疼痛，诊断为可复性牙髓炎。

**526. D** 深龋患牙在进行X线辅助检查时常发现冠方低密度影，近髓，但根尖周尚无异常表现。

**527. E** 深龋患牙当食物嵌入龋洞时，龋洞内压力增加，患牙出现疼痛症状，当嵌塞食物去除后，洞内压力随即降低，患者疼痛症状缓解。

**528. D** 若深龋洞的洞口开放，则常有食物嵌入洞中，食物压迫使牙髓内部压力增加，产生疼痛。遇冷、热和化学刺激时，产生的疼痛较中龋时更加剧烈。深龋为当冷、热刺激进入洞内才出现疼痛反应，刺激去除后症状不持续。可复性牙髓炎受冷、热、酸、甜刺激时，立即出现瞬间的疼痛反应，对冷刺激更敏感，刺激一去除，疼痛消失，无自发性疼痛。不可复性牙髓炎一般有自发痛病史。急性根尖周炎主要是咬合痛，无冷、热刺激痛。冠周炎牙龈有红肿及钝痛，无冷、热刺激痛。根据题意，该患牙符合深龋的诊断。

**529. C** 患牙诊断为深龋，因X线片显示46冠部低密度影近髓，提示龋坏组织近髓，治疗方案首选垫底安抚牙神经，而后进行充填修复。

**530. D** 当其他诊断方法对两颗可疑患牙不能做出最后鉴别，且两颗牙分别位于上、下颌或两颗牙均在上颌但不相邻时，采用选择性麻醉可确诊患牙。如果两颗牙分别位于上、下颌，可先对上颌牙进行有效的局麻，若疼痛消失，则该上颌牙为痛源牙；若疼痛仍存在，则下颌牙为痛源牙。

**531. C** 龋病进展到牙本质深层时为深龋，遇冷、热和化学刺激时，产生的疼痛较中龋时更加剧烈。根据题意，该患牙的龋洞较深，近髓处仍然有软化牙本质，无自发痛史，冷、热刺激痛，符合深龋的诊断。

**532. B** 洞底深近髓，去腐过程中患者极其敏感，为缓解治疗过程中对牙髓的刺激，使操作中造成的牙髓的病理性变化得以恢复，可保留部分近髓处的软化牙本质，行安抚治疗（间接盖髓）后双层封洞，进一步观察牙髓状态。

**533. D** 1～3个月后，患者自觉无不适，牙髓活力正常，可去除大部分暂封材料，行永久充填。

**534. B** 深龋的患牙，在用药物安抚期间，其深部成牙本质细胞突暴露，牙髓中的成纤维细胞或间充质细胞能转变为具有成牙本质细胞功能的细胞分泌基质，产生矿化作用，在受损处相对的髓腔壁上形成修复性牙本质。

**535. D** 继发龋的发生需要时间，充填治疗1周后不可能产生继发龋。

**536. B** 当对颌相对应咬合位置的牙齿有不同金属修复体时，用银汞合金作为充填材料补牙后可出现对颌轻接触痛，这是因为唾液作为导电介质将两种不同电位的金属联系在一起形成电位差，产生电流刺激牙髓，此时应更换充填材料重新补牙。

**537. D** 充填后表现出持续性、可定位的自发性疼痛，与温度刺激无关，咀嚼可加重疼痛，常见的原因包括补牙术中损伤牙龈、充填物有悬突、邻接关系不良造成食物嵌塞等，这些因素可损伤、刺激或压迫牙龈，引起牙龈炎症而导致牙周性自发性疼痛。

**538. E** 轻度牙龈炎者可行局部冲洗上药；有悬突者去除悬突；邻接关系不良者重新充填；有需要时可行嵌体或冠修复。

**539. E**

**540. C** 慢性闭锁性牙髓炎有时主观症状不明显，易与深龋混淆诊断，鉴别诊断时尤其需要注意。

**541. B**

**542. D** 患龋率 =（患龋患者数/受检人数）×100% =[（120 + 25 + 5）/280]×100% ≈54%。

**543. C** 龋均 = 龋、失、补牙之和/受检人数 =（350 + 5 + 45）/280 ≈1.4。

**544. B** WHO对12岁儿童龋病流行程度的评价标

准：龋均 0.0 ~ 1.1 属 "很低"，1.2 ~ 2.6 属 "低"，2.7 ~ 4.4 属 "中"，4.5 ~ 6.5 属 "高"，6.6 以上属 "很高"。本题中龋均为 1.4，属 "低"。

**545. C**　锥形束 CT 多用于牙齿发育异常的诊断，特别是在弯曲牙、多生牙和阻生牙的定位上应用较多，一般不用于低龄儿童的龋病检查；咬诊一般用于隐裂牙的检查；由于乳牙存在牙根生理性吸收以及低龄幼儿主观表述不准确，乳牙牙髓电活力测验仅供参考；咬合翼片在检查乳磨牙区邻面龋的深度、根分歧病变、乳牙牙根及恒牙胚的情况时有优势，应为最佳选择。

**546. A**　根据题干表述的病变程度，84 牙可诊断为乳牙中龋；85 牙深龋需与慢性牙髓炎进行鉴别，患牙未见牙根及根分歧的病变可排除慢性牙髓炎的诊断。74 牙、75 牙为左侧磨牙。

**547. B**　84 牙进行充填术，85 牙深龋应进行护髓充填或牙髓切断术。

**548. C**　84 牙诊断为乳牙中龋，若治疗过程中意外穿髓，牙髓视为非感染状态，本着微创原则，可选用直接盖髓术保存全部的生活牙髓。根管治疗、根尖诱导术、血管再生术为非生活牙髓的治疗方法，不适合可以保存牙髓的意外穿髓的 84 牙中龋治疗。

**四、案例分析题**

**549. D**　ART 充填效果略低于银汞合金充填和树脂充填，儿童与成年人修复效果没有显著性差异，医生与护士操作修复效果也没有显著性差异，单面洞的保留率高于复面洞，面充填保留率低于其他面。

**550. EF**　玻璃离子在反应的过程中体积收缩，会产生微渗漏，即便在所有操作都标准的情况下仍难避免，ART 充填后美观程度低于树脂充填。

**551. C**　ART 修复后 60 分钟内患者不能用修复的牙咀嚼。

**552. ABCDFG**　洞形制备过程中一定要注意保护牙髓，洞形制备切割牙体组织可产生机械力、压力和温度等，对牙髓可能造成损害。操作前要了解牙体解剖、髓腔解剖及增龄性变化，防止意外穿髓。间断性操作，勿向髓腔方向过度加压，并用水冷却。

**553. BCDG**　间接盖髓术是用具有消炎和促进牙髓 - 牙本质修复反应的盖髓制剂覆盖于洞底，促进软化牙本质再矿化和修复性牙本质形成，保存全部健康牙髓的方法。常用的盖髓剂是氢氧化钙类制剂。磷酸锌水门汀刺激性太强。EDTA（乙二胺四乙酸）为钙离子螯合剂。碘仿糊剂主要用于根管充填时的糊剂。

**554. ABCDF**　无论全酸蚀粘接技术还是自酸蚀粘接技术，都能达到满意的临床效果，但是它们的操作要点和技术敏感性不一样。选择性酸蚀是先用磷酸酸蚀釉质，冲洗，然后使用自酸蚀粘结剂。

**555. ACE**　充填后出现阵发性、自发性疼痛，不能定位，温度刺激可诱发或加重疼痛，此种情况应考虑有牙髓炎的可能。牙髓炎应与其他引起牙痛症状的疾病进行鉴别。①三叉神经痛：一般疼痛有 "扳机点"，疼痛与温度刺激无关；②龈乳头炎：也可出现剧烈的自发痛，但是疼痛性质为持续性胀痛，对温度测验的反应敏感，但是一般不会导致激发痛。患者对疼痛多能定位。检查时可见患者所指部位的牙龈乳头充血、水肿，触痛极为明显。

**556. ABCDEG**　充填修复后牙折裂可以分为部分折裂和完全折裂，主要由于牙体组织本身的抗力不足、使用不当所致。常见原因是窝洞制备时存在无基釉，薄壁弱尖未降低咬合，特别是在承受咬合力大的部位。磨除过多牙体组织，削弱了牙体组织的抗力。窝洞的点、线角太锐，导致应力集中。充填修复体过高、过陡，引起创伤。

# 第三章 牙体硬组织非龋性疾病

**一、单选题：** 每道试题由 1 个题干和 5 个备选答案组成，题干在前，选项在后。选项 A、B、C、D、E 中只有 1 个为正确答案，其余均为干扰选项。

**1. 根折的转归不包括**

A. 牙根外吸收

B. 钙化性愈合

C. 结缔组织性愈合

D. 骨、结缔组织联合愈合

E. 断端被慢性炎症组织分开

**2. 临床检查牙本质过敏症的主要方法为**

A. 温度刺激　　　　　B. 化学刺激

C. 探针检查牙敏感点　D. 叩诊

E. 视诊

**3. 关于磨牙症，正确的是**

A. 仅见于夜磨牙习惯者

B. 不会引起牙周组织疾病

C. 是咀嚼系统的一种功能异常运动

D. 见于精神紧张患者

E. 仅见于白天有无意识地磨牙习惯者

**4. 牙再植后，X 线片显示牙根炎症性吸收的最早时间是**

A. 伤后 2~4 周　　　B. 伤后 1~4 个月

C. 伤后 2~5 个月　　D. 伤后 3~6 个月

E. 伤后 1~7 个月

**5. 完全脱位牙最佳的再植的时间为**

A. 60 分钟内　　　　B. 70 分钟内

C. 30 分钟内　　　　D. 10 分钟内

E. 50 分钟内

**6. 外伤根尖 1/3 处折断的患牙处理为**

A. 复位固定并定期观察　B. 调𬌗

C. 不治疗　　　　　　　D. 牙髓治疗

E. 根尖切除术

**7. 造成牙隐裂的原因不包括**

A. 牙结构缺陷　　　B. 高陡牙尖

C. 咬合创伤　　　　D. 酸的作用

E. 磨损

**8. 牙内陷最严重的一种是**

A. 畸形舌侧尖　　　B. 双生牙

C. 畸形根面沟　　　D. 畸形舌侧窝

E. 牙中牙

**9. 牙冠外伤牙本质暴露时的修复应在**

A. 即刻　　　　　　B. 2 周后

C. 4 周后　　　　　D. 6~8 周后

E. 3 个月后

**10. 咬合创伤所致的牙齿松动特点不包括**

A. 牙槽骨常发生垂直吸收

B. 探诊有深牙周袋

C. 牙周韧带间隙呈楔形增宽

D. 咬合创伤消除后，牙槽骨可自行修复

E. 创伤消除后，牙齿松动恢复正常

**11. 后牙鸠尾峡的宽度一般为颊舌牙尖间距的**

A. 1/4~1/3　　　　B. 1/3~1/2

C. 1/5~1/4　　　　D. 1/2~2/3

E. 2/3~3/4

**12. 楔状缺损常发生的部位为**

A. 前牙或后牙牙颈部的唇、颊面

B. 前牙或后牙的舌面

C. 前牙或后牙的远中牙面

D. 前牙或后牙的任何牙面

E. 前牙或后牙的近中牙面

**13. 关于楔状缺损，下列哪项是错误的**

A. 是牙体硬组织的慢性损害

B. 多发生在唇颊侧牙颈部

C. 多见于青少年牙

D. 前磨牙多见

E. 一般有牙龈退缩

**14. 患者要求前牙美观治疗，自觉自牙萌出后牙面有花斑，而且周围邻牙也有类似表现。检查：全口牙列均可见不同程度的散在黄褐色及白垩色斑。该患牙可诊断为**

A. 釉质发育不全　　B. 氟牙症

C. 四环素牙　　　　D. 浅龋

E. 遗传性乳光牙本质

**15. 患者上前牙外伤就诊。检查：右上 1 牙冠松动Ⅲ度，牙龈出血，叩痛（＋＋）；X 线片示：根折位于颈1/3 处，剩余根长约 15mm。该牙处理为**

A. 拔除牙冠部分，直接修复

B. 固定

C. 拔除患牙

D. 拔除牙冠部分，根部行根管治疗

E. 直接光敏粘着修复

**16. 不能治疗牙本质过敏症的是**

A. 0.76%单氟磷酸钠凝胶

B. 碘化银

C. 激光

D. 碘甘油

E. 75%氯化锶甘油

**17. 畸形中央尖最常见于**

A. 下颌第一双尖牙　　B. 下颌第二双尖牙

C. 上颌第一双尖牙　　D. 上颌第二双尖牙

E. 下颌第一磨牙

**18. 牙齿纵折后最明显的症状是**

A. 牙伸长感　　　　　B. 咀嚼痛

C. 牙叩痛　　　　　　D. 冷刺激痛

E. 热刺激痛

**19. 关于四环素牙，错误的是**

A. 四环素可通过胎盘引起乳牙着色

B. 四环素对牙的影响仅仅是着色，影响美观

C. 通常前牙比后牙着色深

D. 四环素在牙本质中的沉积比在釉质中高4倍

E. 四环素牙的着色是永久的

**20. 脱色疗法使用的药物为**

A. 40%过氧化脲　　　B. 40%过氧化氢

C. 30%过氧化脲　　　D. 30%过氧化氢

E. 以上均可

**21. 关于氟斑牙的临床表现，下列不正确的是**

A. 同一时期萌出的釉质上有黄白相间的斑块

B. 重者可有釉质缺损

C. 多见于乳牙

D. 对酸蚀的抵抗力强

E. 对摩擦的耐受性差

**22. 隐裂牙的主要症状是**

A. 牙髓充血　　　　　B. 急性牙髓炎

C. 急性根尖周炎　　　D. 慢性牙髓炎

E. 按隐裂部位及程度可能出现上述任一症状

**23. 融合牙是**

A. 仅见于乳牙　　　　B. 仅见于恒牙

C. 两牙牙釉质相连　　D. 两牙牙本质相连

E. 两牙牙骨质相连

**24. 牙冠外伤近髓时即刻的处理为**

A. 不治疗　　　　　　B. 调𬌗

C. 护髓　　　　　　　D. 牙髓治疗

E. 定期观察

**25. 患儿，男性，12岁。半年前上前牙外伤，冠折露髓，现因唇侧牙龈肿包就诊。医师应做的最重要的检查项目是**

A. 叩诊　　　　　　　B. 松动度检查

C. 温度测验　　　　　D. X线片

E. 牙周袋探诊

**26. 引导组织再生术的适应证不包括**

A. 三壁骨袋　　　　　B. 二壁骨袋

C. Ⅱ度根分叉病变　　D. Ⅲ度根分叉病变

E. 角形骨缺损

**27. 患者，女性，23岁。1天前因外伤出现下颌前牙松动，触痛，无自发痛及夜间痛。检查：左下1松动Ⅱ度，叩诊（+），左下2、右下1松动Ⅰ度，龈上结石Ⅰ度。首先应采取的治疗措施是**

A. 拔除松动的左下1

B. 牙髓治疗左下1

C. 牙周基础治疗左下1、左下2、右下1

D. 松牙固定下颌前牙

E. 全身和局部使用抗生素

**28. 按吸收区占牙根长度的比例，Ⅰ度骨吸收为**

A. 牙槽骨吸收在牙根的颈1/3以内

B. 牙槽骨吸收超过根长的1/3，但在2/3以内，或吸收达根长的1/2

C. 牙槽骨吸收在根长的2/3以上

D. 牙槽骨吸收超过根长的4/5

E. 牙槽骨吸收超过根长的1/3，但在2/5以内

**29. 𬌗创伤最常见而且最早出现的体征是**

A. 牙齿移位

B. 牙齿松动

C. 𬌗面磨平

D. 形成过深的𬌗面凹

E. 形成过锐的牙尖，过高的边缘嵴

**30. 下列不是𬌗创伤的临床指征的是**

A. 牙周膜间隙增宽

B. 个别牙倾斜

C. 牙槽骨的垂直吸收

D. 牙龈出现缘突

E. 牙龈出血

**31. 牙槽突骨折的主要临床特征是**

A. 牙龈撕裂　　　　　B. 牙龈出血肿胀

C. 牙齿脱落　　　　　D. 牙冠折断

E. 摇动一个牙时，邻近数个牙随之移动

**32. 不属于牙急性损伤的是**

A. 根折
B. 牙震荡
C. 牙隐裂
D. 嵌入性脱位
E. 冠折

**33. 丝圈式缺隙保持器常用于**

A. 个别后牙早失
B. 下尖牙早失
C. 多数乳磨牙早失
D. 恒牙早失
E. 以上都不是

**34.** 患者，男性，36 岁。三个月前因外伤导致上前牙脱落。口腔检查：左上 1 缺失，间隙正常，牙槽嵴无明显吸收；右上 1 牙冠 1/2 缺损，已露髓，探诊稍敏感，叩诊阴性，无松动；左上前牙牙龈轻度红肿，易出血，可见菌斑及牙石；余牙未见异常。右上 1 设计成桩核冠的优点不包括

A. 易取得固定桥共同就位道
B. 固位体边缘密合好
C. 固定桥损坏后易修改
D. 固定桥的固位好
E. 右上 1 牙根应力分布较好

**35.** 患者，男性，35 岁。|6 充填后牙体折裂的原因可能是

A. 充填未到 24 小时就咀嚼
B. 调拌充填材料不当
C. 深洞未垫底
D. 洞形壁过薄，有弱尖存在
E. 制备洞形时产热过多

**36. 以下关于调𬌗的原则，错误的是**

A. 少量多次
B. 使𬌗力趋于轴向
C. 保持工作牙尖高度
D. 前伸运动时，后牙保持接触
E. 先调正中𬌗

**37. 两个牙在牙根发育完成后发生粘连，称为**

A. 融合牙
B. 双生牙
C. 结合牙
D. 牙内陷
E. 牙中牙

**38.** 患者，男性，56 岁。多数后牙缺失，口底到龈缘的距离为 6mm，大连接体应选用

A. 舌杆
B. 舌杆加前牙连续卡环
C. 舌板
D. 与黏膜平行接触的舌杆

E. 以上都不是

**39. 牙体硬组织的形成始于**

A. 帽状晚期
B. 帽状早期
C. 钟状晚期
D. 钟状早期
E. 牙板形成期

**40. 由创伤性𬌗造成的隐裂在治疗时应首选**

A. 开髓失活
B. 全冠修复
C. 备洞充填
D. 降低咬合
E. 拔除患牙

**41.** 患者，男性，56 岁。左上后牙咬合不适 2 月余，夜间疼痛 2 天。检查：左上 6 未见明显龋损，近中疑似有一裂纹，叩诊（＋），咬诊引起撕裂样疼痛，温度测试引起持续性疼痛。对该牙的处理不正确的是

A. 降低咬合
B. 制作带环
C. 牙髓治疗
D. 根管治疗后冠修复
E. 磨除裂纹充填

**42. 下列疾病不引起牙本质过敏症的是**

A. 磨耗
B. 龋病
C. 牙髓钙化
D. 楔状缺损
E. 牙折

**43. 以下哪项不是引起牙髓活力电测试假阳性的原因**

A. 探头或电极接触大面积的金属修复体或牙龈
B. 外伤不久的患牙
C. 未充分隔湿或干燥的受试牙
D. 液化性坏死的牙髓
E. 患者过度紧张和焦虑

**44. 咬诊法与染色法可帮助诊断**

A. 隐裂牙
B. 慢性牙髓炎
C. 根尖周炎
D. 死髓牙
E. 髓石

**45. 完全脱位牙不宜泡于**

A. 生理盐水
B. 自来水
C. 牛奶
D. 葡萄糖溶液
E. 唾液

**46.** 患儿，男性，11 岁。左下后牙自发性痛，持续性痛 1 月余，不能咬物 3 天。检查：25 萌出，无龋，叩诊（＋），松动 I 度，牙龈红肿。X 线片示髓角高尖，根发育约 2/3，根尖区阴影。最可能的病因是

A. 磨耗
B. 隐裂
C. 创伤
D. 畸形中央尖折断
E. 逆行性感染

**47. 引起楔状缺损的主要原因是**

A. 牙体组织疲劳

B. 牙周病

C. 牙颈部的特殊结构

D. 酸的作用

E. 不正确的刷牙方式

48. 患儿，男性，8 岁。因运动导致右上前牙折断后 2 小时就诊，无昏迷、呕吐等。临床检查显示近中切角折断露髓，露髓孔约 1mm，探痛、叩痛明显，无明显松动。X 线检查显示近中切角折断，牙根约形成 2/3，根尖呈喇叭口状，未见根折线等异常。宜采取的治疗为

A. 直接盖髓术　　　　B. 活髓切断术

C. 牙髓摘除术　　　　D. 干髓术

E. 间接盖髓术

49. 氟斑牙是

A. 龋坏的表现

B. 牙釉质和牙本质发育不全

C. 牙胚形成过程中过量服用四环素所致

D. 饮水中氟含量过高所致

E. 以上都不是

50. 四环素牙是由于四环素最多沉积在

A. 牙釉质　　　　　　B. 牙本质

C. 牙髓　　　　　　　D. 牙骨质

E. 牙周膜

51. 四环素牙着色程度深，主要因为

A. 用药年龄早　　　　B. 用药剂量大

C. 用药次数多　　　　D. 用药种类多

E. 用药时间长

52. 氟斑牙是一种特殊的

A. 牙釉质发育不全　　B. 牙形态发育异常

C. 牙本质发育异常　　D. 牙骨质发育不全

E. 牙齿萌出的异常

53. 下列关于四环素牙的描述，正确的是

A. 色素沉着于牙釉质内

B. 由于釉质基质不能形成所致

C. 由于已形成的釉质基质不能及时矿化所致

D. 形成白垩色不透明的釉质表面

E. 服用四环素时间的长短与牙变色的深浅有关系

54. 生活在高氟区可造成氟牙症，一般发生于

A. 0 ~ 7 岁　　　　　B. 8 ~ 15 岁

C. 16 ~ 22 岁　　　　D. 23 ~ 30 岁

E. 31 岁以后

55. 关于再植牙的处理，叙述错误的是

A. 年轻恒牙再植时，不能轻易摘除牙髓

B. 复诊时应注意有无牙髓感染及炎症吸收等早期症状

C. 不可用氢氧化钙制剂充填根管，以免引起牙根吸收

D. 应用抗生素，可在一定程度上减少牙根吸收的发生

E. 牙根发育在 Nolla 分期 8 期以上时建议实施根尖诱导成形术

56. 成年人上前牙外伤，冠折 1/3，露髓。其治疗原则为

A. 活髓切断术　　　　B. 直接盖髓

C. 干髓术　　　　　　D. 根管治疗

E. 塑化治疗

57. 患者，男性，47 岁。因龋坏充填治疗后 1 年牙齿折裂，要求治疗。检查：16 银汞充填体，近远中牙冠纵向劈裂达根部。下面不是造成牙冠劈裂的原因是

A. 充填材料选择不当

B. 剩余牙体组织过少

C. 咬合创伤

D. 充填体过大

E. 洞壁有悬釉

58. 推磨牙向远中的适应证不包括

A. 轻度牙列拥挤　　　B. 上颌第二恒磨牙未萌

C. 无第三恒磨牙　　　D. 磨牙远中关系

E. 高角

59. 牙拔除术手术区域的处理，错误的是

A. 口腔为有菌环境但不能忽视无菌技术

B. 术前应尽量减少口腔内细菌数量

C. 所用敷料应为清洁敷料，但无须严格消毒处理

D. 所用器械因需反复使用，应严格消毒

E. 拔牙操作中，应注意预防交叉感染

60. 以下关于氟斑牙的描述，错误的是

A. 牙面呈黄白相间的花斑

B. 可有釉质缺损

C. 对酸敏感

D. 病变见于同时期发育的一组牙上

E. 询问患者幼年时的居住地有助于诊断

61. 拔除下颌双尖牙采用

A. 局部浸润麻醉 + 下牙槽神经阻滞麻醉

B. 下牙槽神经 + 舌神经阻滞麻醉

C. 颊神经 + 舌神经阻滞麻醉

D. 下牙槽神经 + 颊神经阻滞麻醉

E. 颊神经及舌神经阻滞麻醉 + 局部浸润麻醉

62. 关于拔除上颌中切牙，错误的说法是

A. 应用旋转力效果好

B. 最后沿牙根纵轴方向牵引脱位

C. 唇侧牙槽骨壁较薄

D. 单根弯向远中，断面呈三角形

E. 一般先使用向唇侧的摇动力

**63.** 多数前牙缺失的可摘义齿设计中，在牙弓的后段放置间接固位体，以对抗义齿的翘动。以下最合适的卡环设计是

A. 间隙卡环　　　　　B. 长臂卡环

C. 回力卡环　　　　　D. 对半卡环

E. 双臂卡环

**64.** 患者，女性，57 岁。21|4 缺失，4|5 为基牙，整铸支架可摘义齿修复，为暴露基牙的龈缘区，建议对抗臂设计为

A. 弯制卡环　　　　　B. 铸造卡环

C. 塑料基托　　　　　D. 金属基托

E. 以上都不对

**65.** 患者，男性，63 岁。全口义齿初戴后 4 天，感觉下颌牙槽嵴普遍压痛，以下原因中最可能的是

A. 左侧人工牙排列位置不当

B. 右侧人工牙排列位置不当

C. 垂直距离过大

D. 垂直距离过小

E. 双侧上颌结节和磨牙后垫处基托过厚

**66.** 关于上颌第一磨牙根的描述，错误的是

A. 两根在颊侧　　　　B. 两颊根相距较远

C. 一根在舌侧　　　　D. 远中颊根短小

E. 两颊根间分叉度较小

**67.** 印模材料的凝固时间要求为

A. 1～2 分钟　　　　B. 3～5 分钟

C. 5～7 分钟　　　　D. 7～10 分钟

E. 15 分钟

**68.** 关于拔牙时力的应用，下列说法错误的是

A. 扭转力适用于单个锥形根的牙

B. 扭转力应按牙根纵轴方向进行

C. 牵引力不应与摇动力和扭转力结合使用以防损伤邻牙

D. 摇动力适用于扁根牙或多根牙

E. 摇动应先向阻力小的一侧进行

**69.** 低稠度的硅橡胶印模材料适用于

A. 一次印模　　　　　B. 二次印模的初印模

C. 二次印模的终印模　D. 个别托盘的边缘整塑

E. 以上均可

**70.** 牙体缺损在修复设计时需考虑的因素不包括

A. 患牙对侧同名牙的健康状况

B. 缺损的部位与缺损的程度

C. 缺损牙有无病理性松动

D. 缺损牙与对颌牙有无咬合过紧

E. 缺损牙的牙周和牙髓情况

**71.** 恢复适当的垂直距离的作用不包括

A. 避免下颌前伸

B. 面部比例和谐

C. 肌张力正常

D. 发挥最大咀嚼效能

E. 有益于颞下颌关节健康

**72.** 患者，男性，70 岁。右上第二磨牙残冠，高血压 3 年，测血压 180/105mmHg，此时最佳的处置方法是

A. 静坐 30 分钟再行拔牙

B. 口服安定半小时再行拔牙

C. 暂缓拔牙

D. 阿替卡因肾上腺素注射液局麻下拔牙

E. 在局麻药中加入肾上腺素以提高镇痛或止血效果

**73.** 悬空式桥体与黏膜的关系是

A. 与黏膜点状接触　　B. 离开黏膜 1mm

C. 离开黏膜 2mm　　　D. 离开黏膜 3mm

E. 离开黏膜 3mm 以上

**74.** 与正常𬌗的建立无关的因素是

A. 颌骨、牙槽骨、整个面部和颅部的正常发育

B. 牙齿的正常发育、正常萌出和正常功能

C. 遗传、先天、代谢、营养、内分泌的影响

D. 整个机体的发育以及外围环境的影响

E. 性别、种族、文化程度

**75.** "牙中牙"是指

A. X 线片显示相邻两牙重叠

B. 双生牙

C. 发育过程中两牙胚融合在一起

D. 舌窝卷入牙冠过深

E. 多见于上颌中切牙

**76.** 下述牙排列的上下位置关系，说法错误的是

A. 上颌侧切牙的切缘高于𬌗平面 0.5mm

B. 上颌尖牙的牙尖在𬌗平面上

C. 上颌第一磨牙的远中舌尖在𬌗平面上

D. 上颌第一前磨牙的颊尖在𬌗平面上

E. 上颌第二前磨牙的颊尖及舌尖在𬌗平面上

**77.** 在大开口运动时，运动下颌的主要肌肉为

A. 颞肌　　　　　　　B. 翼外肌

C. 翼内肌　　　　　　D. 下颌舌骨肌

E. 咬肌

**78.** 甲硝唑溶液的主要抗菌谱为
  A. 广谱抗菌　　　　　　B. 抗需氧菌
  C. 抗厌氧菌　　　　　　D. 抗真菌
  E. 抗放线菌

**79.** 氨硝酸银用于抗牙本质过敏症时，在牙面涂
  A. 30 秒　　　　　　　　B. 1 分钟
  C. 15 分钟　　　　　　　D. 2 分钟
  E. 10 秒

**80.** 抗牙本质过敏症的药物应具备的条件是
  A. 对牙髓没有刺激性
  B. 能消除或减轻牙本质过敏症引起的疼痛
  C. 不刺激口腔软组织
  D. 疗效稳定持久
  E. 以上均正确

**81.** 在人体中唯一能生理性吸收、消失的硬组织是
  A. 恒牙牙根　　　　　　B. 乳牙牙根
  C. 牙槽骨　　　　　　　D. 鼻骨
  E. 牙釉质

**82.** 引起氟牙症的水源中含氟浓度是
  A. 超过 2ppm
  B. 超过 0.5ppm，小于 1ppm
  C. 超过 1ppm，小于 2.0ppm
  D. 超过 0.2ppm，小于 0.5ppm
  E. 超过 0.1ppm，小于 0.5ppm

**83.** 牙震荡主要损伤
  A. 牙龈　　　　　　　　B. 牙本质和牙槽骨
  C. 牙周膜　　　　　　　D. 牙髓
  E. 牙周膜和牙髓

**84.** 牙外伤 30 分钟，露髓，最适宜的治疗方法是
  A. 暂封，观察 1 周　　　B. 直接盖髓术
  C. 牙髓摘除术　　　　　D. 拔除患牙
  E. 牙髓切断术

**85.** 牙嵌入在 X 线上的表现为
  A. 根尖区骨质破坏
  B. 根尖区牙周膜增宽
  C. 牙根与牙槽骨之间的牙周膜间隙消失
  D. 牙根变短
  E. 牙根外吸收

**86.** 牙外伤导致牙齿嵌入后的治疗方法不正确的是
  A. 年轻恒牙不宜即刻拉出复位
  B. 年轻恒牙应暂时观察数月，是否能再萌出
  C. 年轻恒牙应定期复查牙髓状况
  D. 年轻恒牙出现根尖阴影时应立即拔髓行根管治疗

  E. 牙根发育完成的患牙应行根管治疗

**87.** 氟牙症的主要病因是
  A. 婴儿期高热性疾病
  B. 人体氟摄入量过高
  C. 发育期缺乏微量元素
  D. 人体氟摄入量过低
  E. 母亲妊娠期的疾病

**88.** 牙外伤露髓后的即刻牙髓组织损伤不包括
  A. 牙髓充血　　　　　　B. 牙髓出血
  C. 牙髓感觉丧失　　　　D. 牙髓感染
  E. 牙髓坏死

**89.** 牙外伤后进行固定的时间最长的情况是
  A. 牙齿嵌入　　　　　　B. 牙齿移位
  C. 牙齿部分脱出　　　　D. 根折
  E. 全脱位

**90.** 牙齿嵌入后的检查结果不正确的是
  A. 患牙比相邻牙齿短
  B. 患牙不松动
  C. 嵌入牙呈低沉的音调
  D. X 线见牙根部进入牙槽骨深部
  E. X 线显示正常牙周间隙和硬骨板影像消失

**91.** 以下脱位牙齿的清洁处理不正确的是
  A. 手握冠部进行生理盐水冲洗
  B. 污染严重时可用纱布蘸生理盐水轻拭
  C. 污染严重时可用抗生素液清洁
  D. 清洁后的牙齿应在生理盐水中保持湿润以备用
  E. 不可用锐器刮拭根面

**92.** 恒牙上前牙弯曲最主要的病因是
  A. 乳牙慢性根尖周炎
  B. 乳牙牙髓炎
  C. 乳牙外伤
  D. 先天发育异常
  E. 乳牙龋病

**93.** 患者，男性，18 岁。1 小时前上前牙外伤。检查：21 唇向错位，松动 II 度，叩诊（±），牙龈轻度红肿，11、22 叩诊（－），松动（－），牙髓活力测试同对照牙。X 线检查未见根折。该患者的处理为
  A. 复位固定，观察
  B. 调𬌗观察
  C. 自行愈合
  D. 牙髓治疗后复位固定
  E. 拔除

**94.** 能引起四环素牙的药物有

A. 头孢霉素和四环素

B. 土霉素和地美环素

C. 青霉素和缩水四环素

D. 链霉素和氯霉素

E. 土霉素和庆大霉素

**95. 外伤导致的前牙根尖 1/3 处折断，不松动，应选择的处理为**

A. 定期观察　　　　B. 牙髓治疗

C. 固定并定期观察　D. 调𬌗

E. 拔除

**96. 四环素牙的发病机制，错误的是**

A. 四环素能与牙组织形成稳固的四环素正磷酸盐复合物

B. 牙齿着色与四环素类药物本身的颜色无关

C. 四环素牙可在紫外线下变色

D. 婴儿早期用四环素，对牙影响最大

E. 四环素牙着色主要在牙本质

**97. 最常发生牙髓坏死的牙脱位是**

A. 牙完全脱位　　　B. 牙部分脱位

C. 嵌入性脱位　　　D. 牙颊向移位

E. 牙舌向移位

**98. 牙隐裂最重要的临床表现是**

A. 冷刺激痛　　　　B. 热刺激痛

C. 叩痛　　　　　　D. 定点性咀嚼剧痛

E. 夜间痛

**99. 下列关于牙本质过敏症的叙述，正确的是**

A. 并不是所有牙本质暴露的牙都出现敏感症状

B. 涂局麻药于牙本质表面能减轻症状

C. 刺激去除后仍痛

D. 是一种独立的疾病

E. 症状不受健康和气候的影响

**100. 牙颈部脱敏最好采用**

A. 碘化银法　　　　B. 氨硝酸银法

C. 氟化钠法　　　　D. 碘酚法

E. 离子导入法

**101. 患者全口遇冷、热敏感要求治疗。检查：全口多个牙牙颈部探诊敏感，无缺损，牙龈轻度退缩，冷测敏感，去除刺激可缓解。该患者应选用的治疗方法为**

A. 氟化物脱敏　　　B. 氨硝酸银脱敏

C. 电凝法　　　　　D. 充填治疗

E. 牙髓治疗

**102. 患儿，男性，8 岁。左上颌中切牙外伤冠折，远中切**

角缺损，1 个小时内来院就诊。口腔检查发现穿髓孔较小，X 线片示无根折，根尖孔未完全形成，治疗首选

A. 直接盖髓术　　　B. 间接盖髓术

C. 活髓切断术　　　D. 塑化治疗

E. 根管治疗

**103. 采用正硅酸乙酯包埋材料包埋，其内层每次置入氨气（含量 > 36％）干燥箱内干燥处理的时间不得少于**

A. 10 分钟　　　　　B. 5 分钟

C. 15 分钟　　　　　D. 3 分钟

E. 时间越短越好

**104. 采用正硅酸乙酯包埋材料包埋，其最佳粉液比为**

A. 3：1　　　　　　B. 1：1

C. 4：1　　　　　　D. 3：2

E. 5：1

**105. 磷酸盐包埋材料固化后体积**

A. 收缩　　　　　　B. 膨胀

C. 不变　　　　　　D. 不一定

E. 先膨胀后收缩

**106. 不透明瓷的涂层厚度要求在**

A. 0.05 ~ 0.1mm　　B. 0.1 ~ 0.2mm

C. 0.2 ~ 0.25mm　　D. 0.25 ~ 0.3mm

E. 0.3 ~ 0.4mm

**107. 下列关于蜡型材料的熔解温度和全部熔解时的温度，叙述正确的是**

A. 一样

B. 后者比前者高 5 ~ 10℃

C. 前者比后者高 5 ~ 10℃

D. 后者比前者高 20 ~ 25℃

E. 后者比前者高 10 ~ 20℃

**108. 口腔内金属的腐蚀主要是指**

A. 孔蚀　　　　　　B. 缝隙腐蚀

C. 应力腐蚀　　　　D. 电化学腐蚀

E. 晶间腐蚀

**109. 与口腔内金属腐蚀无关的是**

A. 金属的组织结构

B. 材料本身的组成

C. 周围介质的组成与浓度

D. 材料的表面形态及微结构

E. 金属的熔点

**110. 制备磷酸盐耐高温材料模型时，最佳的粉液比例为**

A. 100g：30ml　　　B. 100g：13ml

C. 100g∶45ml　　　D. 100g∶5ml

E. 100g∶80ml

**111.** 短期接触的口腔材料是指

A. 一次或多次使用接触时间在 1 小时以内的器械

B. 一次或多次使用接触时间在 12 小时以内的器械

C. 一次或多次使用接触时间在 24 小时以内的器械

D. 一次或多次使用接触时间在 24 小时以上，15 日以内的器械

E. 一次或多次使用接触时间在 24 小时以上，30 日以内的器械

**112.** 颞肌的止点是

A. 颞窝及颞深筋膜深面

B. 喙突及下颌支前缘直至第三磨牙远中

C. 上、下颌骨第三磨牙牙槽突的外方和翼突下颌缝

D. 下颌角内侧面及翼肌粗隆

E. 翼外板的外侧面

**113.** 翼内肌的止点是

A. 颞窝及颞深筋膜深面

B. 喙突及下颌支前缘直至第三磨牙远中

C. 上、下颌骨第三磨牙牙槽突的外方和翼突下颌缝

D. 下颌角内侧面及翼肌粗隆

E. 翼外板的外侧面

**114.** 对牙齿起固定作用的主要结构是

A. 牙骨质　　　B. 牙髓

C. 牙根　　　D. 牙周膜

E. 牙槽骨

**115.** 起于颞骨乳突切迹的肌肉是

A. 二腹肌前腹　　　B. 二腹肌后腹

C. 下颌舌骨肌　　　D. 颏舌肌

E. 颏舌骨肌

**116.** 闭口肌群的牵引力的方向是

A. 向上为主，伴有向前和向内的力量

B. 向上为主，伴有向前和向外的力量

C. 向上为主，伴有向后和向内的力量

D. 向上为主，伴有向后和向外的力量

E. 向下为主，伴有向前和向内的力量

**117.** 不属于牙齿功能的是

A. 咀嚼　　　B. 发音

C. 言语　　　D. 保持面部的协调美观

E. 保持口腔的自洁作用

**118.** 存在窦道的残冠，患牙根管充填后桩冠修复的较佳时间为

A. 根管充填后当天

B. 根管充填后 1 周

C. 根管充填后 2 周

D. 根管充填后 3 周

E. 窦道愈合后

**119.** 可能产生继发性𬌗创伤的是

A. 修复　　　B. 牙周病

C. 充填　　　D. 正畸

E. 调𬌗

**120.** 不影响𬌗力的因素为

A. 性别、年龄　　　B. 釉质钙化的程度

C. 咀嚼习惯　　　D. 𬌗力线的方向

E. 张口距离

**121.** 下列有关正中关系的说法，错误的是

A. 下颌适居正中

B. 髁状突处于关节窝的前、上位

C. 适当的垂直距离

D. 髁突对上颌的位置关系称为正中关系位

E. 下颌依髁突为轴可做 10~15mm（切端距）的铰链开闭口运动

**122.** 正中关系滑向正中的长正中距离为

A. 0.2mm　　　B. 0.5mm

C. 0.8mm　　　D. 1.2mm

E. 1.5mm

**123.** 上、下颌骨处于正中关系时，下颌可做开闭运动的最大范围是

A. 15~18mm　　　B. 18~20mm

C. 18~25mm　　　D. 25~30mm

E. 30~35mm

**124.** 上颌前牙的牙体长轴在近远中向的倾斜情况是

A. 中切牙近中倾斜度最大，尖牙次之，侧切牙较正

B. 中切牙较正，侧切牙近中倾斜度最大，尖牙次之

C. 中切牙较正，尖牙近中倾斜度最大，侧切牙次之

D. 中切牙近中倾斜度最大，侧切牙次之，尖牙较正

E. 均较正

**125.** Ⅱ度深覆𬌗指上前牙牙冠在垂直向超过下前牙牙冠的

A. 小于 1/3

B. 超过 1/3 而不足 1/2

C. 超过 1/2 而不足 2/3

D. 超过 3/4

E. 超过 2/3

**126.** 患者，男性，18 岁。踢足球时不慎摔倒后半小时就诊。检查见上唇软组织挫裂伤，21｜123 摇动任何

一个牙，其余牙都随之摇动，该患者应诊断为

A. 冠折　　　　　　　　B. 根折

C. 牙脱位　　　　　　　D. 牙周膜震荡

E. 牙槽突骨折

**127.** 发生根折的患牙，早期处理不当，未及时进行复位和固定，最不可能出现的愈合方式是

A. 钙化组织联合断端

B. 结缔组织分开断端

C. 结缔组织和骨桥分开断端

D. 慢性炎性组织分开断端

E. 以上愈合方式均可能发生

**128.** 为防止四环素牙的发生，不宜使用四环素类药物的是

A. 妊娠期和哺乳期妇女

B. 4 岁以下儿童

C. 8 岁以下儿童

D. 妊娠期、哺乳期妇女和 8 岁以下儿童

E. 所有人

**129.** 下列描述的牙外伤中，损伤最轻的是

A. 牙折　　　　　　　　B. 牙不全脱位

C. 牙根纵裂　　　　　　D. 牙震荡

E. 牙全脱位

**130.** 牙脱位后，可能发生的并发症是

A. 牙髓坏死

B. 牙髓腔变窄或消失

C. 牙根外吸收

D. 边缘性牙槽突吸收

E. 以上均正确

**131.** 关于根尖及根中 1/3 根折的转归，下列叙述正确的是

A. 两断端由钙化组织联合，与骨损伤的愈合很相似

B. 结缔组织将各段分开，断面上有牙骨质生长，但不出现联合

C. 未联合的各段由结缔组织和骨桥分开

D. 断端由慢性炎症组织分开，根端多为活髓，冠侧段牙髓常坏死

E. 以上均正确

**132.** 长期牙体磨损可引起

A. 牙本质过敏症或食物嵌塞

B. 牙髓和根尖周病

C. 创伤性龈或创伤性溃疡

D. 颞下颌关节紊乱病

E. 以上均正确

**133.** 患者，男性，52 岁。因"右上后牙进食冷、热食物和咬硬物时疼痛 1 月余"来诊。口腔检查：探诊牙体未见明显龋损，冷、热测试酸痛，刺激去除后即刻消失，叩诊有疼痛，无松动，牙周检查（－），近中腭沟似有裂纹。X 线片显示根尖无异常。为确诊还应做的检查是

A. 透照法　　　　　　　B. 牙髓电活力测验

C. 染色剂染色　　　　　D. 薄蜡片咬诊

E. 牙髓温度测试

**134.** 翻瓣手术的纵行切口应位于

A. 龈乳头中央　　　　　B. 颊面中央

C. 舌腭侧中央　　　　　D. 颊面轴角处

E. 以上均可

**135.** 咬合创伤的表现不包括

A. 牙齿松动

B. X 线片显示近牙颈部的牙周膜间隙增宽

C. 牙槽骨垂直吸收

D. 宽而深的牙周袋

E. 隐裂

**136.** 下列不属于切除性骨手术适应证的是

A. 牙槽骨嵴圆钝、肥厚

B. 一壁骨下袋

C. 二壁骨下袋

D. 三壁骨下袋

E. 邻面骨凹坑状吸收

**137.** 牙齿松动Ⅱ度是指

A. 仅有近远中向松动

B. 仅有唇（颊）舌向松动

C. 唇（颊）舌向及垂直向松动

D. 唇（颊）舌向及近远中向松动

E. 唇（颊）舌向及近远中向松动伴垂直向松动

**138.** 影响釉质酸蚀的叙述错误的是

A. 氟斑牙应减少酸蚀时间

B. 酸蚀时间不宜过长

C. 乳牙应延长酸蚀时间

D. 酸蚀剂浓度不宜过高

E. 酸蚀面与釉柱平行，酸蚀效果好

**139.** 牙外伤时一定存在的伴发损伤是

A. 釉质裂纹　　　　　　B. 牙震荡

C. 牙齿移位　　　　　　D. 牙髓出血

E. 牙髓感觉丧失

**140.** 外伤导致牙震荡后的治疗方案，错误的是

A. 消除咬合创伤　　　　B. 减少不良刺激

C. 即刻根管治疗　　　　D. 预防感染

E. 定期追踪复查

**141.** 下列预后最佳的牙齿折断是
- A. 冠折露髓
- B. 牙根近冠 1/3 根折
- C. 牙根中 1/3 根折
- D. 牙根尖 1/3 折断
- E. 冠根联合折断露髓

**142.** 四环素牙外脱色效果不佳的原因是
- A. 牙齿着色的部位
- B. 牙齿着色的方式
- C. 牙齿着色的面积
- D. 牙齿着色的程度
- E. 四环素类药物的种类

**143.** 关于牙齿吸收，说法不正确的是
- A. 牙根可发生内吸收或外吸收
- B. 牙根外吸收必须尽快根管治疗
- C. 单纯牙震荡也会发生牙根吸收
- D. 组织学检查可观察到破牙骨质/破牙本质细胞
- E. 嵌入性牙脱位牙根吸收率高

**144.** 外伤导致侧方移位的牙齿，治疗方法错误的是
- A. 局麻下复位
- B. 先根向复位，再解除唇腭侧密质骨根尖的锁结
- C. 复位一般采用手指加压法
- D. 牙齿复位后，可用全牙列𬌗垫保护患牙
- E. 拆除固位装置前，应拍摄 X 线片确定愈合状况

**145.** 以下关于融合牙的说法，不正确的是
- A. 融合牙常由两个正常牙胚融合而成
- B. 融合牙的两个牙的牙本质总是相连通的
- C. 融合牙最常见于下颌乳切牙
- D. 融合牙一般是因压力所致
- E. 融合牙是两个基本发育完成的牙齿由增生牙骨质将其结合在一起

**146.** 关于全脱位的成熟恒牙齿复位固定，下列描述不正确的是
- A. 复位前要先修整牙槽骨
- B. 急诊时可在局麻下行牙龈缝合固定
- C. 缝线或夹板暂时固定应在一周内拆除
- D. 牙齿的固定最好用全牙列𬌗垫
- E. 固定时间应达到 6～8 周，以促进牙周组织恢复

**147.** 脱位后牙再植之后的治疗方案不正确的是
- A. 全身使用抗生素至少 1 周
- B. 3～4 周内避免咬合力
- C. 若牙根未发育完成，应密切复诊观察牙根发育
- D. 若牙根发育完成，两周后拔髓行牙胶充填
- E. 复诊时间间隔可随观察的推移而变长

**148.** 患儿，男性，8 岁。2 小时前骑自行车摔倒，自诉上前牙与地面碰撞，无晕厥史。检查见左上唇有少量擦伤，双上颌中切牙均未完全萌出，其中左上颌中切牙萌出相对较多。双侧上颌中切牙无松动，牙龈无异常，叩诊左上颌中切牙音高，右上颌中切牙音低沉。仅根据以上条件最有可能的诊断是
- A. 左上颌中切牙嵌入
- B. 右上颌中切牙嵌入
- C. 左上颌中切牙部分脱位
- D. 右上颌中切牙部分脱位
- E. 双上颌中切牙部分脱位

**149.** 牙髓塑化治疗后的并发症不包括
- A. 残髓炎
- B. 化学性根尖周炎
- C. 急性根尖周炎
- D. 塑化剂烧伤
- E. 牙根折

**150.** 患者，女性，37 岁。右下第三磨牙缺失，第二磨牙 Ⅲ 度根分叉病变，远中根垂直吸收近根尖，近中根骨吸收达根长的 1/3，牙微松动。最佳的治疗方案是
- A. 植骨术
- B. 引导组织再生术
- C. 分根术
- D. 牙半切除术
- E. 拔除第二磨牙

**151.** 服用四环素类药物可致恒牙发生四环素牙的时期为
- A. 胚胎 4 个月
- B. 胚胎 7 个月
- C. 出生以前
- D. 出生至 7 岁以前
- E. 8 岁以后

**152.** 患者，女性，46 岁。右上颌后牙不能咬物 2 个月，近 1 个月一直用左侧咀嚼，左上颌后牙也逐渐出现咬物不适。检查发现双上颌第一磨牙、第二磨牙近远中深牙周袋，无松动，牙龈探诊出血。上、下颌前牙及前磨牙均为烤瓷冠修复体。X 线片示双上颌第一、第二磨牙近远中牙槽骨角形吸收。引起上颌磨牙病损的原因可能是
- A. 不良剔牙习惯
- B. 食物嵌塞
- C. 𬌗创伤
- D. 错𬌗畸形
- E. 以上均是

**153.** 患者，男性，45 岁。诉进食时牙酸痛。检查：双上颌第一前磨牙颊侧颈部缺损，未见龋坏及隐裂纹，颊侧牙龈萎缩，口腔卫生良好，每日刷牙两次。造成楔状缺损后最先引发的牙体疾病可能为
- A. 慢性根尖周炎
- B. 急性根尖周炎
- C. 牙髓坏死
- D. 牙本质过敏症
- E. 慢性牙髓炎

154. 患者因右侧牙刷牙敏感 1 个月就诊。检查：右上 4 牙冠完整，未见龋损，颊侧牙龈退缩，牙根暴露约 2mm。无牙体缺损，叩诊（－）。该患牙的处理为

A. 调𬌗　　　　　　　B. 脱敏

C. 牙髓治疗　　　　　D. 复合树脂充填修复

E. 全冠修复

155. 患者，男性，19 岁。上前牙外伤脱落 10 分钟，患者将脱落牙含于舌下，到院要求治疗。检查：左上 1 完全脱位，右上 1 和左上 2 牙冠完整，叩诊（－），松动（－），该脱落患牙的处理为

A. 脱落牙牙髓治疗后，复位再植固定

B. 局麻下复位，再结扎固定 4 周，定期观察

C. 立即再植固定，应在 3 ~ 4 周后再做根管治疗

D. 嘱患者伤愈后修复

E. 立即修复

156. 患者，女性，19 岁。要求美容牙齿，无自觉症状，幼儿时常患病。检查：$\dfrac{754\ |\ 457}{754\ |\ 457}$ 牙尖缺损，患牙对称，探诊（－），叩诊（－），松动（－），冷测反应正常。医生诊断为釉质发育不全，推测导致患牙病变的致病因素发生在

A. 1 岁左右　　　　　B. 2 岁左右

C. 3 岁左右　　　　　D. 4 岁左右

E. 5 岁左右

157. 患者，男性，25 岁。因上前牙有黄黑斑块要求治疗。检查：双侧上前牙唇面有黄褐色斑块，无缺损，表面光滑，质硬，探诊（－），叩诊（－），无松动，冷测反应正常，诉当地乡亲中亦有相似情况。最可能的诊断是

A. 浅龋　　　　　　　B. 四环素牙

C. 静止龋　　　　　　D. 釉质发育不全

E. 氟牙症

158. 患者，男性，18 岁。近 1 周左下后牙曾有自发痛，冷、热刺激可激发疼痛。检查：左下 4 未发现龋损，𬌗面见圆形黑环，中央褐色，叩诊（－），无松动，牙龈正常。最可能的病因是

A. 磨耗　　　　　　　B. 创伤

C. 隐裂　　　　　　　D. 畸形中央尖折断

E. 牙本质过敏症

159. 患儿，男性，8 岁。40 分钟前外伤，上前牙自觉变短，要求治疗。检查：左上 1 牙冠比邻牙短 4mm，牙冠完整，叩诊（＋），牙龈轻度红肿，X 线：根尖周膜消失。该牙最恰当的处理为

A. 待其自然萌出，定期观察

B. 复位后固定，牙髓治疗

C. 复位固定 4 周后，牙髓治疗

D. 牙髓治疗后复位固定

E. 拔除

160. 氟化钠治疗牙本质过敏症的机制是

A. 阻滞牙本质小管神经传导

B. 生成继发性牙本质

C. 生成新的牙釉质

D. 堵塞牙本质小管

E. 使牙髓失活

二、多选题：每道试题由 1 个题干和 5 个备选答案组成，题干在前，选项在后。选项 A、B、C、D、E 中至少有 2 个正确答案。

161. 牙挫伤时，主要影响到牙的

A. 牙釉质　　　　　　B. 牙本质

C. 牙骨质　　　　　　D. 牙髓

E. 牙周膜

162. 制作铸造支架时，内、外台阶的具体要求表述错误的是

A. 内、外台阶应有一定的错位，不应在同一垂线上

B. 外台阶的表面应形成光滑的平面

C. 可以不做外台阶

D. 外台阶的角度应 > 90°

E. 内台阶的角度应 < 90°

163. 以下关于粘结力的说法正确的是

A. 与预备体表面状况有关

B. 与水门汀厚度无关

C. 与粘结面积成正比

D. 其大小与技术操作有关

E. 与粘结剂的性能有关

164. 牙釉质龋时下列描述错误的是

A. 牙体硬组织色、形、质均发生变化

B. 牙体硬组织仅色、形发生变化

C. 牙体硬组织仅形、质发生变化

D. 牙体硬组织仅色、质发生变化

E. 牙体硬组织色、形、质均不发生变化

165. 临床上常用的确定垂直距离的方法有

A. 利用息止颌位法

B. X 线头颅侧位片法

C. 参照面部比例法

D. 参照拔牙前记录法

E. 参照旧义齿垂直距离确定法

166. 应禁忌拔牙的情况包括

A. 前壁心肌梗死 3 个月

B. 充血性心力衰竭

C. 频发的室性早搏，未治疗

D. 完全性右束支传导阻滞

E. 不稳定型心绞痛

**167. 制作整铸支架时，支架铸道设置的原则有**

A. 便于切割铸道

B. 便于合金液流动迅速

C. 有利于杂质和气体的挥发和外流

D. 熔模位于铸型的热中心区

E. 铸道宜少不宜多

**168. 属于机械式附着体的是**

A. 栓体栓道式附着体

B. 杆卡式附着体

C. 磁性附着体

D. 杆白式附着体

E. 按扣式附着体

**169. 以下关于牙挫伤的描述，正确的是**

A. 牙挫伤均有牙的创伤史

B. 牙挫伤的常见临床表现为患者自觉伤牙伸长、松动、咬合痛和叩痛等

C. 牙挫伤均应进行结扎固定或用粘接法固定

D. 牙挫伤时可适当磨改对颌牙

E. 牙挫伤时均应对患牙进行根管治疗

**170. 属于铸造缺陷的现象是**

A. 铸造不全　　B. 粘砂

C. 穿孔　　D. 冷隔

E. 偏析

**171. 牙隐裂的治疗方法有**

A. 调磨牙尖　　B. 降低咬合

C. 干髓治疗　　D. 根管治疗

E. 全冠修复

**172. 釉板的特点是**

A. 裂隙状的结构

B. 从釉质表面伸向釉质内或牙本质内

C. 制片过程中形成的

D. 有利于龋齿病原菌扩展的通道

E. 釉板经脱钙后可无有机物残留

**173. 釉丛的特点是**

A. 自釉质牙本质界向牙表面方向散开

B. 其高度为釉质厚度的 1/5 ~ 1/4

C. 其本质亦是釉柱

D. 含钙量高

E. 蛋白含量较低

**174. 牙演化的特点包括**

A. 牙数由多到少　　B. 牙根从无到有

C. 从多牙列到双牙列　　D. 从同形牙到异形牙

E. 从分散到集中

**175. 下列有关切缘及𬌗面形态的生理意义的说法，正确的有**

A. 颊沟和舌沟是食物排溢的主要通道

B. 上颌磨牙的斜嵴，对侧方运动的方向有引导作用

C. 边缘嵴有将食物局限在𬌗面窝内的作用

D. 对𬌗牙尖与𬌗窝相对有杵白的作用

E. 切缘有切割食物的作用

**176. 属于复方四环素膜处方组成的有**

A. 糖精　　B. 盐酸四环素

C. 醋酸泼尼松　　D. 盐酸丁卡因

E. 氢溴酸樟柳碱

**177. 对嵌入性脱位的年轻恒牙，下列处理中正确的是**

A. 对症处理　　B. 根管治疗

C. 任其自然萌出　　D. 拉出复位后固定

E. 拍 X 线片定期复查

**178. 釉质钙化不全主要表现为**

A. 基质形成正常而矿化不良

B. 一般无实质性缺损

C. 出生后 1 年内釉质发育障碍

D. 具有出生地点分布特点

E. 多见于右上 2、右上 1、左上 1、左上 2

**179. 梅毒牙临床多表现为**

A. 哈钦森牙　　B. 桑椹状磨牙

C. 特纳牙　　D. 蕾状磨牙

E. 畸形中央尖

**180. 牙内陷通常是指**

A. 畸形舌侧窝　　B. 畸形根面沟

C. 畸形舌侧尖　　D. 牙中牙

E. 锥形牙

**181. 釉质发育不全的牙齿，牙齿表面釉质出现带状凹陷是由于**

A. 成釉细胞的破坏

B. 同一时期釉质形成全面受到影响

C. 摄入氟化物过少

D. 早期使用四环素类药

E. 乳牙有根尖周炎病史

**182. 脱位牙再植后可出现的情况有**

A. 牙周膜愈合　　B. 骨性粘连

C. 牙根外吸收　　D. 根管内吸收

E. 牙髓炎

**183. 对于根折的处理，叙述正确的有**

A. 调𬌗

B. 根中 1/3 折断可用夹板固定

C. 牙颈部折断可试用正畸牵引术

D. 根尖 1/3 折断需先做根管治疗

E. 行牙髓活力电测试

**184. 引起牙髓感染最常见的原因是**

A. 楔状缺损　　　　B. 隐裂

C. 创伤　　　　　　D. 龋病

E. 磨损

**185. 属于牙齿慢性损伤的是**

A. 牙震荡　　　　　B. 牙脱位

C. 楔状缺损　　　　D. 冠折

E. 隐裂

**186. 牙本质过敏症的发病机制有**

A. 流体动力学说

B. 神经学说

C. 四联因素学说

D. 牙本质纤维传导学说

E. 蛋白溶解–螯合学说

**187. 乳牙氟斑牙少见的原因是**

A. 乳牙发育期在胚胎期

B. 乳牙发育期在哺乳期

C. 氟不能通过胚胎屏障

D. 母乳中氟含量较恒定

E. 胎盘的筛除功能

**188. 关于牙磨损的临床表现，说法正确的有**

A. 后牙磨损重于前牙

B. 牙冠明显变短

C. 牙本质外露

D. 形成薄壁弱尖

E. 邻面接触由点状接触变成面状接触

**189. 关于楔状缺损的治疗，说法正确的有**

A. 组织缺损少，症状不明显者无须做特殊处理

B. 有牙本质过敏者，应用脱敏疗法

C. 缺损较大者可充填修复

D. 有牙髓或根尖周病史者，可行根管治疗术

E. 若缺损已导致牙齿横折，需要拔除患牙

**190. 关于釉质发育不全，下列说法正确的是**

A. 牙发育过程中的釉质结构异常

B. 受全身和局部因素影响

C. 遗传因素

D. 特纳牙也属于釉质发育异常

E. 釉质肯定有实质缺损

**191. 根据 Andreasen 牙外伤分类法，属于牙体硬组织和牙髓组织损伤的是**

A. 牙震荡　　　　　B. 根折

C. 简单冠折　　　　D. 复杂冠折

E. 复杂冠根折

**192. 常用的牙本质过敏的脱敏方法有**

A. 激光脱敏　　　　B. 粘结剂脱敏

C. 过氧化物脱敏　　D. 冷凝集法脱敏

E. 化学制剂脱敏

**三、共用题干单选题：以叙述一个以单一病人或家庭为中心的临床情景，提出 2～6 个相互独立的问题，问题可随病情的发展逐步增加部分新信息，每个问题只有 1 个正确答案，以考查临床综合能力。答题过程是不可逆的，即进入下一问后不能再返回修改所有前面的答案。**

**(193～195 共用题干)**

患者，女性，47 岁。半年前，患者右侧后牙咀嚼时偶有疼痛，尤其食辣椒时明显，无自发痛。检查见患牙牙尖高耸，牙龈略红肿，BOP（＋）。

**193. 还应做的检查不包括**

A. 视诊、探诊　　　B. 叩诊

C. 咬诊　　　　　　D. X 线片检查

E. 电测试

**194. 如为牙隐裂，则该病好发于**

A. 下 6　　　　　　B. 上 6

C. 上 1　　　　　　D. 下 1

E. 上 5

**195. 为保留患牙，不必要的措施有**

A. 降𬌗　　　　　　B. 充填治疗

C. 牙周治疗　　　　D. 全冠修复

E. 脱敏治疗

**(196～197 共用题干)**

患者，女性，45 岁。近 2 个月来右下后牙不敢咬物，遇冷水及吃甜食酸痛，咬硬物酸软无力，无自发痛史。检查时可见右下颌第一磨牙𬌗面釉质部分磨损，牙本质外露，探针探划时某两点酸痛难忍。

**196. 对该患牙的诊断应是**

A. 磨损　　　　　　B. 酸蚀症

C. 牙本质过敏症　　D. 牙外吸收

E. 牙隐裂

**197. 该症状影响患者正常饮食，应做的处理是**

A. 调殆                    B. 充填
C. 全冠修复                 D. 脱敏治疗
E. 待其自行恢复

**(198 ~ 200 共用题干)**

患者，女性，50 岁。咬硬物导致右上第二磨牙正中劈裂。拔牙前 X 线片显示患牙无龋及牙周病，根尖无阴影，上颌窦低位，腭根与上颌窦底重叠。术中腭根折断约 2mm。

**198. 拔除上颌第二磨牙需麻醉的神经是**

A. 腭前神经和上牙槽后神经
B. 腭前神经和上牙槽中神经
C. 鼻腭神经和上牙槽前神经
D. 鼻腭神经和上牙槽中神经
E. 鼻腭神经和上牙槽后神经

**199. 判断腭根是否位于上颌窦内的 X 线影像是**

A. 根尖是否有阴影
B. 牙周膜及硬骨板是否连续
C. 上颌窦是否大
D. 上颌窦是否在牙根间
E. 牙周膜是否变宽

**200. 对于此断根，应采取的最佳治疗方法是**

A. 不予拔除              B. 延期拔除
C. 翻瓣去骨拔除          D. 三角挺拔除
E. 根尖挺拔除

**(201 ~ 203 共用题干)**

患者，女性，15 岁。2 小时前因外伤折断 |12 牙冠 2/3，检查：|12 牙根不松动，探诊（+），叩诊（+），X 线片示根尖周组织无异常。

**201. 对 |12 正确的处理是**

A. 根管治疗              B. 直接桩冠修复
C. 其拔除                D. 直接盖髓术
E. 磨改后，暂时覆盖义齿修复

**202. 若 |1 已行根管治疗，何时修复最佳**

A. 根管治疗完成后，即可修复
B. 1 天后方可修复
C. 3 天后方可修复
D. 1 周后方可修复
E. 1 个月后方可修复

**203. 修复时，最佳的方案为**

A. 暂时不修复，18 岁以后再行修复
B. 覆盖义齿修复
C. 烤瓷桩核冠永久修复
D. 临时性桩冠修复，18 岁后再行永久性修复

E. 以上都对

**(204 ~ 206 共用题干)**

患者因车祸颌面部损伤 2 小时急诊就诊，伤后无昏迷史和呕吐史。检查：神志清楚，脉弱速，无呼吸困难，2|2 多个牙可整体摇动，后牙咬合正常，无张口受限，舌前 1/3 裂伤，出血明显，口底肿胀。

**204. 抢救措施首先是**

A. 严密观察颅脑损伤
B. 气管切开
C. 局部止血
D. 立即静脉补液
E. 应用抗菌药物和 TAT

**205. 止血的有效方法是**

A. 结扎颈外动脉
B. 压迫出血侧颈总动脉
C. 纱布压迫止血
D. 行清创缝合术
E. 注射止血药

**206. 最可能的骨折部位是**

A. 上颌骨                B. 下颌骨
C. 牙槽骨                D. 下颌颏正中部
E. 下颌颏孔区

**(207 ~ 210 共用题干)**

患者，男性，50 岁。因"半年来右侧后牙咬合痛，冷热刺激痛"要求治疗。检查：17、46、47 重度磨损，不均匀，探诊敏感点，冷、热测敏感。16 殆面可疑隐裂纹，探诊（-），叩诊（±），冷、热刺激可引起疼痛，去除可缓解。

**207. 该患者首先应做的检查是**

A. X 线检查              B. 碘染色检查
C. 光导纤维              D. 麻醉法
E. 电活力测验

**208. 引起该患者主诉牙症状最可能的原因为**

A. 隐裂                  B. 牙本质过敏症
C. 磨损                  D. 慢性牙髓炎
E. 咬合创伤

**209. 该主诉牙的最佳处理为**

A. 定期观察              B. 调殆观察
C. 牙髓治疗              D. 备洞充填
E. 牙髓治疗后全冠修复

**210. 该患者其他牙的处理为**

A. 调殆，脱敏            B. 拔除
C. 不治疗                D. 备洞充填

E. 牙髓治疗

**(211~213 共用题干)**

患者，男性，54 岁。上颌为无牙颌，下颌全天然牙，上颌全口义齿修复 1 个月后，腭侧中部出现一条纵折裂线。

**211. 造成纵折最主要的原因是**

A. 基托过厚

B. 基托伸展范围不够

C. 颌间距离过低

D. 咬合不平衡，下颌天然牙殆力过大

E. 基托塑胶质量差

**212. 采用下面哪种方法修整全口义齿**

A. 直接在口内用自凝树脂修补

B. 口外直接用自凝树脂修补

C. 全口义齿灌模，在模型上尽可能磨除折断处塑胶基托，后用自凝树脂修补

D. 全口义齿灌模，在模型上尽可能磨除折断处塑胶基托，用蜡恢复基托外型，后经过装盒，用热凝树脂修补

E. 软衬材料修补

**213. 为增强义齿基托的强度，全口义齿基托内较理想的加强装置是**

A. 托内加金属网

B. 托内加钢丝

C. 托内加锤扁的钢丝

D. 托内加塑料丝

E. 托内加条状塑料丝

**(214~215 共用题干)**

患儿，男性，12 岁。右上颌乳尖牙滞留。X 线片示右上颌恒尖牙横位埋伏于右上颌恒侧切牙与第一前磨牙处并与其影像重叠。

**214. 为判断右上颌恒尖牙与右上颌恒侧切牙和第一前磨牙之间的唇腭向关系可再加照**

A. 上颌华氏位片　　B. 上颌曲面断层片

C. 上颌横断曲面断层片　D. 上颌体腔片

E. 头颅侧位片

**215. 拔除右上颌恒尖牙埋伏牙时要特别注意**

A. 勿损伤右上颌恒侧切牙和第一前磨牙牙根

B. 勿穿通鼻腔

C. 防止缝线裂开

D. 防止感染

E. 防止出血

**(216~219 共用题干)**

患者，男性，28 岁。3 年前 $\underline{1|}$ 因外伤根折后拔除，现要求修复。检查：患者缺牙间隙小，余留前牙间有散在间隙。

**216. 最佳的修复方案是**

A. 采用活动义齿修复缺失牙

B. 拔除移位的前牙再行修复

C. 正畸关闭间隙后再行固定修复

D. 直接采用固定桥修复缺失牙并关闭间隙

E. 固定修复缺失牙并用光敏树脂修复间隙

**217. 固定修复选择基牙最重要的指标是**

A. 牙槽骨密度　　　B. 牙周膜面积

C. 牙髓状况　　　　D. 牙龈健康状况

E. 牙根数目

**218. 影响固定桥桥体挠曲变形最主要的因素是**

A. 桥体长度　　　　B. 桥体厚度

C. 桥体宽度　　　　D. 殆力大小

E. 桥体材料

**219. 全冠戴牙时检查邻面接触点最好用**

A. 牙线　　　　　　B. 探针

C. 金属薄片　　　　D. 纸片

E. 咬合纸

**(220~223 共用题干)**

患者，女性，18 岁。右下后牙时有胀痛半年。检查见 $4|$ 牙体完整无龋，X 线片示根尖孔未发育完成，牙龈瘘管。

**220. 为帮助确诊还应做的检查是**

A. 视诊　　　　　　B. 叩诊

C. 咬诊　　　　　　D. X 线片检查

E. 电测试

**221. 最可能的原因是**

A. 隐裂　　　　　　B. 畸形中央尖

C. 牙周炎　　　　　D. 楔状缺损

E. 磨耗

**222. 该疼痛好发的牙是**

A. $4|4$　　　　　　B. $\overline{4|4}$

C. $6|6$　　　　　　D. $61|16$

E. $5|5$

**223. 为保留患牙，必要的措施有**

A. 降殆　　　　　　B. 根尖诱导术

C. 牙周治疗　　　　D. 全冠修复

E. 脱敏治疗

**(224~225 共用题干)**

某患者 $7|$ 单端固定桥戴用 3 年，自觉 $6|$ 基牙松动

1 个月，咬合痛。检查：⌐6 松动 I 度，冷测（+），叩痛（++），X 线片示 ⌐6 根尖周牙槽骨有吸收。

**224.** ⌐6 **牙痛的原因不可能是**
- A. 设计不当，基牙受力过大
- B. 基牙牙周炎
- C. 固位体边缘与基牙不密合
- D. 固位体材料强度差
- E. 咬合早接触

**225. 下列处理不正确的是**
- A. 牙周洁、刮治
- B. 根管治疗
- C. 服用抗炎药物
- D. 降拾，观察
- E. 拆除固定桥

**（226 ~ 228 共用题干）**

患者，男性，50 岁。⌐3 缺失，5 年前曾在诊所行 4⌐ 单端固定桥修复，现诉：4⌐ 松动、疼痛。检查：4⌐ 铸造开面冠，作为单端固定桥的固位体。开面冠边缘与 4⌐ 颈缘有间隙。34⌐ 牙龈区红肿，探诊易出血。4⌐ I ~ II 度松动，叩诊（+）。

**226.** 4⌐ **松动的主要原因是**
- A. 制作不当
- B. 设计不当
- C. 固位体与基牙不密合
- D. 34⌐ 牙龈炎
- E. 4⌐ 牙髓炎

**227. 对该患者的正确处理是**
- A. 局部上药后，观察
- B. 全身用药后，观察
- C. 拆除固定桥，对 4⌐ 进行治疗
- D. 4⌐ 拾面开髓，并进行治疗
- E. 以上均可

**228. 拆除固定桥后，发现** 4⌐ **近中邻面龋坏，探诊（+），造成龋坏的主要原因是**
- A. 不良的口腔卫生习惯
- B. 固位体与基牙不密合
- C. 桥堤与黏膜不密合
- D. 患者可能食糖过多
- E. 以上均有可能

**（229 ~ 231 共用题干）**

患者，男性，34 岁。右侧后牙接触时疼痛不适，一过性疼痛。查体：右上后牙见多个银汞充填体，右下后牙见金属全冠修复。

**229. 为确诊应进行的检查不包括**
- A. 根尖片
- B. 咬合检查
- C. 牙周探诊
- D. 冷、热诊
- E. 牙髓电测试

**230. 其原因最可能为**
- A. 咬合高点
- B. 充填时未垫底
- C. 流电作用
- D. 牙髓炎
- E. 急性根尖周炎

**231. 该患牙的处理应为**
- A. 观察
- B. 磨除咬合高点
- C. 去旧充填物，改其他材料充填
- D. 开髓引流
- E. 去旧充填物，重新垫底，银汞充填

**（232 ~ 234 共用题干）**

患儿，女性，8 岁。因上前牙外伤牙折 3 个月就诊。查体：左上颌中切牙冠 1/2 缺损，穿髓，右上颌中切牙左侧切角缺损约 1/4 牙冠，断面尖锐，未见露髓孔，冷刺激稍敏感。

**232. 患儿左上颌中切牙合理的处理方法是**
- A. 一次性根管治疗
- B. 直接充填
- C. 开髓拔髓后封药
- D. 牙髓切断术
- E. 根尖诱导成形术

**233. 采取上述处理方法的依据是**
- A. 消除感染物质
- B. 炎症引流
- C. 保存根方活髓诱导根尖形成
- D. 药物诱导根尖形成
- E. 诱导牙本质桥形成

**234. 右上颌中切牙最佳的处理方法是**
- A. 观察
- B. 脱敏治疗
- C. 树脂充填
- D. 全冠修复
- E. 银汞充填

**（235 ~ 238 共用题干）**

患者，男性，65 岁。上、下牙列全部缺失，下颌弓明显宽于上颌弓，舌体增大，余未见异常。

**235. 对此异常拾关系排牙后正确的拾关系应为**
- A. 反拾
- B. 锁拾
- C. 正常拾
- D. 对刃拾
- E. 浅覆拾

**236. 舌体增大可能导致的结果不包括**
- A. 容易咬舌
- B. 发音障碍
- C. 面部外形改变
- D. 义齿固位不良
- E. 不易获得准确的印模边缘

**237. 如果牙列排成反拾，后牙应**
- A. 上下对调

B. 左上与右下对调，右上与左下对调

C. 左右对调

D. 不做调整

E. 把牙尖磨平

**238. 牙列缺失后，口腔内的解剖结构与正常人相比，最主要的不同是**

A. 切牙乳突的形态、大小发生变化

B. 上、下颌弓与腭穹窿因牙列缺失而形成

C. 颤动线与腭小凹的位置发生变化

D. 唇、颊系带组织显著变化

E. 牙槽嵴的形态发生变化

**（239～242 共用题干）**

患者，男性，35 岁。被木棒砸伤导致上前牙脱出 5 小时就诊。查体：⌐1 牙槽窝空虚，1⌐ Ⅰ～Ⅱ度松动，近中边缘嵴缺损，探诊敏感，余牙均未见松动，脱位牙完整，由纱布包裹，无明显污物。

**239. 该患者最佳的处理方案是**

A. 脱位牙再植，单颌固定

B. 脱位牙体外根管治疗后植入

C. 伤口清创后延期植入脱位牙

D. 应用抗生素

E. 调𬌗

**240. 患牙最佳的愈合方式是**

A. 骨性粘连　　　　B. 内吸收

C. 外吸收　　　　　D. 牙周膜愈合

E. 牙骨质再生

**241. 1⌐ 的处理方式不包括**

A. 单颌固定　　　　B. 树脂修复缺损

C. 立即根管治疗　　D. 调𬌗

E. 定期复诊

**242. 患者于 1 个月后复诊，1⌐ 检查的项目为**

A. 牙周情况　　　　B. 牙髓状态

C. 根尖片　　　　　D. 松动度

E. 以上皆是

**（243～244 共用题干）**

患者，女性，22 岁。要求美容修复前牙。检查：全口牙呈不同程度浅灰色，尤以前牙明显。牙齿表面光滑无缺损。

**243. 最可能的诊断为**

A. 浅龋　　　　　　B. 氟斑牙

C. 四环素牙　　　　D. 死髓变色牙

E. 釉质发育不全

**244. 最佳的处理方法为**

A. 外脱色　　　　　B. 内脱色

C. 贴面修复　　　　D. 牙髓治疗

E. 再矿化疗法

**（245～247 共用题干）**

患者，男性，33 岁。近 2 周前牙咀嚼疼痛，且牙龈肿胀有脓液流出，2 年前该牙曾因龋坏而疼痛，未曾治疗。检查：右上 1 残冠，近中邻面探及深龋洞，牙变色，叩痛（±），唇侧牙龈见一瘘管，有脓液溢出。X 线片显示右上 1 根尖阴影 4mm×4mm。

**245. 该牙经根管治疗后，瘘管长期不愈合，拟采用根尖刮治或根尖切除术，术后开始桩冠修复的时间是**

A. 3 天　　　　　　B. 1 周

C. 2 周　　　　　　D. 半年

E. 3 个月

**246. 如用桩核冠修复该牙，桩的长度和直径分别为**

A. 长度为根长的 2/3～3/4，宽度应为直径的 1/3

B. 长度为根长的 1/2，宽度应为直径的 1/3

C. 长度为根长的 1/3，宽度应为直径的 2/3～3/4

D. 长度为根长的 2/3～3/4，宽度应为直径的 1/2

E. 长度为根长的 1/3，宽度应为直径的 2/3

**247. 下列为增强桩核冠的固位而采取的措施中，错误的是**

A. 适当保留残留牙冠组织

B. 根管不需要预备成圆形

C. 根管口预备成一个小肩台

D. 用铸造桩增加桩与根管壁的密合度

E. 根管预备成喇叭口状

**（248～251 共用题干）**

患者，女性，50 岁。左下第一双尖牙及左下第一磨牙残根，既往病史中曾有风湿性心脏病史 13 年，现二尖瓣狭窄，心功能Ⅰ级。

**248. 对此患者施行牙拔除术时须慎重，否则容易引起的严重并发症是**

A. 颊间隙感染　　　B. 颌下间隙感染

C. 干槽症　　　　　D. 败血症

E. 亚急性细菌性心内膜炎

**249. 引起亚急性细菌性心内膜炎最常见的致病菌是**

A. 铜绿假单胞菌

B. 金黄色葡萄球菌

C. 甲型溶血性链球菌

D. 乙型溶血性链球菌

E. 变形链球菌

**250. 此类致病菌对下述何种抗菌药物敏感**

A. 庆大霉素　　　　B. 青霉素

C. 甲硝唑　　　　　　D. 氯霉素

E. 链霉素

**251. 此患者最佳的治疗设计是**

A. 分次拔除，术前预防性使用抗生素

B. 分次拔除，术后预防性使用抗生素

C. 分次拔除，术前、术后预防性使用抗生素

D. 一次拔除全部患牙，术前预防性使用抗生素

E. 一次拔除全部患牙，术前、术后预防性使用抗生素

**（252～254 共用题干）**

患者，女性，35 岁。要求上前牙美观修复，自述全口牙萌出时均无光亮外表。检查见全口牙面呈轻度白垩色，并有浅黄色斑条，两上颌中切牙唇面小块黄褐色斑。牙面均无实质性缺损。

**252. 应首先考虑的诊断是**

A. 猛性龋　　　　　　B. 氟斑牙

C. 四环素牙　　　　　D. 釉质钙化不全

E. 釉质发育不全

**253. 还应补充询问的既往史为**

A. 母亲妊娠患病史　　B. 青少年时期疾病史

C. 婴幼儿时期疾病史　D. 幼时疾病服药史

E. 高氟区生活史

**254. 上切牙首先选择的治疗方法为**

A. 脱色　　　　　　　B. 磨除

C. 贴面　　　　　　　D. 金属冠

E. 烤瓷冠

**（255～259 共用题干）**

患者，男性，25 岁。右下颌第三磨牙Ⅰ类近中高位阻生，远中无盲袋。X 线片示：右下颌第三磨牙近中高位阻生，单个锥形根，近中冠顶于右下颌第二磨牙远中。

**255. 阻生智齿拍 X 线片的目的不包括**

A. 了解软组织阻力大小

B. 了解周围骨质情况

C. 了解与下颌骨的关系

D. 了解与邻牙的关系

E. 了解牙根形态

**256. 此类智齿常用的拔除方法是**

A. 挺松后拔除

B. 劈开近中牙冠后用挺拔除

C. 正中劈开后拔除

D. 翻瓣去骨拔除

E. 翻瓣去骨劈开牙冠后拔除

**257. 为预防术后肿胀等反应的发生，可考虑使用**

A. 地塞米松　　　　　B. 抗菌药物

C. 明胶海绵　　　　　D. 阿司匹林

E. 酚磺乙胺（止血敏）

**258. 拔除过程中患者因疼痛、紧张，而出现胸闷、心慌、面色苍白、四肢湿冷、脉快而弱，此情况属于**

A. 晕厥　　　　　　　B. 肾上腺素反应

C. 麻醉药中毒　　　　D. 癔症

E. 麻醉药过敏

**259. 关于阻生智齿，说法错误的是**

A. 可造成颞下颌关节紊乱综合征

B. 可引起邻牙龋坏

C. 可因冠周炎造成间隙感染

D. 可引起快速进展型牙周炎

E. 可造成三叉神经痛

**（260～262 共用题干）**

患者，女性，26 岁。1 2 因外伤冠折，要求修复。检查见 1 2 残根，断面在牙槽嵴以上，已行根管治疗术，无松动，无叩痛，余留牙正常。

**260. 对该患者首选的辅助检查项目是**

A. 牙齿松动度检查　　B. 牙髓电活力测验

C. 研究模型检查　　　D. 牙片检查

E. 𬌗力检查

**261. 若该患者牙折伴轻度牙周膜震荡，桩冠修复的时机应在完善的根管治疗术后**

A. 立刻　　　　　　　B. 3 天

C. 1 周　　　　　　　D. 2 周

E. 1 个月

**262. 若为患者设计桩核烤瓷冠修复，根面制备时不正确的是**

A. 根面制备成唇舌向的两个斜面

B. 唇舌斜面相交线应偏向根管口舌侧

C. 不能制备出两个斜面时，可制备成平面或凹面

D. 唇侧斜面可制备成凹斜面

E. 通常应在颈部做出肩台

**（263～266 共用题干）**

患者，男性，30 岁。1 牙冠切 1/3 折断，已行根管充填，要求做 PFM 冠修复。

**263. 金属基底熔模的制作方法的最新要求是采用**

A. 直接成形法

B. 全冠外形再现后烫蜡成形法

C. 直接间接法

D. 间接直接法

E. 以上都不正确

**264. 蜡型牙冠再现后回切的目的是**

A. 可以正确把握最终形态

B. 金－瓷交界处可以光滑平整地过渡

C. 可以确保瓷层厚度均匀

D. 可以把握瓷的构筑量

E. 以上均是

**265. 蜡型切缘回切的厚度是**

A. 0.5～1mm　　　　　B. 1～1.2mm

C. 1.2～1.5mm　　　　D. 1.5～2mm

E. 2mm 以上

**266. 蜡型唇型回切的厚度是**

A. 0.5mm　　　　　　B. 1mm

C. 1.2mm　　　　　　D. 1.5mm

E. 2mm 以上

**（267～269 共用题干）**

患儿，女性，8 岁半。右上 1 外伤冠折，切角缺损，即刻就诊。口腔检查：穿髓孔大，探痛（｜｜｜），叩痛（±）。

**267. 治疗首选**

A. 直接盖髓术　　　　B. 活髓切断术

C. 拔髓术　　　　　　D. 根管治疗术

E. 塑化疗法

**268. 进行这种治疗成功的关键是**

A. 保证患者无痛　　　B. 保持无菌操作

C. 止血彻底　　　　　D. 盖髓剂的选择

E. 拔髓彻底

**269. 若治疗成功，家长要求修复缺损的牙冠，应**

A. 桩冠修复

B. 局麻备牙，全冠修复

C. 打固位钉，复合树脂充填

D. 切角嵌体

E. 解释病情，待患儿成年后再做修复

**（270～271 共用题干）**

患者，男性，20 岁。因"10 分钟前外伤，上前牙脱落"来诊。口腔检查：左上中切牙完全脱位，牙冠完整。

**270. 该牙的处理措施是**

A. 立即再植固定，定期观察

B. 脱落牙髓治疗后，复位再植固定

C. 复位固定 4 周后，根管治疗

D. 嘱患者伤口愈合后修复

E. 立即修复

**271. 该牙最常见的愈合方式为**

A. 瘢痕愈合　　　　　B. 牙周膜愈合

C. 一期愈合　　　　　D. 骨性粘连

E. 炎症性吸收

**（272～273 共用题干）**

患者，男性，45 岁。因"右下后牙疼痛"来诊。口腔检查：右下第 1 磨牙冷测敏感，叩诊有疼痛，舌尖高陡。X 线片：近中根纵折，根尖周阴影，远中根尖周未见明显阴影。

**272. 可能的原因是**

A. 外伤　　　　　　　B. 𬌗创伤

C. 咬硬物　　　　　　D. 不良剔牙习惯

E. 酸蚀症

**273. 最佳的治疗方法是**

A. 牙半切除术　　　　B. 分根术

C. 断根术　　　　　　D. 拔除患牙

E. 根尖切除术

**（274～275 共用题干）**

患者，男性，45 岁。因"左侧后牙夜间自发痛"来诊。口腔检查：左下 6 𬌗面沅中釉质崩裂，探诊（－），冷测（－），叩诊（－）；左下 7 牙体无缺损；左上 6 腭沟陈旧性裂纹，浅黄褐色着色，叩诊（－）。下牙槽利多卡因麻醉 30 分钟后仍有自发痛。左上 6 颊侧局部浸润麻醉后，无自发痛，无激发痛。

**274. 患者最后的诊断为**

A. 左下 6 急性牙髓炎

B. 左下 6 深龋

C. 左上 6 深龋

D. 左上 6 隐裂导致牙髓炎

E. 左上 6 根尖周炎

**275. 应采取的治疗方案是**

A. 根管治疗

B. 垫底充填

C. 冠修复

D. 临时冠修复或粘结带环后根管治疗，然后烤瓷冠修复

E. 拔除患牙

**（276～278 共用题干）**

患者，男性，60 岁。因"咀嚼时牙齿酸痛"来诊。口腔检查：左下第一磨牙牙釉质重度磨损，牙本质暴露。探诊敏感，冷测（－），叩诊（－），松动（－），牙石 Ⅰ 度。

**276. 患牙的初步诊断为**

A. 浅龋　　　　　　　B. 中龋

C. 牙本质过敏症　　　D. 逆行性牙髓炎

E. 可复性牙髓炎

**277. 检查牙本质过敏症最常用的方法是**

A. 冷、热测试　　　　B. 化学测试

C. 探诊　　　　　　　　D. 视诊、叩诊

E. 牙髓活力电测试

**278. 较为恰当的治疗方法是**

A. 安抚治疗　　　　　　B. 垫底充填

C. 活髓切断术　　　　　D. 干髓治疗

E. 药物治疗

**(279～281 共用题干)**

患者，女性，25 岁。要求美容修复。检查：全口牙齿牙面呈带状黄灰色着色，对称，个别牙齿表面中度釉质缺损，探诊（−），叩诊（−），冷测反应正常。

**279. 最有可能的诊断为**

A. 氟牙症　　　　　　　B. 四环素牙

C. 釉质发育不全　　　　D. 先天性梅毒牙

E. 先天性牙本质发育不全

**280. 为确诊应进一步进行**

A. X 线检查

B. 电活力测试

C. 询问是否有四环素类药物服用史

D. 温度试验

E. 酸甜试验

**281. 该病例治疗首选**

A. 漂白治疗　　　　　　B. 冠修复

C. 直接树脂充填　　　　D. 牙面打磨抛光

E. 拔除严重着色牙后义齿修复

**(282～285 共用题干)**

患者，男性，15 岁。左下颌后牙自发痛、夜间痛 1 天。口腔检查：左下第二前磨牙牙冠完整，拾面黑色圆点，温度测验无反应，叩痛（＋＋），牙周无异常。

**282. 为明确诊断，还应进行的检查是**

A. 牙髓活力测试　　　　B. 咬诊

C. 染色检查　　　　　　D. 细菌培养

E. X 线检查

**283. 该牙可能诊断为**

A. 静止龋　　　　　　　B. 牙隐裂

C. 畸形中央尖　　　　　D. 釉质发育不全

E. 磨损

**284. X 线检查结果可能为**

A. 根尖无明显异常

B. 根尖牙骨质增生

C. 根尖与牙槽骨间隙明显增宽

D. 根尖周囊肿

E. 根尖孔呈喇叭口状

**285. 对于该类患者，AAE 推荐的新治疗技术为**

A. 牙髓血运重建术　　　B. 活髓切断术

C. 根管治疗术　　　　　D. 直接盖髓术

E. 间接盖髓术

**四、案例分析题**：每道案例分析题有 3～12 问。每问的备选答案至少 6 个，最多 12 个，正确答案及错误答案的个数不定。考生每选对一个正确答案给 1 个得分点，选错一个扣 1 个得分点，直至扣至本问得分为 0，即不含得负分。案例分析题的答题过程是不可逆的，即进入下一问后不能再返回修改所有前面的答案。

**(286～288 共用题干)**

患儿，女性，9 岁。1 小时前外伤，无晕厥史。临床检查：上唇皮肤及黏膜均有部分擦伤，略肿胀。口内检查：右下中切牙冠 1/2 缺失，近中舌侧缺损至龈下约 2mm，可探及露髓点，松动 I 度，叩诊（＋）；左下中切牙牙冠完整，松动 I 度，叩诊（＋）；右上中切牙缺失（患儿家长置于矿泉水中，牙体完整，根部粘有部分泥沙）；左上中切牙松动（−），叩诊（＋），音调高，龈缘少量渗血；右上侧切牙仅少量釉质缺损，牙本质未暴露，松动（−），叩诊轻度不适。X 线检查：下中切牙牙根发育完成，上中切牙及侧切牙牙根发育未完成，左上中切牙根周膜影像不清。

**286. 相关诊断有**

A. 右下中切牙复杂冠根折

B. 左下中切牙牙震荡

C. 右上中切牙脱位

D. 左上中切牙嵌入

E. 左上侧切牙釉质缺损

F. 上唇擦伤

**287. 关于脱位牙的保存，正确的是**

A. 置于矿泉水中　　　　B. 置于生理盐水

C. 置于牛奶中　　　　　D. 置于家长口中

E. 干燥保存　　　　　　F. 置于自来水中

**288. 对于右上中切牙的描述正确的是**

A. 清洁患牙，并将根部附着的泥沙刮去

B. 清洁后的牙齿在抗生素液内浸泡 1 小时

C. 将患牙尽可能快地去髓后，充入氢氧化钙制剂，然后植入牙槽窝

D. 患牙植入时一定要尽量用力完全复位

E. 再植后弹性固定 7～10 天

F. 复查时如患牙仍有松动延长固定时间 2～3 周

**(289～292 共用题干)**

患儿，男性，8 岁。1 天前前牙因摔伤折断。临床检查发现 11 冠斜折，牙髓暴露，远中断端齐龈，近中折断

线位于中 1/3，叩痛（+），无松动，牙龈正常。11 仅有一个折断片且保存完整，可与牙冠断面吻合。21 部分冠水平折断，近中髓角透红未露髓，探诊敏感，无叩痛和松动，牙龈正常，折断片丢失。

**289. 患儿诊断为**

- A. 11 简单冠折
- B. 11 复杂冠折
- C. 21 简单冠折
- D. 21 复杂冠折
- E. 11 牙震荡
- F. 21 牙脱位

**290. X 线片示 11 冠折露髓，根尖发育未完成，未见明显根折影像，21 折断线近髓，根尖未闭合，无根折。首诊处理应选择**

- A. 11 牙髓切断术
- B. 11 断冠粘结术
- C. 11 根管治疗 + 断冠粘结
- D. 21 直接盖髓术
- E. 21 间接盖髓术
- F. 21 树脂修复

**291. 11 断冠保存的介质首选**

- A. 生理盐水
- B. EDTA
- C. 次氯酸钠
- D. 过氧化氢
- E. 75% 乙醇
- F. 甲醛

**292. 为保证患儿长期预后的效果，后期随访中应重点关注的是**

- A. 树脂材料老化
- B. 牙髓活力测验
- C. 钙化桥的形成
- D. 牙根进一步发育
- E. 根管钙化
- F. 牙根吸收

**(293 ~ 297 共用题干)**

患者，男性，52 岁。因"右侧后牙咬合不适半年，疼痛 2 天"要求治疗。患者一直感右侧后牙咬合不适，未予治疗。2 天前右侧后牙突发疼痛，夜间加剧。曾行右上第一磨牙根管治疗。检查：17、27、37、47 重度磨损，可探及敏感点，冷、热测敏感。16 冠修复，叩痛（+），无松动，牙龈无肿胀。46 船面深裂纹，越过远中边缘嵴，探诊不敏感，叩痛（+），冷、热刺激疼痛，牙龈无肿胀。

**293. 该患者还需要做的检查有**

- A. 碘染色检查
- B. X 线检查
- C. 咬诊检查
- D. 龈沟液检查
- E. 牙周袋检查
- F. 牙髓活力测验
- G. 血常规
- H. 咬合力检查

**294. 患者的诊断为**

- A. 牙本质过敏症
- B. 急性牙髓炎
- C. 急性根尖周炎
- D. 牙隐裂
- E. 牙劈裂
- F. 牙周炎

**295. 对 46 的处理方法是**

- A. 定期观察
- B. 调𬌗
- C. 活髓保存
- D. 根管治疗后全冠修复
- E. 备洞充填
- F. 拔除

**296. 对其他后牙的处理方法是**

- A. 不治疗
- B. 部分拔除
- C. 调𬌗、脱敏
- D. 备洞充填
- E. 牙髓治疗
- F. 冠修复

**297. 若 16 牙 X 线检查发现根管充填质量完好，但近中根根管下段明显增宽，根尖孔呈喇叭口状，可采取的治疗有**

- A. 拔除
- B. 截根术
- C. 根管再治疗
- D. 调𬌗
- E. 重新冠修复
- F. 不处理

**(298 ~ 303 共用题干)**

患者左下后牙出现咬合不适感 2 周，牙龈肿胀。检查：36 牙冠为全冠修复体，探痛（-），叩痛（+），松动 I 度。37 远中颈部龋损，探痛（-），叩痛（±），松动（-），探及深牙周袋。38 近中低位阻生，部分牙冠见牙龈覆盖，牙龈红肿。

**298. 为明确诊断，该患者还需做的检查是**

- A. CBCT
- B. 染色法
- C. 牙髓活力检查
- D. 张口度检查
- E. 咬诊
- F. 牙周探诊
- G. X 线检查

**299. 如果明确患牙是 37 慢性牙髓炎，其感染来源可能是**

- A. 龋病
- B. 牙隐裂
- C. 牙周炎
- D. 磨损
- E. 创伤咬合
- F. 血源性感染
- G. 磨耗

**300. 此时的治疗计划包括**

- A. 37 根管治疗
- B. 37 冠修复
- C. 37 完全拔除
- D. 牙周洁治
- E. 口腔卫生宣教
- F. 38 冠周冲洗
- G. 38 择期拔除

**301. 经过 X 线检查发现：36 根尖暗影，根管已根充，牙槽骨有吸收，则考虑 36 的诊断可能是**

- A. 慢性牙髓炎
- B. 牙髓坏死
- C. 慢性根尖周炎
- D. 牙根纵裂
- E. 慢性牙周炎
- F. 牙周 - 牙髓联合病变

**302. 为排除 36 牙根纵裂，还可采取的检查方法是**

- A. CBCT
- B. 染色法
- C. 牙髓活力检查
- D. 张口度检查
- E. 咬诊
- F. 牙周探诊

G. 根尖手术探查

**303.** 如诊断为 36 牙根纵裂，还可采取的治疗方法是

 A. 根管再治疗术   B. 重新冠修复

 C. 完全拔除    D. 牙半切除术

 E. 截根术     F. 根尖搔刮术

 G. 意向性牙再植

# 答案和精选解析

## 一、单选题

**1. A**

**2. C**　牙本质过敏症的主要表现为刺激痛，当刷牙、吃硬物、酸、甜、冷、热等刺激时均可发生酸痛，对机械刺激尤为敏感。检测牙本质过敏症的手段有：探诊、温度试验、主观评价，其中探诊是临床检查牙本质过敏症最主要的方法。

**3. C**　睡眠时有习惯性磨牙或白昼也有无意识的磨牙习惯，称为磨牙症。磨牙症是咀嚼系统的一种功能异常运动。上、下颌牙接触时间长，用力大，对牙体、牙周、颞颌关节、咀嚼肌等组织均有损害。情绪紧张是磨牙症最常见的发病因素。

**4. B**　牙再植后发生炎症性吸收的原因：在被吸收的牙根面与牙槽骨之间有炎症性肉芽组织，其中有淋巴细胞、浆细胞和粒细胞。炎症性吸收在受伤后 1～4 个月即可由 X 线片显示，表现为广泛的骨透射区和牙根面吸收。如由牙髓坏死引起，及时采取根管治疗术，常能使吸收停止。

**5. C**　在 0.5～2 小时内进行再植，90% 的患牙可避免牙根吸收。

**6. C**　根尖 1/3 折断可以不予以处理，只需嘱咐患者不要用受伤部位咀嚼，进行定期追踪复查。

**7. D**　①牙结构的薄弱环节易发生牙隐裂，这些薄弱环节不仅本身抗裂强度低，还是牙承受正常殆力时应力集中的部位；②牙尖斜度愈大，产生的水平分力愈大，隐裂的机会也愈多；③创伤性殆力：当病理性磨损出现高陡牙尖时，牙尖斜度也明显增大，正常咬合时产生的水平分力也增加，形成创伤性殆力，使窝沟底部的釉板向牙本质方向加深加宽，开始产生隐裂纹。在殆力的继续作用下，裂纹逐渐向牙髓方向加深，所以创伤性殆力是牙隐裂的重要致裂因素。

**8. E**　牙内陷为牙发育时期，成釉器过度卷叠或局部过度增殖，深入到牙乳头中所致。牙萌出后，在牙面可出现一囊状深陷的窝洞。常见于上颌侧切牙，偶发于上颌中切牙或尖牙。根据牙内陷的深浅程度及其形态变异，临床上可分为畸形舌侧窝、畸形根面沟、畸形舌侧尖和牙中牙。其中牙中牙是牙内陷最严重的一种。

**9. D**　牙本质已暴露，并有轻度敏感者，可行脱敏治疗。敏感较重者，用临时塑料冠，内衬氧化锌 - 丁香油糊剂粘固，待有足够修复性牙本质形成后（6～8 周），再用复合树脂修复牙冠形态，此时需用氢氧化钙制剂垫底，以免对牙髓产生刺激。

**10. B**　咬合创伤可使牙槽骨发生垂直吸收，牙周膜间隙呈楔形增宽，牙松动，单纯的创伤不会引起深牙周袋的形成。过大的殆力消除后，牙槽骨可自行修复，牙动度恢复正常。

**11. A**　预备鸠尾应顺着殆面的窝洞扩展，避开牙尖、嵴和髓角；鸠尾峡的宽度在后牙一般为所在颊舌尖间距的 1/4～1/3，在前牙为邻面洞舌侧宽度的 1/3～1/2；鸠尾峡的位置应在轴髓线角的内侧，殆面洞底的殆方。

**12. A**　楔状缺损是前牙或后牙唇、颊侧颈部硬组织发生缓慢消耗所致的缺损。典型的楔状缺损由 2 个平面相交而成，有的由 3 个平面组成。缺损边缘整齐，表面坚硬光滑，一般为牙组织本色，有时可有程度不等的着色。

**13. C**

**14. B**　氟牙症又称斑釉牙或氟斑牙，是一种特殊类型和原因明确的釉质发育不全，也是一种地方性的慢性氟中毒症状。主要临床特征为同一时期萌出的牙齿釉质上有白垩色至褐色的斑块，严重者还伴有釉质的实质缺损。病损通常对称出现，其斑块呈散在的云雾状，与周围牙体组织无明显的界限。结合题干患者检查全口牙列不同程度的散在黄褐色或白垩色斑块，符合氟牙症的临床特征。

**15. D**　结合题干患者右上 1 根折至牙颈部 1/3 处，提示牙髓暴露；剩余根长约 15mm，提示该牙牙根长度与牙冠长度之比尚大于 1∶1，根据桩核冠要求牙根长度至少大于牙冠长度，故该牙可保留。由于折断牙体松动Ⅲ度，需拔除松动牙冠部分；由于牙根暴露，故牙根需先行根管治疗后再行修复。

**16. D**　牙本质过敏症常用的治疗药物有：①氟化物：0.76% 单氟磷酸钠凝胶、75% 氟化钠甘油、2% 氟化钠溶液等；②氯化锶：75% 氯化锶甘油或 25% 氯化锶溶液；③氟化氨银：38% 氟化氨银；④碘化银：10%～30% 硝酸银溶液；⑤树脂类脱敏剂；⑥激光；⑦其他药物：4% 硫酸镁溶液、5% 硝酸钾溶液、30% 草酸钾溶液皆可用于牙本质过敏症的治疗。

**17. B**

**18. B**　牙齿纵折后，最明显的症状是咀嚼痛，其次为伸长感。牙根纵折者可有深浅不等的牙周袋。

**19. B**

**20. D**　脱色疗法主要用于着色牙齿的漂白治疗，改善牙齿颜色。常用药物主要是 30% 过氧化氢、10%～15% 过氧化脲等。

**21. C**

**22. E** 牙隐裂的临床特征：表浅的隐裂常无明显症状，较深时遇冷、热刺激敏感，出现牙髓充血，或有咬合不适感，深的隐裂因已达牙本质深层，多有慢性牙髓炎症状，有时也可急性发作，并出现定点性咀嚼剧痛，发展为根尖周炎。

**23. D** **24. C**

**25. D** 患儿有外伤史，且冠折露髓，现因唇侧牙龈肿包就诊，故为检查牙根及根尖周情况，需拍摄 X 线片。

**26. D** 引导组织再生术的适应证：①骨内袋：窄而深的骨内袋，如二壁骨袋、三壁骨袋，骨袋过宽则效果差；②根分叉病变：Ⅱ度根分叉病变，尤其是下颌磨牙的Ⅱ度根分叉病变效果好；③局限性牙龈退缩、角形骨缺损：仅涉及唇面的牙龈退缩，邻面无牙槽骨吸收且龈乳头完好者和前牙唇侧的角型骨缺损，不涉及牙龈退缩、牙根唇面暴露者。

**27. D** 患者仅前牙松动且有外伤史，故前牙松动应首先考虑为外伤导致，现阶段应先松牙固定下颌前牙观察。

**28. A** 骨吸收的程度一般按吸收区占牙根长度的比例来描述，通常分为 3 度。①Ⅰ度：牙槽骨吸收在牙根的颈 1/3 以内；②Ⅱ度：牙槽骨吸收超过根长的 1/3，但在根长的 2/3 以内，或吸收达根长的 1/2；③Ⅲ度：牙槽骨吸收在根长的 2/3 以上。

**29. B**

**30. E** 临床上有殆创伤的牙易出现牙齿松动，这是由于患牙受到过大的殆力（特别是侧向力）作用，使近牙颈部的受压侧硬骨板消失、牙周膜间隙增宽，进一步发生垂直骨吸收而出现牙松动，严重时可出现个别牙或一组牙的倾斜移位。此外还有一些临床变化，如个别牙出现牙龈退缩，有时还出现龈裂或龈缘突。

**31. E** 牙槽突骨折时骨折片常有明显的移动度，摇动骨折片的单个牙，可见邻近数牙随之移动，这是牙槽突骨折的确诊依据；由于骨折片的移位（多向后、向内移位），可引起咬合错乱；此外，牙槽突骨折常伴有唇组织和牙龈的肿胀、撕裂伤以及牙的损伤（如牙折或脱位）。

**32. C** 牙隐裂又称不全牙裂或牙微裂。指牙冠表面的非生理性细小裂纹，常不易被发现。牙隐裂、磨损、磨牙症、楔状缺损、牙酸蚀症、牙根纵裂属于牙慢性损伤。

**33. A** 丝圈式缺隙保持器常用于个别后牙早失，如：①乳牙列期、混合牙列期单侧第一乳磨牙早失；②混合牙列期单侧第二乳磨牙早失；③应用远中导板式间隙保持器后，第一恒磨牙萌出后更换；④双侧乳磨牙早失，用其他间隙保持器装置困难的病例。

**34. E**

**35. D** 充填后牙体折裂包括部分折裂和完全折裂两种情况。主要原因为牙体组织本身的抗力不足，常见原因包括：①窝洞制备时存在无基釉，薄壁弱尖未降低咬合，特别是在承受咬合力大的部位；②磨除过多牙体组织，削弱了牙体组织的抗力；③窝洞的点、线角太锐，导致应力集中；④充填体过高、过陡，引起殆创伤；⑤充填材料过度膨胀，如银汞合金在固化过程中与水接触造成的延缓性膨胀。故 6 充填后牙体折裂的原因可能为洞形壁过薄，有弱尖存在。

**36. D**

**37. C** 结合牙为两个牙的牙根发育完全后发生粘连的牙。在这种情况下，牙借助增生的牙骨质结合在一起。引起结合的原因可能是创伤或牙拥挤，导致牙间骨吸收，使两邻牙靠拢，之后增生的牙骨质将两个牙粘连在一起。

**38. C** 舌板：舌板上缘呈扇形、波纹状，覆盖在下前牙的舌隆突区，并进入下前牙区的邻间隙。舌板常用于口底浅，舌系带附着过高，舌侧倒凹过大等不宜使用舌杆的情况。该患者口底到龈缘的距离为 6mm，口底浅，故大连接体应选择舌板。

**39. C** 牙胚钟状晚期是牙硬组织形成的早期，此期成釉器进入成熟期，其凹面形成特定牙冠的最终形态（形态分化），如切牙成釉器的凹面为切牙形态，后牙则为磨牙形态。

**40. D**

**41. E** 根据该牙的症状及检查结果，可诊断为牙隐裂伴急性牙髓炎。对于这类患牙的处理是降低咬合，同时在制作带环的情况下行根管治疗，最后行冠修复。

**42. C** 凡能使釉质完整性受到破坏，牙本质暴露的各种牙体疾病，如磨耗、楔状缺损、牙折、龋病及牙周萎缩致牙颈部暴露等均可发生牙本质过敏症。

**43. B** 刚受过外伤的牙可能对电刺激无反应。故外伤牙不能依靠电活力测试判断外伤时患牙的活力情况，但复诊时牙髓活力有无变化，可帮助判断牙髓的恢复情况。

**44. A** 咬诊法检查牙隐裂：把小木签放置在疑有隐裂的部位，嘱患者咬合，若有隐裂则产生咬合痛。染色法：2% 碘酊或 1% 甲紫溶液涂布于疑为隐裂处，用 75% 酒精擦干，隐裂纹处染色较深。

**45. D** 牙脱位后，应立即将牙放回原位，如牙已落地污染，应就地用生理盐水或无菌水冲洗，然后放回原位。如果不能即刻复位，可将患牙置于患者的舌下或口腔前庭处，也可放在盛有牛奶、生理盐水或自来水的杯子内，切忌干藏，并尽快到医院就诊。

**46. D** 结合题干提示患儿牙根未发育完成，但有根尖炎症，故可能的原因是畸形中央尖折断。畸形中央尖多见于下颌前磨牙，尤以第二前磨牙多见，偶见于上颌前磨牙，常为对称性发生。畸形中央尖折断，使牙髓感染坏死，影响根尖的继续发育。

**47. E** 楔状缺损是牙唇、颊侧颈部硬组织发生缓慢消耗所致的缺损，缺损常呈楔形。一般认为主要病因是刷牙：①不刷牙的人很少发生典型的楔状缺损，而刷牙的人，特别是用力横刷的人，常有典型和严重的楔状缺损；②不发生在牙的舌面；③唇向错位的牙楔状缺损常较严重；④楔状缺损的牙常伴有牙龈退缩。

**48. B** 年轻恒牙牙髓组织疏松，血管丰富，根尖孔粗大，抗病能力及修复功能均较强。年轻恒牙牙髓、根尖周病的治疗原则为尽力保存生活的牙髓组织，以利于牙根的继续发育，因此如其外伤冠折露髓时间短、露髓孔小，牙髓组织受唾液等污染较局限，应首先考虑采用活髓切断术，尽量保留生活牙髓。

**49. D** 氟牙症又称氟斑牙或斑釉牙，是在牙发育矿化时期机体摄入过量的氟引起的一种特殊的釉质发育不全，是地方性慢性氟中毒最早出现的体征。

**50. B** 牙釉质和牙本质同时形成在同一基底膜的相对侧，所以同一次的剂量能在两种组织中形成黄色层；但在牙本质中的沉积比在釉质中高4倍，而且在釉质中仅为弥散性的非带状色素。这是由于牙本质磷灰石晶体小，总表面积比釉质磷灰石晶体大，因而使牙本质吸收四环素的量较釉质为多。

**51. A** 在牙的发育矿化期，服用的四环素类药物可发生四环素牙。四环素类药物可被结合到牙组织内，使牙着色。前牙比后牙着色明显；乳牙着色又比恒牙明显，因为乳牙的牙釉质较薄、较透明，不易遮盖牙本质中四环素结合物的颜色。

**52. A**

**53. E** 四环素对牙和骨有亲和性，在牙发育期全身性应用四环素可导致药物在牙硬组织和骨组织中沉积形成四环素牙。在受累牙的磨片上，沿牙本质生长线有黄色的色素带。除牙本质外四环素还可沉积于牙骨质，但釉质中有四环素条带者少见。牙的变色程度受摄入四环素的剂型、剂量、时间、摄入药物时患者的年龄的影响。

**54. A** 氟主要损害釉质发育期牙胚的成釉细胞，因此过多的氟只有在牙发育矿化期进入机体，才能发生氟牙症。若在6~7岁之前，长期居住在饮水中含氟量高的流行区，即使日后迁往他处，也不能避免以后萌出的恒牙受累。反之，如7岁才迁入高氟区，则不出现氟牙症。

**55. C** 再植牙应在牙髓坏死分解前行牙髓摘除术，一般在再植后2周内进行。即使是牙根完全形成的再植牙，氢氧化钙制剂也是首选的根管充填材料，因其可预防牙根吸收。

**56. D** 因患者牙外伤为上前牙冠折1/3，已经露髓，成人牙根发育已经完成，对于此类患者选择牙髓摘除术，即根管治疗。

**57. A** 牙髓活力丧失，牙体剩余组织过少，缺损范围大，充填体厚度大，咬合创伤以及洞壁有悬釉均可导致银汞合金充填后牙体折裂造成牙冠劈裂。

**58. E** 推磨牙向远中：通过各种矫治装置向远中整体移动或直立恒磨牙以获得磨牙间隙，同时矫治磨牙关系，一般上颌牙弓每侧可获得3~6mm的间隙，具体可获得间隙的量需要通过CBCT进行估计。其适应证为：①轻度牙列拥挤的病例；②部分中度牙列拥挤的病例，必要时配合其他牙弓扩展方法；③磨牙呈远中尖对尖关系；④推上颌第一磨牙向远中最好在第二磨牙未萌或初萌尚未建𬌗时，且无第三磨牙时。直立或远中移动下颌磨牙也可扩展下颌牙弓长度或调整近中磨牙关系。高角或开𬌗趋势的患者，应慎用推磨牙向远中。在推磨牙向远中的过程中，需特别注意垂直向的控制。

**59. C**

**60. C** 氟斑牙的临床特征：①在同一时期萌出牙的釉质上有黄白相间的花斑，严重者还并发釉质的实质缺损；②多见于恒牙，发生在乳牙者少，程度亦较轻；③对摩擦的耐受性差，但对酸蚀的抵抗力强；④严重的慢性氟中毒患者，可有骨骼的增殖性变化，骨膜、韧带等均可钙化，从而产生腰、腿和全身关节症状；⑤有高氟地区生活史。

**61. B** 下颌前磨牙应同时采用下牙槽神经和舌神经的阻滞麻醉。下颌磨牙拔除术的麻醉应同时采用下牙槽神经、舌神经及颊神经的阻滞麻醉。

**62. D** 上颌中切牙牙根为单根，近似圆锥形，牙根较直，牙根的横切面近似圆形，唇侧骨板薄。拔除步骤：先做扭转动作，由于唇侧牙槽骨壁较薄，故向唇腭侧摇动，一定程度地松动后沿牙根纵轴方向牵引脱出。

**63. A**

**64. B** 整铸支架式义齿应尽量设计铸造卡环臂对抗，暴露天然牙的龈缘区，如果必须覆盖天然牙的龈缘，应以垂直方向通过，并在通过龈缘处做缓冲。

**65. C** 患者戴义齿后，感到下颌牙槽嵴普遍疼痛或压痛，不能坚持较长时间戴义齿，面颊部肌肉酸痛，上腭部有烧灼感，检查口腔黏膜无异常表现，这种情况多由于垂直距离过高导致。当前牙覆𬌗不大时可重新排列下颌后牙降低垂直距离，或重新做义齿。

**66. B** 上颌第一磨牙牙根由三根组成：近中颊根、远中颊根和舌根。两颊根间分叉度较小，颊根与舌根分叉度较大，远中颊根短小，舌根最大。

**67. B 68. C**

**69. C** 低稠度的硅橡胶印模材料是高流动性的，称为轻体或注射型，可精确复制牙齿表面细微结构，与高稠度或中等稠度联合使用，用于冠桥、贴面、嵌体的二次终印模及功能性印模。

**70. A** 牙体缺损在修复设计时需考虑的因素有：①牙体缺损的部位与缺损的程度；②缺损牙的牙周和牙髓情况，如缺损有无累及牙本质层或牙髓，有无牙周疾病；③缺损牙与对颌牙有无咬合过紧；④缺损牙有无病理性松动。

**71. A** 适当的垂直距离：①面部比例协调，面部皮肤舒展，肌肉张力正常，口角不下垂；②息止殆间隙正常，口齿发音清晰；③触诊咬合时关节动度、颞肌收缩一致，患者感觉舒适，咬合有力，可发挥最大咀嚼效能，也有益于颞下颌关节的健康。

**72. C** 拔牙手术的激惹必然造成血压的骤然升高，如术前血压较高，可能导致高血压脑病或脑血管意外等危象，术前如血压高于 180/100mmHg，应先控制血压后再行拔牙。

**73. E** 悬空式桥体的龈面与牙槽嵴顶的黏膜不接触，而是留出至少 3mm 以上的间隙，便于食物通过而不聚集，自洁作用良好，又称为卫生桥，但美观性差，舌感不舒服，主要用于后牙缺失的修复。

**74. E　75. D**

**76. C** 上颌后牙：①第一前磨牙：近中与上颌尖牙远中邻面接触，颊尖与殆平面接触，舌尖高于殆平面约 1mm，舌尖对应牙槽嵴顶连线，颈部微向颊侧倾斜；②第二前磨牙：近中与第一前磨牙接触，牙长轴垂直，颊、舌尖均与殆平面接触，舌尖对应牙槽嵴顶连线；③第一磨牙：近中与第二前磨牙接触，舌尖对应牙槽嵴顶连线，颈部微向近中和腭侧倾斜，近中舌尖与殆平面接触，近中颊尖和远中舌尖高于殆平面约 1mm，远中颊尖高于殆平面约 1.5mm。上颌前牙：上颌前牙排列应当与蜡堤外形弧度和凸度保持一致。①中切牙：位于中线两侧，接触点与中线一致，切缘平齐殆平面，颈部微向舌侧和远中倾斜，唇面弧度与蜡堤弧度、凸度保持一致；②侧切牙：近中与中切牙接触，切缘高于殆平面 0.5~1mm，颈部向舌侧和远中倾斜，倾斜程度大于中切牙，唇面稍向远中旋转，唇面弧度与蜡堤弧度、凸度保持一致；③尖牙：近中与侧切牙接触，牙尖与殆平面平齐，颈部微突向颊侧并向远中倾斜，近远中倾斜程度介于中切牙与侧切牙之间，唇面向远中旋转，从前方看一般只能看到尖牙颊面的近中 1/3 或中 1/3，唇面弧度与蜡堤弧度、凸度保持一致，尖牙顶一般位于切牙乳头连线上。

**77. B** 大开口运动时，上、下颌切缘之间为 37~45mm 的开口度，其动力主要来自舌骨上肌群和翼外肌下头，其中翼外肌下头为主要动力。

**78. C**

**79. B** 氨硝酸银能使牙齿小管内的蛋白变质凝固，堵塞牙本质小管，并且覆盖在牙齿表面形成保护从而达到脱敏效果，在用于抗牙本质过敏症时，需将牙面隔湿，吹干，涂擦 1 分钟，丁香油还原至黑色。

**80. E** 理想的牙本质脱敏剂不仅要有良好的生物安全性（对牙髓及口腔其他软、硬组织无刺激性）、简便的临床操作方式、优越的治疗效果（能消除或减轻牙本质过敏症引起的疼痛），还应具备一定的封闭的耐久性，以抵抗口腔环境的温度变化、机械磨耗等各种影响，从而获得持久稳定的脱敏效果。

**81. B** 儿童乳牙被恒牙替换的过程中，乳牙的牙根逐步被吸收。恒牙牙胚在乳牙牙根的下方、牙槽骨的深部，随着恒牙形成而逐渐萌出，压迫乳牙牙根逐步吸收，到最后整个乳牙的牙根都被吸收掉，乳牙就自然脱落，恒牙萌出。在乳恒牙的替换过程当中，乳牙牙根的吸收是正常现象。

**82. A** 我国现行水质标准氟浓度为 0.5~1ppm，此浓度能有效防龋，又不致发生氟牙症，而当氟浓度超过 2ppm 时，常会引起氟牙症。

**83. E** 牙震荡是由于较轻外力，如在进食时骤然咀嚼硬物导致牙周膜的轻度损伤，通常不伴牙体组织的缺损。若做牙髓活力测试，其反应不一，可能出现牙髓活力测试无反应，是牙髓在外伤时血管和神经受损伤引起的"休克"所致，但 6~8 周后可出现反应。

**84. B** 直接盖髓术的适应证：意外穿髓、穿髓孔直径不超过 0.5mm 且时间不超过 2 小时者；年轻恒牙的急性牙髓炎；无明显自发痛的患牙，在去除腐质穿髓时，其穿髓孔小，牙髓组织鲜红而敏感者。

**85. C** 嵌入性脱位是牙齿沿其长轴向牙槽骨深部嵌入，可导致牙槽窝骨折或碎裂，患牙牙冠变短，牙齿常不松动，牙龈可有淤血样改变，X 线片示牙周膜间隙变小或消失。

**86. D** 年轻恒牙在外伤后发现根尖阴影时，应拔髓后充填氢氧化钙糊剂，而不能直接行根管治疗，否则牙根不能继续完成发育。

**87. B** 氟牙症为慢性氟中毒早期最常见且突出的症状，人体氟摄入量过高为本病主要的病因，能否发生氟牙症还取决于过多氟进入人体的时机，过多的氟只有在牙发育矿化期进入机体，才能发生氟牙症。

**88. E** 牙髓坏死需要一个过程，在外伤露髓初期，可能只是出血和感染，若没有进行及时的治疗才有可能发展到坏死甚至坏疽。

**89. D** 牙齿根折后如果 X 线观察到牙周膜边缘模糊，固定时间可达 2 个月以上。而其他选项都不需要固定如此长的时间。

**90. C** 牙齿嵌入后因为牙周间隙消失，声音的传导介质密度升高，所以声音应该是高调金属音，而不是低沉的音调。

**91. C** 抗生素液浸泡会损伤牙根面的正常组织，故严禁用于清洁。

**92. C** 弯曲牙是牙冠和牙根形成一定弯曲角度的牙齿，形成的原因主要是乳牙外伤，特别是乳切牙的嵌入使正在形成和矿化的恒牙改变方向，而其下方软的牙胚组织按原来的方向继续发育，形成的组织与改变方向的部分形成一定的角度。

**93. A** 根据题干，21应在局麻下复位，结扎固定4周。术后3、6、12个月进行复查。

**94. B** 四环素是由金霉素催化脱卤生物合成的抗生素，如土霉素和地美环素。在牙的发育矿化期间服用的四环素类药物，可被结合到牙组织内使牙着色，导致四环素牙。

**95. C** 对根尖1/3折断，在许多情况下只上夹板固定，无须牙髓治疗，就可能出现修复并维持牙髓活力。根折后立即进行根管治疗常有可能把根管糊剂压入断端之间，反而影响其修复。但当牙髓有坏死时，则应迅速进行根管治疗术。

**96. B** 在牙的发育矿化期服用的四环素类药物，可被结合到牙组织内，使牙着色。初呈黄色，在阳光照射下呈现明亮的黄色荧光，以后逐渐由黄色变成棕褐色或深灰色。通常前牙比后牙着色明显；乳牙着色比恒牙明显，因为乳牙的釉质较薄、较透明，不易遮盖牙本质中四环素结合物的颜色。牙着色程度与四环素类药物的种类、本身颜色、剂量和给药次数有关。一般认为，缩水四环素、地美环素、盐酸四环素引起的着色比土霉素、金霉素明显。

**97. C** 嵌入性脱位是牙齿沿其长轴向牙槽骨深部嵌入，可导致牙槽窝骨折或碎裂，患牙牙冠变短，牙齿常不松动，牙龈可有淤血样改变，X线片示牙周膜间隙变小或消失。此种脱位常导致牙髓坏死，应在复位后2周行根管治疗。

**98. D** 表浅的隐裂常无明显症状，较深时则遇冷、热刺激敏感，或有咬合时不适感。深的隐裂因已达牙本质深层，多有慢性牙髓炎症状，有时也可急性发作，并出现定点性咀嚼剧痛，为最重要的临床表现。

**99. A** 牙本质过敏症是牙齿上部分暴露的牙本质在受到外界刺激时，如温度（冷、热）、化学物质（酸、甜）以及机械作用（摩擦或咬硬物）等，出现的酸、软、痛症状，其特点为发作迅速、疼痛尖锐、时间短暂，去除刺激后疼痛消失。导致牙本质敏感的外界刺激可以是生理范围的刺激。并非所有牙本质暴露的牙都出现敏感症状，且症状受健康和气候的影响。牙本质过敏症不是一种独立的疾病，而是多种牙体疾病都有的症状。

**100. C** 氟化钠可与牙本质中的钙离子产生反应，阻塞牙本质小管，减轻或消除牙齿冷、热敏感的症状，一般不会导致牙齿变色，常用于牙齿咬合面或牙颈部缺损敏感位置的脱敏治疗。

**101. A** 根据题干，患者全口多个牙有牙本质过敏症，应采用脱敏治疗，但需操作牙位较多应采用氟化物脱敏，选择0.76%单氟磷酸钠凝胶或者氟化锶加入牙膏后使用，阻塞牙本质小管，起到脱敏的作用。

**102. A** 牙髓已暴露的年轻恒牙应根据牙髓暴露多少和污染程度行活髓切断术，以利于牙根的继续发育。该患者穿髓孔较小，可采用直接盖髓术，并在治疗后的1、3、6个月及以后的几年中，每半年复查1次以判断牙髓的活力状况。

**103. C** 正硅酸乙酯作为包埋材料包埋蜡型并放在空气中脱水干燥，使硅酸溶胶分子间广泛脱水缩合，相互连接成硅－氧网络结构而发生凝胶，使包埋材料硬化。空气中的干燥过程较慢，可以将包埋好蜡型的材料放入氨气环境中加速凝胶过程，每次持续15~20分钟。

**104. A** 正硅酸乙酯结合剂包埋材料由粉剂和液剂构成，混合形成糊状物，其特性取决于粉液配合比例，如盐酸量太少会使包埋材料产生裂隙，太多会使$SiO_2$沉淀过多，影响铸件质量，最佳粉液比为3∶1。

**105. B** 磷酸盐包埋材料的凝固反应为磷酸盐的酸碱中和反应，凝固时发生体积膨胀，故可通过氧化镁和氧化铝的含量配比和粒度来控制包埋材料的加热膨胀量，达到在较低的温度下产生体积膨胀，以弥补钛的铸造的收缩。

**106. B** 不透明瓷即遮色瓷，是直接与金属接触的瓷层，既要将金属颜色遮住，又必须考虑与牙体部颜色的一致性，是决定金－瓷结合的关键瓷层，厚度要求0.1~0.2mm。

**107. B** 蜡没有固定的熔点，其开始熔化和全部熔化的温度不一样，后者往往要升高5~10℃，这一段温度成为熔化范围。

**108. D** 口腔内金属的腐蚀主要是电化学腐蚀，这是因为口腔内的唾液是弱电解质溶液，摄取的食物中可能含有大量的弱酸、弱碱性物质和盐类，停留于牙间的食物残屑分解、发酵产生的有机酸等均可构成原电池而产生电化学腐蚀。

**109. E** 口腔内金属的腐蚀可分为化学腐蚀与电化学腐蚀，化学腐蚀是指金属与周围介质直接发生化学作用而发生损坏的现象，电化学腐蚀是指金属与电解质溶液相接触而发生的腐蚀损坏现象。因此影响金属腐蚀的因素主要包括金属组织结构的均匀性、材料本身的组成及微结构、表面形态及周围介质的组成与浓度等。

**110. B** 制备磷酸盐耐高温材料模型时，按粉液比100∶13调拌磷酸盐耐高温材料，调拌均匀并开启振荡器，迅速将材料灌满印模，待1小时完全固化后剥出耐高温模型并修整。

**111. C** 口腔材料按接触时间分类：短期接触是指一次或多次使用接触时间在24小时以内的器械；长期接触是指一次或多次使用接触时间在24小时以上，30日以内的器械；持久接触是指一次、多次或长期使用接触时间超过30日的器械。

**112. B** 颞肌起于颞窝及颞深筋膜的深面，通过颧弓深面，止于喙突及下颌支前缘直至第三磨牙远中。功能：上提下颌骨，也参与侧方运动。

**113. D** 翼内肌起于蝶骨大翼和颞下嵴的外侧，止于下颌角内侧面及翼肌粗隆。翼内肌参与下颌骨后缩及向对侧偏移。

**114. D** 牙周膜主纤维一端埋入牙骨质中，一端埋入牙槽骨，将牙固定在牙槽窝中，是固定牙齿的主要力量来源；同时它还可缓冲外力的冲击，保护其中的血管、神经及牙根免受外力的损害。

**115. B** 二腹肌位于下颌骨下方，有前、后两腹和中间腱，后腹起自颞骨乳突切迹，向前下止于中间腱，前腹起自下颌骨二腹肌窝向后下止于中间腱。

**116. A** 闭口肌群是指负责使口裂闭合、下颌骨上提的肌肉的总称，主要包括咬肌、颞肌、翼内肌，使口裂闭合的是口周围的环形肌形成的口轮匝肌，使下颌上提的肌肉主要是位于下颌支外面的咬肌、位于颞窝内的颞肌和位于下颌支深面的翼内肌。其牵引力的方向以向上为主，同时向前向内使口裂闭合。

**117. E** 牙齿的功能有咀嚼功能、辅助发音和言语功能、保持面部形态协调美观。其中切牙的主要功能为切断食物、美观和辅助发音；尖牙的功能为穿透、撕裂食物，并支撑口角；前磨牙和磨牙的主要功能为捣碎、磨细食物。

**118. E** 用桩冠修复残冠、残根，其牙髓多已坏死，必须经过完善的根管治疗，观察1~2周，窦道愈合无临床症状后，才可开始桩冠修复。

**119. B** 继发性殆创伤：殆力作用于病变的牙周组织；或者经过治疗但牙周支持组织减少，原本正常强度的殆力超过了剩余牙周的耐受程度，因而导致继发性殆创伤。

**120. B** 影响殆力的因素：①性别：一般男性的殆力较女性的大；②年龄：最大殆力随年龄增加直到青春期才稳定；③咀嚼习惯：咀嚼侧较非咀嚼侧的殆力大；④牙殆力线的方向：牙齿承受的轴向力比侧向殆力大；⑤张口的距离：颌间距离过大或过小，皆可影响殆力，使之下降。

**121. E** 正中关系是指下颌适居正中，在适当的面部距离（垂直距离），髁突处于关节窝中的前、上位，关节盘–髁突复合体抵住关节结节后斜面时的一种下颌位置关系，此时髁突对上颌的位置关系称为正中关系位。在这个位置，下颌以髁突为轴可做18~25mm（切端距）的铰链开闭口运动，称为正中关系范围。在正中关系，下颌牙列向上与上颌牙列保持咬合接触，此殆型称为正中关系殆。

**122. B** 确定正中关系后能自如地直向前滑动到牙尖交错位（如有偏斜不超过0.5mm），其滑动距离多在0.5mm左右，这一距离称为长正中距离。

**123. C**

**124. B** 上颌前牙在纵曲线中，中切牙较正，侧切牙近中倾斜度最大，尖牙次之。

**125. C** 根据覆殆程度可分为3度：Ⅰ度：上前牙牙冠覆盖下前牙牙冠的1/3以上至1/2处；或下前牙咬合在上前牙舌侧切1/3以上至1/2处。Ⅱ度：上前牙覆盖下牙冠长的1/2以上至2/3处；或下前牙咬合在上前牙舌侧切1/2以上至2/3处（如舌隆突）。Ⅲ度：上前牙牙冠完全覆盖下前牙牙冠，甚至咬在下前牙唇侧龈组织上；或下前牙咬合在上前牙舌侧龈组织或硬腭黏膜上。

**126. E** 牙槽突骨折常是外力（如碰撞）直接作用于牙槽突所致，多见于上颌前部，摇动损伤区的牙齿时邻近数牙及骨折片随之移动。患者 21 │123 摇动任何一个牙，其余牙都随之摇动，即 21 │123 为一个整体，在一个断裂的牙槽骨上，故该患者的诊断为牙槽突骨折。

**127. A** 钙化组织联合断端指两断端由钙化组织联合，与骨损伤的愈合很相似，在活髓牙的髓腔侧有不规则牙本质形成。这种愈合方式主要见于没有错位和早期就进行了固定的患牙。

**128. D** 四环素牙是在牙齿发育期间服用四环素类药物而引起的牙齿内源性着色的现象。乳牙和恒牙最容易受影响的时期是从胎儿4个月到出生后7岁左右，主要表现为牙齿变色。故妊娠期、哺乳期妇女和8岁以下儿童都不宜使用四环素类药物。

**129. D** 牙折是由外力直接撞击引起，按解剖部位分为冠折、根折和冠根联合折；根据其损伤与牙髓的关系，分为露髓和未露髓。牙脱位是指牙受外力作用脱离牙槽窝，可分为牙不全脱位和牙全脱位。牙根纵裂是指发生在牙根的纵裂，未波及牙冠者。牙震荡是指牙周膜的轻度损伤，通常不伴牙体组织的缺损，损伤较轻。

**130. E** 牙脱位常见的并发症有：①牙髓坏死：其发生占牙脱位的52%，占嵌入性脱位的96%，发育成熟的牙与年轻恒牙相比，前者更易发生牙髓坏死。②牙髓腔变窄或消失：发生率占牙脱位的20%~25%，牙髓腔内钙化组织加速形成，是轻度牙脱位的反应，严重的牙脱位常导致牙髓坏死。牙根未完全形成的牙受伤后，牙髓能维持活力，但也更容易发生牙髓腔变窄或闭塞。③牙根外吸收：牙根的吸收最早在受伤2个月后发生，此外约有2%病例并发牙内吸收。④边缘性牙槽突吸收：嵌入型和拾向脱位牙特别容易丧失边缘牙槽突。

**131. E** 根尖及根中1/3根折转归的四种形式：①两断端由钙化组织联合，与骨损伤的愈合很相似。硬组织由中胚叶组织分化出的成牙骨质细胞形成。在活髓牙的髓腔侧则有不规则牙本质形成。②结缔组织将各段分开，断面上有牙骨质生长，但不出现联合。③未联合的各段由结缔组织和骨桥分开。④断端由慢性炎症组织分开，根端多为活髓，冠侧段牙髓常坏死。

**132. E**

**133. C** 牙隐裂常有咀嚼不适或咬合痛症状，多发生于前磨牙和磨牙，以上颌第一磨牙最多见。隐裂很难用肉眼发现，可利用深色溶液（如碘酊或龙胆紫等）的浸染使裂纹变得清晰。

**134. D** 纵行切口的位置应在术区近、远中侧比较健康的牙龈组织上，位于牙的颊面轴角处，一般将龈乳头包括在龈瓣内，以利于手术后缝合。切忌在龈乳头中央或颊面中央做纵行切口，以免影响愈合；也尽量避免在舌腭侧做纵行切口，因其可能会伤及血管、神经、出血多，或影响愈合。

**135. D** 咬合创伤的常见表现包括：持续性咬合不适、牙齿松动、移位、咬合时牙齿震颤、窄而深的牙周袋和X线片见牙周膜间隙楔形增宽、出现垂直吸收影像及骨硬板模糊或消失。

**136. D** 骨缺损的形态决定应采用的手术方法。三壁骨袋尤其是窄而深的骨袋，能成功地用新附着和骨再生方法治疗；一壁骨袋和宽而浅的二壁骨袋，植入的骨或骨替代材料难以固位、成活和形成新附着性愈合，因此通常采用骨成形术来修整牙槽骨的外形，以消除骨袋。

**137. D** 用镊子夹住牙冠或镊子闭合置于拾面中央后进行摇动可检查牙齿是否松动。牙齿松动的程度，根据松动方向可分为3级：仅有唇（颊）舌向松动为松动Ⅰ度，唇（颊）舌向及近远中向松动为松动Ⅱ度，唇（颊）舌向及近远中向松动伴垂直向松动为松动Ⅲ度。

**138. A** 氟牙症是在牙发育矿化时期机体摄入过量的氟引起的一种特殊的釉质发育不全。牙釉质和牙本质变脆，耐磨性差，但对酸蚀的抵抗力较强，所以酸蚀时间需增加。

**139. B** 牙齿外伤可能不会导致硬组织的损伤，但是牙髓和牙周软组织一定会受到或多或少的影响，即为牙齿震荡。

**140. C** 牙震荡后牙髓可能暂时处于休克状态而对测

试没有反应，但并不代表牙髓已经坏死，所以切忌即刻做根管治疗。

**141. D** 由于根尖1/3折断不易感染，所以预后一般较好，如果临床上没有松动，又无咬合创伤，可不予处理，只定期复查，有可能完全恢复。

**142. B** 在牙的发育矿化期间，四环素分子进入牙体与羟基磷灰石分子发生螯合，形成稳定的四环素正磷酸盐复合物，且主要位于牙本质。外脱色法可使釉质酸蚀脱矿，呈白垩色，随着唾液的再矿化修复，釉质透明度增高，不能掩盖牙本质内层的颜色，导致回色。

**143. B** 牙根可发生内吸收或外吸收，其病因不同，治疗方法和预后也不一样。内吸收是从髓腔或根管内壁开始，与牙髓炎症和细菌感染有关，应尽早进行根管治疗，去除感染组织。而外吸收是从牙周组织开始，原因多为创伤、矫正力过大、埋伏牙压迫、牙齿漂白、再植牙根尖周炎症等，应明确病因后尽早对因治疗，去除致病因素。

**144. B** 外伤牙复位时，应该先解除密质骨根尖的锁结，否则根向复位时往往会遇到阻力而不能到达位置。

**145. E** 融合牙常由两个正常牙胚融合而成，牙本质总是相连通的。无论是乳牙或恒牙均可发生融合牙，最常见于下颌乳切牙。融合牙一般是因压力所致，E选项是结合牙的概念。

**146. E** 牙齿的固定时间一般为2~3周，固定时间过长会促进牙根吸收。

**147. D** 牙根发育完成的牙齿，脱位牙再植后应先充填氢氧化钙制剂，预防牙根吸收。等到牙齿稳固后再行永久性充填治疗。

**148. A** 患儿8岁，骑自行车摔倒致前牙外伤，双上颌中切牙均未完全萌出，均无松动，左上颌中切牙叩诊音高，牙龈正常，符合左上颌中切牙嵌入的诊断。

**149. E** 牙髓塑化治疗是指将根管内部分牙髓抽出，不必进行扩大根管等复杂的操作步骤，将配制好的塑化液注入根管内，与牙髓组织聚合为一体，达到消除病原刺激物的作用。治疗后的并发症包括：①塑化剂烧伤；②残髓炎；③化学性根尖周炎；④急性根尖周炎；⑤慢性根尖周炎；⑥再治疗困难。

**150. D** 牙半切除术是除去多根牙中毁坏最严重的牙根及其牙冠部分，而将留下的另一半牙齿改成前磨牙型或作为修复体基牙。适用于多根牙的某一根牙周袋特别深，围绕该根的牙周组织全被破坏，相应的牙冠也破坏严重，但另一根牙周破坏很轻，骨质稳固，并能进行根管治疗者。根据题干应选择半牙切除术。

**151. D** 四环素牙是在牙齿发育期间服用了四环素类药物而引起的牙齿内源性着色的现象。乳牙和恒牙最容易受影响的时期是从胎儿4个月到出生后7岁左右。主要表现为牙齿变色，根据变色程度可分为轻、中、重三度。

**152. C**

**153. D** 楔状缺损是指发生在牙齿唇、颊面颈部的慢性硬组织缺损，根据缺损的程度可能引发不同的牙体疾病，缺损程度浅及中等时可能引发不同程度的牙本质过敏症；只有当缺损深导致牙髓腔暴露甚至牙齿折断时，才可能导致牙髓病、根尖周病的相应症状。

**154. B**

**155. C** 患者仅19岁，上前牙外伤脱落10分钟，并含于口内到院治疗，为该牙再植固定提供了最佳时机。此类牙再植后，牙髓势必坏死，从而引起炎症性牙根吸收或根尖周病变。若先治疗，后再植固定，延长了体外时间，易导致牙根吸收。一般人牙再植后3～4周，松动度减少，炎症性吸收开始，故再植后3～4周做根管治疗是最好的时期。

**156. C** 釉质发育不全是同一时期的釉质形成或矿化出现障碍所致，前磨牙的釉质在2岁左右开始形成，而第二磨牙的釉质在3岁左右开始形成，所以引起该病变的致病因素应该发生在3岁左右。

**157. E** 患者上前牙唇面有黄褐色斑块，表面光滑，质硬，探诊、叩诊及冷测反应均正常，当地居住者也有相似情况，很可能是高氟区，最可能诊断为氟牙症。

**158. D**

**159. A** 牙向深部嵌入者，临床牙冠变短，其𬌗面或切缘低于正常，且X线片示根尖周膜消失，可诊断该牙是嵌入性牙脱位。对嵌入性脱位的年轻恒牙，不可强行拉出复位，以免造成更大的创伤，诱发牙根和边缘牙槽突的吸收。因此，继续观察，任其自然萌出是最可取的处理方法。

**160. D** 氟化物可分布在牙本质表面，堵塞牙本质小管，减少牙本质小管内的液体流动，从而使牙本质对外界的刺激不敏感。

**二、多选题**

**161. DE** 牙挫伤是指牙齿受到直接或间接的外力撞击，导致牙周膜或牙髓受损产生充血水肿，临床表现为受伤牙松动、疼痛、伸长，有牙周膜炎甚至牙髓炎的表现，若牙龈同时受伤则可伴发出血、局部肿胀。

**162. CD** 内、外台阶是铸造支架大连接体和塑料部分结合的区域，是受应力作用最大的区域之一。①内、外台阶要有适当的错位，即不应在同一垂直线上，以利于此处抗应力的强度。②内、外台阶设置应首先保证支架的强度，同时应兼顾与塑料基托能成为自然的移行的衔接，不要形成明显的阶梯。③内、外台阶的角度应小于90°，最佳角度为45°，以增强与塑料的切合作用。④外台阶的表面形态可设置为两种：一是形成光滑的平面，该方法是将蜡线直接压接为花纹蜡的表面，经研磨后形成光滑的平面；二是形成花纹状，将蜡线埋于花纹蜡片的下部，经研磨后形成花纹状。

**163. ACDE** 粘结力：修复体的固位作用，主要依靠患牙预备后所形成的固位形，以及预备完成的修复体与患牙密切贴合而产生的摩擦力。其影响因素有：①粘接面积：粘结力与粘结面积成正比，在同样情况下，粘结面积大，粘结力就强。②水门汀厚度：一般来说，水门汀层越厚，其固化收缩越大，对水门汀材料强度的影响也越大，因此修复体与预备体之间应尽量密合。③粘结面粗糙度：适当增加粗糙度可以增加粘结力。④粘结面状况：粘结面应保持清洁、干燥，没有水分、油质、唾液等污染。对修复体粘结面采用喷砂、酸蚀等方法进行处理，能有效地改善材料的表面性状。⑤水门汀的稠度应适当，过稀、过稠都影响粘结力。常用的磷酸锌粘固剂，其稠度以调和刀粘起粘固剂时，呈长丝状为宜。过稀其粘结力及抗压碎力差，且游离磷酸可刺激牙髓。过稠则不但凝固快，不便操作，且涂布不匀，增加粘固剂的厚度，影响修复体的准确就位。⑥水门汀的种类。⑦被粘结修复材料的种类及特性。

**164. BCDE** 牙釉质龋发生时主要表现为牙体硬组织在色、形、质各方面均发生变化。初期时牙龋坏部位的硬组织发生脱矿，微晶结构改变，牙透明度下降，致使釉质呈白垩色。继之病变部位有色素沉着，局部可呈黄褐色或棕褐色。随着无机成分脱矿、有机成分破坏和分解的不断进行，釉质和牙本质疏松软化，最终发生牙体缺损，形成龋洞。龋洞一旦形成，则缺乏自身修复能力。

**165. ACDE** 临床上常用的确定垂直距离的方法有：①息止𬌗位法：利用息止𬌗位的垂直距离减去息止𬌗间隙的方法；②面部垂直距离等分法：面部中线上发迹、眉尖点、鼻底、颏底四点将面部分为高度相等的三部分，此为面部比例三等分法；③面部外形观察法：天然牙列存在并且咬在正中𬌗位时，上下唇呈自然接触闭合，口裂约呈平直状，口角不下垂，鼻唇沟和颏唇沟的深度适宜，面部下1/3与面部的比例协调；④拔牙前的记录：拔牙前咬合位垂直距离的记录，可作为无牙颌修复时确定垂直距离较好的参考；⑤参照旧义齿垂直距离确定法。

**166. ABCE** 有以下情况应视为拔牙禁忌证：①近期心肌梗死病史；②近期心绞痛频繁发作或急性冠状动脉综合征；③心功能Ⅲ～Ⅳ级或有端坐呼吸、发绀、颈静脉怒张、下肢水肿等心衰症状；④有二度或三度Ⅱ型房室传导阻滞、双束支阻滞病史；⑤其他未控制的心脏疾病，如频发的室性早搏。

**167. ABCE** 熔模应避开铸型的热中心区，否则会造成支架各部分不均匀收缩，导致支架变形。

**168. ABDE** 根据固位原理可将附着体分为机械式附着体和磁性附着体，其中磁性附着体通过衔铁与永磁体间的磁引力形成固位力，余选项均属于机械式附着体。

**169. ABD**

**170. ABDE** 铸造缺陷包括：①支架铸造不全；②支架变形；③铸件的表面缺陷（表面粗糙、粘砂、冷隔、偏析、砂眼等）。

**171. ABDE**

**172. ABD** 釉板是菲薄的叶状结构，起自釉质表面，向釉牙本质界延伸，部分可达牙本质。在釉质的横切面上釉板较清楚。釉板是纵向的缺损，里面充满了釉蛋白和来自口腔的有机物，还有少量矿物质。因此釉板是牙齿的薄弱之处。较大的釉板可能成为细菌侵入的通路，釉板往往是龋病的好发部位。

**173. AB** 釉丛起自釉牙本质界，进入釉质呈丛状，达釉质厚度的 1/5～1/4。在磨片上因类似草丛而得名。釉丛与釉板一样，沿釉柱长轴延伸，故在横切面上较多见。釉丛中含有有机物，所以在脱钙切片上也能看到。釉柱从釉牙本质界发出，延伸到牙齿表面，贯穿釉质全层。

**174. ABCDE**

**175. ABCDE** 前牙切端的切嵴和牙尖具有切割、穿透和撕裂食物的功能；后牙𬌗面牙尖、窝、三角嵴（斜嵴）、边缘嵴及斜面等具有容纳、磨细并限制食物的作用；发育沟（颊、舌沟）是食物磨细后流向固有口腔或口腔前庭的通道。另外上颌磨牙的斜嵴，对侧方运动的方向有引导作用。

**176. ABCDE** 复方四环素膜处方的主要成分是糖精、盐酸四环素、盐酸丁卡因、醋酸泼尼松、氢溴酸樟柳碱。可用于复发性口疮、扁平苔藓、多形性红斑、口腔血泡感染等口腔疾病。

**177. ACE** 患牙为年轻恒牙者，不必强行复位，如有症状则对症处理，同时继续观察，待其日后自行萌出，定期拍摄 X 线片观察牙根是否有异常情况。

**178. AB** 釉质钙化不全是釉质形成缺陷中最常见的类型，釉基质形成正常但无明显的矿化，牙萌出时大小、形态、釉质厚度正常，但釉质很软，因磨耗而很快磨去，一般无实质性缺损。

**179. ABD** 梅毒牙的临床表现：①半月形切牙亦称哈钦森牙；②桑椹状磨牙；③蕾状磨牙。

**180. ABCD** 牙发育时期，成釉器过度卷叠或局部过度增殖，深入到牙乳头中导致的牙形态发育异常，称为牙内陷。牙萌出后，在牙面可出现囊状深陷的窝洞。常见于上颌侧切牙，偶尔也可发生于上颌中切牙或尖牙。根据牙内陷的深浅程度及其形态变异，临床上可分为：畸形舌侧窝、畸形根面沟、畸形舌侧尖和牙中牙。

**181. ABE** 牙釉质表面出现带状棕色凹陷，为同一时期牙釉质形成全面遭受障碍，成釉细胞发生破坏所致，如果障碍反复发生，就会有数条并列的带状凹陷出现。

乳牙有根尖周炎病史时，可能导致继承恒牙釉质形成不全，产生带状凹陷，即特纳牙。

**182. ABCD** 脱位牙再植后的愈合方式有：①牙周膜愈合，即牙与牙槽之间形成正常的牙周膜愈合。这种机会极少，仅限于牙脱位离体时间较短，牙周膜尚存活，而且无感染者。②骨性粘连，牙根的牙骨质和牙本质被吸收并由骨质代替，临床表现为牙松动度减小，X 线片示无牙周间隙。③炎症性吸收，在被吸收的牙根面与牙槽骨之间有炎症性肉芽组织。术后 1～4 个月可由 X 线片显示，表现为牙根外吸收和根管内吸收。

**183. ABC　184. ABCDE**

**185. CE** 牙齿的慢性损伤包括：磨损、磨耗、楔状缺损、酸蚀症、牙隐裂及牙根纵裂。

**186. ABD**

**187. ABDE** 氟牙症又称氟斑牙或斑釉牙，是在牙发育矿化时期机体摄入过量的氟引起的一种特殊的釉质发育不全，是地方性慢性氟中毒最早出现的体征。氟牙症多发生在恒牙，乳牙很少见，这是因为乳牙釉质的发育主要在胚胎期和哺乳期，胚胎期只有极少量的氟通过胎盘，母乳中氟含量也很低且比较恒定。

**188. ABCDE** 后牙的磨损一般重于前牙，后牙又常以𬌗面为重。磨损导致牙齿的尖、窝、沟、嵴结构模糊，牙本质外露。因磨损不均，常见高耸的牙尖、锐利的边缘。咀嚼时由于每个牙均有轻微的动度，相邻牙的接触点互相摩擦，也会发生磨损，使原来的点状接触成为面状接触，很容易造成食物嵌塞、邻面龋及牙周疾病。

**189. ABCD** 楔状缺损若已导致牙齿横折，可在根管治疗术后做桩核冠修复。

**190. ABD** 釉质发育不全是在牙齿发育期间，由于全身疾病、营养障碍或严重的乳牙根尖周病导致的釉质结构异常，与遗传无关。特纳牙为乳牙根尖周感染影响继承恒牙，常见于个别牙，也属于釉质发育异常。釉质发育不全可有实质缺损，也可无实质缺损。

**191. BCDE** 牙体硬组织和牙髓组织损伤：①釉质裂纹：釉质表面有裂纹，但牙组织无实质性缺损。②釉质折断：牙折断局限于牙釉质缺损。③釉质-牙本质折断：冠折造成牙釉质和牙本质实质缺损，未暴露牙髓。④冠折露髓：牙釉质和牙本质折断且牙髓暴露。⑤简单冠根折：牙体组织折断包括牙釉质、牙本质和牙骨质，但未暴露牙髓。⑥复杂冠根折：牙体组织折断包括牙釉质、牙本质和牙骨质，且暴露牙髓。⑦根折：牙根部牙本质、牙骨质折断，伴有牙髓受损。在上述分类中，又把釉质折断和釉质-牙本质折断统称为简单冠折，冠折露髓称为复杂冠折。

**192. ABE** 在治疗牙本质敏感时，常用的脱敏方法包括三类，即化学制剂脱敏、粘结剂脱敏和激光脱敏。

过氧化物没有脱敏作用。

### 三、共用题干单选题

**193. E**　患者咀嚼痛，牙龈红肿，BOP（＋），食辣椒时疼痛，为黏膜症状，故怀疑为牙周问题。电测试用于检查牙髓活力，对确诊无帮助。

**194. B**　牙隐裂的好发牙位为第一磨牙，以上颌第一磨牙（即上6）最为多见，其次为第二磨牙和前磨牙，以前磨牙和磨牙的颊侧颈部、上颌磨牙的近中腭尖多发。

**195. E**

**196. C**　牙本质过敏症是指暴露的牙本质对外界刺激产生短而尖锐的疼痛，并且不能归因于其他特定原因引起的牙体缺损或病变，典型的刺激包括温度刺激、吹气刺激、机械性刺激或化学刺激。单纯的机械摩擦作用造成的牙体硬组织慢性磨耗称为磨损。酸雾或酸酐作用于牙造成的牙体硬组织损害称为酸蚀症，临床表现最初可仅有感觉过敏，以后逐渐产生实质缺损。牙隐裂：表浅的隐裂常无明显症状，较深时则遇冷、热刺激敏感，或有咬合不适感。牙外吸收只是临床表现，而非诊断。

**197. D**　牙本质过敏症常用氯化锶、氟化物等药物脱敏治疗。对反复药物脱敏无效者，可考虑做充填术或人工冠修复。个别磨损严重而接近牙髓者，必要时可考虑牙髓病治疗。该患者现在仅由于某两点敏感而影响进食，可考虑先进行药物脱敏治疗，在多次药物脱敏无效后再考虑充填和全冠修复。

**198. A**　上牙槽后神经麻醉可麻醉同侧磨牙（第一磨牙颊侧近中根除外）、牙槽突及相应的颊侧软组织。腭前神经麻醉可麻醉同侧磨牙、前磨牙腭侧的黏骨膜、牙龈及牙槽突等组织。

**199. B**

**200. A**　在牙根短小（5mm以下），根尖周组织无明显病变时，可不予拔除；本病例上颌窦为低位，如继续取根，可能导致上颌窦穿孔，故可考虑保留患根并观察。

**201. A**　外伤至冠折2/3，且有探痛，推测髓腔已暴露污染，需行根管治疗。

**202. D**

**203. D**　患者仅有15岁，且患牙为前牙，牙龈位置在成年前仍可能发生改变，故应在成年后再行永久性修复，但前牙根管较粗大，根管治疗后应先行桩核增强固位，临时修复。

**204. C**　患者目前最紧急的状况为舌前创伤，明显出血至脉弱速，应及时止血防止失血过多导致休克。

**205. D**　舌前1/3为裂伤，对于血液循环十分丰富而又不宜使用一般血管钳钳夹、结扎止血的组织，例如舌、头皮等部位，可采用区域缝合方式处理出血。

**206. C**　后牙咬合正常，无张口受限，可排除上、下颌骨骨折，前牙松动，提示为牙槽突骨折，导致部分牙

齿移位。

**207. B**　依据题干信息所述，16殆面可疑隐裂纹，为进一步确诊，应行碘染色检查。

**208. A**　染色法用以检查牙隐裂。吹干牙面，用碘酊涂于可疑隐裂处，片刻后再用75%乙醇棉球擦洗脱碘，如有隐裂，可因染料渗入而显色。

**209. E**　患者主诉是较长时间的咀嚼不适或咬合痛，咬在某一特殊部位可引起剧烈疼痛是牙隐裂最具特征性的症状。首先进行牙髓病治疗，牙髓病治疗完毕应及时冠修复。

**210. A　211. D**

**212. D**　修理时从义齿组织面灌注石膏模型，磨除义齿上残留的人工牙和部分基托，选择颜色、形态、大小相同的人工牙（如果脱落人工牙完整也可使用），调磨，使其在缺隙就位。调整咬合接触关系，用蜡恢复牙龈处基托形态，然后装盒，用热凝树脂粘固。或用自凝树脂直接粘固人工牙，脱落人工牙粘固后应进行调殆。

**213. A**　单颌缺失的全口义齿基托应增加强度，如增加金属网，必要时可用金属腭侧基托。

**214. C**　颌骨横断曲面断层技术最常用于埋伏阻生牙的检查诊断。可准确了解牙齿在颌骨中的位置，测量其距离唇腭侧骨皮质的距离，能清楚反映上颌的埋伏阻生牙与鼻底和上颌窦底位置的关系，以及下颌的埋伏阻生牙与下牙槽神经管底的位置关系。

**215. A**　根据题干，右上颌恒尖牙横位埋伏于右上颌恒侧切牙与第一前磨牙处并与其影像重叠，在拔牙时需格外注意相邻两颗牙牙根是否外露，防止对牙根造成损伤。

**216. C**　缺牙间隙小，直接修复空间不足，同时天然牙列存在散在间隙，可通过正畸治疗关闭散在间隙并将间隙分配至缺牙区再行修复。

**217. B**　基牙牙周及支持组织的健康决定基牙的质量，临床上最常使用的方法是通过牙周膜面积大小评价基牙的支持力，选择基牙。

**218. D**

**219. A**　可用牙线检查邻面接触点是否合适，如果牙线加力不能通过，说明邻接过紧，牙线不加力即可轻松通过，说明邻接过松。

**220. A　221. B　222. A　223. B**

**224. D**　固位体材料强度差可能导致固位体破损、变形，但一般不会引起基牙疼痛。

**225. D**

**226. B**　上颌4的牙周支持力小于上颌3，不可作为单端固定桥的基牙修复上颌3缺失，故设计不当，导致修复失败。

**227. C**

**228. B** 根据题干，开面冠边缘与 $\lfloor 4$ 颈缘有间隙，边缘不密合导致此处发生龋坏。

**229. C** 一过性疼痛应考虑是否有深龋、可复性牙髓炎等问题，需进行冷、热诊及牙髓电测试来鉴别诊断；后牙接触时疼痛需考虑有无咬合高点或根尖周疾病，应拍摄X线片并做咬合检查。题干并没有提示有牙周系统症状，故牙周探诊并非必要检查。

**230. C** 右上后牙有银汞充填体，右下后牙有金属全冠，且在接触时疼痛，首先应考虑异种金属在摩擦时产生的微电流，刺激牙髓引起疼痛。

**231. C** 患牙考虑异种金属在摩擦时产生的微电流，刺激牙髓引起疼痛，在处理时应去除旧充填物，改用树脂等其他充填物重新修复。

**232. E** 根尖诱导成形术的适应证为牙髓病已波及根髓的年轻恒牙。患者左上颌中切牙冠1/2缺损且穿髓，符合根尖诱导成形术的适应证，根尖诱导成形术可保存患牙并促使牙根继续发育完成。

**233. D** 患儿左上颌中切牙合理的处理方法是根尖诱导成形术，采取该处理方法的依据是药物诱导根尖形成。在牙根未完全形成之前发生牙髓严重病变的年轻恒牙，在控制感染的基础上，用药物及手术方法保存根尖部的牙髓或使根尖周组织沉积硬组织，促使根尖形成。

**234. C** 树脂充填的适应证为各类洞形的牙体修复；部分牙冠缺损，未见露髓孔。患者右上颌中切牙左侧切角缺损约1/4牙冠，断面尖锐，未见露髓孔，符合树脂充填的适应证，最佳处理方法应为树脂充填。

**235. A** 患者上、下牙全部缺失，下颌弓明显宽于上颌弓，垂直向呈现间隙，该异常现象为反𬌗。对此异常𬌗关系排牙后正确的𬌗关系应为反𬌗。

**236. C** 舌体组织增大，多因舌头的血液、淋巴液回流受阻所致，造成血液和淋巴液的潴留，使舌体组织发生水肿、体积增大。舌体增大，可能导致的结果主要有义齿固位不良、不易获得准确印模边缘、发音障碍、容易咬舌、咀嚼困难。舌体增大一般不会导致面部外形改变。

**237. B** 若下颌弓后部明显宽于上颌弓，应将上、下后牙排成反𬌗关系。后牙的左上与右下对调，右上与左下对调，视颌弓长度，上颌两侧各少排一双尖牙或下颌两侧各多排一双尖牙。

**238. E** 牙列缺失后，口腔内的解剖结构与正常人相比，最主要的不同是牙槽嵴的形态发生变化。如果牙列缺失，牙槽嵴的形态在前牙区改变为圆柱状，在磨牙区改变为扁平状。

**239. B** 脱位在2小时以后就诊者，牙髓和牙周膜内细胞已坏死，不可能期望牙周膜重建，因而只能在体外完成根管治疗，并经根面和牙槽窝刮治后，将患牙植入固定。

**240. D**

**241. C** 患者上前牙的处理方式包括：①单颌固定：将一个牙弓夹板横越骨折处及其两侧健牙，用金属结扎丝将夹板与牙逐个结扎，依靠健牙固定折断的颌骨。②树脂修复缺损：患者近中边缘嵴缺损，需用树脂修复缺损。③调𬌗：患牙植入后需重新调整上下牙列间的接触关系。④定期复诊：定期检查恢复情况，避免并发症。⑤患者上前牙宜伤口清创后，再进行体外根管治疗，最后再植入。

**242. E 243. C**

**244. C** 四环素牙着色主要在牙本质，修复宜采用贴面修复，贴面修复时磨去唇侧牙釉质0.1mm或不磨牙，若磨去过多牙釉质，不仅会加重底色，且严重影响粘结牢固性。贴面修复四环素牙有着优良的美学效果，并且对患者牙齿损伤最小。

**245. C** 经完善的根管治疗，瘘管一般会愈合。如长期不愈合，可采用根尖刮治或根尖切除术，术后2周可做桩冠修复。

**246. A** 如用桩核冠修复该牙，桩的长度和直径分别为长度为根长的2/3～3/4，宽度应为直径的1/3。

**247. E** 桩核冠的固位与桩的长度、直径、形态、材料、适合性、粘固等有关。理想的桩外形应是与牙根外形一致的一个近似圆锥体，与根部外形一致，而且与根管壁密合，尽量形成牙本质肩颈。

**248. E 249. C 250. B 251. E**

**252. B** 氟牙症临床表现的特点是在同一时期萌出牙的釉质上有白垩色至褐色的斑块，严重者还并发釉质的实质缺损，多见于恒牙。四环素牙：釉质表面有光泽，由于釉质和牙本质着色，使整个牙变暗，呈黄褐色，有四环素接触史。釉质发育不全白垩色斑的边界比较明确，且其纹线与釉质的生长发育线相吻合，可发生在单个牙或一组牙。牙釉质钙化不全亦表现有白垩状损害，但表面光洁，同时白垩状损害可出现在牙面任何部位。猖獗龋（猛性龋）是急性龋的一种类型，病变进展较快，病变组织颜色较浅，呈浅棕色，质地较软且湿润，很容易用挖器剔除，又称湿性龋。该患者全口牙齿都为白垩色，并有浅黄色斑条，符合氟斑牙的特征。

**253. E** 氟牙症又称氟斑牙或斑釉牙，具有地区性分布特点，为慢性氟中毒早期最常见且突出的症状。该患者在诊断时需要询问氟牙症患者是否有高氟区生活史。

**254. A** 氟斑牙的治疗：对已形成的氟斑牙可用漂白、磨除、酸蚀涂层法、复合树脂修复和烤瓷冠修复等方法处理。该患者为年轻女性，两上颌中切牙唇面小块黄褐色斑，牙面无实质性缺损，是轻度的氟斑牙，微创的方法可考虑漂白。着色牙的漂白治疗主要用于牙冠比较完整的轻、中度氟斑牙、四环素牙、变色的无髓牙。

**255. A** 牙 X 线片是口腔科应用最广、最常用的检查手段，临床上 X 线片可对牙齿硬组织病变、牙髓病变、根尖周病变及牙周病进行诊断治疗。阻生智齿拍 X 线片的目的包括了解周围骨质情况、了解与邻牙关系、了解与下颌骨关系、了解牙根形态、了解是否存在牙周病，其目的不包括了解软组织阻力大小。

**256. B** 患者右下颌第三磨牙近中高位阻生，高位阻生智齿是指阻生智齿的较高牙冠部位高于邻牙牙冠，此类智齿常用拔除方法是劈开近中牙冠后拔除，此类牙必须通过纵劈去除近中骨阻力才能拔出。

**257. A** 拔除智齿后肿胀是临床上一种常见的现象，一般常见于创伤较大的高位阻生牙拔除后。为预防术后肿胀等反应的发生，可考虑使用地塞米松，地塞米松片属于肾上腺皮质激素药物，可起到较好的抑制炎症及预防术后肿胀的作用。

**258. A** 患者在拔除智齿的过程中因疼痛、紧张，而出现胸闷、心慌、面色苍白、四肢湿冷、脉快而弱，此情况属于晕厥。晕厥是一种突发性暂时性的意识丧失，出现晕厥后，治疗时应迅速放平座椅，将患者置于头低位；解开衣领，保持呼吸通畅；用酒精或氨水刺激呼吸；针刺人中穴；吸入氧气和静脉注射高渗葡萄糖。

**259. D** 阻生智齿是智齿在颌骨内位置不当，不能正常萌出。阻生智齿容易导致智齿本身或智齿周围软、硬组织病变，可引起邻牙龋坏、因冠周炎造成间隙感染、引起慢性牙周炎、造成三叉神经痛等。阻生智齿不会引起快速进展型牙周炎，快速进展型牙周炎主要是由细菌感染引起。

**260. D**

**261. C** 根管充填后选择桩核冠修复的时间根据治疗情况和全身状况而定。活髓牙或急、慢性牙髓炎尚未累及根尖周者，根管治疗 3 天后无根尖周症状就可以做桩冠；急性化脓性牙髓炎伴有根尖周症状或发生牙髓坏死、坏疽者，应观察 1 周后才可以做桩冠；牙外伤伴轻度牙周膜震荡，应观察 1 周才可以进行桩冠修复；根尖周病变范围较小的患牙，一般在完善的根管治疗后，观察 1～2 周，无临床症状后可以开始修复；有根尖瘘管的患牙，须在完善根管治疗，等待瘘管愈合后进行修复；根尖周病变较广泛者，须在完善根管治疗后观察较长时间，待根尖周病变明显缩小后才能修复；严重的根尖吸收，牙槽骨吸收超过根长 1/3 者，不宜做桩冠。

**262. B** 桩核冠要求牙周健康，牙根有足够的长度，经牙冠延长术或正畸牵引术后能暴露出断面以下最少 1.5mm 的根面高度，磨牙以不暴露根分叉为限。患牙为左上 1、2，属于前牙，根据前牙的解剖外形，设计桩核

烤瓷冠修复，根面制备要求如下：充分利用牙本质肩领的高度和宽度，制备成唇舌向的两个斜面，以增加固位、抗折能力；当不能制备出两个斜面时，可以制备成平面或者凹面；唇侧斜面可制备成凹斜面，但是制备后的唇舌斜面相交线不应偏向根管口舌侧（否则易造成桩核偏向舌侧，而上前牙冠略唇倾）；颈部需要制备一定宽度的肩台，为龈下边缘。

**263. B** 金属基底熔模的制作方法：①直接成形法，直接在患者口内预备后的患牙上制作熔模。优点：熔模准确，省去取印模、灌注工作模型、制作可卸式模型等的操作步骤，同时又避免了因这些操作的材料性和技术性误差对铸件精度的影响；缺点：在患者口内操作，就诊时间延长，患者不适，技术难度较大。②间接法，取模型、灌注模型、转移到口外制作。优点：操作方便，不受时间及空间限制，减少患者就诊时间，也减少患者的不适感，操作难度降低，便于建立正确的邻接关系，便于边缘修整，即使铸造失败，也不需要患者再次就诊，还可以校正磨光；缺点：增加了取印模、制备工作模型等中间环节，可能引起误差，使熔模的精度受到影响。但随着技术的提高间接法完全能够制作出高质量的熔模，是目前最常用的方法。③间接直接法，即先在模型或者代型上制作熔模，然后在患者口内试合，检查熔模与患牙的密合程度、完整性、咬合关系及邻接关系。因其强度大，在口内试合时不会发生破裂和变形，便于取戴。④全冠外形再现后烫蜡成形法：参考对侧同名牙与对颌牙的咬合关系，用蜡条对牙体外形用烫蜡法均匀加蜡，然后按近、远中边缘嵴、舌隆突部位滴蜡，形成舌面形态，同样方法形成其他几个面的形态；这是金属基底熔模最新要求的制作方法。

**264. E**

**265. D** 完成蜡型牙冠后，还需要反复检查修整，使之完全符合该牙的解剖特点，检查各面是否光滑、是否与牙体组织密合等情况，如若出现瑕疵，还需要回切，蜡型切缘回切的厚度为 1.5～2mm，蜡型唇型回切的厚度为 1.2mm。

**266. C** **267. B**

**268. B** 活髓切断术是手术切除炎症牙髓组织，将盖髓剂放置在牙髓断面上，保留正常的牙髓组织，使之继续发挥生理功能，并促进牙根部继续发育的一种治疗方法。该手术的注意事项：术前正确选择适应证；术中严格无菌操作；定期复查，拍片了解牙根发育情况；若治疗失败可改用根尖诱导成形术。因需要保证根髓的健康以及后续根尖的发育，医生需要全程无菌操作，不能带入人为因素感染，引起患牙根髓发炎；保证患者无痛，以保证患儿配合；术中止血彻底，以使视野清晰；选择合适的盖髓剂。无菌操作是手术治疗成功的关键。拔髓

彻底是牙髓摘除术的步骤。

**269. C** 年轻恒牙在混合牙列期的牙列中，有活跃的垂直向和水平向的移动度，所以在修复牙体时以恢复牙冠的解剖形态为目的，不强调恢复牙齿间的接触点。若治疗成功，家长要求修复缺损牙冠，由于切角缺损，需要打固位钉，复合树脂充填。考虑到前牙缺损，影响美观，不宜待患儿成年后再做修复；考虑到年轻恒牙髓腔大、硬组织薄，根尖未发育完成，不可以冠修复和切角嵌体修复。

**270. C** 根尖发育完成的牙脱位：若就诊迅速或复位及时，牙再植后3~4周，松动度减少，炎症性吸收于此时开始，所以再植后3~4周做根管治疗是最佳时期。如果脱位在2小时以后就诊者，牙髓和牙周膜内细胞已坏死，不可能期望牙周膜重建，因而只能在体外完成根管治疗，并经根面和牙槽窝刮治后，将患牙植入固定。

**271. D** 牙再植后的愈合方式：①牙周膜愈合（最理想）：即牙与牙槽骨之间形成正常的牙周膜愈合。这种机会极少，仅限于牙脱位离体时间较短，牙周膜尚存活，而又无感染者。②骨性粘连（最常见）：牙根的牙骨质和牙本质被吸收并由骨质所代替，发生置换性吸收，从而使牙根和牙槽骨紧密相连。临床表现为牙齿松动度减小，X线片示无牙周间隙。这种置换性吸收发生在受伤后6~8周，可以是暂时性，能自然停止，也可呈进行性，直至牙齿脱落。这个过程可持续数年或数十年。③炎症性吸收（最差，相当于未愈合）：在被吸收的牙根面与牙槽骨之间有炎症性肉芽组织，其中包括淋巴细胞、浆细胞和粒细胞。炎症性吸收在受伤后1~4个月即可通过X线片显示，表现为广泛的骨透射区和牙根面吸收。如为牙髓坏死引起，及时采取根管治疗术，常能使吸收停止。

**272. B** 根据题干该患牙为活髓牙，检查发现舌尖高陡，可能的原因是𬌗创伤。

**273. A** 牙半切除术的适应证：下颌磨牙根分叉病变，其中一根受累，另一侧较健康，有支持骨，不松动，并能进行根管治疗者；需留作基牙的患牙，尤其当患牙为牙列最远端的牙时，保留半个牙可作为修复体的基牙，但应避免做单端修复体。分根术的适应证：仅适用于下颌磨牙，下颌磨牙根分叉区Ⅲ~Ⅳ度病变，局部的深牙周袋不能消除者；患牙两个根周围有充分的支持骨，牙无明显松动。截根术的适应证：多根牙的某一个或两个根（上颌磨牙）的牙周组织破坏严重，且有Ⅲ~Ⅳ度根分叉病变，而其余牙根病情较轻，牙齿松动不明显者；磨牙的一个根发生纵裂或横折，而其他根完好者；磨牙的一个根有严重的根尖病变，根管不通或器械折断不能取出，影响根尖病变治愈的患者；牙周-牙髓联合病变，有一根明显受累，患牙可以进行彻底的根管治疗。根尖切除术的适应证：慢性根尖周炎病变范围较大，经根管

治疗不能使病变消失者；根尖部有肉芽肿或囊肿，需做手术才能治愈；由于外伤使牙根尖端部分折断而牙不松动，经根管治疗后，用此手术将牙根折断部取出；在做根管治疗时，器械折断于根管中并一部分超出根尖孔，需做此手术才能取出者。该患牙远中根健康，可以保留，可进行牙半切除术，拔除近中部分，远中部分做根管和后期修复。

**274. D 275. D**

**276. C** 牙本质过敏症的表现：①刺激痛：以机械刺激最敏感，其次为冷、酸、甜，刺激去除后疼痛立即消失；②牙面存在一个或数个敏感点或区，探诊引起患者酸、软、痛的症状；③敏感点多发生在咬合面釉牙本质界、牙本质暴露处或牙颈部釉牙骨质界处。患者主诉咀嚼时牙齿酸痛，检查发现左下第一磨牙釉质重度磨损，牙本质暴露，探诊敏感，冷测（－）、叩诊（－）。符合牙本质过敏症的诊断。浅龋：龋坏局限于釉质或牙骨质。初期为平滑面表现为脱矿所致的白垩色斑块，以后因着色而呈黄褐色，窝沟处则呈浸墨状弥散，一般无明显龋洞，仅探诊时有粗糙感，后期可出现局限于釉质的浅洞，无自觉症状，探诊也无反应。中龋：龋坏已达牙本质浅层，临床检查有明显龋洞，可有探痛，对外界刺激（如冷、热、甜、酸和食物嵌入等）可出现疼痛反应，当刺激源去除后疼痛立即消失，无自发性痛。逆行性牙髓炎属于牙周-牙髓联合病变，感染为深牙周袋来源。可复性牙髓炎的表现：可查及患牙，如有深龋等接近髓腔的牙体硬组织病损等；温度测验，尤其冷测时，患牙表现为一过性敏感，且反应迅速，当刺激去除后，症状持续数秒钟后消失。

**277. C** 牙本质过敏症以机械刺激最敏感，因此，临床检查最常用的方法是探诊。冷、热测属于牙髓炎的检测方法，叩诊判断根尖是否有炎症，牙髓活力电测试判断牙髓生或死的状态。

**278. E** 牙本质过敏症的治疗主要通过阻塞牙本质小管，抑制牙本质小管内液体的流动，或通过降低牙本质感觉神经纤维的活动阻止痛觉传导至中枢神经。治疗首选药物脱敏。

**279. B 280. C**

**281. B** 重度四环素牙漂白治疗的效果不佳，因此最佳的治疗方案应为冠修复。

**282. E**

**283. C** 畸形中央尖被折断或者磨损后，可表现为圆形或椭圆形黑环，在轴中央有时可见黑色的小点，即髓角。

**284. E** 部分患牙萌出不久，畸形中央尖因与对颌牙接触而折断，使牙髓感染坏死，影响牙根发育，这种终止发育的牙根根尖孔呈喇叭口状。

**285. A**

**四、案例分析题**

**286. ABCDF**

**287. BCD** 如果脱位的牙齿污染较重，可以用蘸有生理盐水的纱布轻轻擦拭，不可刮牙根面。患牙不可干燥，拭净的牙齿应立即置于生理盐水中，若不方便，也可以就近选择浸泡在牛奶中或直接置于舌下。如果外伤患者是儿童，则应由家长代为口含，以防儿童不慎误吞。一般脱出牙的体外保存不应超过 2 个小时，应立即就诊，否则将错失最佳治疗时机。

**288. E** 临床上应根据全脱位牙的状态、离体时间、保存介质等进行处理。①如患牙已再植，应检查其是否复位到位，如未到位，应尝试再次复位，若由于牙槽窝内血块机化难以进一步复位，应检查是否影响咬合及松动度情况，必要时行固定。②如患牙未再植，应在局部麻醉下，小心清理牙槽窝内的血凝块，并用生理盐水冲洗，但不要搔刮牙槽窝，以免损伤牙槽窝内残存的牙周膜。手持离体牙冠部，把根面清洁处理过的离体牙放回牙槽窝内，复位并检查正中殆有无早接触后，弹性固定 7～10 天。如果存在牙槽骨折并移位，患牙再植前应用轻柔手法复位，再植后固定时间至少延长至 4 周。③抗生素应用：再植后应常规全身使用抗生素。抗生素治疗可以减少感染，并且可以在一定程度上减少牙根吸收的发生。④牙髓处理：牙髓治疗的方案选择应考虑牙根发育程度，对于年轻恒牙还需考虑离体时间。根尖孔小于 1mm 的恒牙及离体时间大于 45 分钟的年轻恒牙应进行预防性牙髓摘除术，离体时间小于 45 分钟的年轻恒牙应在再植后密切随访，只有当有明确证据表明牙髓坏死时，才进行牙髓治疗。

**289. BCE** 11 牙髓暴露为复杂冠折；21 未露髓为简单冠折；11 有叩痛，无松动，为牙震荡；21 无叩痛及松动，推测牙周无明显损伤。

**290. ABEF** 11 牙髓已暴露但牙根发育未完成，首选牙髓切断术保存牙髓活力，促进牙根进一步发育，此外 11 牙冠保存完整，可以行断冠粘结作为过渡性修复。21 牙髓未暴露，可以行间接盖髓术后树脂修复。

**291. A**

**292. ABCDEF** 年轻恒牙外伤进行牙髓治疗后要定期随访，所有选项均为随访需要关注的方面，据此综合评估患牙预后并及时做出相应处理。

**293. ABCF** 46 殆面深裂纹，越过远中边缘嵴，根据病史，可能为 46 牙隐裂引起牙髓炎，需进行染色、咬诊和牙髓活力测验。16 有叩痛，曾行根管治疗，应进行 X 线检查。

**294. ABD** 46 为牙隐裂引起牙髓炎，多个后牙冷热敏感及探诊敏感，诊断为牙本质过敏症。

**295. BD** 46 牙隐裂引起牙髓炎，首先应调殆，再进行根管治疗后全冠修复。

**296. C** 其他后牙的牙本质过敏予以调殆脱敏治疗。

**297. AB** 根据 X 线检查，16 牙可能为牙根纵裂，可予以拔除或进行近中根截术。

**298. BCDEFG** 染色法有助于发现牙隐裂；牙髓活力测试帮助明确患牙的牙髓活力情况；咬诊协助发现牙周膜炎症和创伤的存在；X 线诊断根尖周炎症和牙槽骨吸收的情况，并了解既往治疗情况，同时发现隐匿龋损；牙周探诊了解牙周健康情况；张口度检查帮助判断冠周炎症的严重程度。CBCT 不是必要的检查方法。

**299. AC** 根据题意，37 检查远中颈部龋损和深牙周袋，故该患者的感染来源为龋病和牙周炎。

**300. ABDEFG** 37 慢性牙髓炎的治疗计划为根管治疗及冠修复，针对导致牙髓炎感染来源的可能途径以及 38 阻生牙也应同时纳入治疗计划。

**301. CDE** X 线结果提示根尖周炎和牙周炎，根充影像提示患牙有治疗史，不能排除牙根纵裂。

**302. AFG** 牙根纵裂牙周检查时常能发现窄而深的牙周袋，CBCT 可以发现折裂线或移位的折裂牙片，根尖手术探查可直接观察牙根病变。

**303. CDE** 如诊断为 36 牙根纵裂，其治疗方法有：①对于松动明显，牙周袋宽而深或单根牙根管治疗后发生的牙根纵裂，非手术治疗无效，均应拔除。②对于牙周病损局限于裂缝处且牙稳固的磨牙，可在根管治疗后行牙半切除术或截根术。

# 第四章　牙髓病和根尖周病

一、单选题：每道试题由 1 个题干和 5 个备选答案组成，
　　题干在前，选项在后。选项 A、B、C、D、E 中只有
　　1 个为正确答案，其余均为干扰选项。

1. 下列急性化脓性根尖周炎的症状，不正确的是
　　A. 患牙明显伸长　　　B. 自觉持续性跳痛
　　C. 咬紧牙时疼痛暂缓解　D. 根尖区红肿、叩痛
　　E. 相应面部反应性水肿

2. 不是牙髓退行性变的是
　　A. 纤维性变　　　　　B. 脂肪性变
　　C. 牙内吸收　　　　　D. 牙髓钙化
　　E. 牙髓坏死

3. 患者 1 年前上前牙外伤后，牙冠逐渐变黑，无明显疼
　　痛。从病史看，该牙的诊断可能为
　　A. 根折　　　　　　　B. 牙髓坏死
　　C. 牙内吸收　　　　　D. 牙外吸收
　　E. 慢性根尖周炎

4. 患者右下 6 龋洞深，探诊不敏感，热测引起疼痛，刺
　　激去除后，持续时间长。其原因可能是
　　A. 急性牙髓炎　　　　B. 可复性牙髓炎
　　C. 慢性闭锁性牙髓炎　D. 慢性增生性牙髓炎
　　E. 牙髓坏死

5. 诊断根尖周囊肿最重要的诊断依据为
　　A. 牙髓无活力
　　B. 根尖周透射区周边有白线围绕
　　C. 囊液中见到胆固醇结晶
　　D. 根管内有浅黄透明囊液
　　E. 以上都不是

6. 从 X 线片上诊断慢性根尖周炎，错误的是
　　A. X 线片透射区为根尖周骨质破坏区
　　B. X 线片透射区为根尖周骨质修复区
　　C. 根尖周囊肿的 X 线片透射区呈圆形，周边为阻射的
　　　白线
　　D. 根尖周肉芽肿的 X 线片透射区呈圆形或椭圆形，边
　　　界清楚
　　E. 根尖周脓肿的 X 线片透射区形状不规则，边界较
　　　模糊

7. 关于间接盖髓术的适应证，不正确的是
　　A. 深龋

B. 难以判断为慢性牙髓炎或可复性牙髓炎时
C. 外伤冠折未露髓
D. 深龋引起的可复性牙髓炎
E. 慢性闭锁性牙髓炎

8. 有关活髓切断术的步骤，不必要的是
　　A. 术前口服抗生素
　　B. 止血、放盖髓剂、氧化锌 – 丁香油粘固剂暂封窝洞
　　C. 局部麻醉，橡皮障隔湿
　　D. 去净腐质，消毒窝洞
　　E. 去净髓室顶，切除冠髓

9. 牙外伤行根管治疗的正确指征是
　　A. 牙变色　　　　　　B. 牙叩痛，咬合痛
　　C. 牙髓无感觉　　　　D. 牙髓坏死
　　E. 牙髓对活力测验无反应

10. 对于畸形舌侧沟引起的根尖周炎，其治疗方法是
　　A. 分次磨除法　　　　B. 根管治疗
　　C. 拔除　　　　　　　D. 直接盖髓术
　　E. 间接盖髓术

11. 银汞合金充填后，与对颌牙接触时疼痛，如填充物检
　　查未发现亮点，最可能的原因是
　　A. 对颌牙有异种金属修复体
　　B. 有咬合高点
　　C. 深龋未垫底
　　D. 垫底材料选择不当
　　E. 洞底龋坏组织未去尽

12. 浅表的隐裂，无明显症状，且牙髓活力正常者，其治
　　疗应首选
　　A. 开髓失活　　　　　B. 全冠修复
　　C. 备洞充填　　　　　D. 调𬌗
　　E. 拔除患牙

13. 患者，男性，18 岁。在治疗其他牙时，发现左上 2 畸
　　形舌侧窝，深，可卡探针，温度测验同对照牙。该牙
　　的处理应为
　　A. 无须治疗　　　　　B. 预防性充填
　　C. 直接盖髓术　　　　D. 活髓切断术
　　E. 根管治疗

14. 牙本质暴露但未露髓的冠折牙，形成足够修复性牙本
　　质的时间是

A. 冠折后 1 个月　　　　B. 冠折后 4~6 周

C. 冠折后 6~8 周　　　　D. 冠折后 9~10 周

E. 冠折后 8~9 周

15. 诊断畸形中央尖，下列错误的是

　　A. 多见于下颌第二前磨牙

　　B. 常为对称性发生

　　C. 该尖位于𬌗面颊、舌尖处

　　D. 呈圆锥形突起

　　E. 牙尖折断后，易致牙髓坏死

16. 根尖周囊肿诊断可靠的证据是

　　A. 抽出黄色液体

　　B. 抽出深灰色液体

　　C. X 线检查有边界清晰的圆形透明区

　　D. X 线检查透明区直径不超过 1cm

　　E. 镜检观察到胆固醇结晶

17. 慢性根尖周炎常有的病史是

　　A. 自发性疼痛史

　　B. 牙齿冷、热敏感史

　　C. 牙齿松动移位史

　　D. 患牙反复疼痛、肿胀史

　　E. 全身不适，淋巴结肿痛史

18. 某患者 3 天来下颌后牙遇冷水疼痛，吐出后疼痛消失，平时无明显不适。该患者最可能的疾病是

　　A. 慢性牙髓炎　　　　B. 楔状缺损

　　C. 可复性牙髓炎　　　D. 急性牙髓炎

　　E. 邻面中龋

19. 慢性根尖周炎属于的病变类型是

　　A. 致密性骨炎　　　　B. 根尖周肉芽肿

　　C. 根尖周囊肿　　　　D. 根尖周脓肿

　　E. 有瘘性根尖周脓肿

20. 下列急性浆液性根尖周炎的临床表现，错误的是

　　A. 患牙有叩痛

　　B. 无全身症状

　　C. 患者不能明确指出患牙

　　D. 患牙咬合时感到不适，咬紧后反而不痛

　　E. 牙髓活力测验无反应

21. 引起根尖周病的化学因素有

　　A. 塑化液超出根尖孔

　　B. 封失活剂时间过长

　　C. 根管内用药不当

　　D. 根管内封甲醛甲酚时，棉捻过饱和

　　E. 以上均是

22. 慢性溃疡性牙髓炎时探诊应为

A. 洞底硬，不敏感

B. 洞内探到穿髓孔，疼痛

C. 洞内有红色肉芽组织

D. 探洞底有大量腐质，质软

E. 均不正确

23. 不属于逆行性牙髓炎感染途径的是

　　A. 副根管

　　B. 侧支根管

　　C. 发育畸形

　　D. 牙周病深刮治疗后的根面

　　E. 根尖孔

24. 不属于慢性闭锁性牙髓炎临床表现的是

　　A. 有不定时的自发痛

　　B. 热测引起迟缓性痛

　　C. 龋洞内探及穿髓孔

　　D. 病史较长，曾有自发痛史

　　E. 叩诊多有不适感

25. 鉴别急性牙髓炎患牙为上颌或下颌牙位可用

　　A. 电活力测验　　　　B. X 线检查

　　C. 染色法　　　　　　D. 麻醉法

　　E. 嗅诊

26. 确定残髓炎最可靠的方法是

　　A. 温度测验　　　　　B. 电活力测验

　　C. 化学测验　　　　　D. 探查根管深部

　　E. 叩诊

27. 活髓切断术的原理是利用牙髓组织的

　　A. 感觉功能　　　　　B. 营养功能

　　C. 形成牙本质功能　　D. 免疫功能

　　E. 防御功能

28. 对于根尖刮治术，下列不正确的是

　　A. 做根尖切除必须做根管治疗

　　B. 前、后均可采用

　　C. 注意将舌侧面的炎症组织彻底清除

　　D. 至少要保留牙根的 2/3

　　E. 去除根尖最少 4mm

29. 测量工作长度的方法中，错误的是

　　A. 术者手感法　　　　B. X 线片法

　　C. 电测法　　　　　　D. 纸尖法

　　E. 患者感觉法

30. 一般认为根管充填的时机是

　　A. 髓腔已完全清理、扩大和成形

　　B. 无自发痛，叩诊无反应

　　C. 窦道口封闭，根尖区牙龈无红肿、无压痛

D. 无腐败臭味、根管内无脓和血

E. 以上都对

31. 患者，男性，35 岁。因左下后牙食物嵌塞 2 年余就诊。检查左下 5 龋深达髓腔，牙髓无活力，叩诊略有异样感，X 线片见根尖周透射区 3mm×5mm，边界较清楚。该主诉牙应明确诊断为

A. 根尖周肉芽肿　　　B. 慢性根尖周脓肿

C. 根尖周囊肿　　　　D. 慢性根尖周炎

E. 有瘘型根尖周脓肿

32. 根管治疗中器械折断于根管中未超过根尖孔，不易取出时可采用

A. 根尖切除术　　　　B. 牙髓塑化术

C. 牙胶尖充填　　　　D. 碘仿糊剂充填

E. 氧化锌 – 丁香油糊剂充填

33. 目前公认效果较好的盖髓剂是

A. 骨形成蛋白

B. 氧化锌 – 丁香油糊剂

C. 氢氧化钙制剂

D. 抗生素

E. 激素

34. 在直接盖髓术的操作注意事项中，最重要的是

A. 去净腐质　　　　B. 动作轻巧

C. 生理盐水冲洗　　D. 无菌操作

E. 无痛术

35. 下列活髓切断术的适应证中，错误的是

A. 意外露髓

B. 外伤冠折露髓

C. 去腐未净露髓

D. 年轻恒牙局部性牙髓炎

E. 乳牙深龋去净腐质露髓

36. 为保证塑化剂能充满根管内，应注意

A. 反复导入、吸出 3 ~ 4 次

B. 导入器械提插振荡

C. 导入器械必须进入根尖 1/3 处

D. 隔离口水，干燥髓腔

E. 包括以上各项

37. 牙髓塑化疗法的适应证不包括

A. 急性根尖周炎　　　B. 晚期牙髓炎

C. 牙髓坏死　　　　　D. 慢性根尖周炎

E. 器械折断在根管内，未超出根尖孔

38. 急性牙髓炎应急镇痛治疗的最好方法是

A. 药物消炎、镇痛

B. 局部麻醉下开髓引流，辅以药物镇痛

C. 直接或间接盖髓

D. 拔除牙髓

E. 拔除牙齿

39. 干髓剂中不含的成分是

A. 丁卡因　　　　　　B. 多聚甲醛

C. 碘甘油　　　　　　D. 麝香草酚

E. 羊毛脂

40. 多聚甲醛用于牙髓失活时，封药时间为

A. 24 ~ 48 小时　　　B. 2 ~ 4 天

C. 5 ~ 7 天　　　　　D. 2 周

E. 20 天

41. 干髓术的原理主要是保留

A. 分解的根髓　　　　B. 感染的牙髓

C. 成形的根髓　　　　D. 感染的冠髓

E. 健康的根髓

42. 患儿，女性，8 岁。5 天前外伤，右上 1 冠折 1/3，近中达龈下 1mm，露髓，探诊疼痛，叩诊（＋），松动 I 度。X 线片示根尖部呈喇叭口状，处理方法为

A. 活髓切断术　　　　B. 根管治疗

C. 根尖诱导术　　　　D. 塑化治疗

E. 干髓治疗

43. 深龋近髓，而牙髓炎症轻微的轻度牙髓充血的患牙，最好的治疗是

A. 直接盖髓术　　　　B. 间接盖髓术

C. 活髓切断术　　　　D. 牙髓摘除术

E. 干髓术

44. 整铸支架磨光中，操作错误的是

A. 打磨从磨光面到组织面

B. 打磨由粗到细

C. 打磨时要先切除铸道

D. 打磨时要随时变换打磨部位

E. 间断打磨以免产热过多引起变形

45. 慢性增生性牙髓炎的特点是息肉

A. 充满整个龋洞　　　B. 与牙髓相连

C. 与牙龈相连　　　　D. 与牙周膜相连

E. 与牙槽骨相连

46. 患者，男性，70 岁。无牙颌，全口义齿修复后 1 周，复诊时自述上半口义齿在咀嚼时，向前脱位。造成这种现象的原因是

A. 𬌗平面与牙槽嵴平行

B. 𬌗平面与牙槽嵴不平行，前低后高

C. 𬌗平面与牙槽嵴不平行，前高后低

D. 𬌗平面与牙槽嵴平行，左高右低

E. 殆平面与牙槽嵴不平行，左低右高

**47.** 患者，女性，23岁。1周前拔除右下颌第三磨牙水平中位阻生齿，术后下唇麻木，至今未恢复，产生此症状的原因最可能的是
A. 术后肿胀引起神经功能障碍
B. 局麻时损伤下牙槽神经
C. 术中损伤下牙槽神经
D. 术中损伤舌侧骨板造成麻木
E. 术中损伤下唇造成麻木

**48.** 患者，男性，15岁。6│深龋。诊断为可复性牙髓炎，行盖髓治疗术后复诊的时间为
A. 1~2天
B. 3~4天
C. 5~6天
D. 2~3周
E. 1~2周

**49.** 参考旧义齿修复时不正确的是
A. 做新义齿时有针对性地进行改进
B. 必要时模仿旧义齿
C. 了解患者的经济情况
D. 了解患者的咀嚼习惯和适应能力
E. 必要时让患者停止使用原义齿

**50.** 患者，男性，34岁。6│因牙髓炎行根管治疗术后要求烤瓷冠修复，在制作金属基底冠时，合格的金属基底冠蜡型应具备的要求不包括
A. 蜡型应保证相应区域瓷的厚度不超过2mm
B. 金属基底在金瓷结合处应有明显的倒角凹陷
C. 蜡型的厚度至少要有0.5mm
D. 完成的蜡型应与牙体准确密合
E. 完成后的蜡型应无尖锐的线角

**51.** 某患者右下6缺失，行双端固定桥修复。固定桥试戴时桥体下黏膜发白，最可能的原因是
A. 就位道不一致
B. 邻接触点过紧
C. 有早接触
D. 制作的桥体龈端过长
E. 固位体边缘过长

**52.** 一旦根管侧穿，处理方式为
A. 立即拔除
B. 及时用麻黄素小棉球局部止血
C. 立即聚羧酸锌粘固桩冠
D. 以牙胶暂封
E. 以上均可

**53.** 前牙金瓷修复体中，唇面瓷层厚度不少于
A. 0.5mm
B. 1mm

C. 2mm
D. 2.5mm
E. 3mm

**54.** 牙髓失活法最严重的并发症是
A. 封药后疼痛
B. 化学性骨坏死
C. 急性牙髓炎
D. 急性根尖周炎
E. 均不正确

**55.** 造成患儿乳牙早失的原因不包括
A. 严重牙周病拔除
B. 先天性牙缺失
C. 外伤
D. 治疗意外拔除
E. 恒牙异位萌出

**56.** 铸造支架各分铸道的直径最佳为
A. 2mm
B. 4mm
C. 6mm
D. 8mm
E. 10mm

**57.** 患者1│为变色牙，要求烤瓷冠修复，对1│牙体预备的要求正确的是
A. 肩台宽度0.5mm
B. 可设计为金属颈圈
C. 轴面聚合度不超过10°
D. 设计为龈上肩台
E. 牙体颈缘预备成135°凹面肩台

**58.** 对于确诊为涎石病的患者，不宜做
A. X线片
B. 进酸性食物
C. 涎腺造影
D. 抗炎治疗
E. 多饮水

**59.** 患者行烤瓷全冠修复，试戴后冠的边缘适合性好，经调殆无早接触后选择聚羧酸锌粘固剂粘固，调拌粘固剂时严格按照粉、液比例，按就位道方向就位，殆面垫一棉卷，让患者咬5分钟，粘固完成后再次检查发现咬合过高，最可能导致咬合过高的原因是
A. 棉卷垫置过少
B. 粘固剂排溢困难
C. 粘固剂选择不当
D. 粘固剂调拌不当
E. 患者咬合过分用力

**60.** 下颌第一磨牙远中根分为颊舌两个根管的概率约为
A. 12%
B. 31%
C. 40%
D. 65%
E. 95%

**61.** 近中-殆嵌体可以表示为
A. D-O嵌体
B. M-O-D嵌体
C. B-O嵌体
D. M-O嵌体
E. L-O嵌体

**62.** 金瓷修复体中，如金瓷热膨胀系数不匹配，出现的后果是

A. 颜色发生改变

B. 金瓷结合强度减弱

C. 金属基底冠增厚

D. 瓷裂和崩瓷

E. 瓷层不够

**63. 在治疗三叉神经痛的多种方法中，止痛效果好，复发率低，可重复治疗的是**

A. 卡马西平治疗

B. 神经撕脱术

C. 无水乙醇注射

D. 半月神经节射频温控热凝术

E. 维生素 $B_1$、维生素 $B_{12}$ 及局麻药封闭疗法

**64. 引起根尖周病的原因主要是感染，其感染来源主要是**

A. 腺源性

B. 血源性

C. 牙髓源性

D. 牙周源性

E. 邻牙根尖周病波及

**65. 患者，女性，25 岁。2 周前因 ４ 楔状缺损引起可复性牙髓炎做间接盖髓术，术后已无症状，这次复诊充填选用的材料应是**

A. 银汞合金

B. 复合树脂

C. 玻璃离子水门汀

D. 磷酸锌水门汀

E. 氧化锌－丁香油水门汀

**66. 三叉神经痛的特点为**

A. 持续性疼痛，夜间加重

B. 疼痛一般与咀嚼和张闭口运动有关

C. 骤然发生的阵发性电击样剧烈疼痛

D. 临床上常有先兆期和头痛期

E. 每次发作持续数小时

**67. 牙体缺损修复后引起牙龈炎的原因不包括**

A. 食物嵌塞

B. 咬合不平衡

C. 边缘过长

D. 边缘不密合

E. 光洁度差、边缘粗糙

**68. 根尖周病是指**

A. 牙齿支持组织发生的病变

B. 整个牙周组织的炎症病变

C. 牙齿根尖部及其周围组织发生的病变

D. 牙周组织的慢性退变性疾病

E. 牙周组织向根尖方向退缩的病变

**69. 对根管消毒药物的性能要求不包括**

A. 对根尖周组织无刺激性

B. 有较强的杀菌作用

C. 无明显渗透力

D. 有持续的消毒作用

E. 使用方便

**70. 如果根桩过长，易引起**

A. 断桩

B. 根折

C. 拆桩困难

D. 根尖周炎

E. 只要根尖愈合，无明显影响

**71. 患者，女性，50 岁。触摸左颊黏膜而引起左额、左下唇电击样剧痛，持续数秒钟，卡马西平治疗有效。该患者的诊断可能为**

A. 急性牙髓炎

B. 下颌骨中央性颌骨癌

C. 三叉神经第Ⅲ支痛

D. 三叉神经第Ⅱ支痛

E. 三叉神经第Ⅱ、Ⅲ支痛

**72. 患者，男性，29 岁。上前牙残根，进行完善的根管治疗后要进行桩冠修复，在根管预备完毕、完成蜡型至最后粘固前，患者的根管应**

A. 放 95% 乙醇棉球，以牙胶暂封

B. 放生理盐水棉球，以牙胶暂封

C. 放 75% 乙醇棉球，以牙胶暂封

D. 放干棉球，以牙胶暂封

E. 放 FC 棉球，以牙胶暂封

**73. 在钉固位修复中，牙本质钉道至少应置于牙本质内**

A. 1.5mm

B. 0.5～1mm

C. 2mm

D. 2.5mm

E. 以上都不正确

**74. 牙槽嵴是指**

A. 上、下颌骨包绕牙根的部分

B. 两牙之间的牙槽骨

C. 多根牙各根之间的牙槽骨

D. 牙槽窝的游离缘

E. 牙槽窝容纳牙根的部分

**75. 铸造支架大连接体与塑料部分结合的内、外台阶应为**

A. 锐角

B. 钝角

C. 直角

D. 角度越大越好

E. 角度越小越好

**76. 对牙髓最具破坏性的是**

A. Nd 激光

B. $CO_2$ 激光

C. 红激光

D. 光固化灯

E. 牙髓活力电测定仪

**77. 干髓术后发生残髓炎者应进行的治疗是**

A. 除去充填物重新失活后再行干髓术

B. 拔除患牙

C. 除去充填物，进行根管治疗或牙髓塑化疗法

D. 不除去充填物，只使用药物消炎

E. 除去充填物，开放，服用止痛药物、症状消失后重新充填

**78. 患者因右侧牙冷、热痛就诊。查：6│重度磨损不均匀，未探及穿髓孔，热测引起疼痛并持续 2 分钟，叩诊（−），该患牙的处理为**

A. 嘱患者少食硬食　　　B. 脱敏

C. 调𬌗　　　D. 牙髓治疗

E. 全冠修复

**79. X 线检查对于诊断以下哪种疾病不能提供有效信息**

A. 牙髓炎　　　B. 髓石

C. 慢性根尖周炎　　　D. 牙髓钙化

E. 牙内吸收

**80. 牙髓炎疼痛的处理不包括**

A. 局部浸润麻醉　　　B. 阻滞麻醉

C. 失活法　　　D. 调𬌗

E. 牙周韧带内注射

**81. 对于牙髓病和根尖周病的应急处理错误的是**

A. 冰敷　　　B. 开髓引流

C. 切开排脓　　　D. 调𬌗

E. 消炎止痛

**82. 对于拟行桩冠修复的患牙，下列根管充填方法最佳的是**

A. System B 热牙胶垂直加压充填

B. 注射式热牙胶充填

C. 塑化治疗

D. 侧方加压充填

E. 碘仿糊剂充填

**83. 与顽固性根尖周病变和窦道经久不愈可能有关的细菌为**

A. 普氏菌　　　B. 放线菌

C. G⁺细菌　　　D. 真杆菌

E. 梭形杆菌

**84. 以下不属于盖髓剂的是**

A. 氧化锌 – 丁香油粘固剂

B. 氢氧化钙制剂

C. 抗生素 + 激素

D. 玻璃离子水门汀

E. Dycal

**85. 下列不符合慢性增生性牙髓炎表现的是**

A. 息肉充满整个龋洞

B. 常伴有牙松动

C. X 线片示髓室底完整

D. 可无明显自觉症状

E. 息肉与牙髓相连

**86. 牙髓的特点不包括**

A. 被坚硬的牙本质壁包围

B. 基质富含纤维且具有黏性

C. 有丰富的侧支循环

D. 牙髓是一种疏松的结缔组织

E. 牙髓对刺激可表现为痛觉

**87. 不适合塑化治疗的情况是**

A. 有牙髓病变的年轻恒牙

B. 根管极其弯曲

C. 根尖区有残髓

D. 根管极细小

E. 根管内存在异物

**88. 下列不属于急性牙髓炎的临床诊断要点的是**

A. 温度测验敏感

B. 典型的疼痛症状

C. 可查到引起牙髓炎的病因

D. 牙髓活力测验值低

E. 明显叩痛

**89. 不是临床上根管预备的终止点的是**

A. 生理性根尖孔　　　B. 根尖止点

C. 根尖基点　　　D. 牙本质 – 牙骨质界

E. 解剖性根尖孔

**90. 患者，男性，32 岁。诉右下后牙自发性钝痛 2 个月。检查：近中面深龋洞，探诊（+），叩诊（+），松动（−），温度刺激反应比对照牙迟钝。最可能的诊断是**

A. 急性牙髓炎　　　B. 慢性牙髓炎

C. 牙髓坏死　　　D. 急性根尖周炎

E. 慢性根尖周炎

**91. 乳牙根尖周病首选的治疗方法是**

A. 干髓术　　　B. 根管治疗术

C. 塑化疗法　　　D. 安抚疗法

E. 空管疗法

**92. 关于逐步深入法的描述错误的是**

A. 从根管的冠方到根尖方向无压力地进行根管器械操作，可减少根管内感染物质被挤出根尖孔的危险

B. 较少发生术后反应

C. 减少器械回复力

D. 确定工作长度后再预备根管冠方部分

E. 可减少预备弯曲根管时形成台阶的几率

**93. 温度刺激出现迟缓且不严重的疼痛，表明可能是**
- A. 牙髓正常
- B. 牙髓坏死
- C. 慢性牙髓炎
- D. 急性牙髓炎
- E. 可复性牙髓炎

**94. 进行牙髓温度测验时，冷测试的部位应在**
- A. 牙齿唇颊面近颈 1/3 区
- B. 牙齿唇颊面中 1/3 区
- C. 牙齿切缘和咬合面
- D. 牙齿破坏区
- E. 牙齿硬组织的任何表面上

**95. 涎石摘除术的适应证为**
- A. 涎石在导管内，腺体有纤维化者
- B. 涎石在腺体内，腺体未纤维化者
- C. 涎石在导管内，腺体未纤维化者
- D. 涎石在导管与腺体交接处
- E. 涎石在腺体内，进食有明显肿胀者

**96. 最易发生涎石的腺体是**
- A. 下颌下腺
- B. 腮腺
- C. 唇腺
- D. 舌下腺
- E. 腭腺

**97. 涎石病的典型症状是**
- A. 口干
- B. 炎症症状
- C. 阻塞症状
- D. 神经症状
- E. 全身症状

**98. 多形性腺瘤占涎腺上皮性肿瘤的**
- A. 25% 以下
- B. 30% 以上
- C. 50% 以上
- D. 87% 以上
- E. 95% 以上

**99. 涎石病多发生于颌下腺的原因不包括**
- A. 颌下腺分泌量小
- B. 颌下腺分泌的唾液较腮腺分泌液黏滞
- C. 分泌液钙的含量高，钙盐容易沉积
- D. 颌下腺导管自下向上走行，腺体分泌逆重力方向流动
- E. 颌下腺导管长，全程较曲折

**100. 急性涎腺炎的病理表现不包括**
- A. 腺管扩张，管内大量中性粒细胞聚集
- B. 导管周围及腺实质内有密集的白细胞浸润
- C. 涎腺组织坏死形成多个化脓灶
- D. 急性炎症消退后形成纤维性愈合
- E. 腺导管上皮增生，可形成鳞状化生

**101. 根尖周肉芽肿的上皮成分绝大多数来自**
- A. Malassez 上皮剩余
- B. 口腔上皮
- C. 缩余釉上皮
- D. 牙板上皮
- E. 腺上皮

**102. 下列关于根尖周囊肿的描述，不正确的是**
- A. 囊壁为复层鳞状上皮
- B. 可含有呼吸上皮衬里
- C. 可有炎症细胞浸润，主要为淋巴细胞和浆细胞
- D. 上皮衬里厚薄不一，无上皮钉突
- E. 可见胆固醇晶体沉积

**103. 根尖周肉芽肿的主要特征为**
- A. 淋巴细胞、浆细胞、巨噬细胞等浸润根尖周组织，并有肉芽组织形成
- B. 可见血管内皮细胞和成纤维细胞增生
- C. 周围主要是中性粒细胞、巨噬细胞，外围有密集的淋巴细胞、浆细胞
- D. 边缘可见中性粒细胞、巨噬细胞，邻近牙周膜和骨髓可见血管充血
- E. 肉芽肿周围可有上皮存在

**104. 下列选项中关于根尖周囊肿的说法正确的是**
- A. 颌骨内最常见的牙源性囊肿
- B. 常继发于根尖周脓肿或根尖周肉芽肿
- C. 由衬里上皮、纤维囊壁和囊内容物构成
- D. 若穿刺检查，抽吸的囊液中可有发光物质
- E. 以上全对

**105. 以下关于急性根尖周炎的病理变化，说法正确的是**
- A. 可直接由急性牙髓炎向根尖周扩展而来
- B. 临床上称为急性牙槽脓肿
- C. 突破口的位置常靠近唇颊侧牙龈
- D. 脓肿中心为坏死液化的组织和脓细胞
- E. 以上全对

**106. 口腔小涎腺不包括**
- A. 磨牙后腺
- B. 颊腺
- C. 唇腺
- D. 舌下腺
- E. 腭腺

**107. 只为浆液腺的小涎腺是**
- A. 唇腺
- B. 颊腺
- C. 味腺
- D. 磨牙后腺
- E. 腭腺

**108. 下列关于髓腔增龄性变化的描述，不正确的是**
- A. 髓腔体积变小
- B. 根管变粗
- C. 根管变细
- D. 根尖孔变窄
- E. 髓角变低

**109. 根管数目与牙根数目之间的关系是**
- A. 不完全一致

B. 完全一致

C. 很相似

D. 每 1 个牙根中有 1 个根管

E. 每 1 个牙根中有 2 个根管

**110.** 有关上颌第一双尖牙根管的描述正确的是

    A. 多为近远中径窄，颊舌径宽的单根管，少数为双根管

    B. 多数情况下为颊舌侧双根管，仅少数为单根管

    C. 舌侧根管较颊侧根管细小

    D. 多为颊侧双根管，舌侧单根管，且很细小

    E. 以上都不是

**111.** 上颌第一前磨牙出现双根管的比例是

    A. 50%　　　　　　　B. 40%

    C. 60%　　　　　　　D. 70%

    E. 80%

**112.** 某患者右上第一磨牙咬合痛。X 线片示根尖周暗影，提示根尖周吸收破坏的牙槽骨有

    A. 硬骨板，松质骨

    B. 密质骨，硬骨板

    C. 骨髓，骨小梁

    D. 密质骨，松质骨

    E. 骨小梁，密质骨

**113.** 急性牙髓炎时疼痛不能定位是因为

    A. 牙体组织过于坚硬

    B. 根尖孔太细

    C. 牙髓神经为无鞘神经

    D. 牙髓神经为有鞘神经

    E. 以上都不是

**114.** 深龋和慢性牙髓炎的主要鉴别点是

    A. 刺激痛的强弱　　　B. 有无自发痛史

    C. 自发痛的剧烈程度　D. 自发痛能否定位

    E. 有无牙体硬组织病损

**115.** 未经治疗的牙髓炎最常见的转归是

    A. 牙髓萎缩　　　　　B. 牙髓纤维性变

    C. 牙髓坏死　　　　　D. 牙髓钙化

    E. 牙内吸收

**116.** 下列除哪项外均为仅能由冷、热刺激引起疼痛的疾病

    A. 深龋　　　　　　　B. 牙本质过敏症

    C. 坏死性牙髓炎　　　D. 三叉神经痛

    E. 可复性牙髓炎

**117.** 患牙严重龋坏，拔除后见根尖区附着一团组织的是

    A. 急性根尖周炎　　　B. 根尖周囊肿

    C. 牙槽脓肿　　　　　D. 根尖周肉芽肿

    E. 慢性根尖周脓肿

**118.** 深龋充填后近期出现咬合痛的原因错误的是

    A. 充填物过高

    B. 根尖周炎

    C. 对颌牙有不同金属修复体

    D. 接触点恢复不良

    E. 意外露髓直接充填

**119.** 鉴别深龋和牙髓炎时，用冰条做温度测验应避免

    A. 隔离唾液

    B. 干燥牙面

    C. 融化冰水接触牙龈

    D. 冰条置于颊面中 1/3

    E. 选对照牙

**120.** 下列有关直接盖髓术的叙述，错误的是

    A. 隔离唾液，消毒牙面

    B. 冲洗窝洞用温生理盐水

    C. 穿髓孔直径可大于 0.5mm

    D. 盖髓剂必须放在穿髓孔上方

    E. 盖髓后用 ZOE 糊剂暂封

**121.** 准确诊断慢性根尖周炎的依据是

    A. 自觉症状　　　　　B. 电活力测定

    C. 瘘管形成　　　　　D. X 线片检查

    E. 叩诊

**122.** 患者，女性，33 岁。左下后牙咬合痛 1 天，有浮出感，紧咬牙时疼痛缓解。检查：左下第二前磨牙𬌗面深龋，已穿髓，探痛（－），叩痛（＋＋），冷、热刺激痛（－），无松动，未探及牙周袋。其诊断是

    A. 急性牙髓炎

    B. 急性浆液性根尖周炎

    C. 急性化脓性根尖周炎

    D. 牙髓坏死

    E. 慢性根尖周炎

**123.** 牙髓切断术中切除的牙髓为

    A. 部分冠髓

    B. 有部分病变的全部冠髓

    C. 健康冠髓

    D. 有病变的根髓

    E. 视具体情况而定

**124.** 根尖周脓肿最少见的排脓方式是

    A. 唇颊侧牙龈排脓　　B. 腭侧牙龈排脓

    C. 龋洞排脓　　　　　D. 牙周袋排脓

    E. 上颌窦排脓

**125.** 与急性根尖周炎和根管内恶臭密切相关的细菌有

A. 产黑色素普氏菌　　B. 消化链球菌

C. 牙龈卟啉单胞菌　　D. 梭形杆菌

E. 乳酸杆菌

**126.** 牙齿垂直叩诊的目的是检查

A. 牙本质过敏症　　B. 龋病

C. 牙髓炎　　D. 牙根尖周炎

E. 牙周炎

**127.** 患者，女性，30 岁。因右下中切牙龋坏发展成根尖周炎后，经过一次根管充填治疗。近 2 个月，患者的症状时有反复，叩痛不能完全消除。可能的原因是

A. 观察时间不够长

B. 下颌中切牙，有可能有唇、舌侧两个根管，可能遗留一个根管未治疗

C. 应用药物性充填材料充填根管

D. 根尖周病变未治疗彻底

E. 以上都有可能

**128.** 急性化脓性根尖周炎症状最严重的阶段是

A. 黏膜下脓肿阶段

B. 骨膜下脓肿阶段

C. 根尖周脓肿阶段

D. 皮下脓肿阶段

E. 形成窦道阶段

**129.** 慢性根尖周炎的临床表现有

A. 食物嵌塞痛

B. 自发性痛，阵发性加剧

C. 口臭明显伴发热，外周血白细胞计数升高

D. 可无明显自觉症状或轻度咬合不适

E. 无明显自觉症状，碰触牙龈有出血

**130.** 根管充填的目的是

A. 严密封闭主根管及侧支根管，防止再感染

B. 提高牙齿防御能力

C. 使根尖病变愈合

D. 防止牙齿变色

E. 防止根折

**131.** 口腔内触诊不可以检查的症状是

A. 牙髓炎症程度　　B. 骨膜下囊肿的波动感

C. 牙松动度　　D. 黏膜肿胀范围

E. 溃疡的基底情况

**132.** 可复性牙髓炎的描述不包括

A. 受到化学刺激时出现短暂疼痛

B. 偶有自发性疼痛

C. 对冷刺激更为敏感

D. 刺激去除，症状消失

E. 及时正确的治疗，牙髓可恢复到原有状态

**133.** 关于急性化脓性牙髓炎的症状，错误的是

A. 自发性、阵发性疼痛　　B. 夜间疼痛加重

C. 冷刺激疼痛加重　　D. 放射性疼痛

E. 不能定位

**134.** 导致牙髓病和根尖周病的主要因素是

A. 物理刺激　　B. 化学刺激

C. 细菌感染　　D. 外伤

E. 免疫反应

**135.** 急性牙髓炎的疼痛特点为

A. 持续性钝痛、咬合痛

B. 自发性、阵发性夜间痛，疼痛呈放射状，疼痛不能定位

C. 自发性痛，热刺激加剧，冷刺激减轻，疼痛能定位

D. 食物嵌塞痛，无自发痛

E. 冷、热刺激痛，持续时间短暂，无自发痛

**136.** 多发生在年轻人的牙髓炎是

A. 慢性溃疡性牙髓炎

B. 慢性增生性牙髓炎

C. 牙髓变性

D. 慢性闭锁性牙髓炎

E. 牙髓坏死

**137.** 尚未被确定能引起牙髓炎的因素是

A. 细菌因素　　B. 物理因素

C. 化学因素　　D. 创伤因素

E. 遗传因素

**138.** 在牙髓炎问诊的过程中，医师应着重询问疼痛的

A. 时间　　B. 部位

C. 刺激因素　　D. 性质

E. 以上都有

**139.** 最适用于诊断急性牙髓炎的是

A. 温度测验　　B. 染色法

C. 电活力测验　　D. X 线片检查

E. 以上都不对

**140.** 最适用于鉴别上颌或下颌急性牙髓炎的是

A. 染色法　　B. X 线片检查

C. 麻醉试验　　D. 电活力测验

E. 以上都不对

**141.** 下列有关慢性牙髓炎的叙述，不正确的是

A. 无剧烈的自发痛　　B. 有阵发性隐痛

C. 有轻度的叩痛　　D. 一般可定位患牙

E. 多为夜间疼痛

**142. 残髓炎与一般慢性牙髓炎不同的诊断指标是**
A. 热测敏感　　　　　B. 已做过牙髓治疗
C. 自发性疼痛　　　　D. 根尖周阴影
E. 叩诊（＋）

**143. 可造成牙髓坏死的原因不包括**
A. 畸形中央尖折断　　B. 深龋
C. 氟牙症　　　　　　D. 外伤
E. 复合树脂充填后

**144. 治疗急性牙髓炎时，首先应考虑的问题是**
A. 消炎
B. 消灭致病菌
C. 无痛或尽量减少疼痛　D. 防止感染扩散
E. 保护生活牙髓

**145. 以下情况中，不需检查患牙有无松动的是**
A. 牙周炎　　　　　　B. 创伤
C. 慢性根尖周炎　　　D. 慢性牙髓炎
E. 急性牙槽脓肿

**146. 下列哪项不是由刺激而引起的疼痛**
A. 深龋　　　　　　　B. 三叉神经痛
C. 牙髓炎　　　　　　D. 牙本质过敏症
E. 牙髓充血

**147. 急性根尖周脓肿经何种排脓途径排脓后对患牙愈后较差**
A. 通过根管从龋洞排脓
B. 由龈沟或牙周袋排脓
C. 穿通舌侧骨壁排脓
D. 穿通唇颊侧骨壁排脓
E. 向鼻腔排脓

**148. 急性根尖周炎浆液期的临床症状不包括**
A. 患牙浮出感　　　　B. 咬紧牙时疼痛缓解
C. 自发痛　　　　　　D. 叩痛
E. 温度测试敏感

**149. 临床上常见的根尖周炎是**
A. 急性根尖周炎浆液期
B. 急性根尖周炎化脓期
C. 根尖周脓肿
D. 急性根尖周炎
E. 慢性根尖周炎

**150. 下颌双尖牙牙髓炎进行治疗时，应用**
A. 浸润麻醉　　　　　B. 上颌结节麻醉
C. 下颌传导麻醉　　　D. 腭大孔麻醉
E. 切牙孔麻醉

**151. 盖髓剂应具备的特性不正确的是**

A. 能促进牙髓组织的再修复能力
B. 对牙髓组织无毒性
C. 渗透性弱
D. 有杀菌或抑菌作用
E. 药物效果稳定持久

**152. 可复性牙髓炎行盖髓术后复诊的时间为**
A. 1～2 天　　　　　B. 3～4 天
C. 5～6 天　　　　　D. 1～2 周
E. 2～3 个月

**153. FC 活髓切断术时 FC 小棉球应放置的时间为**
A. 1 分钟　　　　　　B. 2 分钟
C. 3 分钟　　　　　　D. 5 分钟
E. 8 分钟

**154. FC 活髓切断术时去除牙髓组织的量是**
A. 露髓点周围 4mm 范围内的牙髓
B. 冠髓的上半部分
C. 牙冠颈部缩窄以上的全部牙髓
D. 根分歧以上的全部牙髓
E. 每一个根管口以上的全部牙髓

**155. 治疗中需杀灭细菌，使根尖呈无菌环境的疾病为**
A. 根尖周囊肿　　　　B. 根尖周肉芽肿
C. 根尖周脓肿　　　　D. 牙周脓肿
E. 以上都不是

**156. 放置干髓剂时，应注意的问题不包括**
A. 覆盖根分歧部　　　B. 隔湿止血
C. 应放于根管口处　　D. 水门汀垫底
E. 复合树脂垫底

**157. 塑化治疗技术的要求是**
A. 尽量拔除牙髓
B. 保留根尖 1/3 处的牙髓
C. 保留根尖 1/2 处的牙髓
D. 可以不拔髓
E. 必须拔尽牙髓

**158. 使用拔髓针在根管内旋转的角度为**
A. 90°　　　　　　　B. 95°～120°
C. 150°　　　　　　D. 180°
E. 360°

**159. 根管长度测量最不准确的方法是**
A. 统计学的牙平均长度
B. 根管器械探测
C. X 线片法
D. 根管长度电测法
E. 根管工作长度测量板

**160.** 根管充填时填充长度应为

A. 牙齿长度　　　　　B. 工作长度

C. 根管长度　　　　　D. 髓腔长度

E. X 线片上的根管长度

**161.** 根管治疗术后，疗效评估观察时间为

A. 半年　　　　　　　B. 1 年

C. 2 年　　　　　　　D. 3～5 年

E. 5 年以上

**162.** 根管治疗中器械落入口腔中应立即采取的措施是

A. 使之不能闭口，头部前倾

B. 使之闭口不动

C. 使之暂停呼吸

D. 嘱不能吞咽

E. 嘱安静平卧

**163.** 临床常用的根管充填材料是

A. 氧化锌-丁香油酚糊剂

B. 牙胶尖+氧化锌-丁香油酚糊剂

C. 三氯甲烷+牙胶尖

D. 银尖+氧化锌-丁香油酚糊剂

E. 牙胶尖+氢氧化钙糊剂

**164.** 下列溶液中不用于根管冲洗的是

A. 3% 过氧化氢（双氧水）

B. 生理盐水

C. 5.25% 次氯酸钠

D. 2% 氯氨 T 钠

E. 10% 葡萄糖酸钙溶液

**165.** 患者，男性。左下后牙自发痛，冷、热痛 3 天。检查：牙冠无明显龋坏，叩诊（+），松动Ⅱ°，近中牙周袋 9mm，冷测验疼痛持续。该牙最可能的诊断是

A. 慢性牙髓炎　　　　B. 急性牙髓炎

C. 逆行性牙髓炎　　　D. 创伤

E. 牙髓充血

**166.** 患者，女性。2 天来右侧后牙自发痛，阵发性加重，不能定位。检查：深龋坏已及髓，叩诊（±），冷测引起持续性痛。该牙的诊断为

A. 慢性牙髓炎　　　　B. 牙髓充血

C. 急性牙髓炎　　　　D. 深龋

E. 牙隐裂

**167.** 一患者因两年来牙痛不能治疗而产生轻生念头。其牙痛为阵发性，进冷、热食会引起疼痛。就诊时夜间不能入睡，服止痛药无效，疼痛时引起半侧头面部痛。该患者最可能患的疾病是

A. 急性牙髓炎　　　　B. 急性中耳炎

C. 三叉神经痛　　　　D. 急性上颌窦炎

E. 慢性牙髓炎急性发作

**168.** 急性牙髓炎患者，因疼痛剧烈，夜间痛不能眠，半夜来医院就诊。医师接待患者后，先做的事情不应是

A. 问诊　　　　　　　B. 检查患牙

C. 温度测验　　　　　D. X 线片

E. 麻醉止痛

**169.** 患者，女性，21 岁。2 周前因可复性牙髓炎做间接盖髓术。术后冷水敏感加重，叩诊（+），近日有自发痛。复诊时应进行

A. X 线片检查

B. 电活力测验

C. 去除暂充物，重新盖髓

D. 牙髓治疗

E. 不处理，继续观察

**170.** 根尖周组织病的病因不包括

A. 创伤　　　　　　　B. 化学刺激

C. 感染　　　　　　　D. 电流刺激

E. 免疫因素

**171.** 引起牙髓坏死最常见的原因是

A. 创伤　　　　　　　B. 细菌

C. 温度刺激　　　　　D. 化学刺激

E. 复合树脂充填后

**172.** 正常情况下，牙槽嵴顶到釉牙骨质界的距离为

A. 1～1.5mm，不超过 2mm

B. 0.5～1mm

C. 2～3.5mm

D. 1.5～3mm

E. 超过 2mm

**173.** 牙体预备时为避免对牙髓的损害所采取的做法中，不正确的是

A. 间歇磨切　　　　　B. 局部麻醉下磨切

C. 分次完成　　　　　D. 轻压磨切

E. 水雾冷喷

**174.** 牙齿变色见于

A. 牙髓纤维性变　　　B. 牙髓网状萎缩

C. 牙髓钙化　　　　　D. 牙髓充血

E. 牙髓坏死与坏疽

**175.** 患者，男性，45 岁。诉后牙咀嚼不适，检查见左下 6 颊侧黏膜有瘘管。X 线片示左下 6 根尖不规则透射区，边界不清。镜下见根尖部炎性肉芽组织，内有细胞坏死液化，邻近牙骨质有吸收，应诊断为

A. 急性根尖周炎　　　B. 慢性根尖周脓肿

C. 根尖周肉芽肿　　　D. 根尖周囊肿

E. 慢性牙髓炎

A. 灰色　　　　　　　B. 白色

C. 粉红色　　　　　　D. 黄色

E. 暗红色

176. 患者，男性，65岁。其左下第一磨牙经临床诊断需行根管治疗。根据人体各器官随年龄增长发生生理变化的特点，该患牙牙髓腔增龄变化的结果是

A. 髓腔变小，髓角更凸起

B. 髓室顶和髓室底间的距离缩小

C. 髓室增大、髓角消失

D. 髓室底离根分叉处越来越近

E. 牙髓钙化性变形成髓石

177. 直接盖髓术的禁忌证是

A. 根尖孔尚未形成的恒牙

B. 外伤因素露髓的年轻恒牙

C. 有自发痛史的恒牙

D. 意外穿髓，穿髓直径不超过0.5mm的恒牙

E. 根尖孔已形成、机械性露髓范围较小的恒牙

178. 患者，女性，36岁。因下前牙变色1年余就诊。检查：左下中切牙牙冠变色，叩痛（-），电测试无反应。开髓后根管内有黄褐色清亮液体溢出。X线片：根尖周见大小约1cm×1.2cm的透射区，边界清楚，周围有骨白线。该主诉牙应诊断为

A. 慢性根尖周肉芽肿　　B. 慢性根尖周脓肿

C. 根尖周囊肿　　　　　D. 牙髓坏死

E. 致密性骨炎

179. 关于牙髓活力电测试，叙述错误的是

A. 牙髓活力电测试是通过牙髓活力电测试仪来检测牙髓神经成分对电刺激的反应，主要用于判断牙髓"生"或"死"的状态

B. 牙髓活力电测试的反应值越低，表明牙髓活力越高

C. 探头应放在牙面的适当位置，一般认为探头应放在牙唇（颊）面的中1/3处

D. 患者事先用过镇痛剂、麻醉剂或含乙醇饮料可导致牙髓活力电测试假阴性结果

E. 测试前应隔湿待测试牙，吹干牙面

180. 关于急性根尖周炎的病因，叙述错误的是

A. 牙髓失活剂、根管消毒药对根尖周组织的化学性刺激

B. 根管过度预备对根尖周组织的机械性刺激

C. 根管超填对根尖周组织的机械性刺激

D. 残存的细菌对根尖周组织的生物性刺激

E. 根管冲洗剂、根管消毒药泄漏

181. 牙髓钙变时牙冠颜色为

182. 乳牙根尖周炎常出现瘘管的原因是

A. 儿童患龋率高，症状不明显

B. 患儿不易合作，治疗不彻底

C. 病变进展快和牙槽骨疏松

D. 乳牙根分歧大，髓腔大

E. 患儿身体抵抗力差

183. 下列措施不能增加金属和瓷的结合力的是

A. 金属表面清洁

B. 金属表面凹凸不平

C. 底瓷熔融的流动性好

D. 获得良好的润湿界面

E. 加入微量非贵金属元素

184. 关于使用自凝塑料制作个别托盘，不符合规范要求的是

A. 在模型上用有色铅笔划出个别托盘的范围

B. 适当填补倒凹

C. 托盘厚度2~3mm

D. 手柄的安装要平行于牙槽嵴，以便于对唇部起到支撑作用

E. 边缘不能妨碍唇、颊、舌的正常活动

185. 前腭杆的厚度约为

A. 0.5mm　　　　　　B. 1.0mm

C. 1.5mm　　　　　　D. 2.0mm

E. 2.5mm

186. 口内形成瘘管多为

A. 根尖周囊肿　　　　　B. 成釉细胞瘤

C. 颌骨囊肿　　　　　　D. 根尖周肉芽肿

E. 慢性根尖周脓肿

187. 诊断牙髓钙化的主要方法为

A. 视诊　　　　　　　B. 电活力测验

C. 温度测验　　　　　D. 叩诊

E. X线片检查

188. 下述支架不用弯制法制作的是

A. 间接固位体　　　　　B. 直接固位体

C. 加强网　　　　　　　D. 加强丝

E. 连接体

189. 与下牙槽神经管关系密切的牙齿是

A. 下颌第一前磨牙　　　B. 下颌第二前磨牙

C. 下颌第一磨牙　　　　D. 下颌第二磨牙

E. 下颌第三磨牙

190. 根尖周肉芽肿内可见增生上皮团或上皮条索，这些上皮不来源于
    A. Malassez 上皮剩余
    B. 经瘘道口长入的上皮
    C. 复层鳞状上皮
    D. 呼吸道上皮
    E. 牙周袋袋壁上皮

191. 对牙髓刺激小并可促进牙本质形成的是
    A. 磷酸锌水门汀
    B. 聚羧酸锌水门汀
    C. 玻璃离子水门汀
    D. 氢氧化钙糊剂
    E. 银汞合金

192. 某患者 2 天来右下后牙夜间痛就诊。检查右下第一磨牙无龋，Ⅲ度松动，叩痛（＋＋），远中牙周袋深及根尖，牙龈轻度红肿，冷测引起剧烈疼痛。患者的主诉牙应诊断为
    A. 慢性牙髓炎
    B. 急性根尖周炎
    C. 可复性牙髓炎
    D. 逆行性牙髓炎
    E. 急性牙周脓肿

193. 患者 5| 根尖部的牙龈黏膜呈半球形隆起，不红，时有乒乓球感，富有弹性，穿刺内容物呈黄色透明液体。诊断为
    A. 根尖周肉芽肿
    B. 慢性根尖周脓肿
    C. 根尖周囊肿
    D. 下颌骨成釉细胞瘤
    E. 始基囊肿

194. 𬌗支托的长度应为磨牙𬌗面近远中径的
    A. 1/4
    B. 1/3
    C. 1/2
    D. 2/3
    E. 3/4

195. 患者，女性，40 岁。因右上第一磨牙邻面龋做 X 线检查时发现右上第二前磨牙根尖部局限性不透性影像，骨小梁结构与正常骨无明显差别。检查：右上第二前磨牙𬌗面中央可见约 2mm 的圆形黑环，中央见一黑色小点，牙髓活力试验阴性，叩痛（－）。右上第二前磨牙的诊断是
    A. 牙髓坏死
    B. 慢性根尖周肉芽肿
    C. 慢性牙髓炎
    D. 正常牙
    E. 致密性骨炎

196. 能指明疼痛部位的牙齿疾病不包括
    A. 急性牙髓炎
    B. 急性根尖周炎
    C. 急性牙周脓肿
    D. 牙本质过敏症
    E. 急性龈乳头炎

197. 临床上牙髓息肉一般见于
    A. 急性浆液性牙髓炎
    B. 急性化脓性牙髓炎
    C. 慢性闭锁性牙髓炎
    D. 慢性溃疡性牙髓炎
    E. 慢性增生性牙髓炎

198. 逆行性牙髓炎常见的病因是
    A. 深牙周袋
    B. 血行感染
    C. 牙周脓肿
    D. 根尖周肉芽肿
    E. 创伤性𬌗

199. 急性根尖周炎应急处理的主要原则是
    A. 消炎止痛
    B. 安抚治疗
    C. 调𬌗止痛
    D. 建立引流
    E. 开髓开放

200. 患者，女性，36 岁。诉 6| 剧烈自发性、搏动性疼痛 1 天，遇冷暂时缓解。检查见 6| 远中𬌗面深龋，探痛，叩痛。 6| 应诊断为
    A. 慢性根尖周炎
    B. 急性浆液性牙髓炎
    C. 急性牙周炎
    D. 急性化脓性牙髓炎
    E. 慢性牙髓炎急性发作

201. 以下关于桩冠的说法错误的是
    A. 桩越长固位越好
    B. 固位力与桩的密合度有关
    C. 修复前必须行完善的根管充填
    D. 桩冠修复后可减少根尖周病的发生
    E. 可做固定桥的固位体

202. 铸造支架的大连接体长度每增加 10mm，厚度应相应增加
    A. 0.06mm
    B. 0.08mm
    C. 0.1mm
    D. 0.2mm
    E. 0.3mm

203. 对牙髓刺激性小的粘固剂是
    A. 自凝塑料
    B. 热凝塑料
    C. 磷酸锌粘固剂
    D. 玻璃离子粘固剂
    E. 环氧树脂粘固剂

204. 患者 1 年前运动时上前牙碰伤，当时有咬物疼痛，无其他不适，未治疗。以后发现牙冠变色，其原因可能为
    A. 色素沉着
    B. 牙髓坏死
    C. 牙髓变性
    D. 牙本质变性
    E. 以上都不是

**205.** 下列关于充填后牙髓继发痛的叙述，错误的是

A. 应去除原充填物，开髓引流

B. 常因在备洞过程中物理刺激激惹牙髓导致

C. 牙髓处于充血状态

D. 冷、热刺激后无明显延缓痛或仅有短暂的延缓痛

E. 症状未缓解，甚至加重者则应去除充填物，经安抚治疗无症状后再重新充填

**206.** 铸造 3/4 冠的固位力，主要依靠

A. 邻面片切彼此平行

B. 切缘沟的位置

C. 邻面与牙长轴平行

D. 邻轴沟的长度和深度

E. 邻轴沟彼此平行

**207.** 下列不属于玻璃离子水门汀优点的是

A. 在口腔环境中无溶解

B. 可以释放氟化物

C. 与牙齿有化学粘结

D. 对牙髓刺激性小

E. 可用于乳牙修复

**208.** 磷酸锌水门汀应用于牙体缺损的垫底和修复体粘结是因为其

A. 对牙髓无刺激

B. 对深龋可直接垫底

C. 不溶于略带酸味的唾液

D. 可渗入牙体和修复体细微结构中，形成一定的机械嵌合力

E. 该物质可导电、导热

**209.** "三明治"修复术是指

A. 玻璃离子水门汀和聚羧酸锌水门汀联合修复牙本质缺损

B. 玻璃离子水门汀和氢氧化钙水门汀联合修复牙本质缺损

C. 玻璃离子水门汀和氧化锌-丁香油酚水门汀联合修复牙本质缺损

D. 玻璃离子水门汀和复合树脂联合修复牙本质缺损

E. 复合树脂和聚羧酸锌水门汀联合修复牙本质缺损

**210.** 玻璃离子水门汀具有粘结性能，是由于

A. 每个羧酸盐基团在玻璃粉表面取代了一个磷酸盐基团和一个钙离子

B. 每个磷酸盐基团在玻璃粉表面取代了一个羧酸盐基团和一个钙离子

C. 每个钙离子在玻璃粉表面取代了一个磷酸盐基团和一个羧酸盐基团

D. 每个磷酸盐基团在玻璃粉表面取代了一个醋酸基

团和一个钙离子

E. 每个醋酸基团在玻璃粉表面取代了一个磷酸盐基团和一个钙离子

**211.** 金属桥用栅栏式的铸道，其优点是

A. 各个铸道的长度一致，有利于防止收缩变形

B. 各个铸道的长度一致，有利于铸件的切割

C. 各个铸道的长度一致，有利于包埋

D. 各个铸道的长度一致，有利于铸造

E. 各个铸道的长度一致，有利于操作

**212.** 玻璃离子体粘固剂的液剂是

A. 50% 聚丙烯酸　　　B. 85% 聚丙烯酸

C. 35% 正磷酸　　　　D. 3.5% 正磷酸

E. 10% 稀盐酸

**213.** 以下属于生物可吸收性陶瓷的是

A. 氧化铝陶瓷　　　　B. 羟基磷灰石陶瓷

C. 氧化锆陶瓷　　　　D. 磷酸三钙陶瓷

E. 生物玻璃陶瓷

**214.** 一铸造支架在制作完成后，发现有气孔，其余未见异常，应采取的措施是

A. 重新制作　　　　　B. 打磨

C. 自凝塑料填补　　　D. 修补性焊接

E. 无须处理

**215.** 患者半年来因右侧后牙咬合痛、冷热痛要求治疗。检查：6│ 无龋，近中可疑隐裂，冷、热测引起疼痛，刺激去除后，持续数秒，叩诊（±）。右侧后牙不同程度磨损，探诊敏感。该患者主诉牙的治疗原则为

A. 不治疗　　　　　　B. 调𬌗

C. 脱敏　　　　　　　D. 牙髓治疗后全冠修复

E. 备洞充填

**216.** 牙髓充血时一般不存在

A. 血管扩张充血呈树枝状

B. 水肿液聚积

C. 血管周围有少量红细胞外溢

D. 血栓形成

E. 成牙本质细胞坏死

**217.** 不属于形成牙髓炎的病理性促进因素的是

A. 牙髓组织缺乏侧支循环

B. 根尖孔狭小不易建立通畅引流

C. 牙本质壁缺乏弹性易造成髓腔内压力增高

D. 牙髓组织基质中含有大量胶原纤维和黏多糖，使炎症不易扩散

E. 牙髓组织不能感受冷热压力和化学刺激，只能感受痛觉

**218.** FC 活髓切断后，不可能出现的组织学变化为

    A. 牙髓不同程度被固定，无菌性凝固、坏死

    B. 可见牙本质桥形成

    C. 牙髓钙化、变性

    D. 残髓持续性炎症

    E. 肉芽组织内吸收

**219.** 根尖距上颌窦下壁最近的牙是

    A. 上颌尖牙　　　　　B. 上颌第一前磨牙

    C. 上颌第二前磨牙　　D. 上颌第一磨牙

    E. 上颌第二磨牙

**220.** 髓腔一般被认为是

    A. 缩小了的牙体外形

    B. 扩大了的牙体外形

    C. 等于牙体外形

    D. 不确定

    E. 与牙体外形无关

**221.** 下牙槽神经入

    A. 下颌孔　　　　　　B. 颏孔

    C. 卵圆孔　　　　　　D. 圆孔

    E. 眶下孔

**222.** 根尖孔的位置较多见于

    A. 根尖　　　　　　　B. 根尖舌侧

    C. 根尖近中侧　　　　D. 根尖远中侧

    E. 根尖唇颊侧

**223.** 亚砷酸的主要药理作用是

    A. 杀菌作用

    B. 抑菌作用

    C. 收缩毛细血管

    D. 对细胞原生质有毒性作用

    E. 抗免疫作用

**224.** 氢氧化钙制剂可应用于以下治疗，但除外

    A. 直接盖髓术　　　　B. 间接盖髓术

    C. 活髓切断术　　　　D. 根管充填

    E. 根尖诱导成形术

**225.** 氧化锌 – 丁香油糊剂不能用于

    A. 直接盖髓术　　　　B. 垫底材料

    C. 间接盖髓术　　　　D. 暂时封药

    E. 根管充填糊剂

**226.** 亚砷酸用于失活牙髓时，封药时间是

    A. 2 ~ 4 天　　　　　B. 4 ~ 8 天

    C. 2 周　　　　　　　D. 1 ~ 2 天

    E. 30 分钟

**227.** 次氯酸钠溶液作为根管冲洗液，最常使用的浓度是

    A. 0.5%　　　　　　　B. 25%

    C. 30%　　　　　　　D. 5.25%

    E. 10% ~ 30%

**228.** 用于根管冲洗剂的过氧化氢溶液的浓度是

    A. 1%　　　　　　　　B. 15%

    C. 2%　　　　　　　　D. 30%

    E. 3%

**229.** 甲醛甲酚的作用不包括

    A. 杀菌　　　　　　　B. 诱导根尖闭合

    C. 去腐　　　　　　　D. 除臭

    E. 镇痛

**230.** 牙髓塑化剂不常用于前牙的原因是

    A. 牙髓塑化剂抑菌作用低

    B. 牙髓塑化剂刺激作用强

    C. 塑化剂可使牙变色

    D. 不易于操作

    E. 前牙根管宽大

**231.** 复方氯己定含漱剂的组成是

    A. 氯己定 + 甲硝唑

    B. 氯己定 + 土霉素

    C. 氯己定 + 金霉素

    D. 氯己定 + 四环素

    E. 氯己定 + 碘仿

**232.** 年轻恒牙的 X 线片显示未发育完成的根尖开口区有界限清晰的透影，周围有完整的硬骨板围绕，临床无异常症状。应提示为

    A. 慢性根尖周肉芽肿

    B. 慢性根尖周脓肿

    C. 慢性根尖周囊肿

    D. 慢性牙髓炎

    E. 牙乳头

**233.** 青少年根尖周病最好的治疗方法是

    A. 干髓术　　　　　　B. 根充术

    C. 塑化疗法　　　　　D. 安抚疗法

    E. 空管疗法

**234.** 患儿，男性，9 岁。左上颌侧切牙牙齿变色就诊。检查：冠折，牙本质暴露，牙齿变色，冷、热测无反应，X 线片示根尖喇叭口，硬骨板不连续，下列各项处理中，最重要的是

    A. 拔髓，不要超出根尖孔

    B. 彻底去除根管内感染物质，消除炎症，保护牙乳头

    C. 根管内不要封 FC 等刺激性大的药物

    D. 用氢氧化钙糊剂充填，不要超填

E. 定期复查，更换糊剂

**235.** 第二乳磨牙最适宜进行根管治疗的年龄是
- A. 2~4 岁
- B. 3~8 岁
- C. 4~5 岁
- D. 5~9 岁
- E. 6~10 岁

**236.** 为避免有畸形中央尖的牙发生牙体与牙周损伤，临床上应采用的措施是
- A. 活髓切断术
- B. 根尖诱导成形术
- C. 磨除中央尖，开髓失活术
- D. 少量多次调磨中央尖
- E. 根管治疗术

**237.** 畸形中央尖折断引起牙髓或根尖周病变时，为保存患牙并促使牙根发育，可采用
- A. 牙髓塑化治疗
- B. 干髓术
- C. 牙髓切断术
- D. 根尖诱导成形术
- E. 盖髓术

**238.** 金属烤瓷修复体的烤瓷材料的热膨胀系数应比烤瓷合金的热膨胀系数
- A. 略小
- B. 略大
- C. 一样
- D. 大小都可以
- E. 越大越好

**239.** 金属烤瓷修复体的烤瓷材料内部有哪种应力时有利于金瓷结合
- A. 拉应力
- B. 压应力
- C. 扭转力
- D. 剪切力
- E. 都不利

**240.** 金瓷修复体产生气泡的原因不包括
- A. 快速预热
- B. 降温过快
- C. 过度烤制
- D. 调和瓷粉的液体被污染
- E. 除气不彻底

**241.** 金瓷修复体裂纹和爆裂的处理方法不包括
- A. 增加预热时间
- B. 使用配套的瓷粉和金属合金
- C. 设置快速冷却时间
- D. 保证金属基底不能有锐边、锐角
- E. 减慢磨改速度

**242.** 铸造支架制作时，用工作模型复制耐高温材料模型所用的琼脂液温度为
- A. 20~30℃
- B. 30~35℃
- C. 35~40℃
- D. 40~45℃

**243.** 铸造支架复制耐高温材料模型时，耐火材料在琼脂中的滞留时间是
- A. 10 分钟
- B. 20 分钟
- C. 40 分钟
- D. 60 分钟
- E. 80 分钟

**244.** 氧化锌–丁香油水门汀的性能特点是
- A. 对牙髓有安抚作用
- B. 不溶于唾液
- C. 对牙髓有较强刺激作用
- D. 抗压强度好
- E. 可作为永久粘结使用

**245.** 患者，男性，25 岁。左上第二磨牙因患根尖周炎而进行根管治疗，充填后 2 天即发生疼痛，不可能的原因是
- A. 残髓未去净
- B. 制备洞形时机械切削、振动
- C. 根尖周组织对根尖糊剂的反应
- D. 充填体过高
- E. 充填体悬突

**246.** 自凝牙托水的成分不包括
- A. MMA
- B. 促进剂
- C. 引发剂
- D. 阻聚剂
- E. 紫外线吸收剂

**247.** 自凝塑料在搅拌后应于哪期涂塑
- A. 稀糊期
- B. 黏丝早期
- C. 面团期
- D. 橡胶期
- E. 各期均可

**248.** 下列不属于自凝成型的方法是
- A. 涂塑成型
- B. 气压成型
- C. 注塑成型
- D. 加压成型
- E. 捏塑成型

**249.** 钙维他糊剂充填根管具有
- A. 消毒根管作用
- B. 镇痛作用
- C. 促牙骨质形成作用
- D. 渗透作用
- E. 易操作性

**250.** 以下缩写代表我国口腔材料和器械标准化技术委员会的是
- A. ADA
- B. ISO
- C. FDI
- D. TC 99
- E. FDA

**251.** 下颌神经的出颅处是
- A. 圆孔
- B. 卵圆孔

C. 眶下裂　　　　　　　D. 棘孔

E. 茎乳孔

252. 除颈阔肌和浅层的脉管、神经外，颈部结构几乎全部包被于

A. 颈浅筋膜　　　　　　B. 颈深筋膜浅层

C. 颈深筋膜中层　　　　D. 颈脏器筋膜

E. 椎前筋膜

253. 不属于下颌神经后股分支的是

A. 颊神经　　　　　　　B. 耳颞神经

C. 下颌舌骨肌神经　　　D. 下牙槽神经

E. 舌神经

254. 上牙槽后神经与上牙槽中神经的交叉部位是

A. 上颌第二前磨牙颊侧

B. 上颌第一磨牙近中颊根颊侧

C. 上颌第一磨牙远中颊根颊侧

D. 上颌第二磨牙近中颊根颊侧

E. 上颌第二磨牙远中颊根颊侧

255. 下颌神经的分支不包括

A. 蝶腭神经　　　　　　B. 颞深神经

C. 翼外肌神经　　　　　D. 咬肌神经

E. 颊神经

256. 上颌神经在颅中窝段发出的分支是

A. 颧神经　　　　　　　B. 脑膜中神经

C. 蝶腭神经　　　　　　D. 腭神经

E. 上牙槽后神经

257. 下颌神经前干中的感觉神经是

A. 嚼肌神经　　　　　　B. 翼内肌神经

C. 颞深神经　　　　　　D. 翼外肌神经

E. 颊神经

258. 有四突一体，呈支架结构的颅骨为

A. 上颌骨　　　　　　　B. 下颌骨

C. 舌骨　　　　　　　　D. 颞骨

E. 额骨

259. 上颌神经属于

A. 运动神经　　　　　　B. 感觉神经

C. 交感神经　　　　　　D. 副交感神经

E. 混合性神经

260. 下列关于三叉神经的描述，正确的是

A. 眼神经管理眼球运动及泪腺分泌

B. 上颌神经为混合性神经

C. 眼神经为混合性神经

D. 下颌神经为混合性神经

E. 下颌神经运动纤维支配舌肌及颊肌

261. 下颌第一乳磨牙的根管分布多为

A. 近中、远中各 1 个根管

B. 远中 2 个根管，近中 1 个根管

C. 近中 2 个根管，远中 1 个根管

D. 近中、远中各 2 个根管

E. 近中 3 个根管，远中 1 个根管

262. 患者，男性，55 岁。右侧后牙剧烈疼痛，夜间痛 3 天，冷、热刺激加重。检查：右上第一磨牙无龋，松动Ⅰ度，腭侧牙龈红肿，牙周溢脓，牙周袋深及根尖，冷、热刺激痛（＋＋＋）。其诊断是

A. 可复性牙髓炎　　　　B. 慢性牙髓炎

C. 急性根尖周炎　　　　D. 逆行性牙髓炎

E. 残髓炎

263. 可复性牙髓炎区别于急性牙髓炎浆液期的特点是

A. 无温度刺激痛　　　　B. 无化学刺激痛

C. 无自发性疼痛　　　　D. 无探痛

E. 无叩痛

264. 根尖周脓肿与骨膜下脓肿的鉴别点是

A. 疼痛程度不同　　　　B. 脓肿部位不同

C. 牙髓有无活力　　　　D. 松动度的有无

E. 触诊有无波动感

265. 患者，男性，53 岁。诉左下后牙长期咬合不适，进冷热饮食时有刺激痛。口腔检查：深龋洞，温度刺激试验有迟缓痛，去尽腐质无肉眼可见的露髓孔，探诊（＋），叩诊（－），无松动，牙周检查（－）。拟诊为

A. 慢性根尖周脓肿

B. 根尖周囊肿

C. 慢性溃疡性牙髓炎

D. 慢性闭锁性牙髓炎

E. 慢性增生性牙髓炎

266. 关于根尖周病治疗的患者选择，错误的是

A. 6 个月内有心梗的患者不适合牙髓治疗

B. 糖尿病患者在牙髓治疗前应预防性使用抗生素

C. 艾滋病患者不能做牙髓治疗

D. 妊娠患者根管外科手术应暂缓

E. 对治疗存在严重恐惧情绪的患者可以使用镇静药物

267. 根尖周肉芽肿 X 线片的特点是

A. 根尖周透射区边界不清楚，形状不规则，周围骨质较疏松而呈云雾状

B. 根尖周有圆形的透射影像，边界清晰，周围骨质正常或稍显致密，透射区直径一般小于 1cm

C. 根尖周有较大的圆形透射影像，边界清晰，并有

一圈由致密骨组成的阻射白线围绕

    D. 根尖部局限性的骨质致密阻射影像

    E. 根尖部有一圆形透射影像，边界清晰

**268. 15 号标准根管锉的锉尖直径和刃部末端直径分别是**

    A. 0.10mm 和 0.47mm

    B. 0.10mm 和 0.45mm

    C. 0.15mm 和 0.45mm

    D. 0.15mm 和 0.47mm

    E. 以上都不对

**269. 根管治疗的适应证不包括**

    A. 需进行桩冠修复的冠折牙

    B. 牙根纵裂的患牙

    C. 牙髓坏死继发根尖周骨吸收的患牙

    D. 牙周 – 牙髓联合病变的患牙

    E. 牙内吸收

**270. 15 号标准根管锉手柄标记的颜色是**

    A. 白色　　　　　　　B. 黄色

    C. 绿色　　　　　　　D. 蓝色

    E. 咖啡色

**271. 关于牙髓塑化治疗，下列不正确的是**

    A. 塑化治疗无须扩大根管，仅用 15 号器械通畅至近根尖区

    B. 塑化治疗不适用于拟行桩核修复的患牙

    C. 塑化治疗不可用于前牙

    D. 根管器械切忌超出根尖孔

    E. 适用于乳牙

**272. 关于急性根尖周炎应急处理的注意事项，不正确的是**

    A. 局部浸润麻醉要避开脓肿部位

    B. 正确开髓并尽量减少钻磨震动

    C. 用 3% 过氧化氢和次氯酸钠交替冲洗根管

    D. 开髓后要开放引流 2~3 天

    E. 如时间紧急，可在服用大量抗生素的情况下，一次性根管充填

**273. 制备倒凹是为了**

    A. 获得良好的抗力形

    B. 获得良好的固位形

    C. 便于垫底

    D. 便于充填

    E. 便于放置盖髓剂

**274. 理想的根管消毒剂应具备的条件不包括**

    A. 杀菌力强　　　　　B. 性能稳定

    C. 渗透性弱　　　　　D. 不使牙齿染色

    E. 不刺激根尖周组织

**275. 备洞和充填过程中，保护牙髓的措施为**

    A. 较大球钻间断磨除

    B. 近髓处保留少许软化牙本质

    C. 随时用水冲洗窝洞

    D. 一般需双层垫底

    E. 包括以上各项

**276. 下列有关牙内吸收的表述不正确的是**

    A. 牙冠可呈粉红色

    B. 牙髓温度测验可正常

    C. 叩诊疼痛明显

    D. X 线片可见髓腔内局限性不规则膨大的透射影

    E. 正常牙髓组织变为肉芽组织

**277. 对楔状缺损引起的牙髓炎首选的治疗方法为**

    A. 药物脱敏　　　　　B. 牙髓治疗

    C. 牙周洁治　　　　　D. 直接充填治疗

    E. 垫底后充填治疗

**278. 患者，女性，35 岁。左下 5 深龋引起根尖周炎，就诊后行"开髓引流"治疗后，仍有剧烈跳痛，且面部开始肿胀。检查：髓腔开放，开髓孔大，根管内无渗出，叩痛（+++），颊侧牙龈轻度红肿。其原因最可能是**

    A. 开髓孔过大　　　　B. 诊断错误

    C. 有其他感染源　　　D. 患者抗感染能力差

    E. 根尖孔不通畅

**279. 急性化脓性根尖周炎与急性浆液性根尖周炎的主要区别是**

    A. 患牙咬合痛

    B. 自发性、持续性钝痛

    C. 持续性跳痛

    D. 患牙松动

    E. 叩诊疼痛明显

**280. 牙周 – 牙髓联合病变治疗的原则是**

    A. 尽量查清病源，确定治疗的主次

    B. 一般来说，死髓牙先做牙髓治疗，配合一般牙周治疗

    C. 逆行性牙髓炎，如牙周病变十分严重，不易彻底控制炎症，可直接拔除

    D. 对牙周袋深而牙髓活力迟钝的牙，不宜过于保守，应同时做牙髓治疗，以利于牙周病变的愈合

    E. 以上都对

**281. 对牙髓活力温度测验说法错误的是**

    A. 牙髓活力温度测验是根据患牙对冷、热刺激的反应来检查牙髓状态的一种方法

    B. 低于 10℃ 为冷刺激

C. 高于 60℃ 为热刺激

D. 原理是突然、明显的温度变化可诱发牙髓一定程度的反应或疼痛

E. 正常牙髓对温度测验表现为无酸痛感

**282. 根管预备的原则是**

A. 无痛、无菌、不超出根尖孔

B. 保持根管原有的解剖形态

C. 冠1/3充分敞开，根尖形成根充挡

D. 准确掌握工作长度

E. 以上都是

**283. 关于根管工作长度的叙述，错误的是**

A. 是从切缘或牙尖的标记点到根尖牙本质 – 牙骨质界的距离

B. 根管的工作长度与牙齿的实际长度一样

C. 测量方法常用的有 X 线法、手感法、根管长度电测法

D. 根管预备与充填要控制在根管工作长度之内

E. 根管工作长度一般距离根尖 0.5～1mm

**284. 根管预备和消毒后根管充填的时机是**

A. 没有明显自觉症状

B. 没有明显叩痛

C. 无严重气味

D. 无大量渗出及急性根尖周炎症状

E. 以上都是

**285. 根管治疗中初尖锉是指**

A. 既能深入根管达到解剖性根尖孔又稍有摩擦感的锉

B. 能够到达生理性根尖孔的锉

C. 比主尖锉小三号的锉

D. 能够到达解剖性根尖孔的锉

E. 深入根管达到牙本质 – 牙骨质界，又稍有摩擦感的第一支锉

**286. 牙磨损导致的病理变化有**

A. 在牙本质暴露部分形成死区或透明层

B. 髓腔内近牙本质处露出的部分形成修复性牙本质

C. 牙髓发生营养不良变化

D. 随着修复性牙本质的形成，牙髓腔的体积逐渐缩小

E. 以上均正确

**287. 根管长度测量时，根管长度电测仪无法准确获得根管长度的原因包括**

A. 根管内有大量渗出液

B. 根管侧穿或牙根折裂

C. 根管内有残髓

D. 测量时隔湿不当

E. 以上均是

**288. 根尖诱导成形术进行永久充填的指征不包括**

A. 瘘管闭合

B. 患牙无明显松动和疼痛

C. 牙根继续发育

D. 根尖有明显硬组织形成

E. 根尖透射区缩小

**289. 化学性根尖周炎的主要病因是**

A. 感染因素　　　　B. 温度因素

C. 创伤因素　　　　D. 医源性因素

E. 免疫因素

**290. 牙髓切断术后潜在的并发症包括**

A. 根管钙化

B. 根管钙化、根折

C. 根管钙化、根折、内吸收

D. 根管钙化、内吸收及牙髓坏死

E. 根管钙化、根折、内吸收、牙髓坏死

**291. 下列情况以 X 线片作为重要诊断依据的有**

①慢性牙髓炎；②慢性根尖周炎；③牙内吸收；④牙髓钙化

A. ①②③④　　　　B. ②③④

C. ①②④　　　　　D. ②④

E. ③④

**292. 牙髓疾病的病因是**

A. 细菌感染

B. 物理因素刺激，如创伤、温度刺激等

C. 化学因素

D. 免疫因素

E. 以上都是

**293. 关于根管消毒的叙述，错误的是**

A. 根管系统的复杂性决定了根管消毒的必要性

B. 根管内封药消毒的时间越久越好

C. 根管封药时间一般为 5～7 天，症状较重者可更换封药

D. 应对根尖周组织无明显刺激

E. 不应造成牙体变色

**294. 关于根管冲洗的叙述，不正确的是**

A. 根管冲洗可以消毒杀菌，溶解坏死组织

B. 润滑根管壁，预防器械折断

C. EDTA 与次氯酸钠交替冲洗可有效去除玷污层

D. 加压冲洗更利于坏死物质排出

E. 超声冲洗可以增强冲洗效果

**295.** 关于根管成形，说法错误的是
- A. 旋转使用的器械，旋转幅度不能超过两圈
- B. 常用逐步后退法，根管比原来的直径至少扩大 3 个器械号
- C. 机械预备结合化学预备，边预备边冲洗
- D. 维持原根管形态，具有连续的锥度
- E. 正确使用器械，避免折断

**296.** 关于根管治疗术的疗效评价，治疗成功的标准是
- A. 无症状和体征，咬合有轻度不适，X 线显示根尖周透射区变化不大
- B. 无症状和体征，咬合正常，X 线显示根尖周透射区密度增加
- C. 明显的症状和体征，不能正常行使咀嚼功能
- D. X 线显示根尖周透射区变化不大
- E. 根管治疗 3 个月后窦道未封闭

**297.** 关于直接盖髓术说法错误的是
- A. 是用药物覆盖牙髓暴露处以保留牙髓活力的方法
- B. 用于根尖孔未发育完成，因机械性、外伤性露髓的年轻恒牙
- C. 可用于因龋露髓的乳牙
- D. 氢氧化钙是常用的盖髓剂
- E. 预后取决于牙髓暴露的时间、位置、范围等

**298.** 不适合做根管治疗的是
- A. 近 5 个月患有心肌梗死的患者
- B. 糖尿病患者
- C. 牙科焦虑症患者
- D. 艾滋病患者
- E. 妊娠中期的孕妇

**299.** 根管预备过程中，出现根管阻塞的原因不包括
- A. 器械使用手法不当，将碎屑推向根尖导致阻塞根管
- B. 在器械换号的过程中，未充分冲洗根管
- C. 在预备过程中，未按顺序使用扩锉器械
- D. 工作长度标记不准确
- E. 旋转使用的器械，旋转幅度过大

**300.** 根管治疗中，术区隔离的最佳方法是
- A. 棉卷隔湿
- B. 橡皮障隔离
- C. 简易隔离
- D. 棉卷与橡皮障联合
- E. 以上都不对

**301.** 牙髓塑化治疗和根管治疗的主要区别是
- A. 前者不需要用机械的方法彻底去除根管内的感染物质
- B. 前者不需要彻底揭去髓顶，只需一个小的穿髓孔
- C. 前者可用于年轻恒牙

- D. 前者疗程短，治疗效果好，患者易于接受
- E. 以上都不是

**302.** 下列关于根尖周致密性骨炎的叙述，错误的是
- A. 一般没有任何自觉不适症状
- B. 没有反复肿痛病史
- C. 需行根管治疗
- D. 属于慢性根尖周炎
- E. X 线片无透射影

**303.** 下列关于根管预备的描述正确的是
- A. 采用牙胶尖和根管糊剂进行根管充填，根管应比原来的直径至少扩大 3 个器械号
- B. 为便于根管入路，根管口可用球钻、扩孔钻或裂钻扩大
- C. 对于根管狭窄、钙化或根管内异物的病例，可用三氯甲烷来处理
- D. 于用根管锉的使用于法是连续顺时针旋转，直至遇到阻力
- E. 根管冲洗时应将注射器尽量插入根管深部并加一定压力冲洗，才能达到根管清理的目的

**304.** 牙周洁、刮治后需全身使用抗生素预防感染的情况是，糖尿病患者的糖化血红蛋白实验结果超过
- A. 7%
- B. 8%
- C. 9%
- D. 10%
- E. 11%

**305.** 下列修复体设计，有利于牙周健康的是
- A. 颊、舌面过突的外形高点
- B. 后牙邻面的接触区位于中央沟的颊侧
- C. 后牙邻面的接触区位于中央沟的舌侧
- D. 宽大的后牙邻面的接触区
- E. 前牙邻面的接触区位于中央沟的颊侧

**306.** 患者，女性，25 岁。右上后牙自发痛伴冷热刺激痛 1 周，近几日疼痛加剧，放散至右侧头面部，夜间疼痛剧烈，不能入睡。检查：右上 6 深龋洞，探及穿髓孔，探痛（+），叩痛（+），无松动，牙龈正常，热测持续性痛半分钟；X 线片示右上 6 近中大面积低密度阴影，近髓，根尖周及牙周皆未见明显异常。最可能的诊断是
- A. 16 深龋
- B. 16 牙髓坏死
- C. 三叉神经痛
- D. 16 急性牙髓炎
- E. 16 可复性牙髓炎

**307.** 患者，男性，70 岁。3 周前左侧下颌前部肿痛，经消炎药物治疗后现已缓解。检查见左下 2 残根，不松动。X 线片见左下 2 根尖周透射区约 3mm × 5mm，根尖部少量外吸收。当日应做的治疗为

A. 塑化治疗　　　　　B. 覆盖义齿
C. 根尖手术　　　　　D. 根管治疗
E. 拔除

**308.** 下列情况中，乳牙不用拔除的是
A. 外伤根折近颈部 1/2
B. 继承恒牙已萌乳牙未脱
C. 根尖周炎严重松动
D. 松动的诞生牙
E. 牙冠破坏严重无法修复

**309.** 有关乳牙牙髓病及根尖周病的临床诊断，下列叙述不正确的是
A. 疼痛是乳牙牙髓病及根尖周病的突出症状
B. X 线检查对诊断有重要的意义
C. 电测试无反应说明牙髓已坏死
D. 乳牙牙髓病及根尖周病时，牙齿可出现叩痛及松动
E. 肿胀是根尖周炎的特征

**310.** 有关乳牙牙髓病的治疗，叙述正确的是
A. 应尽可能保存活髓，因此首选盖髓术
B. 牙髓切断术仅适用于年轻恒牙
C. 根管治疗术不适用于乳牙牙髓病的治疗
D. FC 活髓切断术适用于乳牙深龋及部分冠髓牙髓炎
E. 干髓术因其操作简单，是乳牙牙髓病的理想治疗方法

**311.** 乳牙根管充填材料中，氧化锌糊剂具有的特性是
A. 糊剂吸收迟缓于乳牙根的吸收，有时可导致乳牙滞留
B. 提供碱性环境
C. 充填后没有炎症反应
D. 出现早于乳牙根生理性吸收的吸收现象
E. X 线不显影

**312.** 第一恒磨牙根尖发育完成的时间通常是
A. 6~7 岁　　　　　B. 7~8 岁
C. 8~9 岁　　　　　D. 9~10 岁
E. 10~12 岁

**313.** 乳牙最适宜进行根管治疗的时间是
A. 乳牙萌出后
B. 乳牙牙根形成至牙根开始吸收
C. 乳牙牙根刚刚开始吸收
D. 恒牙牙根形成 1/2
E. 恒牙牙冠形成

**314.** 牙齿震荡后的首选治疗方案是
A. 休息观察

B. 调磨观察，服止痛药
C. 调磨，结扎固定
D. 行活力测试后行活髓切断术
E. 行活力测试后行 RCT

**315.** 下列活髓切断术的步骤正确的是
A. 根分歧病变局限时可用 FC 法
B. 用裂钻慢速去除冠髓
C. 干棉球彻底止血
D. 1：5 FC 浴后氢氧化钙盖髓
E. 氧化锌 - 丁香油粘固粉和磷酸锌水门汀垫底

**316.** 关于活髓切断术的描述正确的是
A. 去冠髓留根髓
B. 去冠髓及少许根髓
C. 去冠髓及大部分根髓
D. 去除全部根髓
E. 保留冠髓和根髓

**317.** 患儿，男性，14 岁。常规口腔检查发现双侧下颌第二前磨牙有高陡畸形中央尖。最可靠的治疗方法是
A. 分次磨除法
B. 活髓切断术
C. 根尖诱导成形术
D. 拔除，将第一磨牙前移
E. 盖髓术和充填

**318.** 年轻恒牙的可复性牙髓炎，去净腐质未露髓者，首选的治疗方法为
A. 局麻下开髓引流　　B. 安抚治疗
C. 间接盖髓术　　　　D. 活髓切断术
E. 局麻下拔髓

**319.** 患者，女性，50 岁。右上后牙疼痛加重 1 周。患者右上后牙进冷热食自觉疼痛半年，近一周疼痛加重，夜间有时被痛醒。最可能的疾病是
A. 急性牙髓炎　　　　B. 慢性牙髓炎急性发作
C. 急性根尖周炎　　　D. 上颌窦炎
E. 急性中耳炎

**320.** 以下属于直接盖髓术适应证的是
A. 根尖发育完全，患牙有夜间痛、自发痛的患者
B. 根尖发育完全，外伤性露髓，穿髓孔直径不超过 0.5mm 的恒牙
C. 根尖发育完全，牙髓暴露处位于牙轴壁如颈部的牙
D. 根尖未发育完全的年轻恒牙，牙髓暴露直径大于 1mm
E. 有系统性疾病，长期使用激素或抗代谢药物者

**321.** 畸形中央尖的临床表现不包括

A. 位于前磨牙舌尖三角嵴上

B. 尖呈圆锥形或钝圆形突起

C. 基底直径约 2mm

D. X 线片见尖内纤细髓角突入

E. 中央尖折断可致牙髓感染

322. 患者，男性，35 岁。因急性根尖周炎行根管治疗，开始 1 周症状明显缓解，因工作出差不能及时就诊，3 个月期间换了 3 次 FC 封药，第三次封药后症状加重。主要的原因可能是

A. 感染没有控制　　　B. 药效丧失

C. 药物半抗原作用　　D. 机体抵抗力降低

E. 操作中带入新的感染

323. 患者，男性，30 岁。因左上后牙剧烈自发痛、夜间痛 3 天就诊，疼痛放散至同侧头部。诊断：左上 6 急性牙髓炎。开髓后封三聚甲醛，氧化锌暂封窝洞，但封药后疼痛未缓解反而加重。与治疗后疼痛无关的是

A. 开髓后未充分引流即封入失活剂

B. 应在开髓后封入三氧化二砷，使牙髓迅速失活

C. 未穿通髓腔即封入失活剂

D. 三聚甲醛移位，未与牙髓创面接触

E. 封药时压力过大

324. 患者，男性，成年。右上第一前磨牙殆面深龋引起急性根尖周炎在某医院开髓治疗后，仍有剧烈疼痛，而且面部开始肿胀。检查：髓腔开放，穿髓孔大，根管通畅，叩痛（＋＋），牙龈轻度红肿，已服消炎药。最可能的原因是

A. 化学刺激　　　　　B. 咬合创伤

C. 有其他感染源　　　D. 抗感染力不强

E. 根尖孔不通畅

325. 患者，女性，35 岁。因下颌后牙急性根尖周炎行根管治疗，首诊开放处理后症状缓解，复诊时检查患牙叩痛（＋），触痛（＋），医师进行了机械根管预备和封药，次日出现面部肿胀。最可能的原因是

A. 机体抵抗力降低　　B. 根管内药效丧失

C. 根管感染清创不足　D. 操作中带入新感染

E. 根管预备时机不当

326. 患者，男性，55 岁。右上后牙进食时咬合痛 1 个月，无自发痛史。检查：17 牙冠完整，殆面中度磨耗，近中边缘嵴处可见隐裂纹，不松动，叩痛（－），咬棉卷不适，牙髓活力正常。X 线片未见异常。余留牙未见异常。该患者最佳的治疗方案是

A. 调殆，随诊观察

B. 塑料全冠暂时修复

C. 铸造金属全冠修复

D. 金属烤瓷全冠修复

E. 牙髓治疗后全冠修复

327. 有关牙骨质和牙槽骨的描述，正确的是

A. 牙骨质富含血管和神经

B. 牙槽骨的改建只受全身因素的影响

C. 牙骨质在正常情况下是不发生吸收的

D. 有细胞牙骨质位于牙颈部到近根尖 1/3 处

E. 牙槽骨在牙失去后不发生改变

328. 患儿，女性，9 岁。右下后牙自发痛 1 周。检查：右下第一恒磨牙殆面深龋洞，叩诊正常，松动 I 度，牙龈出血。X 线片示：牙根形成 2/3，近中根牙周膜增宽，硬骨板不连续。下列治疗较妥当的是

A. 活髓切断术　　　　B. 拔髓术

C. 根管治疗　　　　　D. 根尖诱导成形术

E. 丁髓术

329. 患者，女性，24 岁。右上后牙颊侧牙龈肿胀、咬合不适 3 天。检查：右上第一磨牙全冠修复，舌侧边缘不密合，叩诊（±），松动（－），颊侧牙龈呈卵圆形膨隆，有波动感。X 线片示：右上 6 未行根管治疗，近中颊根根尖区低密度阴影。该病例最可能的诊断是

A. 牙髓坏死　　　　　B. 慢性牙髓炎

C. 慢性根尖周炎　　　D. 不良修复体

E. 急性牙周脓肿

330. 患者，男性，72 岁。左上后牙自发痛伴搏动性跳痛 2 天。检查：左上 7 远中邻面深龋洞，叩诊（＋＋＋），冷测及电测均无反应，松动（－）。X 线片示根尖周透射影。诊断：左上 7 慢性根尖周炎急性发作。给予开髓引流后开放处理。治疗后疼痛无明显缓解，出现面部肿胀，体温升高。下列引起上述反应的原因不包括

A. 开髓孔过小

B. 反复使用器械扩大根尖孔

C. 根尖孔未穿通

D. 患者体质差，抗感染力弱

E. 未服用抗生素

331. 患者，男性，25 岁。诉左下后牙自发性尖锐疼痛 2 天，伴夜间痛，冷刺激加剧，疼痛不能准确指出哪颗牙齿，视诊牙面见深龋洞，探诊（＋＋）。最可能的诊断是

A. 可复性牙髓炎　　　B. 急性牙髓炎

C. 慢性牙髓炎　　　　D. 牙髓坏死

E. 急性根尖周炎

332. 患者，女性，25 岁。要求美容修复。检查：全口牙齿牙面呈均匀棕黄色，个别牙齿表面釉质缺损，探诊（－），叩诊（－），冷测反应正常。医生诊断为四环素牙。对牙着色和釉质发育不全有影响的因素是

   A. 四环素类药物本身的颜色

   B. 四环素类药物降解而呈现的色泽

   C. 四环素在牙本质内结合部位的深浅

   D. 与釉质本身的结构相关

   E. 以上都是

333. 患者，男性，19 岁。左下后牙治疗后自觉牙浮出，咬合剧烈疼痛 2 天。检查：左下 7 见白色暂封物，叩诊（＋＋＋），松动（－），根尖区无压痛及脓肿形成，牙龈充血，病历记载 2 天前该牙行根管预备。主诉牙的初步诊断最有可能为

   A. 急性根尖周炎　　　B. 急性牙髓炎

   C. 残髓炎　　　　　　D. 冠周炎

   E. 龈乳头炎

334. 若条件允许，下列情况可用一次法完成根管治疗的是

   A. 急性根尖周炎

   B. 再治疗患牙

   C. 局部肿胀患牙

   D. 根管无感染的牙齿

   E. X 线片示根尖阴影大的患牙

335. 桩冠根管预备时在根尖保留 4mm 的充填物是为了

   A. 提高桩冠的固位效果

   B. 保证良好的根尖封闭

   C. 防止桩冠旋转

   D. 防止桩冠下沉

   E. 利于桩冠就位

336. 对于年轻恒牙，下列情况可行直接盖髓术的是

   A. 牙髓坏死、化脓

   B. 冠折露髓

   C. X 线片示髓室内有钙化性改变

   D. X 线片示有内吸收

   E. 根尖有病变

二、多选题：每道试题由 1 个题干和 5 个备选答案组成，题干在前，选项在后。选项 A、B、C、D、E 中至少有 2 个正确答案。

337. 桩冠修复中，患者咬合紧，牙根条件不佳，增强桩冠固位的方法有

   A. 增加根管壁的锥度

   B. 经磨改改善冠根比例，加大桩长度

   C. 尽可能保留牙体硬组织

   D. 尽可能增加桩与根管壁的密合度

   E. 尽可能加大根管直径

338. 根尖诱导成形术可选用的材料有

   A. 氢氧化钙

   B. 无机三氧化物聚合体（MTA）

   C. 碘仿糊剂

   D. 羟基磷灰石类糊剂

   E. 非甾体类糊剂

339. 全冠粘固后出现松动、脱落，其主要原因可能有

   A. 修复冠边缘不密合

   B. 修复冠边缘过长

   C. 预备牙体轴壁聚合角过大

   D. 牙周病

   E. 轴壁突度恢复不良

340. 关于氢氧化钙的叙述，正确的是

   A. 呈弱酸性

   B. 呈弱碱性

   C. pH 值为 5～7

   D. 能促进牙本质桥的形成

   E. 有一定的抗菌作用

341. 在烤瓷固定修复的比色中，涉及颜色构成的重要色彩学术语是

   A. 光泽　　　　　　　B. 彩度

   C. 饱和度　　　　　　D. 明度

   E. 透明度

342. 关于𬌗支托形状的描述，正确的是

   A. 尖向𬌗面中心的圆三角形

   B. 支托表面呈球面突起

   C. 在𬌗边缘嵴处较宽，向𬌗面中心逐渐变窄

   D. 在𬌗边缘嵴处最厚，向𬌗面中心逐渐变薄

   E. 支托底面与支托凹呈球面接触关系

343. 属于牙髓组织学分层的有

   A. 多细胞层　　　　　B. 少细胞层

   C. 无细胞层　　　　　D. 成牙本质细胞层

   E. 成纤维细胞层

344. 可造成牙髓坏死的原因有

   A. 深龋　　　　　　　B. 畸形中央尖折断

   C. 氟牙症　　　　　　D. 外伤

   E. 烟斑染色

345. 以下关于牙体缺损修复中增加患牙抗力的措施，正确的是

   A. 尽量保留牙体硬组织

B. 嵌体洞斜面

C. 高嵌体

D. 去除薄壁弱尖

E. 进行预防性扩展

**346.** 牙周组织和牙髓组织的感染可以通过以下哪些途径相互影响和扩散

A. 颈部龋洞　　　B. 根尖孔

C. 根管侧支　　　D. 牙本质小管

E. 根分歧

**347.** 急性浆液性根尖周炎的临床表现为

A. 咬合痛　　　B. 自发痛

C. 不能定位患牙　　　D. 患牙Ⅲ度松动

E. 叩痛明显

**348.** 急性牙髓炎疼痛的特点不包括

A. 疼痛不能定位　　　B. 温度刺激加重疼痛

C. 扳机点　　　D. 自发痛，放射痛

E. 坐位比卧位重

**349.** 牙胶尖属于固体类根管充填材料，其特点为

A. 有一定的压缩性

B. 加热时能软化

C. 具有一定的组织亲和性和 X 线阻射性

D. 必要时容易取出

E. 有一定的消毒和抑菌作用

**350.** 属于牙髓细胞的有

A. 成牙本质细胞　　　B. 防御细胞

C. 组织细胞　　　D. 间质细胞

E. 成纤维细胞

**351.** 符合牙髓增龄性变化的有

A. 根尖孔变窄　　　B. 神经、血管减少

C. 髓腔钙化　　　D. 胶原纤维减少

E. 牙髓基质变黏稠

**352.** 备洞和充填过程中，保护牙髓的措施有

A. 高速钻机须有降温措施

B. 去腐时应保持窝洞干燥

C. 切削牙体组织应采用间断磨除法

D. 深洞充填时需垫底

E. 高压力钻磨

**353.** 细菌产生的有害物质有

A. 胞外小泡　　　B. 内毒素

C. 短链脂肪酸　　　D. 荚膜

E. 酶

**354.** 关于引起牙髓病和根尖周病的物理因素，叙述正确的是

A. 低压力钻磨有利于保护牙髓

B. 磨牙症、修复体过高都可引起慢性的咬合创伤

C. 拔牙时误伤邻牙属于急性牙外伤

D. 对颌牙使用 2 种不同的烤瓷修复体，咬合时会产生电流

E. 钇铝石榴石激光对牙髓的破坏性在各种激光中最强

**355.** 牙髓病和根尖周病的选择性临床检查方法包括

A. 冷、热测试　　　B. 染色法

C. 选择性麻醉　　　D. 试验性备洞

E. 牙髓活力电测试

**356.** X 线片检查作为牙髓病和根尖周病基本的检查手段，已经被广泛使用。X 线片可提供的信息包括

A. 辅助了解牙冠情况，发现视诊不易检查到的龋损的部位和范围

B. 了解牙根情况，发现牙根内吸收、髓石、根管钙化以及牙内吸收等

C. 准确反映根尖骨质破坏的量、病变位置、范围、性质、程度及与周围组织的关系

D. 在根管充填后用于评价根管充填的质量

E. 测定根管的工作长度，确认主尖是否合适

**357.** 符合慢性增生性牙髓炎表现的有

A. 息肉充满整个龋洞

B. 常伴有牙松动

C. X 线片见髓室底完整

D. 可无明显自觉症状

E. 息肉与牙髓相连

**358.** 关于牙源性和非牙源性疼痛的鉴别诊断，正确的是

A. 首先从牙源性疼痛的角度出发

B. 对不能分辨来源的疼痛，临床应采取对可疑患牙的试验性治疗

C. 应收集完整的疼痛史，结合检查，再进行诊断

D. 疼痛包括心理因素和生理因素

E. 软组织的疼痛也可牵涉到牙齿

**359.** 关于牙内吸收，正确的是

A. 可能与局部的前期牙本质破坏或形成受阻有关

B. 多发生于恒牙

C. 可发生于受过外伤的牙、再植牙及做过活髓切断术或盖髓术的牙

D. 一般无自觉症状

E. 叩诊常出现明显叩痛

**360.** 属于慢性根尖周炎的是

A. 根尖周囊肿　　　B. 致密性骨炎

C. 根尖周肉芽肿　　　D. 牙周脓肿

E. 骨膜下脓肿

**361. 急性化脓性根尖周炎的排脓方式有**

A. 从皮肤排出　　　　B. 从鼻腔黏膜排出

C. 从缺损牙冠方排出　D. 从龈沟排出

E. 从牙周袋排出

**362. 关于牙槽脓肿和牙周脓肿的鉴别，叙述正确的是**

A. 牙槽脓肿比较靠近根尖部，牙周脓肿靠近牙龈缘

B. 牙槽脓肿可追问牙体 – 牙髓病史，牙周脓肿常伴有长期牙周病史

C. 牙槽脓肿叩诊疼痛较牙周脓肿轻

D. 牙槽脓肿患牙痊愈后，松动度会减轻；牙周脓肿的患牙消肿后仍松动

E. 牙槽脓肿患牙牙髓多无活力，牙周脓肿患牙大多有活力

**363. 牙髓失活法的注意事项包括**

A. 隔湿和止血　　　　B. 适量失活剂

C. 穿髓孔清晰　　　　D. 暂封剂多加压

E. 氧化锌 – 丁香油粘固剂暂封窝洞

**364. 判断牙髓治疗的难度及可行性时，应考虑的因素包括**

A. 牙的状态　　　　　B. 牙的位置

C. 可修复性　　　　　D. 牙周状况

E. 既往治疗情况

**365. 关于三氧化矿物盐聚合物（MTA）的性能，叙述正确的是**

A. 强碱性和强抗菌性

B. 良好的封闭性

C. 良好的生物活性和生物相容性

D. X 线阻射性

E. 固化时间短

**366. 影响直接盖髓术的预后和转归的因素包括**

A. 牙髓暴露的类型　　B. 牙髓暴露的范围

C. 牙髓暴露的时间　　D. 牙髓暴露的位置

E. 全身因素

**367. 关于生物膜的叙述正确的是**

A. 革兰阳性菌落比阴性菌落更不易被去除

B. 血链球菌耐药性最强

C. 细菌占膜体积的 25%

D. 细菌的厚度达 300 多层

E. 主要为专性厌氧菌

**368. 根管内微生物主要生存于**

A. 管间交通支　　　　B. 副根管

C. 根管侧支　　　　　D. 根分歧及根分叉

E. 牙本质小管

**369. 牙体牙髓病学的新进展包括**

A. 龋病病因学理论进展

B. 龋损管理龋坏组织去除的新理念

C. 现代根管治疗

D. 显微根管治疗和根管外科

E. 无痛技术

**370. 下列关于牙髓各细胞成分的特点，描述正确的是**

A. 成牙本质细胞在牙髓周边呈扁平状，单层排列

B. 成牙本质细胞伸入牙本质小管中的原浆突，被称为成牙本质细胞突

C. 成纤维细胞又称为牙髓细胞，分布于整个牙髓，尤其密布于多细胞层

D. 树突状细胞具有防御及感觉功能

E. 处于未分化状态的成纤维细胞有高度增殖、自我更新的能力和多向分化的潜能

**371. 髓腔通路预备的目的包括**

A. 去净龋损组织，尽量保留健康的牙体硬组织

B. 彻底揭除髓室顶

C. 去除髓室内的牙髓组织

D. 探查并明确根管口的位置和数量

E. 建立器械进入根管的直线通路

**372. 关于恒牙牙根形成的年龄，叙述正确的是**

A. 上颌中切牙 10 岁

B. 上颌第一磨牙 9 ~ 10 岁

C. 下颌第二前磨牙 13 ~ 14 岁

D. 下颌第一磨牙 9 ~ 10 岁

E. 下颌第二磨牙 14 ~ 15 岁

**373. 关于牙骨质，叙述正确的是**

A. 牙骨质总量随着年龄的增长逐渐增加

B. 新生牙骨质与原吸收表面呈现新生线

C. 通常情况下牙骨质的吸收与修复并存，因此所有的损伤均能修复

D. 根尖 1/3 的牙骨质为较厚的、不规则的板层状，多为细胞性牙骨质

E. 在根尖诱导成形术、根尖屏障术或牙髓血运重建术后，牙骨质在根端硬组织屏障形成中具有重要作用

**374. 开髓的基本原则是**

A. 完全揭去髓室顶，暴露根管口，并且取得进入根管的直线入口

B. 洞口既不能太大，也不能太小

C. 当根管出现变异时，可以对开髓洞形做适当改良

D. 开髓后应将洞壁修整光滑，使之与根管壁连成一

线，无凹凸不平

E. 不能使髓室壁形成台阶

**375. 关于牙根的发生过程，叙述正确的是**

A. 牙根在釉质及冠部牙本质形成之后开始发生

B. 上皮根鞘对牙根大小和形态的正常发育具有重要的影响

C. 上皮根鞘的连续性受到破坏则形成侧副根管、根分歧和管间交通支

D. 侧支根管多见于根尖 1/3 以下的牙根

E. 副根管多见于磨牙

**376. 髓腔预备之前应充分了解患牙的解剖特点，具体包括**

A. 牙齿的外形，髓室的位置

B. 根管的数目

C. 髓室钙化的程度

D. 牙根的数目

E. 根管的长度、弯曲方向及程度

**377. 影响根管冲洗效果的因素有**

A. 药物种类
B. 根管直径
C. 病变情况
D. 冲洗液的量
E. 根管内玷污层

**378. 关于根管充填，叙述正确的是**

A. 根充材料距根尖 0.5 ~ 1.0mm

B. 根充材料距根尖 2.0mm 以上

C. 可容许少许糊剂超填

D. 牙胶尖需和糊剂配合使用

E. 充填材料便于根管再处理

**379. 关于显微外科的优点，叙述正确的是**

A. 术区充足照明

B. 可放大观察细节

C. 可在直视下进行手术

D. 可引导组织再生

E. 检查根尖是否完整切除

**380. 根管预备时，预防根中 1/3 穿孔应采取的措施有**

A. 选择具有弹性的根管预备器械

B. 湿润情况下进行根管预备

C. 牙胶的软化去除

D. 桩道形成时不要过度磨除牙本质

E. 使用预备器械时尽可能加力

**381. 根管治疗后疾病的致病因素包括**

A. 微生物感染
B. 异物反应
C. 根尖周囊肿
D. 治疗因素
E. 根尖周肉芽肿

**382. 根管治疗后冠修复时机的选择需要考虑的因素有**

A. 根管治疗术后的时间

B. 原发疾病的诊断

C. 根尖周病变的大小

D. 是否有牙周 - 牙髓联合病变

E. 咬合关系

**383. 进行根管充填前，必须达到的条件是**

A. 已经过严格的根管预备和消毒

B. 患牙无疼痛或其他不适

C. 暂封材料完整

D. 根管无异味、无明显渗出物

E. 窦道消失

**384. 根尖周病变的愈合形式包括**

A. 由新生牙本质或骨样组织使根尖孔封闭

B. 根尖孔处有瘢痕组织形成

C. 由健康的纤维结缔组织或骨髓状的疏松结缔组织充满根尖区

D. 根管超填者，有骨组织形成硬骨板样结构包围

E. 牙槽骨增生与根尖部相连形成骨性愈合

**385. 关于牙髓血运重建术，叙述正确的是**

A. 干细胞主要来源于根管和根尖部幸存的牙髓及牙乳头细胞

B. 操作时应通过机械和化学预备根管，尽可能使根管内无菌

C. 根管消毒常用环丙沙星、甲硝唑和氨苄青霉素三联抗菌糊剂

D. 良好的血凝块是治疗成功的关键

E. 治疗后患牙牙髓可恢复电活力

**386. 符合急性化脓性根尖周炎骨膜下脓肿阶段临床表现的是**

A. 体温升高可达 38℃

B. 触诊深部无波动感

C. 患牙Ⅲ度松动，叩痛（＋＋＋），牙龈触诊可及深部波动感

D. 严重的病例可出现颌面部蜂窝织炎

E. 末梢血白细胞计数多在（10 ~ 12）×10$^9$/L

**387. 根管治疗完毕后永久性修复的目的为**

A. 阻止冠方的微渗漏

B. 恢复牙齿的咬合功能

C. 恢复牙齿的美学特性

D. 恢复牙齿的 拾关系

E. 恢复牙周组织的健康状态

**388. 患者，男性，32 岁。右下后牙因牙体缺损要求修复。检查：46 残根，叩诊无不适，无病理性松动。X 线**

片显示根充完善，根尖周未见明显阴影。该牙若要行桩核冠修复，牙体预备时应

A. 在不引起根管侧穿及影响根尖封闭的前提下，尽可能争取较长的桩长度

B. 去除龋坏、薄壁等

C. 齐龈磨除残冠组织

D. 选用直径比根管口略细的预备钻针开始预备，再逐步扩大

E. 操作过程中要防止导致冠方渗漏

389. 患者，男性，56 岁。$\underline{1}\,|\,1678$ 缺失，余留牙正常，若设计 $\underline{4}\,|\,45$ 为基牙，则 $\underline{4}\,|$ 舌侧基托边缘应位于

A. 殆缘　　　　　　B. 倒凹区

C. 非倒凹区　　　　D. 外形高点线

E. 离开龈缘 4～5mm

三、共用题干单选题：以叙述一个以单一病人或家庭为中心的临床情景，提出 2～6 个相互独立的问题，问题可随病情的发展逐步增加部分新信息，每个问题只有 1 个正确答案，以考查临床综合能力。答题过程是不可逆的，即进入下一问后不能再返回修改所有前面的答案。

(390～395 共用题干)

患者，男性，61 岁。$\underline{521}\,|\,125$ 缺失。口内检查，余留牙牙周组织健康，无松动，无倾斜，也未见明显倒凹，牙体预备后取模型做整铸支架可摘局部义齿修复。

390. 取可摘局部义齿印模，目前最常用的印模材料是

A. 硅橡胶　　　　　B. 藻酸盐

C. 印模石膏　　　　D. 印模膏

E. 以上都不是

391. 目前用于印模消毒的化学消毒方法有

A. 3 种　　　　　　B. 4 种

C. 5 种　　　　　　D. 6 种

E. 7 种

392. 为获得一副精确的工作模型，除检查印模外还应对印模进行处理，下面处理方法错误的是

A. 用流水冲洗印模中的血和唾液

B. 印模中的食物残渣使用雕刀刮除

C. 印模冲洗干净后用印模消毒剂进行灭菌

D. 及时灌注藻酸盐印模，避免失水而体积收缩

E. 印模石膏印模在表面涂分离剂后再灌模型

393. 避免在制作可摘局部义齿中损伤模型，灌注工作模型的材料最好采用

A. 磷酸盐　　　　　B. 琼脂

C. 普通石膏　　　　D. 硬石膏

E. 超硬石膏

394. 灌注工作模型时，为避免模型产生气泡，在用真空调拌机调拌材料后，灌注应先将少量的石膏放置于印模的

A. 上、下颌颊侧处

B. 上颌腭侧、下颌颊侧处

C. 上颌腭顶、下颌舌缘处

D. 上颌颊侧、下颌舌侧处

E. 上、下颌任何处

395. 灌注模型的注意事项错误的是

A. 严格按照规定的水粉比例调拌石膏

B. 调拌石膏先加水后加粉

C. 调拌时应沿同一方向进行

D. 不同种类的石膏不可混合使用

E. 调拌石膏时间长，可控制石膏的膨胀增加强度

(396～400 共用题干)

患者，男性，35 岁。右侧后牙咬物不适 3 月余，喝热水有时引起疼痛，近 3 天，夜痛影响睡眠，并引起半侧耳后部痛，服止痛药无效。检查见右下第一、第二磨牙均有充填体，叩痛（＋）。

396. 应进行的主要检查是

A. 叩诊　　　　　　B. 探诊

C. 触诊　　　　　　D. 温度测验

E. X 线检查

397. 主诉牙应考虑的诊断是

A. 急性牙髓炎　　　B. 急性根尖周炎

C. 慢性牙髓炎　　　D. 慢性根尖周炎急性发作

E. 慢性牙髓炎急性发作

398. 应考虑的鉴别诊断不包括

A. 慢性牙髓炎　　　B. 三叉神经痛

C. 急性根尖周炎　　D. 急性中耳炎

E. 急性上颌窦炎

399. 对主诉牙的首次处理最好应是

A. 开髓，封失活剂

B. 局部封闭，观察

C. 服消炎止痛药

D. 针灸并服中草药

E. 一次性根管治疗

400. 牙髓治疗所需的无痛技术不包括

A. 失活法　　　　　B. 传导麻醉

C. 牙周间隙麻醉　　D. 髓腔内麻醉

E. 丁香油安抚

（401~403 共用题干）

患者，男性，30 岁。因左下后牙牙龈反复肿胀流脓半年求治。检查发现 631｜136 和 6321｜1236 牙釉质发育不全，｜6 龋坏，颊瘘。

**401.** 该患者出现严重营养不良造成恒牙发育不良的生长发育时间可能为

A. 6 个月~1 岁　　　　B. 1~2 岁

C. 2~3 岁　　　　　　D. 4~5 岁

E. 6~7 岁

**402.** 主诉牙最可能的诊断为

A. 慢性牙髓炎　　　　B. 急性牙髓炎

C. 牙髓坏死　　　　　D. 急性根尖周脓肿

E. 慢性根尖周脓肿

**403.** 如采用复合树脂进行前牙美观修复，有关复合树脂说法错误的是

A. 均存在聚合收缩现象

B. 无机填料越小，抛光效果越好

C. 氧化锌 - 丁香油酚不影响树脂聚合

D. 与牙面结合方式为树脂突机械嵌合

E. 对牙髓有刺激性

（404~406 共用题干）

某患者唇部因触摸等诱因多次发生阵发性剧痛，近半年发作频繁，疼痛剧烈难忍。初起卡马西平治疗有效，近来服药无效。

**404.** 该患者应诊断为

A. 三叉神经第 Ⅰ 支痛

B. 三叉神经第 Ⅱ 支痛

C. 三叉神经第 Ⅲ 支痛

D. 三叉神经第 Ⅰ 、Ⅱ 支痛

E. 三叉神经第 Ⅱ 、Ⅲ 支痛

**405.** 根据目前病情首选的治疗为

A. 加大卡马西平剂量

B. 行三叉神经病变支撕脱术

C. 2% 普鲁卡因三叉神经病变支封闭

D. 三叉神经病变支 95% 局部注射

E. 三叉神经病变支射频电凝术

**406.** 如果治疗不当，三叉神经痛经久不愈，患者面部可能出现

A. 皮肤潮红　　　　　B. 皮肤粗糙、色素重

C. 皮肤光亮　　　　　D. 色素斑增多

E. 皮肤破溃

（407~410 共用题干）

患者，男性，30 岁。进食时左侧颌下区肿胀疼痛，进食后数小时逐渐消退。颌下腺导管开口处红肿，轻压腺体导管口溢脓。

**407.** 进行触诊检查时应

A. 从导管前部向后双手触诊

B. 从导管后部向前双手触诊

C. 从导管前部向后单手触诊

D. 从导管后部向前单手触诊

E. 以上都不是

**408.** 本病最可能的诊断是

A. 颌下间隙感染

B. 急性舌下腺炎及颌下腺炎

C. 颌下腺涎石并发颌下腺炎

D. 舌下腺涎石

E. 化脓性舌下腺炎

**409.** 应与本病做鉴别诊断的疾病不包括

A. 化脓性舌下腺炎

B. 颌下淋巴结炎

C. 颌下间隙感染

D. 舌下腺肿瘤

E. 颌下腺肿瘤

**410.** 如果确诊涎石位于颌下腺导管与腺体交界处，治疗多采用

A. 保守疗法

B. 抗生素治疗

C. 颌下腺切除术

D. 颌下腺导管取石术

E. 颌下腺导管结扎术

（411~414 共用题干）

技师在制作完成冠桥或者支架蜡型后必须在蜡型安插铸道，铸道的设置正确与否直接关系到铸造的成败。

**411.** 下列关于嵌体、冠桥类修复体铸道设置的原则表述错误的是

A. 不能破坏咬合面的形态

B. 不能破坏邻接关系

C. 不能破坏唇颊面的形态

D. 铸道在熔模最厚处连接

E. 铸道的直径长度应满足铸件的质量要求

**412.** 下列对嵌体铸道的描述错误的是

A. 单面嵌体的铸道安插在蜡型的中央

B. 双面嵌体的铸道安插在蜡型的中央处

C. 三面嵌体的铸道安插在对称的边缘上

D. 铸道直径应大于蜡型的最厚处

E. 铸道直径至少有 1.7mm

**413.** 铸道支架的铸道设置原则不包括

A. 便于金属流入并有补偿合金收缩的作用

B. 有利于熔模熔化后外流、燃烧及挥发

C. 便于切割，不破坏熔模的整体外形

D. 不使液态合金产生涡流、紊流及倒流

E. 铸道宜多不宜少，宜粗不宜细

**414.** 上颌支架熔模安插铸道主要采用

A. 反竖法　　　　　　B. 倒竖法

C. 正竖法　　　　　　D. 垂直法

E. 栅栏式

**(415~417 共用题干)**

患者，男性，46 岁。8765|5678 缺失，余留牙正常，设计可摘局部义齿修复，4|和|4 设计 RPI 卡环组。

**415.** 双侧第一前磨牙预备时应制备

A. 近中和远中支托凹

B. 近中支托凹，舌侧导平面

C. 远中支托凹，舌侧导平面

D. 近中支托凹，远中导平面

E. 远中支托凹，远中导平面

**416.** 如果口底深度不足 6mm，则大连接体应采用

A. 前腭杆　　　　　　B. 舌杆

C. 舌板　　　　　　　D. 舌隆突杆

E. 腭板

**417.** 如果采用 RPA 卡环组代替，则圆环形卡环臂的坚硬部分应位于基牙的

A. 颊侧近中，观测线上方

B. 颊侧远中，观测线上方

C. 颊侧近中，观测线下方

D. 颊侧远中，观测线下方

E. 颊侧远中，观测线上缘

**(418~419 共用题干)**

金瓷结合界面处理恰当与否关系到金瓷结合强度，因此严格进行正确的处理才能保证 PFM 冠的质量。

**418.** PFM 基底冠的打磨处理中错误的是

A. 用钨钢针磨除贵金属表面的氧化物

B. 用碳化硅砂针磨除非贵金属表面的氧化物

C. 打磨时用细砂针多方均匀地打磨出金瓷结合部要求的外形

D. 禁止使用橡皮轮磨光

E. 用 50~100μm 的氧化铝喷砂

**419.** PFM 基底冠在预氧化处理中不正确的是

A. 非贵金属在烤瓷炉内真空状态下加热形成氧化膜

B. 贵金属在炉内半真空状态下加热形成氧化膜

C. 非贵金属在炉内非真空状态下加热形成氧化膜

D. 非贵金属预氧化烧结的温度与 OP 层烧结的温度相同

E. 理想的氧化膜厚度为 0.2~2μm

**(420~422 共用题干)**

患者，男性，30 岁。2 年前因跌跤而碰伤下前牙，以后一直出现咀嚼不适，牙逐渐变色，根尖部反复发生肿痛，服抗感染药物后可好转。

**420.** 确诊最有价值的检查是

A. 触诊　　　　　　　B. 叩诊

C. 冷、热诊　　　　　D. X 线片

E. 探诊

**421.** 根据上述临床表现最不可能的诊断是

A. 慢性根尖周致密性骨炎

B. 慢性有窦性根尖周脓肿

C. 慢性无窦性根尖周脓肿

D. 慢性根尖周肉芽肿

E. 慢性根尖周囊肿

**422.** 假设此病例经根管治疗后仍不痊愈，不可能的原因是

A. 间接盖髓术　　　　B. 根管超填

C. 牙冠折裂　　　　　D. 根管欠填

E. 根尖周骨质破坏较大

**(423~425 共用题干)**

患者，女性，38 岁。右上后牙遇冷热疼痛 3 周。1 个月前右上后牙在外院已做牙髓治疗，治疗后原症状略缓解，遇热仍痛，且偶有自发痛。检查：右上 4 近中咬合面银汞充填完好，叩诊（＋），冷测反应迟钝，热水可引起疼痛，持续数分钟。右上 5 牙冠完整，仅见颊面釉质有一纵行隐裂纹，涂碘酊染色不明显，叩诊（＋），在裂纹处冷热测均较对照牙略敏感，其余未见异常。右上 6 残根，叩诊（－），周围牙龈略红，探之易出血。

**423.** 引起主诉症状的患牙最可能是

A. 右上 4　　　　　　B. 右上 6

C. 右上 5　　　　　　D. 右上 4、5

E. 右上 4、5、6

**424.** 该患牙的诊断最可能为

A. 急性牙髓炎

B. 慢性牙髓炎急性发作

C. 慢性牙髓炎

D. 残髓炎

E. 牙髓充血（创伤所致）

**425.** 为解决主诉症状，首先应

A. 右上 4 再次根管治疗　B. 右上 5 调𬌗

C. 右上 6 根管治疗　　　D. 右上 5 塑化治疗

E. 右上 6 拔除

**（426～428 共用题干）**

患者，男性，36 岁。右下第一磨牙咬合面深龋洞不能咬物半年就诊。1 周前已做一次垫底银汞充填，1 天前出现自发痛，冷热痛持续，不能咬物。检查：右下第一磨牙咬合面充填体完整，叩痛（＋），冷测引起剧痛。

**426. 该患牙充填后出现的问题是**

    A. 牙本质过敏症

    B. 可复性牙髓炎

    C. 急性牙髓炎

    D. 慢性牙髓炎急性发作

    E. 急性根尖炎

**427. 其原因最可能为**

    A. 备洞对牙髓刺激　　B. 充填时垫底不良

    C. 充填后电流作用　　D. 充填前诊断错误

    E. 充填材料的刺激

**428. 该患牙的处理应为**

    A. 调磨后观察　　　　B. 更改垫底材料

    C. 更改充填材料　　　D. 做安抚治疗

    E. 行牙髓治疗

**（429～431 共用题干）**

患者，女性，35 岁。因左下后牙食物嵌塞两年就诊。检查左下第二前磨牙远中邻面龋深达髓腔，牙髓无活力，叩痛（±），根尖部牙龈未见异常，X 线片见根尖周透射区圆形影像，直径约 8×6mm，边界清晰有白线围绕。

**429. 该主诉牙的诊断是**

    A. 慢性牙髓炎　　　　B. 慢性根尖周脓肿

    C. 慢性根尖周囊肿　　D. 慢性根尖周肉芽肿

    E. 慢性根尖周炎急性发作

**430. 应与该患牙做鉴别诊断的主要是**

    A. 慢性牙周炎　　　　B. 急性根尖周脓肿

    C. 根尖周致密性骨炎　D. 颌骨发育囊肿

    E. 慢性根尖周肉芽肿

**431. 该疾病的治疗方案不包括**

    A. 根管治疗　　　　　B. 龋齿充填

    C. 洁治上药　　　　　D. 拔除修复

    E. 根尖手术

**（432～435 共用题干）**

患者，女性，44 岁。因左上后牙疼痛剧烈，有伸长感 1 天就诊。检查：4| 远中邻面深龋，穿髓，颊侧前庭沟处牙龈红肿，未触及波动感，叩诊（＋＋＋），Ⅲ度松动。

**432. 该患牙应诊断为**

    A. 深龋　　　　　　　B. 急性牙髓炎

    C. 急性根尖周炎　　　D. 急性牙周脓肿

    E. 急性上颌窦炎

**433. 患者疼痛最剧烈的是**

    A. 根尖脓肿期　　　　B. 骨膜下脓肿期

    C. 黏膜脓肿期　　　　D. 瘘道形成后

    E. 以上皆是

**434. 对组织损伤最小的脓肿排脓途径是**

    A. 穿通骨壁突破黏膜

    B. 穿通骨壁突破皮肤

    C. 通过根管排脓

    D. 从牙周袋排脓

    E. 穿破鼻底黏膜排脓

**435. 最可能引起患牙牙齿松动的原因是**

    A. 牙周膜水肿　　　　B. 根尖区骨质破坏吸收

    C. 殆创伤　　　　　　D. 牙槽骨吸收

    E. 根尖区压力大

**（436～438 共用题干）**

患者，女性，45 岁。右侧后牙咀嚼时疼痛，有伸长感，1 周以来疼痛加重。检查时见右侧上、下后牙多个充填体。

**436. 应进行的检查中，最可能出现异常的是**

    A. X 线检查　　　　　B. 温度测验

    C. 叩诊　　　　　　　D. 松动度

    E. 牙周袋探诊

**437. 发现可疑患牙后，最重要的检查是**

    A. X 线检查　　　　　B. 电活力测验

    C. 温度测验　　　　　D. 松动度检查

    E. 染色试验

**438. 当日最有效的治疗措施是**

    A. 局麻下开髓，封失活剂

    B. 局麻封闭止痛

    C. 服消炎止痛药

    D. 针灸合谷、平安穴

    E. 拔除

**（439～442 共用题干）**

患者，男性，50 岁。自述左下后牙牙龈"肿包"数日。

**439. 若患者左下 6 叩痛（＋＋＋），松动Ⅰ度，牙髓活力测试为死髓牙，且左下后牙未探及深牙周袋，则主诉疾病最有可能是**

    A. 急性根尖周炎

    B. 慢性根尖周炎

    C. 慢性牙周炎

D. 急性牙周脓肿

E. 急性牙髓炎

**440.** 若患者左下后牙未见明显龋损，左下 6 松动 Ⅱ 度，叩痛（ - ），探及深牙周袋，则主诉疾病最有可能是

 A. 急性根尖周炎

 B. 慢性根尖周炎

 C. 慢性牙周炎

 D. 急性牙周脓肿

 E. 急性牙髓炎

**441.** 若患者左下 6 见深龋洞，牙髓电活力测试为死髓牙，松动 Ⅲ 度，牙周袋深。则该牙诊断为

 A. 急性根尖周炎

 B. 慢性牙周炎

 C. 重度牙周炎

 D. 急性牙髓炎

 E. 牙周 - 牙髓联合病变

**442.** 若经检查，患者被诊断为急性牙周脓肿，且建议转诊牙周科治疗，则最有可能出现的 X 线表现为

 A. 无明显异常

 B. 牙槽骨吸收至根尖 1/3

 C. 根尖周低密度影

 D. 冠部见大面积龋损影像

 E. 根管影像不清

**（443 ~ 444 共用题干）**

 某患者自诉左下后牙夜间疼痛较白天严重，进食疼痛加重，含冷水疼痛减轻。检查：｜6 殆面有一深龋。

**443.** 对此患者 ｜6 的诊断为

 A. 牙髓充血　　　　B. 急性浆液性牙髓炎

 C. 急性化脓性牙髓炎　D. 深龋

 E. 急性根尖周炎

**444.** 治疗方案应选择

 A. 盖髓术　　　　　B. 干髓术

 C. 活髓切除术　　　D. 牙髓摘除术

 E. 拔牙

**（445 ~ 447 共用题干）**

 患者，女性，36 岁。半年前左上后牙龋洞一次性充填治疗，近 2 日出现冷热痛，夜间痛。检查：左上 7 银汞充填物完整，叩诊（ - ），冷测（ + ）。

**445.** 患牙最可能的诊断是

 A. 继发龋　　　　　B. 可复性牙髓炎

 C. 急性牙髓炎　　　D. 慢性牙髓炎

 E. 根尖周炎

**446.** 该病的主要病理变化是

A. 淋巴细胞浸润

B. 浆细胞浸润

C. 肉芽组织形成

D. 巨噬细胞浸润

E. 中性粒细胞浸润

**447.** 患牙的首次治疗方法是

 A. 调殆观察

 B. 开髓开放

 C. 更换充填材料

 D. 安抚治疗

 E. 给予抗炎镇痛药

**（448 ~ 450 共用题干）**

 患者，男性，40 岁。右侧后牙咬物不适，冷水引起疼痛 1 周。近 2 日夜痛影响睡眠，并引起半侧头面部疼痛，疼痛不能定位。检查时见右侧上、下第一磨牙均有咬合面龋洞。

**448.** 根据患者疼痛的性质，患牙最可能诊断是

 A. 急性牙髓炎　　　B. 急性冠周炎

 C. 牙龈乳头炎　　　D. 三叉神经痛

 E. 急性中耳炎

**449.** 为确定牙位进行的检查是

 A. 探诊　　　　　　B. 叩诊

 C. 松动度　　　　　D. 温度测验

 E. X 线检查

**450.** 当日的治疗措施不包括

 A. 局部麻醉　　　　B. 开髓开放

 C. 安抚观察　　　　D. 针灸止痛

 E. 消炎止痛药

**（451 ~ 453 共用题干）**

 患者，男性，54 岁。右下后牙反复肿痛，牙龈上有小脓包 6 月余，平时遇冷热水敏感，近日劳累后疼痛，蹿至右太阳穴处。检查：右下 5 龋深及髓，无探痛，叩诊异样感，颊侧牙龈近根尖处有一瘘管口，Ⅰ 度松动。右下 6 无龋，叩诊（ + ），远中牙周袋深约 9mm，近根尖处牙龈红肿，热测引起疼痛，放射至颞部。

**451.** 本次就诊的主诉牙可能诊断为

 A. 右下 6 慢性牙周炎

 B. 右下 6 逆行性牙髓炎

 C. 右下 6 急性牙髓炎

 D. 右下 5 深龋

 E. 右下 5 慢性根尖周炎

**452.** 为帮助制订治疗计划，还必须做的检查是

 A. X 线片　　　　　B. 牙髓活力测验

 C. 松动度　　　　　D. 触诊

E. 以上都不正确

**453. 对主诉牙的最佳治疗方案是**

A. 塑化治疗 + 牙周系统治疗

B. 牙周系统治疗

C. 根管治疗 + 牙周系统治疗

D. 充填

E. 拔除

**(454 ~ 456 共用题干)**

某患者 2| 缺失，|3 根管治疗后树脂充填，要求修复。

**454. 可以考虑的治疗方案不包括**

A. 321| 瓷桥修复

B. 2| 种植牙

C. 2| 活动义齿

D. 21| 单端烤瓷桥

E. 2| 隐形义齿

**455. 对于患牙能否固定桥修复的决定因素，错误的是**

A. 邻牙牙周支持能力

B. 邻牙牙冠大小、形态

C. 邻牙的位置

D. 咬合关系

E. 缺牙区黏膜的厚度

**456. 如果 1| 唇向错位，错位牙做固定桥基牙的最大障碍是**

A. 倾斜度      B. 共同就位道的获得

C. 牙髓损害      D. 牙周应力集中

E. 以上都不是

**(457 ~ 458 共用题干)**

某患者自述 6| 疼痛，咬合疼痛加剧。检查：6| 根尖黏膜发红，但不肿胀，触痛，叩痛（+++），牙轻度松动，𬌗面有一深龋，探诊（-）。

**457. 该患者 6| 诊断为**

A. 急性牙髓炎

B. 急性浆液性根尖周炎

C. 化脓性根尖周脓肿

D. 急性化脓性骨膜下脓肿

E. 黏膜下脓肿

**458. 治疗方案应选择**

A. 活髓切断术      B. 根管治疗

C. 干髓术      D. 输液

E. 拔除

**(459 ~ 461 共用题干)**

患者，男性，48 岁。左下后牙食物嵌塞就诊。|5 𬌗面深龋，已穿髓，探诊（-），叩痛（-），X 线片见 |5 根尖 X 线透射区边界规则，边界骨质密度无明显增加。

**459. 根据病史及检查，诊断可能是**

A. 慢性牙髓炎      B. 慢性牙槽脓肿

C. 根尖周囊肿      D. 根尖周肉芽肿

E. 慢性牙周炎

**460. 患牙的治疗设计最合理的是**

A. 充填治疗      B. 盖髓治疗

C. 根管治疗      D. 塑化治疗

E. 根尖手术

**461. 如患牙不处理，该疾病的转归不可能是**

A. 急性根尖周炎      B. 瘘管形成

C. 根尖周囊肿      D. 致密性骨炎

E. 慢性牙周病

**(462 ~ 464 共用题干)**

患者，男性，37 岁。6| 因釉质发育不良而导致𬌗面严重磨损。检查：6| 活髓牙，𬌗面广泛缺损，无龋坏，不松动，与对𬌗牙间有约 1.0mm 的咬合间隙，邻接正常，余无特殊。

**462. 拟为该患者进行高嵌体修复，牙体制备时下述正确的是**

A. 𬌗面均匀磨去 0.5 ~ 1.0mm

B. 去除𬌗面过锐尖嵴

C. 轴壁消除倒凹

D. 龈边缘制作肩台

E. 邻面制备出足够间隙

**463. 该患者高嵌体修复时利用的主要固位方式是**

A. 环抱固位形      B. 沟固位形

C. 洞固位形      D. 钉洞固位形

E. 倒凹固位形

**464. 若该患者做高嵌体修复，钉洞固位形制备时错误的是**

A. 一般需制备 4 个钉洞固位形

B. 直径一般为 1mm

C. 深度一般为 2mm

D. 各钉洞之间应彼此平行

E. 为避免损伤牙髓，钉洞应位于𬌗面的 4 个牙尖处

**(465 ~ 468 共用题干)**

患者，女性，29 岁。右上第二磨牙残根，慢性根尖周炎。拔除腭侧根的过程中，牙根突然消失，捏鼻鼓气时拔牙窝内有气体溢出。

**465. 此时进行 X 线检查首选的方法是**

A. 通过左上第一磨牙的上颌侧位断层片

B. 头颅正位片

C. 上颌体腔片

D. 全口曲面断层片

E. 头颅侧位片

**466.** 如 X 线片显示患者为低位上颌窦，移位的牙根已进入上颌窦，但仍位于拔牙窝附近，此时最佳的处理方法为

A. 密切观察，1 周后复诊

B. 刮匙搔刮取根

C. 从穿孔处冲洗

D. 于穿孔处开窗取根

E. 上颌窦根治术

**467.** 如牙根取出后局部遗留较大的口腔上颌窦瘘，正确的处理方法为

A. 局部开放引流，Ⅱ期修复

B. 使血块充满拔牙窝

C. 填塞明胶海绵

D. 填塞碘仿纱条

E. 即刻行上颌窦瘘修补术

**468.** 关于牙根进入上颌窦引起的后果，一般不可能是

A. 右上颌窦区压痛

B. 右上颌窦积血

C. 右侧鼻腔长期流脓涕

D. 邻牙根尖周炎

E. 牙根留在上颌窦

**(469～471 共用题干)**

患者，男性，25 岁。主诉左侧后牙自发痛，夜间剧痛。检查：左下 8 前倾阻生，牙冠与左下 7 远中牙颈部形成的间隙有较多的食物嵌塞，远中冠周轻度充血，冠周袋无脓，触痛（－），X 线片见左下 7 远中牙颈部深龋。

**469.** 该患者主要诊断为

A. 左下 7 深龋

B. 左下 7 牙髓炎

C. 左下 8 冠周炎

D. 左下颌骨骨髓炎

E. 左下 7、8 牙周炎

**470.** 最恰当的应急处理为

A. 拔除左下 8

B. 左下 7 殆面开髓、开放

C. 左下 7、8 冠周及牙周用过氧化氢、生理盐水冲洗，并涂碘甘油

D. 左下 7 远中去腐，安抚治疗

E. 静脉滴注广谱抗生素

**471.** 治疗结束后，口腔可见

A. 左下 7 远中已行银汞充填的单面洞，左下 8 已被

拔除

B. 左下 7 为一个经过银汞充填的远中邻殆洞，左下 8 已被拔除

C. 左下 8 已被拔除，左下 7 为殆面、远中面两个经过银汞充填的单面洞

D. 左下 8 保留，左下 7 远中银汞充填

E. 左下 8 保留，左下 7 远中邻殆面银汞充填

**(472～474 共用题干)**

患者，女性，32 岁。右侧前牙有龋洞，遇冷、热水不适半年余，近来工作紧张，症状较前加重，热食引起疼痛，夜间时而感到隐痛，有夜磨牙习惯。

**472.** 为帮助确诊，应行的检查为

A. 视诊、探诊

B. 叩诊

C. 牙髓温度测验

D. X 线片检查

E. 以上方法均应做

**473.** 该患者最可能的诊断是

A. 牙髓充血

B. 深龋

C. 重度磨耗

D. 慢性牙髓炎

E. 急性牙髓炎

**474.** 最佳的治疗方法是

A. 根管治疗

B. 塑化治疗

C. 光敏树脂充填

D. 安抚治疗

E. 光固化复合树脂充填

**(475～478 共用题干)**

患者，男性，45 岁。上颌 6421|456 缺失，余留牙正常，行可摘局部义齿修复。

**475.** 该义齿设计时基牙应选

A. 71|37

B. 75|37

C. 85|38

D. 85|37

E. 73|37

**476.** 关于舌侧支托的说法，错误的是

A. 舌侧支托的形式不止一种

B. 舌侧支托具有不使基牙产生移位的作用

C. 舌侧支托具有较好的审美修复效果

D. 制作舌侧支托的基牙必须进行牙体预备

E. 制作舌侧支托的基牙不需要进行牙体预备

**477.** 在铸造对半卡环时错误的是

A. 有 2 个卡环臂

B. 2 个卡环臂走行方向相同

C. 此卡环可用于混合支持式义齿

D. 此卡环可用于基牙支持式义齿

E. 此卡环臂末端进入倒凹区的长度和深度同正型卡环

**478. 卡环臂进入基牙倒凹的长度为卡环臂全长的**

    A. 1/2　　　　　　　B. 1/3

    C. 1/4　　　　　　　D. 1/5

    E. 2/5

**（479～481 共用题干）**

    患者，女性，28 岁。5 天前因左上第二磨牙龋坏，直接做银汞充填。充填后自觉冷热刺激痛，无自发痛。检查：充填物完好，叩痛（－），冷测引起一过性疼痛。

**478. 该患牙出现的问题是**

    A. 牙本质过敏症　　　B. 可复性牙髓炎

    C. 急性牙髓炎　　　　D. 慢性牙髓炎

    E. 急性根尖周炎

**480. 其原因最可能为**

    A. 备洞刺激牙髓　　　B. 腐质未去净

    C. 充填时未垫底　　　D. 术前诊断错误

    E. 材料刺激牙髓

**481. 该患牙的处理首选**

    A. 脱敏治疗　　　　　B. 安抚治疗

    C. 牙髓治疗　　　　　D. 垫底后充填

    E. 更改材料充填

**（482～484 共用题干）**

    患者，女性，46 岁。左下后牙 2 个月来遇冷、热过敏，食物嵌入牙内隐有不适，近 2 天出现自发性阵发性痛，遇冷、热疼痛加剧。检查发现左下 6 𬌗面深龋，冷测（＋＋＋），穿髓孔小，探痛（＋＋＋），叩痛（±）。就诊时医生在局麻下开髓拔髓，未扩管，封 CP 药捻，当晚出现剧烈疼痛，牙松动Ⅲ度，叩痛（＋＋）。

**482. 该患牙的病变发展过程是**

    A. 牙髓充血—慢性牙髓炎—慢性牙髓炎急性发作—急性根尖周炎

    B. 牙髓充血—急性根尖周炎

    C. 急性牙髓炎—急性根尖周炎

    D. 慢性牙髓炎—急性根尖周炎

    E. 牙髓充血—急性牙髓炎—急性根尖周炎

**483. 该牙经处理后出现剧烈疼痛，最可能的原因是**

    A. 根尖周的细菌感染

    B. 药物对根尖周的化学性刺激

    C. 磨牙时的振动对根尖周的创伤

    D. 器械超出根尖孔所致

    E. 封洞太严密

**484. 出现这种术后剧痛，除客观原因外，还要考虑患者的主观因素，主要是**

    A. 患牙的牙位　　　　B. 患者的年龄

    C. 患牙的根管数目　　D. 牙冠破坏程度

    E. 患者的健康状况

**（485～486 共用题干）**

    患者，女性，48 岁。左下后牙咀嚼乏力多年，并伴有牙龈反复肿痛。检查：左下 5 深龋，牙体呈暗黄色，冷、热测均无反应，叩痛（＋），可探及宽而深的牙周袋。X 线片检查见骨吸收区围绕根尖区并向牙槽嵴顶处逐渐变窄。

**485. 最合理的临床诊断为**

    A. 根尖周炎

    B. 成人牙周炎

    C. 牙周－牙髓联合病变

    D. 慢性牙周脓肿

    E. 慢性根尖周脓肿

**486. 最合理的临床治疗顺序为**

    A. 根管治疗

    B. 牙周治疗

    C. 先清除感染坏死的牙髓组织，后清除牙周袋内的感染，再进行完善的根管充填

    D. 先清除牙周袋内的感染，后清除感染坏死的牙髓组织，再进行完善的根管充填

    E. 先清除感染坏死的牙髓组织，后进行完善的根管充填，再清除牙周袋内的感染

**（487～489 共用题干）**

    患者，男性，25 岁。因右下牙自发痛 3 天就诊，半年前右下牙开始出现冷、热刺激痛，以后常隐有不适。检查发现右下 4 远中𬌗面深龋，探之穿髓，探痛（＋＋），叩痛（±），远中牙龈乳头增生长入龋洞内。

**487. 该牙的准确诊断和最恰当的治疗方法是**

    A. 慢性牙髓炎急性发作，需做牙髓塑化治疗

    B. 急性牙髓炎，需做根管治疗

    C. 急性牙髓炎伴根尖周炎，需做根管治疗

    D. 急性牙髓炎，需做牙髓塑化治疗

    E. 慢性牙髓炎急性发作，需做根管治疗

**488. 该牙经局麻下拔髓，封甲醛甲酚棉捻 5 次仍不能痊愈，而且出现咀嚼痛越来越严重，从治疗过程中分析最可能的原因是**

    A. 封药次数过多，药物刺激性引起化学性根尖周炎

    B. 器械穿出根尖孔

    C. 牙髓未拔除干净，引起根尖周残余感染

    D. 根管内有毒力很强的细菌存在

    E. 将坏死组织推出根尖孔

**489. 对该病例若不行麻醉拔髓而用失活剂失活牙髓，根据临床情况最应注意的问题是**

    A. 掌握药物的剂量

B. 封入丁香油酚棉球减轻疼痛

C. 掌握封药时间

D. 避免药物从邻面溢出烧伤牙周组织

E. 封入失活剂后再行局部麻醉以免封药后疼痛

**(490～491 共用题干)**

患者，男性，30 岁。左下 6 咬合感觉患牙伸长，初时紧咬牙可缓解不适，昨天开始不敢咬牙，并出现自发痛，无放射痛。检查：左下 6 深龋及髓，探诊（－），叩诊（＋＋），不松动，牙龈（－），根尖压痛（＋）。

**490. 拟诊断为**

A. 急性牙髓炎

B. 急性根尖周炎

C. 急性牙龈炎

D. 提供材料不足以确诊

E. 急性牙周炎

**491. 为明确诊断，还需做一系列检查，最不必要的是**

A. X 线检查　　　　　B. 电活力测试

C. 冷、热测试　　　　D. 甲紫牙面染色

E. 外周血白细胞计数

**(492～495 共用题干)**

患者，女性，20 岁。4 个月前右下后牙遇冷、热敏感，时有咀嚼不适，3 天前突然发生自发性、阵发性疼痛，遇冷、热及夜间加剧，不能准确定位患牙。

**492. 对此疾病无帮助的检查方法是**

A. 探诊　　　　　　　B. 叩诊

C. X 线检查　　　　　D. 触诊

E. 温度测验

**493. 如果检查结果是急性牙髓炎，此时该如何止痛**

A. 口服镇痛剂　　　　B. 局麻下开髓引流

C. 针刺穴位　　　　　D. 封失活剂

E. 局麻下去除软龋，封镇痛剂

**494. 最应进行鉴别的是**

A. 急性上颌窦炎　　　B. 三叉神经痛

C. 牙周炎　　　　　　D. 根尖周炎

E. 急性中耳炎

**495. 如果临床视诊和探诊未发现有引起牙痛的牙体组织缺损，为进一步确定患牙，最好进行**

A. 叩诊＋X 线检查

B. 温度测验＋X 线检查

C. 咬诊＋X 线检查

D. 叩诊＋温度测验

E. 咬诊＋电活力测验

**(496～498 共用题干)**

患者，女性，45 岁。因"右上 7 慢性牙髓炎"就诊。

拟行根管治疗。X 线检查：患牙髓腔有散在不规则高密度影，呈圆形或椭圆形，根管细且影像模糊。

**496. 牙髓的特点不包括**

A. 由细胞、基质和细胞间液组成

B. 基质富含纤维且富有黏性

C. 缺乏丰富的侧支循环

D. 通过根尖孔与根尖周组织相连

E. 对刺激仅表现为痛觉

**497. 牙髓的功能不包括**

A. 形成牙本质　　　　B. 形成牙骨质

C. 产生痛觉　　　　　D. 提供营养

E. 防御修复

**498. 医师开髓过程中发现患牙髓室内存在髓石，与髓石形成无关的是**

A. 牙髓中神经的减少

B. 牙髓中血管的减少

C. 钙盐沉积

D. 根尖孔变窄

E. 细菌感染

**(499～503 共用题干)**

患者，女性，35 岁。因"左下后牙自发痛、夜间痛 3 天"来诊。口腔检查：左下 5 𬌗面银汞充填体，颊侧牙颈部深楔状缺损，远中探及深牙周袋，冷、热测引起剧烈疼痛，并放射至左侧面颊部。X 线片：左下 5 冠部高密度充填物影像近髓，远中牙槽骨垂直吸收至根尖 1/3 区，根尖周未见明显异常。

**499. 该患牙的诊断为**

A. 继发龋　　　　　　B. 急性牙髓炎

C. 慢性牙髓炎　　　　D. 急性根尖周炎

E. 慢性根尖周炎

**500. 细菌感染该患牙牙髓的途径不可能为**

A. 银汞充填前未去净的细菌通过牙本质小管感染

B. 口腔细菌通过楔状缺损处侵入牙髓

C. 通过引菌作用引起牙髓感染

D. 细菌经牙周袋通过根尖孔感染牙髓

E. 细菌经侧支根管侵入牙髓

**501. 对该患牙的治疗，正确的是**

A. 从楔状缺损处开髓行根管治疗

B. 磨除原充填物行安抚治疗

C. 磨除原充填物，从𬌗面开髓行根管治疗

D. 干髓术

E. 塑化治疗

**502. 根管治疗后 1 年，患牙持续咬合不适，从该患牙根管检出的细菌最可能是**

A. 普氏菌　　　　B. 消化链球菌

C. 真杆菌　　　　D. 粪肠球菌

E. 卟啉单胞菌

**503. 患牙拟行根管再治疗，可引起根尖周炎的物理因素是**

A. 根管预备时器械超出根尖孔

B. 过氧化氢溶液加压冲洗引起皮下气肿

C. 根管内放置过多酚类制剂

D. 使用大锥度器械预备根管

E. 根管预备时没有及时冷却

**(504~506 共用题干)**

患者，男性，37 岁。因"发现右下后牙牙龈有小脓疱 2 周"来诊，患者无明显不适。口腔检查：右下 6 殆面深龋洞，无探痛，叩痛（±），右下 6 近中根尖区颊侧见瘘管；右下 5 牙冠完整，变色。X 线片：右下 5 根尖区透射影边界不清，周围骨质较疏松呈云雾状，右下 6 根尖区未见明显异常，右下 8 近中阻生。

**504. 引起牙龈脓疱的病源牙是**

A. 右下 4　　　　B. 右下 5

C. 右下 6　　　　D. 右下 7

E. 右下 8

**505. 上述病源牙的诊断为**

A. 根尖周囊肿　　　B. 根尖周致密性骨炎

C. 牙周脓肿　　　　D. 根尖周肉芽肿

E. 慢性根尖周脓肿

**506. 对主诉牙的最佳治疗方法应为**

A. 保髓治疗　　　B. 干髓治疗

C. 根管治疗　　　D. 塑化治疗

E. 拔除

**(507~509 共用题干)**

患者，男性，35 岁。因"右上后牙肿痛 3 天"来诊。口腔检查：右上 6 远中颈部深龋及髓，叩痛（+++），松动Ⅲ度，牙龈红肿，触痛，有波动感。右面颊部轻度水肿，体温38℃。

**507. 诊断最有可能是**

A. 慢性根尖周脓肿　　B. 急性牙槽脓肿

C. 急性蜂窝织炎　　　D. 急性化脓性牙髓炎

E. 急性颌骨骨髓炎

**508. 首次就诊最佳的处理方法是**

A. 开髓开放、切开引流、消炎镇痛

B. 开髓开放、切开引流

C. 拔牙、消炎镇痛

D. 开髓开放、消炎镇痛

E. 切开引流、消炎镇痛

**509. 关于急性根尖周炎的应急处理，叙述错误的是**

A. 局部麻醉下开通髓腔，穿通根尖孔，建立引流通道

B. 局部浸润麻醉要避开肿胀部位

C. 通常髓腔开放和切开排脓可同时进行

D. 切开排脓越早越好

E. 切开排脓的时机是在急性炎症的第 4~5 天，局部有较为明确的波动感

**(510~512 共用题干)**

患儿，男性，8 岁。因"1 小时前滑冰时不慎撞伤上前牙"来诊。口腔检查：右上 1 近中切角缺损，断面中心有一小红点，直径约 0.5mm，探诊敏感，伴少量渗血。X 线片未见折裂及牙槽骨骨折，患牙根尖孔未发育完全。

**510. 首选的治疗方案是**

A. 直接盖髓术　　　B. 间接盖髓术

C. 根管治疗术　　　D. 根尖诱导成形术

E. 活髓切断术

**511. 操作中最佳的盖髓材料是**

A. 氧化锌-丁香油糊剂

B. 氢氧化钙糊剂

C. 糖皮质激素

D. 复方盐酸阿替卡因（碧兰麻）糊剂

E. 碘仿糊剂

**512. 关于活髓保存，叙述错误的是**

A. 牙髓切断术是过渡性方法，待根尖发育完成后宜行根管治疗

B. 直接盖髓失败的年轻恒牙可改行活髓切断术

C. 外伤露髓范围较小的患牙可行直接盖髓术

D. 龋源性露髓的乳牙首选直接盖髓术

E. 牙髓钙化和内吸收是活髓保存治疗常见的并发症

**(513~515 共用题干)**

患儿，女性，9 岁。因"左上前牙坏牙"来诊。口腔检查：左上 1 近中牙颈部深龋，探诊（-），叩诊（-）。X 线片：深龋近髓，左上 1 牙根未完全发育。患牙治疗时发生意外穿髓，穿髓孔直径小于 0.5mm。

**513. 该患牙最合适的治疗方法是**

A. 直接盖髓术　　　B. 间接盖髓术

C. 牙髓切断术　　　D. 根尖诱导成形术

E. 根尖屏障术

**514. 影响患牙治疗方案的主要因素为**

A. 牙髓暴露范围　　B. 牙髓暴露位置

C. 牙髓暴露时间　　D. 牙髓暴露类型

E. 全身因素

**515. 与牙髓切断术的预后无关的因素是**

A. 患者年龄　　　　B. 盖髓剂

C. 血凝块　　　　　D. 修复体微渗漏

E. 根尖周炎症

**（516～517 共用题干）**

患者，男性，50 岁。主诉于外院充填治疗后咬合时左下后牙疼痛 2 天。检查见：左上 6 铸造全冠修复，左下 6 远中邻面银汞充填，充填体完好，边缘密合，咬合纸检查未见高点，叩痛（－），牙龈（－）。

**516. 若温度刺激反应同正常牙，则正确的治疗措施为**

A. 左下 6 根管治疗

B. 拔除左下 6

C. 左下 6 更换复合树脂充填

D. 左下 6 去除原充填物，安抚 2 周后复合树脂充填

E. 左下 6 铸造冠修复

**517. 若温度刺激反应一过性敏感，则正确的治疗措施为**

A. 左下 6 根管治疗

B. 拔除左下 6

C. 左下 6 更换复合树脂充填

D. 左下 6 去除原充填物，安抚 2 周后复合树脂充填

E. 左下 6 铸造冠修复

**（518～519 共用题干）**

患者，女性，30 岁。因"左上后牙龋洞一次性充填治疗后 6 个月，出现冷、热刺激痛及夜间痛 2 天"就诊。口腔检查：左上第一磨牙颌面银汞充填物完整，叩诊（－），冷刺激（＋）。

**518. 患牙最可能的诊断是**

A. 继发龋　　　　　B. 可复性牙髓炎

C. 急性牙髓炎　　　D. 慢性牙髓炎

E. 根尖周炎

**519. 患牙的首次治疗方法是**

A. 调殆观察　　　　B. 更换充填材料

C. 开髓开放　　　　D. 安抚治疗

E. 给予消炎镇痛药

**（520～522 共用题干）**

患者，男性，30 岁。因"右下后牙自发性疼痛 3 天，冷、热刺激疼痛加剧"来诊。口腔检查：左下第三磨牙近中斜位阻生，冠周稍红，左下第二磨牙远中颈部探及龋洞，探诊（＋＋），叩痛（＋）。

**520. 引起疼痛的原因为**

A. 急性冠周炎　　　B. 慢性牙髓炎急性发作

C. 急性根尖周炎　　D. 可复性牙髓炎

E. 慢性牙髓炎

**521. 对此患者最合适的应急处理为**

A. 3% 过氧化氢溶液冲洗冠周、上药

B. 服用消炎镇痛药

C. 左下第二磨牙开髓引流

D. 拔除左下第三磨牙

E. 针刺镇痛

**522. 疼痛缓解后，下一步的治疗是**

A. 左下第二磨牙干髓术，左下第三磨牙拔除

B. 左下第二磨牙干髓术充填，保留左下第三磨牙

C. 左下第三磨牙拔除，左下第二磨牙直接盖髓术

D. 左下第三磨牙拔除

E. 左下第二磨牙根管治疗，左下第三磨牙拔除

**（523～526 共用题干）**

患者，男性，32 岁。因"左上后牙冷、热刺激痛 6 个月"来诊。患者左上后牙有食物嵌塞史近 2 年，出现冷、热刺激痛 6 个月，偶有咬合不适感，曾出现自发性隐痛，自服消炎镇痛药后症状消失。口腔检查：左上 6 远中面深龋，探诊（＋），叩痛（＋），松动（－），冷、热刺激反应与对照牙相比呈延迟性疼痛。

**523. 该患者最可能的诊断是**

A. 急性牙髓炎　　　B. 慢性牙髓炎

C. 牙髓坏死　　　　D. 急性根尖周炎

E. 慢性根尖周炎

**524. 拟对该患者行根管治疗，根管预备应遵循的原则是**

A. 主尖锉应较初尖锉大 1～2 号

B. 遵循根管原有的解剖形态

C. 根尖处形成根充挡

D. 每使用 3 支根管锉后应进行冲洗

E. 使用 3 号和 4 号 G 钻进行冠部预敞

**525. 关于根管成形的目的，叙述错误的是**

A. 清除根管内感染物质

B. 便于根管充填

C. 便于根管冲洗

D. 去除根管壁玷污层

E. 建立经根管的引流通路

**526. 关于根管预备技术，叙述正确的是**

A. 镍钛机动根管预备不需要建立根管通路

B. 手动预备首选逐步后退法，形成 2% 的适宜锥度

C. 手动预备与超声预备结合，获得良好成形

D. 镍钛机动预备器械均采用冠根向深入式预备

E. 避免过度使用器械，防止器械分离

**（527～528 共用题干）**

患者，男性，43 岁。因"右上前牙慢性根尖周炎"来诊。口腔检查：右上 1 近中有较大面积树脂充填物，牙冠呈黄褐色，叩痛（－），冷、热刺激无反应。X 线片：患牙充填物近髓角，根尖区见透射影，边界不清楚，根

管影细且模糊。拟进行根管治疗。

**527. 具有钙螯合作用的根管冲洗药物为**

A. 2%氯胺－T溶液

B. 15%依地酸钙钠溶液

C. 2%次氯酸钠溶液

D. 3%过氧化氢溶液

E. 0.9%氯化钠溶液

**528. 根管预备中采用2%氯己定溶液冲洗根管，原因是**

A. 溶解根管壁牙本质　　B. 产生新生氧

C. 发泡作用　　　　　　D. 溶解坏死组织

E. 有效杀灭根管内残留细菌

**（529～531 共用题干）**

患者，女性，34岁。因"右下后牙颊侧牙龈反复出现脓肿1年"来诊。口腔检查：右下6近中邻面树脂充填物，边缘有腐质，探诊（－），松动（－），颊侧牙龈见窦道口，挤压时有少量脓液流出。X线片：右下6充填物近髓，根尖周阴影边界不清。

**529. 主诉牙诊断为**

A. 急性牙髓炎　　　　　B. 慢性牙髓炎急性发作

C. 慢性根尖周炎　　　　D. 牙本质过敏症

E. 急性根尖周炎

**530. 对患牙行根管预备和氢氧化钙封药后，颊侧牙龈窦道愈合，拟行根管充填，选择牙胶尖及氧化锌－丁香油糊剂作为充填材料。对于根管充填材料的要求，错误的是**

A. 颗粒细，易调和

B. 具有黏性，密封性好

C. 具有可伸缩性

D. 不引起根尖周组织的免疫反应

E. X线阻射

**531. 根管充填时，充填的终止点应位于**

A. 解剖性根尖孔

B. 生理性根尖孔

C. 距根尖孔2mm内

D. X线片所示的根尖位置

E. 根尖分歧

**（532～534 共用题干）**

患者，男性，25岁。因"左上3慢性根尖周脓肿，行根管充填2天，肿痛"来诊。口腔检查：唇侧黏膜红肿。X线片：左上3根尖周骨质破坏区内有大量超填物。

**532. 该牙宜采用的治疗方案是**

A. 切开排脓

B. 即刻重新根管治疗

C. 抗炎处理后行根尖手术

D. 抗炎处理后重新根管治疗

E. 拔除患牙

**533. 根尖倒预备完成后，进行根尖倒充填，最佳的倒充填材料为**

A. 玻璃离子水门汀

B. 银汞合金

C. 三氧化矿物盐聚合物（MTA）

D. 复合树脂

E. 氧化锌－丁香油糊剂

**534. 根尖外科手术预后的影响因素不包括**

A. 切口设计　　　　　　B. 倒充填材料的类型

C. 倒预备深度　　　　　D. 患者性别

E. 根尖切除角度

**（535～537 共用题干）**

患者，男性，41岁。因"左下后牙在外院完成治疗后不适数月"来诊。口腔检查：左下7殆面充填体，叩诊不适。X线片：近中根管上1/3高密度影，较直，可见螺纹状影。初步诊断为器械分离。

**535. 不属于器械分离取出方法的是**

A. 形成旁路　　　　　　B. 拔除患牙

C. 超声取出　　　　　　D. H锉取出

E. 套管取出

**536. 容易造成器械分离的是**

A. 去尽牙本质悬突

B. 开髓孔过大

C. 1～2型根管

D. 使用镍钛器械

E. 建立进入根管的直线通路

**537. 若该器械分离于根尖部，距下牙槽神经管2～3mm，已形成旁路，下列处理错误的是**

A. 大量次氯酸钠和0.9%氯化钠交替冲洗

B. 使用乙二胺四乙酸（EDTA）

C. 小号锉预弯进入

D. 分离的器械一定要取出，否则会对患牙疗效造成影响

E. 加强根管消毒后行完善的根管充填

**（538～540 共用题干）**

患者，女性，37岁。根管治疗1年后复查。口腔检查：右下5殆面充填体完全脱落，叩诊不适，冷、热刺激不敏感，牙龈无红肿。X线片：根管内高密度充填影，根尖周阴影无缩小。

**538. 关于常规根管治疗后疾病的治疗，叙述错误的是**

A. 追踪观察，对病情进行评估

B. 进行根管再治疗

C. 根尖外科手术治疗

D. 全冠修复

E. 拔牙

539. 若根管治疗后出现新的根尖周透射影或根尖周影扩大，应注意以下鉴别诊断，除外

A. 感染根管引起的慢性根尖周炎

B. 根尖外感染

C. 根尖周真性囊肿

D. 异物反应

E. 根尖周瘢痕

540. 再治疗的根管充填致密，充填材料与根管壁间无缝隙，可采用以下方法处理牙胶，除外

A. 溶剂软化牙胶

B. 加热软化牙胶

C. 采用特殊溶剂如 Endosolv – R 配合超声波清除

D. 手用器械去除

E. 机用器械去除

**(541～543 共用题干)**

患者，男性，40 岁。因"左上后牙咬合不适 1 个月，冷、热刺激痛 3 天，伴左侧头痛"来诊。口腔检查：左上后牙无明显龋损，左上 7 𬌗面见近远中向隐裂纹，叩诊不适，冷测试明显疼痛，去除刺激，疼痛不能缓解，松动（－）。X 线片未见明显异常。

541. 该患者的初步诊断为

A. 牙隐裂，牙髓炎    B. 牙本质过敏症

C. 根尖周炎    D. 牙周创伤

E. 牙隐裂，可复性牙髓炎

542. 首选的治疗方案是

A. 拔除

B. 脱敏治疗

C. 全冠修复

D. 根管治疗后全冠修复

E. 充填治疗

543. 患牙完成治疗前，为防止牙纵裂，常采用保护患牙的措施，除外

A. 嘱勿用患侧咬硬物

B. 患牙调低咬合

C. 临时冠修复患牙

D. 患牙粘接带环

E. 咬合垫

**(544～546 共用题干)**

患者，男性，28 岁。3 周前因外伤致上前牙折断，已在外院行根管治疗，现为进一步治疗就诊。口腔检查：右上 1 牙冠横折，断面位于龈上 2mm，根管口暂封，叩

痛（－），松动（－），牙龈及咬合正常。

544. 为进一步治疗，还需要做的检查是

A. 探诊

B. 松动度检查

C. 牙髓活力冷、热测试

D. 拍摄根尖 X 线片，观察根管治疗情况

E. 牙髓活力电测试

545. 牙外伤伴牙周膜挤压伤者，根管治疗后进行桩冠修复的最短时间为

A. 3 天          B. 1 周

C. 2 周          D. 3 周

E. 1 个月

546. 关于根管桩进入根管的长度和直径，叙述错误的是

A. 桩的长度不应超过牙根长度的 3/4

B. 根尖方需要保留 5mm 的牙胶材料，桩与剩余牙胶之间不能有空隙

C. 桩位于牙槽嵴内的长度在 4mm 以上

D. 磨牙的桩，从髓室底开始，长度不宜超过 7mm

E. 桩越粗的牙齿越不容易折断

**(547～549 共用题干)**

患者，女性，56 岁。右下后牙阵发性、自发性痛 3 天，刺激引起或加剧疼痛，昨夜疼痛加剧，不能入睡，放射至右侧头面部。患者自觉牙齿松动数年，1 个月前曾有类似发作，服止痛片后缓解，未做其他治疗。

547. 临床检查最可能发现的是

A. 右下后牙深及牙髓的龋洞

B. 热刺激引起疼痛，冷刺激疼痛缓解

C. 叩痛（＋＋＋）

D. 探及深牙周袋

E. X 线片根尖周透射影区

548. 检查见患牙Ⅱ度松动，最可能的治疗方案应为

A. 干髓治疗       B. 牙周治疗

C. 拔除患牙       D. 牙髓失活

E. 根管治疗＋牙周治疗

549. 应做鉴别的疾病不包括

A. 急性根尖周炎      B. 急性上颌窦炎

C. 下颌骨髓炎       D. 三叉神经痛

E. 牙龈乳头炎

**(550～552 共用题干)**

某慢性牙周炎患者，3 天来左侧后牙剧烈阵发痛，夜痛不能眠，手持冷水瓶就诊。患者不能指明患牙位置，检查发现左侧后牙无龋坏，左上 6 Ⅰ度松动，叩痛（＋），颊侧近中牙周袋 7mm，X 线片见左上 6 近中牙槽骨已吸收达根尖 1/3 处。

**550. 为了确诊，最主要的检查应为**

A. 牙周袋探诊　　　B. 电活力测验

C. 冷测验　　　　　D. 麻醉试验

E. 热测验

**551. 最可能的诊断为**

A. 牙周脓肿

B. 急性化脓性牙髓炎

C. 慢性溃疡性牙髓炎

D. 逆行性牙髓炎

E. 急性根尖周脓肿

**552. 目前最有效的处理方法是**

A. 全身使用消炎止痛药

B. 针刺止痛

C. 拔除患牙

D. 开髓

E. 开髓引流，牙周袋引流，放置止痛剂

**（553～555 共用题干）**

患者，男性，66 岁。发现右下后牙牙龈有红色小包 3 周，平时无明显不适。检查：右下第二前磨牙殆面龋深及髓，牙髓无活力，叩痛（−）。X 线片：右下 5 根尖 X 线透射区不规则，边界模糊。

**553. 主诉牙应是**

A. 右下第一前磨牙　　B. 右下第二前磨牙

C. 右下第一磨牙　　　D. 右下第二磨牙

E. 右下第三磨牙

**554. 主诉牙的诊断为**

A. 慢性牙髓炎　　　B. 慢性牙槽脓肿

C. 根尖周囊肿　　　D. 根尖周肉芽肿

E. 慢性牙周炎

**555. 治疗方案应为**

A. 充填治疗　　　B. 盖髓治疗

C. 根管治疗　　　D. 塑化治疗

E. 根尖手术

**（556～560 共用题干）**

患者，女性，16 岁。右下后牙进食时疼痛并伴有出血 2 月余。检查：右下 6 残冠，红色的肉芽组织充满整个龋洞并达咬合面，探诊出血，温度测试引起持续性疼痛，叩痛（±），无松动；右下 7 远中龋损，探诊有酸软感；右下 8 低位阻生，龈瓣中度充血。X 线片示右下 6 髓底完整。

**556. 主诉牙的牙位及初步诊断为**

A. 右下第一磨牙牙髓息肉

B. 右下第二磨牙深龋

C. 右下第三磨牙冠周炎

D. 右下第一磨牙牙龈息肉

E. 右下第一磨牙牙周膜息肉

**557. 对主诉牙适当的初步处理为**

A. 拔除患牙

B. 调整咬合

C. 局麻下去除冠髓，封三聚甲醛

D. 服用消炎药及止痛药

E. 局麻下拔髓后开放

**558. 若要对患牙进行根管治疗，治疗结束后最好进行**

A. 树脂充填　　　B. 全冠修复

C. 玻璃离子充填　　D. 桩核冠修复

E. 拔除患牙

**559. 若 X 线片显示右下 6 髓底穿孔，则可能的诊断是**

A. 急性牙髓炎　　　B. 牙周膜息肉

C. 慢性溃疡性牙髓炎　　D. 慢性牙周炎

E. 逆行性牙髓炎

**560. 关于牙髓息肉的鉴别诊断，错误的是**

A. 牙髓息肉需与牙龈息肉和牙周膜息肉鉴别

B. 先通过 X 线片观察患牙根分叉区髓室底影像的连续性

C. 用探针探查息肉的蒂部以判断息肉来源

D. 当怀疑为牙龈息肉时，可自蒂部将息肉切除，根据出血点部位来鉴别

E. 对牙周膜息肉和牙髓息肉鉴别时，无须探查髓室底的完整性

**（561～563 共用题干）**

患者，男性，25 岁。左下后牙反复咬合痛 1 个月。检查：左下 6 牙冠变色，冷、热测无反应，牙髓电活力测验提示为死髓牙，X 线片显示根尖周阴影。

**561. 主诉牙应诊断为**

A. 慢性根尖周炎　　　B. 慢性牙髓炎

C. 急性牙周脓肿　　　D. 牙髓钙化

E. 急性牙髓炎

**562. 正确的治疗方案是**

A. 全身用强效抗生素治疗

B. 根管治疗

C. 开放引流

D. 甲醛甲酚牙髓切断术

E. 根尖刮治术

**563. 下列关于慢性根尖周炎的 X 线影像，错误的是**

A. X 线片均提示骨质破坏

B. 根尖周肉芽肿通常表现为根尖部圆形透射影，范围较小，边界清晰，周围骨质正常或较致密

C. 根尖区透射影边界不清，形状也不规则，周围骨

质疏松呈云雾状，多提示为根尖周脓肿

D. 根尖区见较大的圆形透影区，边界清晰，并有一圈由致密骨组成的阻射白线围绕，考虑为根尖周囊肿

E. 根尖部骨质呈局限的致密阻射影像，周围骨质疏松呈云雾状，提示为根尖周致密性骨炎

**(564~567 共用题干)**

患儿，男性，14 岁。突然出现左下后牙咬物痛，无明显诱因自发肿痛 1 天，夜间加剧。检查：恒牙列，牙齿排列整齐，口腔卫生良好，左下 5 未见明显龋坏及缺损，叩痛（＋＋），Ⅰ度松动，对应根尖区黏膜肿胀，触痛明显。

**564. 患牙拟诊为**

A. 急性牙髓炎　　　　B. 急性根尖周炎

C. 急性牙周脓肿　　　D. 急性牙龈炎

E. 急性颌骨骨髓炎

**565. 最有可能引起疼痛的病因是**

A. 隐匿龋　　　　　　B. 牙隐裂

C. 颌骨囊肿急性感染　D. 畸形中央尖

E. 成釉细胞瘤合并感染

**566. 最恰当的应急处理是**

A. 拔除左下 5

B. 静脉滴注广谱抗生素

C. 左下 5 开髓封失活剂

D. 左下 5 开髓引流，开放，根尖部牙龈切开排脓

E. 左下 5 开髓通根，封药安抚治疗

**567. 应急处理后最佳的后续治疗方案是**

A. 根尖诱导成形术后完成 RCT

B. 直接完成 RCT

C. 龈上洁治，龈下刮治

D. 拔除患牙

E. 继续口服抗生素

**(568~569 共用题干)**

患者，女性，56 岁。2 周前发现右下后牙牙龈有小疱。平时无明显不适，未行任何治疗。检查：右下第二磨牙残冠，探诊（－），叩诊（＋），松动Ⅰ度；右下第一磨牙远中面龋损，探诊敏感，叩诊（±），其远中根尖部牙龈瘘管；右下第三磨牙近中阻生并探及龋损，叩诊（±），牙龈红肿。X 线片示右下第二磨牙根尖不规则透射区，边界模糊。患者有 10 年糖尿病病史，平时服药血糖控制良好。

**568. 主诉牙应是**

A. 右下第一磨牙　　　B. 右下第二磨牙

C. 右下第三磨牙　　　D. 右下第一前磨牙

E. 右下第二前磨牙

**569. 主诉牙的治疗方案应为**

A. 保髓治疗

B. 拔除患牙后使用强效抗生素

C. 干髓治疗

D. 预防性使用抗生素后根管治疗

E. 根尖手术后使用强效抗生素

**(570~571 共用题干)**

患者，男性，40 岁。检查见右上 6 𬌗面深龋，颊侧近中探及深达根尖的牙周袋，探之溢脓，叩诊（－），松动Ⅰ度，X 线片示牙槽骨高度基本正常，根尖区阴影。

**570. 考虑引起病变的原因可能为**

A. 牙周脓肿　　　　　B. 牙龈脓肿

C. 咬合创伤　　　　　D. 慢性根尖周炎

E. 牙周－牙髓联合病变

**571. 最适宜的治疗为**

A. 根管治疗

B. 牙周系统治疗

C. 先做根管治疗，再做牙周系统治疗

D. 干髓治疗和牙周系统治疗

E. 直接进行牙周和根尖手术

**(572~573 共用题干)**

患儿，女性，3 岁。发现上颌乳中切牙唇侧牙龈反复脓肿 2 周，无疼痛，3 个月前曾有外伤史。检查：右上乳中切牙完整，变色，唇侧牙龈脓肿，X 线片显示上颌乳中切牙根尖周阴影，上颌中切牙牙囊完整。

**572. 最可能的临床诊断是**

A. 右上乳中切牙慢性根尖周炎

B. 右上乳中切牙牙震荡

C. 右上乳中切牙急性根尖周脓肿

D. 右上乳中切牙牙周脓肿

E. 右上乳中切牙牙髓变性

**573. 最佳的治疗方法是**

A. 排脓，观察

B. 排脓，给予抗生素

C. 排脓，右上乳中切牙牙髓切断术

D. 排脓，右上乳中切牙根管治疗

E. 拔除右上乳中切牙后间隙保持

**(574~576 共用题干)**

患者，男性，40 岁。右上后牙自发痛、放射痛 2 天，进食冷热时加剧。近一年来，患牙咬物不适，进食时患牙咬到某个位置会出现隐痛，进食冷热痛。检查：右上 6 无明显牙体缺损，咬合面疑有近远中方向越过边缘嵴的细裂纹，颊尖高陡，松动（－），叩痛（±）。

**574.** 为明确诊断要做的重要检查是

    A. 染色　　　　　　　B. 温度测试

    C. 咬合关系检查　　　D. 电活力测试

    E. X 线检查

**575.** 最可能的诊断是

    A. 可复性牙髓炎

    B. 急性牙髓炎

    C. 慢性牙髓炎急性发作

    D. 急性根尖周炎

    E. 慢性根尖周炎

**576.** 治疗方案为

    A. 充填 + 调𬌗

    B. 盖髓术 + 调𬌗 + 全冠修复

    C. 根尖手术 + 全冠修复

    D. 根管治疗 + 调𬌗

    E. 根管治疗 + 调𬌗 + 全冠修复

**(577 ~ 579 共用题干)**

    某患者下颌第一恒磨牙咬合不适 1 周，感患牙伸长，初时紧咬牙可缓解不适，昨日开始不敢咬牙并出现自发痛，无放射痛。检查下颌第一磨牙远中𬌗面深龋及髓，探诊（－），可疑叩痛，松动（－），牙龈（－），根尖区压痛（＋）。

**577.** 该牙最可能的诊断为

    A. 急性牙髓炎　　　B. 急性根尖周炎

    C. 急性牙周炎　　　D. 慢性根尖周炎

    E. 材料不足，无法做出诊断

**578.** 为明确诊断，以下最有意义的检查是

    A. 根尖 X 线片检查　　B. 冷、热测

    C. 电活力测试　　　　　D. 牙周袋探诊

    E. 外周血白细胞计数

**579.** 应急处理首选

    A. 服用抗炎镇痛药

    B. 根尖区牙龈切开引流

    C. 针刺止痛，并用氢氧化钙直接盖髓

    D. 去腐、开髓，置氧化锌 - 丁香油棉球安抚镇痛

    E. 去除病髓后开放引流

**(580 ~ 582 共用题干)**

    患者，男性，45 岁。右下后牙咬物不适伴冷热刺激痛 1 年，加重 2 天，出现夜间痛，影响睡眠，并向半侧头部放射，且疼痛无法定位。检查右侧上、下颌第一磨牙𬌗面均有大面积龋洞，叩诊（－），松动（－），牙龈正常。

**580.** 根据患者的病情，患牙最可能诊断为

    A. 急性牙髓炎　　　B. 急性根尖周炎

    C. 三叉神经痛　　　D. 急性冠周炎

    E. 慢性牙髓炎急性发作

**581.** 为明确诊断应进行的检查是

    A. 牙周探诊　　　　B. 叩诊

    C. 温度测试　　　　D. 咬诊

    E. 触诊

**582.** 对患牙适当的应急处理为

    A. 拔牙　　　　　　B. 开髓引流

    C. 消炎止痛　　　　D. 降低咬合

    E. 安抚治疗

**(583 ~ 585 共用题干)**

    患者，男性，56 岁。左下后牙自发性搏动疼痛 4 天，口含冰块可暂时缓解。检查：左下 7 远中可探及龋洞，叩诊不适，探诊敏感，龈缘红肿，探诊出血；左下 8 近中低位阻生，远中龈瓣形成盲袋，龈瓣红肿，食物嵌塞。X 线片显示左下 7 远中龋坏，左下 8 近中低位阻生，无明显龋坏。

**583.** 对诊断有重要意义的选择性检查是

    A. 牙髓活力电测试

    B. 牙髓活力温度测试

    C. 试验性备洞

    D. 选择性麻醉

    E. 咬诊

**584.** 主诉牙位及初步诊断为

    A. 左下第二磨牙，急性牙髓炎浆液期

    B. 左下第三磨牙，急性冠周炎

    C. 左下第二磨牙，急性根尖周脓肿

    D. 左下第二磨牙，急性牙髓炎化脓期

    E. 左下第三磨牙，急性牙髓炎化脓期

**585.** 此时能最大程度地缓解疼痛的应急处理为

    A. 黏膜切开引流　　B. 开髓引流

    C. 拔牙　　　　　　D. 冠周冲洗

    E. 面部冷敷，服用抗生素及止痛药

**(586 ~ 588 共用题干)**

    患者，女性，60 岁。左下后牙自发性疼痛 1 周，夜间因疼痛无法入睡 3 天，自服消炎药症状无明显好转。检查：左下 5 咬合面银汞充填物，边缘未探及龋损，龈缘稍有红肿，X 线检查示左下 5 已行根管治疗，但根充不完善，根尖组织未发现明显异常。去除根充物探查根管有痛感。

**586.** 主诉牙初步诊断为

    A. 急性牙髓炎

    B. 急性根尖周炎

    C. 慢性牙髓炎急性发作

D. 残髓炎

E. 慢性根尖周炎急性发作

**587. 以下最有诊断价值的是**

A. 温度测试　　　　B. 电活力测试

C. 根管内有探痛　　D. X 线检查

E. 叩痛

**588. 针对主诉牙的合适处理为**

A. 降低咬合

B. 去除充填物重新行完善根管治疗

C. 服用抗生素及止痛药

D. 拔除患牙

E. 根尖手术

**(589～590 共用题干)**

患儿，男性，9 岁。右下后牙肿痛。检查：右下第二乳磨牙牙冠大部分破坏，龋洞较深，叩诊（＋），松动Ⅱ度。颊侧牙龈处有 0.5mm×0.5mm 脓肿。X 线片示：牙根吸收 1/3，根分歧有低密度影。右下第二前磨牙牙根形成 2/3。

**589. 本病例的诊断是**

A. 慢性根尖周炎急性发作

B. 根尖周脓肿

C. 牙根吸收

D. 深龋

E. 慢性牙髓炎急性发作

**590. 若治疗后，右下第二乳磨牙仍松动，且 X 线发现右下第二前磨牙牙胚牙囊骨壁有破坏。应做的处理是**

A. 开放，定期换药

B. 完善根管治疗

C. 拔除右下第二乳磨牙，做功能矫治器

D. 拔除右下第二乳磨牙，不需要做保持器

E. 拔除右下第二乳磨牙，做保持器

**(591～593 共用题干)**

患儿，女性，8 岁半。诉左上后牙冷热刺激痛 1 周。左上第二乳磨牙近中邻𬌗面深龋洞，叩诊无异常，不松动，牙龈正常；左上第一乳磨牙大面积龋坏探及髓腔，牙根有瘘管。X 线片示左上第一乳磨牙根分歧大面积病变；左上第一前磨牙胚牙根形成 2/3，牙囊不完整，其上方骨板消失；左上第二乳磨牙未见根尖病变。

**591. 若去腐未净露髓，则诊断和治疗手段为**

A. 深龋，活髓切断术

B. 深龋，间接盖髓术

C. 慢性牙髓炎，根管治疗

D. 慢性牙髓炎急性发作，活髓切断术

E. 慢性牙髓炎，直接盖髓术

**592. 可用于左上第二乳磨牙根管充填的药物是**

A. 氢氧化钙

B. Vitapex 糊剂

C. 氧化锌－丁香油糊剂和牙胶

D. 聚羧酸锌水门汀

E. 牙胶

**593. 左上第一乳磨牙应进行的治疗是**

A. 根管治疗

B. 干髓治疗

C. 拔除，观察间隙

D. 无症状，不做处理

E. 拔除，做丝圈保持器

**(594～596 共用题干)**

患儿，女性，10 岁。右下后牙咬合不适数月。口内检查：45 牙体未见龋洞，颊侧牙龈瘘管，𬌗面可见靶样折断痕迹，无探痛，叩痛（＋），无明显松动，X 线片显示 45 根尖呈喇叭口状，根尖周大面积透射影。

**594. 45 可诊断为**

A. 急性牙髓炎　　　B. 急性牙周脓肿

C. 牙髓坏死　　　　D. 急性根尖周炎

E. 慢性根尖周炎

**595. 导致 45 出现该症状的原因为**

A. 咬合创伤　　　　B. 畸形中央尖折断

C. 畸形舌侧尖折断　D. 牙外伤

E. 牙隐裂

**596. 45 的治疗方法为**

A. 直接盖髓术　　　B. 牙髓切断术

C. 根管治疗术　　　D. 根尖诱导成形术

E. 拔除

**(597～600 共用题干)**

患儿，女性，9 岁。左下后牙牙龈脓肿 2 周。检查可见 74 𬌗面中龋，松动Ⅱ度，颊侧牙龈脓肿。

**597. 为帮助诊断，该患儿应进行的辅助检查是**

A. 根尖片　　　　　B. 头颅定位侧位片

C. 牙髓状态检测　　D. 龋活跃性检测

E. 口内照片

**598. 若检查发现 74 牙根完全吸收，34 𬌗面可见中央尖，牙根发育 2/3，根尖周低密度影像，最可能的诊断为**

A. 74 根尖周炎　　　B. 74 牙髓炎

C. 74 中龋　　　　　D. 牙龈炎

E. 34 根尖周炎

**599. 根据第 2 问的检查，74 的治疗计划为**

A. 充填术

B. 间接盖髓术

C. 乳牙根管药物治疗术

D. 活髓切断术

E. 拔除

**600. 根据第 2 问的检查，34 的治疗计划为**

A. 根尖诱导成形术　　B. 间接盖髓术

C. 根管治疗术　　　　D. 充填术

E. 拔除

**四、案例分析题：** 每道案例分析题有 3～12 问。每问的备选答案至少 6 个，最多 12 个，正确答案及错误答案的个数不定。考生每选对一个正确答案给 1 个得分点，选错一个扣 1 个得分点，直至扣至本问得分为 0，即不含得负分。案例分析题的答题过程是不可逆的，即进入下一问后不能再返回修改所有前面的答案。

**(601～605 共用题干)**

患儿，男性，12 岁。左下后牙咬合不适 1 月余，咬合痛和自发痛 2 天。口腔检查：左下 6 牙冠变色，远中殆面见充填物，左下 5 殆面见畸形中央尖折断痕迹。

**601. 根据上述描述，可能的诊断是**

A. 左下 6 深龋　　　　B. 左下 5 畸形中央尖

C. 左下 6 继发龋　　　D. 左下 6 牙髓炎

E. 左下 6 根尖周炎　　F. 左下 5 牙髓炎

G. 左下 5 根尖周炎

**602. 为明确诊断，应进行的检查有**

A. 牙髓活力温度测试

B. 牙髓活力电测试

C. 叩诊

D. 咬诊

E. X 线检查

F. 染色法

G. 备洞试验

**603. 为明确诊断，X 线检查要着重观察的内容有**

A. 左下 5 根尖区是否存在阴影

B. 左下 6 根尖区是否存在阴影

C. 左下 7 根尖区是否存在阴影

D. 左下 5 根尖发育程度

E. 左下 7 根尖发育程度

F. 左下 6 是否做过完善根管治疗

**604. 提示　X 线片示左下第一磨牙已行完善的根管治疗，根尖区未见明显异常，左下 5 根尖周透射影。此时正确的处理是**

A. 左下 6 去除充填物，重新充填

B. 左下 6 行根管再治疗

C. 左下 5 调殆

D. 左下 5 开髓

E. 左下 7 局部冲洗上药

F. 左下 5 根尖手术

**605. 提示　X 线片示左下 5 根尖孔未闭合。针对该患牙可考虑的治疗方案有**

A. 根管治疗术　　　　B. 根尖诱导成形术

C. 牙髓血运重建术　　D. 根尖外科手术

E. 根尖屏障术　　　　F. 干髓术

G. 塑化治疗

**(606～611 共用题干)**

患者，女性，40 岁。上前牙牙龈反复出现脓疱 2 年。自述上前牙于多年前行根管治疗，近 2 年牙龈反复长脓包，伴有牙龈肿痛。检查：22 见全冠修复体，边缘密合，叩痛（±），无松动，牙周探诊正常。23 牙冠变色，切端中度磨损，叩痛（±），无松动，牙周探诊正常，温度和电活力测验均无反应。22、23 间近根尖部唇侧黏膜见一窦道口。

**606. 为确诊窦道的病源牙，首先考虑的影像学检查是**

A. 全景片　　　　　　B. 咬翼片

C. 咬合片　　　　　　D. 偏位投照根尖片

E. 诊断丝根尖片　　　F. 锥形束 CT

**607. 影像学检查示 22 桩核冠修复体，根管恰填，根尖部见圆形透射影，10mm×15mm，边界清晰，可见致密白线环绕。23 根管影像模糊，根尖周未见明显透射影。最可能的诊断是**

A. 22 慢性根尖周脓肿，23 慢性牙髓炎

B. 22 慢性根尖周脓肿，23 牙髓坏死

C. 22 根尖周囊肿，23 慢性牙髓炎

D. 22 根尖周囊肿，23 牙髓坏死

E. 22 根尖周肉芽肿，23 慢性牙髓炎

F. 22 根尖周肉芽肿，23 牙髓坏死

**608. 导致 23 牙髓受损的原因最可能是**

A. 外伤　　　　　　　B. 牙体磨损

C. 牙周疾病　　　　　D. 咬合创伤

E. 牙隐裂　　　　　　F. 牙纵裂

**609. 拟行 22 显微根尖手术，关于瓣膜设计正确的是**

A. 如附着龈较短，可采用扇形瓣

B. 如根尖周病变较大，不建议采用扇形瓣

C. 可采用矩形瓣，优点为视野好，组织愈合快

D. 可采用三角形瓣，优点为组织瓣血供破坏较小

E. 垂直切口应靠近牙中轴，切到膜龈联合处

F. 如牙龈无明显炎症，可采用龈沟内切口

**610. 本次根尖手术中，最可能损伤的重要解剖结构是**

A. 唇系带　　　　　　B. 腭前动脉

C. 腭前神经　　　　　D. 眶下神经

E. 上牙槽中神经　　F. 鼻底

**611. 根尖手术的术后护理需注意的事项包括**

A. 生理盐水纱布轻压术区 10 ~ 15 分钟

B. 可用冰袋在颊部或下颌轻压术区 30 分钟

C. 术后常规服用 3 天抗生素

D. 术后 6、12、24 个月应进行复查

E. 术后第二天用氯己定溶液含漱

F. 术后 7 ~ 14 天拆线

**(612 ~ 614 共用题干)**

患儿，女性，12 岁。因"左下后牙咬合痛 1 个月"来诊。口腔检查：左下 5 畸形中央尖穿髓，探诊（－），叩痛（＋），松动（－），牙龈正常。X 线片：左下 5 牙周膜增宽，硬骨板不连续，牙根未完全发育。

**612. 适合该患牙的治疗方案是**

A. 根尖诱导成形术　　B. 根尖屏障术

C. 牙髓血运重建术　　D. 根管治疗术

E. 根尖外科手术　　F. 牙髓切断术

**613. 提示　根据患儿情况，决定采取牙髓血运重建术。牙髓血运重建术操作中应注意**

A. 重视根管的化学预备，尽量避免机械预备

B. 根管消毒 3 周左右

C. 用力刺伤根尖部，诱导出血

D. 根管内出血量要求达釉牙骨质界下 2 ~ 3mm

E. 血凝块上一般覆盖三氧化矿物盐聚合物（MTA）封闭

F. 定期复诊

**614. 根尖诱导成形术主要依赖的组织和细胞为**

A. 根尖部残留的生活牙髓

B. 根尖部的牙乳头

C. 根尖周组织的上皮根鞘

D. 根尖周成骨细胞

E. 根尖周骨细胞

F. 根尖周牙周膜细胞

**(615 ~ 617 共用题干)**

患儿，男性，11 岁。外伤导致左上 1 牙冠 2/3 水平折断。口腔检查：牙髓暴露，患牙无异常松动。X 线片：根尖周组织正常。

**615. 对该患牙的处理方案是**

A. 活髓切断术

B. 无须处理，18 岁后冠修复

C. 直接桩冠修复

D. 根管治疗术

E. 根尖诱导术

F. 牙髓血运重建术

**616. 该患牙根管治疗确定工作长度的依据是**

A. 牙根的实际长度

B. 从切缘到解剖根尖孔的距离

C. X 线片上显示的牙根长度

D. 从切缘到根尖止点的距离

E. 从切缘到解剖根尖的距离

F. 从牙冠上某一定点到根尖止点的距离

**617. 关于根管机械预备的目的，叙述正确的是**

A. 通畅根尖孔以建立引流途径

B. 扩通根管达解剖根尖孔

C. 利于根管内封药

D. 预备根管形态以利充填

E. 清除根管内和根管壁的感染

F. 降低根管的弯曲度

**(618 ~ 620 共用题干)**

患者，女性，40 岁。因"咬硬物时右下后牙崩裂 2 天"来诊。患者 8 年前曾行右下后牙根管治疗术＋桩冠修复，2 天前因咬硬物导致全冠部分崩裂，无明显疼痛或肿胀。

**618. 针对该患者应进行的检查有**

A. 叩诊　　　　　　B. 松动度检查

C. X 线片　　　　　D. 备洞试验

E. 牙周探诊　　　　F. 牙髓活力电测试

**619. 提示　患牙叩诊（±），松动（－），牙周探诊深度正常。X 线片：右下 6 远中根管桩及根长 1/3，近远中根管均有欠填伴根尖周阴影。患牙最佳的治疗方法为**

A. 拆除原烤瓷全冠后重新冠修复

B. 拆除原有桩冠后重新修复

C. 拆除原有桩冠后，行根管再治疗后修复患牙

D. 拆除原有桩冠后树脂充填修复

E. 观察，嘱患者不适随诊

F. 根尖手术治疗

**620. 提示　去除患牙桩冠时，根管桩折断于根管内无法取出，拟行根尖外科手术。关于根尖外科手术，叙述正确的有**

A. 术前取得患者知情同意

B. 术前预防性使用抗生素

C. 术前拍摄锥形束 CT（CBCT）

D. 采用弧形切口

E. 使用涡轮手机和球钻进行倒预备

F. 应于术后第 6 个月、12 个月、24 个月进行复查

**(621 ~ 623 共用题干)**

患儿，男性，8 岁。因"上前牙自发痛，冷、热刺激

疼痛加重"来诊。口腔检查：深龋，探痛（+），叩痛（+），未见穿髓孔，冷、热刺激敏感，不松动，牙龈未见异常。

**621. 该牙的诊断是**

A. 可复性牙髓炎　　　B. 急性牙髓炎

C. 慢性闭锁性牙髓炎　D. 深龋

E. 中龋　　　　　　　F. 牙髓坏死

**622. 提示　患牙 X 线片：根尖孔粗大。则患牙最佳的治疗方法是**

A. 安抚　　　　　　　B. 根管充填

C. 活髓切断术　　　　D. 根尖诱导成形术

E. 直接盖髓术　　　　F. 间接盖髓术

**623. 操作中的注意事项有**

A. 术前应拍摄 X 线片

B. 无痛状态下尽可能去除腐质

C. 保护髓角，避免穿髓

D. 操作中注意冷却，避免用高压气枪强力吹干

E. 尽量减少对牙髓的刺激

F. 应严密充填龋洞，避免继发感染

**（624～628 共用题干）**

患者，男性，35 岁。1 年前左下后牙因龋行树脂充填术，术后出现患牙自发性钝痛伴冷热刺激痛，5 个月前症状消失，3 个月前出现左下后牙颊侧牙龈反复肿胀、流脓。检查：36 牙冠呈浅褐色，近中邻面见树脂充填物，边缘探及腐质，无探痛，无明显松动。35 远中根尖部颊黏膜处见一瘘管，挤压见少量脓液流出。34 舌向倾斜，37 颊向倾斜，余未见异常。

**624. 主诉牙应是**

A. 左下第一磨牙　　　B. 左下第二磨牙

C. 左下第一前磨牙　　D. 左下第二前磨牙

E. 右下第一磨牙　　　F. 右下第二磨牙

**625. 为明确诊断，应增加的检查项目是**

A. 叩诊　　　　　　　B. 咬诊

C. 染色测验　　　　　D. 牙髓电活力测验

E. 温度测验　　　　　F. X 线检查

**626. 牙髓电活力测验前的准备不包含**

A. 测验前应先向患者说明测验的目的，取得患者的同意和配合

B. 嘱咐患者出现"麻刺感"时，即抬手示意

C. 在测验患牙之前，先测验正常对照牙

D. 先拍摄 X 线片

E. 隔湿患牙，放置吸唾器，吹干牙面

F. 询问患者有无安装心脏起搏器

**627. 提示　X 线片示主诉牙远中根尖可见 0.5cm × 0.5cm**

透射区，界限不清。主诉牙应诊断为

A. 继发龋　　　　　　B. 急性牙髓炎

C. 慢性牙髓炎　　　　D. 慢性牙周炎

E. 急性根尖周炎　　　F. 慢性根尖周炎

**628. 患牙最佳的治疗方法为**

A. 直接盖髓术　　　　B. 牙髓切断术

C. 根尖屏障术　　　　D. 根管治疗术

E. 根尖诱导成形术　　F. 牙髓血运重建术

**（629～632 共用题干）**

患者，女性，65 岁。右下后牙钝痛 3 个月。患者 3 个月前无明显诱因出现右下后牙钝痛，呈阵发性发作，冷热饮食可诱发疼痛，无夜间痛和放射痛。检查：46 殆面重度磨损，深褐色牙本质外露，舌侧牙体边缘锐利。牙体未见明显龋坏。叩痛（±），无松动，热测迟缓性疼痛，牙龈黏膜无异常。根尖片示 46 牙体缺损近髓，根管影像不清，根尖周未见明显透射影。

**629. 该牙正确的诊断是**

A. 急性牙髓炎　　　　B. 慢性牙髓炎

C. 逆行性牙髓炎　　　D. 牙髓坏死

E. 牙髓钙化　　　　　F. 急性根尖周炎

**630. 首次就诊时，该牙的处理措施为**

A. 髓腔开放

B. 开髓封失活剂

C. 穿通根尖孔，建立引流通道

D. 调殆

E. 口服抗生素

F. 口服镇痛药

**631. 开髓后发现髓腔钙化，根管口不易查清，以下有助于定位根管口的方法有**

A. 根据对称分布的原则探查根管口可能的位置

B. 髓室底涂布碘酊，用乙醇洗去，染色深处为根管口

C. 光导纤维束沿牙长轴方向投照

D. 过氧化氢注入髓腔，产生气泡的位置即为根管口

E. 借助显微镜在直视下探查根管口

F. 探查髓室底与髓室壁结合的交角处

**632. 如果根管预备时发现根管冠 1/3 钙化不通，辅助疏通根管可采用的方法包括**

A. 采用 8 号或 10 号 C + 锉疏通

B. 显微镜下超声工作尖去除钙化组织

C. 3% 次氯酸钠辅助软化钙化组织

D. 预备时导入 EDTA 凝胶

E. G 钻去除钙化组织

F. 机用镍钛器械疏通根管上段

**（633～637 共用题干）**

患儿，女性，7 岁。因发现龋齿就诊。检查发现右下第一恒磨牙近中邻面深龋，探痛，温度刺激敏感，去腐过程中露髓，叩痛（±），无松动，牙龈未见异常。

**633. 该患牙应考虑的诊断是**

　A. 不可复性牙髓炎　　B. 急性牙髓炎

　C. 慢性闭锁性牙髓炎　D. 深龋

　E. 可复性牙髓炎　　　F. 急性根尖周炎

**634. 该患牙首选的治疗方法为**

　A. 安抚　　　　　　　B. 根管充填

　C. 活髓切断术　　　　D. 根尖诱导成形术

　E. 直接盖髓术　　　　F. 间接盖髓术

**635. 若该患牙在治疗过程中穿髓孔较大，则治疗时的注意事项为**

　A. 局部麻醉

　B. 生理盐水冲洗清创

　C. 加压覆盖盖髓剂

　D. 无菌操作，轻巧操作

　E. 定期复查

　F. 安装橡皮障

**636. 患牙进行上述治疗时，可以采用的药物是**

　A. 氢氧化钙及其制剂　B. MTA

　C. iRoot　　　　　　 D. 玻璃离子水门汀

　E. 木榴油　　　　　　F. 多聚甲醛

**637. 若穿髓孔处渗出较多，X 线片显示牙周膜间隙增宽，目前可采取的治疗方式有**

　A. 牙髓切断术　　　　B. 根尖诱导成形术

　C. 根管治疗术　　　　D. 牙髓血运重建术

　E. 根尖屏障术　　　　F. 直接盖髓术

**（638～640 共用题干）**

患者，男性，18 岁。因右下后牙甜刺激酸痛 1 周就诊。检查：46 咬合面透黑，探诊无不适，叩诊无不适，牙龈正常。

**638. 46 热测验一过性疼痛，则可能的诊断为**

　A. 可复性牙髓炎　　　B. 急性牙髓炎

　C. 慢性牙髓炎　　　　D. 牙髓坏死

　E. 深龋　　　　　　　F. 中龋

**639. 若 X 线片显示 46 牙根已发育完成，龋坏近髓，但未与髓腔相通，且腐质去除后未探及明显穿髓孔。则患牙最佳的治疗方法为**

　A. 直接盖髓术　　　　B. 间接盖髓术

　C. 牙髓切断术　　　　D. 根尖诱导成形术

　E. 根尖屏障术　　　　F. 牙髓血运重建术

**640. 根据患牙情况，决定采取间接盖髓术，操作中应注意**

　A. 操作应在局麻无痛条件下进行

　B. 可保留少量近髓软龋

　C. 注意冷却

　D. 避免高压气枪强力吹干窝洞

　E. 暂时性修复避免微渗漏

　F. 橡皮障隔湿下进行

**（641～643 共用题干）**

患者，男性，50 岁。2 周前发现右下后牙牙龈有小包，平时无明显不适。检查见右下第一磨牙咬合面深龋洞，探诊无感觉，右下第一磨牙近中根尖部牙龈瘘管。X 线片示右下第一磨牙根尖透射区不规则，边界模糊。

**641. 主诉牙应诊断为**

　A. 根尖周囊肿　　　　B. 慢性牙髓炎

　C. 慢性牙周炎　　　　D. 根尖周肉芽肿

　E. 慢性牙槽脓肿　　　F. 慢性牙周炎

**642. 主诉牙的治疗方案应为**

　A. 保髓治疗　　　　　B. 干髓治疗

　C. 根管治疗　　　　　D. 塑化治疗

　E. 患牙拔除　　　　　F. 根尖外科手术

**643. 在根管治疗后半年，患牙再次出现窦道，X 线片示根尖透射影范围无明显缩小，根管欠填，此时考虑的方案为**

　A. 继续观察　　　　　B. 根管再治疗

　C. 拔除患牙　　　　　D. 桩核冠修复

　E. 根尖外科手术　　　F. 冠周冲洗

**（644～647 共用题干）**

患者，男性，30 岁。两年前右上后牙疼痛，经治疗痊愈，但充填物反复脱落，要求做相对永久的治疗。检查：16 叩诊无不适，无明显松动，远中邻𬌗面大面积龋坏，银汞充填，充填物部分脱落。

**644. 除上述检查外，还需要做的检查是**

　A. 血常规　　　　　　B. 牙周检查

　C. X 线检查　　　　　D. 咬合关系检查

　E. 牙髓活力检查　　　F. 淋巴结检查

**645. 若经检查证实根尖有感染，应进行的最佳治疗是**

　A. 干髓术　　　　　　B. 塑化治疗

　C. 根管治疗　　　　　D. 口服抗生素

　E. 降低咬合　　　　　F. 开放引流

**646. 为长期保存该患牙，最佳的修复方法是**

　A. 全冠　　　　　　　B. 树脂充填

　C. 成品桩＋银汞充填　D. 成品桩＋树脂充填

　E. 铸造桩＋树脂充填　F. 嵌体

**647. 全冠试戴时出现翘动，其原因有**

　A. 全冠组织面有金属瘤

B. 邻接过紧

C. 预备体轴壁聚合度大

D. 未完全就位

E. 石膏代型磨损

F. 邻接过松

**（648～650 共用题干）**

患儿，男性，9 岁。上前牙外伤，已行根管治疗。检查见：11 切端 1/2 冠折，无明显松动，叩诊无不适。

**648.** 该患者可行的修复是

A. 树脂美容修复　　B. 普通金属烤瓷冠

C. 树脂甲冠　　　　D. 全瓷冠

E. 贵金属烤瓷冠　　F. 金属冠

**649.** 采用这种修复，主要考虑

A. 年龄　　　　　　B. 价格

C. 牙根实际情况　　D. 材料的生物相容性

E. 美观　　　　　　F. 咬合关系

**650.** 若患者就诊时，拍摄根尖片发现根尖未发育完全，则下列措施正确的是

A. 氢氧化钙行根尖诱导

B. MTA 行根尖诱导

C. 氧化锌 - 丁香油行根尖诱导

D. 行完善根管治疗，牙胶与糊剂充填

E. 根尖诱导完成后用永久性充填材料充填

F. 待成年后再行冠修复

**（651～654 共用题干）**

患者，男性，35 岁。上颌前牙外伤 3 年，无牙体治疗史，检查见 11 牙体变色呈暗黑色，无缺损，无病理性松动，叩诊（±），口腔内余留牙及口腔黏膜无异常。

**651.** 修复前需要做的辅助检查是

A. X 线检查　　　　B. 咬合关系检查

C. 牙周检查　　　　D. 牙髓活力检查

E. 菌斑检查　　　　F. 淋巴结检查

**652.** 修复前下列治疗不正确的是

A. 干髓术　　　　　B. 根管治疗

C. 活髓切断术　　　D. 直接盖髓术

E. 间接盖髓术　　　F. 塑化治疗

**653.** 以下方案中，首选的修复方法是

A. 烤瓷冠

B. 3/4 冠

C. 髓腔内漂白 + 树脂充填

D. 全瓷冠

E. 贴面

F. 树脂冠

**654.** 选择以上方案的主要原因不包括

A. 牙体的破坏程度

B. 外形和接触点的恢复好

C. 椅旁修复，极大地方便患者

D. 耐磨性、美观性

E. 粘结体系的进步

F. 保存更多的牙体组织

## 答案和精选解析

**一、单选题**

**1. C**

**2. E**　牙髓退行性变的症状有牙髓钙化、纤维性变、脂肪性变、牙内吸收等。牙髓常会出现生理性退变，主要表现为牙髓髓室变小。

**3. B**　牙髓坏死的临床症状：①患牙一般无自觉症状，也可以牙冠变色为主诉前来就诊；②可有自发痛史、外伤史、正畸治疗史或充填、修复史。

**4. C**　慢性闭锁性牙髓炎：未露髓，可有不定时的自发痛、冷热刺激痛、持续性疼痛。

**5. B**　根尖周囊肿是残存于根尖周组织的 Malassez 上皮剩余细胞受慢性炎症刺激增生形成的囊性病变。仅通过 X 线检查无法明确区分根尖肉芽肿和根尖周囊肿，只有组织病理检查才可确诊。根尖透射区周边有白线围绕是诊断根尖周囊肿最重要的诊断依据。

**6. B**　慢性根尖周炎无明显的自觉症状，可有咀嚼不适感，牙龈瘘管。临床检查可查及深龋洞或修复体、牙冠变色、瘘管等。X 线检查示根尖部和根分歧部牙槽骨破坏的透射影像。通过拍摄 X 线片，若发现有根尖周骨质影像密度减低或根周膜影像模糊、增宽，即可做出鉴别诊断。①根尖周肉芽肿：根尖部圆形透射影，界清，直径小于 1cm，周围骨质正常或稍致密。②慢性根尖周脓肿：根尖区透射影边界不清，形状不规则，周围骨质较疏松呈云雾状。③根尖周囊肿：小囊肿与根尖周肉芽肿的影像学表现较难区别，大囊肿可见圆形透射影较大，界清，周围有白线围绕。

**7. E**　间接盖髓术的适应证：①深龋、外伤等造成近髓的患牙；②深龋引起的可复性牙髓炎，牙髓活力正常，X 线片显示根尖周组织健康的恒牙；③无明显自发痛，去净腐质后未见穿髓，但难以判断为慢性牙髓炎或可复性牙髓炎时，可采用间接盖髓术作为诊断性治疗。

**8. A**　行活髓切断术时，首先对患牙进行麻醉；去除腐质，用 3% 过氧化氢溶液清洗窝洞，擦干，用 75% 乙醇或樟脑酚合剂消毒窝洞；揭髓室顶，用生理盐水冲洗窝洞，隔湿，再次消毒后，用锐利的挖匙将冠髓齐根管口处切断，髓室不留残余牙髓组织；用小棉球蘸生理盐水将窝洞擦拭干净，或用 3% 过氧化氢溶液冲洗窝洞，消毒

棉球擦干，压迫止血，出血较多时，可用小棉球蘸0.1%肾上腺素溶液置于根管口牙髓断面片刻；然后将盖髓剂敷于牙髓断面上，其厚度约1mm，最后用氧化锌-丁香油糊剂暂封窝洞；观察1~2周后，若无症状，除去大部分暂封剂，保留深层的部分，用磷酸锌粘固粉垫底，银汞合金或复合树脂永久性充填。若治疗后仍有自发痛、夜间痛等症状，为根髓有炎症的表现，此时不能保存活髓，应改行牙髓摘除术。活髓切断术的全过程中，无菌操作和尽量减少创伤是十分重要的。

**9. D** 牙外伤行根管治疗的正确指征是牙髓坏死。根管治疗适用于有牙髓或者根尖周病的患牙，需要摘除牙髓组织和清除根管系统感染，以保留整个患牙或牙根为目的，要求患牙具有足够的牙周组织和骨的支持。

**10. C** 畸形舌侧沟引起的根尖周炎由于先天缺陷导致牙齿硬组织破坏，常引起牙髓炎，其治疗方法是拔除。

**11. A** 应用银汞合金充填的牙，在与对颌牙接触时出现短暂的疼痛，脱离接触或反复咬合多次后疼痛消失，这种情况多见于与对颌牙相应的牙有不同的金属修复体，上、下牙接触时，两种具有不同电位的金属连在一起，形成电位差，产生电流而引起疼痛。

**12. D 13. B**

**14. C** 牙本质未暴露的冠折，可将锐缘磨光。牙本质已暴露，并有轻度敏感者，可行脱敏治疗。敏感较重者，用临时塑料冠，内衬氧化锌-丁香油糊剂粘固，待有足够修复性牙本质形成后（6~8周），再用复合树脂修复牙冠形态，此时需用氢氧化钙制剂垫底，以免对牙髓产生刺激。

**15. C**

**16. E** 根尖周囊肿：是根尖周组织中遗留的Malassez上皮剩余在根尖周慢性炎症的长期刺激下，增殖为上皮团块，较大的上皮团块中心由于缺乏营养，上皮细胞发生退行性变，甚至坏死、液化，形成小囊腔，囊腔表面由复层鳞状细胞衬里，完整或不连续，形成囊壁，随着囊腔内渗透压增高，周围的组织液逐渐渗入成为囊液，小囊腔逐渐扩大或相互融合，形成根尖周囊肿。囊液为清亮的草黄色或草绿色，在光照下见闪耀发亮的细小结晶漂浮，囊液涂片镜下可见细小的胆固醇结晶。慢性根尖周炎中，根尖周肉芽肿、慢性根尖周脓肿、根尖周囊肿这三种类型在临床上难以区分，即使X线检查也很难准确诊断。

**17. D** 慢性根尖周炎是指牙齿根尖部及其周围的组织，包括牙骨质、牙周膜和牙槽骨，由于各种原因导致的慢性感染性病变的总称。大多数由牙髓坏死而来，一部分因急性根尖周炎未经彻底治疗而转化。慢性根尖周炎多无症状，在机体抵抗力下降时，可转化为急性根尖周炎或慢性根尖周炎急性发作，因此慢性根尖周炎常有反复疼痛、肿胀病史。治疗以消炎、止痛、开髓减压、保存患牙等为主。

**18. C** 可复性牙髓炎的临床表现为：当患牙受到冷、热温度刺激或甜、酸化学刺激时，立即出现瞬间的疼痛反应，对冷刺激更敏感，刺激一去除，疼痛消失，无自发性疼痛。

**19. B** 慢性根尖周炎是指根管内长期存在感染及病原刺激，根尖周围组织呈现慢性炎症反应，表现为炎性肉芽组织形成和牙槽骨破坏。

**20. C** 急性浆液性根尖周炎：①临床表现：患牙咬合痛为主要症状。初期仅有患牙不适、发木、浮出感、发胀，咬合时患牙早接触，此时一般无痛或轻微钝痛，紧咬牙感觉较舒服。病变继续发展时，患牙伸长感加重，出现自发性、持续性钝痛，咬合痛明显，不敢咀嚼。能定位患牙。②检查：牙冠变色，患牙根尖部牙龈无明显异常，触诊不适或轻微疼痛。叩痛（+）~（++），Ⅰ度松动。牙髓活力测验无反应。乳牙或年轻恒牙可有反应甚至疼痛。X线片根尖周膜影像无明显异常。

**21. E** 根尖周病是指发生在牙根尖周围组织，如牙骨质、牙周膜和牙槽骨等的疾病。引起根尖周病的化学因素有塑化液超出根尖孔、封失活剂时间过长、根管内用药不当、根管内封甲醛甲酚时棉捻过饱和。

**22. B** 慢性溃疡性牙髓炎：髓室已穿孔，症状轻微，食物等刺激嵌入洞内持续性疼痛。探诊时洞内可探到穿髓孔并有疼痛。

**23. C** 逆行性牙髓炎的感染来源：深牙周袋中的细菌可通过根尖孔、副根管、牙周病深刮治疗后的根面或侧支根管进入牙髓，引发牙髓感染。这种由牙周途径导致的牙髓感染称为逆行性感染，引起的牙髓炎称为逆行性牙髓炎。

**24. C** 慢性闭锁性牙髓炎的临床表现：①无明显的自发痛，有长期的冷、热刺激痛病史；②可查及深龋洞、冠部充填体或其他近髓的牙体硬组织缺损，洞内探诊感觉迟钝；③去净腐质后无肉眼可见的露髓孔；④患牙对温度测验的反应可为敏感，也可为热测引起迟缓性痛，多有轻度叩痛或叩诊不适感。

**25. D** 局部麻醉法是通过麻醉方式确定疼痛部位的方法。当牙髓炎患者无法分清疼痛牙位时，可用局部麻醉药（2%普鲁卡因或利多卡因等）将三叉神经中的某一支麻醉后再行检查。局部麻醉法可较好地区分上、下颌牙的疼痛，但对于下颌同侧牙列的区分效果不佳。

**26. D** 确定残髓炎最可靠的方法是去除患牙充填物，用根管器械探查病变根管至深部时有感觉或疼痛。

**27. C** 活髓切断术治疗后的牙齿保持活髓状态，X线片检查牙根发育、无根内外吸收、根尖无病变、切髓断面的下方有牙本质桥形成，一般3个月左右在X线片上可观察到牙本质桥。

**28. E** 根尖刮治术是通过刮除根尖周病变组织并切除感染根尖，处理根尖残端，利用血块机化使钙化物质沉积，以促进根尖周病愈合的外科方法。做根尖切除必须做根管治疗，前、后牙均可采用，注意将舌侧面的炎症组织彻底清除，用裂钻或凿切断去除根尖约 2mm，并将根尖周骨质与牙根断面锉磨平滑。要尽量少切牙根，保留牙骨质，因为感染消除后牙骨质可以再生。为了使牙稳固，至少要保留牙根的 2/3。

**29. E** 工作长度：根管的工作长度是指从牙冠部参照点到根尖牙本质－牙骨质界的距离。牙本质－牙骨质界通常位于根管最狭窄处，此处是根管预备的终止点，又称根尖止点，通常距根尖 1mm 左右。确定工作长度的方法主要有术者手感法、X 线片法、纸尖法和电测法。

**30. E** 患牙达到下列条件时可进行根管充填：①已经过严格的根管预备和消毒，根管被制备成良好的形态且根管内的感染物质已被彻底清理是根管充填的基本条件。②患牙无疼痛或其他不适；患牙有明显叩痛或其他不适，通常提示炎症或感染的存在，在炎症或感染未控制时进行充填，可导致术后症状加重，增加治疗失败的风险。③暂封材料完整；暂封材料的破损或移位常意味着根管再次受到污染。④根管无异味、无明显渗出物，干燥的根管有利于根管充填材料与根管壁的紧密粘结。如果根管内存在渗出物，则提示根尖周组织处于急性炎症期或有根尖周囊肿；根管内有异味或恶臭提示根管或根尖周处于较严重的感染状态。⑤根管充填必须在严格隔湿条件下进行，严格隔湿对于根管治疗的成功非常重要，可以减少口腔微生物进入根管。

**31. A** 根尖周肉芽肿是指根尖周牙周膜受根管内病原慢性刺激，表现为以增生为主的炎症反应，肉芽组织形成，根尖周正常组织结构破坏，以肉芽组织取代根尖周组织。根据题干，该主诉牙应明确诊断为根尖周肉芽肿。

**32. B** 根管内折断器械和根管桩的取出：根管预备时器械分离是临床上较为常见的并发症，可发生于根管的任何部位。治疗前需根据 X 线片了解折断器械的种类、长度、粗细、在根管内的部位、根管壁的厚度及有无弯曲等，预测取出折断器械的难易程度。根管治疗中器械折断于根管中未超过根尖孔，不易取出时可采用牙髓塑化术。

**33. C**

**34. D** 盖髓术是活髓保存的重要方法，即在接近牙髓的牙本质表面或已暴露的牙髓创面上覆盖能使牙髓组织恢复的制剂，以保护牙髓，消除病变。其操作要点最关键的是无菌操作。

**35. C** 活髓切断术的适应证：①年轻恒牙龋源性、外伤性或机械性露髓，包括意外露髓、外伤冠折露髓；不能行直接盖髓术者包括乳牙深龋去净腐质露髓。②年轻恒牙牙髓感染局限于冠髓而根髓尚未受到侵犯的冠髓炎，包括年轻恒牙局部性牙髓炎。

**36. E** 塑化剂是以尿素和甲醛为主要原料，经合成和缩合反应，生成复杂的聚合物，最后在酸性固化剂的作用下，低分子线状结构发生缩合反应，形成网状结构的树脂。为保证塑化剂能充满根管内，应注意反复导入、吸出 3～4 次，导入器械提插振荡，导入器械必须进入根尖 1/3 处，隔离口水，干燥髓腔。

**37. A** 牙髓塑化疗法的适应证包括晚期牙髓炎、牙髓坏死、慢性根尖周炎、器械折断在根管内而未超出根尖孔。

**38. B** 急性牙髓炎的临床特点是发病急，疼痛剧烈，一般镇痛药物效果不明显，如不及时治疗，后期可发展为牙髓坏死。本病一般需要彻底的牙髓治疗才能治愈，急性期可通过局部麻醉下开髓引流，辅以药物镇痛治疗。

**39. C** 干髓术又称失活牙髓切断术，是用药物使牙髓失活，切除冠髓，将多聚甲醛干髓剂覆盖于根髓断面，通过干髓剂的作用，使根髓干燥、硬化、固定，成为无菌干化组织的治疗方法，用于乳牙牙髓炎的治疗。干髓剂的成分包括丁卡因、多聚甲醛、麝香草酚、羊毛脂。

**40. D** 多聚甲醛失活药的主要成分为多聚甲醛、适量的表面麻醉药（如可卡因、丁卡因等）和氮酮等，作用于牙髓可使血管壁平滑肌麻痹，血管扩张，形成血栓，引起血供障碍而使牙髓坏死。其凝固蛋白的作用，能使坏死牙髓组织无菌性干化，作用缓慢，安全性较高，封药时间为 2 周左右。

**41. C** 干髓术又称失活牙髓切断术，是用药物使牙髓失活，切除冠髓，将多聚甲醛干髓剂覆盖于根髓断面，通过干髓剂的作用，使根髓干燥、硬化、固定，成为无菌干化组织的治疗方法。干髓术的原理主要是保留成形的根髓，用于乳牙牙髓炎的治疗。

**42. C** 患者右上 1 冠折 1/3，近中达龈下 1mm，露髓，探诊疼痛，叩诊（＋），松动 I 度，X 线片示根尖部呈喇叭口状，处理方法为根尖诱导术。

**43. B** 间接盖髓术是指用具有消炎和促进牙髓、牙本质修复反应的盖髓制剂覆盖于洞底，促进软化牙本质再矿化和修复性牙本质形成，保存全部健康牙髓的方法。常用的盖髓剂有氢氧化钙制剂。其适应证：软化牙本质不能一次去净，牙髓－牙本质反应能力下降，无明显主观症状的深龋患牙。

**44. A** 按整铸支架的要求熔铸支架，打磨支架，在硬石膏模型上试戴完成后，金属冠核和底冠精打磨，80～120 目的氧化铝砂喷砂，超声波清洗，打磨支架的其它部位并抛光。打磨由粗到细,打磨时要先切除铸道,并且要随时变换打磨部位,间断打磨以免产热过多引起变形。

**45. B 46. B**

**47. C** 患者1周前拔除右下颌第三磨牙水平中位阻生齿,术后下唇麻木,至今未恢复,产生此症状的原因最可能的是术中损伤下牙槽神经。拔除下颌阻生第三磨牙时,因牙位过低,牙根接近下齿槽神经;或手术过于粗暴,可导致神经的损伤。拔牙时的神经损伤:①下颌双尖牙及磨牙拔除时可能损伤颏神经,如仅因翻瓣或其他操作牵拉损伤颏神经而未将其切断时,神经功能可在数月内恢复;如在其出颏孔处被切断,则产生下唇及颏部麻木或感觉异常,恢复不易;②下颌磨牙拔除时可能损伤颊神经,出现同侧面颊部麻木感;③下颌阻生智齿拔除时可能损伤下牙槽神经、舌神经、颊神经,出现同侧下唇、面颊部或舌半侧麻木。

**48. E** 充填:①观察1～2周,若患牙无任何症状且牙髓活力正常,可保留部分氧化锌－丁香油粘固剂垫底,进行永久充填;②对保留少许软龋的窝洞,可在6～8周后去净软龋,垫底充填;③若患牙经盖髓治疗后对温度刺激仍敏感,可更换盖髓剂,症状消失后再行永久充填。

**49. C** 参考旧义齿修复的原则:了解患者的咀嚼习惯和适应能力,必要时模仿旧义齿,做新义齿时有针对性地进行改进,必要时让患者停止使用原义齿。

**50. C** 金属基底冠:瓷层全部覆盖金属基底表面,适用于咬合关系正常者。因为瓷的收缩大,为保证全冠颈缘的密合性,舌侧颈缘一般全用金属。在制作金属基底冠时,金属基底冠蜡型应具备的要求:蜡型应保证相应区域瓷的厚度不超过2mm,金属基底在金瓷结合处应有明显的倒角凹陷,完成的蜡型应与牙体准确密合,完成后的蜡型应无尖锐的线角。

**51. D** 双端固定桥即双端固定局部义齿,又称完全固定桥,以缺牙间隙两端的天然牙作为基牙(类似桥基),在基牙上制作义齿的固位体,并与人工牙连成一个整体,通过粘固剂将义齿粘固于基牙上,患者不能自行取下。两端固位体与桥体间的连接形式为固定连接,当固位体粘固于基牙后,基牙、固位体、桥体连接成一个不动的整体,𬌗力通过基牙传给牙周组织。双端固定桥不仅可以承受较大的𬌗力,而且两端基牙所承担的𬌗力也比较均匀,是临床应用最为广泛的一种固定桥设计形式。固定桥试戴时桥体下黏膜发白,最可能的原因是制作的桥体龈端过长。

**52. B** 根管治疗是针对牙齿、牙髓、根尖病变的治疗过程。根管治疗术通过清除根管内的坏死物质,进行适当的消毒,充填根管,以去除根管内容物对根尖周围组织的不良刺激,防止发生根尖周病变或促进根尖周病

变愈合。一旦根管侧穿,应及时用麻黄素小棉球局部止血。

**53. B** 黄金烤瓷牙,是由含金88.7%的黄金制作金属内冠的烤瓷牙。黄金烤瓷牙是贵金属烤瓷牙的代表,是目前最受欢迎的烤瓷牙之一。前牙金瓷修复体中,唇面瓷层厚度不少于1mm。前牙贴面修复时在牙颈部不能太厚,以免造成牙龈炎症。

**54. B** 牙髓失活法常见的并发症有疼痛、局部牙龈肿胀,主要因为在封药时,封药材料对牙髓腔产生一定压力造成。更严重的并发症是失活剂泄漏,即封药材料没有严密地把失活剂封在窝洞中,造成失活剂外漏到牙龈,甚至通过牙龈传导到牙槽骨,造成牙龈坏死,甚至牙槽骨坏死,病情比较严重,临床需要特别注意。

**55. D** 造成乳牙早失的原因主要有:①因严重的龋病、牙髓病及根尖周病变而被拔除;②恒牙异位萌出,造成乳牙牙根过早吸收脱落;③牙齿因外伤脱落;④先天性牙齿缺失。

**56. B** 铸造支架一般由金属整体铸造支架和少量塑料构成,制作较复杂,铸造支架各分铸道的直径最佳为4mm。

**57. E**

**58. C** 涎石病是指发生在涎腺腺体及其导管中的钙化性团块而引起的一系列病变。主要发生于中年人,男性多于女性。下颌下腺涎石最常见,腮腺次之,上唇及唇颊部的小唾液腺、舌下腺少见。涎石常使唾液排出受阻,并继发感染,造成腺体急性或反复发作的炎症。已明确为导管结石者,应禁忌做涎腺造影。有时应用碎石机粉碎颌下腺腺体及导管后段结石,能获得较好的疗效。

**59. B**

**60. C** 下颌第一磨牙:通常有3个根管,即近中2个根管,远中1个根管,远中根管粗大呈椭圆形,远中有时亦可出现2个根管,近远中根管以近颊根弯曲较明显。平均牙长为21mm,冠根比例为1:1.72。下颌第一磨牙远中根分为颊舌两个根管的概率约40%。

**61. D**

**62. D** 金瓷界面的残余应力是烤瓷合金与瓷在电炉内冷却到室温时永久保留在材料内部及界面上的应力。这种应力大到一定程度会引起瓷层破坏。产生残余应力的原因是金属的热膨胀系数远大于瓷的热膨胀系数,在金属烤瓷修复体制作过程中,金瓷结合界面要经过炉温－室温间大温差的变化。因此,金属－瓷材料的热膨胀系数的匹配性是十分重要的。

**63. D** 半月神经节射频温控热凝术治疗三叉神经痛比其他治疗更安全、有效。手术用时30～60分钟,术中即刻止痛,患者在清醒状态下,接受温控治疗计划,效果立竿见影,即刻解除长期疼痛和服用止痛剂的烦恼。

且复发率低，费用低廉。

**64. C**　根尖周病最常见的感染来自牙髓病，其次是牙周病通过根尖孔、侧副根管及牙本质小管而继发，血源性感染比较少见。根尖周病感染是以厌氧菌为主体的混合感染，产黑色素类杆菌是急性根尖周炎的主要病原菌。细菌内毒素是慢性根尖周炎的致炎因子，也是根尖周肉芽肿的主要致病因素。

**65. C**　玻璃离子水门汀的材料生物相容性好、对牙髓的刺激性小，在临床修复中的粘结为化学性粘结，能释氟，降低继发龋的发生。

**66. C**　三叉神经痛的特点是：在头面部三叉神经分布区域内，发生骤发、骤停、闪电样、刀割样、烧灼样、顽固性、难以忍受的剧烈性疼痛。说话、洗脸、刷牙或微风拂面，甚至走路时都会导致阵发性的剧烈疼痛。疼痛历时数秒或数分钟，呈周期性发作，发作间歇期同正常人。

**67. B**　牙体缺损修复后引起龈炎的原因主要有食物嵌塞、边缘过长、边缘不密合、光洁度差、边缘粗糙。龈缘附近牙面上堆积的牙菌斑是单纯性龈炎的始动因子，可促进菌斑的积聚，引发或加重牙龈的炎症。

**68. C**　根尖周病是指发生在牙根尖周围组织，如牙骨质、牙周膜和牙槽骨等的疾病。

**69. C**　根管消毒：吸干根管，封入消毒力强、刺激性小、对根尖周组织无刺激性、有持续的消毒作用、使用方便的药如氢氧化钙、氧化锌－丁香油粘固剂暂封。定期换药，直至无渗出或无症状。

**70. D**　根管治疗中，根桩过长导致的局部刺激，或将感染带入根尖周组织，可引起根尖周炎。

**71. E**　患者触摸左颊黏膜而引起左额、左下唇电击样剧痛，持续数秒钟，卡马西平治疗有效。该患者的诊断可能为三叉神经第Ⅱ、Ⅲ支痛，它是一种比较常见的神经内、外科病，大多数在 40 岁起病，女性较多，该病的特点是：在人体的头面部三叉神经第Ⅱ、Ⅲ支分布区域内，骤发闪电样、烧灼样、难以忍受的剧烈性疼痛。

**72. C**　患者进行完善的根管治疗后要进行桩冠修复，在根管预备完毕、完成蜡型至最后粘固前，患者的根管应放 75% 乙醇棉球，以牙胶暂封，目的是防止根管受到污染，保证无菌。

**73. D**　牙本质的羟基磷灰石晶体较釉质的小，有机物和水较釉质的多（占牙本质重量的 30%），硬度是釉质的 1/5，外周牙本质较内层牙本质质硬。牙本质有一定弹性，对硬而脆的釉质起到良好的缓冲作用，并有利于固位钉的固位。在钉固位修复中，牙本质钉道至少应置于牙本质内 2.5mm。

**74. D**

**75. A**　铸造支架大连接体与塑料部分结合的内、外

台阶应为锐角，这样能更好地保证稳定性且不影响邻牙。

**76. C**　牙髓组织主要包含神经、血管、淋巴和结缔组织，还有排列在牙髓外周的成牙本质细胞。而红激光对牙髓最具有破坏性。

**77. C**　干髓术、牙髓塑化治疗或根管治疗失败的病例，需进行完善的根管治疗或根管再治疗，以保存患牙。根管再治疗的首要步骤是去除根管内充填物，根管内的充填物主要包括牙胶、根管封闭剂和粘桩材料。

**78. D**　该患牙的表现为不可复性牙髓炎，需进行牙髓治疗。

**79. A**　牙髓炎阶段患牙根尖区无明显病理改变，一旦根尖区出现牙槽骨吸收的透射影则已发展为根尖周炎。

**80. D**　牙髓炎疼痛的处理：局麻下拔除炎症牙髓，或者封牙髓失活药。常用的局麻方法为局部浸润麻醉或阻滞麻醉，效果不佳时可用牙周韧带内注射法辅助增加麻醉效果。

**81. A**　牙髓病和根尖周病的应急处理：引流根管内及根尖区的炎症物质，可通过开髓从髓腔引流，当根尖区炎症处于黏膜下或骨膜下，波动感明显时，可切开引流。降低咬合可使根尖区组织得到休息，并预防牙折的发生。

**82. A**　System B 热牙胶垂直加压充填可充填根尖部分和预留桩道。注射式热牙胶充填不能用于根尖段的充填，通常与 System B 热牙胶垂直加压技术联合应用。塑化剂在聚合凝固后呈硬胶塑料样，且可与根管壁连为一体，临床上不易从根管内取出。糊剂充填在一段时间后会逐渐被吸收，因此不宜单纯使用糊剂作为根管充填材料。

**83. B**

**84. C**　盖髓剂的作用主要是为牙髓的自我修复和牙本质桥的形成提供一个诱导因素，隔离外界环境、保护健康牙髓、提供牙髓修复的环境，激发牙髓细胞的分化，从而形成牙本质桥。常用的盖髓剂有氢氧化钙、氧化锌－丁香油粘固剂、玻璃离子水门汀、Dycal、无机三氧化物聚合物、骨形成蛋白等。

**85. B**　牙松动为牙周炎的症状之一，慢性增生性牙髓炎者如果没有合并牙周炎不会出现牙松动。

**86. C**　牙髓无有效的侧支循环，加上被坚硬的牙本质壁包围，因此牙髓的损伤一般难以恢复，且容易产生痛觉。牙髓的特点也可用于指导治疗方案的选择，一旦发生牙髓炎症，最佳的方法是行彻底的根管治疗。

**87. A**　塑化治疗的原理是将处于液态的塑化剂充分注入已经拔除绝大部分牙髓的根管中，塑化剂在聚合之前可渗透进入侧副根管、根管壁的牙本质小管以及根管系统里残存的病变牙髓组织和感染物质中。对一些细小弯曲以及存在异物的根管，可显示其治疗优势。但若是

年轻恒牙根尖孔尚未形成，会造成塑化液的流失，造成对根尖周组织的化学性刺激或烧伤，同时塑化剂会对根管内残余物质塑化不全，导致根尖周炎的发生或不愈合。

**88. E** 急性牙髓炎的临床诊断要点如下：①剧烈的自发性疼痛，阵发性发作，遇冷、热刺激及夜间疼痛加重，疼痛为放散性，不能明确指出患牙。②患牙有深龋洞或有近髓、穿髓的非龋性磨耗或缺损，或有深牙周袋。③温度测试可引起疼痛或疼痛加重。④晚期化脓时有搏动性跳痛，遇热疼痛加剧，遇冷疼痛缓解。明显叩痛是根尖周炎的症状。

**89. E** 除解剖性根尖孔外，根管在接近根尖时有一个狭窄部位，为牙本质 - 牙骨质界，即生理性根尖孔，距离解剖性根尖孔 0.5 ~ 1mm，此部位是髓腔预备及根管充填的终止点，亦称根尖基点或根尖止点。

**90. B** 慢性牙髓炎的特点：一般不发生剧烈的自发性疼痛，可有阵发性隐痛或者钝痛，病史长，波及根尖区牙周膜者表现有咬合不适，温度刺激比对照牙迟钝。

**91. B** 乳牙根管治疗术是促进根尖周病愈合的有效方法。干髓术方法简便，近期疗效尚可，但是远期疗效欠佳，且干髓剂有毒性，不作为首选。随着现代根管治疗技术的发展和器械的引进，塑化及空管治疗已经逐渐被根管治疗取代。

**92. D** 逐步深入法是对逐步后退技术的一种改良，适用于弯曲根管。该技术的原理是在冠部入口预备完成后，先通过手用锉和 G 钻完成根管入口的制备，去除冠方阻碍，然后进行根尖区的预备。该技术同根向技术一样，在根尖区预备之前已将根管入口敞开，相对逐步后退技术有许多优点：从根管的冠方到根尖方向无压力地进行根管器械操作，可减少根管内感染物质被挤出根尖孔的危险；较少发生术后反应；减少器械回复力；可减少预备弯曲根管时形成台阶的几率。

**93. C** （1）正常：被测牙与对照牙反应程度和时间相同。（2）敏感：①"一过性敏感"：测试时立即出现一过性疼痛反应，刺激去除后疼痛持续数秒后消失，无自发痛病史，表示此时牙髓可能处于可复性炎症状态。②"敏感"：温度刺激引起疼痛反应，疼痛程度较重，刺激反应较快。刺激源去除后疼痛仍持续一段时间，表示被测试牙有不可复性的牙髓炎症。有时温度刺激可引起剧烈的疼痛，甚至放散性痛，表示被测试牙的牙髓炎症处于急性期。③"急性化脓性牙髓炎"的特殊反应是热刺激极敏感，冷刺激可缓解疼痛。（3）迟钝：同样程度的冷、热刺激可引起比对照牙轻微许多的反应。被测牙齿较正常对照牙的感觉反应轻微且慢，表示患牙可能有慢性炎症、牙髓变性或牙髓部分坏死。"迟缓性痛"：即刺激去除后一会儿患牙才出现疼痛反应，并持续一段时间，表示患牙可能为慢性牙髓炎或牙髓大部分坏死。

（4）无反应：被测牙对刺激不产生反应，表示牙髓可能坏死或牙髓变性。

**94. B** 冷诊法：根据患者对牙齿遇冷刺激的反应来判断牙髓状态的牙髓活力测验方法。临床最常用的是冰棒法，方法为剪取直径 4 ~ 5mm，长 5 ~ 6cm 的一端封闭的塑料软管，小管内注满水后冷冻成冰棒，测验时将小冰棒置于被测牙齿的唇（颊）或舌（腭）侧釉质完整的中 1/3 处，放置时间一般不超过 5 秒，观察患者的反应。

**95. C** 腮腺导管涎石摘除术用于腮腺导管结石的治疗。腮腺导管涎石摘除术适用于：涎石在导管内，腺体未纤维化者；有阻塞症状，经保守治疗不能排出结石者；经腮腺造影，发现导管有病理改变者。

**96. A** 下颌下腺位于下颌骨下缘及二腹肌前、后腹所围成的下颌下三角内，被颈深筋膜的浅层包绕。其导管自腺内侧面发出，沿口底黏膜深面前行，开口于舌下阜。是最易发生涎石的腺体。

**97. C** 小的涎腺结石症状不明显，大的结石阻塞导管影响唾液排出时，则出现阻塞症状。其特点是每次进食时患侧腺体迅速肿胀、疼痛，进食后症状可逐渐减轻、消退。用双手做口内、外联合触诊时，可触及前端较大的结石。

**98. C** 腮腺混合瘤又称多形性腺瘤，是一种含有腮腺组织、黏液和软骨样组织的腮腺肿瘤，故称"混合瘤"，为口腔颌面部最常见的肿瘤之一。肿瘤成分多来源于腮腺上皮，除上皮成分外，还常有黏液、软骨样组织等。混合瘤好发于腮腺，其次为腭腺及颌下腺，占涎腺上皮性肿瘤的 50% 以上。腮腺混合瘤多见于青壮年，一般无明显自觉症状，生长缓慢，病程可达数年甚至数十年之久。

**99. A** 涎石病是指发生在涎腺腺体及其导管中的钙化性团块而引起的一系列病变。主要发生于中年人，男性多于女性。下颌下腺涎石最常见，主要原因为颌下腺分泌的唾液较腮腺分泌液黏滞；分泌液钙的含量高，钙盐容易沉积；颌下腺导管自下向上走行，腺体分泌逆重力方向流动；导管长，全程较曲折。

**100. E** 涎腺炎多见于腮腺、颌下腺。分为急性和慢性两种，其中急性涎腺炎的病理表现包括：腺管扩张，管内大量中性粒细胞聚集；导管周围及腺实质内有密集的白细胞浸润；涎腺组织坏死形成多个化脓灶；急性炎症消退后形成纤维性愈合。临床上以慢性炎症多见，主要表现有腺体肿大、胀痛，饮食时加剧，导管口充血、肿胀、有脓液排出，严重者炎症扩散成蜂窝织炎。

**101. A** 根尖周肉芽肿的上皮成分绝大多数来自 Malassez 上皮剩余，其余还有经窦道口长入的口腔上皮、牙周袋袋壁上皮。来自呼吸道上皮者，多见于病变与上颌窦相通的病例。

**102. D** 根尖周囊肿由根尖周肉芽肿发展而来，也可能由慢性牙槽脓肿发展而来。根尖周囊肿生长很慢，囊壁为复层鳞状上皮，可含有呼吸上皮衬里，可有炎症细胞浸润，主要为淋巴细胞和浆细胞。囊肿大小可由豌豆大到鸡蛋大，小囊肿不易发现，增大时才被发现。根尖部的牙龈黏膜呈半球形隆起，手压时似乒乓球感，有弹性。囊肿压迫邻近牙时，牙齿有松动或移动。患者有牙髓病病史，患牙变色，牙髓失去活力。根尖部位有膨隆，表面黏膜颜色正常，X线片上可见患牙根尖周有圆形或椭圆形密度减低区，边界清晰整齐，周围有清楚的白色不透光射线包绕。较大的囊肿可压迫邻牙，使其牙根吸收或移位，感染的根尖周囊肿其透光区边缘不规则。可见胆固醇晶体沉积。

**103. A** 根尖周肉芽肿镜下观察根尖区可见增生的肉芽组织团块，周界清楚，主要由新生的毛细血管、成纤维细胞和浸润的各类炎症细胞构成，炎症细胞包括淋巴细胞、浆细胞、巨噬细胞和中性粒细胞。

**104. E** 根尖周囊肿是由上皮衬里，充满液体，被肉芽组织包绕的根尖周病变。囊壁内层为完全或不完全的上皮衬里，外层为致密的纤维结缔组织包绕，囊腔中充满囊液，含丰富的胆固醇结晶。囊肿增大时周围骨质压迫性吸收，压迫邻牙致使牙根吸收。根尖部的肉芽肿和慢性炎症的刺激，引起牙周膜内的上皮残余增生，增生的上皮团块中央发生变性与液化，周围组织不断渗出，逐渐形成囊肿。是颌骨内最常见的牙源性囊肿，常继发于根尖周脓肿或根尖周肉芽肿。穿刺检查时，抽吸的囊液中可有发光物质。

**105. E** 急性根尖周炎是从根尖部牙周膜出现浆液性炎症到根尖周组织形成化脓性炎症的一系列反应过程，可发展为牙槽骨的局限性骨髓炎，严重时还可发展为颌骨骨膜炎。病理变化：可直接由急性牙髓炎向根尖周扩展而来；临床上称为急性牙槽脓肿；突破口的位置常靠近唇颊侧牙龈；脓肿中心为坏死液化的组织和脓细胞。

**106. D** 小涎腺位于口腔黏膜和黏膜下层，按其所在解剖部位而命名，有唇腺、颊腺、腭腺、舌腺、磨牙后腺、舌腭腺等，唇、颊、磨牙后区、腭、舌等处是小涎腺的主要分布部位，因此，这些部位也是黏液囊肿和涎腺肿瘤的好发部位。

**107. C** 唇腺、颊腺等小涎腺多为混合腺，舌腺有浆液腺、黏液腺及混合腺三种，舌背轮廓乳头分布区域附近的舌肌纤维中有小的浆液性腺，称为味腺。

**108. B** 牙髓腔的外形与牙体形态大致相似，牙冠部髓腔较大，称髓室，牙根部髓腔较细小，称根管，根尖部有小孔，称根尖孔。增龄性变化包括髓腔体积变小、根管变细、根尖孔变窄、髓角变低。

**109. A** 人类一般每颗牙齿有1~4个根管，后部的

牙齿根管最多。因此根管数目与牙根数目之间的关系不完全一致。

**110. B** 双尖牙分为第一、第二双尖牙，第一前磨牙就是第一双尖牙，第二前磨牙就是第二双尖牙。上颌第一双尖牙根管多数情况下为颊舌侧双根管，仅少数为单根管。

**111. E** 上颌第一前磨牙位于上颌，为该组牙中体积最大者，出现双根管的比例是80%。

**112. A** 根尖周吸收破坏的牙槽骨主要是因为炎症、创伤等因素导致牙槽骨成分丧失，根尖周吸收破坏的牙槽骨有硬骨板、松质骨，表现出牙槽骨的高度和密度降低，为牙周炎的病理变化。可导致牙周的支持组织丧失，牙齿逐渐松动，最终导致脱落。

**113. C** 急性牙髓炎是指牙髓组织的急性炎症，属于不可复性牙髓炎，临床特点为发病急，疼痛剧烈。由于牙髓神经为无鞘神经而无法定位。

**114. B** 慢性牙髓炎病程较长，往往可有长时间的冷、热刺激痛史，也可有自发痛史，因炎症多已波及根尖部牙周膜，大多存在咬合不适，能指出患牙。深龋当冷、热刺激进入深龋洞内才出现疼痛反应，刺激去除后症状不持续。无自发痛史。两者都会有牙体硬组织病损。

**115. C** 牙髓坏死常是牙髓炎症的自然结局，细菌感染、牙外伤或毒性药物都会引起牙髓坏死。一般无疼痛症状，但有牙变色；引起根尖周炎时可有疼痛；龋源性炎症开髓时可有恶臭。坏死是个演变的过程，部分坏死的临床表现取决于尚未坏死的部分牙髓的炎症类型。X线检查可显示根分歧区域硬骨板破损、骨质稀疏现象。

**116. C** 仅能由冷、热刺激引起疼痛的疾病有深龋、牙本质过敏症、三叉神经痛、可复性牙髓炎。坏死性牙髓炎一般无疼痛症状，但有牙变色。

**117. D** 根尖周肉芽肿为附着在牙根尖部约绿豆大小的肉芽，因与牙根尖区牙周膜相连，可随拔牙一同拔出。镜下观察根尖区可见增生的肉芽组织团块，周界清楚，主要由新生的毛细血管、成纤维细胞和浸润的各类炎症细胞构成，炎症细胞包括淋巴细胞、浆细胞、巨噬细胞和中性粒细胞。

**118. B** 充填材料对牙髓的慢性刺激，使牙髓逐渐发炎，甚至坏死，发展为根尖周炎，引起充填后远期出现咬合痛。

**119. C** 用冰条做温度测验的目的是检查牙髓的状况，测试物必须放在牙体硬组织完整的牙面才可区分牙髓的不同状况。如果融化冰水接触牙龈可导致假阳性反应。

**120. C** 施行直接盖髓术时，穿髓孔直径应小于0.5mm。

**121. D** 患牙X线片上根尖区骨质破坏的影像为确诊

慢性根尖周炎的依据。患牙牙髓活力测验结果、病史及患牙牙冠情况也可作为辅助诊断指标。

**122. B**　急性浆液性根尖周炎的临床特点主要为患牙咬合痛。临床上患牙可由初期只有不适、发木、浮出、发胀，到咬合时患牙与对颌牙早接触，有时患者可诉有咬紧患牙反而稍感舒服的症状。当病变继续发展，患牙浮出和伸长的感觉逐渐加重，出现自发性、持续性钝痛，咬合时不仅不能缓解症状，反而导致更为剧烈的疼痛。患者能够明确指出患牙，疼痛范围局限于患牙根部，不引起放散痛。

**123. B**　牙髓切断术是指切除局部的炎症牙髓组织，盖髓药覆盖于牙髓断面，以保留正常根髓并维持其无炎症状态的方法。遵循完全切除炎症牙髓的原则，切除的牙髓为有部分病变的全部冠髓。

**124. E**　根尖周脓肿是指根尖周围的牙周膜和牙槽骨等组织的疾病，主要为金黄色葡萄球菌侵入组织或血管内所致，从根尖部牙周膜出现浆液性炎症到根尖周组织形成化脓性炎症。化脓性炎症以中性粒细胞大量渗出，并伴不同程度的组织坏死和脓液形成为特征。根尖周脓肿常见的排脓方式是唇颊侧牙龈排脓、腭侧牙龈排脓、龋洞排脓、牙周袋排脓。根尖周脓肿最少见的排脓方式是上颌窦排脓。

**125. A**　伴有临床症状及体征的感染根管：卟啉单胞菌、普氏菌、消化链球菌、真杆菌等与根尖部出现疼痛、肿胀、叩痛和窦道形成有关；产黑色素普氏菌与急性根尖周炎症和根管内恶臭关系密切；顽固性根尖周病变和窦道经久不愈可能与放线菌感染有关。

**126. D**　叩诊是用平端的手持器械，如口镜、平端镊子的柄端叩击牙，观察患者对叩击的反应。根据叩击的方向分为垂直叩诊（即叩击方向和牙齿长轴方向一致）和水平叩诊（即叩击方向和牙齿长轴方向垂直）两种方法。垂直叩诊痛提示根尖周炎，水平叩诊痛提示根侧牙周膜炎症。检查牙劈裂的部位可由不同方向叩诊后的疼痛来判定。

**127. E**　根管充填治疗其原理是通过机械和化学方法去除根管内的大部分感染物，并通过充填根管、封闭冠部，防止发生根尖周病变或促进已经发生的根尖周病变的愈合。治疗后患者的症状时有反复，叩痛不能完全消除，可能的原因有：观察时间不够长；下颌中切牙有可能有唇、舌侧两个根管，可能遗留一个根管未治疗；应用药物性充填材料充填根管；根尖周病变未治疗彻底。

**128. B**　急性化脓性根尖周炎的发展分为三个阶段：①根尖周脓肿阶段；②骨膜下脓肿阶段；③黏膜下脓肿阶段。症状最严重的阶段是骨膜下脓肿阶段。症状：患牙的持续性、搏动性跳痛更加剧烈，因骨膜坚韧、致密，脓液集聚于骨膜下产生的压力很大，病程至此，疼痛达

到最高峰，病期多已三五日，患者感到极端痛苦。患牙更觉浮起、松动，即使是不经意地轻触患牙，亦感觉疼痛难忍。患者常诉因疼痛逐日加剧而影响睡眠和进食，还可伴有体温升高、身体乏力等全身症状。

**129. D**　慢性根尖周炎是指因根管内长期存在感染及病原刺激物而导致的根尖周围组织慢性炎症反应，表现为炎症性肉芽组织的形成和牙槽骨的破坏。症状一般无明显的自觉症状，有的患牙可在咀嚼时有不适感，也有因主诉牙龈脓包而就诊者。在临床上多可追问出患牙有牙髓病史、反复肿痛史或牙髓治疗史。

**130. A**　根管充填的目的：封闭根管系统，防止细菌进入根管系统造成根管的再感染和组织液进入根管成为残余细菌的培养基，并借助根充材料缓慢而持续的消毒作用，消除根管内感染，促进根尖周病变的愈合。

**131. A**　触诊也称扪诊，是用手指轻柔触摸或按压患部以明确病变情况。如用食指轻轻挤压牙龈，检查是否有压痛、波动感、牙周袋溢脓或肿胀范围；检查增生的牙龈组织质地是否坚韧、是否有弹性、溃疡的基底情况等。此外，在进行固有口腔、颌面部组织和器官、颈部病变、淋巴结及颞下颌关节检查时也常使用触诊。

**132. B**　可复性牙髓炎是牙髓组织以血管扩张充血为主要病理表现的初期炎症表现。若能彻底去除病原刺激因素，同时给予适当的治疗，患牙牙髓可以恢复正常。临床症状：受冷、热、酸、甜刺激时，立即出现瞬间的疼痛反应，对冷刺激更敏感；刺激一去除，疼痛即消失；没有自发性疼痛。

**133. C**　急性化脓性牙髓炎病程较短，在牙髓炎短暂的浆液期中，渗出的白细胞不断坏死、液化，形成脓肿，即为急性化脓性牙髓炎。症状特点包括自发性、阵发性疼痛、不能定位、夜间疼痛加重、放射性疼痛。

**134. C**　牙髓病和根尖周病为口腔临床常见病、多发病，常引起颌面部剧烈的疼痛和肿胀。二者主要的发病因素是细菌感染。

**135. B**　急性牙髓炎的临床特点是发病急，疼痛剧烈。疼痛特点如下：①自发痛：在没有外界刺激下也可出现牙齿的疼痛；②阵发痛：疼痛持续一定时间；③冷、热刺激疼痛加重：患者常因冷、热刺激而不敢喝冷水或热水，甚至不敢刷牙；④夜间疼痛加重：白天注意力转移到工作或别的事情上，并不觉得特别疼痛，而夜间疼痛加重；⑤疼痛不能定位：患者一般不能明确是哪颗牙齿疼痛，有时也不能明确是上牙疼痛还是下牙疼痛，常觉得半边脸都一起疼痛，但疼痛不会放散到对侧。

**136. B**　慢性增生性牙髓炎：多见于青少年患者，一般无自发痛，有时可有口臭，进食时患牙疼痛或有进食出血现象，因此长期不敢用患侧咀嚼食物。

**137. E**　牙髓炎是指发生于牙髓组织的炎性病变。牙

髓是主要包含神经、血管的疏松结缔组织，位于牙齿内部的牙髓腔内。牙髓因各种原因受到病原刺激物的作用可引起牙髓炎症，即牙髓炎，主要症状为疼痛，甚至是剧烈的难以忍受的疼痛，常会使患者坐卧不安，饮食难进，痛苦不堪。引起牙髓炎的病因包括细菌因素、物理因素、化学因素、创伤因素。

**138. E** 牙髓炎是比较常见的牙齿疾病，以疼痛为主要症状，甚至是剧烈的难以忍受的疼痛，常会使患者坐卧不安，饮食难进。医师应该着重询问疼痛的时间、部位、刺激因素、性质，以便更好地制定治疗方案。

**139. A　140. C　141. E**

**142. B** 残髓炎与慢性牙髓炎疼痛特点相似，表现为自发性钝痛、温度刺激痛、放散性或牵涉痛，多有咬合不适或轻微咬合痛。有牙髓治疗史。

**143. C　144. C**

**145. D** 牙周炎、急性创伤性牙周炎、创伤、慢性根尖周炎和急性牙槽脓肿需要检查患牙是否松动，因为这些情况多数会伴有牙齿松动和由于牙齿松动引起的牙龈红肿，牙周袋深，伴有溢脓，患牙松动甚至伸长。慢性牙髓炎不必检查患牙有无松动，因为多数患牙症状轻微，通常使用 X 线检查即可显示病损。

**146. C** 牙髓炎是由炎症引起的疼痛，三叉神经痛是三叉神经受到刺激引发的异常疼痛，深龋和牙髓充血是由于牙髓神经受到刺激引发的疼痛，牙本质过敏症是由于冷热酸甜等过敏源性刺激引发的疼痛。

**147. B** 急性根尖周脓肿由龈沟或牙周袋排脓，多数对患牙愈后较差，因为根尖部的脓灶与牙周袋底接近，脓液易从薄弱的牙周膜结缔组织处突破而向牙周袋内排放，形成牙周窦道，所以此种情况通常预后较差。

**148. E　149. E**

**150. C** 因为下颌双尖牙受下颌神经传导影响较大，所以下颌双尖牙牙髓炎应该对下颌传导进行麻醉。

**151. C　152. D　153. C**

**154. E** 活髓切断应去除每一个根管口以上的全部牙髓，使牙髓更好地固定纤维化，促进牙髓继续进行发育。

**155. B**

**156. A** 放置干髓剂应注意隔湿止血，用磷酸锌水门汀、复合树脂或玻璃离子垫底，放置在根管口处。

**157. A** 塑化治疗要尽量拔除牙髓，清除根管内容物是治疗成功的关键。

**158. D　159. A　160. B**

**161. C** 关于疗效评估观察时间，世界卫生组织（WHO）规定的观察期为术后 2 年。从软组织、骨组织的愈合过程中可能存在潜伏感染的再发作角度出发，这个观察时间是科学的。1 年以内的疗效只能作为初步观察，难以定论；2～3 年或更长时间的疗效则比较准确。

**162. A**

**163. B** 临床常用的根管充填材料是牙胶尖 + 氧化锌－丁香油酚糊剂。牙胶尖有一定的压缩性（体积的 3%～6%）。加热可软化，同时体积随温度增加而增大且易取出。牙胶尖具有一定的组织亲合性，适用于各种牙髓炎、牙髓坏死、坏疽、各种根尖周炎已经过活髓保存治疗失败的牙齿根管和去髓后的永久充填。具有 X 线阻射性，便于检测观察，能溶于三氯甲烷、乙醚等溶剂，常与根管充填糊剂联合使用，可严密充填根管。氧化锌－丁香油根管充填材料，不同的配方凝固时间为 20 分钟～1 小时，并具有一定的流动性。应用于年轻恒牙、乳牙、根尖无病变的患牙根管。对根尖刺激性较小，有一定安抚作用。可单独使用，也可与牙胶尖一起应用。

**164. E** 根管冲洗药物：①理想性质：理想的冲洗药物应具有：抗菌、杀菌作用；可溶解坏死牙髓组织；有助于根管系统的清理；对根尖周组织没有毒性。②常用药物：目前最常用的根管冲洗药物是 0.5%～5.25% 次氯酸钠和 17% 乙二胺四乙酸（EDTA），过氧化氢、氯己定、蛋白溶解酶、氯胺 T 钠、抗生素等也可用于根管冲洗。过氧化氢临床常用浓度为 3%，过氧化氢遇到组织中的过氧化氢酶时可释放出新生氧，起杀菌和除臭作用，其发泡作用有助于根管内渗出物及坏死组织的清除，临床上常与次氯酸钠或生理盐水联合应用。

**165. C** 该牙最可能的诊断是逆行性牙髓炎。临床检查时可见患牙有深达根尖区的牙周袋或严重的牙龈退缩，牙一般松动达 II 度以上。牙髓有明显的激发痛等，诊断并不困难。慢性牙髓炎多数患牙症状轻微，X 线检查可示根分歧部位牙周膜腔增宽，硬骨板破损。急性牙髓炎临床特点是发病急、疼痛剧烈，多数为慢性炎症的急性发作，无慢性过程的多出现在牙髓受到物理损伤、化学刺激以及感染的情况下。创伤、牙髓充血均与患者症状不相符。

**166. C　167. E**

**168. E** 医师接待急性牙髓炎患者，需先进行问诊，有典型的疼痛症状；检查患牙，患牙可找到引起牙髓病变的牙体损害或其他病因；温度测验，牙髓温度测验结果可帮助定位患牙，对患牙的确定是诊断急性牙髓炎的关键；X 线片进一步检查情况。可服用止痛药，但不宜麻醉止痛。

**169. D** 患者由于可复性牙髓炎做间接盖髓术。可复性牙髓炎是一种病变较轻的牙髓炎，相当于"牙髓充血"，当牙髓受到温度刺激时，产生短暂、尖锐的疼痛，当刺激去除后，疼痛立即消失。临床检查时，去尽龋坏组织，无穿髓孔；牙髓电测验反应与正常牙相同或稍高，冷刺激试验产生疼痛，刺激一去除疼痛立即消失。治疗可复性牙髓炎的原则：去除刺激，消除炎症。在去除龋坏组织后，做间接盖髓术用氧化锌－丁香油粘固粉暂时封闭窝洞，待无症状后按深龋处理。若术后冷水敏感加重，叩诊（＋），近日有自发痛，考虑患牙牙髓未恢复正常，复诊时应进行牙髓治疗，同时给予适当的治疗，患牙牙髓可以恢复正常。

**170. D** 根尖周组织病是指发生在牙根尖周围组织，如牙骨质、牙周膜和牙槽骨等的疾病。根尖周组织病的病因包括：①感染：最常见的感染来自牙髓病，其次是牙周病通过根尖孔、侧副根管及牙本质小管而继发，血源性感染比较少见；②创伤：牙齿遭受外力，如打击、碰撞、跌倒等，可致牙体硬组织、牙周组织及根尖周组织损伤。③化学刺激、免疫因素等。

**171. B** 牙髓坏死是牙髓组织的死亡，多由各型牙髓炎转化而来。感染是其主要病因，感染可继发于深龋和其他严重的牙体缺损；也可因牙周组织发生疾病，感染通过根尖或副根管口逆行进入牙髓，使牙髓发生坏死。

**172. A** 牙槽嵴顶到釉牙骨质界的距离为1～2mm，若超过2mm则可视为有牙槽骨吸收。牙槽骨吸收的程度一般按吸收区占牙根长度的比例来描述，如吸收为根长的1/3、1/2、2/3等。邻面的垂直吸收在X线片上很容易发现，大多数垂直吸收都形成骨下袋，但在X线片上难以确定是几壁骨袋，只有在手术翻开牙龈后才能确定。凹坑状吸收也难以在X线片上显示。

**173. C**

**174. E** 牙髓坏死多为未经治疗的牙髓炎的自然结局，也可见于牙外伤或医源性损伤等。如牙髓坏死伴有腐败菌感染，为牙髓坏疽，可使牙变色。这是因为坏死的牙髓组织被腐败菌分解，产生的硫化氢与血红蛋白中分解出来的铁相结合，形成黑色的硫化铁，使坏死组织呈现黑色，从而使牙冠变色。牙髓纤维性变、牙髓网状萎缩、牙髓钙化均为牙髓变性的表现，是牙髓的退行性变，而牙髓充血是指牙髓组织呈充血状态，都不会引起牙齿变色。

**175. B** 慢性根尖周脓肿属于慢性根尖周炎的一种病变类型。患者无明显的自觉症状，后牙咀嚼时有不适感。X线片表现为患牙根尖区呈弥散性、边界不清楚、形状不规则的低密度透射区，密度不均匀，根尖区硬骨板消失，周围骨质呈云雾状。该患者符合慢性根尖周脓肿的临床表现。

**176. B** 年龄的增长及外界因素刺激可引起牙的增龄性变化和牙髓修复性反应。在年轻人，牙本质小管粗大，通透性高，髓腔大，髓角高，神经和血管丰富，细胞多，牙髓活力强，修复能力强。随着年龄增长，牙本质小管钙化，通透性降低，髓室顶和髓室底间的距离缩小，牙髓组织的纤维成分增多，牙髓活力降低，修复能力减弱。

**177. C**

**178. C** 根尖周囊肿X线检查：小囊肿与根尖周肉芽肿的影像学表现较难区别，大囊肿可见圆形透射影较大，界清，周围有白线围绕。故判断为根尖周囊肿。

**179. B** 牙髓活力电测试：通过牙髓活力电测试仪来检测牙髓神经成分对电刺激的反应，有助于判断牙髓的活力状态。必须与患者自身的对照牙进行比较。在相同的电流输出档位下，测试牙与对照牙的电测值之差＞10时，表示测试牙的牙髓活力与正常牙有差异。如电测值到达最大时测试牙无反应，表示牙髓已无活力。探头应放在牙面的适当位置，一般认为探头应放在牙唇（颊）面的中1/3处。患者事先用过镇痛剂、麻醉剂或含乙醇饮料可导致牙髓活力电测试假阴性结果。测试前应隔湿待测试牙，吹干牙面。

**180. E**

**181. D** 牙髓钙化变性是指当牙髓血液循环发生障碍时，血液循环减少，细胞变性，牙髓内发生钙盐沉积，形成细小或较大的钙化物称为髓石，牙髓钙变时牙冠颜色为黄色。

**182. C** 乳牙根尖周炎是指乳牙根尖周围的牙骨质、牙周膜和牙槽骨等组织的炎症性疾病，细菌或细菌产物对牙髓和根管的感染。表现为病变进展快和牙槽骨疏松，常出现瘘管。

**183. B** 金属烤瓷牙强度更高，无刺激，且金与瓷的结合很牢固，与组织的相容性更好，在瓷牙与牙龈接触的地方不会发青。另外，瓷粉能在黄金的表面反映自身的颜色，使烤瓷牙更美观，完全能满足美容修复的要求。增加金属和瓷的结合力的操作包括金属表面清洁、金属表面平整、底瓷熔融的流动性好、获得良好的润湿界面、加入微量非贵金属元素。

**184. D** 托盘漂白术采用托盘和10%～15%过氧化脲进行治疗，不仅大大缩短了患者的就诊时间和次数，还可同时对全口牙进行漂白。对于外源性着色、内源性着色和因增龄所致的颜色改变效果较好，对于氟斑牙也有不同程度的漂白效果，但对于四环素牙，尤其是中、重度四环素着色牙效果稍差。使用自凝塑料制作个别托盘的规范要求：在模型上用有色铅笔划出个别托盘的范围，适当填补倒凹，托盘厚度2～3mm，边缘不能妨碍唇、颊、舌的正常活动。

**185. B** 前腭杆宽而薄，宽6～8mm，厚1.0mm。

**186. E** 多数情况下根尖部的脓液穿破根尖附近的骨膜到黏膜下，破溃排脓，形成相应黏膜的瘘管或窦道，如慢性根尖周脓肿。根尖周囊肿、成釉细胞瘤、颌骨囊肿、根尖周肉芽肿均不能形成瘘管。

**187. E** 牙髓钙化：当牙髓的血液循环发生障碍，会造成牙髓组织营养不良，出现细胞变性，钙盐沉积，形成微小或大块的钙化物质。牙髓钙化有两种形式：髓石，游离于牙髓组织或附着髓腔壁；弥漫性钙化，整个髓腔闭锁，见于外伤或氢氧化钙盖髓治疗或活髓切断术后。X线片检查结果可作为重要的诊断依据，显示髓腔内有阻射的钙化物（髓石）或呈弥漫性阻射影像而使原髓腔处的透射区消失。

**188. C**　用弯制法制作的有间接固位体、直接固位体、加强丝、连接体。

**189. E**

**190. C**　根尖周肉芽肿内可见增生上皮团或上皮条索，来源于 Malassez 上皮剩余、经瘘道口长入的上皮、呼吸道上皮、牙周袋袋壁上皮。复层鳞状上皮下方没有黏膜下层，而由固有层直接紧密地附着于牙槽骨表面的骨膜上，血管较少，因此附着龈呈粉红色，坚韧，不能移动。

**191. D**　氢氧化钙糊剂类根管封闭剂主要含氢氧化钙制剂，可在根管内缓慢释放，形成高度碱性环境，导致细菌细胞膜损伤、蛋白质变性和 DNA 损伤，同时还能中和残留在根管壁上的细菌毒性产物。主要优点是具有较好的抗菌效果，可诱导硬组织形成，促进根尖周组织愈合。但其溶解性较大，主要用于根尖未发育完成的年轻恒牙的根尖诱导。较磷酸锌水门汀、聚羧酸锌水门汀、玻璃离子水门汀、银汞合金对牙髓刺激小并可促进牙本质形成。

**192. D**　患者的牙髓炎症状为新近出现，检查牙面无明显龋坏，可初步排除牙髓炎是由于冠方龋坏，细菌侵入牙髓所致。而患牙已有重度松动和深牙周袋，故推测牙髓炎为牙周炎发展而来，细菌通过较深的牙周袋到达根尖后，通过根尖孔进入髓腔引起牙髓炎。故诊断为逆行性牙髓炎。

**193. C**　下颌骨成釉细胞瘤好于下颌磨牙区和下颌升支部；始基囊肿表现为面部、下颌角区的肿胀；触诊有乒乓球感说明有波动感，根尖周肉芽肿无波动感；触诊有弹性说明有囊壁形成，结合穿刺液为黄色透明液体，可诊断为根尖周囊肿。

**194. A　195. A　196. A**

**197. E**　慢性增生性牙髓炎：常见于穿髓孔较大的乳磨牙及外伤露髓的乳前牙，丰富的血供使炎症牙髓组织过度增生形成息肉，对刺激不敏感。急性牙髓炎浆液期、急性牙髓炎化脓期、慢性闭锁性牙髓炎、慢性溃疡性牙髓炎均不产生牙髓息肉。

**198. A**

**199. D**　急性根尖周炎的应急处理是在局部麻醉下开通髓腔，穿通根尖孔，建立引流通道，使根尖渗出物及脓液通过根管得到引流，以缓解根尖部的压力，解除疼痛。

**200. D**

**201. D**　桩冠是利用金属冠插入根管内以获得固位的一种冠修复。桩冠的制作：桩越长固位越好、固位力与桩的密合度有关、修复前必须行完善的根管充填、可做固定桥的固位体。桩冠修复的前提是患牙必须经过完善的根管治疗，根尖周无炎症或炎症已完全控制。桩冠修复后可增加根尖周病的发生。

**202. D**　铸造支架的大连接体长度每增加 10mm，厚度应相应增加 0.2mm，以保证支架强度以及和牙周组织的缝隙。

**203. D**　玻璃离子粘固剂的玻璃离子水门汀材料生物相容性好，对牙髓的刺激性小，在临床修复中的粘结为化学性粘结，能释氟、降低继发龋的发生，应用于乳牙充填修复日益增多。

**204. B**

**205. A**　充填后牙髓继发痛症状可表现为冷、热刺激后一过性疼痛，无明显延缓痛或仅有短暂的延缓痛。常见原因包括：备洞过程中对牙髓的物理刺激，如过冷的水冲洗窝洞、连续钻磨产热及钻牙的负压均可激惹牙髓，导致牙髓处于充血状态；中龋、深龋未垫底直接银汞合金充填可传导冷、热刺激；复合树脂直接充填或深龋直接用磷酸锌粘固剂垫底可造成对牙髓的化学刺激而激惹牙髓。症状轻者，可观察，如症状逐渐缓解可不予处理。如症状未缓解，甚至加重者则应去除充填物，经安抚治疗无症状后再重新充填。

**206. D**　铸造冠是牙齿固定修复的一种，是用高熔铸造技术精密制作的修复体。具有强度高，耐磨性好，厚度可调，牙体组织切割少的优点。铸造 3/4 冠的固位力，主要依靠邻轴沟的长度和深度。

**207. A**　玻璃离子水门汀的生物相容性好，对牙髓的刺激性小，在临床修复中的粘结为化学性粘结，能释氟、降低继发龋的发生，应用于乳牙充填修复日益增多。

**208. D**　磷酸锌水门汀由粉剂和液剂组成，粉剂组成为氧化锌、氧化镁和少量氧化硅。应用于牙体缺损的垫底和修复体粘结是因为其可渗入牙体和修复体细微结构中，形成一定的机械嵌合力。

**209. D**　"三明治"修复术即夹层修复技术，是一种利用玻璃离子粘固剂与复合树脂联合修复牙齿的技术。即用玻璃离子粘固剂作为基底材料粘于牙本质，再用复合树脂修复牙体缺损，可起到互补作用。

**210. A**　玻璃离子水门汀的粘结性能是由于玻璃离子水门汀能够与牙体产生化学结合力，每个羧酸盐基团在玻璃粉表面取代了一个磷酸盐基团和一个钙离子。

**211. A**　金属桥用栅栏式的铸道的优点是各个铸道的长度一致，有利于防止收缩变形，可以使各个熔模处于同一高度。

**212. A**　玻璃离子体粘固剂的液剂是 50% 聚丙烯酸。

玻璃离子体粘固剂可用于牙齿修复的粘结，适用范围：金属烤瓷牙冠和牙桥；金属牙冠、嵌体和高嵌体；全氧化铝或全氧化锆铸芯牙冠；预置或铸接管桩。

**213. D**　根据生物陶瓷材料的性质和在机体组织内引起的组织反应类型，可将其分为生物惰性陶瓷（如氧化铝陶瓷、羟基磷灰石陶瓷等）、生物反应性陶瓷（如生物玻璃陶瓷）和可吸收性陶瓷（如磷酸三钙陶瓷）。

**214. D**　一铸造支架在制作完成后，发现有气孔，其余未见异常，应采取的措施是修补性焊接，将气孔消除，保证支架的强度。

**215. D**

**216. E**　牙髓腔内存在较多的细微血管，当牙髓组织受到外界刺激（如细菌感染、创伤、物理刺激、化学刺激等）时，牙龈会出现血管扩张，血液充盈，这种情况称为牙髓充血。一般会出现血管扩张充血呈树枝状、水肿液聚积、血管周围有少量红细胞外溢、血栓形成，不会出现成牙本质细胞坏死。

**217. E**　牙髓炎是指发生于牙髓组织的炎症性病变。牙髓是主要包含神经、血管的疏松结缔组织，位于牙齿内部的牙髓腔内。牙髓因各种原因受到病原刺激物的作用可引起牙髓炎症，牙髓组织缺乏侧支循环、根尖孔狭小不易建立通畅引流、牙本质壁缺乏弹性易造成髓腔内压力增高、牙髓组织基质中含有大量胶原纤维和黏多糖使炎症不易扩散均属于形成牙髓炎的病理性促进因素。牙髓组织富含神经纤维，对刺激反应敏感。

**218. B**　FC活髓切断术的优点是可使牙髓断面发生凝固性坏死，其根尖部的牙髓仍保持活力。缺点是术后可能发生牙根内吸收或牙根病理性吸收以及肉芽组织内吸收；甲醛的强渗透性易刺激根尖周、牙周组织，甲醛甲酚的半抗原作用，可导致根尖周、牙周组织的免疫学反应，牙髓不同程度被固定，无菌性凝固、坏死；牙髓钙化、变性；残髓持续性炎症。不可能出现牙本质桥形成。

**219. D**

**220. A**　牙是人体最坚硬的器官，分为牙冠、牙颈、牙根三部分。牙的中央有一空腔，称牙腔或牙髓腔，腔内容纳牙髓。牙根管与牙冠腔合称牙髓腔。髓腔一般被认为是缩小了的牙体外形。

**221. A**　下牙槽神经：下牙槽神经系下颌神经的最大分支。下牙槽神经沿翼外肌内侧面下行，入下颌孔，在管内发出多数小支，至下颌的牙齿和牙龈；终支出颏孔，称颏神经，分布于颏部和下唇的皮肤。

**222. A**　根尖孔位于根尖较多（56.53%）；位于旁侧较少（43.47%），其中以舌侧最多，其余依次为远中、近中、唇颊侧。根管最狭窄处不在根尖孔，而是距根尖孔约1mm处。

**223. D　224. C**

**225. A**　氧化锌－丁香油类根管封闭剂由粉剂和液剂组成。主要用于垫底材料、间接盖髓术、暂时封药、根管充填糊剂。直接盖髓术是一种用药物覆盖于牙髓暴露处，以保护牙髓、保存牙髓活力的方法，不可用氧化锌－丁香油糊剂。

**226. D**　亚砷酸用于失活牙髓时，封药时间是1~2天。在牙髓病或根尖周病的治疗过程中，药物若使用不当，会成为一种化学刺激，引发药物性或化学性根尖周炎。如在露髓处封亚砷酸时间过长或亚砷酸用于年轻恒牙，可引起药物性根尖周炎。

**227. D**　目前国际上广泛使用的根管冲洗剂是5.25%次氯酸钠溶液，它具有较强的抑菌、杀菌及溶解有机坏死物的能力，能杀死生物膜及牙本质小管中的细菌，且很少致敏。

**228. E**　3%过氧化氢溶液局部擦拭、冲洗和反复含漱，有助于去除残余的坏死组织。当过氧化氢遇到组织和坏死物中的过氧化氢酶时，能释放出大量的新生态氧，杀灭或抑制厌氧菌。

**229. B　230. C**

**231. A**　复方氯己定由葡萄糖酸氯己定、甲硝唑组成。

**232. E**　年轻恒牙的X线片显示未发育完成的根尖开口区有界限清晰的透影，周围有完整的硬骨板围绕，临床无异常症状，应提示为牙乳头。牙乳头细胞为未分化的间充质细胞，有少量微细的胶原纤维分散在细胞外间隙。在钟状期，被成釉器凹陷部包围的外胚间叶组织增多，并出现细胞分化。在内釉上皮的诱导下，牙乳头外层细胞分化为高柱状的成牙本质细胞。这些细胞在切缘或牙尖部为柱状，在牙颈部细胞尚未分化成熟，为立方状。慢性根尖周肉芽肿、慢性根尖周脓肿、慢性根尖周囊肿、慢性牙髓炎临床上均有异常症状，如疼痛等。

**233. B**　青少年根尖周病是指发生在青少年人群牙根尖周围组织，如牙骨质、牙周膜和牙槽骨等的疾病。目前最好的治疗方法是根充术，充填根管，消除死腔，防止根管内再感染。

**234. B**　在根尖诱导成形术中，牙根继续发育所依赖的组织为牙髓组织、根尖端的牙乳头和根尖周组织中的上皮根鞘。此患牙的牙髓组织已经坏死，只能通过去除根管内感染物质，消除炎症，保护好根尖端的牙乳头和根尖周组织中的上皮根鞘来促进牙根的发育。

**235. B**　第二乳磨牙多为双根，较扁，根分叉度较下颌第一磨牙小，根尖皆偏远中，有时聚成一锥体形。少数牙近、远中根颊侧融犄，舌根仍分开，牙根横断面呈C形，称为C形根。极少数分叉为三根，即近中颊根、近中舌根和远中根。最适宜进行根管治疗的年龄是3~8岁。

**236. D** 畸形中央尖的临床处理：①对圆钝而无妨碍的中央尖可不做处理。②尖而长的中央尖容易折断或被磨损而露髓。牙刚萌出时若发现这种牙尖，可在麻醉和无菌条件下，将此尖一次磨除，然后制备洞形，按常规进行盖髓治疗。也可在适当调整对颌牙的同时，多次少量调磨此尖，这样可避免中央尖折断或过度磨损。还可以用强粘结剂或复合树脂在牙尖周围加固，使畸形尖随牙一同发生磨损，促使髓角处形成足够的修复性牙本质，保持牙髓和牙根正常发育。③中央尖折断，已引起牙髓或根尖周病变时，对于牙根未发育完成的患牙，为保存患牙并促使牙根继续发育完成，可采用根尖发育形成术或根尖诱导形成术。对于牙根已经发育成熟的恒牙，可采取常规的根管治疗。

**237. D** 中央尖折断或被磨损后，临床上表现为圆形或椭圆形黑环，中央有浅黄色或褐色的牙本质轴，在轴中央有时可见到黑色小点，即为髓角，在此处即使用极细的探针也不能探入。圆锥形中央尖，萌出后不久与对颌牙接触，即遭折断，使牙髓感染坏死，影响根尖的继续发育。中央尖折断，已引起牙髓或根尖周病变时，为保存患牙并促使牙根继续发育完成，可采用根尖诱导形成术。

**238. A** 金属烤瓷修复体的烤瓷材料的热膨胀系数应比烤瓷合金的热膨胀系数略小，瓷的热膨胀系数稍小于底层金属者，在烧烤后变冷的过程中产生压缩应力，使瓷受到压力，减少张力，即可增强压缩结合，又不导致瓷破裂。

**239. B** 金属烤瓷修复体的烤瓷材料内部有压应力时有利于金瓷结合。压应力是指抵抗物体有压缩趋势的应力。压应力使金属与烤瓷得以高强度结合。

**240. B** 金属烤瓷修复体主要采用普通金属合金烤瓷，烤瓷粉经烧结、成型、工艺雕刻而成，用于修复牙齿缺失等。在制作过程中产生气泡的原因包括快速预热、过度烤制、调和瓷粉的液体被污染、除气不彻底。

**241. C** 金属烤瓷修复体制作时因不当操作会导致金瓷修复体裂纹和爆裂。处理方法有增加预热时间，使用配套的瓷粉和金属合金，保证金属基底不能有锐边、锐角，减慢磨改速度。

**242. E** 铸造支架制作时，用工作模型复制耐高温材料模型所用的琼脂液温度为 45 ~ 49℃。

**243. A** 铸造支架复制耐高温材料模型时，耐火材料在琼脂中的滞留时间是 10 分钟，用于加强支架的强度以及支架修复体的密合性。

**244. A** 氧化锌 - 丁香油水门汀由粉剂和液剂组成。粉剂的主要成分是氧化锌，液剂主要是丁香油。主要作为盖髓材料、牙髓深洞基底材料、暂封材料、根管充填材料等。其性能特点是对牙髓有安抚作用。

**245. B** 患者已行根管治疗，故制备洞形时机械切削、振动不会造成敏感。上颌磨牙为多根牙，有可能在根管治疗拔髓时残余牙髓组织，引起疼痛；根管充填时根管糊剂超出根尖孔有可能引起牙齿根尖周组织的炎症反应，引起疼痛；充填体过高可以引起牙齿咬合痛；充填体悬突可以引起牙周性疼痛。

**246. C** MMA、促进剂、阻聚剂、紫外线吸收剂都是自凝牙托水的成分。引发剂可分为自凝引发剂与光固化引发剂两种，不是自凝牙托水的成分。

**247. B** 自凝塑料主要用于制作正畸活动矫正器、腭护板、牙周夹板、个别托盘、暂时冠桥以及义齿重衬等。在搅拌后应于黏丝早期涂塑。

**248. E** 自凝成型的方法包括涂塑成型、气压成型、注塑成型、加压成型。捏塑成型不使用自凝材料，需用高温材料。

**249. A** 钙维他糊剂中氢氧化钙的强碱性无直接杀菌效果，但可以抑制细菌生长，中和细菌代谢产物，促进组织愈合，通常与耐碱性抗菌药物（磺胺类、碘仿等）配伍，是理想的根管充填剂。

**250. D** ADA：美国牙科协会；ISO：国际标准化组织；FDI：国际牙科联盟；TC 99：口腔材料和器械设备标准化技术委员会；FDA：（美国）食品药品监督管理局。

**251. B** 下颌神经节为混合性神经，经卵圆孔出颅。其感觉纤维分布于下颌牙、牙龈、舌前和口腔底黏膜以及口裂以下的面部皮肤；运动神经支配咀嚼肌功能。

**252. B**

**253. A** 下颌神经为混合性神经，经卵圆孔出颅，其后股分支有耳颞神经、下颌舌骨肌神经、下牙槽神经和舌神经。

**254. B**

**255. A** 下颌神经的分支包括颞深神经、翼外肌神经、咬肌神经和颊神经。蝶腭神经是三叉神经上颌支的分支，在上颌神经干下方约 2mm 处与翼管神经一起进入蝶腭神经节，参与蝶腭神经节的构成。

**256. B**

**257. E** 下颌神经是混合性神经，由三叉神经节分出后，经海绵窦外侧壁，经卵圆孔出颅，在翼外肌深面分为两干：①前干分支支配咀嚼肌、鼓膜张肌和腭帆张肌；前干中感觉神经为颊神经或称颊长神经，经过翼外肌两头之间，在喙突内侧沿下颌支前缘往下，在颞肌和嚼肌前缘深面穿颊脂垫，在颊肌外侧与面神经分支相连合成颊丛，分布于颊黏膜、皮肤、下颌磨牙区颊侧牙龈、骨膜和附近的黏膜。②后干含感觉纤维，主要分支有耳颞神经、舌神经、下牙槽神经和颊神经，分布于下颌牙、牙龈、舌前 2/3 及口腔底黏膜、耳前颞区以及口裂以下的皮肤。

**258. A** 有四突一体，呈支架结构的颅骨为上颌骨。

上颌骨居颜面中部，左右各一，互相连接构成中面部的支架。上颌骨有体部和四个邻近骨相连的骨突，如额突与额骨相连，颧突与颧骨相连，腭突在上腭中缝部左右对连，牙槽突即为牙齿所在部位的骨质。

**259. B** 上颌神经属于感觉神经。经圆孔出颅至翼腭窝，再经眶下裂入眶区，分布于眼裂和口裂之间的皮肤、上颌牙以及鼻腔和口腔的黏膜。

**260. D** 三叉神经节的周围突分别组成三叉神经三大分支：眼神经、上颌神经、下颌神经。眼神经是感觉性神经；上颌神经是感觉性神经，含一般躯体感觉纤维，经海绵窦外侧壁，穿圆孔出颅，发出眶下神经、上牙槽神经、颧神经及翼腭神经等，分布于上颌牙、牙龈、鼻腔黏膜等；下颌神经是混合性神经，由特殊内脏运动纤维和一般躯体感觉纤维组成，穿卵圆孔出颅，发出耳颞神经、颊神经、舌神经、下牙槽神经及咀嚼肌神经，其运动纤维支配咀嚼肌等。

**261. B** 下颌第一乳磨牙的根管分布多为牙根近中1个根管和远中2个根管。

**262. D** 结合题干患者查体示：右上第一磨牙无龋，松动Ⅰ度，腭侧牙龈红肿，牙周溢脓，牙周袋深达根尖，冷热刺激痛（＋＋＋），符合逆行性牙髓炎的临床特征。逆行性牙髓炎诊断特点：①患者有长期的牙周炎病史；②近期出现牙髓炎症状；③患牙未查及引发牙髓病变的牙体硬组织疾病；④患牙有严重的牙周炎表现。

**263. C** 可复性牙髓炎以血管扩张充血为主。当患牙受到冷、热温度刺激或酸、甜化学刺激时，立即出现瞬间的疼痛反应，尤其对冷刺激敏感，刺激一去除，疼痛随即消失，没有自发性疼痛。急性牙髓炎浆液期的主要症状是剧烈疼痛，有浮出感，伴有自发性、阵发性疼痛，夜间痛，温度刺激加剧疼痛以及疼痛不能定位。

**264. A**

**265. D** 慢性闭锁性牙髓炎：①无明显的自发痛，有长期的冷热刺激痛病史。②可查及深龋洞、冠部充填体或其他近髓的牙体硬组织缺损。洞内探诊感觉迟钝。③去净腐质后无肉眼可见的露髓孔。④患牙对温度测验的反应可为敏感，也可为热测引起迟缓性痛，多有轻度叩痛或叩诊不适感。该患者的症状、体征均符合慢性闭锁性牙髓炎的表现。慢性溃疡性牙髓炎：去净腐质可见有穿髓孔，深探剧痛并有少量暗色液体流出。慢性增生性牙髓炎：患牙大而深的龋洞中有红色、"蘑菇"形状的肉芽组织，又称为"牙髓息肉"，可充满整个洞内并达咬合面，探之无痛但极易出血。

**266. C** 根尖周病是指发生在牙根尖周围组织，如牙骨质、牙周膜和牙槽骨等的疾病。治疗原则是根尖部急性炎症的处置，主要是缓解疼痛及消除肿胀，待转为慢性炎症后再做常规治疗。应急治疗的关键是掌握病变发

展阶段和病变程度。对于患者治疗的注意事项有：6个月内有心梗的患者不适合牙髓治疗；糖尿病患者在牙髓治疗前应预防性使用抗生素；艾滋病患者可以做牙髓治疗，但需注意防止艾滋病的传播；妊娠患者根管外科手术应暂缓；对治疗存在严重恐惧情绪的患者可以使用镇静药物。

**267. B**

**268. D** ①器械编号：每一器械的号码以器械尖端直径乘以100计算，15号根管锉的尖端直径为0.15mm；②锥度：刃部末端直径一律比其尖端直径大0.32mm，所以15号根管锉的刃部末端直径为0.47mm。

**269. B** 根管治疗是通过机械清创和化学消毒的方法预备根管，将牙髓腔内的病原刺激物（包括已发生不可复性损害的牙髓组织、细菌及其产物、感染的牙本质层等）全部清除，经过对根管的清理、成形，必要的根管消毒，以及严密的充填，达到消除感染源，堵塞、封闭根管空腔，消灭细菌的生存空间，防止再感染的目的。适应证包括：需进行桩冠修复的冠折牙，牙髓坏死继发根尖周骨吸收的患牙，牙周－牙髓联合病变的患牙，牙内吸收等。牙根纵裂需行截根术。

**270. A** 根管锉属于根管预备器械。根管预备器械均进行标准化，根管锉由手柄、颈部和工作端三部分组成。根管锉各个型号的手柄颜色：06号、08号、10号三根细锉，颜色分别为粉色、灰色和紫色，用于探查扩通狭窄细小的根管；从15号起分别以白、黄、红、蓝、绿、黑六种颜色标记为一组，装于一个包装盒内；45号～80号和90号～140号则为另外两组，分别重复上述六种颜色标记。

**271. E** 牙髓塑化治疗不适用于乳牙。乳牙根尖孔狭窄区可能已被吸收而呈开放状态，会造成塑化液的流失。一方面对根尖周组织形成化学性刺激并且伤害恒牙胚；另一方面可造成塑化剂对根管内残余物质塑化不全，并影响其封闭根尖孔的作用。

**272. E** 若开髓后立即做根管预备，往往使症状加重，应待急性炎症消退后再做常规治疗。

**273. B** 倒凹固位时形成洞底略大于洞口的形态，防止充填体与洞底呈垂直方向的脱位，因此制备倒凹是为了获得良好的固位形，使充填体受力不脱落。

**274. C** 根管消毒药物主要的性能要求：对根尖周组织无刺激性，较稳定，便于储存和使用，不着色牙齿，有强力杀菌作用，有渗透力，有持续的消毒作用。

**275. E**

**276. C** 牙内吸收叩诊有不适感或同正常对照牙，无明显疼痛。

**277. B** 楔状缺损时，对于缺损不深、症状不明显者可不做处理；缺损达到牙髓腔，有牙髓感染或根尖周病

时，需做相应的治疗。引起牙髓炎时应首先进行相应的牙髓治疗以解决主诉问题。

**278. E** 患者行"开髓引流"治疗后，仍有疼痛，且根管内无液体渗出，说明根尖孔不通畅，根尖周组织液无法通过根尖孔排出引流，继续对根尖周造成影响，使叩痛反应剧烈。

**279. C** 急性化脓性根尖周炎是根尖周组织的浆液性炎症继续发展而发生的化脓性变化。在根尖周脓肿阶段，其持续性的跳痛可与浆液期鉴别。

**280. E**

**281. E** 正常牙髓在牙髓活力温度测试时出现短暂的轻、中度不适或疼痛。产生疼痛但刺激去除后疼痛即刻消失，表明可复性牙髓炎的存在。疼痛反应在去除刺激后仍持续一定时间，表示牙髓存在不可复性炎症。

**282. E** 根管预备时需严格遵守基本原则，形成良好的根管形态，去尽感染物质，同时为良好的根充打好基础，控制在工作长度内，减少对根尖区组织的刺激，促进其愈合。

**283. B** 根管预备的终止点应在牙本质－牙骨质界的组织学根尖孔，是牙髓与根周组织的分界，也是根管最狭窄处，通常距离解剖学根尖孔约1mm，与牙齿的实际长度不一致，尤其是老年患牙或者根尖孔开口在牙根侧方的患牙。

**284. E** 根管适当消毒后，并不需要等症状全部消失后根充，严密充填根管后轻微的症状可逐渐消失，根尖周病可逐渐愈合。但是要先控制明显的症状及渗出。

**285. E** 以到达根管工作长度并与根管壁有摩擦感的第一根锉为初尖锉。工作长度是指从牙冠部参照点到根尖牙本质－牙骨质界或生理性根尖孔的距离。

**286. E** ①磨损是指正常的咀嚼运动之外，高强度、反复的机械摩擦造成的牙体硬组织的快速丧失。磨损发生时，牙髓腔相对应的部位可形成反应性牙本质，如死区，死区的边缘常有透明牙本质围绕，其近髓端则可见修复性牙本质；②修复性牙本质形成时会沉积在髓腔近牙本质处，使髓腔体积逐渐缩小；③随着修复性牙本质的形成，根尖孔的变窄和血管数目的减少可造成牙髓血供的减少，使牙髓中的细胞因缺乏足够的营养物质和氧而逐渐丧失它们在防御和修复方面的功能，使牙髓发生营养不良性变化。

**287. E** 用电子仪器测量根管工作长度，在下列情况下不准确或容易发生误差：有坏死组织碎片、髓腔内有金属充填物、有髓石或异物、根尖尚未形成、意外穿孔、根管内过于潮湿（如有大量脓血、唾液或冲洗液等）。

**288. E** 根管永久充填的指征：①无临床症状，包括患牙无明显松动，牙龈窦道闭合；②根管内药物干燥，根管内探查根尖端有钙化物沉积；③X线片显示根尖周病

变愈合，有明显硬组织形成，牙根继续发育。

**289. D** 在牙髓病或根尖周病治疗过程中，若使用药物不当，药物会成为一种化学刺激，引发根尖周炎，称为药物性或化学性根尖周炎。属于医源性因素。

**290. D** 根管钙化、内吸收和牙髓坏死是牙髓切断术的潜在并发症。①根管钙化：目前多数学者认为牙髓切断术后根髓会发生进行性钙化，因此主张在牙根发育完成后取出残留牙髓，进行根管治疗；②内吸收：牙髓切断术后，可能出现断面处有部分牙本质桥形成，根髓已发展为慢性炎症，或发生内吸收；③牙髓坏死：在牙髓切断术中，由于未严格执行无菌操作，唾液或器械污染创面，使根髓感染，出现急性或慢性炎症，甚至引起牙髓坏死。

**291. B** ①临床诊断急、慢性牙髓炎多是根据患牙疼痛的程度和性质来确定的。②慢性根尖周炎X线片见根尖周有大小不等的圆形或椭圆形密度减低区，边界可清楚或不清。③牙内吸收的X线表现为患牙髓腔扩大，呈圆形或卵圆形或不规则形密度减低的透射影。④牙髓钙化的X线表现有两种类型：一种是局限性，表现为髓石；一种是弥散性，表现为髓室及根管钙化，通常通过X线检出确诊。

**292. E** 牙髓疾病的病因：①微生物因素：细菌是否引起组织病变及引起损伤的程度，与细菌的毒力和数量、宿主的防御能力有关。②物理因素：创伤、温度、电流、激光。③化学因素：充填材料、酸蚀剂和粘结剂、药物。

**293. B** 对根管消毒药物的性能要求：持续的杀菌消毒作用，对根尖周组织无明显刺激，不使牙体变色，渗透力强，能到达牙本质小管，药效维持在24小时以上。根管反复封药、时间过长，可刺激根尖区组织，影响根尖区组织愈合。

**294. D** 冲洗根管时，针头不要卡得太紧，不要加压推注，以免产生皮下气肿及加重患牙术后不适。特别是用过氧化氢冲洗根管时，遇血液产生泡沫，可能通过根尖孔产生皮下气肿。

**295. A** 根管扩大至一定号数，以便彻底清除感染物质及为严密根充做准备。维持原根管形态，避免产生台阶及侧穿。结合化学预备，可清理器械不能到达的侧支根管等复杂根管系统。旋转使用的器械，旋转幅度不要超过半圈，遇阻力不要用力过大，防止器械折断。

**296. B** 疗效评价的标准应建立在全面检查评估的基础上，评价的内容应包括患者的主观症状、客观检查、功能情况以及X线检查情况，根管治疗术成功的标准：患牙无主观症状和体征，咬合功能正常，X线示根充严密，根尖区透射影减小，骨密度增加。

**297. C** 直接盖髓术是将具有保护治疗作用的药物覆盖于牙髓暴露处，防止或消除感染，保护已暴露牙髓组

织并促进自身修复以保存活髓的方法。多用于外伤性及机械性露髓。（1）适应证：①机械性或外伤性露髓的年轻恒牙；②机械性或外伤性露髓的成熟恒牙，穿髓孔直径不超过0.5mm。（2）禁忌证：①龋源性露髓的乳牙；②不可复性牙髓炎或根尖周炎的患牙；③松动牙；④穿髓孔较大、出血严重的患牙。其预后取决于：年龄，牙髓暴露类型、范围、位置、时间、边缘微渗漏，全身因素。氢氧化钙是目前临床应用最广泛的直接和间接盖髓材料。

**298. A**  严重的心血管疾病患者的牙髓病治疗，应与心血管专家会诊后处理。对于风湿性心脏病、先天性心脏病、心脏杂音或做过心脏换瓣等手术的患者，应注意避免因根管治疗引起感染性心内膜炎，并应用抗生素预防。近6个月内患有心肌梗死的患者不适合做牙髓治疗。

**299. E**  旋转幅度过大、用力过大、跳号预备等容易导致器械在根管内部分离。并不会导致根管阻塞。

**300. B**  正确安装橡皮障可以隔离患牙，防止唾液和舌影响手术操作，因此牙髓治疗中有必要使用橡皮障进行术区隔离。

**301. A**  塑化治疗与根管治疗的主要区别在于塑化治疗不需要复杂的根管器械预备、根管换药与充填，操作简单，疗程短。但因为塑化液对根尖周组织有刺激作用，以及操作过程中失误或病例选择不当会引起残髓炎、急性根尖周炎等，目前已经很少使用牙髓塑化治疗。

**302. C**

**303. A**  根管细小或根管口堵塞时，可先用扩孔钻将根管口稍扩大，但忌用裂钻，以免形成台阶。对于根管狭窄、钙化或根管内异物的病例，可用EDTA等螯合剂来处理，三氯甲烷仅用于根管再处理时溶解牙胶。凡旋转使用的器械，如根管锉，旋转幅度不宜过大。根管冲洗时针头必须宽松地放在根管内，切忌将针头卡紧并加压注入，否则会影响冲洗药物回流，并易将根管内残留物质和冲洗液推出根尖孔。

**304. D**  糖化血红蛋白是红细胞中的血红蛋白与血清中的糖类（主要指葡萄糖）通过非酶反应相结合的产物。糖化血红蛋白水平可作为糖尿病的诊断检测手段，≥6.5%可作为确诊糖尿病的依据。若糖化血红蛋白＞9.0%，说明患者持续存在高血糖。糖尿病患者的糖化血红蛋白实验结果超过10%，行牙周洁、刮治后需全身使用抗生素预防感染。

**305. B**  保护牙周健康对修复体的要求包括：颊、舌面应较平缓，避免过突；恢复正常的接触区位置及形态，后牙邻面的接触区应位于中央沟的颊侧，以使腭侧有较大的外展隙；接触区的颊舌径不宜过大；接触区以下的牙面应平坦或微凹，以免挤压牙间乳头。

**306. D**  急性牙髓炎的临床症状：自发痛、阵发痛、夜间痛，不能自行定位，温度刺激诱发或加重疼痛，对化脓性或部分坏死者有"热痛冷缓解"。该患者右上6有龋洞，可引起牙髓症状，加上典型的疼痛症状，牙髓温度测验结果和X线检查符合急性牙髓炎的诊断。三叉神经痛表现为突然发作的电击样或针刺样剧痛，有疼痛"扳机点"，发作时间短，较少在夜间发作，冷热温度刺激也不引发疼痛。牙髓坏死对温度测试无反应；深龋的温度测试是一过性反应；可复性牙髓炎受冷、热、酸、甜刺激时，立即出现瞬间的疼痛反应，对冷刺激更敏感，刺激一去除，疼痛即消失。

**307. D**  该患者为急性根尖周炎转为慢性，清除感染源应为治疗的首要任务。因为存在残根，所以牙髓炎症是引起根尖周炎的主要原因，应做根管治疗，清除根管内牙髓感染源。由于根尖部已存在外吸收，根尖孔形态破坏，禁忌做塑化治疗；覆盖义齿应在完善的炎症治疗基础上进行；根尖部囊肿未形成，不适宜进行根尖手术；根尖周病的治疗应尽量保存患牙，在根尖周病变较大或合并其他疾病，经过治疗无效的情况下，或者可疑为病灶牙时，才考虑拔除患牙。

**308. C**  根尖周炎时，牙根周围组织处于充血、炎症状态，患牙常表现为叩痛和过大的松动度，炎症控制后常会恢复正常的松动度，只要炎症没有累及根分叉及继承恒牙胚，可保留患牙并行使功能。

**309. C**  乳牙和年轻恒牙由于根尖孔较大，不能形成根尖的高电阻回路，因此不用电测试仪测试其牙髓活力。

**310. D**  盖髓术仅适用于恒牙；牙髓切断术适用于乳牙和年轻恒牙；根管治疗术可用于牙髓炎症涉及根髓，不宜行牙髓切断术的乳牙；乳牙干髓术，虽操作简单，疗程短，易被患儿接受，但因乳牙根管粗大，不易被干髓剂完全干尸化，常出现牙根过早吸收，或并发根尖周炎，因此干髓术并非乳牙牙髓炎的理想治疗方法。

**311. A**  氧化锌糊剂具有杀菌作用，X线显影，但充填后有短暂的炎症反应，而且糊剂的吸收迟缓于乳牙根的吸收，有时可导致乳牙滞留，出现糊剂不完全吸收现象。

**312. D**  第一恒磨牙牙胚约在胚胎第4个月开始发育，出生时即开始钙化，2.5～3岁牙冠发育完成，6～7岁开始萌出，9～10岁牙根发育完成。

**313. B**  乳牙牙根形成至牙根开始吸收是乳牙根的稳定期，最适宜进行根管治疗。

**314. A**  牙齿震荡后牙髓可能处于休克状态，不应即刻进行牙髓治疗。震荡牙齿一般不会有松动，所以不需要结扎固定。止痛药可能会掩盖症状，引起误诊，也不建议服用。因此首选休息观察。

**315. E**  FC法多用于乳牙的治疗，根分歧病变时不宜采用FC法，因为FC法中的甲醛具有渗透性，会沿着根分歧刺激周围组织，产生炎症反应。活髓切断应用锐利的挖匙或圆钻切断牙髓，用生理盐水棉球轻压止血，因为干棉球可能会与血凝块粘结，去除时会引起再出血。FC 浴后应置 FC 糊剂。

**316. A**　活髓切断术是局麻下除去已有病变的冠髓，保留健康根髓的治疗方法。适用于乳牙、年轻恒牙、深龋去除腐质露髓等情况。

**317. E**　在畸形中央尖的治疗中，充填和盖髓术比较可靠，能使牙髓保存活力，牙根继续发育。

**318. B**　年轻恒牙的可复性牙髓炎，未露髓情况下首选安抚治疗，安抚充血牙髓。

**319. B**　患者有自发痛、夜间痛、冷热刺激痛症状，提示为急性牙髓炎，有半年的发作史，所以诊断为慢性牙髓炎急性发作。

**320. B**　直接盖髓术的适应证：①根尖孔尚未发育完全，因机械性或外伤性露髓的年轻恒牙；②根尖已发育完全，机械性或外伤性露髓，穿髓孔直径不超过 0.5mm 的恒牙；③露髓位置无出血或仅有少量出血。

**321. A**

**322. C**　FC 为甲醛甲酚的简写，甲醛类药物可作为半抗原与牙髓和根尖周组织的宿主蛋白结合，形成免疫原引起机体免疫反应。

**323. B**　急性牙髓炎的患牙，主要通过穿通髓腔，解除其压力而缓解疼痛，牙髓失活剂的选择与封药后疼痛无密切关联。未穿通髓腔，开髓后引流不充分或封三聚甲醛时强行加压，均会导致髓腔高压，引起疼痛。封三聚甲醛时不慎使之移位，未与牙髓创面充分接触，患牙仍处于急性炎症状态，亦将导致疼痛的持续或加重。

**324. E**　急性根尖周炎的应急处理是开髓并穿通根尖孔以形成引流通道，从而使根尖渗出物及脓液通过根管得到引流，以缓解根尖部的压力，解除疼痛。若根尖孔不通畅，则无法建立引流，疼痛也不能减退。

**325. E**　①急性根尖周炎的应急处理是在局麻下开髓，疏通根尖孔，建立引流通道，使根尖渗出物及脓液通过根管得到引流，以缓解根尖部的压力，解除疼痛；②一般在开放引流 1~2 天后复诊，应待急性炎症消退后再进行常规治疗；③患者复诊时患牙叩痛（+）、触痛（+），即炎症未消退时就进行了根管预备，因此出现面部肿胀。

**326. D**　17 为隐裂牙，且有咬合痛症状，其预后可能发展成牙髓炎、根尖周炎，还可能出现牙齿劈裂。该病例符合全冠修复的适应证，应进行全冠修复。患牙牙髓活力正常，不需要先做牙髓治疗，采用铸造金属全冠不会影响美观，而且可减少牙体预备量，避免活髓牙修复后牙本质敏感。

**327. C**　牙骨质虽然具有板层骨的特点，但没有血

管、神经和淋巴管，正常情况下是不发生吸收的。牙骨质有两种结构形式，即无细胞牙骨质和有细胞牙骨质，前者位于牙颈部到近根尖 1/3 处，后者位于无细胞牙骨质表面。牙槽骨是牙周组织中，也是全身骨骼系统中代谢和改建最活跃的部分，牙槽骨的改建受局部和全身因素的影响，牙齿脱落后牙槽突随之吸收、消失。

**328. D**　该患儿的第一恒磨牙的感染已经影响到根尖组织，且牙根未发育完成，所以应选择根尖诱导成形术来促进牙根的发育。

**329. C**　由 X 线表现可知右上第一磨牙近中颊根有根尖病变，且颊侧牙龈呈卵圆形膨隆，有波动感，由此可诊断为慢性根尖周脓肿或根尖周囊肿，统称为慢性根尖周炎。

**330. E**　急性根尖周炎的应急处理是在局麻下开通髓腔，穿通根尖孔，使根尖渗出物及脓液通过根管得到引流。要尽量通畅根管，使渗出液顺利流出，但要避免使用过多器械扩大清理根管。开髓孔过小、反复使用器械扩大根尖孔、根尖孔未穿通、患者体质差、抗感染能力弱等均可能导致疼痛加重。抗生素是辅助治疗，仅在患者伴有全身症状时服用。

**331. B**　典型的急性牙髓炎的症状：自发性阵发性疼痛，夜间痛，温度刺激加剧，疼痛不能定位。探诊引起剧烈疼痛，有时可探及穿髓点。

**332. E**　四环素对牙着色和牙釉质发育不全的影响与下列因素有关：①四环素类药物本身的颜色；②药物降解而呈现的色泽；③四环素在牙本质内，因结合部位的深浅而使牙本质着色的程度有所不同；④与牙釉质本身的结构有关。

**333. A**　在根管预备过程中，如工作长度有误，冲洗不当或不足以及强力推进器械等，均可能将根管内感染物推出根尖孔，刺激根尖组织引起急性根尖周炎。

**334. D**　急性根尖周炎需要先开髓引流；局部肿胀的患牙需要切开排脓后再行根管治疗；再治疗的患牙及根尖周暗影的患牙，需要先根管消毒，待炎症消退后再完成根管治疗。根管无感染的患牙因根管内的细菌及毒素较少，可以考虑一次性根管治疗，预后较好。

**335. B**

**336. B**　直接盖髓术的适应证为：①外伤、去龋制洞造成的牙髓新鲜暴露点为针尖大小；②无明显症状或症状轻微的深龋露髓。

**二、多选题**

**337. BCD**　在患者殆力大、咬合紧，牙根短，或可利用的根管长度不够，根径小，根管口呈喇叭状等情况下，桩冠固位力可能不足，可采取下列方法增强固位：①保证不破坏牙胶封闭作用的前提下尽可能利用根管的长度，冠桩向根部延长；②尽可能多保留残留牙冠组织，

以增加冠桩的长度，但不能影响人工牙冠的结构和美观；③根管预备成椭圆形，减小根管壁的锥度，防止形成喇叭口状；④可在根管口预备出一个小肩台，冠桩形成一个固位盘，对成品冠桩及圆柱状冠桩的稳定有重要作用。根颈部做肩台预备，增加冠的稳定性；⑤用铸造冠桩增加冠桩与根管壁的密合度，增加摩擦力，减小粘固剂的厚度，预防因粘固剂断裂或溶解引起的冠桩松动；⑥使用螺纹钉，根管壁预备成阴性螺纹，以专用器械将螺纹钉缓缓旋入，依靠旋入牙本质的螺纹结构固位；⑦如条件许可，争取正常的冠根比例，如磨改伸长的邻牙，减小桩冠的牙冠长度，减轻咬合接触，避免创伤性殆和紧咬殆；⑧如邻牙也做桩冠，可做成桩冠联冠；⑨根管壁在粘固前做酸蚀处理，冠桩做喷砂处理，选用树脂类粘固剂粘固，以增加其粘结力。

**338. ABD**　氢氧化钙制剂是目前根尖诱导的首选药物，成功率在 74% ~ 96% 之间。它能中和炎症区的酸性产物，促进碱性磷酸酶的活性，从而促进根尖硬组织屏障的形成。无机三氧化物聚合体（MTA）主要由硅酸三钙、硅酸二钙、铝酸三钙、铁铝酸四钙及硫酸钙组成。该材料在凝固反应中会产生氢氧化钙晶体，呈强碱性，具有良好的抑菌作用和盖髓效果，可用于根尖诱导成形术，对牙髓的刺激性较小。羟基磷灰石类糊剂，其基本成分与牙本质和牙骨质的无机成分相似，无成骨性，但可提供新骨沉积的生理机制，引导骨组织长入，具有骨引导性。

**339. AC**　全冠永久粘固后松动、脱落是由于全冠固位力不足或脱位力过大。预备体轴壁聚合角过大、修复体不密合和粘固失败均可导致全冠固位力不足；咬合侧向力过大也可导致脱位力过大。牙周病与全冠的固位无直接关系。修复冠缘过长会压迫牙龈使其苍白；轴壁突度过大会导致牙龈萎缩，轴壁突度过小会导致牙龈炎。

**340. DE**　氢氧化钙呈强碱性，pH 为 9 ~ 12，可中和炎症过程中产生的酸性产物，有利于抗炎镇痛；激活成牙本质细胞碱性磷酸酶，诱导牙本质桥形成；有一定的抗菌作用。

**341. BCD**　颜色构成的重要色彩学术语是彩度、明度、色相。要使修复体的颜色自然逼真，与天然牙的颜色相匹配，必须考虑颜色的三种特性。彩度也叫饱和度，指颜色的纯度，取决于物体表面反射光谱辐射的选择程度。明度由彩色物体表面的光反射率决定。色相也叫色调，指彩色彼此区分的特性，可见光谱中不同波长的辐射在视觉上表现为各种色相。影响天然牙色彩测量的因素有：光泽、透明度。

**342. ACDE**　铸造殆支托应薄而宽，呈圆三角形，近殆缘较宽，向殆面中心变窄；侧面观近边缘嵴处最厚，向中心渐薄，底面与支托凹呈球面接触关系；殆轴线角

应圆钝，以防止支托在该区折断。颊舌宽度约为磨牙颊舌径的 1/3 或前磨牙颊舌径的 1/2。其长度约为磨牙近远中径的 1/4 或前磨牙近远中径的 1/3，厚度为 1 ~ 1.5mm。

**343. ACD**　牙髓分层：成牙本质细胞层、无细胞层、多细胞层、固有牙髓。

**344. ABD**　牙髓坏死的原因：①牙髓炎（如深龋、畸形中央尖折断等）；②外伤；③修复材料刺激。氟牙症会导致釉质缺损，一般不会引起牙髓病变，烟斑染色层位于釉质表层，不会进入髓腔引起牙髓坏死。

**345. ABCD**　抗力形是指在完成修复后，要求修复体和患牙均能抵抗殆力而不致破坏或折裂。增加患牙抗力的措施有：①避免牙体预备后形成薄壁弱尖。修复体应尽可能覆盖保护薄弱部位，防止殆力作用在牙体薄弱部位。②牙体预备时去除易折断的薄壁，降低高尖陡坡，修整尖锐的边缘嵴及轴面角。③嵌体窝洞边缘要制备洞斜面，保护洞缘薄弱的釉质，增加边缘密合度和抗力。④牙体缺损大者，应采用辅助增强措施，如采用钉、桩加固后充填，或做成桩核结构高嵌体。牙体预备的预防性扩展有利于自洁和防止继发龋。

**346. BCDE**　牙周组织与牙髓的解剖通道：①根尖孔是牙周组织和牙髓的重要通道，血管、神经和淋巴通过根尖孔互相连通，而感染和炎症也易交互扩散。②根管侧支也称侧支根管、根分歧。在牙根发育形成过程中形成。在乳牙和年轻恒牙中较多见，成年后也有，数目不等。根管侧支以根尖 1/3 处最多，占总牙数的 17%。故在深牙周袋到达根尖 1/3 处时，牙髓受影响的机会就大大增加。另外，在多根牙的根分叉区也有 20% ~ 60% 的牙有侧支（或称副根管），有时同一个牙齿可有多个根管侧支。③约有 10% 的牙在牙颈部无牙骨质覆盖，牙本质直接暴露。此外，牙颈部的牙骨质通常很薄，很容易被刮除或被硬牙刷磨除，使下方的牙本质暴露。牙本质小管贯通牙本质的全层。菌斑、细菌的毒性产物、药物及染料等均可双向渗透而互相影响。④其他解剖异常或病理情况如牙根纵裂、牙骨质发育不良等。

**347. ABE**　急性浆液性根尖周炎的临床表现：①主要为患牙咬合痛；②患牙初期只有不舒服、发木、浮出、发胀，咬紧患牙稍感舒服；③病变可继续发展，出现自发性、持续性钝痛，咬合时疼痛剧烈；④患者能指明患牙，疼痛范围局限于患牙根部，不引起放散痛。

**348. CE**　急性牙髓炎疼痛的特点：剧烈的自发性、阵发性牙痛，疼痛往往在夜间加重，与仰卧时牙髓腔内压力增高有关。温度刺激可使疼痛加重，疼痛不能定位。扳机点是三叉神经痛的特点。

**349. ABCD**　牙胶尖有一定的压缩性（体积的 3% ~ 6%），可填压较紧，但压力去除后会逐渐恢复。牙胶尖加热时能软化，同时体积随温度增加而增大。牙胶尖具

有一定的组织亲合性和X线阻射性，必要时易取出。

**350. ABE**　牙髓的细胞包括成牙本质细胞、成纤维细胞、防御细胞（巨噬细胞、树突状细胞、淋巴细胞、肥大细胞）和储备细胞（原始的、未分化的间质细胞）。

**351. ABCE**　牙髓的增龄性变化：①细胞数量下降：在牙髓的增龄性变化中，细胞数量变化最为明显。随着年龄增长，成牙本质细胞和牙髓成纤维细胞数量逐渐减少，但减少的程度不同，牙根部位的细胞数量下降多于冠部。牙髓细胞间质中的细胞成分逐渐减少，纤维数量相对增多。②牙髓基质退行性改变：在增龄性变化中，牙髓基质最常见的退变是矿物质沉积钙化。钙化按大小可分为髓石和弥散性钙化。③牙髓血供下降：牙髓血管通过根尖孔进入牙髓，随着根尖部继发性牙本质不断沉积，根尖孔逐渐缩小。严重衰老的牙髓，沉积几乎可以完全阻断牙髓血供。同时，随着年龄增长，血管会发生硬化改变，牙髓反应时间延长，对疼痛敏感度降低，这些可能与牙髓活力减弱相关。

**352. ACD**　保护牙髓的措施有：①去腐时从边缘开始，再向中心扩展；②大球钻间断、慢速磨除；③勿向髓腔方向加压；④去腐中用水冷却，防止造成热损伤；⑤随时用水冲洗窝洞，棉球擦干，保持视野清楚；⑥探针检查有无穿髓孔时，沿洞底轻轻滑动，勿施加压力，防止穿通髓腔；⑦充填前应对窝洞进行盖髓垫底。

**353. ABCDE**　细菌的致病物质主要包括荚膜、纤毛、胞外小泡、内毒素、酶和代谢产物：细菌生长过程中释放的代谢产物，如氨、硫化氢、吲哚和有机酸等，能直接毒害细胞，导致组织损伤。短链脂肪酸是感染根管中的细菌最常产生的有机酸。

**354. ABC**　在有水冷却的情况下，低压力钻磨有利于保护牙髓。对颌牙使用2种不同的金属修复体，咬合时会产生电流，通过唾液传导刺激牙髓。磨牙症、修复体过高会影响牙髓血供，都可引起慢性的咬合创伤。红宝石激光对牙髓的破坏性在各种激光中最强。拔牙时误伤邻牙属于急性牙外伤。

**355. BCDE**　选择性临床检查方法：牙髓活力电测验、咬诊、染色法、透照法、选择性麻醉、试验性备洞、X线检查。基本临床检查方法：视诊、触诊、探诊、叩诊、牙髓活力温度测验。

**356. ABDE**　X线是一种波长很短的电磁波，在临床上常用于辅助了解牙冠情况，发现视诊不易检查到的龋损的部位和范围；了解牙根情况，发现牙根内吸收、髓石、根管钙化以及牙内吸收等；在根管充填后可用于评价根管充填的质量；测定根管的工作长度，确认主尖是否合适等。

**357. ACDE**　慢性增生性牙髓炎的临床特点：多见于儿童和青少年，且多见于乳磨牙或第一恒磨牙；牙髓血

运丰富，炎性肉芽组织增生为息肉状经穿髓孔突出，形成牙髓息肉；患牙有大而深的龋洞，内有充满整个龋洞的红色肉芽组织；质地较韧，探诊不敏感；一般无明显自发痛，进食时易出血或有轻微疼痛。

**358. ACDE**　对来源于牙齿的疾病可给予治疗，而非牙源性疾病或不明原因的疼痛，应建议到相关科室进一步检查，以明确诊断，避免贻误病情。

**359. ACD**　牙内吸收临床上多发生在乳牙，恒牙偶有发生，多发生于受过外伤的牙齿、再植牙及做过活髓切断术或盖髓术的牙。其发生机制可能与局部的前期牙本质破坏或形成受阻有关。临床表现为：①临床无自觉症状；②冠部牙内吸收近表面时，透露出肉芽组织的颜色使牙冠呈粉红色；③严重者还可造成牙根穿孔或病理性牙折；④X线检查见髓室或根管有不均匀的膨大部分。

**360. ABC**　慢性根尖周炎是指根管内长期存在感染及病原刺激，根尖周围组织呈现慢性炎症反应，表现为炎性肉芽组织形成和牙槽骨破坏。病变类型包括根尖周肉芽肿、根尖周脓肿、根尖周囊肿、根尖周致密性骨炎。

**361. ABCDE**　急性化脓性根尖周炎的排脓方式有：①脓液通过骨髓腔到达骨外板并穿破致密骨达骨膜，最后穿破骨膜，突破黏膜或皮肤排脓，突破口常靠近唇颊侧牙龈；②根管粗大及根尖孔较大的牙经龋洞排脓；③有严重牙周炎的患者也可经深的牙周袋排脓。

**362. ABDE**　牙周脓肿和牙槽脓肿的区别：①感染来源不同：牙周脓肿感染来源于牙周袋，而牙槽脓肿大部分由牙髓病或根尖周感染造成。牙周脓肿往往有很深的牙周袋，而牙槽脓肿一般没有牙周袋。②牙体情况不同：牙周脓肿的牙体情况一般较好，牙齿比较完整，没有龋坏等缺损；牙槽脓肿一般牙齿不完整，有龋齿或非龋疾病，或者已经有修复体，之前做过不完善的治疗。③牙髓活力不同：牙周脓肿的牙髓活力一般正常，而牙槽脓肿的牙髓活力往往不正常，处于坏死状态。④脓肿部位不同：牙周脓肿的脓肿部位一般局限于牙周袋壁，靠近龈缘；牙槽脓肿范围比较弥漫，中心位于龈颊沟附近。⑤疼痛程度不同：牙周脓肿疼痛程度相对较轻，而牙槽脓肿疼痛往往非常剧烈，患者会非常不适。⑥牙齿松动度不同：牙周脓肿牙齿松动度一般比较明显，消肿后松动度也比较明显；牙槽脓肿在炎症期松动比较重，也有可能比较轻，但治疗后一般效果比较好，松动度可以恢复。⑦咬合痛程度不同：牙周脓肿一般咬合痛比较轻；牙槽脓肿咬合痛较重，叩痛也较重。⑧X线检查不同：在X线片上，牙周脓肿的牙槽骨嵴有破坏，可有骨下袋；牙槽脓肿根尖周有骨质破坏。⑨病程不同：牙周脓肿病程相对较短，牙槽脓肿病程相对较长，一般牙槽脓肿脓液从黏膜排出大约需要六天。

**363. ABCE**　牙髓失活法的注意事项：先清除龋洞内

的食物残渣及腐质，用挖匙或锐利的球钻暴露牙髓（可在麻醉下进行），隔离唾液，擦干窝洞；置失活剂（约小米粒大小）于穿髓孔处，使其紧贴于牙髓组织上，不可加压使失活剂压进牙腔内，以免失活中发生剧烈疼痛，如出血过多，用浸有肾上腺素的小棉球压入窝洞内片刻，止血后再放失活剂；最后用氧化锌–丁香油粘固粉暂封窝洞，注意不可将失活剂推动移位，不接触穿髓孔则达不到失活效果；对于邻面窝洞，若失活剂接触牙龈可造成牙龈灼伤，甚至牙槽骨烧伤的不良后果。

**364. ABCDE**　判断牙髓治疗的难度和可行性：①可操作性：a. 牙长度异常，前牙一般 19～25mm，后牙 18～20mm，长度＞25mm 或＜15mm 均为异常；b. 根管形态异常，过度弯曲或 S 型根管，根尖孔发育未完成的患牙；c. 根管数目异常，多根管及侧支根管，避免遗漏；d. 髓腔钙化，牙根吸收；e. 邻近组织结构，注意上颌窦、鼻腔、颏孔、下颌神经管等；f. 相关的影响因素，牙的位置、萌出方向、张口度等可能影响操作。②可修复性：尽可能地保留患牙，无保留价值时无须进行牙髓病的治疗。③牙周情况：牙槽骨残留少，Ⅲ度松动的患牙预后差。④既往治疗史：超充、塑化治疗后，再次发生炎症，治疗困难。⑤保留价值：残冠、残根请修复科会诊，无保留价值时应拔除。

**365. ABCDE**

**366. ABCDE**　①与间接盖髓术预后有关的因素：适应证的选择，操作时牙髓损伤的程度，患牙牙髓–牙本质的修复能力，盖髓剂的选择和患者的全身健康状况。②与直接盖髓术预后有关的因素：牙髓暴露的类型、范围、位置和时间，操作时牙髓损伤的程度，盖髓剂的选择，边缘渗漏的存在，患牙牙髓–牙本质的修复能力和患者的全身健康状况等。

**367. ABDE**　生物膜的特点：革兰阳性菌落比阴性菌落更不易被去除，血链球菌耐药性最强，细菌的厚度达 300 多层，主要为专性厌氧菌。

**368. ABCDE**　根管内微生物主要生存于管间交通支、副根管、根管侧支、根分歧及根分叉和牙本质小管。

**369. ABCDE**　牙体牙髓病学的新进展包括：①龋病病因学理论进展；②龋损管理龋坏组织去除的新理念；③现代根管治疗：根管长度电测法、根管预备和充填、牙髓一体化治疗；④显微根管治疗和根管外科：口腔手术显微镜的应用、显微根管外科根尖手术；⑤无痛技术：麻醉药物、麻醉技术、计算机控制口腔局部麻醉仪。

**370. BCE**　牙髓中主要有以下 4 种细胞成分。①成牙本质细胞：成牙本质细胞是一种特殊的牙髓结缔组织细胞，有形成牙本质的作用，是牙髓–牙本质复合体的特征性细胞；成牙本质细胞在牙髓周边呈并肩的栅栏状排列，由于细胞过度拥挤，也可呈假复层排列。其伸入牙本质小管中的原浆突，被称为成牙本质细胞突。②成纤维细胞：是牙髓中的主体细胞，又称为牙髓细胞，它们分布于整个牙髓，特别密布于多细胞层。成纤维细胞可产生明胶状基质和胶原纤维。③防御细胞：牙髓结缔组织中还有一些具有防御作用的细胞，包含巨噬细胞、树突状细胞、淋巴细胞、肥大细胞。④储备细胞：牙髓组织中许多处于未分化状态的成纤维细胞，有高度增殖、自我更新的能力和多向分化的潜能。

**371. ABCDE**　髓腔通路预备的目的：去净龋损组织，尽量保留健康的牙体硬组织；彻底揭除髓室顶；去除髓室内的牙髓组织；探查并明确根管口的位置和数量；建立器械进入根管的直线通路。

**372. ABCDE**

**373. ADE**　牙骨质：牙根冠方 2/3 的牙骨质为薄的板层状结构；根尖 1/3 的牙骨质为较厚的、不规则的板层状，多为细胞性牙骨质。生理功能：①将牙周膜的主纤维附着于根面。②根尖 1/3 的细胞性牙骨质不断沉积，可补偿牙冠的磨耗，修复因牙移位导致的牙根生理性吸收，以及因炎症导致的牙根病理性吸收；在根尖诱导成形术、根尖屏障术或牙髓血运重建术后，牙骨质在根端硬组织屏障形成中具有重要作用。③根尖牙骨质的不断沉积，使牙根逐渐增长，根尖孔逐渐缩小，影响血液进入牙髓，可诱发牙髓退行性变化或增龄性变化。④牙本质–牙骨质界又称组织学根尖孔，是根管最狭窄处，是牙髓与牙周组织的分界，也是根管预备的止点，通常距根尖孔 0.5～1mm，老年人大于 1mm。根尖牙骨质在正常情况下，一般不会发生吸收，牙骨质总量随着年龄的增长会逐渐增多。有损伤时牙骨质会出现凹陷性吸收，较严重的吸收可深达牙本质，甚至在极少数情况下会发生较严重的牙根吸收。通常情况下，吸收与修复并存，新生牙骨质与原吸收表面呈现再生线。

**374. ABCDE**

**375. ABCE**　牙根的发生过程：牙根在釉质及冠部牙本质形成之后开始发生，上皮根鞘对牙根大小和形态的正常发育具有重要的影响，上皮根鞘的连续性受到破坏可形成侧副根管、根分歧和管间交通支，副根管多见于磨牙。侧支根管是指与主根管接近垂直的分支根管，直达牙根表面，见于根尖 1/3 以上的牙根，多见于后牙，偶见于前牙。

**376. ABCDE　377. ABCDE**

**378. ADE　379. ABCE**

**380. ABCD**　根管预备时，预防根中 1/3 穿孔应采取的措施：①选择柔韧性高的根管预备器械。②根管内保持湿润：使用次氯酸钠溶液或螯合剂润滑，有助于清除牙本质碎屑，消除堵塞。③软化去除牙胶：需要去除牙胶的病例，根管上段首先用加热器具或牙胶溶剂等软化牙胶后，再将牙胶去除并建立工作长度，最后用机动旋转切削器械进行根管预备。④预备桩道时勿过度磨除牙本质：在预备多个根管的桩道时，不要追求根管桩道间的平行。

**381. ABCD** 根管治疗后疾病是指牙髓和根尖周病的患牙，经过根管治疗后发生疼痛、咀嚼不适、牙龈肿胀、反复流脓等，以及影像学检查发现根尖周组织病变未愈或扩大等。根管治疗后疾病的常见病因包括：①医源性因素：临床上，由于口腔医师对根管系统的解剖认识不到位，或对根管系统的变异未能给予足够的重视，而造成髓腔入路的设计失误、遗漏根管、根管预备台阶、穿孔、器械分离等，引起根管系统预备不到位或根尖屏障的不规则破坏，导致根管系统欠填或根充材料超填；②冠部渗漏；③根尖周囊肿；④异物反应；⑤微生物感染。

**382. ABCD**

**383. ABCD** 患牙达到下列条件时可进行根管充填：①已经过严格的根管预备和消毒：根管被制备成良好的形态且根管内的感染物质已被彻底清理是根管充填的基本条件。②患牙无疼痛或其他不适：患牙有明显叩痛或其他不适，通常提示炎症或感染的存在；在炎症或感染未控制时进行充填，可导致术后症状加重，增加治疗失败的风险。③暂封材料完整：暂封材料的破损或移位常意味着根管再次受到污染。④根管无异味、无明显渗出物：干燥的根管有利于根管充填材料与根管壁的紧密粘结；如果根管内存在渗出物，则提示根尖周组织处于急性炎症期或有根尖周囊肿；根管内异味或恶臭提示根管或根尖周处于较严重的感染状态。⑤根管充填必须在严格隔湿条件下进行：严格隔湿对于根管治疗的成功非常重要，可以减少口腔微生物进入根管。窦道的存在并不是根管充填的绝对禁忌证，在初诊时通过根管预备和消毒处理，大多数窦道可愈合，此时可以完成根管充填；但是当窦道仍未完全愈合时，只要符合上述条件，仍可进行根管充填，充填后窦道通常会愈合。

**384. BCE** 根尖周病变的愈合形式：①由新生牙骨质或骨样组织使根尖孔封闭：X线检查可见到根尖周稀疏区消失，牙周膜腔和硬骨板恢复正常；②根尖孔处有瘢痕组织形成：X线检查可见到根尖周稀疏区已缩小，而牙周膜较宽，硬骨板也不完整；③由健康的纤维结缔组织或骨髓状的疏松结缔组织充满根尖区；④根管超填者，有纤维组织囊包围；⑤牙槽骨增生与根尖部相连形成骨性愈合。

**385. ACDE** 牙髓血运重建术在操作时主要通过化学进行有效的根管消毒，尽量保护牙髓干细胞、牙乳头间充质细胞和牙周韧带干细胞，促进牙根的继续发育。化学预备后，根管内封入由环丙沙星、甲硝唑和米诺环素（或头孢克洛、克林霉素、氨苄青霉素等）组成的三联抗菌糊剂或氢氧化钙糊剂，冠方用玻璃离子材料暂封。血运重建术的失败主要表现为治疗过程中无法形成血凝块。少数病例不能引导根尖组织出血形成血凝块，可能的原因是局部的小血管收缩，或是根尖区组织的严重破坏。

**386. ACDE** 急性根尖周炎骨膜下脓肿的检查：①患者有痛苦面容，精神疲惫；体温可有升高，约38℃；末梢血白细胞增多，计数多在（10~12）×$10^9$/L；患牙所属区域的淋巴结可出现增大和触痛。②患牙叩痛（+++），松动Ⅲ度，牙龈红肿，移行沟变平，有明显的压痛，触诊深部有波动感。③严重的病例可在相应的颌面部出现蜂窝织炎，表现为软组织肿胀、压痛，致使面容改变。

**387. ABCD**

**388. ABDE** 患牙的强度主要取决剩余牙体组织的量，尽量保存剩余牙体硬组织是桩核冠修复的基本原则。根据所选择的最终全冠修复体的要求对剩余牙体组织进行预备，然后去除龋坏、薄壁等，其余的则为要求保存的部分。这部分剩余牙体与核一起形成全冠预备体。桩核预备时需要去除部分根充材料，操作过程中要防止导致冠方渗漏。

**389. E** 全口义齿由人工牙和基托两部分组成，靠义齿基托与无牙颌黏膜组织紧密贴合及边缘封闭产生的吸附力和大气压力，使义齿吸附在上、下颌牙槽嵴上，恢复患者的缺损组织和面部外观，恢复咀嚼和发音功能，义齿基托覆盖下的黏骨膜和骨组织承担义齿的咬合压力。患者56岁，1|1678缺失，余留牙正常，若设计4|45为基牙，则|4舌侧基托边缘应离开龈缘4~5mm。以保证恢复患者的缺损组织和面部外观，恢复咀嚼和发音功能。

**三、共用题干单选题**

**390. B** 目前广泛使用的是藻酸盐印模材料。用于全冠制作的印模材料主要包括弹性硅橡胶印模材料、藻酸盐印模材料和琼脂印模材料。印模膏临床上只用于制作个别托盘或托盘加边；印模石膏一般用于无牙颌时制取印模；硅橡胶通常只用于最关键、最精细部位印模的制取，其他部位可用藻酸盐材料制取。

**391. C** 印模消毒的化学消毒方法有：浸泡喷雾消毒法、熏蒸消毒法、微波消毒法、臭氧消毒法和紫外线消毒法。

**392. B** 印模中的血、唾液和食物残渣要用流水冲洗干净，否则会影响模型的凝固和精度；印模冲洗干净后用印模消毒剂进行灭菌；用藻酸盐印模材料取印模后，应及时灌注模型，是因为印模材料会失水收缩，吸水膨胀，体积不稳定；印模石膏印模在表面涂分离剂后再灌模型是为了防止印模石膏与石膏模型发生粘连。

**393. E**　灌注模型的材料分为普通石膏、硬石膏和超硬石膏三种，其化学性质基本相同。超硬石膏纯度高，凝固时模型体积变化小，尺寸稳定，用于铸造牙、嵌体、金瓷冠、部分冠、烤瓷熔附金属全冠和金属支架可摘义齿修复，其他材料的灌注硬度不够。

**394. C**　灌注模型时应使材料从印模的高点处开始灌注，上颌在腭顶，下颌在舌缘处，逐渐从高处流向四周；或采用从一侧向另一侧灌注的方法。可使模型灌注完全，减少气泡的形成，使模型材料充满模型的每个部位。

**395. E**　调拌印模材料要严格按照产品说明书所要求的比例、调和时间进行操作，否则会影响模型质量。在调和过程中若发现水粉比例不合适，不应再加水或粉调拌，应重新按产品说明的水粉比例进行调拌。调拌石膏先加水后加粉，调拌时应沿同一方向进行，调拌时速度不宜过快，以免形成过多的气泡。若调拌比例不合适或调拌时间过长使材料凝固时间不同步会导致模型强度下降。

**396. D**　温度测试是根据患牙对冷或热的反应来检查牙髓状态的一种诊断方法。牙髓温度测验的结果经与对照牙比较，可分为正常、敏感、迟钝和无反应四级。反应以低于10℃为冷刺激，高于60℃为热刺激。根据题干描述，目前首先要通过温度测试确定患牙牙髓状态来诊断患牙。

**397. E**　慢性牙髓炎急性发作：①剧烈的自发性疼痛，阵发性发作，遇冷、热刺激及夜间疼痛加重，疼痛为放散性，不能明确指出患牙。②患牙长期冷热痛、进食痛，偶有自发性钝痛等慢性牙髓炎病史。③患牙叩诊（±）。

**398. E**　夜间痛影响睡眠，并引起半side耳后部痛，服止痛药无效，检查时见右下第一、第二磨牙均有充填体，叩痛（＋）。应考虑的鉴别诊断有慢性牙髓炎、三叉神经痛、急性根尖周炎、急性中耳炎。

**399. A**

**400. E**　牙髓治疗所需的无痛技术有麻醉法和失活法，常用的麻醉方法：根据不同的牙位选择麻醉方法，包括局部浸润麻醉、阻滞麻醉、牙周膜内注射和牙髓内麻醉。失活法：用能失活牙髓的化学药物封于牙髓创面上，使牙髓组织发生化学性坏死，以便无痛操作。安抚疗法的适应证：部分深龋患者，无自发痛，但有明显的激发痛，备洞过程极其敏感者；作用：使牙髓充血恢复正常，消除临床症状。

**401. A**　釉质发育不全的临床表现特点为成组对称地发生病损，不同轻重程度的釉质缺陷改变，以及患者在婴幼儿期有相关病史。根据患者受侵犯的牙齿可以推测在牙齿发育期间，全身疾病或营养障碍等发生的年龄。患者的釉质发育不全仅涉及 631│136 和 6321│1236，则推测引起牙发育障碍的全身疾病或营养障碍等发生的年龄应在1岁以内。如果涉及 2│2，则可推测引起牙发育障碍的全身疾病发生的年龄应在2岁以内。前磨牙、第二磨牙和第三磨牙极少受侵犯，因为它们的釉质形成是在3岁以后才开始。

**402. E**　慢性根尖周脓肿又称慢性牙槽脓肿，可直接由急性根尖周炎未治愈转化而来，或由根尖周肉芽肿发展而来。临床特点：多无明显症状，也有因牙龈小脓包而就诊者；检查患牙有轻叩痛；常见窦道开口；X线可见根尖区不同大小的透光影像。题干中提示左下6龋坏，颊瘘，而且牙龈反复肿胀流脓半年，所以应为慢性根尖周脓肿，其他选项不会出现颊瘘。

**403. C**　因为丁香油能破坏复合树脂中的聚合物或玻璃离子体粘固粉中的羧基与牙齿组织中钙离子所发生的离子反应，因此临床上使用复合树脂（化学结合和光固化）或玻璃离子体粘固剂充填牙齿缺损时，不能用氧化锌－丁香油糊剂垫底。具有破坏作用的还有三氯甲烷、乙醇等。总之，丁香油、三氯甲烷、乙醇均可导致复合树脂类糊剂结固不良，影响充填效果，导致补牙材料继发性龋坏或补料脱落。临床上解决的办法是：①需要复合树脂或玻璃离子粘固粉充填时，可用氢氧化钙作为垫底材料。②如果已用氧化锌－丁香油糊剂试补成功的牙齿，做永久充填时，可以留一层氧化锌－丁香油糊剂，再垫一层磷酸锌粘固粉，最外层用复合树脂或玻璃离子体粘固粉充填。美学树脂修复的缺点是树脂材料在聚合的过程中会产生聚合收缩，不可避免地会有微渗漏，复合树脂可释放游离酸刺激牙髓。复合树脂因无机填料的种类、含量、粒度大小以及粒度分布等不同而表现出不同的可抛光性，无机填料粒径越小，可抛光性越好。超微型填料复合树脂的可抛光性显著优于混合型填料复合树脂，被广泛应用于前牙美学修复。

**404. E**　三叉神经痛是指在三叉神经分布区域内出现阵发性电击样剧烈疼痛，历时数秒钟至数分钟，疼痛呈周期性发作，间歇期无症状。疼痛可由于口腔或颜面的任何刺激引起。以中老年人多见，多数为单侧性。"扳机点"是指在三叉神经分支区域内某个固定的局限的小块皮肤或黏膜特别敏感，对此点稍加触碰，立即引起疼痛发作，"扳机点"可能是一个，也可能为两个以上，一般取决于罹患分支的数目。为避免刺激，患者常不敢洗脸、刷牙、剃须、微笑等，导致面部表情呆滞、木僵、颜面及口腔卫生不良；常有湿疹、口炎、牙石堆积、舌苔增厚、少进饮食、身体消瘦等。临床表现：①疼痛的部位：三叉神经第Ⅰ支疼痛位于眉弓、前额和上睑；第Ⅱ支疼痛位于上唇、上齿根、面颊部、鼻翼、下睑和颧部；第Ⅲ支疼痛位于下唇、下齿根、颏部、有时影响至舌及耳颞部。以一侧的第Ⅱ、Ⅲ支合并痛最常见，其次为单独的第Ⅲ支，再次是第Ⅱ支，单独第Ⅰ支疼痛最少见。②疼痛的性质及剧烈程度：在三叉神经一支或多支范围内突发的刀割、电击或撕裂样剧痛。③疼痛发作的时间，每次仅持续数秒至两分钟内骤然停止，间歇期一如常人。④发作时可引起痛侧流涎、流泪和面肌抽搐等。⑤诱发因素：严重者洗脸、刷牙、说话、进食时均可引起疼痛发作，以至于患者不敢做这些动作。⑥不痛时神经系统检查正常。题目中提示位置：唇部，诱因：因触摸等诱因导致疼痛剧烈难忍，所以是三叉神经第Ⅱ、Ⅲ支痛。

**405. E**

**406. B**　三叉神经痛发作时常突然停止说话、进食等活动，疼痛侧面部可呈现痉挛，即"痛性痉挛"，皱眉、咬牙、张口掩目。如果治疗不当，三叉神经痛经久不愈，患者用手掌用力揉搓颜面导致局部皮肤粗糙、增厚、眉毛脱落、结膜充血、流泪及流涎；表情呈精神紧张、焦虑状。

**407. B**　下颌下腺的触诊要采用双手双合诊法检查，并应注意导管口和分泌物的情况，必要时可以按摩腺体，增加分泌，以便更好地观察分泌情况。检查中应注意分泌物的颜色、流量、性质。以示指、中指、无名指三指平触并由后向前推压，观察导管口以检查下颌下腺的分泌液情况。如有唾液腺结石，从前向后触诊会导致结石推入深处。

**408. C**　颌下腺涎石可见于任何年龄，以20~40岁的中青年多见。病期短者数天，长者数年甚至数十年。小的涎石一般不造成唾液腺导管阻塞，无任何症状。导管阻塞时则可出现排唾障碍及继发感染的一系列症状及体征：①进食时，腺体肿大，患者自觉胀感及疼痛；停止进食后不久腺体自行复原，疼痛亦随之消失。但有些阻塞严重的病例，腺体肿胀可持续数小时或数天，甚至不能完全消退。②导管口黏膜红肿，挤压腺体可见少量脓性分泌物自导管口溢出。③导管内的结石，双手触诊常可触及硬块，并有压痛。④涎石阻塞引起腺体继发感染，并反复发作。炎症扩散到邻近组织，可引起下颌下间隙感染。慢性下颌下腺炎患者的临床症状较轻，主要表现为进食时反复肿胀，检查腺体呈硬结性肿块。诊断要点：进食时下颌下腺肿胀及伴发疼痛，导管口溢脓以及双手触诊可触及导管内结石等，临床可诊断为下颌下腺涎石并发下颌下腺炎。确诊应做X线检查，下颌下腺涎石投照下颌横断殆片及下颌下腺侧位片，前者适用于导管前部的涎石，后者适用于导管后部及腺体内的涎石。对于已确诊为涎石病者，不做唾液腺造影，以免将涎石推向导管后部或腺体内。

**409. A**　颌下腺肿瘤呈进行性肿大，无进食肿胀或下颌下腺炎症发作史，肿瘤病理检查可确诊。舌下腺良性

或恶性肿瘤无涎液分泌阻塞症状和涎腺炎的表现，X线检查或造影无结石，触诊肿瘤呈实质性，无压痛。下颌下间隙感染患者有牙病史，下颌下区肿胀呈硬性浸润，皮肤潮红并可出现凹陷性水肿，下颌下腺导管分泌可能减少，无涎石阻塞症状。颌下淋巴结炎的症状主要有颌下淋巴结肿大、局部皮肤发红、发热、淋巴结有压痛等。化脓性舌下腺炎表现为在舌系带旁边的下颌下腺导管口可能有脓汁流出，舌下腺形成脓肿，在口底会有半球形的隆起，有波动感并有压痛，与下颌下腺涎石差别大，所以不与颌下腺涎石做鉴别。

**410. C**　颌下腺切除术适用于位于下颌下腺内或下颌下腺导管后部、腺门部的涎石和下颌下腺反复感染或继发慢性硬化性下颌下腺炎、腺体萎缩，已失去摄取及分泌功能者。下颌下腺导管切开取石术后6个月，行$^{99m}Tc$下颌下腺功能测定，功能明显低下者，结合临床表现，亦可考虑行腺体切除术。很小的涎石可用保守治疗，嘱患者口含蘸有柠檬酸的棉签或维生素C片，也可进食酸性水果或其他食物，促使唾液分泌，有望自行排出。切开取石术适用于能触及相当于下颌第二磨牙以前部位的涎石，无下颌下腺反复感染史，腺体尚未纤维化，$^{99m}Tc$功能测定腺体功能存在者。对于体积较大的下颌下腺导管结石，宜行导管再通术，使唾液从正常导管口排出，有利于术后下颌下腺功能的恢复。颌下腺导管结扎术是涎瘘的治疗方法。

**411. C**　铸道原则上应放置在熔模最厚、最大的光滑部，不破坏咬合、邻接关系，不使熔模的组织面形成死角，有利于金属的流入及补偿收缩。铸道的直径应大于熔模最厚处的厚度，在卡环的转折处铸道可放置在唇颊面。

**412. B**　安插铸道时，用直径1.2~1.5mm的钢丝或蜡线插入或固定在蜡型的适当部位。单面嵌体铸道安置在蜡型中央。双面嵌体安置在边缘嵴处，三面嵌体安置在对称的边缘处。铸道的直径应大于熔模最厚处的厚度，至少要有1.7mm。

**413. E**　铸道支架的铸道设置原则：①铸道宜少不宜多，宜粗不宜细；②利于熔模材料熔化后外流、燃烧及挥发；③对铸型腔能产生适宜的压力，使液态合金的充盈能力增强；④应尽可能使熔模位于铸圈的上2/5部位，避开热中心区，并使储金球处于热中心，使熔模位于离心力的最佳夹角内；⑤不对铸件产生变形因素，且能接连不断地补给合金凝固收缩时所需的金属液，保证得到轮廓清晰、表面光洁、无缺陷的铸件；⑥不使液态合金产生涡流、紊流及倒流现象；⑦不破坏熔模的整体形态及精度，便于切割、打磨。

**414. C**

**415. D**　RPI卡环组是一种组合式的铸造卡环，由近

中𬌗支托、邻面板、I 杆三部分组成，常用于远中游离端义齿。RPI 卡环邻面板：基牙的远中面预备导平面，使之与义齿的就位道平行，制作邻面板与导平面接触。当义齿下沉时，邻面板亦随之向下，但仍与基牙接触。邻面板的作用是防止义齿脱位，增强义齿的固位力。预备的导平面面积越大，义齿脱位的可能性就越小。

**416. C** 舌板常用于口底浅、舌侧软组织附着高（口底到龈缘的距离在 7mm 以下）、舌隆突明显者。尤其适用于：①前牙松动需夹板固定者；②舌系带附着过高不能容纳舌杆者；③舌侧倒凹过大不宜用舌杆者。舌杆位于下颌舌侧龈缘与舌系带或黏膜皱襞之间，舌杆纵剖面呈半梨形，边缘薄而圆滑，距牙龈缘 3~4mm。舌杆除不能用于口底浅，前牙向舌侧倾斜，或有明显舌隆突但外科手术不能去除者外，应用范围较广。舌隆突杆又称连续杆，缺牙较多，远中为游离端缺失，舌杆达不到强度要求，可以设计舌隆突杆，同时可以提高稳定性。当下前牙存在较宽的间隙时，舌隆突杆可能比舌板美观。但舌隆突杆和舌杆之间易存食物。也可单独使用舌隆突杆，这样设计可以去除食物积存，但强度较差。题干中口底深度不足，所以用舌板。

**417. E** RPA 卡环组：由近中𬌗支托、远中邻面板和颊侧圆环形卡环固位臂组成。RPA 卡环组与 RPI 卡环组的不同点是以圆环形卡环的固位臂代替 I 杆。卡环臂的坚硬部分在颊侧远中，观测线上缘，既不能高于观测线位于非倒凹区，也不能低于观测线位于倒凹区。以便当游离端基托下沉时，颊侧卡环臂能够像 RPI 卡环的 I 杆一样，向龈方移动，与基牙脱离接触。

**418. C** PFM 基底冠的打磨：用碳化硅磨除非贵金属基底金 - 瓷结合面的氧化物，用钨钢针磨除贵金属表面的氧化物，防止在除气及预氧化后用手接触金属表面，禁止使用橡皮轮磨光，用 50~100μm 的氧化铝喷砂，打磨时用粗砂针多方均匀地打磨出金瓷结合部要求的外形。

**419. A**

**420. D** 拍摄 X 线根尖片的目的是观察牙根是否有折断以及折断线的位置。根据折断的位置来确定治疗方法，其他选项都不能确定是否有根折。

**421. A** 根尖周致密性骨炎是指患牙在各种长期、慢性、缓和的因素刺激下，牙髓组织发生慢性营养不良的疾病。这种刺激属于慢性缓和刺激，不是强度很大的刺激，在患者抵抗力比较强的情况下，根尖周组织不发生骨质进行性吸收，反而导致根尖周组织的骨质增长，导致根尖周致密性骨炎。X 线片显示根尖部局限性的不透射影像，无自觉症状，无须治疗。该患者一直出现咀嚼不适，牙逐渐变色，根尖部反复发生肿痛，有自觉症状，所以诊断不可能是慢性根尖周致密性骨炎。其他疾病都有可能由于长期外伤导致牙髓炎症继而导致根尖出现炎症，使牙逐渐变色，根尖部反复发生肿痛。

**422. C** 根管治疗的适应证：①炎症，包括慢性根尖周炎、根尖周肉芽肿、慢性根尖周脓肿、根尖周囊肿、致密性骨炎；②前牙外伤：切角缺损、牙冠折断、根折。故若该患者存在牙冠折裂的情况，根管治疗是可以痊愈的。

**423. A** 残髓炎是由于治疗中残留了少量炎症根髓或遗漏了根管，进而在治疗后又出现慢性牙髓炎的症状。临床表现：①患牙治疗后的近期或远期又出现自发性钝痛、放散痛、温度刺激痛等牙髓炎症状；②咬合不适感或轻咬合痛。诊断：①有牙髓治疗史；②有牙髓炎症状；③强温度刺激迟缓性痛和叩痛；④探查根管有疼痛感觉。该患者右上 4 近中咬合面银汞充填完好，叩诊（＋），冷测反应迟钝，热水可引起疼痛，持续数分钟，且有以往治疗史，故可确诊为右上 4 残髓炎。可能存在的疾病为：右上 5 牙隐裂、右上 6 残根。根据以往牙髓治疗史及牙痛史可推测因牙髓治疗不彻底导致残髓炎引发疼痛的可能性较大，故主诉牙可确定为右上 4。

**424. D　425. A**

**426. D** 当身体抵抗力变低或是细菌毒力变强的时候，慢性牙髓炎急性发作，表现出急性牙髓炎的症状。慢性牙髓炎急性发作，一般都有一段慢性牙髓炎的病史。慢性牙髓炎急性发作的诊断要点：①剧烈的自发性疼痛，阵发性发作，遇冷、热刺激及夜间疼痛加重，疼痛为放散性，不能明确指出患牙；②患牙长期冷热痛、进食痛，偶有自发性钝痛等慢性牙髓炎病史；③患牙叩诊（±）。题干示半年来右下第一磨牙咬合面深龋洞不能咬物，1 天前出现自发痛，冷热痛持续，叩痛（＋），所以诊断为慢性牙髓炎急性发作。牙本质过敏症、可复性牙髓炎无自发痛；急性根尖周炎主要是咬合痛；急性牙髓炎无慢性病史。

**427. D** 慢性牙髓炎急性发作的治疗：根管治疗。题干中提到 1 周前已做一次垫底银汞充填，1 天前出现自发痛，冷热痛持续，不能咬物，说明按照深龋的方法进行了治疗，所以原因最可能为充填前诊断错误。充填后电流作用是用银汞合金充填的患牙，如若对颌牙为异种金属修复体，咬合接触时出现电击样刺痛，脱离接触或反复咬合多次后疼痛消失，题中未提及对颌牙为异种金属修复体；垫底不良，粘于洞缘侧壁的垫底材料被唾液溶解会出现缝隙，而逐渐龋坏；备洞对牙髓和充填材料的刺激不会出现叩痛。

**428. E**

**429. C** 根尖周囊肿的临床表现：①无自觉症状，叩诊可有异样感；②囊肿发展较大时，根尖部相应的组织膨隆，触诊有乒乓球感；③X 线检查：根尖周圆形透射区（豌豆大至鸡蛋大），有阻射的白线围绕；④根管治疗时根管内流出淡黄色清亮囊液，涂片镜下可见胆固醇结晶。慢性牙髓炎无 X 线变化。慢性根尖周肉芽肿的临床表现：一般无疼痛症状，有时有咀嚼乏力或不适；患牙多有深龋，且牙髓多已坏死，牙冠变色，对温度测试及电测试均无反应；叩诊不痛，有时有异样感；X 线检查可见围绕患牙根尖部的圆形或椭圆形边界清楚的透射区。慢性根尖周脓肿的临床表现：症状与慢性根尖周肉芽肿大致相同，有瘘型者有牙龈肿包反复发作的主诉；有瘘型者患牙相应部位有龈瘘，少见有皮瘘；由瘘道口插入诊断丝可直达根尖病变处；X 线检查可见根尖部透射区，不规则，边界比较模糊，透射区周围的骨质也较疏松。慢性根尖周炎不会出现急性发作。

**430. D**　根尖周囊肿的临床表现：①无自觉症状，叩诊可有异样感；②囊肿发展较大时，根尖部相应的组织膨隆，扪有乒乓球感；③X 线检查：根尖周圆形透射区（豌豆大至鸡蛋大），有阻射的白线围绕；④根管治疗时根管内流出淡黄色清亮囊液，其涂片镜下见胆固醇结晶。题目中提示牙髓无活力，叩痛（±），X 线片见根尖周透射区圆形，直径约 8×6mm 边界清晰有白线围绕，所以诊断为根尖周囊肿。含牙囊肿又称滤泡囊肿，属颌骨发育性囊肿，发生在牙齿形成过程的早期，X 线特点是囊肿内含有各个发育不同阶段的牙（恒牙多见），牙冠一般朝向囊腔，囊壁通常连于冠与根交界外，单房多见，多房少见。和根尖周囊肿对比，两者都有囊肿易混淆。慢性牙周炎、急性根尖脓肿在 X 线上无表现。根尖肉芽肿 X 线片显示在病源牙的根尖、根侧方或根分叉有圆形或椭圆形的密度减低，病变范围较小，直径一般不超过 1cm，周界清晰，无致密骨白线。病变周围的骨质正常或稍变致密。

**431. D**

**432. C**　急性根尖周炎中的根尖周脓肿：自发性、持续性的剧烈跳痛，伸长感加重，触痛明显，叩痛（+++），松动Ⅱ～Ⅲ度，患牙根尖部相应的唇、颊侧牙龈潮红，有触痛，肿胀不明显。该患牙有伸长感，颊侧前庭沟处牙龈红肿，未触及波动感，叩诊（+++），Ⅲ度松动，所以诊断为急性根尖周炎。其他选项无伸长感，急性上颌窦炎无龋坏牙齿。

**433. B**　骨膜下脓肿期：患牙症状加重，患者痛苦面容，根尖区牙龈肿胀明显，移行沟变平，触痛并有深部波动感；区域淋巴结肿大、压痛，相应面颊部软组织呈反应性水肿；全身不适，体温升高（38℃左右），白细胞计数增高，多在（10～12）×10^9/L。由于骨膜致密，随脓肿压力增大，疼痛达到最高峰。一旦脓液穿破骨膜达黏膜下（或皮下）疼痛缓解。

**434. C**　急性根尖周炎的排脓途径：①经黏膜下或皮肤排脓，此为最常见的排脓途径；②通过根管，从冠方开放的缺损进行排脓，对周围组织损伤较小，故为最理想的排脓途径；③通过牙周膜从龈沟内或牙周内排脓，多见于乳牙及深牙周袋患者。穿破鼻底黏膜排脓不是排脓的途径。

**435. A**　牙周膜水肿是在患牙的唇颊侧或舌腭侧牙龈形成椭圆形或半球形的肿胀突起；牙龈发红、水肿，表面光亮；脓肿的早期，炎症浸润广泛，使组织张力较大，疼痛较明显，可有搏动性疼痛；患牙有"浮起感"，叩痛、松动明显。根尖区骨质破坏吸收、龅创伤、牙槽骨吸收、根尖区压力大不一定会造成患牙松动，主要视破坏程度、创伤及吸收程度而定。

**436. C**　急性根尖周炎的主要症状是咬合痛。患者多有牙髓病史、外伤史、不完善的牙髓治疗史；初期只有轻微疼痛或不适，咬紧牙反而感觉舒适；继而发生钝痛、咬合痛，患牙有浮起、伸长感，疼痛为持续性、自发性、局限性，牙位明确；口腔检查可见患牙叩痛剧烈，甚至松动，触压根尖相应部位也会引起疼痛，牙髓活力测试多无反应，年轻恒牙或乳牙在牙髓坏死前可有反应；可查到患牙有龋坏、充填体，其他牙体硬组织疾病，牙冠变色或深的牙周袋。题干示右侧后牙咀嚼时疼痛，有伸长感，所以最有可能是急性根尖周炎，急性根尖周炎叩诊明显，其他检查不一定显示异常。

**437. A**　患牙可诊断为急性根尖周炎。题干示检查时见右侧上、下后牙有多个充填体，无法判断具体哪颗牙齿，所以需要 X 线检查确诊患牙。电活力测验和温度测验对于急性根尖周炎多无反应，测试无意义；急性根尖周炎的患牙多不松动，松动度检查一般无症状；染色试验是对于牙隐裂的检查方法。

**438. A**　急性根尖周炎的应急处理是在局部麻醉下开通髓腔，穿通根尖孔，建立引流通道，使根尖渗出物及脓液通过根管得到引流，以缓解根尖部的压力，解除疼痛。

**439. A　440. D　441. E　442. B**

**443. C**　急性化脓性牙髓炎的临床表现：自发性、阵发性疼痛、夜间疼痛剧烈、放射性、热刺激极敏感，冷刺激可缓解疼痛。题干示患者夜间疼痛剧烈，含冷水疼痛减轻，所以诊断为急性化脓性牙髓炎。牙髓充血主要是一过性敏感；急性浆液性牙髓炎无热痛冷缓解；深龋无自发痛；急性根尖周炎主要是咬合痛，患牙可明确定位。

**444. D**　急性化脓性牙髓炎的治疗：根管治疗或牙髓摘除术。盖髓术是一种保护活髓的方法，即采用能使牙髓病变恢复的制剂覆盖在近髓的牙本质上或已暴露的牙髓创面上，以保护牙髓，使其病变消除，分为直接盖髓术和间接盖髓术。间接盖髓术适用于深龋引起的可复性牙髓炎以及无自发性痛，去腐质后未见穿髓而难以判断的慢性牙髓炎（可作为诊断性治疗）。直接盖髓术适用于意外穿髓、穿髓孔直径不超过0.5mm者；年轻恒牙的急性牙髓炎；或无明显自发痛的患牙，在去腐质穿髓时，其穿髓孔小，牙髓组织鲜红而敏感者。活髓切断术的适应证：牙根尚未发育完成，因外伤冠折、意外穿髓或龋源性露髓的年轻恒牙。干髓术适用于冠髓部分坏死的牙髓病变，或需利用髓室固位和其他需行牙髓失活的患者，主要用于后牙。

**445. C**　窝洞预备、切割牙体组织、刺激牙髓或继发龋，均可导致急性牙髓炎。

**446. E**　急性牙髓炎的特征表现为中性粒细胞向炎症中心集中。中性粒细胞在杀灭细菌的同时释放溶酶体酶，使局部组织液化坏死，形成脓肿。

**447. B**　患者半年前龋洞一次性充填治疗，最2日才出现疼痛，冷测（+），考虑由继发性龋坏引起。出现冷热痛，夜间痛，是急性牙髓炎的典型症状。综合考虑为由继发龋引起的急性牙髓炎。首选开髓开放。

**448. A**　急性牙髓炎的临床表现：①自发性、阵发性痛；②夜间痛；③温度刺激加剧疼痛；④疼痛不能自行定位。题干示患牙夜间痛，放射痛，疼痛不能定位，检查时见右侧上、下第一磨牙均有咬合面龋洞，所以应诊断为急性牙髓炎。三叉神经痛有"扳机点"，每当触及该点即诱发疼痛；疼痛持续时间短，可为几秒钟；很少在夜间发作且冷热温度刺激并不引起疼痛；可有较长病程。牙间乳头炎（牙龈乳头炎）也可出现剧烈的自发性疼痛，但疼痛为持续性胀痛，对温度测试反应可敏感，一般不导致激发痛，患者可以指出疼痛的位置；检查时可发现患者所指的部位牙龈乳头有充血、水肿，触痛明显，牙间有嵌塞的食物。急性冠周炎早期一般无明显全身反应，患者自觉患区胀痛不适，咀嚼、吞咽、张口活动时疼痛加剧；检查可见阻生牙和磨牙后区肿胀，冠周袋内有脓性分泌物。急性中耳炎表现为鼓膜增厚，内陷；鼓室和（或）乳突窦及鼓室气房内充填软组织密度影，乳突气房含气减少或消失，鼓室及乳突内可出现积液征象，听小骨破坏甚至消失，少部分患者可有乳突及鼓室壁的骨质破坏，并无龋坏牙齿。

**449. D　450. C**

**451. B**　逆行性牙髓炎的临床表现：患牙同时具有牙周炎和牙髓炎的临床表现，患牙未及可引发牙髓炎的牙体硬组织疾病。患牙有严重的牙周炎表现：深牙周袋、牙龈水肿充血、牙周袋溢脓；牙齿不同程度的松动；叩痛（+）~（++），叩诊浊音；X线片显示广泛的牙周组织破坏或根分叉病变，不同牙面的冷、热测试和电测试表现敏感或迟钝。诊断要点：①有长期的牙周炎病史；②近期出现牙髓炎症状；③患牙未查及引起牙髓病变的牙体硬组织疾病；④患牙有严重的牙周炎表现。题干示

右下6无龋，叩诊（+），远中牙周袋深约9mm，放射痛，热测引起疼痛，所以诊断为右下6逆行性牙髓炎。慢性牙周炎、深龋、慢性根尖周炎均无放射性疼痛；急性牙髓炎无深牙周袋。

**452. A**　为明确诊断右下5根尖周病以及右下6逆行性牙髓炎，还必须进行X线检查判定右下5、6的牙根情况。

**453. C**　逆行性牙髓炎需要根管治疗与牙周治疗同时进行：①麻醉下开髓，拔除牙髓，放置止痛棉球，开放引流；②牙周袋内放置止痛棉捻，深达袋底，予以引流；③酌情给予消炎止痛药。塑化治疗适用于根管变异、根管过度弯曲或根管预备不良等情况。

**454. D**　牙列缺损是指部分牙齿缺失，导致恒牙的牙列不完整。题干示右上2缺失，故诊断为上颌牙列缺损。牙列缺损可选择种植、可摘、固定、隐形义齿进行修复。单端固定桥：单端固定桥受力后，桥体处形成力臂，基牙根部形成旋转中心，产生杠杆作用，使基牙产生倾斜、扭转，从而引起牙周组织的创伤性损害或固位体松脱。临床上应严格选择病例，如缺牙间隙小，承受殆力不大，而基牙又有足够的支持力和固位力，桥体设计合理，则可采用。右上2缺失，右上1承受殆力不大，右上3做根管治疗不能单独做基牙需增加基牙数。

**455. E**　固定桥修复时应考虑基牙的条件，包括基牙的牙冠、牙根、牙髓、牙周组织，基牙的位置以及缺牙区咬合关系。题干中未提及牙槽嵴吸收的问题，所以无须考虑缺牙区黏膜的厚度。

**456. B**　共同就位道是指固定桥的各固位体与桥体连接成为一个整体，固定桥在基牙上就位时只能循一个方向戴入。在选择桥基牙时，应注意牙的排列位置和方向，这与牙体预备时能否获得各桥基牙的共同就位道有密切关系。在一般情况下，只要牙排列位置正常，顺着各桥基牙的长轴方向做牙体预备，即可获得共同就位道。题干示右上1错位，固定桥与牙之间会形成角度，影响就位。倾斜度、牙髓损害、牙周应力集中是在基牙牙体预备时需考虑的问题。

**457. C**

**458. B**　化脓性根尖周脓肿的治疗：①建立引流途径：开髓、拔髓和通畅根管引流。②全身症状对症治疗：全身应用抗生素；全身支持疗法。活髓切断术的适应证：牙根尚未发育完成，因外伤冠折、意外穿髓或龋源性露髓的年轻恒牙。干髓术适用于冠髓部分坏死的牙髓病变，或需利用髓室固位和其他需行牙髓失活的患者，主要用于后牙。只有无法完成根管治疗、根尖周病变顽固不愈或牙体组织破坏严重不足以修复的患牙才予以拔除。

**459. D**　根尖周肉芽肿的临床表现：根尖周病变区骨组织破坏，被肉芽组织所替代。根尖周肉芽肿大小和形

式不一，拔牙时往往连同牙根尖一同拔出。X线片显示根尖周有边界清晰的圆形或椭圆形稀疏区。患者一般无自觉症状，有时感咀嚼不适，咬合无力，叩诊时有异样感，牙可变色，牙髓活力试验阴性，根尖周肉芽肿可维持较长时间相对稳定。根据题干可诊断为根尖周肉芽肿。慢性牙槽脓肿X线片显示根尖周有边界不整齐的弥散性稀疏区。根尖周囊肿X线片显示根尖周有边界清楚、轮廓分明的骨质稀疏区，周围有明显白线。囊肿破溃感染可形成窦道。慢性牙髓炎X线无表现。牙周炎在X线片上主要表现为牙槽骨吸收，牙槽嵴顶及骨硬板模糊、消失，牙槽嵴高度降低。

**460. C**

**461. E** 根尖周肉芽肿的转归：①根尖周肉芽肿是在根尖区形成肉芽组织伴骨质吸收，病变可保持相对稳定状态，维持较长时间。当身体抵抗力较强而病原刺激较弱时，肉芽组织纤维成分增多，牙槽骨吸收暂停或有修复，病变缩小；相反，当机体抵抗力低下而病原刺激增加时，炎症成分增加，破骨细胞活跃，病变范围增大。②慢性根尖周肉芽肿可随条件变化而急性发作。因此，慢性根尖周炎常有反复疼痛、肿胀的病史，可出现急性根尖周炎的症状，若有脓肿形成则发展成为急性牙槽脓肿。③上皮性根尖周肉芽肿，由于上皮炎性增生可形成炎性根尖周囊肿。④某些年轻患者抵抗力很强，在轻微的感染刺激作用下，肉芽肿可呈现修复性反应，炎症减轻，吸收处骨质重新沉积，骨小梁增生，骨髓腔缩小，骨髓被纤维组织取代。与此同时牙骨质也可在根面沉积，产生牙骨质增生过长。X线片可见一阻射区，与周围正常骨分界不清，称为致密性骨炎。

**462. B**

**463. D** 高嵌体的固位主要靠钉洞固位。在𬌗面做牙体预备时，如𬌗面与对颌牙有接触关系，应沿𬌗面外形均匀降低患牙面，预备出0.5~1.0mm的间隙，并使嵌体𬌗面包括牙体𬌗面边缘及工作牙尖。如𬌗面已经很低，则应稍加修整，去除过锐尖嵴。环抱固位形：最基本的固位形式，与轴壁平行度、修复体密合度等有关。沟固位形：一般深1mm，沟越长，固位越好，但止端必须在边缘内0.5mm。洞固位形：深2mm以上，底平壁直，洞轴壁与就位道一致，外展2°~5°；鸠尾峡部宽度为前磨牙颊舌尖的1/2，磨牙颊舌尖的1/3，并制备45°的洞缘斜面。倒凹是一种机械固位，在洞底的侧髓线角或点角处平洞底向侧壁牙本质做出的潜入小凹，有时也可沿线角做固位沟。充填体突入倒凹或固位沟内，防止充填体从垂直方向脱位。

**464. E** 钉洞固位：①深度：固位力的大小主要取决于钉洞的深度，一般为2mm，穿过釉牙本质界到达牙本质内，死髓牙的钉洞可适当加深。②直径：一般为1mm。

③位置：应避开髓角或易损伤牙髓的部位。前牙可置于舌面窝近舌隆突处及舌侧切缘嵴与近远中边缘嵴交界处，1~3个；后牙一般置于牙尖之间的沟窝处，可做2~4个钉洞，死髓牙也可置于牙尖上。④分布：两个以上的钉洞，其分布越分散，可获得的固位力越大。⑤方向：应相互平行，并与修复体的就位道一致。⑥表面形态：螺纹状钉的固位力最强，优于表面光滑的钉或锯齿状钉。

**465. A** 口腔上颌窦交通多发生于上颌磨牙取根致牙根移入上颌窦，窦底穿孔；也可因磨牙根尖周病变致窦底骨质缺如，搔刮病变时窦底穿孔。术中可用鼻腔鼓气法检查是否有口腔上颌窦交通。题干示拔除腭侧根过程中，牙根突然消失，捏鼻鼓气时牙窝内有气体溢出，所以诊断为上颌窦交通。因是在拔出右上第二磨牙腭根中牙根消失，左上第一磨牙的上颌侧位断层片主要用于检查左上颌骨、上颌窦、腭部、翼腭窝及颞下窝的病变，也可显示上颌窦瘘及上颌窦和上颌骨变的关系，所以通过左上第一磨牙的上颌侧位断层片检查。全口曲面断层片常用于观察上、下颌骨肿瘤、外伤、炎症、畸形等病变及其与周围组织的关系。头颅正侧位片是对头颅进行X线摄片，用于观察体内有无异常的状况，对多种疾病有提示的作用。上颌体腔片可显示鼻腔及上颌窦的影像，但是上颌侧位断层片更加准确。

**466. D** 牙根进入上颌窦可能出现三种情况。①牙根完全进入上颌窦：表现为牙槽窝内突然不见牙根，窝底出血；根尖上方探及大空腔；鼻腔鼓气时，出现牙槽窝漏气现象；X线检查可见牙根位于窦腔内。②窦底已穿破而牙根黏附于窦底黏膜上：一般有慢性炎症的较少断根，可能出现牙槽窝漏气现象；X线检查牙根位于窦底穿通处的边缘，未远移。③牙根移至窦底黏膜下方，未穿破黏膜：检查时可发现牙根向深处移动，但无牙槽窝漏气现象；X线检查牙根未超越上颌窦底。该患者牙根完全进入上颌窦，应考虑做上颌窦前壁开窗。

**467. E** 由于上颌窦发育过大，牙根尖接近窦底，拔牙时可能造成上颌窦底穿孔，小者血凝块充填，可自行愈合；大者或上颌窦原有炎症，常发生上颌窦瘘，应及时清除窦腔内残留牙根与异物，待炎症消退后，行口腔上颌窦瘘修补术。术后除常规注意事项外，嘱患者切忌鼻腔鼓气、吸食饮料、吸烟，避免强力喷嚏，并预防感染。填塞明胶海绵或碘仿纱条只能止血，不能修补口腔上颌窦瘘。

**468. D** 牙根进入上颌窦离邻牙根尖较远，不易伤及。

**469. B** 急性牙髓炎的临床表现：①自发性、阵发性痛；②夜间痛；③温度刺激加剧疼痛；④疼痛不能自行定位。题干示左侧后牙自发痛，夜间剧痛。X线片见左下7远中牙颈部深龋，所以诊断为左下7急性牙髓炎。深龋、冠周炎、牙周炎无自发痛和夜间痛，颌骨骨髓炎可有同侧下唇麻木。

**470. B**

**471. C** 左下 8 前倾阻生，牙冠与左下 7 远中牙颈部形成的间隙有较多的食物嵌塞，需拔出左下 8，防止继发龋的产生。左下 7 远中牙颈部深龋，邻面的龋齿正好处于牙与牙的邻接点处，只能从𬌗面开始去除龋坏部分，破坏牙齿的邻接关系，进行牙体的充填治疗，所以左下 7 为𬌗面、远中面两个经过银汞充填的单面洞。

**472. C** 牙髓温度测验是确定牙髓状态的一种方法，以此来辅助诊断患牙。温度测试的临床意义：Ⅰ正常：被测牙与对照牙反应相同；Ⅱ敏感：比对照牙反应强烈，刺激去除后疼痛持续一段时间；Ⅲ迟缓性痛：刺激去除后一会儿患牙才出现疼痛反应，并持续一段时间；Ⅳ迟钝：同样的冷热刺激可引起比对照牙轻微许多的反应；Ⅴ无反应：被测牙对刺激不产生反应。急性牙髓炎为快速而剧烈的疼痛；慢性牙髓炎则表现为迟缓且不严重的疼痛；有时冷刺激可缓解急性化脓性牙髓炎的疼痛反应。视诊和探诊相结合的方法可检查全口龋齿和牙周情况。常规 X 线片能确定牙根及牙周支持组织的健康状况，了解牙根的数目、形态及长度，有无根折、根管充填等情况；另外，牙片常能检查出牙邻面、牙颈部、牙根部等临床上较为隐蔽部位的龋坏。

**473. D** 慢性牙髓炎一般不发生剧烈的自发性疼痛，但有时可出现不甚明显的阵发性隐痛或者每天定时出现钝痛。慢性牙髓炎的病程较长，患者可诉有长期的冷、热刺激痛病史。炎症容易波及全部牙髓及根尖部的牙周膜，致使患牙常表现有咬合不适或轻度的叩痛。题干示右侧前牙有龋，长期冷热不适，推测慢性牙髓炎的可能性较大。

**474. A** 慢性牙髓炎的治疗方法为根管治疗术；牙髓塑化术适用于牙根管钙化、弯曲不通者；其他方法是龋坏的治疗方法。

**475. B 476. E**

**477. E** 对半卡环：由颊、舌侧两个相对的卡环臂和近、远中支托组成，用于前后有缺隙、孤立的双尖牙或磨牙上。临床上常用舌侧基托代替舌侧卡环臂，起对抗臂的作用。此卡环可用于混合支持式义齿和基牙支持式义齿，对半卡环的卡环臂末端进入倒凹区的长度和深度同圈性卡环。

**478. A** 卡环臂进入基牙倒凹的长度为卡环臂全长的 1/2。根据材料的弹性和强度，一般铸造钴铬合金的卡环臂端进入倒凹的深度约 0.25mm，金合金约 0.5mm，弯制钢丝卡环约 0.75mm。

**479. B**

**480. C** 由于银汞合金的热导系数大于牙体组织，为了保护牙髓，中等深度以上的窝洞在银汞合金充填前需要封闭、衬洞或垫底，所以其原因可能是充填时未垫底。

**481. B**

**482. A** 该患牙可能由于深龋波及牙髓导致牙髓充血，进一步扩展引发慢性牙髓炎，病变进一步蔓延至根尖区。

**483. B** 牙髓治疗后出现疼痛，常因操作不当，将牙体切磨碎屑推出根尖孔；或封药不当导致化学性根尖周炎。患者未提及进行扩管操作，故最有可能导致疼痛加剧的原因是药物对根尖周的化学性刺激。

**484. B**

**485. C** 牙周 - 牙髓联合病变：同一个牙并存牙周病变和牙髓病变，且互相融合连通。感染可源于牙髓，也可源于牙周，或两者独立发生，但可以相通。患牙多为死髓牙，在短期内形成深牙周袋排脓；患牙无明显的牙槽峰吸收；邻牙一般也无严重的牙周炎；有深牙周袋、牙松动；X 线示牙槽骨吸收。题干示左下 5 深龋，冷、热测均无反应，叩痛（+），可探及宽而深的牙周袋，X 线片示骨吸收区。所以诊断为牙周 - 牙髓联合病变。

**486. C 487. E 488. A 489. D 490. B 491. D**

**492. D** 急性牙髓炎的疼痛性质：自发性阵发性疼痛、冷热刺激痛、夜间疼痛剧烈、放射性痛、疼痛不能定位。该患者可诊断为急性牙髓炎。触诊主要针对牙齿松动、𬌗创伤、脓肿情况，对于牙髓炎无诊断价值。探诊可探查是否有穿髓的龋洞；叩诊可判定根尖周及牙周膜是否有损伤；X 线检查可提示是否存在近髓的牙齿硬组织疾病或波及根尖的牙周疾病；冷、热测可以直接检测牙髓活力是否异常。

**493. B 494. B**

**495. B** 对于视诊、探诊未发现牙体组织缺损的情况，应通过温度测试判断牙髓活力是否正常，确定患牙位置，通过 X 线检查牙齿邻面隐蔽位置的龋损情况及牙根情况。

**496. A** 牙髓是疏松结缔组织，包含细胞、纤维、神经、血管、淋巴管和其他细胞外基质。牙髓受刺激产生疼痛，但不能区分冷、热、压力及化学变化等不同感受，此外还缺乏定位能力。由于牙髓组织是处于四壁坚硬缺乏弹性的牙髓腔中，其血液循环只能通过细小的根尖孔，缺乏侧支循环，一旦牙髓发生炎症，炎症渗出物不易引流，髓腔内压很快增高，产生剧烈疼痛。牙髓有修复再生能力，但是比较有限。

**497. B** 牙髓的功能：（1）形成功能：成牙本质细胞形成牙本质。（2）营养功能：上、下牙槽动脉血管系统向牙髓 - 牙本质复合体提供营养。（3）感觉功能：①牙髓神经来源于三叉神经上、下颌支；②牙髓神经分布复杂；③牙髓感觉神经纤维传导痛觉。（4）防御功能。

**498. E**　由于某些刺激，导致牙髓中神经、血管减少，牙髓细胞变性、坏死，成为钙化中心，周围沉积钙盐，根尖孔变窄，而形成髓石。细菌感染与龋病、牙髓炎、根尖周炎有关，与髓石无关。

**499. B**

**500. C**　细菌感染牙髓的途径：①经牙体缺损处感染，如深龋、牙外伤、重度磨损等严重牙体缺损，细菌及毒素通过牙本质小管或穿髓点侵入牙髓。②经牙周感染，细菌及毒素经过牙周袋，通过根尖孔、侧副根管而侵入牙髓。③血源感染，细菌及毒素经过血液侵入牙髓是十分罕见的。

**501. C**　急性牙髓炎的治疗原则是保存活髓或保存患牙，应急处理可以开髓减压，温盐水冲洗后，放置止痛药物（如樟脑酚、丁香油酚或牙痛水等小棉球）于龋洞内，可以暂时止痛，同时服用消炎、镇痛药，疼痛缓解后1~2天，视患牙具体情况选用活髓切断术、干髓术、牙髓塑化或根管治疗。无保留价值的患牙，叮拔除，以解除患者痛苦和阻止病变继续扩散。其他选项不是目前的处理方法。

**502. D**　粪肠球菌是持续或继发性根管感染中的主要细菌，与根管治疗失败有很大的关系。题干示根管治疗后1年，患牙持续咬合不适，说明根管治疗不彻底，所以最可能的细菌是粪肠球菌，其他选项不是引起根管治疗失败的细菌。

**503. A**　化学因素引起根尖周炎的原因：药物性或化学性根尖周炎不恰当的根管内封药；失活剂封药不当或过多时，砷剂渗出根尖孔；根管充填材料超填、塑化治疗时塑化液被压出或导出根尖孔。过氧化氢溶液加压冲洗引起皮下气肿属于根管治疗的并发症，使用大锥度器械预备根管、根管预备时没有及时冷却不会造成根尖周炎。

**504. B**

**505. E**　慢性根尖周脓肿，是局限于根尖周区的慢性化脓性炎症。根尖周脓肿可穿过牙槽骨及黏膜形成牙龈窦道，或穿通皮肤形成皮肤窦道。一般无自觉症状，叩诊时有轻微疼痛，有反复肿胀史，X线片显示根尖周有边界不整齐的弥散性稀疏区。根据题干可诊断为慢性根尖周脓肿。

**506. C**

**507. B**　急性牙槽脓肿：根尖周牙周膜破坏，脓液聚集得不到引流，故有剧烈的持续性疼痛，牙齿伸长感明显，咬合时患牙首先接触并引起剧痛，患者不敢咬合；患牙根尖部黏膜充血发红，压之轻度疼痛，但不肿胀，叩痛（＋＋）~（＋＋＋），松动Ⅱ°~Ⅲ°；所属淋巴结肿胀并压痛；全身发热，白细胞升高。题干示右上6远中颈部深龋及髓，叩痛（＋＋＋），松动Ⅲ度，牙龈红肿

触痛，有波动感并且全身发热，所以应诊断为急性牙槽脓肿。慢性根尖周脓肿多无明显症状，也有因牙龈小脓包而就诊者；检查患牙有轻度叩痛，常见窦道开口。下颌骨骨髓炎，因咀嚼肌受侵，常出现不同程度的张口受限；下牙槽神经受累时，可有患侧下唇麻木。上颌骨骨髓炎多见于新生儿和婴儿，感染来源常为血源性；其局部表现为眶下部明显红肿，并常延伸至眼周导致眼睑肿胀；后期可在内眦、鼻腔及口腔穿破溢脓。急性化脓性牙髓炎无叩痛。急性蜂窝织炎病变更广泛。

**508. A**　急性牙槽脓肿的治疗：①牙髓开放：急性化脓初期，应尽量设法将牙髓打开，使脓液从根管引流，减轻压力。由于炎症渗出物在根尖周组织内，有时打开牙髓尚不能达到引流的目的，故需拔除炎症的牙髓，此时操作要轻巧，避免把感染牙髓扩散到深部。拔髓后不要密封，以利引流。②脓肿切开：一旦脓肿局限，必须切开，切开在局麻下进行，切口必须深达骨膜下，避免切断神经和血管。③服用消炎及止痛药物．急性牙槽脓肿有明显全身症状，或有全身疾病如糖尿病等，脓肿切开后，还应给予全身治疗及抗生素治疗。④治疗：患牙炎症控制后，根据患牙情况拔除或做根管治疗。

**509. D**　急性根尖周炎切开的时机：脓液在黏膜下时，患牙根尖部有局限性肿胀，移行沟黏膜膨隆，可触到明显波动感。脓液在骨膜下时，患牙根尖部黏膜肿胀界限不明显，移行沟黏膜变平。检查时一定要触到深部波动感，才可切开，否则切开过早，出血多，疼痛剧烈，也不能起到引流作用。一般在急性炎症的第4~5天切开较为适宜。切开引流前应先进行开髓引流，清除根管内病原刺激物，使之不继续形成脓液；同时也使位于根尖部的脓液从根管处直接引流，减轻疼痛。开髓后再切开脓肿，视野清楚，便于操作。局部浸润麻醉要避开肿胀部位。

**510. A**　患牙外伤露髓，露髓孔在1mm以内，外伤时间1~2小时，可行直接盖髓术。

**511. B**

**512. D**　活髓保存：①根尖未发育完成的年轻恒牙，无论是龋源性、外伤性或机械性露髓，均可行牙髓切断术以保存活髓，直到牙根发育完成。②牙髓切断术是过渡性方法，在牙根发育完成后，进行牙髓摘除术及根管治疗。③如果直接盖髓失败的年轻恒牙可改行活髓切断术；如果牙髓切断术失败，可进行根尖诱导成形术或根尖外科手术。④牙髓钙化和内吸收是活髓保存治疗常见的并发症，成熟恒牙根尖发育完成，露髓后要进行根管治疗。直接盖髓术的禁忌证：①龋源性露髓的乳牙；②不可复性牙髓炎或根尖周炎患牙；③松动牙；④穿髓孔较大、出血严重的患牙。

**513. C**　牙髓切断术是切除炎症牙髓组织，以盖髓剂

覆盖于牙髓断面，保留正常牙髓组织的方法。根尖未发育完成的年轻恒牙，无论是龋源性、外伤性或机械性露髓，均可行牙髓切断术以保存活髓，直到牙根发育完成。结合题干患牙牙根未完全发育，故治疗方案选择牙髓切断术。

**514. B**　牙髓切断术的原理是在判断牙髓炎症范围的基础上，通过临床体征确定牙髓切除的深度，切除髓室内的炎症牙髓组织，使盖髓剂覆盖于健康的牙髓断面，维持牙髓正常的状态和功能。牙髓暴露的位置决定牙髓切除的深度。

**515. E**　牙髓切断术的预后与患者年龄、牙位、病变程度有关。行活髓切断术时盖髓剂的选择、是否形成血凝块以及充填时是否形成微渗漏也与预后相关。患牙存在根尖周炎症则不能行活髓切断术。

**516. C**　左上6为金属修复体，左下6为银汞充填体，上下牙接触时两种不同电位的金属会形成电位差，产生电流引起疼痛。牙髓活力正常则可以直接更换非金属类永久性充填材料。

**517. D**　温度刺激反应一过性敏感提示左下6为可复性牙髓炎，故安抚治疗后非金属类永久性材料直接充填。

**518. C**　急性牙髓炎的诊断要点：①典型的疼痛症状；②患牙可被查到有引起牙髓病变的牙体损害或其他病因；③牙髓活力测验，尤其是温度测验异常。

**519. C**

**520. B**　左下第三磨牙近中斜位阻生，冠周稍红，不符合急性冠周炎特征；急性根尖周炎没有冷、热刺激痛；可复性牙髓炎无自发痛。结合题干患牙近3天自发性疼痛，冷、热刺激疼痛加剧，左下第二磨牙远中颈部探及龋洞，探诊（＋＋），叩痛（＋），故考虑为慢性牙髓炎急性发作。

**521. C**　慢性牙髓炎急性发作的应急处理为开髓引流，目的是引流炎症渗出物和降低因之形成的髓腔高压，以缓解疼痛。

**522. E**　题干示左下第三磨牙近中斜位阻生，左下第二磨牙远中颈部探及龋洞，左下第二磨牙颈部龋坏与左下第三磨牙近中阻生有关，故疼痛缓解后，左下第二磨牙继续根管治疗，拔除左下第三磨牙。

**523. B**　慢性牙髓炎的诊断要点：①可以定位患牙的长期冷、热刺激痛病史和/或自发痛史；②可查到引起牙髓炎的牙体硬组织疾病或其他病因；③患牙对温度测验的异常表现；④叩诊反应可作为重要的参考指标。题干示患牙长期冷、热刺激痛病史，有深龋，冷、热刺激反应与对照牙相比呈延迟性疼痛，探诊（＋），叩痛（＋），符合慢性牙髓炎的诊断要点。

**524. B**　根管预备应遵循根管原有的解剖形态，基本原则为：①根尖区预备之前一定要测量工作长度；②根管预备时需保持根管湿润；③预备过程中每退出或换用一次器械需用根管冲洗液冲洗根管，防止碎屑阻塞；④根管锉不可跳号；⑤对弯曲根管，根管锉应预弯；⑥完成根管预备的最大号锉为主尖锉，通常要比初尖锉大2～3号，至少为25号锉。⑦根管预备时保持根尖狭窄区的原始位置和大小。⑧根管冠部的敞开应按顺序使用1～3号G钻。

**525. D**　根管成形的目的：①清除感染物质；②打通根尖病灶的排脓通道；③便于根管内封药，以保证药物的消毒杀菌作用；④便于根管充填，并使根充严密和准确。

**526. E**　镍钛机动根管预备要保证根管通畅，制备直线通路；根尖陡弯、下颌第三磨牙等复杂病例，不能采用冠根向深入式预备；手动预备首选标准技术；手动预备与超声预备结合，可以很好地清除根管内感染物质，并不是为了良好成形。不管是手动还是镍钛机动根管预备都应避免过度使用器械，防止器械分离。

**527. B**　15%依地酸钙钠溶液又称乙二胺四乙酸二钠钙，即EDTA，是一种强效螯合剂，具有钙螯合作用，可润滑管壁和去除玷污层，并易于去除钙化的阻塞物。

**528. E**　国外最常用的根管冲洗药物是2%～5.25%氯己定溶液，为一种广谱抗菌剂，有较强的杀菌抑菌作用。根管预备中采用2%氯己定溶液冲洗根管，能有效杀灭根管内残留细菌。

**529. C**　慢性根尖周炎一般无明显的自觉症状，有的患牙可有咀嚼不适感，有窦型慢性根尖周炎患者可查及窦管开口。X线检查特征：透影区边界不清楚，形状不规则，周围骨质较疏松呈云雾状。该患者右下6近中颊侧牙龈见窦道口，X线片示右下6充填物近髓，根尖周阴影边界不清，符合慢性根尖周炎临床特征。

**530. C**　根管充填材料的要求：①具有良好的黏性，封闭性好，无明显收缩；②材料硬固后对根尖周组织刺激性小；③具有X线阻射性。氧化锌丁香油易调和，具有一定稠度，能充填牙胶尖与根管壁之间的空隙。

**531. B**　根管距离解剖性根尖孔0.5～1mm处存在牙本质 - 牙骨质界，是牙髓与根尖牙周膜组织的分界，即生理性根尖孔，可作为根管充填的终止点。

**532. C**　患牙2天前行根管治疗，现X线检查示左上3根尖周骨质破坏区内有大量超填物，考虑有大量超充物，可能无法取出，应行根尖手术，以去除根管超填物。

**533. C**　三氧化矿物盐聚合物（MTA）具有良好的生物相容性和根尖封闭性能，能有效促进软、硬组织的再生，适合作为根管倒充填材料。牙胶、银汞合金、氧化锌、玻璃离子水门汀等材料根尖封闭效果差，远期效果差。

**534. D**　根尖外科手术预后的影响因素：患区牙周组

织、手术切口和瓣膜的设计、根尖周病变组织的范围、根尖切除的角度、根管倒预备的成功、倒充填材料的类型、瓣的复位与缝合。

**535. B** 器械分离取出的方法包括超声波振动、微锉系统、形成旁路、外科治疗及追踪观察。

**536. C** 器械分离的原因有：①弯曲、钙化、细小的根管，根管口存在明显牙本质悬突的根管，在根尖段发生急弯的根管，1~2 型根管或主根管在根尖段突然分为数个根尖分歧根管等根管解剖因素；②根管锉螺纹变稀或者螺纹变密；③用力过大、越号扩锉等操作因素。

**537. D** 对于根管内的分离器械，在没有引起根尖病变和急性症状时，可追踪观察，暂不处理。在出现根尖周炎症的临床症状后，可选择根尖外科手术治疗，也能取得良好的疗效。

**538. D** 常规根管治疗后再出现疾病，需追踪观察，对病情进行评估，若根尖周炎症明显，可考虑根管再治疗或根尖手术，若根管再治疗难度大且预后效果不佳，根尖手术也不能解决问题，则需拔除该牙。未行完善的根管治疗或仍存在临床症状或 X 线片显示根尖周病变无改变或加重者，不能行全冠修复。

**539. E** 根尖周瘢痕是一种根尖周病变治疗后缺乏骨沉积的愈合形式，不会在根管治疗后出现新的根尖周透射影或根尖周影扩大。

**540. C** 根管内去除牙胶的方法：①溶剂软化牙胶；②加热软化牙胶；③手用器械去除；④机用器械去除。根管封闭剂的去除：根管内封闭剂常随着牙胶的去除而被清除，因此临床中很少将根管封闭剂单独清除。对于酚醛树脂充填的根管，可采用特殊的溶剂配合超声技术清除。

**541. A** 结合题干左上后牙咬合不适，查体无明显龋损，左上 7 殆面见近远中向隐裂纹，叩诊不适，表明左上 7 隐裂；冷测试明显疼痛，去除刺激，疼痛不能缓解，提示牙髓炎。牙隐裂的临床特征：①有较长时间的咀嚼不适或咬合痛和冷热激惹痛病史；②用尖锐的探针检查殆面，可见与某窝沟位置重叠，并延伸越过边缘嵴的隐裂纹；③有叩诊不适，侧方叩诊反应明显。

**542. D** 结合题干左上 7 隐裂且伴有牙髓炎，故应行根管治疗，后期应全冠修复防止牙齿劈裂。

**543. E** 牙隐裂的治疗：①对因治疗：调殆，均衡全口殆力负担，治疗全口其他的患牙，修复缺失牙。②对症治疗：降低患牙咬合，勿用患牙进食硬物，出现牙髓炎时根管治疗，在治疗过程中可行临时冠或者带环保护患牙。③全冠修复防止牙齿劈裂。

**544. D 545. B 546. E**

**547. D** 患牙阵发痛，自发痛，夜间痛及刺激性疼痛，可诊断为急性牙髓炎。患者自觉牙齿松动数年，考

虑病因为牙周炎引起的逆行性牙髓炎，所以能探及深牙周袋。龋齿不会引起牙齿松动；慢性根尖周炎有根尖周透影；如果牙髓已有化脓或部分坏死，患牙可表现为热痛冷缓解。

**548. E** 逆行性牙髓炎的患牙能否保留，主要取决于该牙牙周病变的程度和牙周治疗的效果。此患牙松动Ⅱ度，可以尝试牙周治疗；现在牙髓炎症状明显，需要行根管治疗。

**549. B** 急性上颌窦炎有发热、出汗、乏力、周身疼痛等症状，局部症状包括头痛、鼻塞、鼻分泌物增多，以及在跑、跳、蹲等体位变化时，牙痛症状加重；检查上颌窦前壁可有压痛现象，多无牙齿自发性疼痛及夜间痛。急性上颌窦炎全身症状明显，无需与逆行性牙髓炎鉴别。三叉神经痛表现为突然发作的电击样或针刺样剧痛，有疼痛"扳机点"，发作时间短，较少在夜间发作，温度刺激也不引发疼痛。牙龈乳头炎表现为剧烈的自发性疼痛，持续性胀痛，对疼痛可定位，牙龈乳头有充血、水肿现象，触痛明显；患处两邻牙间可见食物嵌塞的痕迹或有食物嵌塞史；对冷热刺激敏感，但一般不会出现激发痛。急性根尖周炎患牙浮出和伸长的感觉逐渐加重，出现自发性、持续性钝痛，咬合时不仅不能缓解症状，反而导致更为剧烈的疼痛，患者能够明确指出患牙，疼痛范围局限于患牙根部，不引起放散痛。下颌骨髓炎可有局部剧烈的跳痛，疼痛可向半侧颌骨或三叉神经分支区放射，受累区牙松动，有伸长感，不能咀嚼。

**550. E** 为了确诊，还应进行热测验。热测验常用烧热软化的牙胶或印模胶来检查，烧热程度应超过手指皮肤所能耐受的程度。热测验可明确牙齿有无活力，帮助诊断是否为牙髓炎。

**551. D** 逆行性牙髓炎的感染来源于患牙牙周病所致的深牙周袋，袋内的细菌及毒素通过根尖孔或侧、副根管逆行进入牙髓，引起根尖部牙髓的慢性炎症。临床表现为有慢性牙周炎病史，出现剧烈的阵发痛、叩痛、牙松动、咬合无力、深牙周袋。该患者牙剧烈阵发痛，左上 6 Ⅰ度松动，叩痛（+），颊侧近中牙周袋 7mm，符合逆行性牙髓炎的临床特征。

**552. E** 患者初步诊断为逆行性牙髓炎，目前最有效的处理方法是开髓引流，牙周袋引流，放置止痛剂。开髓引流和牙周袋引流，可使炎症的产物和脓液流出，髓腔内压力减少；放置止痛剂，可使疼痛得以迅速缓解。

**553. B** 发现右下后牙牙龈有红色小包 3 周，平时无明显不适，右下第二前磨牙殆面龋深及髓，牙髓无活力，叩痛（-），主诉牙应是右下第二前磨牙。

**554. B** 慢性根尖周脓肿又称慢性牙槽脓肿。牙髓活力测验无反应。X 线检查：根尖区透射影边界不清，形状不规则，周围骨质较疏松呈云雾状。结合题干考虑诊断

为慢性牙槽脓肿。

**555. C　556. A**

**557. C**　对于牙髓息肉，合适的处理是局麻下挖去增生的牙髓，封三聚甲醛，2 周后行常规根管治疗。

**558. D**　由于患牙缺损较大，建议完善根管治疗后行桩核冠修复。

**559. B**　多根牙的龋损穿通髓腔后进而破坏髓室底，根分叉处的牙周膜因外界的刺激而反应性增生形成牙周膜息肉，肉芽组织由髓室底穿孔处长入连通髓腔的龋损内，洞口外观极像牙髓息肉。

**560. E**　对牙周膜息肉和牙髓息肉鉴别时，除 X 线片提示外，还应仔细探查髓室底的完整性。

**561. A**　根据主诉咬合痛 1 个月，冷、热测和牙髓电活力测验结果及 X 线表现，主诉牙可初步诊断为慢性根尖周炎。

**562. B**

**563. E**　慢性根尖周炎患者 X 线片显示不同程度的骨质破坏：①根尖部圆形透射影，范围较小，直径小于 1cm，边界清晰，周围骨质正常或较致密，多考虑为根尖周肉芽肿；②根尖区透射影边界不清，形状也不规则，周围骨质疏松呈云雾状，为根尖周脓肿的可能性大；③较小的根尖周囊肿根尖片的表现与根尖周肉芽肿难以鉴别，如根尖区见较大的圆形透影区，边界清晰，并有一圈由致密骨组成的阻射白线围绕，考虑为根尖周囊肿；④根尖部骨质呈局限的致密阻射影像，无透射区，提示为根尖周致密性骨炎。

**564. B**

**565. D**　患者年龄仅 14 岁，患牙未见明显龋坏和缺损，且发病牙位为畸形中央尖的好发位置，所以其病因最有可能是畸形中央尖。

**566. D**　根据临床表现及体征检查，该病例已经发展到黏膜下脓肿阶段，所以其应急处理应为患牙开髓引流，开放 2~3 天，根尖部牙龈需切开排脓。

**567. A**　由于患者 14 岁，正处于生长发育期，左下 5 牙根一般在 13~14 岁才能发育完成，所以该患牙很有可能根尖未发育完成，应行根尖诱导成形术诱导其根尖形成或形成根尖屏障后再完成永久性的 RCT。

**568. B**　根据患者主诉"发现右下后牙牙龈有小疱"，检查发现右下第二磨牙有叩痛及 X 线表现，可初步确定主诉牙为右下第二磨牙。

**569. D**　根据主诉牙的诊断，适合的处理为常规根管治疗。另外由于患者有 10 年糖尿病病史，因此在行根管治疗前可考虑预防性使用抗生素。

**570. E**　牙周 - 牙髓联合病变是指同一颗牙存在牙周病变和牙髓病变，且互相融合连通。根据题干上 6 殆面深龋，颊侧近中探及深达根尖的牙周袋，探之溢脓，松

动 I 度，根尖区阴影。考虑诊断为牙周 - 牙髓联合病变。

**571. C**　若能及时进行根管治疗，除去感染源，牙周病损能很快愈合。该患者根尖周炎目前已进入慢性阶段（无叩痛），病程较长，根管治疗后还需行牙周治疗，消除牙周袋内感染，促使牙周组织愈合。

**572. A**　患牙有外伤史，牙冠完整，唇侧牙龈反复脓肿，X 线片显示根尖周阴影，因此应为牙外伤未及时治疗所致慢性根尖周炎。

**573. D　574. B　575. C　576. E　577. B　578. A**

**579. E**

**580. E**　根据患者的慢性疼痛病史以及疼痛的性质，近期内出现的夜间痛呈放射性，且无法定位等急性症状，可初步诊断为慢性牙髓炎急性发作。

**581. C**　为进一步明确诊断，应进行的检查为温度测试，该测试对判断牙髓的状态和定位患牙有重要的参考价值。当表现为无反应时提示牙髓已坏死；出现短暂的轻度或中度的不适或疼痛，表示牙髓正常；产生疼痛但刺激源去除后疼痛即刻消失，表示为可复性牙髓炎；疼痛反应在去除刺激后仍持续一定时间，表示牙髓存在不可复性炎症。

**582. B**　针对患牙的情况，适当的应急处理应为开髓引流，释放炎症渗出物，解除髓腔高压，缓解剧痛。

**583. B　584. D**

**585. B**　患者主诉左下后牙疼痛，口含冰块可暂时缓解，考虑牙髓有病变，热诊有助于定位患牙。结合主诉及检查结果，可得出初步诊断。针对急性牙髓炎化脓期的患牙，合适的应急处理为开髓引流，解除髓腔高压，以缓解疼痛。

**586. D**　主诉牙表现为急性牙髓炎的症状，X 线显示曾接受根管治疗，去除根充物探查根管有疼痛感觉，即可确诊为残髓炎。

**587. C**　结合题干诊断为残髓炎，残髓炎的诊断要点为：有牙髓治疗史，探查根管时有疼痛感觉。

**588. B**　对于此类患牙最合适的处理是去除根充物后，清除残髓，重新行完善的根管治疗。

**589. B**　患儿颊侧牙龈处有脓肿，X 线片示根分歧有低密度影，结合检查可以诊断为根尖周脓肿。

**590. D**　如果治疗后，牙囊骨壁有破坏，说明乳牙根尖炎症可能影响到恒牙胚，应当拔除乳牙以保护发育中的恒牙胚。患儿已经 9 岁，第一磨牙已经萌出且基本建立咬合关系，第二乳磨牙的拔除对其向近中移动的幅度已经很小，所以没必要做保持器。

**591. C**　无典型临床表现的深龋患牙，去尽腐质时发现有露髓孔，或去腐未尽时已经露髓，则诊断为慢性牙髓炎。根管治疗是治疗牙髓病、根尖周病的有效方法。

**592. B**　乳牙的根管充填材料仅采用可吸收的，不影

响乳恒牙交替的糊剂。Vitapex 糊剂是目前乳牙根充的理想材料。氢氧化钙稳定性差。

**593. C**　X 线片示左上第一乳磨牙根分歧大面积病变，左上第一前磨牙胚牙囊不完整，其上方骨板消失，说明根尖炎症已经波及下面的牙胚，所以应拔除。

**594. E**　急性牙髓炎探诊常可引起剧烈疼痛；急性牙周脓肿临床上患牙有牙周袋存在；牙髓坏死及急性根尖周炎 X 线片显示患牙根尖周影像一般无明显异常。

**595. B**　口内检查 45 殆面可见靶样折断痕迹，而畸形中央尖的好发牙位是下颌第二前磨牙，因此出现症状的原因为畸形中央尖折断。

**596. D**　45 为慢性根尖周炎，不能选择活髓保存治疗。45 根尖呈喇叭口状，应进行根尖诱导成形术，待牙根发育完成后行根管治疗。年轻恒牙即使不能保存牙髓，也应保存牙齿，不能首先考虑拔除。

**597. A**　应拍摄根尖区检查 74 牙根及根尖周情况，再行诊断。

**598. E**　74 殆面中龋，牙根完全吸收，34 殆面可见中央尖，且 34 根尖周暗影，最有可能是 34 畸形中央尖折断引起的根尖周炎。

**599. E**　74 牙根完全吸收，34 牙根发育 2/3，可诊断为乳牙滞留，拔除滞留乳牙即可。

**600. A**　34 根尖周炎，牙根发育 2/3，需在控制炎症的基础上行根尖诱导成形术，待牙根发育完成后行根管治疗术。

**四、案例分析题**

**601. BEFG　602. ABCE　603. ABDF**

**604. CD**　X 线片示第一磨牙已行完善的根管治疗，根尖区未见明显异常，左下 5 根尖周透射影。因此治疗应以左下 5 为主，正确的处理是左下 5 调殆、开髓。

**605. BCE**　左下 5 根尖孔未闭可视情况行根尖诱导成形术、根尖屏障术或牙髓血运重建。

**606. E**　通过认真的检查找出窦口与患牙的关系，必要时可自窦道口插入诊断丝拍摄 X 线示踪片以确定窦道的来源，避免将窦道口附近的健康牙误诊为患牙。

**607. D**　结合临床检查和影像学检查，22 叩痛（±），根尖部见圆形透射影，周围可见致密白线环绕，考虑为根尖周囊肿。23 牙体磨损，叩痛（±），牙髓活力测验无反应，根尖周未见明显异常，考虑牙髓坏死。

**608. D**　根据题干，23 牙冠变色，切端中度磨损，叩痛（±），无松动，考虑长期慢性创伤性咬合影响牙髓的血供，导致牙髓变性或坏死。牙体中度磨损引起牙髓受损的可能性不大。其他选项尚无充足依据。

**609. BCDF**　扇形瓣的优点是不破坏边缘龈和牙龈附着，易于切开和翻起，术野清楚。缺点是易切断垂直向的血管和胶原纤维，出血较多和组织瓣收缩。对于附着

龈较短、牙根较短或根尖周病变较大的患牙，禁用该瓣设计。矩形瓣最大的优点是手术视野较好，缝合后组织愈合较快，没有疤痕，适用于下颌前牙、多根牙和较长的牙根，如上颌尖牙。三角形瓣的优点是组织瓣的血供破坏较小，有利于伤口的复位缝合和组织愈合，但缺点是单一的垂直切口限制了手术的视野，因此多用于后牙，前牙区也可采用。垂直切口从龈缘开始，通常靠近龈乳头的近中或远中，与牙长轴平行，一直切到膜龈联合处。选择龈沟内切口时，牙龈的血液供应不会受到影响，但患牙必须无牙周袋，牙龈无明显炎症。

**610. F**　根尖手术前需确切地了解手术中可能涉及的重要解剖结构，如颏孔、下颌神经管、上颌窦和鼻底等。上前牙最可能损伤到的重要解剖结构为鼻底。

**611. ABDE**　术后护理和复查：缝合完成后，用生理盐水纱布轻压术区 10～15 分钟，可以缩小血凝块的厚度并有利于止血。也可使用冰袋在颊部或下颌轻压术区 30 分钟以收缩血管、减小肿胀和促进血液凝固。术后应告知患者术后反应以及家庭护理的方法。嘱患者暂不要刷牙，术后第 2 天用 1∶5000 氯己定溶液含漱。在手术过程中，组织损伤特别是瓣的损伤较小时，术后疼痛一般较轻。如有去骨较多、血凝块较大、上颌窦穿通等情况，应在手术后服用抗生素。一般术后 5～7 天拆线。术后 6 个月应该复查 1 次，并于术后 12 个月和 24 个月再进行两次复查。复查包括临床表现和 X 线片检查两个方面。

**612. ABC**　左下 5 牙根未完全发育可视情况行根尖诱导成形术或根尖屏障术或牙髓血运重建术。

**613. ABDEF**　在操作中要尽可能少或者不探测根管，以保存牙髓干细胞和牙乳头中间充质干细胞的活力。不建议进行传统的机械预备，而是采用更加温和的根管冲洗以及根管内放置抗菌药物的方式进行根管消毒。根管消毒 3 周后复诊。间隔不能过长，若超过两周，根尖周组织开始机化，便不易引血。复诊主要是引血及形成血凝块的操作，切忌用力刺伤根尖部，诱导出血。如果仅凭手用锉无法引血，可用 #10 或 #15 手用锉，小心刺破根尖直达骨面引血，并形成血凝块，可通过机械旋转、搅动根尖周组织引血，不会导致过度损伤，根管内出血量达釉牙骨质界下 2～3mm。血凝块成功后，其上一般覆盖三氧化矿物盐聚合物（MTA）封闭。如果在几次根管内冲洗和封药后，临床症状没有好转的迹象，瘘道始终存在，或出现肿胀和疼痛等情况时，应考虑进行根尖诱导成形术。牙髓血运重建需要患者具有一定的依从性，定期复诊。

**614. ABC**　年轻恒牙发生牙髓、根尖周病变后，诱导根尖形成依赖的组织有：①根尖部残留的生活牙髓，可分化成为牙本质细胞，沉积牙本质，继续发育牙根，所形成的牙根近似于正常牙根结构；②根尖端的牙乳头，

牙髓破坏后，根尖端全部或大部保留存活的牙乳头，分化为成牙本质细胞，使牙根继续发育；③根尖周组织中的上皮根鞘，当控制感染或消除炎症后，幸存的上皮根鞘或上皮根鞘功能得以恢复，也可有硬组织形成屏障使根端闭合。诱导牙根继续发育不仅取决于残留牙髓的活力，还取决于根尖周组织中的牙乳头和上皮根鞘功能的恢复。

**615. D** 患儿 11 岁，左上 1 冠折露髓，可能出现感染，因根尖已发育完成，需要进行根管治疗术。活髓切断术的适应证：牙根尚未发育完成，因外伤冠折、意外穿髓或龋源性露髓的年轻恒牙。根尖诱导术的适应证：牙髓病已波及根髓，不能保留或不能全部保留根髓的年轻恒牙；牙髓全部坏死或并发根尖周炎症的年轻恒牙。牙髓血运重建术的适应证：8～18 岁的牙髓感染坏死或牙根有炎症的根尖孔未闭合的年轻恒牙；成人治疗后（2 年内）无需进行桩冠或桩核冠修复，并且身体状况良好，对治疗所需药物和抗生素不过敏。

**616. F** 根管工作长度是指切缘或牙尖到根尖止点的距离，而不是牙根的实际长度，也不是 X 线片上的牙根长度。根据题干，左上 1 冠折，切缘这一解剖结构丧失，因此，无法选择切缘作为起始点，需要选择左上 1 牙冠上某一定点，测量其到根尖止点的距离，即左上 1 根管治疗的长度为从牙冠上某一定点到根尖止点的距离。根尖止点是生理性根尖孔，即牙本质与牙骨质交界处，它与解剖性根尖孔不同，根尖止点（生理性根尖孔）距离解剖性根尖孔一般为 1mm。

**617. ACDE** 根管机械预备的目的：清除根管系统内的细菌、毒素及残余牙髓；扩大根管，除去根管壁感染牙本质，修整管壁，利于根管内封药和充填；冲洗洁净，除去管内残余的物质和碎屑，为以后的药物消毒和根管充填创造良好的条件；通畅根尖孔以建立引流途径。根管预备的末端是生理性根尖孔，即牙本质与牙骨质交界处，一般为根管的最狭窄处，距离解剖性根尖孔一般为 1mm。根管预备完成后，也要保证根管原有的解剖形态，尤其是弯曲根管，根管预备后，弯曲根管的弯曲度仍存在，而且根管壁清创彻底、连续、光滑。

**618. ABCE  619. C  620. ABCF**

**621. B** 由于患牙深龋并有探痛、叩痛、自发痛和冷热刺激痛，故判断为急性牙髓炎。

**622. D** 患儿年龄较小，根尖孔粗大，应行根尖诱导成形术。

**623. AB** 根尖诱导成形术是指牙根完全形成之前发生牙髓严重病变或根尖周炎症的年轻恒牙，在消除感染或治愈根尖周炎的基础上，用药物充填根管，诱导根尖部的牙髓和（或）根尖周组织形成硬组织，使牙根继续发育和根尖孔缩小或封闭的治疗方法。操作时应注意：在术前拍 X 线片确定牙根的长度及根尖周有无病变，在

局麻下去净腐质，开髓揭顶做根管预备，根管消毒，药物诱导牙根发育及根管充填。

**624. A** 患者 1 年前曾因龋行左下后牙树脂充填，术后出现自发痛伴冷热刺激痛，怀疑牙髓可能处于炎症状态。检查发现 36 近中邻面有树脂充填物，边缘有腐质，35 远中根尖部颊黏膜有瘘管，挤压见少量脓液流出，余牙未见异常。初步判断主诉牙是左下第一磨牙，可能是 36 慢性根尖周炎形成瘘管。

**625. ABDEF** 染色测验主要用于牙隐裂的检查，不适用于根尖周炎的诊断。

**626. D** 牙髓电活力测验前不需要拍摄 X 线片。

**627. F** 患者左下后牙颊侧牙龈反复肿胀、流脓，35 远中根尖部颊黏膜有瘘管，结合影像学检查主诉牙远中根尖可见 0.5cm×0.5cm 透射区，界限不清，可诊断为慢性根尖周炎。

**628. D** 35 岁患者牙根发育完全，一旦诊断为牙髓炎或根尖周炎，最佳的处理方案为根管治疗术。

**629. B** 患者右下后牙阵发性钝痛，无夜间痛和放射痛病史，检查该牙为重度牙体磨损近髓，无肉眼可见露髓孔，对温度测试反应为迟缓性痛，叩痛（±），考虑诊断为慢性牙髓炎。

**630. BD** 主诉牙诊断为慢性牙髓炎，首次就诊需开髓后行失活法，使感染牙髓组织坏死失去活力。此外，该牙重度磨损导致舌侧牙体边缘锐利，需调𬌗，防止咬伤邻近软组织。

**631. ABF** 使用光导纤维束时，光源的顶端应与牙颈部成直角，减弱周围光线，牙髓腔将会呈现出微橙红色，而根管口呈现为黑点。对于髓腔钙化严重的患牙，也可以在髓室内注入次氯酸钠溶液，然后观察，产生气泡的位置即为根管口的所在。显微镜下探查根管口绝大多数需要口镜提供的间接视野。

**632. ABD** 根管钙化时，可使用 8 号或 10 号 K 锉、C＋锉或 C 先锋锉疏通根管。还可在显微镜下用小号长柄球钻或超声工作尖，沿根管方向逐步去除钙化组织，直至根管疏通。EDTA 凝胶属于强效螯合剂，可润滑管壁、去除玷污层，并使钙化的阻塞物易于去除。3% 次氯酸钠不能软化钙化组织。在使用镍钛器械进行根管预备之前，需先确定根管通畅。

**633. E** 可复性牙髓炎是指炎症初期的病变较轻，主要表现为组织血管扩张和充血的病变。当患牙受冷、热、甜、酸等刺激时，立即出现疼痛反应，尤其对冷刺激反应更敏感、迅速和强烈。去除刺激后，疼痛症状即可消除，或仅持续数秒钟随即缓解。可复性牙髓炎无自发痛。

**634. E** 直接盖髓术是用药物覆盖于新鲜暴露的牙髓上，以保护牙髓并促进牙髓修复的治疗方法。原理：牙髓暴露多发生于牙外伤或深龋治疗时的意外穿髓，伴热

损伤、压力升高、牙髓出血等病理过程。直接盖髓后，露髓孔处常形成血凝块，牙髓组织充血并出现暂时性炎症反应，随后血凝块机化，成牙本质细胞样细胞形成修复性牙本质，封闭穿髓孔。

**635. ABDEF** 穿髓孔较大时，采用的治疗方法为牙髓切断术，牙髓切断术的治疗步骤：①术前摄取 X 线片。②麻醉与隔湿：严格隔湿、消毒、防污染。③去腐、制备洞形。④揭髓室顶、去冠髓：用慢速手机大球钻或尖锐挖匙去除冠髓。⑤牙髓断面处理：生理盐水冲洗，去除组织碎屑，充分止血，断面放置盖髓剂，勿加压。⑥充填：速硬材料严密垫底充填修复，避免继发牙髓感染。⑦定期复查：定期临床和 X 线片检查，首次复查术后 3 个月，以后周期为 6 个月。

**636. ABC** 氢氧化钙及其制剂在年轻恒牙牙髓病、根尖周病的治疗中，既可作为盖髓剂、诱导剂，又可作为根管消毒剂的药物。MTA 的主要成分为硅酸三钙、硅酸二钙等，iRoot 的主要成分为硅酸钙、磷酸钙、氧化锆等，生物相容性好，二者多用于活髓保存、根端封闭和穿孔修复等治疗，但不能被吸收。木榴油作用与酚相似，但其毒性与刺激性均较小，有杀菌、防腐、除臭作用。多聚甲醛是一种牙髓失活剂。

**637. BDE** X 线片显示牙周膜间隙增宽，可诊断为根尖周炎，对于牙根未发育完全的年轻恒牙，发生根尖周炎时，治疗的关键是使根尖闭合，根尖诱导成形术、牙髓血运重建术、根尖屏障术都可以达到根尖闭合的目的，牙髓切断术、直接盖髓术不适用于根尖周炎症的患牙，根管治疗术适用于牙根发育完全的恒牙。

**638. A** 患牙咬合面透黑，探诊（-），叩诊（-），牙龈正常，热活力测验一过性疼痛，符合可复性牙髓炎的临床表现。若患牙为急性牙髓炎，热刺激引起剧烈疼痛，且刺激去除后疼痛仍持续数分钟。慢性牙髓炎热刺激引起疼痛。牙髓坏死时，热刺激无反应。若患牙为深龋，热刺激敏感，刺激去除后敏感症状消失。

**639. B** 患牙为深龋引起的可复性牙髓炎，X 线片显示 46 牙根已发育完成，龋坏近髓，但未与髓腔相通，且腐质去除后未探及明显穿髓孔，可采用间接盖髓术，促使牙髓组织恢复健康，保存牙髓活力。直接盖髓术是将具有保护和治疗作用的药物覆盖于牙髓暴露处，防止或消除感染，保护已暴露牙髓组织并促进自身修复以保存活髓的方法。牙髓切断术是指切除局部的炎症牙髓组织，盖髓剂覆盖于牙髓断面，以保留正常根髓并维持其无炎症状态的方法。根尖诱导成形术、根尖屏障术和牙髓血运重建术均用于根尖未发育完成的患牙。

**640. ABCDEF** 深龋治疗时，操作应在无痛、去除感染组织、保护牙髓、减少对牙髓的刺激下进行，建议使用橡皮障进行隔离。

**641. E** 患牙出现窦道及骨破坏，X 线透射区不规则，边界模糊，可诊断为慢性牙槽脓肿。根尖周囊肿 X 线边界清晰，周围有一圈致密的骨白线围绕；根尖周肉芽肿 X 线边界清楚，周围骨质正常或稍显致密；慢性牙髓炎无窦道及骨破坏；慢性牙周炎 X 线片示牙槽骨嵴吸收。

**642. C**

**643. B** 根管治疗后仍有窦道，根管欠填的患牙，经评估通过根管再治疗能够提高根管治疗的质量。

**644. BCDE** 患牙已行大面积充填治疗，常规应拍摄 X 线片检查窝洞的大小及深度，是否有根尖阴影，是否行根管治疗，同时检查牙周及牙髓活力，咬合关系等。

**645. C** 有根尖炎症时应做根管治疗。

**646. A** 大面积缺损建议行全冠修复，可获得更好的抗力形。患牙大面积缺损，嵌体无法保证剩余牙体的抗力，可考虑高嵌体修复。

**647. ADDE** 顶角体轴壁聚合度大，固位差，容易松动脱落，但不会出现翘动。

**648. AC** 患者年龄小，牙弓和咬合尚未完全成形，不适合采用永久修复，一般进行临时修复等到成年后再行永久修复。

**649. A** 儿童进行修复时必须考虑到年龄因素，成年后可考虑永久修复。

**650. ABEF** 氧化锌-丁香油没有诱导根尖继续发育的作用，根尖孔未发育完全，没有明确的根尖止点，不利于根尖封闭，不能直接牙胶和糊剂充填。

**651. ABCD** 修复前需常规进行牙体、牙髓、牙周、牙列、咬合关系的检查，进行牙髓活力测试，外伤牙需拍摄 X 线片，检查根管充填情况，根尖区有无病变，有无根折，牙根长度、形态等。

**652. ACDEF** 该牙为死髓牙，要先进行完善的根管治疗才能进行修复。

**653. C** 本病例仅有髓腔入路的预备洞形，没有对舌隆突过多的破坏，前牙根管治疗后牙劈裂折断的危险性相对最小，可以采用光固化复合树脂直接粘结修复，患牙为前牙需考虑美观性，因牙体有变色，首选髓腔内漂白+树脂充填，若漂白效果不佳，则可选择全瓷冠修复。

**654. B** 因高分子复合树脂在耐磨性、美观性方面的巨大改进以及粘结体系的进步，使复合树脂粘结修复技术的临床应用日益广泛。适用于临床椅旁修复，极大地方便患者。同时由于材料的可塑特征，无须制作就位道，可以最大限度地保留正常的牙体组织。但是临床椅旁修复受时间、环境的限制，难以在短时间内获得理想的外形与光洁度。如果仅有髓腔入路的预备洞形，没有对舌隆突过多的破坏，前牙根管治疗后牙劈裂折断的危险性相对最小，可以采用光固化复合树脂直接粘结修复。

# 第二篇　牙周病学

# 第一章　牙周组织的应用解剖和生理

一、单选题：每道试题由 1 个题干和 5 个备选答案组成，题干在前，选项在后。选项 A、B、C、D、E 中只有 1 个为正确答案，其余均为干扰选项。

**1. 牙周袋包括**

A. 骨上袋 　　　　　　B. 骨下袋

C. 复合袋 　　　　　　D. 复杂袋

E. 以上均是

**2. X 线片上牙周膜间隙为**

A. 0.05 ~ 0.15mm 　　B. 1.5 ~ 3.5mm

C. 2.5 ~ 3.5mm 　　　D. 0.18 ~ 0.25mm

E. 超过 2mm

**3. 骨下袋的特点不包括**

A. 骨下袋的牙槽骨呈垂直或角形吸收

B. 骨下袋的牙槽骨可呈水平吸收

C. 牙周袋的袋底位于牙槽嵴顶的根方

D. 袋壁软组织位于牙根面和牙槽骨之间

E. 牙槽骨构成牙周袋壁的一部分

**4. 有关牙周袋的概念，错误的是**

A. 牙周袋是病理性加深的龈沟

B. 假性牙周袋是因牙龈肿胀或增生所致

C. 牙周袋包括假性牙周袋和真性牙周袋

D. 真性牙周袋是指 ≥6mm 的牙周袋

E. 临床上的牙周袋既有龈缘向冠方延伸，也有沟底向根方延伸

**5. 龈沟深度超过多少均应记录**

A. 1mm 　　　　　　　B. 2mm

C. 2.5mm 　　　　　　D. 3mm

E. 3.5mm

**6. 临床常用的、较为可靠的显示牙槽骨吸收方式和程度的方法是**

A. 全口曲面断层片 　　B. 根尖片

C. X 线数字减影技术 　D. 牙周探诊

E. 手术翻瓣显示

**7. X 线片不能反映的牙槽骨的吸收方式和程度为**

A. 垂直或角形吸收 　　B. 凹坑状吸收

C. 水平型吸收 　　　　D. 牙槽骨密度减低

E. 牙槽骨高度降低

**8. 牙槽骨垂直型吸收的特点不包括**

A. 牙槽骨不发生水平方向的吸收

B. 牙槽骨发生垂直或斜行方向的吸收

C. 与牙根面形成角形的骨缺损

D. 牙槽嵴高度降低不多，而牙根周围的骨吸收较多

E. 垂直吸收多形成骨下袋

**9. 牙槽骨水平型吸收的特点是**

A. 是最常见的吸收方式

B. 牙槽间隔、唇颊侧或舌侧的嵴顶边缘呈水平吸收

C. 牙槽嵴高度有明显降低

D. 常形成骨上袋

E. 以上均是

**10. 龈沟底在釉牙骨质界的根方，同时龈沟深度超过多少称为牙周袋**

A. 4mm 　　　　　　　B. 6mm

C. 3mm 　　　　　　　D. 2mm

E. 2.5mm

**11. 牙周袋的最佳解释是**

A. PD ≥ 3mm

B. PD ≥ 5mm

C. PD ≥ 3mm，未见上皮附着向根方增殖

D. 与上皮附着向根方增殖有关

E. 与骨丧失有关，上皮附着可正常

**12. 牙周组织包括**

A. 牙周膜 　　　　　　B. 牙槽骨

C. 牙骨质 　　　　　　D. 牙龈

E. 以上都是

**13. 牙周膜中的纤维有**

A. 牙槽嵴组 　　　　　B. 水平组

C. 斜行组 　　　　　　D. 根尖组

E. 以上都是

**14. 固有牙槽骨的特征不包括**
A. 位于牙槽窝内壁
B. 在 X 线片上显示围绕牙根的黑色透射线
C. 多孔的骨板
D. 属于密质骨
E. 由平行骨板与牙周膜穿通纤维构成

**15. 全身唯一的联动关节是**
A. 肩关节　　　　B. 肘关节
C. 膝关节　　　　D. 腕关节
E. 颞下颌关节

**16. 造成牙槽骨吸收速度快的原因不包括**
A. 骨质疏松　　　B. 牙周病
C. 猖獗龋　　　　D. 全身健康差
E. 义齿设计制作不合理使牙体组织受损

**17. 对牙周组织破坏最大的殆力因素是**
A. 垂直向力过大　　B. 侧向力过大
C. 扭力过大　　　　D. 咬合力不均匀
E. 牙周支持力不足

**18. 鼻腭囊肿的特征为**
A. 衬里上皮可为含黏液细胞的假复层纤毛柱状上皮
B. 近口腔部囊肿为鳞状上皮，近鼻腔侧为呼吸性上皮
C. 结缔组织囊壁内含较大血管及神经
D. 囊壁内可见小灶性散在慢性炎症细胞浸润
E. 以上都正确

**19. 在牙周膜中，能增殖成颌骨囊肿或牙源性肿瘤的细胞是**
A. 成纤维细胞　　　B. 间质细胞
C. 成骨细胞　　　　D. Malassez 上皮剩余
E. 成牙骨质细胞

**20. 下列关于切牙乳突的描述，不正确的是**
A. 位于腭中缝的前端
B. 其位置可随牙槽嵴的吸收发生位移
C. 位于上颌中切牙的腭侧
D. 其下为切牙孔，有鼻腭神经和血管通过
E. 为梨形、卵圆形或不规则的软组织突起

**21. 对上颌中切牙唇面的形态描述，错误的是**
A. 唇面轮廓呈梯形
B. 切龈径大于近远中径
C. 近中切角近似直角
D. 远中切角圆钝
E. 唇面有 3 ~ 4 条纵行的发育沟

**22. 推动上、下牙弓向后发育的动力不来自**
A. 翼内肌　　　　B. 口轮匝肌
C. 上、下唇方肌　D. 颧肌
E. 颊肌

**23. 与真性牙周袋的形成无关的是**
A. 牙龈炎症
B. 牙龈增生或肿胀
C. 牙龈结缔组织的破坏
D. 牙槽骨的吸收
E. 结合上皮向根方增殖

**24. 附着龈正常的宽度为**
A. 1 ~ 9mm　　　B. 4 ~ 5mm
C. 2 ~ 3mm　　　D. 10mm 以上
E. 3 ~ 5mm

**25. 成骨细胞分化成熟有四个阶段，其顺序为**
A. 前成骨细胞、成骨细胞、骨细胞、骨衬里细胞
B. 骨衬里细胞、成骨细胞、骨细胞、破骨细胞
C. 前成骨细胞、成骨细胞、骨衬里细胞、破骨细胞
D. 骨衬里细胞、骨细胞、成骨细胞、破骨细胞
E. 以上都不对

**26. 以下对破骨细胞的描述正确的有**
A. 破骨细胞来源于单核细胞，与巨噬细胞有共同的前体
B. 破骨细胞位于骨吸收陷窝内，是多核巨细胞，大小变异很大，直径可达 10 ~ 100μm
C. 破骨细胞是骨吸收的主要细胞
D. 破骨细胞必须与骨的矿化表面直接接触，才有可能进行骨吸收
E. 以上都是

**27. 关于成骨细胞与破骨细胞的关系，描述错误的是**
A. 成骨细胞参与破骨细胞在骨表面附着的调节
B. 成骨细胞可以转化为破骨细胞
C. 成骨细胞可以合成破骨细胞骨吸收刺激因子
D. 成骨细胞参与破骨细胞分化成熟的调节
E. 成熟的骨质表面的成骨细胞可以阻止破骨细胞的骨吸收

**28. 牙槽骨中负责骨基质形成和钙化的细胞是**
A. 骨细胞　　　　B. 成纤维细胞
C. 破骨细胞　　　D. 成骨细胞
E. 牙周膜细胞

**29. 压力侧牙槽骨吸收，牵张侧牙槽骨沉积，说明**
A. 前列腺素有较强的促使破骨细胞骨吸收的作用
B. 机械力可引起骨组织中基因表达的改变
C. 成骨细胞参与破骨细胞分化成熟的调节

D. 机械力在牙周组织改建中起作用

E. 机械力可引起细胞骨架的改变

**30.** 牙龈纤维中最细的一组是

A. 龈牙组
B. 牙槽嵴组

C. 环行组
D. 牙周膜组

E. 越隔组

**31.** 只存在于牙齿邻面的是

A. 龈牙组
B. 牙槽嵴组

C. 环行组
D. 牙周膜组

E. 越隔组

**32.** 只存在于多根牙中的牙周膜纤维的是

A. 牙槽嵴组
B. 水平组

C. 斜行组
D. 根尖组

E. 根间组

**33.** 牙周膜中，邻面不存在的牙周膜纤维的是

A. 牙槽嵴组
B. 水平组

C. 斜行组
D. 根尖组

E. 根间组

**34.** 有关健康牙槽骨的说法错误的是

A. 牙周储备力大

B. 骨小梁排列紊乱

C. 对𬌗力的承受力高

D. 对咬合力有动态反应

E. 骨质致密

**35.** 下颌牙列中牙周膜面积最大的是

A. 尖牙
B. 第一磨牙

C. 第二磨牙
D. 第一前磨牙

E. 第二前磨牙

**36.** 上颌牙列按牙周膜面积从大到小的排列顺序是

A. 6745321
B. 6734521

C. 7654312
D. 7634521

E. 6735412

**37.** 有关牙周膜面积的说法，正确的是

A. 测量结果表明，上颌第一前磨牙牙周膜面积最小

B. 测量结果表明，上颌第二磨牙牙周膜面积最小

C. 测量结果表明，上颌侧切牙和下颌中切牙牙周膜面积最小

D. 测量结果表明，下颌第一前磨牙牙周膜面积最小

E. 测量结果表明，下颌第二磨牙牙周膜面积最小

**38.** 牙周膜是结缔组织，交界于

A. 牙釉质与牙骨质之间

B. 牙冠与牙槽骨之间

C. 牙根与牙槽骨之间

D. 牙本质与牙髓之间

E. 以上全不对

**39.** 袋底位于牙槽骨下方，牙槽骨为袋外壁，与牙槽骨垂直吸收有关的是

A. 龈沟
B. 骨上袋

C. 骨内袋
D. 龈袋

E. 以上都不是

**40.** 缩余釉上皮可形成

A. 结合上皮
B. 龈沟上皮

C. 附着龈
D. 牙周膜

E. 牙釉质

**41.** 结合上皮与牙齿结合的连接是

A. 桥粒
B. 半桥粒

C. 紧密
D. 缝隙

E. 镶嵌

**42.** 牙周膜纤维的主要成分是

A. 胶原纤维和 Oxytalan 纤维

B. 胶原纤维和网状纤维

C. 网状纤维和弹力纤维

D. Oxytalan 纤维和弹力纤维

E. 弹力纤维和胶原纤维

**43.** Sharpey 纤维的特点是

A. 一端埋在牙槽骨，一端埋入牙龈

B. 一端埋在牙槽骨，一端埋入牙骨质

C. 一端埋在牙槽骨，一端埋入牙周膜

D. 一端埋入牙骨质，一端埋入牙周膜

E. 一端埋入牙髓，一端埋入牙龈

**44.** 牙周膜中功能最重要的细胞是

A. 成纤维细胞

B. 成牙骨质细胞

C. 上皮剩余

D. 成骨细胞和破骨细胞

E. 未分化的间充质细胞

**45.** 牙周膜的厚度平均为

A. 0.15 ~ 0.38mm
B. 0.15 ~ 2mm

C. 0.5 ~ 3mm
D. 0.21 ~ 0.30mm

E. 0.18 ~ 3mm

**46.** 有关固有牙槽骨的说法，不正确的是

A. 位于牙槽窝内壁包绕牙根

B. 为薄层致密骨

C. 是一层多孔的骨板称筛状板，为松质骨

D. 固有牙槽骨、筛状板、骨硬板系指同一部位

E. X 线片上表现为围绕牙根的连续阻射白线

**47. 有关牙槽骨松质骨的描述，不正确的是**
A. 位于密质骨和固有牙槽骨之间
B. 骨髓在幼年时期为红骨髓，老年后含脂肪多为黄骨髓
C. 两牙之间骨小梁排列与牙根表面平行，在根尖周围放射状排列
D. 前牙区骨松质含量最少，甚至可缺如
E. 承受咬合力大的区域，骨小梁粗大、致密

**48. 牙槽骨的生物学特征不包括**
A. 牙槽骨是高度可塑性组织
B. 是人体骨骼最活跃的部分
C. 随着牙的移动不断改建
D. 受压力侧的牙槽骨增生
E. 牙缺失后会吸收

**49. 牙槽嵴在牙缺失后的吸收速率最快的时间为**
A. 前 1 个月
D. 前 2 个月
C. 前 3 个月
D. 前 6 个月
E. 2 年内

**50. 牙周膜主纤维束中，数量最多、力量最强的一组纤维为**
A. 牙槽嵴组
B. 水平组
C. 斜行组
D. 根尖组
E. 根间组

**51. 起源于外胚层的是**
A. 牙釉质
B. 牙髓
C. 牙本质
D. 牙骨质
E. 牙周膜

**52. 关于牙乳头的叙述正确的是**
A. 起源于外胚间充质，形成牙周膜、牙骨质和固有牙槽骨
B. 起源于口腔外胚层，形成牙釉质
C. 起源于口腔外胚层，形成牙髓和牙本质
D. 起源于外胚间充质，形成牙釉质
E. 起源于外胚间充质，形成牙髓和牙本质

**53. 上皮根鞘残余的细胞称为**
A. Serres 上皮剩余
B. Malassez 上皮剩余
C. 缩余釉上皮
D. 牙板
E. 釉小皮

**54. 不属于上皮根鞘作用的是**
A. 其内层细胞可诱导邻近牙髓细胞分化出成牙本质细胞
B. 可形成上皮隔，并与邻近外胚间充质细胞共同作

用，决定牙根的发育
C. 上皮根鞘连续性受到破坏后，可形成侧支根管
D. 上皮根鞘若不断裂，则影响牙骨质形成
E. 可诱导周围的细胞形成牙周膜

**55. 当牙完全萌出后，结合上皮附着于**
A. 牙釉质
B. 牙骨质
C. 牙颈部
D. 釉牙骨质界
E. 牙根面

**56. 在上皮细胞中，有一种细胞体积大，多边形，胞浆伸出许多小的突起（即细胞间桥），突起之间为桥粒连接，这种细胞是**
A. 角化细胞
B. 扁平细胞
C. 粒细胞
D. 棘细胞
E. 基细胞

**57. 下列黏膜组织中，无黏膜下层的是**
A. 颊
B. 唇
C. 舌腹
D. 口底
E. 龈

**58. 存在于钙化的骨基质陷窝内的细胞为**
A. 成骨细胞
B. 前成骨细胞
C. 破骨细胞
D. 骨细胞
E. 骨衬里细胞

**59. 骨改建中与骨吸收有关的主要细胞为**
A. 成骨细胞
B. 前成骨细胞
C. 破骨细胞
D. 骨细胞
E. 骨衬里细胞

**60. 以下哪种物质对成骨细胞的作用与其浓度有关**
A. 白细胞介素
B. 成纤维细胞生长因子
C. 前列腺素
D. 集落刺激因子
E. 以上都不是

**61. 上皮细胞能主动吸收 $Na^+$，排出 $K^+$，转运水，改变唾液渗透压的为**
A. 闰管
B. 分泌管
C. 排泄管
D. 黏液性腺泡
E. 浆液性腺泡

**62. 不属于腺淋巴瘤细胞成分的是**
A. 高柱状上皮细胞
B. 立方状基底细胞
C. 大嗜酸粒细胞
D. 暗细胞
E. 淋巴细胞

**63. 关于结合上皮的更新速度，正确的是**
A. 比牙龈表面上皮慢

B. 与牙龈表面上皮更新速度相同

C. 是牙龈表面上皮的 2 倍

D. 是牙龈表面上皮的 4 倍

E. 以上都不对

**64.** 腮腺导管的体表投影在

　　A. 耳垂至鼻翼与口角中点连线的前 1/3 段

　　B. 耳垂至鼻翼与口角中点连线的中 1/3 段

　　C. 耳垂至鼻翼与口角中点连线的后 1/3 段

　　D. 耳垂至鼻翼连线的中 1/3 段

　　E. 耳屏至鼻翼连线的后 1/3 段

**65.** 不参与下颌侧方运动的肌肉是

　　A. 咬肌　　　　　　　　B. 颞肌

　　C. 翼内肌　　　　　　　D. 翼外肌

　　E. 二腹肌

**66.** 细胞之间以桥粒相连接的是

　　A. 外釉上皮层　　　　　B. 内釉上皮层

　　C. 星网状层　　　　　　D. 中间层

　　E. 釉结

**67.** 口腔龈上皮在人的一生中不断更新，其中结合上皮的更新速度最快，为

　　A. 10～12 天　　　　　　B. 5～6 天

　　C. 1～3 天　　　　　　　D. 24 小时

　　E. 1～6 天

**68.** 角化的鳞状上皮分层不包括

　　A. 基底层　　　　　　　B. 棘层

　　C. 固有层　　　　　　　D. 角化层

　　E. 粒层

**69.** 结合上皮的特征不包括

　　A. 无角化

　　B. 钉突较短

　　C. 胞浆中张力细丝较少

　　D. 细胞间的桥粒较少

　　E. 在龈沟底部有 10～15 层细胞

**70.** 结合上皮的附着方式是

　　A. 获得性膜与桥粒结构

　　B. 桥粒结构

　　C. 缝隙连接

　　D. 直接附着

　　E. 半桥粒与基板

**71.** 被覆黏膜的特征不包括

　　A. 黏膜表面光滑，无角化

　　B. 上皮一般较咀嚼黏膜薄

　　C. 固有层含多种纤维

D. 结缔组织乳头较短粗

E. 有较疏松的黏膜下层

**72.** 无黏膜下层的是

　　A. 舌背黏膜　　　　　　B. 软腭黏膜

　　C. 唇黏膜　　　　　　　D. 颊黏膜

　　E. 舌腹黏膜

**73.** 口腔黏膜的生发层为

　　A. 角化层和粒层　　　　B. 粒层和棘层

　　C. 棘层和基底层　　　　D. 基底层和粒层

　　E. 棘层和角化层

**74.** 关于非角质形成细胞的描述错误的是

　　A. 又称透明细胞

　　B. 包括黑色素细胞、朗格汉斯细胞和 Merkel 细胞

　　C. 黑色素细胞位于口腔黏膜上皮基底层

　　D. 非角质形成细胞不参与上皮细胞增殖和分化

　　E. Merkel 细胞内电子致密颗粒可释放神经递质，产生冲动

**75.** 结合上皮是指

　　A. 位于龈沟内的一段牙龈上皮

　　B. 从龈缘到膜龈联合处的牙龈上皮

　　C. 从龈缘至牙骨质或牙釉质表面的一薄层上皮

　　D. 位于牙齿硬组织表面的不全角化的薄层鳞状上皮

　　E. 从龈沟底向根方附着于牙齿硬组织表面的一薄层上皮

**76.** 影响切道斜度大小的因素为

　　A. 上前牙向唇侧的倾斜度

　　B. 颞下颌关节后斜面的斜度

　　C. 覆𬌗的程度

　　D. 下前牙向唇侧的倾斜度

　　E. 覆盖与覆𬌗的程度

**77.** 固有牙槽骨属于

　　A. 松质骨　　　　　　　B. 编织骨

　　C. 束状骨　　　　　　　D. 纤维软骨

　　E. 骨小梁

**78.** 患儿，女性，7 岁。口内检查发现下颌后部牙槽骨上有两个形态似磨牙的牙齿存在。关于恒磨牙与乳磨牙的鉴别，下列说法正确的是

　　A. 恒牙的牙颈嵴突出，与牙根分界清楚

　　B. 恒牙牙冠颜色偏白

　　C. 下颌第二乳磨牙的近中颊尖、远中颊尖及远中尖的大小基本相等

　　D. 下颌第一恒磨牙的外形呈斜方形

　　E. 下颌第一恒磨牙的近中颊尖、远中颊尖及远中尖的大小基本相等

79. 患儿，男性，2岁。因不长牙就诊。检查：上前牙区 2 个锥形小牙，余牙未见，无牙部位无牙槽嵴，颌骨发育正常。该患儿可能的疾病为
    A. 锁骨 - 颅骨发育不良
    B. 外胚层发育不良综合征
    C. 创伤
    D. 掌跖角化 - 牙周破坏综合征
    E. 眼 - 牙 - 指综合征

80. 牙槽骨骨折最多发于
    A. 上颌后牙　　　　B. 下颌后牙
    C. 上颌前牙　　　　D. 下颌前牙
    E. 上、下颌前牙

81. 下列关于固有口腔境界的描述，错误的是
    A. 前界为牙列　　　　B. 两侧为颊
    C. 下界为舌下区　　　D. 上界为腭
    E. 后界为咽门

82. 口腔的后界为
    A. 悬雍垂　　　　　B. 舌腭弓
    C. 咽腭弓　　　　　D. 咽门
    E. 舌根

83. 牙周膜的最大耐受力为
    A. 最大殆力　　　　B. 牙周耐力
    C. 咀嚼压力　　　　D. 咀嚼力
    E. 咬合力

84. 中性关系是指
    A. 下颌第一磨牙的颊面沟位于上颌第一磨牙近中颊尖的远中
    B. 下颌第一磨牙的颊面沟位于上颌第一磨牙近中颊尖的近中
    C. 下颌第一磨牙的近中颊尖与上颌第一磨牙近中颊尖正对
    D. 下颌第一磨牙的近中颊尖与上颌第一磨牙远中颊尖正对
    E. 下颌第一磨牙的颊面沟与上颌第一磨牙的近中颊尖正对

85. X 线片上判断牙槽骨高度降低的标准是牙槽嵴顶
    A. 与釉牙骨质界平齐
    B. 到釉牙骨质界的距离小于 1mm
    C. 到釉牙骨质界的距离小于 2mm
    D. 到釉牙骨质界的距离大于 2mm
    E. 到釉牙骨质界的距离大于 3mm

86. 牙槽骨的吸收程度为 Ⅱ 度表示
    A. 牙槽骨吸收在牙根的颈 1/3 以内
    B. 牙槽骨吸收在牙根的颈 1/2 以内
    C. 牙槽骨吸收占根长的 2/3 以上
    D. 牙槽骨吸收达根长的 1/2
    E. 牙槽骨吸收达根长的 1/3

87. 牙周组织的主要防御机制不包括
    A. 唾液　　　　　　B. 口腔正常菌群
    C. 吞噬细胞　　　　D. 龈沟液
    E. 上皮附着

88. 牙周组织的上皮屏障，最主要的是
    A. 口腔龈上皮　　　B. 沟内上皮
    C. 结合上皮　　　　D. 缩余釉上皮
    E. 牙龈上皮

89. 治疗后，牙槽骨新生最易发生于
    A. 根分叉病变　　　B. 环形缺损
    C. 三壁骨袋　　　　D. 二壁骨袋
    E. 一壁骨袋

二、多选题：每道试题由 1 个题干和 5 个备选答案组成，题干在前，选项在后。选项 A、B、C、D、E 中至少有 2 个正确答案。

90. 舌体的感觉神经包括
    A. 舌神经　　　　　B. 舌下神经
    C. 舌咽神经　　　　D. 迷走神经
    E. 面神经

91. 以分泌浆液为主的腺体是
    A. 腮腺　　　　　　B. 颌下腺
    C. 舌下腺　　　　　D. 唇颊部黏膜下腺
    E. 舌腭部黏膜下腺

92. 关于附着龈的叙述正确的是
    A. 附着龈的上皮为角化的复层鳞状上皮
    B. 上皮角化程度越高，附着龈上的点彩越不明显
    C. 正常附着龈的宽度因人和牙位而异
    D. 附着龈直接附着在牙槽骨上
    E. 附着龈的宽度具有重要的临床意义

93. 牙周膜的增龄性变化表现为
    A. 弹性纤维减少
    B. 血管数量减少
    C. 细胞有丝分裂活性减少
    D. 胶原纤维量减少
    E. 黏多糖减少

三、共用题干单选题：以叙述一个以单一病人或家庭为中心的临床情景，提出 2~6 个相互独立的问题，问题可随病情的发展逐步增加部分新信息，每个问题只有 1 个正确答案，以考查临床综合能力。答题过程是不可逆的，即进入下一问后不能再返回修改所有

前面的答案。

**(94～95 共用题干)**

头颈部口颌系统的各肌肉之间、各组肌群之间都有密切联系，以链的方式互相连接。

**94. 口颌系统的肌链包括**

A. 水平肌链

B. 垂直肌链

C. 姿态肌链

D. 水平肌链、垂直肌链和姿态肌链

E. 以上都不是

**95. 口颌肌链的临床意义不包括**

A. 对颌骨的发育有明显作用

B. 对牙弓的形成有明显作用

C. 对殆的建立有明显作用

D. 巨舌症破坏了水平肌链正常的肌力平衡

E. 腭裂对垂直肌链不产生影响

**(96～97 共用题干)**

牙周膜是围绕牙根并连接牙根与牙槽骨的致密结缔组织，牙周膜由细胞、基质和纤维组成。

**96. 牙周治疗后牙周膜内形成新附着，其主要细胞是**

A. 破骨细胞

B. 巨噬细胞

C. 肥大细胞

D. Malassez 上皮剩余细胞

E. 牙周韧带干细胞

**97. 牙周膜纤维中胶原纤维的类型是**

A. Ⅰ型  B. Ⅱ型

C. Ⅲ型  D. Ⅳ型

E. Ⅴ型

**(98～99 共用题干)**

牙骨质覆盖在牙根表面，没有血管、神经和淋巴管，终身不断沉积，由无机物、有机物和水组成。

**98. 牙骨质中无机盐所占比例约为**

A. 90%  B. 80%

C. 70%  D. 60%

E. 50%

**99. 牙骨质中有机物和水所占比例约为**

A. 10%  B. 20%

C. 30%  D. 40%

E. 50%

# 答案和精选解析

**一、单选题**

**1. E** 根据牙周袋的形态以及袋底与牙槽骨嵴顶的位

置关系，可分为两类：骨上袋及骨下袋；也可根据累及牙面的情况将牙周袋分为 3 类：简单袋、复合袋及复杂袋。

**2. D** 牙周膜在 X 线片上占据一定的空隙称为牙周膜间隙，为宽 0.18～0.25mm 的连续而均匀的线状黑色透射带，其宽度的变化对牙周病的诊断有重要意义。

**3. B** 骨下袋是指牙周袋底位于牙槽骨嵴顶的根方，牙槽骨一般呈垂直或角形吸收。骨上袋是指牙周袋底位于釉牙骨质界的根方、牙槽骨嵴顶的冠方，牙槽骨一般呈水平吸收。

**4. D** 龈沟病理性加深形成牙周袋。牙周袋的形成是牙周炎最重要的病理改变之一。牙龈炎时，由于牙龈的肿胀或增生使龈缘位置向牙冠方向移位，导致龈沟的加深，结合上皮的位置并未向根方迁移。疾病发展到牙周炎时，结合上皮向根方增殖，其冠方与牙面分离形成牙周袋。这是真性牙周袋。健康牙龈的龈沟探诊深度不超过 3mm。牙龈炎时，由于牙龈肿胀或增生，龈沟探诊深度可超过 3mm，此时结合上皮开始向根方和侧方增殖，尚未与牙面分离形成牙周袋，上皮附着水平仍位于正常的釉牙骨质界处，没有发生结缔组织附着的丧失，故又称为龈袋或假性牙周袋。

**5. D** 健康的龈沟探诊深度一般不超过 3mm，牙龈有炎症时，由于组织的水肿或增生，龈沟的探诊深度可达 3mm 以上，因此龈沟深度超过 3mm 应记录。

**6. B**

**7. D** 在 X 线片上牙槽骨吸收的类型表现为水平型吸收和垂直型吸收。水平型吸收：牙槽骨高度呈水平状降低，骨吸收面呈水平状或杯状凹陷；前牙因牙槽嵴窄，多呈水平型吸收。垂直型吸收：X 线片显示骨的吸收面与牙根间形成一定的角度，也称角形吸收，多发生于牙槽间隔较宽的后牙。

**8. A  9. E**

**10. C** 牙周探诊是牙周病检查中最重要的方法，其主要目的是了解有无牙周袋或附着丧失，并探测其深度和附着水平，正常情况下，探测龈沟的深度在 3mm 以内，大于 3mm 为牙周袋。

**11. D** 牙周袋是指龈缘至袋底的距离，附着水平是指釉牙骨质界至袋底的距离，可用普通牙周探针或电子探针进行探测。牙周袋的形成与上皮附着向根方增殖有关。

**12. E** 牙周组织包括牙龈、牙周韧带（牙周膜）、牙槽骨和牙骨质。

**13. E**

**14. B** 固有牙槽骨为薄层致密骨，构成牙槽窝的内壁，它在 X 线片上呈围绕牙根的连续阻射白线，又称为硬骨板。固有牙槽骨上有许多小孔，它们是血管、神经进出的通道，这些小孔使固有牙槽骨呈筛状外观，因此又被称为筛状板。因为固有牙槽骨的筛状特点，由根尖周炎压力引发的疼痛远没有牙髓炎疼痛那么剧烈。固有牙槽骨是密质骨。

**15. E**

**16. C** 猖獗龋病程进展很快，多数牙在短期内同时患龋，常见于颌面及颈部接受放射治疗的患者，以及唾液分泌量减少或未注意口腔卫生的患者，是发生在牙齿硬组织的疾病，通常不会导致牙槽骨吸收速度增快。

**17. C** 扭转力对牙周组织的损伤最大。

**18. E** 鼻腭囊肿是发生于切牙管处的先天性囊肿，鼻腭囊肿内衬上皮变异较大，可为复层鳞状上皮、假复层纤毛柱状上皮、立方上皮或柱状上皮，可单独存在，也可同时存在，近口腔部囊肿为鳞状上皮，近鼻腔侧为呼吸性上皮。鼻腭囊肿的结缔组织囊壁内含有特征性的血管及神经，囊壁内可见小灶性散在慢性炎症细胞浸润。

**19. D** 牙周膜中的 Malassez 上皮剩余来源于上皮根鞘的外胚叶细胞，它受到炎症刺激时可增殖，可能形成颌骨囊肿或牙源性肿瘤。

**20. B** 切牙乳突位于腭中缝的前端，上颌中切牙的腭侧，是梨形、卵圆形或不规则的软组织突起。乳突下方是切牙孔，有鼻腭神经和血管通过。其位置不会随牙槽嵴的吸收发生位移，是排列上颌中切牙的重要参考标志。

**21. E** 上中切牙唇面呈梯形，近中缘与切缘较直，远中缘略突。近中切角近似直角，远中切角圆钝。在切 1/3 可见两条浅的纵行的发育沟，外形高点在颈 1/3 处。

**22. A** 颌面部肌肉的动力平衡对于颌骨的发育非常重要，向后发育的动力来自口轮匝肌、上、下唇方肌、颊肌、颏肌、颧肌等，通过在上、下前牙上加力，传导于全牙弓，借助斜面关系使上、下牙弓稳定。翼内肌与咬肌、颞肌共同收缩时可上提下颌骨，对抗下拉下颌骨肌群的作用，是闭口肌群，影响下颌骨的垂直方向和向前生长。

**23. B** 牙龈增生或肿胀可能会产生假性牙周袋，真性牙周袋与附着丧失有关，如牙龈炎症、牙龈结缔组织的破坏等，最终导致结合上皮向根方增殖，牙槽骨的吸收。

**24. A** 附着龈的宽度是指从膜龈联合到正常龈沟底的距离，附着龈的宽度因人而异，在各个牙位也不同，范围为 1～9mm。

**25. A** 在不同的成熟时期，成骨细胞在体内表现为四种不同形态，即前成骨细胞、成骨细胞、骨细胞和骨衬里细胞。

**26. E**

**27. B** 成骨细胞是身体内骨组织形成的主要细胞，它主要的来源是骨髓基质干细胞。破骨细胞是由单核细胞聚集构成的多核巨细胞，主要的作用是促使骨细胞的细胞破坏、骨吸收等。这两种细胞共同参与骨形成和骨改建，二者来源不同，不可互相转换。

**28. D** 牙槽骨中和骨改建相关的主要有成骨细胞和破骨细胞，其中成骨细胞是负责骨基质形成和钙化的细胞，破骨细胞是进行骨吸收的主要细胞。

**29. D** 压力侧牙槽骨吸收，牵张侧牙槽骨沉积是牙周及正畸临床中常见的现象，其原因是牙受力后牙周组织发生改建。在牙移动这一生物变化过程中机械力对组织细胞的作用类似于激素和其他生物活性物质。

**30. C** 环行纤维位于游离龈和牙龈乳头的结缔组织中，在牙颈周围环行排列，是牙龈纤维中最细的纤维束。

**31. E**

**32. E** 根间纤维只存在于多根牙各根之间，有防止多根牙向冠方移动的作用。

**33. A    34. B**

**35. B** 牙周膜面积的大小与根长和牙根的数目有关。下颌牙列中牙周膜面积从大到小排列为：第一磨牙＞第二磨牙＞尖牙＞第二前磨牙＞第一前磨牙。

**36. E**

**37. C** 上颌侧切牙和下颌中切牙均为单根牙，且牙根较短，因此分别为上颌和下颌牙周膜面积最小的牙齿。

**38. C    39. C**

**40. A** 缩余釉上皮可形成结合上皮，后者为呈领圈状附着于牙冠或牙根的上皮。

**41. B** 结合上皮靠基底板和半桥粒与牙齿的釉质相附着，这种附着结构称为上皮性附着。

**42. A    43. B**

**44. A** 成纤维细胞，又称牙周韧带细胞，是牙周膜中最主要的细胞。牙周膜中的成纤维细胞具有较强的合成胶原的能力，在一生中不断形成新的主纤维、牙骨质，并改建牙槽骨。

**45. A** 牙周膜的宽度随年龄及功能状态而异，正常情况下为 0.15～0.38mm，以牙根中部处最窄，牙槽嵴顶及根间孔附近较宽。由于牙周膜的存在，牙齿具有微小的生理性动度。

**46. C** 牙槽骨由固有牙槽骨和支持骨组成，固有牙槽骨为薄层致密骨，构成牙槽窝的内壁，它在 X 线片上呈围绕牙根的连续阻射白线，又称为硬骨板。固有牙槽骨上有许多小孔，它们是血管、神经进出的通道，这些小孔使固有牙槽骨呈筛状外观，因此又被称为筛状板。因为固有牙槽骨的筛状特点，由根尖周炎压力引发的疼痛远没有牙髓炎疼痛那么剧烈。持续性根尖周炎症可导致根尖周硬骨板的吸收，在 X 线片上可表现为阻射白线的模糊、中断甚至消失。研究表明，硬骨板矿物质被吸收 30% ~ 50% 时，在 X 线片上才能显示出来，因此，早期根尖周病损不一定能被 X 线片检出。

**47. C**　牙槽骨松质骨内骨小梁的排列有一定的规律性，一般与牙齿受力的方向一致。两牙之间骨小梁排列为横向，大致与牙根表面垂直，在根尖周围放射状排列。

**48. D**

**49. C**　牙槽嵴骨组织改建的程度在牙齿缺失后的前 3 个月内变化最大，6 个月时牙槽骨吸收的速度显著下降，2 年后吸收的速度逐渐变缓。总体而言，缺牙时间越长，牙槽嵴吸收越多。

**50. C**　牙周膜胶原纤维汇集成较大的纤维束，称为主纤维束，分布在整个牙周间隙内，一端埋入牙骨质，另一端埋入牙槽骨，埋入部分称为穿通纤维或沙比纤维。主纤维束按其部位、功能和排列方向不同可分为 5 组，即牙槽嵴组、水平组、斜行组、根尖组和根间组。牙槽嵴组起于牙槽嵴顶，向牙冠方向走行，止于釉牙骨质界下方的牙骨质，功能是将牙向牙槽窝内牵引，对抗侧方力，保持牙直立。水平组在牙槽嵴组的根方，呈水平方向分布，是保持牙直立的主要力量，并与牙槽嵴组共同对抗侧方力，防止牙侧方移动。斜行组是牙周膜中数量最多、力量最强的一组纤维，在水平组的根方，起自固有牙槽骨，并向根尖呈 45°倾斜，埋入牙骨质，其功能是将牙悬吊在牙槽窝内，将牙承受的咀嚼压力转变为牵引力，均匀地分散到牙槽骨上，并可限制牙的转动。根尖组起自根尖区牙骨质，呈放射状止于根尖周牙槽骨，具有固定牙根尖，保护进出根尖孔的血管、神经的功能。根间组只存在于多根牙，起自根分叉处的牙根间骨隔顶，止于根分叉牙骨质，可防止牙根向冠方移动。

**51. A**　牙胚由 3 部分组成：①成釉器起源于外胚层，形成牙釉质；②牙乳头起源于外胚间叶，形成牙髓和牙本质；③牙囊起源于外胚间叶，形成牙骨质、牙周膜和固有牙槽骨。

**52. E**　胚胎 5 ~ 7 周，牙胚形成，其中的牙乳头起源于外胚间叶，形成牙髓和牙本质。

**53. B**　牙周膜内遗留有牙根发育期间的 Hertwing 上皮根鞘细胞，在牙根表面平行排列，呈静止状态，又称 Malassez 上皮剩余。

**54. E**　上皮根鞘可以分泌釉质基质蛋白，能诱导无细胞牙骨质的形成，因而被认为能促进牙周组织再生，但是不能诱导周围的细胞形成牙周膜。

**55. D**　结合上皮呈领圈状包绕在牙的颈部，牙龈健康时结合上皮附着于釉牙骨质界。

**56. D**　棘细胞是位于基底层的浅层细胞，胞体较大，呈不规则的多角形，细胞间通过桥粒进行连接。

**57. E**　牙龈是口腔黏膜的一部分，由上皮和固有层组成，无黏膜下层。

**58. D**　当新骨基质钙化后，细胞被包埋在其中。此时细胞的合成活动停止，胞浆减少，成为骨细胞。同时，骨细胞存在于钙化的骨基质陷窝内，产生新的基质，可改变晶体液，维持骨组织钙、磷沉积和释放的稳定，保持血钙平衡。

**59. C**　破骨细胞是骨改建和骨吸收的主要细胞，成骨细胞、前成骨细胞、骨细胞和骨衬里细胞都是主要的成骨相关的细胞。

**60. C**　前列腺素是牙槽骨吸收最有力的刺激因子，可以调控骨形成和骨吸收的平衡，使骨密度增加，其作用与浓度有关。

**61. B**

**62. D**　腺淋巴瘤由上皮和淋巴样组织组成。上皮细胞排列成双层，内层为高柱状细胞，又称大嗜酸性粒细胞；外层细胞呈立方、多角或圆形，核空泡状，淡染，可见核仁。间质中除有一些纤维结缔组织外，尚有许多淋巴细胞密集排列成大小不等的团块，或形成具有生发中心的淋巴滤泡。而暗细胞不是腺淋巴瘤的细胞成分。

**63. C　64. B**

**65. E**　二腹肌在下颌骨的下方，有前、后二腹。前腹起自下颌骨二腹肌窝，斜向后下方；后腹起自乳突内侧，斜向前下；两个肌腹以中间腱相连，中间腱借筋膜形成滑车系于舌骨。具有上提舌骨，使舌骨升高的作用，与下颌的侧方运动无关。

**66. C**　星网状层位于内外釉上皮之间。细胞为星形，有长的突起，细胞之间以桥粒相互连接成网状，故称星网状层。

**67. E　68. C**

**69. B**　结合上皮位于龈沟底到釉牙骨质界之间，在电镜下，结合上皮细胞胞浆中张力细丝较少，细胞间的桥粒较少。结合上皮的特点是无角化，无钉突和结缔组织乳头。儿童时期其厚度仅 3 ~ 4 层细胞。随着年龄的增长，细胞层数增加至 10 ~ 15 层。

**70. E** 结合上皮是牙龈上皮附着在牙表面的一条带状上皮，其在牙齿表面产生一种基板样物质，并通过半桥粒附着，最终使结合上皮紧密地附着在牙面上。

**71. B** 在口腔黏膜中，除咀嚼黏膜和舌背黏膜外，均为被覆黏膜。其特点是：表面平滑，无角化；固有层包含胶原纤维、弹性纤维和网状纤维；上皮和结缔组织的交界比较平坦，结缔组织乳头较短粗；有较疏松的黏膜下层，富有弹性，活动度好。

**72. A** 舌背黏膜是复层鳞状上皮，无黏膜下层，并且固有层有大量的肌纤维。

**73. C** 基底细胞和邻近的棘层细胞具有增殖能力，为口腔黏膜的生发层。

**74. E** 非角质形成细胞又称透明细胞，包括黑色素细胞、朗格汉斯细胞以及 Merkel 细胞，不参与细胞的增殖和分化。黑色素细胞散在于基底细胞之间，有特征性的黑色素体。朗格汉斯细胞散在于棘层浅部。Merkel 细胞位于基底层，是感觉上皮细胞，可调节附近角质形成细胞和皮肤附属器的发生，但不能释放神经递质，产生冲动。

**75. E** 结合上皮是牙龈上皮附着在牙表面的一条带状上皮，从龈沟底部开始，向根尖方向附着在釉质或牙骨质表面。结合上皮无角化，无上皮钉突。儿童时期其厚度仅 3~4 层细胞。随着年龄的增长，细胞层数增加至 10~15 层。

**76. E** 切道是指在咀嚼过程中，下颌前伸到上、下颌牙切缘相对后返回到牙尖交错的过程中，下颌前牙切缘所运行的轨道。切道斜度与覆𬌗成正比，与覆盖成反比。

**77. C** 组织学上固有牙槽骨属于密质骨。在靠近牙周膜的表面，由平行骨板和来自牙周膜的穿通纤维构成。骨板的排列方向与牙槽窝内壁平行，而与穿通纤维垂直，这种骨板称为束状骨，在邻近骨髓侧，骨板由哈佛系统构成。

**78. C**

**79. B** 锁骨－颅骨发育不良的典型畸形为头大、脸小、肩下垂以及胸部狭窄。锁骨可能会有一端或两端的缺陷，严重的患者两侧肩膀可在胸前靠拢，并有肱骨头半脱位的情形发生；颅骨主要表现为颅缝不闭合或延迟闭合；眼间距加宽，长牙较慢，乳牙剥落较慢，赘生牙，咬合不正，但颅底正常；此外还可能发生耻骨骨化延迟、骶髂关节增宽、髋内翻、膝外翻、脊柱侧弯、扁平足和指骨短小或缺失。外胚层发育不良综合征患者的乳牙和恒牙可完全缺如或仅部分缺失，其中，锥尖牙齿是具有诊断价值的特征之一，该患儿因不长牙就诊，临床检查

发现上前牙区 2 个锥形小牙，余牙未见，无牙部位无牙槽嵴，颌骨发育正常，因此可诊断为外胚层发育不良综合征。创伤有口腔软、硬组织的损伤。掌跖角化－牙周破坏综合征表现为圆形或卵圆形的丘疹，一般呈黄豆大小，逐渐变为角化性斑块，表面呈蜡黄色，质地比较坚硬，边界清晰，掌跖可单独或同时受累，手、足背很少发生。眼－牙－指综合征包括眼症、口颌系统异常和指（趾）畸形，口颌系统异常表现为小口或巨口，下颌骨偏小，牙槽嵴宽，牙釉质发育不良，呈黄色小牙，乳、恒牙均可受累，还可能伴有唇裂、腭裂、高拱腭等。

**80. C** 牙槽骨骨折以上颌前部较多见，可单独发生，常与前牙外伤有关。

**81. B** 牙列的舌侧部分为固有口腔，固有口腔的前界和两侧均为牙列，下界为舌下区，上界为腭，后界为咽门。

**82. D** 口腔的境界：前界为上、下唇，后界为咽门，两侧为颊，上界为腭，下以舌下区为界。

**83. A** 最大𬌗力/牙周潜力是指牙周膜的最大耐受力。在进行义齿修复时，需要利用基牙的牙周潜力，承担义齿受到的𬌗力。

**84. E** 磨牙咬合关系中的中性关系是指正中咬合时，上颌第一恒磨牙的近中颊尖咬合在下颌第一恒磨牙的近中颊沟内。

**85. D** 牙周炎的骨吸收最初在 X 线片上表现为牙槽嵴顶的硬骨板消失，或牙槽骨嵴顶模糊呈虫蚀状。正常情况下，牙槽骨嵴顶到釉牙骨质界的距离为 1~2mm，若超过 2mm 则可视为有牙槽骨吸收。

**86. D** 牙槽骨的吸收程度一般分为三度：Ⅰ 度牙槽骨吸收在牙根的颈 1/3 以内；Ⅱ 度牙槽骨吸收 > 根长的 1/3，但 ≤ 根长 2/3，或达根长的 1/2；Ⅲ 度牙槽骨吸收 > 根长 2/3。

**87. B** 牙周组织的防御机制包括：唾液冲洗口腔表面，能够清除口腔表面附着松散的微生物；龈沟液流动、口腔卫生措施和口腔黏膜上皮细胞脱落都有去除口腔表面细菌的作用；上皮附着区是龈上和龈下菌斑生物膜聚集处，是宿主防御系统与细菌相互抗争的重要场所；此外，当菌斑增多时，牙龈结缔组织、血管丛中的吞噬细胞将移出血管，并透过结合上皮游走至龈沟和口腔内，抵抗感染。

**88. C** 结合上皮封闭了软、硬组织的交界处，并通过上皮更新和"传感器"作用参与牙周组织的防御，是最主要的上皮屏障。

**89. C** 三壁骨袋因牙周膜细胞来源丰富，且易于提供牙周膜细胞生长的空间，故易发生骨新生。

**二、多选题**

**90. ACD**　舌前 2/3 的一般感觉由舌神经支配，味觉由参与舌神经的鼓索味觉纤维支配；舌后 1/3 的一般感觉及味觉由舌咽神经支配（但舌后 1/3 的中部由迷走神经支配）；舌后 1/3 的黏膜感觉较敏锐。

**91. AB**　腮腺是体积最大的纯浆液性腺体；颌下腺是以浆液腺泡为主的混合性腺体；舌下腺是以黏液腺泡为主的混合性腺体；另外，一些小涎腺（如唇、颊、磨牙后腺、舌前腺）是以黏液腺泡为主的混合性腺体，舌腭腺、腭腺和舌后腺是纯黏液性腺，味腺是纯浆液性腺。

**92. ACE**　附着龈为与游离龈相连续的角化龈，缺乏黏膜下层，而由富含胶原纤维的固有层直接紧附于牙槽骨表面的骨膜上，血管较少，因此附着龈呈粉红色、坚韧、不能移动。少数正常人的附着龈有色素。正常附着龈的宽度因人、因牙位而异，上颌前牙唇侧最宽，为

3.5~4.5mm；后牙区较窄，由于颊系带的附着多位于第一前磨牙，故该区的附着龈最窄，为 1.8~1.9mm。

**93. BCDE**　牙周膜的增龄性变化有：弹性纤维增多，血管数量、细胞有丝分裂活性、胶原纤维量和黏多糖减少。

**三、共用题干单选题**

**94. D　95. E**

**96. E**　牙周韧带干细胞是具有多向分化能力的干细胞，是牙周炎治疗后牙周组织与牙根面之间形成新附着的主要细胞来源。

**97. A**　牙周膜的纤维主要是Ⅰ型胶原纤维和耐酸水解性纤维。其中Ⅰ型胶原纤维数量最多。

**98. E**　牙骨质中 45%~50% 为无机盐，无机物主要是钙、磷，以羟基磷灰石的形式存在。

**99. E**　牙骨质中 50%~55% 为有机物和水，有机物主要为蛋白多糖和胶原。

# 第二章 牙周病学的分类和流行病学

一、单选题：每道试题由 1 个题干和 5 个备选答案组成，题干在前，选项在后。选项 A、B、C、D、E 中只有 1 个为正确答案，其余均为干扰选项。

**1. 病例对照研究是一种**

A. 横断面研究

B. 常规资料分析

C. 回顾性研究

D. 前瞻性研究

E. 分子生物学研究

**2. 关于牙龈病，叙述错误的是**

A. 牙龈病是指只发生在牙龈组织的疾病，不侵犯深层组织

B. 最常见为牙龈炎

C. 牙龈病的病因明确，主要为菌斑

D. 治疗效果好

E. 是不可逆性疾病

**3. 牙周炎最好发的牙位是**

A. 下颌切牙和上颌磨牙

B. 上颌切牙和下颌磨牙

C. 下颌切牙和下颌磨牙

D. 上颌切牙和上颌磨牙

E. 上颌切牙、上颌磨牙、上颌前磨牙

**4. 牙周微生物与牙周病危险因素共同作用，最终导致牙周病的发生。牙周病的危险因素不包括**

A. 年龄

B. 口腔卫生情况

C. 性别

D. 某些全身疾病

E. 牙外伤史

**5. 口腔内牙石分布最多的牙位是**

A. 下颌前牙

B. 下颌第一磨牙

C. 下颌第二磨牙

D. 尖牙

E. 前磨牙

**6. 不属于牙周病流行影响因素的是**

A. 口腔卫生

B. 营养

C. 吸烟

D. 饮酒

E. 系统性疾病

二、多选题：每道试题由 1 个题干和 5 个备选答案组成，题干在前，选项在后。选项 A、B、C、D、E 中至少有 2 个正确答案。

**7. 世界卫生组织提出的人体健康的 10 项标准中，第 8 条包括**

A. 牙齿清洁

B. 无龋洞

C. 牙龈颜色正常，不出血

D. 头发有光泽，无头屑

E. 眼睛明亮，反应敏锐

**8. 关于牙周病学与其他口腔医学学科的关系，叙述正确的是**

A. 牙体和牙列的修复工作等均应在牙周组织健康的基础上进行

B. 健康且维护良好的牙周组织，将有利于牙修复体周围良好的菌斑控制

C. 牙周炎易感性个体不可以进行种植牙治疗

D. 消除牙周炎症和建立良好的感染控制是种植牙治疗成功的决定性因素

E. 良好的牙周或种植体周围维护治疗是种植牙治疗长期成功的重要因素

**9. 促进菌斑性龈炎的局部牙齿因素包括**

A. 牙解剖因素

B. 牙修复体

C. 矫正器

D. 牙根折裂

E. 牙颈部吸收

三、共用题干单选题：以叙述一个以单一病人或家庭为中心的临床情景，提出 2~6 个相互独立的问题，问题可随病情的发展逐步增加部分新信息，每个问题只有 1 个正确答案，以考查临床综合能力。答题过程是不可逆的，即进入下一问后不能再返回修改所有前面的答案。

**（10~11 共用题干）**

流行病学研究表明，牙周炎是成年人的疾病，患病率及严重程度随年龄增高而增加。

**10. 牙周炎患病率的高峰是**

A. 20~30 岁

B. 30~40 岁

C. 40~50 岁

D. 50~60 岁

E. 60~70 岁

**11. 重度牙周炎患病率占人群的**

A. 5% ~ 20%  B. 20% ~ 25%

C. 25% ~ 30%  D. 30% ~ 35%

E. 35% ~ 40%

# 答案和精选解析

### 一、单选题

**1. C** 病例对照研究若按因果关系进行分析，结果已发生，是由果及因的推理顺序。被研究因素的暴露状况是通过回顾调查或信息收集获得的。

**2. E** 牙龈病的病因明确且无深层牙周组织的破坏，通过洁治术彻底清除菌斑、牙石，消除造成菌斑滞留和局部刺激牙龈的因素，一周左右，牙龈的炎症即可消退，结缔组织中胶原纤维新生，牙龈的色、形、质可完全恢复正常。

**3. A** 牙周炎的发生具有牙位特异性和位点特异性。牙周炎一般可同时侵犯口腔内多个牙，且具有一定的对称性，各部位的牙齿患病机会和进展速度也不一致，上颌磨牙和下颌前牙以及牙齿邻面因为菌斑和牙石易堆积，较易发病，且病情较重。

**4. E** 牙周病的危险因素有不可改变的危险因素和可改变的危险因素两种。不可改变的危险因素包括：遗传因素、年龄、种族、某些牙体和牙周组织的发育异常或解剖缺陷。可改变的危险因素包括：①局部因素：牙面菌斑生物膜形成，口腔卫生情况，例如牙石堆积、咬合创伤、食物嵌塞。②全身因素：糖尿病，骨质疏松症，艾滋病都可导致牙周病。③性激素：女性激素水平升高使牙龈组织对菌斑生物膜等局部刺激物的反应增强，可能会产生更明显的炎症反应，或使原来的慢性炎症加重。

**5. A** 口腔内唾液腺导管对应处是牙结石好发部位，尤其是下颌下腺，因唾液分泌量较大且性状黏稠，故其

相对的下颌前牙牙面沉积牙石最多。

**6. D** 影响牙周病流行的因素包括口腔卫生、吸烟、营养、系统性疾病、时间、年龄等，但缺乏证据表明饮酒是其影响因素之一。

### 二、多选题

**7. ABC** 世界卫生组织提出的人体健康的 10 项标准中，第 8 条为："牙齿清洁，无龋洞，不疼痛；牙龈颜色正常，无出血现象"。

**8. ABDE** 牙周健康是修复、正畸以及种植牙治疗成功的基础。但是患有牙周疾病的人群在经过完善的牙周治疗后，也可以进行种植治疗。

**9. ABCDE** 菌斑性龈炎又称慢性龈炎，是菌斑性牙龈病中最常见的疾病。是一种慢性感染性疾病，属于"仅与牙菌斑有关的牙龈炎"，是牙齿颈部及牙龈沟内堆积的菌斑微生物及其产物作用于牙龈导致的牙龈炎症反应，以牙龈红肿，刷牙出血为症状。促进因素有牙石、不良修复体、食物嵌塞、牙列拥挤、口呼吸等，可加重菌斑堆积，继而促进菌斑性龈炎的发展。牙龈炎患者的龈缘附近堆积的菌斑较多，口内菌斑的菌量、细菌的种类较健康人口内的多，并且革兰阳性菌的比例下降，革兰阴性菌的比例上升，牙龈卟啉单胞菌、中间普氏菌、梭形杆菌和螺旋体的比例明显增高。

### 三、共用题干单选题

**10. D** 牙周病流行病学研究发现，牙周炎的患病率和严重程度随年龄增高而增加，35 岁以后患病率明显增高，50 ~ 60 岁达高峰，此后患病率有所下降（可能是一部分牙周破坏严重的牙已被拔除的缘故）。失牙是未经治疗的牙周炎的最终结局。

**11. A** 多数成人罹患的牙周炎为轻至中度。重度牙周炎仅累及少数人群，重症者可能只占人群的 5% ~ 20%。

# 第三章 牙周病的病因与促进因素

一、单选题：每道试题由 1 个题干和 5 个备选答案组成，题干在前，选项在后。选项 A、B、C、D、E 中只有 1 个为正确答案，其余均为干扰选项。

1. 引起食物嵌塞的原因不包括
   A. 牙齿错位或扭转
   B. 牙齿缺失后长期未修复
   C. 修复体在龈缘的位置
   D. 修复体未恢复𬌗面接触点和边缘嵴
   E. 𬌗面过度磨损

2. 牙石与牙菌斑形成过程的不同之处在于
   A. 细菌黏附和共聚　　B. 菌斑成熟
   C. 获得性薄膜形成　　D. 矿物化
   E. 软垢附着

3. 关于中性多形核白细胞（PMN）与牙周病的关系，错误的是
   A. PMN 是牙周组织重要的防御细胞
   B. PMN 不引起牙周组织的破坏
   C. PMN 可穿越袋上皮进入龈沟
   D. PMN 的数量和功能不足与牙周病有关
   E. 局部和全身因素可通过影响 PMN 的功能影响牙周病的发生

4. 关于牙周病的病因，正确的是
   A. 菌斑可引起牙周病
   B. 食物嵌塞可引起牙周病
   C. 全身疾病可引起牙周病
   D. 创伤可引起牙周病
   E. 以上均是

5. 患者，男性，30 岁。主诉：右下后牙牙龈反复肿痛 3 月余。临床检查：右下 5 缺失，右下 6 近中倾斜，右下 6 与右下 7 间牙龈肿胀，探诊出血，无自发性出血现象。则牙龈反复肿胀最可能的原因是
   A. 血液性疾病　　　B. 食物嵌塞
   C. 龈瘤　　　　　　D. 增生性龈炎
   E. 口呼吸

6. 下列关于牙周病的局部促进因素，最不可能的是
   A. 不良修复体
   B. 设计不良的活动义齿
   C. 正畸治疗

   D. 用橡皮圈关闭前牙间隙
   E. 牙线的使用

7. 与牙面色素沉着无关的因素是
   A. 化学物质　　　　B. 烟草
   C. 食物　　　　　　D. 色源细菌
   E. 黑色素细胞

8. 有关牙石的叙述，不正确的是
   A. 牙石对牙周组织的危害主要来自机械刺激
   B. 治疗牙周病时应彻底清除牙石
   C. 牙石增加了菌斑的滞留
   D. 龈下牙石需用探针检查
   E. 龈下牙石对牙周组织的危害大于龈上牙石

9. 牙周细菌的致病机制是
   A. 抑制或躲避宿主的防御功能
   B. 损害宿主的牙周组织
   C. 细菌侵袭
   D. 体内繁殖
   E. 以上都是

10. 具有防止食物嵌塞作用的𬌗支托是
    A. 边缘型𬌗支托
    B. 延长型𬌗支托
    C. 近远中边缘组合型𬌗支托
    D. 联合支托
    E. 颊、舌侧型𬌗支托

11. 与牙周病关系不大的因素是
    A. 银汞合金充填体有悬突
    B. 牙齿排列不齐
    C. 嗜甜食
    D. 冠修复体不良
    E. 大量牙石

12. 不属于牙周病"先天性"危险因素的是
    A. 种族和遗传
    B. 老龄
    C. 先天牙根短小
    D. 牙周组织的发育异常
    E. 营养缺乏

13. 下列疾病与牙周病没有密切关系的是
    A. 糖尿病　　　　　B. 白血病

C. 心血管疾病　　　　　D. 大叶性肺炎

E. 再生障碍性贫血

**14. 牙周病的全身性促进因素是**

    A. 夜磨牙症　　　　　　B. 糖尿病

    C. 口腔不良修复体　　　D. 甲亢

    E. 猛性龋

**15. 牙周病最主要的病因是**

    A. 内分泌功能紊乱

    B. 免疫功能紊乱

    C. 龈下菌斑及细菌代谢产物

    D. 龈下牙石

    E. 口腔卫生不良

**16. 牙石具有致病作用的主要原因是**

    A. 牙石表面常可形成未钙化的菌斑

    B. 牙石表面附着大量软垢

    C. 牙石中含有钙化物质

    D. 口腔卫生不良

    E. 牙石中含有唾液糖蛋白

**17. 影响牙石形成的因素是**

    A. 夜磨牙　　　　　　　B. 菌斑

    C. 口腔卫生习惯　　　　D. 修复体的光洁度

    E. 以上均是

**18. 恢复牙冠正常的邻接关系具有重要意义，但不包括**

    A. 防止食物嵌塞　　　　B. 维持牙弓的稳定

    C. 分散𬌗力　　　　　　D. 防止龋坏

    E. 有利于牙的生理运动

**19. 与色素沉着息肉综合征有关的系统性疾病主要是**

    A. 神经系统疾病　　　　B. 呼吸系统疾病

    C. 消化系统疾病　　　　D. 内分泌系统疾病

    E. 心血管系统疾病

**20. 外源性色素沉着的病因不包括**

    A. 重金属　　　　　　　B. 银汞合金

    C. 烟草　　　　　　　　D. 高铁饮食

    E. 药物

**21. 牙萌出后引起牙外源性着色的主要原因是**

    A. 造血系统疾病

    B. 牙结石和色素沉着

    C. 严重营养障碍或母婴疾病

    D. 釉质发育不全

    E. 以上均是

**22. 目前认为证据充分的牙周致病菌包括**

    A. 牙龈卟啉单胞菌、伴放线放线杆菌和福赛类杆菌

    B. 牙龈卟啉单胞菌、中间普氏菌和具核梭杆菌

    C. 牙龈卟啉单胞菌、伴放线放线杆菌和具核梭杆菌

    D. 伴放线放线杆菌、福赛类杆菌和中间普氏菌

    E. 伴放线放线杆菌、中间普氏菌和具核梭杆菌

**23. 造成垂直型食物嵌塞的主要原因是**

    A. 牙周萎缩　　　　　　B. 牙齿松动

    C. 过度磨耗　　　　　　D. 接触点消失或异常

    E. 不良修复体

**24. 牙周病的全身易感因素不包括**

    A. 性激素的变化

    B. 吸烟

    C. 不正常的正畸治疗

    D. 艾滋病

    E. 精神压力过大

**25. 龈上牙石易沉积于**

    A. 后牙邻面和前牙唇面

    B. 全口牙邻面

    C. 全口牙颊舌面

    D. 上颌磨牙颊面和下颌前牙舌面

    E. 下颌磨牙颊面和上颌前牙舌面

**26. 水平型食物嵌塞的原因是**

    A. 牙周萎缩　　　　　　B. 充填式牙尖

    C. 边缘嵴不协调　　　　D. 充填悬突

    E. 邻面接触点丧失

**27. 对牙周病影响最大的不良生活习惯是**

    A. 酗酒　　　　　　　　B. 吸烟

    C. 不正确的剔牙　　　　D. 口呼吸

    E. 咬硬物

**28. 牙石中最主要的成分是**

    A. 有机物　　　　　　　B. 无机盐

    C. 细菌　　　　　　　　D. 食物残渣

    E. 脱落的上皮细胞和水

**29. 下列疾病可引起口腔黏膜色素沉着的是**

    A. 缺铁性贫血

    B. 血小板减少性紫癜

    C. 原发性慢性肾上腺皮质功能减退症

    D. 维生素 C 缺乏症

    E. 糖尿病

**30. 某患者诉右下后牙食物嵌塞。临床检查：47、48 间食物嵌塞，48 正位且无对颌牙，最可能的原因是**

    A. 外溢道消失

    B. 对颌牙牙尖过于高陡

    C. 两牙边缘嵴高度不一致

    D. 上颌牙伸长

E. 牙间乳头退缩

**31.** 患者，女性，20岁。左下后牙近年来常因嵌塞食物疼痛，遇冷、热、酸、甜刺激时敏感但无自发痛，检查时发现左下6殆面深龋，探洞底敏感，无叩痛。治疗前应明确的主要问题是

A. 龋洞的大小

B. 龋坏组织的多少

C. 龋洞的位置

D. 腐质颜色的深浅

E. 牙本质－牙髓复合体的反应

**32.** 下列易造成牙周失用性萎缩的情况是

A. 深覆殆　　　　　B. 深覆盖

C. 开殆　　　　　　D. 对刃殆

E. 反殆

**二、多选题：** 每道试题由1个题干和5个备选答案组成，题干在前，选项在后。选项A、B、C、D、E中至少有2个正确答案。

**33.** 可能引起食物嵌塞的原因有

A. 牙龈退缩

B. 邻面龋坏

C. 颞下颌关节紊乱综合征

D. 过度磨损

E. 充填式牙尖

**34.** 口腔黏膜黑色素沉着的可能病因包括

A. 重金属慢性中毒

B. 肠道息肉

C. 肾上腺皮质功能减退

D. 黑棘皮病

E. 黑色素瘤

**35.** 急性坏死性溃疡性龈炎的患者，数量会增多的细菌有

A. 具核梭杆菌　　　B. 伴放线聚集杆菌

C. 中间普氏菌　　　D. 奋森密螺旋体

E. 牙密螺旋体

**36.** 菌斑生物膜中的细菌导致牙周组织病的机制是

A. 细菌的增殖和相互协同作用

B. 细菌及菌斑毒性产物的直接作用

C. 细菌胞膜成分引发的免疫反应

D. 细菌产生的毒素抑制和削弱了机体的防御功能

E. 致病菌入侵宿主组织

**37.** 关于龈上牙石，叙述正确的有

A. 龈上牙石位于龈缘上方

B. 与龈下牙石相比，牙面附着更紧密

C. 牙石常呈黄色或白色

D. 体积较大

E. 常位于唾液腺导管开口处

**38.** 关于龈下牙石，叙述正确的有

A. 龈下牙石位于龈缘下方

B. 与龈上牙石相比，牙面附着更紧密

C. 牙石常呈褐色或黑色

D. 牙石多位于牙齿的邻面

E. X线片上不能观察到

**39.** 影响宿主对菌斑反应的因素有

A. 激素水平　　　　B. 单纯性牙龈增生

C. 系统性疾病　　　D. 营养

E. 吸烟

**40.** 和牙周病相关的全身性疾病有

A. 糖尿病　　　　　B. 唐氏综合征

C. 骨质疏松　　　　D. 胆囊炎

E. 掌跖角化－牙周破坏综合征

**41.** 牙周组织的防御系统包括

A. 结合上皮　　　　B. 白细胞

C. 唾液　　　　　　D. 龈沟液

E. 防御素

**42.** 关于宿主的防御反应与牙周病的关系，叙述错误的是

A. 中性粒细胞对牙周组织只起防御作用

B. 巨噬细胞参与宿主的防御反应

C. 体液免疫产生的白细胞对组织只起保护作用

D. 细胞免疫不参与牙周炎症反应

E. 宿主的防御反应在牙周病的病理机制中起防御和损伤的双重作用

**43.** 牙周病复发的可能因素有

A. 患者自我菌斑控制不充分

B. 牙周治疗中没有彻底去除导致菌斑堆积的因素

C. 牙周治疗后患者戴入不良修复体

D. 患者没有按时定期复诊

E. 某些系统性疾病可能使患者的免疫力下降

**三、共用题干单选题：** 以叙述一个以单一病人或家庭为中心的临床情景，提出2～6个相互独立的问题，问题可随病情的发展逐步增加部分新信息，每个问题只有1个正确答案，以考查临床综合能力。答题过程是不可逆的，即进入下一问后不能再返回修改所有前面的答案。

**（44～46共用题干）**

牙菌斑是一个典型的生物膜，是微生物赖以生存的基础。牙菌斑生物膜的结构特征具有保护细菌的作用。

**44.** 菌斑生物膜能够防止细菌出现"酸休克"，其作用机

制主要是通过

A. 膜内多聚体基质形成的网络结构

B. 膜结构的完整性

C. 高度密集的菌群

D. 细菌的代谢

E. 拮抗抗生素的作用

45. 菌斑生物膜能够有效保护细菌，防止细菌被氧化损伤，其作用机制是通过

A. 膜内高水平的巯基

B. 黏附素

C. 大量的黏蛋白和糖蛋白

D. 高密度的菌群

E. 膜内多聚体基质形成的网络结构

46. 菌斑生物膜利于细菌摄取和贮存食物，并能控制基质成分的移动速度。其作用机制是通过

A. 膜内高水平的巯基

B. 大量的黏蛋白和糖蛋白形成屏障膜

C. 多聚体基质形成的网络结构

D. 高密度的菌群

E. 黏附素

# 答案和精选解析

## 一、单选题

**1. C**

**2. D** 牙菌斑的形成过程包括：获得性薄膜形成、细菌黏附和共聚、菌斑成熟。牙石是指沉积在牙面或口腔修复体表面的已钙化或正在钙化的牙菌斑及其他沉积物。因此，牙石和牙菌斑形成过程的不同之处在于牙石是牙菌斑矿物化形成的结构。

**3. B** 宿主对感染的应答可能导致牙周组织的损害，当PMN的功能障碍或数量不足时均可能导致牙周组织的破坏。

**4. E** 菌斑是牙周病的始动因子；长期的食物嵌塞会导致局部菌斑增多，牙龈萎缩；全身疾病如糖尿病、粒细胞缺乏症和白细胞功能障碍等均可引起牙周疾病；创伤引起的牙周组织损害，可导致不可逆的牙周疾病。

**5. B** 当患者有长期的牙齿缺失后，邻牙会发生倾斜移位，导致食物嵌塞，局部菌斑堆积，引起牙龈乳头炎。

**6. E** 牙周病的局部促进因素是指影响牙周健康的局部因素（而非全身作用）。这些局部促进因素或有利于牙菌斑的堆积；或对牙周组织造成损伤，使之容易受细菌的感染；或对已存在的牙周病起加重或加速破坏的作用。牙线的使用可以清洁邻面牙菌斑，是牙周病的局部抑制因素。

**7. E** 牙面色素沉着的来源通常为外来物质，如一些化学物质、吸烟、有色食物、一些细菌的代谢产物等。人体的黑色素细胞存在于皮肤，牙齿没有黑色素细胞。

**8. A** 牙石对牙周组织的危害主要来自其表面沉积的未矿化的菌斑，牙石多孔的结构也容易吸附大量的细菌和毒素，刺激牙龈产生炎症。

**9. E** 牙周细菌的致病机制为细菌的大量繁殖，产生的毒素可以破坏牙周组织，部分细菌还可以抑制或躲避宿主的防御功能。

**10. D**

**11. C** 嗜甜食一般与龋齿有关，与牙周疾病关系不大。当银汞合金充填体有悬突，牙齿排列不齐，冠修复体不良，牙周有大量牙石等都会加重菌斑堆积，导致牙周疾病。

**12. E** 牙周病的先天性危险因素：①遗传因素。牙周炎有家族聚集性，尤其是有重度牙周炎家族史、易感基因携带者。②老龄。老年人牙周病的患病率和严重程度都要高于年轻人，是牙周病长年累积效应的结果。③种族。一些种族牙周炎的患病率高，如中国人的患病率较高。④某些牙体和牙周组织的发育异常或解剖缺陷，先天牙根短小或牙根形态异常，一旦发生牙周炎症和骨吸收则较快发展至根尖部，以致牙松动过早脱落。

**13. D** 大叶性肺炎属于呼吸系统疾病，与牙周疾病的关系不大。糖尿病、白血病和再生障碍性贫血可通过影响免疫系统从而影响牙周组织，心血管疾病如动脉粥样硬化等均与牙周疾病有关。

**14. B** 夜磨牙症、口腔不良修复体可能会引起牙周疾病，属于局部促进因素。糖尿病属于全身性疾病，可通过影响免疫系统从而影响牙周疾病。甲亢和猛性龋一般不会引起牙周病。

**15. C** 菌斑是牙周病的始动因子，龈下菌斑及其细菌的代谢产物是引起牙周病的最主要病因。

**16. A** 牙石是牙菌斑矿化后形成的结构，其表面的多孔结构能吸附更多的细菌，形成牙菌斑，产生代谢产物和细菌毒素，从而刺激牙龈，导致牙龈炎症。

**17. E**

**18. D** 恢复牙冠正常的邻接关系，可以防止食物嵌塞，维持牙弓的稳定；在进行咀嚼功能运动时，良好的接触关系可以有效地分散殆力，并且有利于牙的生理运动。

**19. C** 色素沉着息肉综合征有口腔及口周色素沉着，同时肠道有多发的息肉。因此与其有关的系统性疾病主要是消化系统疾病。

**20. D** 外源性色素沉着包括重金属、银汞合金、烟草和一些药物等，但高铁饮食造成色素沉着属于内源性色素沉着。

**21. B** 牙齿外源性着色主要是牙结石和色素沉着，主要来源于日常饮食或吸烟带来的颜色。

**22. A** 证据充分的牙周致病菌是牙龈卟啉单胞菌、伴放线放线杆菌和福赛类杆菌，中间普氏菌和具核梭杆菌为中等证据的致病菌。

**23. D** 牙龈乳头萎缩多造成水平型食物嵌塞，相邻牙接触关系不良或失去接触是垂直型食物嵌塞的常见原因。

**24. C**

**25. D** 唾液腺导管开口处为牙石最易沉积的部位。上颌磨牙颊面和下颌前牙舌面分别是腮腺、下颌下腺和舌下腺导管开口处。

**26. A** 由于牙龈萎缩，牙龈外展隙增大，进食时食物碎屑由于咬合力及唇、颊、舌的运动而被压入牙间隙内，即为水平型食物嵌塞。其余选项为垂直型食物嵌塞的原因。

**27. B** 烟草中含有大量的毒性产物，因此，吸烟是对牙周病影响最大的不良生活习惯。

**28. B** 牙石是沉积于牙面或修复体表面的矿化或正在矿化的菌斑及软垢，成熟的牙石常含 75%~85% 的无机物。

**29. C** 色素沉着是原发性慢性肾上腺皮质功能减退症的早期症状之一，也是最具特征性的表现。色素沉着分散于皮肤和黏膜内，为青铜色、褐色或黑褐色。口腔黏膜色素沉着常发生在唇红、颊、牙龈、舌缘和舌尖等部位。色素过度沉着是黑色素细胞活性增加的结果，而细胞数目并不增多。

**30. C**

**31. E** 龋病进展到牙本质深层时为深龋，临床上可见很深的龋洞，易于探查到。若深龋洞口开放，则常有食物嵌入洞中，食物压迫使牙髓内部压力增加，产生疼痛。冷、热和化学刺激时，产生的疼痛较中龋时更加剧烈。深龋时一般均能引起牙髓组织的修复性反应，包括修复性牙本质形成、轻度的慢性炎症反应，或血管扩张，成牙本质细胞层紊乱等。该患者仅有遇冷、热、酸、甜刺激时敏感但无自发痛，无叩痛，不属于慢性牙髓炎的诊断，因此在治疗前应明确牙本质-牙髓复合体的反应。

**32. C** 开𬌗的患者，患牙缺少咬合接触，无咀嚼功能，患牙牙周易造成失用性萎缩。

**二、多选题**

**33. ABDE** 食物嵌塞分为水平型食物嵌塞和垂直型食物嵌塞。牙龈退缩导致水平型食物嵌塞，邻面龋坏、过度磨损和充填式牙尖导致垂直型食物嵌塞。

**34. ABCDE** 口腔黏膜黑色素沉着的可能原因包括内源性和外源性因素。内源性因素有黑色素沉着异常（黏膜黑斑、色素沉着息肉综合征、色素痣、原发性慢性肾上腺皮质功能减退症、黑棘皮病、多骨纤维性结构不良、恶性黑色素瘤）、血色素沉积症和高胆红素血症。外源性色素沉着包括重金属色素沉着、烟草及药物等。

**35. ACDE** 急性坏死性溃疡性龈炎的患者，具核梭杆菌、中间普氏菌、奋森密螺旋体、牙密螺旋体增多。

**36. BCDE** 菌斑生物膜中的细菌导致牙周组织病的机制主要是细菌及其毒性产物的作用和机体自身的免疫反应，细菌的入侵和产生的毒素进一步削弱了机体的防御功能。

**37. ACDE** 龈上牙石是指沉积在临床牙冠上的牙石，凭肉眼可直接看到。龈上牙石呈黄或白色，亦可因吸烟、饮茶或食物及药物等着色而呈深色。龈上牙石一般沉积快、量多、体积较大，形成早期较松软多孔，随着时间延长而逐渐变硬。龈上牙石主要通过唾液薄膜附着于光滑的釉质表面，因而与牙面的附着比龈下牙石松，较易去除。龈上牙石的矿物质主要来自唾液。

**38. ABCD** 龈下牙石沉积在龈缘以下的牙面上，肉眼不能直接看到，需要使用专业的探针才能查到，有时在 X 线片上也可以看到。龈下牙石呈褐色或黑色，较龈上牙石体积小而硬，一般与牙面的粘结力比龈上牙石更牢固。龈下牙石存在于大多数牙周袋内，通常从釉牙骨质界一直延伸至牙周袋底附近，在龈缘下分布较均匀，在牙齿邻面和牙齿的舌、腭侧较多。

**39. ACDE** 宿主对菌斑的反应取决于自身的条件。激素水平可能会影响机体对菌斑的反应，如青少年时期和女性孕期等；一些系统性疾病，如糖尿病、免疫缺陷性疾病等也可能影响机体的反应；若宿主营养不良，则会导致宿主抵抗力下降；烟草中大量的毒素也会导致宿主抵抗力降低。

**40. ABCE** 牙周病是人类口腔常见的疾病，发生牙周炎时，牙面及牙周袋壁上存在大量的细菌，使牙周袋壁上皮变薄及表面完整性受损，形成糜烂溃疡面。和牙周病相关的全身性疾病有：①心脑血管疾病：牙周病是慢性感染性疾病，具有高发病率，其细菌感染不仅直接作用于心脑血管系统，还可诱导宿主全身的免疫和炎症反应；②糖尿病：目前牙周炎已被列为糖尿病的第六大并发症，牙周炎和糖尿病之间是双向关系，互相影响；③唐氏综合征：唐氏综合征的儿童和青少年更易发生牙周病，唾液中牙周致病菌的数量更多；④骨质疏松：骨质疏松会造成下颌骨密度降低，牙周附着丧失，从而影响牙周病的发展，是牙周病骨缺失的危险因素；⑤掌跖角化牙周病综合征：是一种以严重牙周组织破坏及掌跖、膝盖、肘部等部位皮肤过度角化为特征的疾病，常导致患者在青春期前失牙。

**41. ABCDE** 牙周组织的防御系统包括上皮屏障（口腔上皮、龈沟上皮和结合上皮）、吞噬细胞（中性多形核白细胞和单核－吞噬细胞）、龈沟液（包含补体－抗体免疫系统成分、酶和白细胞等）和唾液。其中，防御素由结合上皮分泌产生，具有有效的抗菌作用。

**42. ACD** 中性粒细胞在牙周炎症过程中不仅是重要的防御细胞，还具有致炎的作用。当免疫反应过于激烈时，可能对机体产生免疫损伤。

**43. ABCDE** 牙周病复发的可能因素：①主要原因是患者菌斑控制不够充分；②牙周治疗中未彻底去除导致菌斑堆积的因素，在某些部位器械难以完全去除牙结石；③牙周治疗后戴入不良修复体；④未按时复诊；⑤某些系统性疾病可能使机体免疫力下降，不足以抵抗原有牙菌斑的毒力。

**三、共用题干单选题**

**44. C** 高度密集的菌群可以防止细菌出现"酸休克"，某些致龋菌可以在 pH 5.0 以下的环境中生存。

**45. A** 巯基极易氧化，膜内高水平的巯基可以防止细菌被氧化损伤，从而有效保护牙菌斑生物膜中的细菌。

**46. C** 菌斑生物膜中多聚体基质形成网络结构，可以帮助细菌进行食物摄取和贮存，并控制其基质成分的移动速度，同时对膜的稳定性和通过性起保持作用。

# 第四章 牙周组织疾病

一、单选题：每道试题由 1 个题干和 5 个备选答案组成，题干在前，选项在后。选项 A、B、C、D、E 中只有 1 个为正确答案，其余均为干扰选项。

**1. 复杂袋是指**

A. 骨上袋      B. 骨下袋

C. 螺旋型牙周袋      D. 复合袋

E. 真性牙周袋

**2. 引起牙龈炎最主要的细菌是**

A. 革兰阳性杆菌      B. 革兰阴性杆菌

C. 螺旋体      D. 衣原体

E. 黏性放线菌

**3. 关于牙龈卟啉单胞菌的生物特性，正确的是**

A. 兼性厌氧菌

B. 为革兰阳性有芽孢的杆菌

C. 细菌表面无纤毛

D. 为革兰阴性无芽孢的杆菌

E. 在血平板上可形成特征性的白色菌落

**4. 以下属于增生性龈炎表现的是**

A. 多见于青壮年

B. 早期表现为前牙唇侧牙龈的炎症性肿胀

C. 早期表现为前牙唇侧牙龈的实质性肥大

D. 牙间龈乳头变平

E. 极易出血

**5. 引起牙齿病理性移位的主要因素是**

A. 牙周支持组织的破坏与殆力的改变

B. 急性根尖周炎

C. 急性牙周膜炎

D. 女性激素水平的变化

E. 牙周翻瓣手术

**6. 急性坏死性溃疡性龈炎的主要临床特征是**

A. 有前驱症状

B. 自发性牙龈出血

C. 口臭

D. 牙间乳头和龈缘坏死

E. 牙龈疼痛

**7. 急性坏死性溃疡性龈炎好发于**

A. 婴幼儿      B. 儿童

C. 青壮年      D. 中老年

E. 老年

**8. 临床诊断牙龈有无炎症的首选方法是**

A. 观察牙龈颜色      B. 观察牙龈外形

C. 观察牙龈质地      D. 探测龈沟深度

E. 探诊有无出血

**9. 判断牙龈炎症程度的指标为**

A. 观察牙龈颜色      B. 牙周附着水平

C. 测量龈沟液量      D. 探测龈沟深度

E. 探诊有无出血

**10. 不属于急性牙龈脓肿的症状是**

A. 多数牙间乳头红肿和跳动

B. 患牙及邻牙均对叩诊敏感

C. 外周血白细胞计数升高

D. 口腔黏膜普遍红肿，出现溃疡和假膜

E. 体温升高，局部淋巴结肿大

**11. 青春期龈炎好发于**

A. 前牙舌侧龈缘

B. 牙间乳头

C. 磨牙舌（腭）侧龈缘

D. 前牙唇侧牙间乳头和龈缘

E. 前牙舌侧牙间乳头和龈缘

**12. 患者，男性，19 岁。主诉：前牙牙龈红肿肥大 1 年余。临床检查：上唇短，上前牙唇侧牙龈边缘及龈乳头增生肥大，覆盖牙冠的 1/3，质地较韧。最可能的诊断是**

A. 青春期龈炎

B. 急性坏死性溃疡性龈炎

C. 慢性龈缘炎

D. 增生性龈炎

E. 牙龈纤维瘤病

**13. 患者，女性，59 岁。主诉：右上后牙反复肿胀半年。检查：右上 6 松动 I 度，叩诊（＋），牙龈充血肿胀，探诊出血，牙周袋 6mm。X 线片：右上 6 根分叉区暗影。最可能的诊断是**

A. 根尖周炎

B. Ⅰ 度根分叉病变

C. Ⅱ 度根分叉病变

D. Ⅲ 度根分叉病变

E. Ⅳ度根分叉病变

**14. 与牙龈炎发病最密切的原因是**

A. 软垢
B. 牙石
C. 牙菌斑
D. 刷牙方法
E. 牙齿的排列

**15. 细菌分泌的与宿主牙周组织损害无关的酶类为**

A. 胶原酶
B. 链激酶
C. 透明质酸酶
D. 硫酸软骨素酶
E. 弹性蛋白酶

**16. 关于吸烟对牙周组织的影响，下列说法正确的是**

A. 吸烟增强了中性粒细胞的趋化和吞噬功能
B. 吸烟增加了血清 IgG、IgM 和 sIgA
C. 吸烟降低局部氧张力，有利于某些致病菌的生长
D. 吸烟抑制破骨细胞的活性
E. 吸烟与牙槽骨的吸收程度无关

**17. 牙周脓肿的发病因素不包括**

A. 牙周袋壁的化脓性炎症向深部发展，脓液不能排入袋内
B. 牙周袋迂回曲折，涉及多个牙面，脓性渗出物不能顺利引流
C. 洁治或刮治动作粗暴，将牙石碎片推入牙周袋深部
D. 异物刺入牙间乳头，引起化脓性炎症
E. 根管治疗时髓室底或根管壁侧穿，引起化脓性炎症

**18. 急性多发性牙龈脓肿不同于牙周脓肿的特点是**

A. 发生于牙周炎患者
B. 脓肿一般接近根尖
C. 全口多个牙泛发
D. 治愈后牙龈不能完全恢复正常
E. 可探及深牙周袋

**19. 牙龈瘤的临床特点不包括**

A. 表面可呈分叶状，有蒂或无蒂
B. 分为肉芽肿型牙龈瘤、纤维型牙龈瘤、血管型牙龈瘤
C. 多发生于单个牙唇、颊侧的牙龈乳头处
D. 主要采用手术切除
E. 手术切除后不易复发

**20. 急性龈乳头炎的疼痛性质不表现为**

A. 自发性胀痛
B. 明显的自发痛
C. 中度的冷、热刺激痛
D. 探、触痛
E. 重度叩痛

**21. 牙龈纤维瘤病的临床特点为**

A. 牙龈增生一般发生于恒牙列
B. 有家族患病史，无长期服药史
C. 伴发慢性炎症者较多
D. 同时侵犯附着龈、牙龈乳头和边缘龈
E. 可做保留牙的牙龈纤维瘤切除术

**22. 牙周组织临床检查所需的特殊器械为**

A. 口镜、探针、镊子
B. 牙周探针、电活力计、薄蜡片
C. 牙周探针、牙胶棒、牙线、染色剂
D. 牙周探针、牙线、咬𬌗纸、薄蜡片
E. 牙周探针、咬𬌗纸、薄蜡片、X 线片

**23. 药物性牙龈增生的临床表现是**

A. 龈乳头可呈球状、结节状
B. 上、下前牙区较重，一般不易出血
C. 只发生于有牙区
D. 最根本的治疗是停药或换药
E. 以上全是

**24. 有关牙齿松动的叙述，错误的是**

A. 生理状态下，牙齿不松动
B. 急性根尖周炎可使牙松动
C. 妊娠期、月经期牙齿可出现松动
D. 长期口服激素类避孕药的妇女可出现牙齿松动
E. 急性牙外伤可使牙松动

**25. ANUG 的临床表现不正确的是**

A. 牙龈疼痛、出血明显
B. 牙间龈乳头变平
C. 牙槽骨水平吸收
D. 腐败性口臭
E. 涂片可见梭形杆菌和螺旋体

**26. 不属于 ANUG 病因的是**

A. 慢性龈缘炎
B. 吸烟
C. 遗传因素
D. 全身消耗性疾病
E. 身心因素

**27. 青春期龈炎的特点为**

A. 与孕激素水平增高有关
B. 与局部菌斑无关
C. 牙龈肥大发炎的程度超过局部刺激的程度
D. 青春期后能自愈
E. 彻底治疗后不易复发

**28. 牙龈肥大的临床特征为**

A. 牙龈呈深红或暗红色
B. 牙龈松软发炎，表面光滑
C. 龈缘肥大

D. 龈乳头呈球状，常覆盖牙冠近牙颈 1/3 或更多，探之易出血

E. 以上都对

29. 慢性龈缘炎的临床表现不包括

A. 牙龈充血肿胀　　　B. 探诊龈沟出血

C. 龈沟深度超过 3mm　D. 牙周附着丧失

E. 无牙槽骨吸收

30. 与药物性牙龈增生的程度有关的因素是

A. 年龄　　　　　　　B. 口腔的卫生情况

C. 服药时间　　　　　D. 服药剂量

E. 血清、唾液中的药物浓度

31. 下列关于牙龈炎的临床表现正确的是

A. 在炎症明显的部位，牙周探诊的深度常小于组织学上的龈沟深度

B. 探诊后出血多出现于牙龈颜色改变之后

C. 可通过牙龈点彩的有无来判断牙龈有无炎症

D. 重度牙龈炎可有上皮附着的降低

E. 若炎症局限于龈沟内壁，牙龈表面的红肿不明显

32. 患儿，女性，6 岁。下颌乳中切牙 II 度松动，舌侧有恒中切牙萌出 1/3，应诊断为

A. 下颌恒中切牙移位

B. 下前牙拥挤

C. 下颌恒中切牙早萌

D. 下颌乳中切牙滞留

E. 以上都不是

33. 急性坏死性溃疡性龈炎的主要致病菌为

A. 溶血性链球菌　　　B. 白念珠菌

C. 变形链球菌　　　　D. 金黄色葡萄球菌

E. 梭形杆菌及螺旋体

34. 牙龈瘤是

A. 真性肿瘤　　　　　B. 肉芽肿

C. 纤维瘤　　　　　　D. 息肉

E. 炎症反应性瘤样增生物

35. 所谓"根柱"是指

A. 发生分叉的牙根

B. 各牙较粗壮的牙根

C. 牙根未分叉的部分

D. 牙根发生分叉的部分

E. 截面接近圆形的牙根

36. 牙龈炎的高发期是

A. 儿童　　　　　　　B. 青少年

C. 成人　　　　　　　D. 老年

E. 没有高发期

37. 牙龈健康时，正常的探诊力量，探针应止于

A. 结合上皮中部

B. 结合上皮根方的结缔组织中

C. 结合上皮冠方

D. 结合上皮与根面之间的牙面上

E. 牙槽嵴顶

38. 用 3% 过氧化氢进行牙周袋内冲洗的作用是

A. 具有广谱杀菌作用

B. 改变牙周袋内的厌氧环境

C. 作用时间长，杀菌效率高

D. 迅速吸附于细菌表面而发挥杀菌作用

E. 使细胞质沉淀而杀菌

39. 引起牙龈炎最主要的因素是

A. 革兰阳性杆菌

B. 体内菌群紊乱

C. 免疫力低下

D. 全身慢性消耗性疾病

E. 口腔卫生差，菌斑大量堆积

40. 急性牙周脓肿的治疗方法不包括

A. 口服抗生素　　　　B. 脓肿切开

C. 降低咬合　　　　　D. 漱口水含漱

E. 翻瓣刮治

41. 患者，女性，29 岁。近 3 个月来刷牙、咀嚼硬物时牙龈易出血，牙龈有一肿物 2 月余，并慢慢长大，影响进食。检查：多数牙龈缘及龈乳头色鲜红，松软发亮，下颌切牙唇侧有一瘤状增生物。确诊前最应询问的病史为

A. 刷牙史　　　　　　B. 牙签剔牙史

C. 食物嵌塞史　　　　D. 服消炎药史

E. 妊娠史

42. 牙龈出血可能是缺乏

A. 维生素 A　　　　　B. 维生素 B

C. 维生素 C　　　　　D. 维生素 D

E. 维生素 E

43. 对于牙周病患者，可能引起菌血症的操作是

A. 刷牙　　　　　　　B. 牙周探诊

C. 洁治　　　　　　　D. 刮治

E. 以上都是

44. 关于慢性龈炎和牙龈增生，不正确的是

A. 主要在龈沟壁处有炎症细胞浸润

B. 龈沟上皮下方有中性粒细胞反应区

C. 淋巴细胞主要为 B 细胞

D. 增生性龈炎多见于女性

E. 长期的增生性龈炎多为纤维型

**45.** 与剥脱性龈炎无关的是
    A. 类天疱疮　　　　　B. 扁平苔藓
    C. 天疱疮　　　　　　D. 红斑狼疮
    E. 白斑

**46.** 不参与牙周袋形成的因素是
    A. 细菌　　　　　　　B. 白细胞
    C. 成纤维细胞　　　　D. 结合上皮
    E. 成骨细胞

**47.** 龈缘炎最常见的主诉症状是
    A. 疼痛　　　　　　　B. 出血
    C. 发育　　　　　　　D. 发胀
    E. 干燥

**48.** 角化囊肿易复发的原因不包括
    A. 囊肿本身壁薄易碎，难以完整摘除
    B. 囊肿沿骨小梁间生长
    C. 含有子囊或卫星囊
    D. 可能来自口腔黏膜基底细胞增殖
    E. 可能来源于缩余釉上皮

**49.** 下列有关角化囊肿的叙述，不正确的是
    A. 衬里上皮薄、有钉突
    B. 基底细胞界限清楚、细胞极性倒置
    C. 棘层较薄，常呈细胞内水肿
    D. 表层的角化主要为不全角化
    E. 囊壁内可见微小的子囊和牙源性上皮岛

**50.** 牙源性囊肿的衬里上皮来源不包括
    A. 成釉器
    B. 缩余釉上皮
    C. Serres 上皮剩余
    D. Malassez 上皮剩余
    E. 呼吸道上皮

**51.** 呼吸性纤毛上皮衬里见于
    A. 角化囊肿　　　　　B. 含牙囊肿
    C. 鼻唇囊肿　　　　　D. 牙龈囊肿
    E. 黏液囊肿

**52.** 下列不属于牙源性发育性囊肿的是
    A. 牙龈囊肿　　　　　B. 牙旁囊肿
    C. 角化囊肿　　　　　D. 含牙囊肿
    E. 萌出囊肿

**53.** 口底囊性肿块，切片检查囊壁衬里为鳞状上皮，囊壁结缔组织中有少量慢性炎症细胞浸润，壁外可见少量散在黏液腺泡，应诊断为
    A. 黏液囊肿　　　　　B. 表皮样囊肿
    C. 舌下囊肿　　　　　D. 淋巴瘤

    E. 皮样囊肿

**54.** 下列有关创伤性骨囊肿的描述，不正确的是
    A. 为发生外伤后引起骨髓内出血，出血后机化过程消失而致
    B. 好发于青年，男性多见，长骨好发
    C. 早期多无症状
    D. 囊壁纤维结缔组织为薄厚不一的复层鳞状上皮
    E. 囊壁纤维结缔组织内可见骨组织或类骨质形成

**55.** 下列囊肿中不含上皮衬里的是
    A. 舌下腺囊肿　　　　B. 甲状舌管囊肿
    C. 鳃裂囊肿　　　　　D. 鼻腭囊肿
    E. 含牙囊肿

**56.** 基底细胞排列整齐，呈栅栏状的囊肿主要见于
    A. 牙源性角化囊肿　　B. 含牙囊肿
    C. 牙龈囊肿　　　　　D. 根尖周囊肿
    E. 鳃裂囊肿

**57.** 成釉细胞瘤和牙源性角化囊肿的主要区别在于
    A. 常见于 30～49 岁
    B. 下颌比上颌多见
    C. X 线片上表现为单囊或多囊
    D. 囊液为黄色或黄褐色
    E. 生长缓慢，沿骨小梁浸润性生长，易复发

**58.** 牙龈瘤的病理分型不含
    A. 肉芽肿型牙龈瘤
    B. 纤维型牙龈瘤
    C. 血管型牙龈瘤
    D. 巨细胞型牙龈瘤
    E. 先天性牙龈瘤

**59.** 引起妊娠期龈炎的病因是
    A. 内分泌改变　　　　B. 咬合创伤
    C. 口腔菌群变化　　　D. 营养不良
    E. 以上都有

**60.** 牙龈因失去食物按摩而废用萎缩是由于
    A. 牙冠轴面凸度过大
    B. 牙冠轴面凸度过小
    C. 牙冠轴面无凸度
    D. 牙冠外展隙过小
    E. 牙冠面副沟排溢道不明显

**61.** 患儿，男性，12 岁。上前牙牙龈肿胀，咬硬物及刷牙易出血，放松状态可见开唇露齿。血常规未见异常，最可能的局部促进因素为
    A. 内分泌改变　　　　B. 上唇发育不良
    C. 刷牙方法不当　　　D. 抿唇习惯

E. 口呼吸

**62. 急性牙槽脓肿的发展过程一般经历**
A. 浆液期、化脓期、引流期
B. 根尖周脓肿、骨膜下脓肿、黏膜下脓肿
C. 根尖周炎症、根尖周肉芽肿、根尖周囊肿
D. 急性根尖周炎、慢性根尖周炎、慢性牙槽脓肿
E. 根尖周脓肿、骨膜下脓肿、面部蜂窝织炎

**63. 患者，女性，26 岁。因半年来右上后牙牙龈发现小包，肿痛 2 次，流出少许脓液，要求诊治。检查时最可能见到**
A. 多个牙齿松动
B. 多个龋坏牙齿
C. 牙龈处多处口腔溃疡
D. 龋齿和牙龈疼痛
E. 变色牙和口腔溃疡

**64. 关于宿主的防御反应与牙周病的关系，错误的是**
A. 炎症早期，宿主的防御反应以保护性机制为主
B. 病变持续进行时，宿主的防御反应导致组织的破坏
C. 中性粒细胞产生的溶酶体酶对牙周组织有损伤作用
D. 体液和细胞免疫产生的效应物质对牙周组织有损伤作用
E. 宿主的防御反应对牙周组织均是破坏性的

**65. 下列不良习惯可直接引起牙周组织破坏的是**
A. 儿童多动症　　B. 咀嚼槟榔
C. 偏食　　D. 磨牙症
E. 酗酒

**66. 造成牙齿松动的原因有**
A. 牙槽骨吸收　　B. 牙周膜炎症
C. 𬌗创伤　　D. 牙齿外伤
E. 以上都对

**67. 影响牙周病的系统性疾病不包括**
A. 糖尿病　　B. 甲亢
C. 冠心病　　D. 肺结核
E. 肝硬化

**68. 与牙齿松动度有关的是**
A. 牙石的多少　　B. 牙龈是否出血
C. 龈袋的深浅　　D. 病程的长短
E. 牙周膜和牙槽骨的破坏程度

**69. 患者，女性，45 岁。右侧后牙颊侧牙龈肿胀、疼痛 3 天。检查：右下第一、第二磨牙间颊侧牙龈呈卵圆形膨隆，有波动感。诊断为急性牙周脓肿。若与牙槽脓**

肿鉴别诊断，不必要的一项检查是
A. 牙髓活力测验
B. 检测牙周袋的存在
C. X 线检查
D. 是否有龈下牙石
E. 牙体情况检查

**70. 患者，女性，26 岁。妊娠 5 个月，下颌中切牙之间牙龈乳头处形成一肿物 2 月余，色紫红，易出血。最可能的诊断是**
A. 纤维型牙龈瘤　　B. 牙龈癌
C. 化脓性肉芽肿　　D. 妊娠期龈瘤
E. 牙周脓肿

**71. 掌跖角化－牙周破坏综合征的临床表现不包括**
A. 皮损及牙周病变常在 4 岁前出现
B. 患儿智力及身体发育异常
C. 乳牙萌出后即有深牙周袋
D. 恒牙萌出后按顺序发生牙周破坏
E. 手掌、足底、膝部及肘部局限性的过度角化

**72. 龈沟液中含量最高的抗体是**
A. sIgA　　B. IgA
C. IgG　　D. IgM
E. 没有特定抗体含量高

**73. 关于龈沟液作用的描述，正确的是**
A. 可清除异物，增强上皮与牙齿的贴附
B. 具有抗菌作用
C. 作为微生物培养基
D. 增强牙龈免疫能力
E. 以上均正确

**74. 下列关于氟矿化的作用，错误的是**
A. 可增加牙齿萌出后的速度
B. 促进早期龋损的再矿化
C. 促进牙齿的形态发育，使牙的沟裂变深
D. 增加牙釉质对酸脱矿作用的抵抗力
E. 干扰菌斑内微生物的新陈代谢

**75. 影响龈沟液量的因素不包括**
A. 机械刺激　　B. 化学刺激
C. 牙龈炎症　　D. 性激素
E. 血液黏稠度

**76. 有关牙龈的叙述，下列错误的是**
A. 呈粉红色
B. 正常时表面有点彩
C. 炎症时点彩更明显
D. 牙龈与牙颈部紧密相连
E. 龈沟过深则为病理现象

77. 下列关于颊间隙感染的描述，正确的是
 A. 以腺源性感染多见
 B. 因可导致翼下颌间隙、咬肌间隙、眶下间隙等多间隙感染，故应早期切开引流
 C. 可由上颌智齿冠周炎导致
 D. 为避免面部瘢痕和损伤面神经，应从口内切开引流
 E. 主要的诊断依据是牙关紧闭

78. 对于拔牙创的处理，不正确的方法是
 A. 拔除乳牙残根后彻底搔刮牙槽窝
 B. 压迫缩小扩大的牙槽窝
 C. 撕裂的牙龈组织应予缝合
 D. 与骨膜牙龈相连的骨折片应复位保留
 E. 刮净拔牙创内的肉芽及碎片

79. 关于牙周炎的叙述错误的是
 A. 牙周炎是指一组侵犯牙周 4 种组织（包括牙龈、牙周膜、牙槽骨和牙骨质）的疾病
 B. 可造成牙周组织的破坏，最终导致牙齿松动、脱落
 C. 牙周炎导致的牙周组织破坏，经过恰当治疗后，病变可得到控制
 D. 治疗后遭到破坏的牙周组织可以完全恢复正常
 E. 是不可逆性疾病

80. 关于根分叉病变的发病率，叙述正确的是
 A. 下颌第一磨牙发病率最高
 B. 上颌第一磨牙发病率最高
 C. 各牙发生率无明显差异
 D. 下颌第一前磨牙发病率最低
 E. 下颌第二磨牙发病率最高

81. 牙龈指数为 1 的情况是
 A. 牙龈健康
 B. 牙龈轻度炎症，探诊不出血
 C. 牙龈中度炎症，探诊出血
 D. 牙龈重度炎症，有自动出血倾向
 E. 坏死性牙龈炎

82. 关于牙周袋的临床表现与组织病理改变的关系，不正确的是
 A. 局部血液循环阻滞—牙龈呈暗红色
 B. 牙龈表面上皮增生—牙龈表面光亮、点彩消失
 C. 袋壁溃疡—探诊痛
 D. 袋壁溃疡—探诊后出血
 E. 袋外侧壁的纤维性增生—质地致密

83. 牙周炎的病因中应首先考虑何种因素以指导治疗
 A. 遗传因素　　　　　B. 内分泌因素
 C. 免疫学因素　　　　D. 菌斑因素
 E. 营养因素

84. 最常见的牙周病是
 A. 急性牙周炎　　　　B. 慢性牙周炎
 C. 牙周变性　　　　　D. 牙周萎缩
 E. 咬合创伤

85. ANUG 的症状为
 A. 发病急
 B. 牙龈易出血
 C. 化脓，恶臭味和牙龈疼痛
 D. 牙龈乳头出现坏死
 E. 以上均是

86. 关于根分叉病变的叙述，正确的是
 A. Ⅰ度：牙周袋已达多根牙根分叉区，但分叉内无牙槽骨破坏，X 线片上看不到骨质吸收
 B. Ⅱ度：分叉区骨吸收仅限于颊侧或舌侧，尚未相通，X 线片见牙周膜增宽
 C. Ⅲ度：根间牙槽骨全部吸收，探针可通过根分叉区，X 线片可见该区呈完全的透射区
 D. Ⅳ度：根间骨隔完全破坏，牙龈退缩使根分叉区完全开放
 E. 以上都对

87. 关于牙菌斑，下列叙述正确的是
 A. 龈下菌斑易受唾液防御成分的影响
 B. 龈上菌斑和龈下菌斑的细菌种类相同
 C. 龈上菌斑和龈下菌斑的生物膜结构不同
 D. 牙菌斑由约 80% 的水和 20% 的固体物质组成
 E. 健康牙龈的龈下菌斑主要由革兰阴性需氧菌组成

88. 某龈沟位点探诊深度为 5mm，结合上皮位于釉牙骨质界，其附着丧失为
 A. 2mm　　　　　　　B. 5mm
 C. 7mm　　　　　　　D. 3mm
 E. 没有附着丧失

89. 青少年牙周炎患者的龈下菌斑中，主要的细菌是为
 A. 产黑色素类杆菌和血链球菌
 B. 放线共生放线杆菌和二氧化碳嗜纤维菌
 C. 产黑色素类杆菌和二氧化碳嗜纤维菌
 D. 产黑色素类杆菌和放线共生放线杆菌
 E. 血链球菌和放线共生放线杆菌

90. 下列关于牙龈炎的临床表现错误的是
 A. 牙龈质地变得松软脆弱
 B. 龈沟探诊深度可达 3mm 或更多
 C. 游离龈和龈乳头呈鲜红色或暗红色
 D. 龈沟液渗出减少

E. 一般探诊后都有牙龈出血

**91. 青少年牙周炎好发的牙齿部位是**
A. 上颌切牙
B. 下颌切牙
C. 双尖牙
D. 第一恒磨牙与上、下颌切牙
E. 双尖牙与上、下颌切牙

**92. 患者，女性，24 岁。怀孕 5 个月，怀孕后，右侧下颌阻牙反复发生冠周炎，1 周前再次发作，经治疗后治愈。目前最佳的处理方法为**
A. 龈瓣切除
B. 拔除
C. 冲洗上药
D. 理疗
E. 口服抗生素

**93. 以下关于囊肿型淋巴管瘤的叙述，错误的是**
A. 表面皮肤色泽正常
B. 触之柔软，有波动感
C. 体位试验阳性
D. 有时需要做穿刺检查以明确诊断
E. 可与毛细管型淋巴管瘤同时存在

**94. 下述改变为良性病变的是**
A. 上皮钉突呈滴状
B. 有丝分裂象增多
C. 核浆比例增加
D. 细胞异形性
E. 上皮过度角化

**95. 甲硝唑棒局部应用与口服甲硝唑相比，在龈沟液中的药物浓度较后者高**
A. 60 倍
B. 50 倍
C. 40 倍
D. 20 倍
E. 80 倍以上

**96. 患者，男性，45 岁。牙周袋探诊深度为 6.5mm，袋内牙石量大，龈下洁治后 2 周后无明显好转。应考虑的治疗为**
A. 继续龈下洁治和根面平整
B. 牙周药物治疗
C. 拔出患牙
D. 牙周翻瓣治疗
E. 牙龈切除治疗

**97. 青春期龈炎的主要治疗措施是**
A. 拔除拥挤牙
B. 补充性激素
C. 正畸治疗
D. 口服抗生素
E. 洁治配合局部药物治疗

**98. 颊系带为**
A. 唇颊黏膜移行于牙槽黏膜的皱襞
B. 口腔前庭沟上相当于磨牙区的扁形黏膜皱襞

C. 口腔的前庭沟上相当于上、下尖牙或前磨牙区的扁形黏膜皱襞
D. 上颌结节后内方与磨牙垫后方之间的黏膜皱襞
E. 前庭沟中线上的黏膜皱襞

**99. 牙龈疾病中最常见的是**
A. 多发性牙龈脓肿
B. 单发性牙龈脓肿
C. 龈乳头炎
D. 慢性龈炎
E. 牙龈增生

**100. 标志着疾病已发展至牙周病阶段的症状是**
A. 牙槽骨吸收
B. 牙齿松动
C. 牙周袋形成
D. 牙龈退缩
E. 牙龈肿胀、出血和疼痛

**101. 在以下情况中，不需检查患牙有无叩痛的是**
A. 深龋
B. 急性牙髓炎
C. 慢性牙髓炎
D. 慢性根尖周炎
E. 龈乳头炎

**102. 患者，男性，25 岁。近 1 年来刷牙出血，但无自发出血倾向。检查：牙颈部牙石较多，牙龈轻度充血肿胀，牙周袋深度约 3mm，血常规无异常。可初步诊断为**
A. 慢性龈缘炎
B. 牙周炎
C. 牙龈增生
D. 血小板减少症
E. 维生素 C 缺乏症

**103. 下列龈下刮治的操作错误的是**
A. 刮治前应用探针仔细检查龈下牙石
B. 匙形器的刀刃与根面成 45°角以避免损伤袋内软组织壁
C. 锄形器应两点接触，即刀刃置于袋底根面上
D. 每 动作的刮除范围要与前次有部分重叠，连续不间断
E. 刮治务求干净，避免残留牙石

**104. 判断牙周袋真假性的依据是**
A. 牙周袋的深度
B. 牙周袋的形状
C. 牙周袋底的位置
D. 牙龈有无增生和肿胀
E. 牙龈有无炎症

**105. 关于妊娠期龈炎，正确的是**
A. 妊娠本身即可引起龈炎
B. 无局部刺激物及菌斑，妊娠期龈炎也会发生
C. 可发生于个别牙或全口牙龈，后牙区重于前牙区
D. 妊娠期性激素水平的改变，可使原有的慢性龈炎加重或改变特征
E. 妊娠期龈瘤体积较大，妨碍进食者，可尽量选择

妊娠 7~9 个月之间手术切除

**106.** 翻瓣术后可探测牙周袋的时间为

    A. 4 周以后        B. 6 周以后

    C. 8 周以后        D. 3 个月以后

    E. 半年以后

**107.** 急性龈乳头炎的一些临床表现易与牙髓炎混淆，除了

    A. 明显的自发痛

    B. 中等程度的冷、热刺激痛

    C. 龈乳头发红肿胀，探、触痛明显，易出血

    D. 跳痛

    E. 可有轻度叩痛

**108.** 以下药物不会引起药物性牙龈肥大的是

    A. 硝苯地平        B. 地西泮

    C. 苯妥英钠        D. 环孢素

    E. 维拉帕米

**109.** 关于唐氏综合征的特点，正确的是

    A. 乳牙、恒牙均可受累

    B. 常有下颌发育不足

    C. 与父亲生育年龄过大有关

    D. 菌斑、牙石等局部刺激的量与牙周破坏成正比

    E. 牙龈组织弥漫性纤维结缔组织增生为主

**110.** 与牙周病致病相关的菌体表面物质不包括

    A. 外膜蛋白        B. 膜泡

    C. 纤毛蛋白        D. 脂磷壁酸

    E. 鞭毛

**111.** 患者，男性，24 岁。主诉：前牙牙龈肿大 1 年余。检查：前牙 PD3~4mm。如果此患者诊断为增生性龈炎，与早期牙周炎鉴别可采用的检查是

    A. 牙龈炎症程度     B. 现病史

    C. 牙周袋的存在     D. 细菌学检查

    E. 有无附着丧失

**112.** 患者，男性，27 岁。主诉：牙龈疼痛、出血、口腔腐臭，不敢刷牙 3 天，无发热。该患者牙龈疼痛最可能的原因是

    A. 口腔溃疡        B. 牙龈坏死

    C. 口腔疱疹        D. 更换牙刷

    E. 牙龈炎症

**113.** 患者，女性，46 岁。左上后牙牙龈突然肿胀 2 天。两周前曾在牙周科进行龈下刮治。急诊诊断为急性牙周脓肿。脓肿形成最可能的原因是

    A. 牙髓炎症

    B. 食物嵌塞

    C. 口腔卫生保持不良

    D. 牙周袋深处牙石未刮净

    E. 𬌗创伤

**114.** 某患者左上后牙牙龈肿痛 2 天。检查见左上第一磨牙颊侧牙龈卵圆形肿胀，有波动感，牙周袋深 8mm，牙髓活力正常。最可能的诊断是

    A. 急性牙槽脓肿

    B. 急性多发性牙龈脓肿

    C. 逆行性牙髓炎

    D. 急性牙周脓肿

    E. 急性根尖周炎

**115.** 维生素 C 缺乏症的口腔表现为

    A. 常为该病的早期损害，表现为口角炎、唇炎和舌炎

    B. 早期舌尖、舌缘充血发红，菌状乳头红肿，其后全舌、口腔黏膜咽部发红，有热痛感，可发生表浅溃疡

    C. 牙龈炎、牙龈出血是早期出现的突出表现

    D. 口腔黏膜苍白色，以唇、舌、龈明显

    E. 口腔黏膜和咽喉出现坏死性溃疡

**116.** 患者，男性，40 岁。发现腭部肿胀并破溃 2 月余。检查见软硬腭交界处一深在溃疡，可探至骨面，直径 1.3cm，形状不规则，界限尚清晰，溃疡边缘隆起。活检示组织坏死，唾液腺导管和腺泡上皮有鳞状化生。拟诊为

    A. 腭部鳞癌

    B. 口腔结核

    C. 坏死性唾液腺化生

    D. 腭部腺癌

    E. 腺周口疮

**117.** 患者，男性，15 岁。全口牙龈增生 4 年。检查：全口牙龈广泛增生，覆盖牙面 2/3 以上，触之质地坚实，表面光滑，点彩明显，不易出血。其兄弟亦有相似病史。可能的诊断为

    A. 青春期龈炎     B. 增生性龈炎

    C. 药物性牙龈增生     D. 牙龈纤维瘤病

    E. 慢性龈缘炎

**118.** 患者，男性，25 岁。口腔内上、下前牙牙龈乳头消失，并凹陷，呈反波浪形，龈乳头间颊舌侧分离，可从牙面翻开，牙龈无坏死物，下方有牙石和软垢。血象正常。可能的原因是

    A. 疱疹性龈口炎

    B. 中性粒细胞缺乏引起牙龈坏死

    C. 慢性龈缘炎

D. 慢性坏死性龈炎

E. 龈乳头炎

119. 患者，女性，30 岁。癫痫，长期服用苯妥英钠。易并发的口腔疾患是

A. 龈缘炎
B. 牙龈纤维瘤病
C. 青春期龈炎
D. 妊娠期龈炎
E. 药物性龈炎

120. 患者，女性，30 岁。主诉：牙龈自动出血伴牙龈疼痛，口臭 3 天，未发热。检查：牙石（+++），龈缘呈虫蚀状。诊断为急性坏死性溃疡性龈炎。其治疗方法不包括

A. 去除局部坏死组织并刮除大块牙石
B. 局部使用 1%～3% 过氧化氢溶液冲洗
C. 常规全身应用青霉素
D. 支持疗法，并对全身因素进行矫正
E. 口腔卫生指导，建立良好的口腔卫生习惯

121. 患者，女性，30 岁。有 5 年吸烟史。主诉：牙龈自动出血伴牙龈疼痛，口臭 3 天，未发热。检查：牙石（+++），龈缘呈虫蚀状。诊断为急性坏死性溃疡性龈炎。为确诊，最合适的辅助诊断方法是

A. 活检
B. 细菌培养
C. 坏死物及牙龈组织培养
D. 病变区细菌学涂片
E. 脱落细胞检查

122. 患者，女性，26 岁。妊娠 5 个月，下颌中切牙间牙龈乳头处形成一肿物 2 月余，色紫红，易出血。对该患者的治疗，描述错误的是

A. 去除一切局部刺激因素
B. 尽量避免使用全身药物治疗
C. 治疗中可用 1% 过氧化氢溶液和生理盐水冲洗
D. 若考虑手术切除，手术时机应选择妊娠的 4～6 个月内
E. 若肿物较大已妨碍进食，应尽快安排手术切除

123. 患者，男性，40 岁。主诉牙龈增生 2 年，有高血压病史。检查：全口牙龈增生，覆盖牙冠的 1/3～1/2，牙龈乳头因增生而相连，部分牙龈表面呈桑椹状，牙龈质地坚实，呈暗红色。造成以上症状的原因是患者可能服用了

A. 苯巴比妥钠
B. 环孢素
C. 异山梨酯
D. 硝苯地平
E. 以上都不是

124. 患者，女性，37 岁。11 牙腭侧有一局限性深牙周袋 6mm，颊侧龈缘下 2mm 处可见一窦道，颊侧牙周探诊 2mm，牙髓活力正常。此牙周袋最可能的类型是

A. 一壁骨袋
B. 龈袋
C. 复合牙周袋
D. 复杂牙周袋
E. 骨上袋

二、多选题：每道试题由 1 个题干和 5 个备选答案组成，题干在前，选项在后。选项 A、B、C、D、E 中至少有 2 个正确答案。

125. 关于牙龈瘤，叙述正确的是

A. 好发于女性患者
B. 常累及多个牙位
C. 多发于唇、颊侧龈乳头处
D. X 线片无牙槽骨吸收
E. 是一种真性肿瘤

126. 下颌智齿冠周炎可引起

A. 眶下间隙感染
B. 面颊瘘
C. 翼下颌间隙感染
D. 下颌骨边缘性骨髓炎
E. 下颌下间隙感染

127. 牙龈癌的治疗原则包括

A. 早期下牙龈癌仅波及牙槽突时，仅做原发灶和下颌骨方块切除
B. 下牙龈癌范围较大侵入颌骨时，应做原发灶和下颌骨部分或一侧切除
C. 下牙龈癌一般应同期行选择性颈淋巴清扫术
D. 上牙龈癌应做上颌骨次全切除，如波及上颌窦可考虑一侧上颌骨切除
E. 上牙龈癌一般不同期行选择性颈淋巴清扫术

128. 关于牙周探针和牙周探诊的描述正确的有

A. 牙周探针带刻度，每刻度为 1mm 或 2～3mm
B. 轻柔的探诊压力也会使探针穿透部分结合上皮，使组织学的真正深度略大于探诊深度
C. 探测牙周袋时，牙周探针尖始终紧贴牙周袋壁
D. 探测牙周袋时，牙周探针应与牙长轴平行，探测邻面时，不允许探针向邻面中央倾斜
E. 在探诊时，支点要稳，用力不可过大

129. 慢性龈缘炎的病损主要位于

A. 牙槽骨
B. 牙周膜
C. 游离龈
D. 龈乳头
E. 附着龈

130. 关于智齿冠周炎的定义描述正确的是

A. 是指发生在智齿周围软组织的炎症
B. 常发生于智齿萌出不全或阻生时
C. 下颌智齿冠周炎较为常见

D. 上颌智齿也可能发生冠周炎

E. 上颌智齿冠周炎少见，但临床症状更重

**131.** 按照 1982 年 Mulliken 提出的细胞生物学分类，将传统的血管瘤分为

A. 杨梅状血管瘤　　　　B. 血管瘤

C. 海绵状血管瘤　　　　D. 血管畸形

E. 蔓状血管瘤

**132.** 牙源性角化囊肿复发的病因可能是

A. 手术难以完整摘除

B. 衬里上皮生长活跃

C. 囊肿部分区域癌变

D. 囊壁内有卫星囊

E. 口腔黏膜基底细胞增殖

**133.** 青少年牙周炎的临床特点是

A. 主要发生于青春期

B. 菌斑、牙石量少

C. 好发于第一恒磨牙和上、下切牙

D. 牙槽骨形成"弧形吸收"

E. 病程进展快

**134.** 下颌智齿冠周炎沿下颌支外侧面向后不可能形成

A. 翼颌间隙感染　　　　B. 咽旁间隙感染

C. 颌下间隙感染　　　　D. 口底蜂窝织炎

E. 咬肌间隙感染

**135.** 患者，男性，16 岁。因"牙龈发黑 1 年"来诊。口腔检查：全口牙龈见薄片状黑色素沉着，下唇黏膜见散在平伏黑色素斑。正确的治疗措施是

A. 全身相应检查，排除系统性疾病

B. 手术切除

C. 密切观察，定期随访

D. 若黑斑短期内快速长大或出现溃疡，及时就诊

E. 放射治疗

**136.** 关于牙槽骨吸收的影像学表现，叙述错误的有

A. X 线片可清晰显示牙齿颊、舌、近中、远中面的骨质情况

B. 牙槽嵴顶的骨吸收可使牙槽间隔凹陷

C. 正常情况下，牙槽嵴顶与釉牙骨质界的距离为 0.5mm

D. 在 X 线片上可确定骨下袋是几壁骨袋

E. 牙槽骨吸收的程度一般以吸收区占牙根长度的比例来表示

**137.** 有些疾病引起的牙松动经治疗后可逐渐恢复稳固，这些疾病有

A. 牙槽骨水平吸收

B. 急性根尖周炎

C. 不伴牙周炎的单纯咬合创伤

D. 外伤引起牙根颈 1/3 处折断

E. 牙周翻瓣术后

**138.** 获得性免疫缺陷综合征的相关性口腔改变包括

A. 牙龈线性红斑　　　　B. 疱疹性龈口炎

C. 白念珠菌感染　　　　D. 毛状白斑

E. 卡波西肉瘤

**139.** 重度慢性牙周炎的确诊指标有

A. 牙周袋深度 >6mm

B. 附着丧失 ≥3mm

C. 牙槽骨吸收超过根长 1/2

D. 多根牙有根分叉病变

E. 牙齿松动

**140.** 侵袭性牙周炎的特点有

A. 菌斑及牙石的量与牙周组织破坏程度呈正相关

B. 伴放线放线杆菌比例升高

C. 吞噬细胞功能异常

D. 常累及第一恒磨牙和前牙

E. 附着丧失和牙槽骨吸收具有自限性

**141.** 牙周 – 牙髓联合病变的感染途径包括

A. 根尖孔　　　　　　　B. 牙周膜

C. 根管侧支　　　　　　D. 牙本质小管

E. 牙根纵裂

**142.** 牙周炎具有部位特异性，最少受累的牙位是

A. 上颌尖牙　　　　　　B. 下颌尖牙

C. 上颌前磨牙　　　　　D. 下颌前磨牙

E. 上颌磨牙

**143.** 鉴别龈炎与牙周炎的依据包括

A. 牙龈色泽改变　　　　B. 牙龈质地改变

C. 探诊出血　　　　　　D. 牙槽骨吸收

E. 附着丧失

**144.** 以下对根分叉病变的描述，正确的是

A. 根柱越长越易发生根分叉病变

B. 下颌第一磨牙的发生率最高，上颌前磨牙最低

C. Ⅰ度根分叉病变可以探入根分叉病变内部

D. X 线片所见的病变总是比临床实际病变严重

E. 釉质突起是根分叉病变的重要解剖因素

**145.** 下列关于急性根尖周脓肿和牙周脓肿的鉴别，正确的是

A. 急性根尖周脓肿可追问及牙体牙髓病史，牙周脓肿常伴有长期牙周病史

B. 急性根尖周脓肿比较靠近根尖部，牙周脓肿靠近牙龈缘

C. 急性根尖周脓肿叩诊疼痛相对牙周脓肿较轻

D. 急性根尖周脓肿患牙牙髓多无活力，牙周脓肿患牙大多有活力

E. 急性根尖周脓肿患牙痊愈后，松动度会减轻；牙周脓肿的患牙消肿后仍很松动

**三、共用题干单选题：**以叙述一个以单一病人或家庭为中心的临床情景，提出 2～6 个相互独立的问题，问题可随病情的发展逐步增加部分新信息，每个问题只有 1 个正确答案，以考查临床综合能力。答题过程是不可逆的，即进入下一问后不能再返回修改所有前面的答案。

**（146～148 共用题干）**

患者，女性，40 岁。半年来自觉下前牙牙龈增生，影响美观，偶有刷牙出血。检查：下前牙唇侧牙龈轻度增生，质地有弹性，颜色近正常，探及少量龈上及龈下结石。

**146. 采集病史应重点了解的情况不包括**

　A. 有无外伤史　　　　B. 家族史

　C. 不良习惯　　　　　D. 有无服药史

　E. 全身情况

**147. 若行"龈上、龈下洁治术" 2 周后，增生的牙龈有明显消退。则诊断最可能是**

　A. 牙龈纤维瘤病　　　B. 药物性牙龈增生

　C. 增生性龈炎　　　　D. 浆细胞性龈炎

　E. 慢性龈乳头炎

**148. 若患者长期服用硝苯地平，则最根本的治疗措施是**

　A. 龈上、龈下洁治辅以手术修整牙龈外形

　B. 拔除累及牙

　C. 手术切除和修整牙龈外形

　D. 停药或换其他药

　E. 彻底消除菌斑

**（149～151 共用题干）**

患者，女性，32 岁。右下后牙自发性、持续性疼痛 4 天。患牙不敢咬合。口腔检查：右下第一前磨牙𬌗面深龋近髓，叩诊（＋＋＋），松动Ⅰ度，牙周检查（－）。温度测试无反应。右侧颌下淋巴结肿大。

**149. 为明确诊断，还需做的检查是**

　A. 牙髓电活力测试　　B. 根尖部触诊

　C. 咬合检查　　　　　D. 麻醉测试

　E. 问诊

**150. 若通过全面检查，确诊为急性化脓性根尖周炎，医生应给予的处理是**

　A. 只做适当调𬌗并给予口服抗生素

　B. 清理根管，打通根尖排脓通道

C. 开髓后封药，不做其他处理

D. 局部理疗

E. 口服镇痛药物

**151. 治疗时应注意的问题有**

　A. 彻底清理根管内坏死牙髓，并通畅根管

　B. 急性期不做过多的根管预备，打通排脓通道即可，待急性炎症消退后再做根管预备

　C. 若脓液及渗出液较多，可开放引流 1～2 天后复诊

　D. 表面有明显波动感，或穿刺有脓时，可在处理患牙的同时行脓肿切开排脓

　E. 以上说法均正确

**（152～155 共用题干）**

患者，男性，30 岁。口腔卫生情况不佳，左下第一恒磨牙有牙周－牙髓联合病变，疼痛剧烈，但患牙无松动。

**152. 首先应采取的措施是**

　A. 早期充填

　B. 开髓引流，阻止炎症扩展

　C. 消炎止痛

　D. 拔除患牙

　E. 使用氟化物

**153. 上述治疗措施属于**

　A. 口腔健康教育　　　B. 特殊防护措施

　C. 一级预防　　　　　D. 二级预防

　E. 三级预防

**154. 同时还应对其采取**

　A. 左下第一恒磨牙脱敏

　B. 左下第一恒磨牙充填

　C. 左下第一恒磨牙牙周治疗

　D. 左下第一恒磨牙调𬌗

　E. 左下第一恒磨牙拔除

**155. 还应嘱咐患者做好口腔保健，但除外**

　A. 学习口腔健康知识

　B. 养成良好的卫生习惯

　C. 合理使用氟化物

　D. 定期口腔检查

　E. 经常自我检查龋活性

**（156～159 共用题干）**

患者，男性，52 岁。3 周前发现右下后牙牙龈有小包，有时口腔内感觉有咸水，无其他不适。曾在外院拍摄 X 线片。检查见右下第一前磨牙咬合面深龋洞，探诊无感觉，叩诊异常感；右下第一磨牙近中根尖部龈瘘，叩痛（－），牙髓活力正常。X 线片见右下第一前磨牙根

尖 X 线投射区不规则,边界模糊。右下第三磨牙前倾阻生,余未见异常。

**156. 主诉牙应为**
- A. 右下第一前磨牙
- B. 右下第二前磨牙
- C. 右下第一磨牙
- D. 右下第二磨牙
- E. 右下第三磨牙

**157. 主诉牙应诊断为**
- A. 根尖周囊肿
- B. 慢性牙髓炎
- C. 慢性牙周炎
- D. 根尖周肉芽肿
- E. 慢性牙槽脓肿

**158. 治疗设计应为**
- A. 牙周治疗
- B. 干髓治疗
- C. 根管治疗
- D. 塑化治疗
- E. 患牙拔除

**159. 可对牙龈瘘管做的处理不包括**
- A. 瘘管上药
- B. 瘘管切除
- C. 根尖手术
- D. 治疗后搔刮
- E. 治疗后观察

**(160 ~ 161 共用题干)**

患者,女性,28 岁。主诉:牙龈长一"肿瘤"2 月余,并慢慢增大,无痛,瘤体表面糜烂。

**160. 最应询问的病史是**
- A. 家族史
- B. 慢性肝炎病史
- C. 不良剔牙方法
- D. 服用硝苯地平史
- E. 妊娠史

**161. 若诊断为孕瘤,下列治疗措施中,不正确的是**
- A. 指导正确的刷牙方法
- B. 及时应用抗生素治疗
- C. 若影响进食,可在妊娠的第 4 ~ 6 个月切除
- D. 尽量在分娩后切除
- E. 去除不良修复体

**(162 ~ 165 共用题干)**

患者,男性,25 岁。左下颌区渐进性膨隆,下唇无麻木。检查见面部不对称,下颌骨相当于左下第一双尖牙至左下第一磨牙处颊侧明显膨隆,前庭沟局部丰满,有乒乓球感,左下第二双尖牙和左下第一磨牙Ⅰ ~ Ⅱ度松动,穿刺液为褐色液体,镜下未见胆固醇晶体。

**162. 对该患者,首先应检查的项目是**
- A. 活检
- B. 牙髓活力测定
- C. X 线检查
- D. CT 检查
- E. B 超

**163. 如果诊断为成釉细胞瘤,X 线片所示影像不对应的是**
- A. 多房型囊肿样阴影
- B. 囊壁边缘不整齐呈半月形切迹
- C. 牙根尖不规则吸收
- D. 骨质膨隆,以颊舌侧膨隆显著
- E. 肿瘤内可见钙化影

**164. 成釉细胞瘤和牙源性角化囊肿的鉴别诊断要点,错误的是**
- A. 成釉细胞瘤多为实性,少数为囊性;牙源性角化囊肿为囊性
- B. 成釉细胞瘤穿刺液为褐色液体;牙源性角化囊肿穿刺物为乳白色或黄色皮脂样物质
- C. 成釉细胞瘤的好发部位为下颌体和下颌角;牙源性角化囊肿则好发于下颌第三磨牙区和下颌升支部
- D. X 线表现:成釉细胞瘤多房型最多见,房室相差较悬殊,囊壁边缘不整齐呈半月形切迹,牙根呈锯齿样吸收;牙源性角化囊肿可为单房或多房,可使牙周骨质吸收,使牙移位、松动和倾斜
- E. 成釉细胞瘤常沿下颌骨中轴呈轴向生长

**165. 该患者目前最佳的治疗方案是**
- A. 肿瘤刮治
- B. 下颌骨区段切除,钛板植入,二期植骨
- C. 半侧下颌骨切除
- D. 下颌骨区段切除,同期植骨
- E. 下颌骨方块切除

**(166 ~ 168 共用题干)**

患者,男性,35 岁。右下后牙肿痛 5 天,今日全身不适就诊。检查:患者痛苦面容,右面颊部肿胀较明显。右下第一前磨牙远中颈部龋深穿髓,无探痛,Ⅲ度松动,叩痛(＋＋＋),牙龈红肿明显,移行沟变平。

**166. 还应为患者做的检查不包括**
- A. 测体温
- B. 牙髓温度测验
- C. 血白细胞计数
- D. X 线检查
- E. 触诊颌下淋巴结

**167. 该患牙最可能的诊断为**
- A. 急性牙周脓肿
- B. 急性牙槽脓肿
- C. 急性间隙感染
- D. 急性化脓性牙髓炎
- E. 急性颌骨骨髓炎

**168. 触诊牙龈肿胀有波动感的方法是**
- A. 棉球口内触诊
- B. 单指口内触诊
- C. 二指口内触诊
- D. 二指口外触诊
- E. 双手口外触诊

**(169 ~ 171 共用题干)**

患者,男性,27 岁。有癫痫病史。检查:牙龈增生覆盖牙冠的 1/2,袋深 4 ~ 6mm,前牙有移位。

**169. 最可能的诊断是**
- A. 糖尿病性牙周炎
- B. 增生性牙龈炎
- C. 牙龈纤维瘤病
- D. 药物性牙龈增生
- E. 维生素 C 缺乏症

**170. 最可能与该患者牙龈增生有关的是**
- A. 苯妥英钠
- B. 环孢素
- C. 硝酸异山梨酯
- D. 硝苯地平
- E. 利血平

**171. 该患者的治疗方案，不准确的是**
- A. 牙周洁治、刮治
- B. 控制血糖
- C. 口腔卫生宣教
- D. 定期复查
- E. 必要时，可做牙周手术

**（172～176 共用题干）**

患者，男性，50 岁。已诊断为慢性牙周炎，其治疗方案为首先进行基础治疗。

**172. 下列做法中错误的是**
- A. 口腔卫生教育
- B. 洁治和根面平整
- C. 咬合创伤的牙进行调整
- D. 拔除无价值的患牙
- E. 必要时使用抗生素

**173. 第一阶段治疗结束后几周进入第二阶段治疗**
- A. 1 周
- B. 3 周
- C. 4 周
- D. 8 周
- E. 12 周

**174. 第二阶段的手术治疗指征包括**
- A. 牙龈形态异常
- B. 牙槽骨形态异常
- C. 牙周探诊约 5mm
- D. 没有完全消除的复杂的牙周袋
- E. 以上全部

**175. 如前牙牙周袋深 6mm，X 线片示牙槽骨吸收不规则。应选择**
- A. 根向复位瓣术
- B. 改良 Widman 翻瓣术 + 骨成形术
- C. 牙龈切除术
- D. 改良 Widman 翻瓣术
- E. GTR

**176. 如果磨牙根分叉病变达Ⅲ度，不宜采用**
- A. 截根术
- B. 隧道成形术
- C. 根向复位瓣术
- D. 牙半切除术
- E. 植骨术

**（177～179 共用题干）**

患者，女性，50 岁。牙周治疗后右上后牙咬合疼痛 1 天，自觉该牙有松动、伸长。检查：右下 7 颊侧牙龈充血水肿，呈椭圆形肿胀突起，叩痛（＋＋），松动Ⅰ度，牙周探诊 6mm，X 线片示根分叉区暗影。

**177. 根据上述症状可诊断为**
- A. 牙龈脓肿
- B. 急性牙槽脓肿
- C. 急性牙周脓肿
- D. 慢性牙周脓肿
- E. 慢性牙槽脓肿

**178. 导致该症状出现的因素是**
- A. 机体抵抗力下降
- B. 复杂牙周袋沿牙根迂回曲折
- C. 深牙周袋的刮治术不彻底
- D. 刮治时动作粗暴，损伤牙龈组织
- E. 以上各项都可能

**179. 此时不宜采取的治疗手段是**
- A. 牙周 - 牙髓联合治疗
- B. 牙周冲洗上药
- C. 彻底的龈下刮治
- D. 口服抗生素
- E. 调磨早接触点

**（180～185 共用题干）**

患者，女性，22 岁。4 天前因劳累出现左下后牙牙龈胀痛，进食吞咽时加重，昨日起出现局部自发性跳痛，面部肿胀，张口受限，伴发热。检查：左侧颊部肿胀，局部皮温增高，压痛明显，局限于咬肌前缘处，可及凹陷性水肿，张口度约二指；左下颌第三磨牙近中低位阻生，牙龈瓣覆盖其上，充血肿胀，并见糜烂，挤压局部有少量脓液溢出；同侧第一磨牙前庭沟丰满充血，有压痛，叩诊（－），无松动，无龋坏，未及牙周袋。

**180. 该患者最有可能的诊断是**
- A. 左下第三磨牙冠周炎
- B. 左下第一磨牙牙槽脓肿
- C. 左下第一磨牙牙周脓肿
- D. 左下第三磨牙牙龈炎
- E. 左下颌磨牙后区牙龈溃烂继发感染

**181. 该患者第一磨牙颊侧前庭沟处肿胀的原因为**
- A. 根尖周脓肿
- B. 牙周脓肿
- C. 根尖周囊肿继发感染
- D. 第三磨牙冠周脓肿扩散引起
- E. 颊间隙感染引起

**182. 该患者左颊部皮肤肿胀的原因可能是**
- A. 反应性水肿
- B. 颊间隙感染

C. 颌上淋巴结炎　　　　D. 局部皮肤感染

E. 咬肌间隙感染

**183. 左下第一磨牙前庭沟肿胀的处理方法应为**

A. 及时切开引流

B. 面部切开引流

C. 拔除左下颌第一磨牙

D. 咬肌间隙切开引流

E. 口服抗生素，局部可不处理

**184. 对于诊断为"第Ⅱ类近中位颊侧移位阻生"的智齿，错误的描述是**

A. 阻生智齿偏向正常牙列中线的颊侧

B. 阻生智齿大部分位于下颌升支内

C. 阻生智齿的长轴向近中倾斜

D. 阻生智齿的最高点低于𬌗平面

E. 阻生智齿的最高点高于第二磨牙颈部

**185. 该患者急性炎症控制后的治疗应为**

A. 拔除左侧下颌第三磨牙

B. 下颌骨死骨刮除术

C. 左侧下颌第三磨牙牙髓治疗

D. 左侧下颌第三磨牙牙周治疗

E. 继续抗炎治疗

**(186～188 共用题干)**

某患者右下后牙因龋充填后 3 个月，咬合不适，无冷热刺激痛。检查：$\underline{56}$ 银汞合金充填体相连接，不能分开，且有悬突，牙龈乳头红肿，探诊出血，叩痛（±），冷测（-）。

**186. 最有可能的诊断是**

A. 牙龈乳头炎

B. 三叉神经痛

C. 急性上颌窦炎

D. 急性根尖周炎

E. 急性牙髓炎

**187. 该牙的最佳处理为**

A. 用钻将两充填体分开

B. 去除旧充填体，分别重新充填

C. 去除其中一个充填体，重新充填

D. 调𬌗

E. 去除旧充填体，同时充填

**188. 关于备洞及充填，下列说法错误的是**

A. 底平壁直，点线角清晰

B. 轴髓线角圆钝

C. 安放成形片和楔子

D. 良好的隔湿环境

E. 龈缘扩展到龈下

**(189～192 共用题干)**

患者，女性，73 岁。牙列缺失，戴用全口义齿 2 周后，自觉上唇处疼痛，左侧咬食物时义齿不脱位，右侧咬食物时义齿脱落，有时会咬伤颊部软组织。检查见上唇系带处有一个直径约 2mm 的溃疡。

**189. 患者咬颊的原因不包括**

A. 后牙排列偏颊侧

B. 𬌗面有尖锐边缘

C. 颊部软组织过于肥厚

D. 后牙覆盖过大

E. 后牙覆盖过小

**190. 对于这种咬颊的情况，一般的处理方法是**

A. 手术切除部分颊侧软组织

B. 重新制作义齿

C. 加厚颊侧基托

D. 调磨下牙颊尖，加大后牙覆盖

E. 以上都不对

**191. 右侧咬食物时义齿脱落，则应选磨右侧**

A. 上后牙颊尖或下后牙舌尖

B. 上后牙舌尖或下后牙颊尖

C. 上后牙颊尖或下后牙颊尖

D. 上后牙舌尖或下后牙舌尖

E. 上、下后牙中央窝

**192. 上唇系带处出现溃疡的原因是**

A. 基托在唇系带处缓冲不够

B. 基托在唇系带处缓冲过多

C. 患者上唇系带过短

D. 患者上唇系带过长

E. 基托在上唇系带处不够密合

**(193～195 共用题干)**

患者，男性，18 岁。牙龈疼痛 1 周。检查：口臭明显，软垢多，牙龈充血肿胀，探诊易出血，下前牙部分龈乳头低平。

**193. 最合适的诊断为**

A. 单纯性龈炎

B. 慢性龈缘炎

C. 青春期龈炎

D. 急性坏死性溃疡性龈炎

E. 急性龈乳头炎

**194. 应急处理措施为**

A. 龈上洁治　　　　B. 口服甲硝唑

C. 口腔卫生指导　　D. 龈下刮治

E. 去除坏死牙龈，初步龈下刮治，局部过氧化氢溶

液冲洗

**195. 与该病发生关系最密切的微生物是**

    A. 螺旋体　　　　　B. 变形链球菌

    C. 单纯疱疹病毒　　D. 带状疱疹病毒

    E. 葡萄球菌

**（196～198 共用题干）**

    患者，男性，47 岁。诊断为牙周病。接受牙周基础治疗后，医生对其进行了口腔健康教育和口腔卫生训练。

**196. 刷牙最主要的目的是**

    A. 保持口气清新　　B. 去除食物残渣

    C. 去除牙菌斑　　　D. 清除牙结石

    E. 预防龋齿

**197. 一般应多长时间更换牙刷**

    A. 1 个月　　　　　B. 2 个月

    C. 3 个月　　　　　D. 4 个月

    E. 6 个月

**198. 能有效地清除龈缘附近及龈沟内菌斑的刷牙方法是**

    A. BASS 刷牙法

    B. Fones 刷牙法

    C. 改良的 Stillman 刷牙法

    D. Charter 刷牙法

    E. 竖刷法

**（199～201 共用题干）**

    患者，男性，44 岁。因"左上后牙咬合疼痛 1 年"来诊。口腔检查：左上 7 叩痛（＋），松动Ⅰ度，牙体无病损，腭侧正中可探及 8～9mm 深牙周袋，挤压袋壁溢脓；全口卫生状况差，可见牙石、软垢堆积，牙龈充血水肿；多牙位探及 4～5mm 深牙周袋，探诊出血（＋）；X 线片示：左上 7 根尖周有低密度影像。

**199. 左上 7 最可能的诊断为**

    A. 侵袭性牙周炎

    B. 慢性牙周炎

    C. 急性牙髓炎

    D. 牙周－牙髓联合病变

    E. 咬合创伤

**200. 左上 7 牙腭侧牙周袋内的根面不可能存在的情况是**

    A. 牙石附着　　　　B. 菌斑覆盖

    C. 牙骨质软化　　　D. 根面龋

    E. 钙、磷等矿物质含量增多

**201. 若左上 7 腭侧牙周袋的袋底位于近中根面，则该型牙周袋称为**

    A. 简单袋　　　　　B. 复杂袋

    C. 一壁骨袋　　　　D. 三壁骨袋

    E. 混合骨袋

**（202～204 共用题干）**

    患者，男性，28 岁。因"牙龈出血 3 年"来诊。口腔检查：卫生状况差，牙石Ⅲ度，牙龈红肿，探诊出血。

**202. 如果诊断为慢性牙龈炎，采用的主要治疗方式为**

    A. 根面平整术　　　B. 洁治术

    C. 口服替硝唑　　　D. 翻瓣术

    E. 0.9%氯化钠溶液冲洗

**203. 如果患者戴有心脏起搏器，应注意的是**

    A. 只能含漱法控制菌斑

    B. 禁止洁治术

    C. 询问起搏器类型

    D. 洁治术后服用抗生素

    E. 洁治术前服用抗生素

**204. 如果该患者 5 年后复诊，检查发现多数牙存在 4～6mm 的牙周袋，此时应做的治疗是**

    A. 洁治术

    B. 龈上洁治术＋龈下刮治术

    C. 牙周夹板固定

    D. 翻瓣术

    E. 牙龈成形术

**（205～207 共用题干）**

    患者，男性，36 岁。因"低热乏力 4 天，颌下淋巴结肿大，牙龈疼痛，出血，口腔恶臭，不敢刷牙"来诊。口腔检查：下前牙唇侧牙龈出血，龈缘溃疡。

**205. 最有可能的诊断是**

    A. 牙周炎　　　　　B. 疱疹性龈口炎

    C. 鹅口疮　　　　　D. 急性坏死性龈炎

    E. 带状疱疹

**206. 通常该病的病因是**

    A. 真菌感染

    B. 病毒感染

    C. 细菌感染

    D. 2 型单纯疱疹病毒（HSV－2）感染

    E. 寄生虫

**207. 最佳的治疗方案应选择**

    A. 全口洁治术，口服青霉素

    B. 局部 1%～2%过氧化氢溶液含漱，口服维生素 C 和甲硝唑

    C. 2%～4%次氯酸钠溶液冲洗，补充铁剂

    D. 口服激素类药和镇痛药

    E. 无需特殊处理，该病有自限性

**（208～210 共用题干）**

    患者，男性，45 岁。因"牙龈肿胀"来诊。患者有癫痫病史。口腔检查：牙龈增生覆盖牙冠的 1/2，牙周袋

深6mm。

**208. 最可能的诊断是**

- A. 糖尿病型牙周炎
- B. 增生性牙龈炎
- C. 牙龈纤维瘤病
- D. 药物性牙龈增生
- E. 维生素C缺乏症

**209. 关于本病的临床表现，叙述错误的是**

- A. 增生的牙龈可将牙齿挤压移位
- B. 牙龈组织一般呈淡粉红色，质地坚韧
- C. 牙龈增生部位极易出血
- D. 多数患者无自觉症状，无疼痛感
- E. 增生牙龈组织只发生于有牙区

**210. 本病的治疗方法不包括**

- A. 停止应用疑似引起牙龈增生的药物
- B. 去除局部刺激因素
- C. 口服抗菌药物
- D. 手术治疗
- E. 拔牙

**(211~212 共用题干)**

患者，男性，50岁。因"牙龈出血2年余，牙齿松动2个月"来诊。口腔检查：口腔卫生状况差，龈上牙石（+++），色素（++），牙龈暗红色，肿胀明显，无明显溢脓，探诊出血（+），龈下牙石（+），多个牙探及大于6mm深牙周袋，左下1、右下1牙松动Ⅰ度，左下6牙根分叉病变Ⅱ度。全身情况无特殊。

**211. 应首先考虑的诊断是**

- A. 菌斑性牙龈炎
- B. 侵袭性牙周炎
- C. 慢性牙周炎
- D. 牙周脓肿
- E. 牙周 – 牙髓联合病变

**212. 针对患牙的处理措施错误的是**

- A. 控制菌斑
- B. 彻底清除牙石，平整根面
- C. 牙周袋及根面局部药物治疗
- D. 牙周手术治疗
- E. 待松动牙自行脱落后修复

**(213~214 共用题干)**

患者，女性，22岁。因"牙齿松动1个月"来诊。口腔检查：口腔卫生情况一般，上、下中切牙及侧切牙松动Ⅰ度，探及牙周袋约5mm；右上6、左上6、左下6、右下6可探及牙周袋约5mm，探诊出血（+），余牙无明显松动。X线片：前牙区牙槽骨吸收达牙根1/2，右上6、左上6、左下6、右下6牙槽骨角形吸收。

**213. 该患者最可能的诊断是**

- A. 菌斑性牙龈炎
- B. 慢性牙周炎
- C. 侵袭性牙周炎
- D. 牙外伤

E. 颌骨肿瘤

**214. 该病的主要致病菌为**

- A. 牙龈卟啉单胞菌
- B. 中间普氏菌
- C. 具核梭杆菌
- D. 齿垢密螺旋体
- E. 伴放线放线杆菌

**(215~217 共用题干)**

患者，女性，45岁。因"右下后牙自发性、阵发性疼痛，夜间加重"来诊。患者有慢性牙周炎病史多年。口腔检查：右下第一磨牙Ⅱ度松动。叩诊（+），颊侧牙周袋深6mm。

**215. 为进一步确诊，还需进行的检查是**

- A. 麻醉检查
- B. 吞咽动作
- C. 冷、热测试
- D. 染色法
- E. 咬诊

**216. 患牙最有可能的诊断为**

- A. 急性根尖周炎
- B. 慢性根尖周囊肿
- C. 慢性根尖周肉芽肿
- D. 逆行性牙髓炎
- E. 牙周脓肿

**217. 主诉牙冷、热测试最可能的结果为**

- A. 无反应
- B. 短暂的轻度或中度不适
- C. 出现疼痛，但刺激去除后即刻消失
- D. 出现疼痛，刺激去除后持续一段时间
- E. 酸痛不适

**(218~220 共用题干)**

患者，男性，43岁。因"慢性牙周炎"来诊。

**218. 患牙确诊之前应做的检查不包括**

- A. 牙齿X线片
- B. 牙周探查
- C. 口腔卫生状况检查
- D. 牙体检查
- E. 体温检查

**219. 若其主治医师考虑实施引导组织再生术（GTR），可能考虑为**

- A. Ⅱ度根分叉病变
- B. 水平型骨吸收
- C. 牙髓炎
- D. 牙周脓肿
- E. Ⅲ度根分叉病变

**220. 可能影响牙周炎治疗效果的全身疾病是**

- A. 胆结石
- B. 肝炎
- C. 糖尿病
- D. 高血脂
- E. 急性肾炎

**(221~223 共用题干)**

患者，男性，63岁。因"右上后牙肿痛2天"来诊。

口腔检查：全口牙石（＋），右上 6 颊侧牙龈局限性隆起，波动感，有深牙周袋，患牙无龋损。

**221. 该患牙最可能的诊断是**

　　A. 急性龈乳头炎　　　　B. 急性牙龈脓肿

　　C. 急性牙周脓肿　　　　D. 急性牙槽脓肿

　　E. 根分叉病变

**222. 牙周脓肿与牙槽脓肿的主要区别是感染来自**

　　A. 牙髓病　　　　　　　B. 牙周袋

　　C. 根尖周病变　　　　　D. 血源性感染

　　E. 外伤性感染

**223. 该病变的临床特点不包括**

　　A. 有牙周炎病史

　　B. 有深牙周袋

　　C. 牙龈呈椭圆形隆起，波动感

　　D. 伴明显的牙齿松动

　　E. 脓肿局限于龈乳头及龈缘

**（224～226 共用题干）**

　　患者，女性，43 岁。因"牙龈乳头部位牙龈增生 6 个月"来诊。患者无药物治疗史，无妊娠。口腔检查：右上 2 牙龈肿胀，龈乳头增生形成圆球形，约 0.5cm×1.0cm。

**224. 最可能的诊断是**

　　A. 牙龈纤维瘤病　　　　B. 牙龈瘤

　　C. 药物性牙龈增生　　　D. 维生素 C 缺乏症

　　E. 白血病的牙龈病损

**225. 对于本病，叙述错误的是**

　　A. 多发于唇、颊侧的牙龈乳头处，舌、腭侧较少见

　　B. 一般为单个牙发生，瘤体呈圆球形或椭圆形，表面有时呈分叶状

　　C. 治疗不彻底易复发

　　D. X 线片表现为无骨质吸收、牙周膜间隙变窄等

　　E. 无肿瘤的生物学特征和结构，非真性肿瘤

**226. 其治疗措施主要是**

　　A. 手术切除　　　　　　B. 龈下刮治术

　　C. 口服抗菌药物治疗　　D. 龈上洁治术

　　E. 本病具有自愈性，无需特殊处理

**（227～229 共用题干）**

　　患者，男性，22 岁。因右侧后牙隐痛不适 4 天，右侧面部肿胀 2 天求诊。查体：右侧下颌角处肿胀明显，局部压痛，皮温升高，波动感不明显，牙关紧闭，口内右下颌第三磨牙初萌牙尖，牙冠大部分被牙龈覆盖，龈瓣充血水肿，龈瓣下有脓液溢出。

**227. 该患者最有可能的诊断为**

　　A. 右下颌第三磨牙冠周炎

　　B. 右下颌肿瘤继发感染

　　C. 右下颌边缘性骨髓炎

　　D. 右下颌第三磨牙冠周炎继发咬肌间隙感染

　　E. 右侧腮腺炎

**228. 此时不宜进行的操作是**

　　A. 血常规检查　　　　　B. 拔除右下颌智齿

　　C. X 线检查　　　　　　D. 口腔冲洗、含漱

　　E. 局部穿刺检查

**229. 该患者一旦脓肿形成，切开引流的切口应为**

　　A. 距下颌下缘 2cm，绕下颌角弧形做皮肤切口

　　B. 肿胀最高处沿皮纹做皮肤切口

　　C. 肿胀最低处沿皮纹做皮肤切口

　　D. 口内下颌升支外侧做长约 3cm 的纵行黏膜切口

　　E. 口外下颌升支后缘后 1～2cm 做皮肤切口

**（230～233 共用题干）**

　　患者，男性，25 岁，体健。主诉：牙龈自动出血伴牙龈疼痛、腐败性口臭 5 天。

**230. 最可能的诊断是**

　　A. 牙间乳头炎　　　　　B. 边缘性龈炎

　　C. 急性坏死性龈炎　　　D. 疱疹性龈口炎

　　E. 青少年牙周炎

**231. 确诊之前不需做的口腔检查或辅助检查是**

　　A. 观察牙龈的色泽　　　B. 测血压

　　C. 测量体温　　　　　　D. 唇颊黏膜的检查

　　E. 血液检查

**232. 若确诊为急性坏死性龈炎，则最有价值的辅助检查是**

　　A. 免疫组化　　　　　　B. X 线片

　　C. 革兰染色涂片　　　　D. 温度测验

　　E. 血液检查

**233. 此患者首次最佳的治疗措施是**

　　A. 去除大块牙石及坏死物冲洗

　　B. 尽量除净牙石及坏死物冲洗

　　C. 口服抗生素及维生素 C

　　D. 保守治疗，需血液检查确诊

　　E. 1%～2% 过氧化氢溶液含漱 1 周

**（234～238 共用题干）**

　　患者，男性，28 岁。近 5 日来左下磨牙后区肿胀疼痛，近 1 日来咀嚼、吞咽、开口活动时疼痛加重、面部肿胀明显。检查：$\overline{8}$ 近中阻生，压迫龈袋内有分泌物溢出，探诊敏感，叩诊（－），不松动，冷刺激敏感。

**234. 此患者正确的诊断为**

　　A. $\overline{8}$ 急性牙髓炎

　　B. $\overline{8}$ 慢性牙髓炎

C. $\boxed{8}$ 急性冠周炎

D. 左侧咬肌间隙感染

E. 以上都不是

**235.** 关于 $\boxed{8}$ 的处理方法正确的是

A. 局部麻醉下拔除

B. 局部切开引流

C. 红外线理疗

D. 口服抗生素，局部不处理

E. 局部冲洗上药，口服抗生素

**236.** 局部冲洗上药不适宜用的是

A. 1∶5000 的高锰酸钾液

B. 1% ~3% 过氧化氢溶液

C. 2% 的福尔马林溶液

D. 0.1% 氯己定溶液

E. 2% 的碘酚

**237.** 患者经治疗后病情好转，$\boxed{8}$ 远中牙龈有轻度压痛，此时合理的处置为

A. 局部冲洗上药　　　B. 将其拔除

C. 继续服用抗生素　　D. 局部理疗

E. 切除牙龈消除盲袋

**238.** 拔除该牙前应首先做的检查为

A. 拍 X 线片，查看阻生情况

B. 检查龈袋内是否有分泌物

C. 检查张口度

D. 询问是否有过敏史

E. 以上都不对

（239~242 共用题干）

患者，男性，39 岁。主诉：刷牙出血 2 年，伴冷、热刺激酸痛，无自发痛，后牙咬合无力。检查：牙石指数为 3，牙龈充血肿胀，上、下磨牙牙周袋 4~5mm，牙松动 I 度。

**239.** 最可能的诊断应为

A. 牙龈炎　　　　　　B. 慢性牙周炎

C. 侵袭性牙周炎　　　D. 牙髓炎

E. 急性牙周炎

**240.** X 线片检查其牙槽骨的破坏多为

A. 垂直型吸收　　　　B. 弧形吸收

C. 水平型吸收　　　　D. 角形吸收

E. 反波浪形吸收

**241.** 其治疗原则应为

A. 药物治疗为主

B. 全身治疗为主

C. 牙周手术为主

D. 调整机体防御功能为主

E. 局部治疗为主

**242.** 长期保持其治疗疗效的关键步骤是

A. 全身药物抗感染治疗

B. 牙周手术治疗

C. 正畸治疗

D. 修复治疗

E. 定期的复查治疗

（243~244 共用题干）

患者，女性，26 岁。怀孕 6 个月。近半年来全口牙龈逐渐肿大，刷牙易出血，偶有自动出血史。

**243.** 该患者最直接的病因是

A. 妊娠　　　　　　　B. 创伤

C. 食物嵌塞　　　　　D. 菌斑微生物

E. 不良修复体

**244.** 与该疾病关系最密切的龈下优势菌为

A. 中间普氏菌　　　　B. 伴放线聚集杆菌

C. 牙龈卟啉单胞菌　　D. 螺旋体

E. 梭形杆菌

（245~246 共用题干）

患者，男性，50 岁。主诉：牙齿松动伴牙龈出血 2 年。检查：全口牙龈充血红肿，多数牙松动，探诊牙周袋深度 3~6mm。

**245.** 根据 1999 年分类法该患者最有可能诊断为

A. 慢性龈炎

B. 慢性牙周炎

C. 急性坏死性溃疡龈炎

D. 急性牙周炎

E. 侵袭性牙周炎

**246.** 最有可能导致病变的局部致病因素不包括

A. 食物嵌塞　　　　　B. 牙齿扭转错位

C. 咬合创伤　　　　　D. 修复体位于龈上的冠缘

E. 充填体悬突

（247~249 共用题干）

患者，女性，21 岁。因上前牙松动 2 年就诊。检查：上切牙均有 Ⅱ~Ⅲ度松动，结石很少，上前牙及第一磨牙均有深牙周袋，X 线片示切牙区牙槽骨水平吸收，第一磨牙牙槽骨弧形吸收，上颌第二磨牙近中牙槽骨斜形吸收。

**247.** 该患者最有可能的诊断是

A. 青春期龈炎　　　　B. 牙龈纤维瘤病

C. 侵袭性牙周炎　　　D. 慢性牙周炎

E. 牙周 - 牙髓联合病变

**248. 该类型的牙周疾病龈下优势菌不包括**

A. 伴放线杆菌　　　B. 牙龈卟啉单胞菌

C. 福赛坦菌　　　　D. 齿垢密螺旋体

E. 血链球菌

**249. 该患者的治疗计划不包括**

A. 使用四环素或多西环素治疗

B. 治疗后初期复查间隔半年一次

C. 牙周袋较深的部位可采取翻瓣术治疗

D. 可采取正畸的方法矫正早期牙移位

E. 积极控制菌斑

**（250～252 共用题干）**

患者，男性，27 岁。患病 1 周，牙龈乳头触痛，前牙唇侧明显，坏死形成溃疡处凹陷，表面灰白色假膜，触之出血明显，口腔有腐性口臭，双侧舌缘毛状白斑，体温38℃，下颌下淋巴结肿痛，发病前持续低热、盗汗 1 个月，体重明显减轻。

**250. 该患者最有可能的诊断是**

A. 急性坏死性溃疡性龈炎

B. 疱疹性龈口炎

C. 急性白血病

D. 急性多发性牙龈脓肿

E. 急性侵袭性牙周炎

**251. 有辅助诊断意义的检查是**

A. 组织病理学检查　　B. X 线片

C. 脱落细胞检查　　　D. 生化检查

E. 细菌涂片

**252. 该患者最可能的合并症是**

A. 艾滋病　　　　　　B. 糖尿病

C. 粒细胞缺乏症　　　D. Down 综合征

E. 掌跖角化 – 牙周破坏综合征

**（253～256 共用题干）**

患者，男性，59 岁。左下牙龈自发性肿胀流脓半年。检查：37 牙颊侧黏膜近中龈缘处有瘘管，挤压有脓液溢出，36、37 牙未见明显牙体病损，冷、热测同对照牙，无食物嵌塞，无叩痛，无松动，36、37 牙间可探及 7mm 牙周袋，龈下牙石（＋）；X 线片示 36、37 牙槽骨吸收，根尖周未见明显异常。

**253. 36、37 牙最可能的诊断为**

A. 慢性根尖周炎　　　B. 龈乳头炎

C. 慢性牙周脓肿　　　D. 急性牙周脓肿

E. 慢性龈炎

**254. 若诊断准确，应先进行的治疗为**

A. 口服抗生素

B. 龈上洁治，龈下刮治，根面平整

C. 切开引流

D. 根管治疗

E. 牙周袋内冲洗，上碘甘油

**255. 若患者 2 年前诊断为 2 型糖尿病，则适合该患者的治疗方案为**

A. 糖尿病控制前行牙周治疗

B. 控制糖尿病与牙周治疗同时进行

C. 糖尿病控制后行牙周治疗

D. 糖尿病患者不可行牙周治疗

E. 不需要进行糖尿病的控制，直接行牙周治疗

**256. 若此患者在基础治疗后，脓肿仍未好转，此时可进行的下一步治疗为**

A. 口服大剂量抗生素

B. 全身应用激素药物

C. 36、37 牙拔除

D. 36、37 牙根管治疗

E. 手术切除牙周深袋

**（257～261 共用题干）**

患者，男性，56 岁。刷牙出血，口腔异味，牙齿咬物无力半年。有 30 年吸烟史。

**257. 该患者最可能的诊断为**

A. 慢性牙周炎

B. 慢性牙龈炎

C. 牙周 – 牙髓联合病变

D. 侵袭性牙周炎

E. 牙周脓肿

**258. 主要应进行的检查**

A. 温度测试

B. X 线检查 + 牙周袋探诊

C. 血常规

D. 活检

E. 叩诊

**259. 治疗的基本原则是**

A. 控制菌斑，拔除松动牙

B. 松牙固定术

C. 牙周手术

D. 全身药物治疗

E. 控制菌斑，彻底去除牙石

**260. 下列治疗措施不正确的是**

A. 口腔卫生指导　　　B. 牙周基础治疗

C. 定期复查　　　　　D. 嘱患者戒烟

E. 松牙固定术保留全部患牙

**261. 下述维持及预防的叙述，正确的是**

A. 1～2 年复诊一次

B. 患者复诊时重点检查全身情况

C. 复诊不需要拍 X 线片

D. 治疗反应好的患者不需要维护

E. 复查时间根据患者情况而定

四、案例分析题：每道案例分析题有 3~12 问。每问的备选答案至少 6 个，最多 12 个，正确答案及错误答案的个数不定。考生每选对一个正确答案给 1 个得分点，选错一个扣 1 个得分点，直至扣至本问得分为 0，即不含得负分。案例分析题的答题过程是不可逆的，即进入下一问后不能再返回修改所有前面的答案。

**(262~266 共用题干)**

患者，男性，56 岁。右下后牙疼痛 1 周，冷刺激加重，检查见 46 牙深牙周袋 9mm，松动 Ⅱ 度，全口牙龈退缩明显。

**262. 46 牙最可能的诊断是**

A. 慢性牙周炎　　　　B. 逆行性牙髓炎

C. 慢性牙龈炎　　　　D. 急性根尖周炎

E. 牙髓坏死　　　　　F. 急性牙周脓肿

**263. 为明确诊断还需进行的检查是**

A. 患牙的 X 线检查

B. 牙髓温度测验

C. 牙髓电活力测验

D. 咬合关系检查

E. 菌斑染色检查

F. 血常规检查

**264. 有关 46 牙的治疗正确的是**

A. 只需行牙周洁、刮治

B. 只需进行根管治疗

C. 拔除患牙

D. 同时进行牙髓治疗和牙周治疗

E. 行截根术

F. 行牙龈切除成形术

**265. 该患者牙龈退缩的原因可能为**

A. 牙颈部龋坏　　　　B. 有阻生智齿未拔除

C. 牙槽骨破坏　　　　D. 正畸治疗

E. 根面龋　　　　　　F. 刷牙不当

**266. 牙龈退缩后可能伴发的临床表现包括**

A. 临床牙冠变长，牙根暴露

B. 牙根敏感

C. 根面龋

D. 颈部龋

E. 水平型食物嵌塞

F. 黑三角形成

G. 加重牙龈炎症和牙周炎症

**(267~270 共用题干)**

患者，女性，59 岁。牙龈肿胀数年就诊。检查：全口牙龈边缘及牙龈乳头充血水肿，牙龈增生覆盖全牙冠的 1/3~1/2，PD=4~7mm，前牙出现松动移位。自诉有高血压史 10 年，长期规律服药。

**267. 最有可能的诊断是**

A. 糖尿病性牙周炎

B. 增生性牙龈炎

C. 牙龈纤维瘤病

D. 药物性牙龈增生

E. 维生素 C 缺乏症

F. 牙龈瘤

**268. 可能引起此患者牙龈增生的药物是**

A. 苯妥英钠　　　　　B. 环孢素

C. 异山梨酯　　　　　D. 硝基吡啶

E. 硝苯地平　　　　　F. 甲硝唑

**269. 对于该患者的治疗计划，最准确的是**

A. 牙周洁、刮治

B. 必要时可更换降压药

C. 口腔卫生宣教

D. 定期复查

E. 必要时，可做牙周手术

F. 需立即停用降压药

**270. 该患者的主要预后相关因素包括**

A. 全口 X 线检查结果

B. 全口牙周检查结果

C. 患者的依从性

D. 患者的血压控制情况

E. 菌斑控制水平

F. 局部促进因素的消除

**(271~274 共用题干)**

患者，女性，22 岁。因"全口多数牙松动伴前牙区散开 2 年"就诊。患者自述 2 年前发现牙齿出现松动，并出现上颌前牙缓慢向唇侧漂移。少年时即发现存在刷牙时牙龈出血，口腔异味。患者平素体健，未发现全身其他系统疾病。临床检查：患者口腔卫生状况良好，龈上菌斑、牙石较少，仅见 33—43 舌侧少许龈上牙石，CI=1~2。牙龈退缩，伴红肿。11、12、21 唇侧牙龈见少许溢脓。探诊全口牙 PD=5~8mm，其中 11、12、21、22、31、41、17、16、26、36、46 探诊 PD=6~8mm，探诊出血，BI=2~4。全口牙松动 Ⅰ~Ⅱ 度。血常规和血生化未见明显异常。拍摄曲面体层 X 线片见：全口多数牙牙槽骨吸收至根中 1/2~根尖 1/3，其中 11、12、21、22、31、

41、17、16、26、36、46 牙槽骨吸收至根尖 1/3。患者要求控制牙齿松动度，并改善前牙"龅牙"的外貌。

**271. 依据以上主诉、现病史、临床检查以及辅助检查，患者可能的诊断是**

A. 慢性牙周炎

B. 伴有全身疾病的牙周炎

C. 局限性侵袭性牙周炎

D. 广泛性侵袭性牙周炎

E. 急性坏死性溃疡性牙周炎

F. 掌跖角化 – 牙周破坏综合征

**272. 为方便确诊，可进行的其他检查包括**

A. 进一步询问家族内其他成员是否伴有相同疾病

B. 检测白细胞的趋化功能下降

C. 血清学检测抗 Aa 抗体滴度升高

D. 血清学检测抗 Pg 抗体滴度升高

E. 龈沟液内 DNA 的 PCR 检测 Aa 量显著升高

F. 血清学检测抗 Bf 抗体滴度升高

**273. 如确诊为广泛性侵袭性牙周炎，且主要致病菌为 Aa，这种细菌属于引起牙周疾病的**

A. 红色复合体　　B. 橙色复合体

C. 绿色复合体　　D. 黄色复合体

E. 紫色复合体　　F. 蓝色复合体

**274. 该患者主要的治疗计划包括**

A. 牙周基础治疗

B. 基础治疗结束后，感染仍不能控制的患牙实施翻瓣术

C. 通过手术的方式改善患者的牙龈外形，以利于菌斑控制

D. 在有条件的患牙周围实施植骨术，以获得更好的支持

E. 待炎症控制、稳定后，联合正畸治疗，改善患者的咬合关系和面容

F. 中药支持治疗，改善全身状况

**（275 ~ 278 共用题干）**

患者，女性，28 岁。近 4 个月来全口牙龈逐渐肿大，刷牙时牙龈易出血，偶有牙龈自发出血史。

**275. 若患者妊娠 6 个月，诊断为妊娠期龈炎，临床上最可能的表现为**

A. 牙龈疼痛、恶臭

B. 牙齿松动

C. 牙龈纤维性增大

D. 牙龈色鲜红、光亮

E. 牙龈坏死

F. 探诊极易出血

**276. 若患者未妊娠，怀疑为白血病在口腔的表现，确诊的方法为**

A. 活检

B. 脱落细胞涂片

C. 白细胞吞噬功能检查

D. 白细胞趋化功能检查

E. 血常规检查

F. 必要时转诊进行骨髓穿刺

**277. 若诊断为白血病，可能的口腔表现包括**

A. 牙龈苍白、松软脆弱

B. 牙龈色鲜红、光亮，质软

C. 牙龈呈波动感

D. 牙龈表面有假膜

E. 牙龈表面有疱疹

F. 龈缘处组织坏死

G. 剧烈的牙痛

**278. 若诊断为白血病，可行的治疗包括**

A. 可行急症处理

B. 无出血情况下，3% 过氧化氢清洗坏死龈缘组织

C. 0.12% 氯己定溶液含漱

D. 龈下刮治术和根面平整术

E. 口腔卫生指导

F. 急性白血病患者在全身情况允许的条件下可进行简单洁治

**（279 ~ 282 共用题干）**

患者，男性，45 岁。全口牙龈红肿出血，疼痛反复发作半年，曾在外院治疗但效果不明显。检查发现全口牙龈明显红肿，质地松软，触之易出血，多个牙有深牙周袋及牙周脓肿。

**279. 最可能的原因及诊断**

A. 急性坏死性牙周炎

B. 急性坏死性龈炎

C. 伴有糖尿病的牙周炎

D. 药物性牙龈肥大

E. 牙龈纤维瘤病

F. 急性多发性牙龈脓肿

**280. 应急处理措施为**

A. 脓肿切开引流，漱口液含漱

B. 口服消炎药，局部冲洗上药

C. 彻底洁治、刮治、冲洗上药，口服消炎药

D. 先口服消炎药，做进一步检查后再确定治疗

E. 切开脓肿，漱口液含漱，全身用药

F. 由于不清楚患者全身情况，因此不做处理

**281.** 应急处理后，患者还需进行的检查有

　　A. 血糖检查

　　B. 糖化血红蛋白检查

　　C. 血常规检查

　　D. 中性粒细胞功能测定

　　E. 细菌涂片检查

　　F. 免疫学检查

**282.** 若患者糖化血红蛋白（HbA1c）8.0%，空腹血糖 7.8mmol/L，对该患者的处理，描述错误的是

　　A. 由于患者血糖控制差，不予牙周治疗

　　B. 可酌情预防性使用抗生素后行牙周基础治疗

　　C. 慎用含肾上腺素的局麻药

　　D. 建议内科控制血糖

　　E. 不建议手术治疗

　　F. 牙周基础治疗完成，预防性使用抗生素后可行手术治疗

**（283～286 共用题干）**

　　患者，男性，25 岁。下前牙松动移位 1 年，曾在外院治疗但效果不明显。否认全身病史及家族史。检查：全口卫生情况一般，菌斑（+），牙石（+），色素（−），牙龈稍暗红，BOP（+）百分比为 79%；下前牙龈退缩明显，全口探诊深度 5～8mm；31、41 牙松动Ⅲ度，32、42 牙松动Ⅱ度，16 牙根分叉病变Ⅱ度；前牙深覆𬜬；无缺失牙。

**283.** 该患者目前必要的检查及治疗包括

　　A. 放射学检查

　　B. 咬合关系检查

　　C. 口腔卫生指导

　　D. 拔除松动牙

　　E. 药敏试验

　　F. 16 牙牙髓电活力测验

**284.** 该患者拍片后发现，全口牙吸收最重的位点在下前牙区，31、41 牙牙槽骨吸收至根尖。按照 2018 年国际牙周病学新分类，对该患者诊断正确的是

　　A. 牙周炎Ⅱ期 B 级　　B. 牙周炎Ⅱ期 C 级

　　C. 牙周炎Ⅲ期 B 级　　D. 牙周炎Ⅲ期 C 级

　　E. 牙周炎Ⅳ期 B 级　　F. 牙周炎Ⅰ期 C 级

　　G. 牙周炎Ⅴ期 C 级

**285.** 该患者还需要的治疗包括

　　A. 全口龈上洁治 + 抛光

　　B. 全口龈下刮治

　　C. 全口喷砂

　　D. 拔除 31、41 松动牙

　　E. 调𬜬

　　F. 16 牙即刻行翻瓣术

**286.** 该患者此次就诊完成基础治疗后未规律复诊，2 年后再次就诊发现 16 牙牙龈红肿，探诊出血，根分叉病变Ⅲ度，松动Ⅱ度。X 线片示 16 牙根尖暗影且与近中牙槽骨吸收贯通，远中牙槽骨吸收至根中部。以下说法正确的是

　　A. 16 牙无保留价值

　　B. 16 牙可能发生了牙周 - 牙髓联合病变

　　C. 应进一步检查 16 牙牙周探诊深度及电活力

　　D. 16 牙根尖暗影不可能由牙周病变造成

　　E. 不建议手术治疗

　　F. 16 牙可能需要同时行牙周治疗和根管治疗

**（287～290 共用题干）**

　　患者，女性，20 岁。因左上 1 龋坏至龈下就诊。

**287.** 为明确该患牙的预后，应注意的方面有

　　A. 龋坏断端的位置

　　B. 剩余牙体的量

　　C. 牙根长度

　　D. 牙齿的位置，是否有扭转、倾斜

　　E. 牙周破坏程度

　　F. 是否能完善根管治疗

　　G. 与邻牙的关系

**288.** 左上 1 去尽腐质后发现牙龈红肿，龋坏断端至龈下 2mm，探诊无不适，叩痛（±），BI = 2，PD = 2～3mm，无松动，X - ray 示龋坏平齐牙槽嵴顶，根尖周阴影，近远中牙槽骨未见破坏，根长较长，牙髓电活力测验至最大值无反应。行牙冠延长术时，应注意的问题有

　　A. 牙龈的厚度

　　B. 角化龈的宽度

　　C. 笑线的位置

　　D. 与邻牙牙槽骨的平缓过渡

　　E. 双侧的对称性

　　F. 术后患牙邻接点的确定

**289.** 关于牙冠延长术后出现黑三角，以下说法正确的是

　　A. 修复时间过早，牙龈位置尚未稳定

　　B. 未做临时冠修复

　　C. 牙槽骨去除过多

　　D. 修复体边缘位于龈上

　　E. 邻接点位置设定过高

　　F. 修复时因患者口腔卫生不良，牙龈处于炎症状态

**290.** 若患者角化龈宽度足够，但前庭沟较浅且伴有唇侧牙槽骨开窗，牙周手术中以下说法正确的是

　　A. 做牙龈切除术

B. 做根向复位瓣术

C. 龈瓣整体均为全厚瓣利于根向复位

D. 龈瓣冠方为全厚瓣，根方为半厚瓣

E. 可考虑进行牙周植骨术

F. 不可进行牙冠延长术

**(291~294 共用题干)**

患者，男性，54 岁。左下后牙松动数月就诊。检查：口腔卫生差，牙龈红肿，35 牙松动Ⅱ度。

**291. 为明确诊断，应增加的检查项目有**

A. 牙周探诊深度　　B. 附着丧失程度

C. X 线检查　　D. 修复体数目

E. 牙髓电活力测验　　F. 牙髓温度测验

**292. 患者若诊断为慢性牙周炎，牙周基础治疗后 6 周复查，多数牙颈部有菌斑，无龈上牙石，牙龈边缘有轻度充血水肿，影响疗效的主要原因是**

A. 釉突　　B. 粭创伤

C. 未做牙周手术　　D. 洁治不彻底

E. 自我菌斑控制不佳　　F. 不良修复体

**293. 基础治疗后维护期的复查间隔为 1~3 个月的情况是**

A. 口腔卫生状况不良

B. 有较多、较快的牙石形成

C. 部分牙仍存在较深的牙周袋

D. 部分牙的牙槽骨破坏超过根长的 1/2

E. 超过20%的牙周袋探诊出血

F. 牙周组织破坏迅速，牙周手术未能改善牙周组织状况

G. 吸烟

H. 有促进牙周组织破坏的全身疾病因素或基因背景

**294. 若患者基础治疗后复查 35 牙出现咬合时疼痛，检查：35 牙松动Ⅱ度，牙周探诊深度 6~7mm，X 线片显示牙周膜增宽，根尖周低密度影，此时应**

A. 35 咬合调整

B. 牙周手术治疗

C. 牙周维护治疗

D. 拔除患牙

E. 必要时行 35 对颌牙咬合调整

F. 35 行根管治疗

**(295~298 共用题干)**

患者，男性，63 岁。牙龈刷牙出血 10 年。现病史：10 年来牙龈刷牙时出血，伴咬硬物时出血，自觉牙床肿胀，时感咀嚼无力，近 3 年感牙齿松动。既往史：全身情况良好，无血液病、糖尿病等系统性疾病。个人史：吸烟30 年，1 包/天。无饮酒及其他不良嗜好。口腔检查：全口牙石指数 3，菌斑指数 2，牙龈红肿，触诊易出血，

前牙探诊深度 5~6mm，后牙探诊深度 4~7mm，以邻面为重，附着水平丧失 3~5mm，上下前牙松动Ⅰ度，咬合关系未见异常。

**295. 患者下一步最需要进行的检查是**

A. 根尖片

B. 上颌前部片

C. 下颌横断片

D. 华特位片

E. 颧弓位片

F. 全口牙位曲面体层 X 线片

G. CBCT

**296. 提示　X 线片显示全口牙槽骨水平吸收，吸收程度达根中 1/3 区，骨嵴顶区密度减低，白线消失。首先考虑的疾病是**

A. 菌斑性龈炎

B. 药物性牙龈肥大

C. 急性坏死性溃疡性龈炎

D. 慢性牙周炎

E. 牙龈瘤

F. 急性龈乳头炎

**297. 以下与该病相关的危险因素是**

A. 老龄　　B. 糖尿病

C. 吸烟　　D. 心理压力

E. 咬合创伤　　F. 骨质疏松

**298. 患者进一步接受牙周治疗的总体目标有**

A. 控制菌斑和消除炎症

B. 提高全身免疫功能

C. 恢复牙周组织的生理形态

D. 维持长期疗效，防止复发

E. 恢复牙周组织的功能

F. 保留全部的天然牙

**(299~302 共用题干)**

患者，男性，40 岁。诉刷牙时牙出血 3 个月余伴口腔异味。检查：全口牙龈缘尤其是上、下前牙唇侧龈缘和龈乳头暗红色，松软缺乏弹性，探诊牙龈出血，菌斑指数和牙龈指数均为 2，无牙周袋，无松动。

**299. 为明确诊断最需做的辅助检查是**

A. 牙髓电活力测验　　B. 粭位检查

C. 早接触检查　　D. X 线检查

E. 龈沟液检查　　F. 白细胞分类

**300. 若 X 线片示牙槽骨无吸收，拟诊为**

A. 菌斑性龈炎　　B. 青春期龈炎

C. 成人牙周炎　　D. 增生性龈炎

E. 青少年牙周炎　　F. 龈乳头炎

**301. 正确的治疗方案是**

A. 调𬌗

B. 通过洁治术彻底消除菌斑和结石

C. 龈下刮治和根面平整

D. 牙龈切除术

E. 服用抗生素

F. 口腔卫生指导，定期（每6~12个月一次）复查

**302. 该病的预防方法是**

A. 预防性长期服用抗生素

B. 定期复查和洁治

C. 注意掌握正确的刷牙方法

D. 多食精细食物

E. 少进食黏性食物

F. 使用家用冲牙器

**（303～305 共用题干）**

患者，男性，25 岁。主诉：牙龈自动出血伴疼痛 3 天。检查：体温 38.2℃，下颌下淋巴结肿大。龈乳头充血水肿明显，个别龈乳头表面覆盖灰白色污秽物，牙周探诊深度 <3mm。既往体健，有吸烟史。

**303. 可能的诊断包括**

A. 急性龈乳头炎 　　B. 边缘性龈炎

C. 急性坏死性龈炎 　　D. 疱疹性龈口炎

E. 快速进展性牙周炎 　F. 急性牙龈脓肿

G. 侵袭性牙周炎 　　H. 慢性牙周炎

**304. 如确诊为"急性坏死性龈炎"，则患者应该具备的临床特征有**

A. 起病急

B. 以龈乳头和边缘龈坏死为主要特征

C. 牙龈发生成簇小水疱

D. 牙齿快速松动

E. 牙龈极易出血

F. 腐败性口臭

G. 剧烈疼痛

H. 高热、贫血

**305. 提示　去除龈乳头表面覆盖灰白色污秽物后见牙龈乳头中间凹下呈火山口状，边缘龈破坏如虫蚀状。对此患者进行龈下微生物检查，优势菌包括**

A. 中间普氏菌 　　B. 伴放线菌

C. 螺旋体 　　　　D. 梭形杆菌

E. 福赛拟杆菌 　　F. 牙龈卟啉单胞菌

G. 变形链球菌 　　H. 直肠弯曲菌

**（306～309 共用题干）**

患者，女性，20 岁。因双侧后牙咀嚼无力就诊。检查：双侧上颌第一磨牙松动Ⅱ度，下颌切牙松动Ⅰ度，口腔卫生尚可。诉父亲 40 岁前已有多个牙松动脱落。

**306. 若进一步确诊，必须行的辅助检查是**

A. 血液学检查

B. 对松动牙行牙髓电活力测验

C. 龈下菌斑涂片

D. 口腔卫生检查

E. X 线检查

F. 探查牙周袋深度

**307. 提示　初步诊断为侵袭性牙周炎。最可能发现的体征是**

A. 牙周袋探诊深度 PD >5mm

B. X 线片示上颌第一磨牙牙周膜增宽

C. X 线片示上颌第一磨牙牙槽骨垂直吸收

D. 牙龈退缩

E. 切牙间隙增大

F. X 线片示上颌第一磨牙根尖周阴影

**308. 提示　进一步检查明确诊断为广泛性侵袭性牙周炎，应选择的治疗方案包括**

A. 牙周基础治疗

B. 定期复查

C. 全身抗生素疗法

D. 先拍 X 线片，再决定第一磨牙的治疗方案

E. 可定期做龈下菌斑细菌学检查

F. 拔除双侧上颌第一磨牙后择期修复

**309. 提示　患者完成基础治疗 1 个月后复诊，诉右侧后牙仍有咀嚼不适。检查见右上第一磨牙颊侧根分叉病变Ⅲ度，近中根牙槽骨吸收近根尖，腭根和远中根牙槽骨吸收至根中 1/2，牙松动Ⅰ度。牙周手术首选**

A. 翻瓣术 　　　　B. 引导组织再生术

C. 截近中根术 　　D. 截双颊根术

E. 隧道成形术 　　F. 根向复位瓣术

## 答案和精选解析

**一、单选题**

**1. C**

**2. E**　龈牙结合部堆积的牙菌斑及其中的有害物质长期作用于牙龈，会引起炎症；加上牙石、不良修复体、食物嵌塞、牙错位拥挤及口呼吸等，会加重菌斑堆积及牙龈的炎症。主要的病原菌是黏性放线菌。

**3. D**　牙龈卟啉单胞菌是一种非酵解糖的革兰阴性无芽孢的杆菌，是研究广泛且证据充足的重要牙周致病菌之一。

**4. B　5. A　6. D**

**7. C**　急性坏死性溃疡性龈炎（ANUG）是指发生于龈缘和龈乳头的急性炎症和坏死。在本病患者的病变部位发现大量的梭形杆菌和螺旋体，故本病又被称为"梭形杆菌螺旋体性龈炎"。目前在经济发达的国家此病已很少见，在我国也已逐渐减少。多发于青壮年。

**8. E**　探诊出血（BOP）：根据探诊龈沟底或袋底有无出血，记为 BOP 阳性或阴性，是牙龈有无炎症的较客观指标。

**9. C**　龈沟液是牙龈组织的渗出液，其成分来源于血清和局部牙龈结缔组织。正常情况下龈沟内液量极少，牙龈有炎症时不但液量增加，其成分也会发生变化。对龈沟液的成分和量的检测，是判断牙龈炎症程度的指标，可作为牙周炎诊治中的辅助手段，对牙周炎的诊断、疗效的观察和预测疾病的发展有重要意义。

**10. D**　牙龈脓肿仅局限于龈乳头及龈缘，呈局限性肿胀，多数牙间乳头红肿和跳动，患牙及邻牙均对叩诊敏感，外周血白细胞计数升高，体温升高，局部淋巴结肿大，无牙周炎的病史，无牙周袋，X 线片无牙槽骨吸收。一般有异物刺入牙龈等明显的刺激因素，在去除异物、排脓引流后，通常不需其他处理。

**11. D**　青春期龈炎好发于前牙唇侧牙间乳头和龈缘，特征为起病急，病程较短，牙间乳头和边缘龈发生坏死。治疗可局部用氧化剂冲洗和反复含漱，抑制或杀灭厌氧菌并机械地清除表面坏死物和除臭。

**12. D**

**13. C**　Ⅱ度根分叉病变的临床特征：分叉区骨吸收仅限于颊侧或舌侧，或颊、舌侧均有吸收但尚未与对侧相通，根分叉区内尚有部分牙槽骨和牙周膜存在。临床探查时探针可从水平方向进入分叉区内，但与对侧不相通，X 线片一般仅显示分叉区的牙周膜增宽，或骨质密度有小范围的降低。该患者牙龈充血肿胀，探诊出血，牙周袋 6mm，表明根分叉区内尚有部分牙槽骨和牙周膜存在，与对侧不相通；X 线片示右上 6 根分叉区暗影，表明牙周膜增宽，骨质密度小范围降低。可以考虑为Ⅱ度根分叉病变。

**14. C**　龈牙结合部堆积的牙菌斑及其中的有害物质长期作用于牙龈，会引起炎症；加上牙石、不良修复体、食物嵌塞、牙错位拥挤及口呼吸等，会加重菌斑堆积及牙龈的炎症。

**15. E**　菌斑生物膜中的微生物可通过直接和间接作用导致牙周组织损伤。其中细菌及菌斑毒性产物（如蛋白水解酶，包括胶原酶、链激酶、透明质酸酶、硫酸软骨素酶等）的直接作用，会破坏细胞间质。

**16. C**

**17. D**　牙周脓肿的发病因素包括：①化脓性炎症：深牙周袋内壁的化脓性炎症向深部结缔组织扩展，而脓液无法向袋内排出时，可形成袋壁软组织内的脓肿；迂回曲折的、涉及多个牙面的深牙周袋，脓性渗出物不能顺利引流，特别是累及根分叉区时。②洁治或刮治：洁治或刮治时，动作粗暴，将牙石碎片和细菌推入牙周袋深部组织，或损伤牙龈组织；深牙周袋的刮治术不彻底，导致牙周袋的袋口虽然紧缩，但牙周袋底处的炎症仍然存在，没有得到引流。③牙髓治疗：牙髓治疗时根管或髓室底侧穿、牙根纵裂等，有时也可引起牙周脓肿。④全身疾病：机体抵抗力下降或有严重的全身疾病，如糖尿病等，容易发生牙周脓肿，对多发性或反复发作牙周脓肿的患者应注意排除糖尿病的可能性。⑤微生物：一些毒力较强的牙周致病微生物在牙周袋内定植和增殖，可使感染加重和扩散。

**18. C**　急性多发性牙龈脓肿不同于牙周脓肿的特点是全口多个牙泛发。急性多发性牙龈脓肿，是一种比较少见的临床症状较重的牙龈急性炎症，局限于龈乳头，主要发生于青壮年男性；患病前大多已有全口性慢性龈炎，当身体抵抗力减低，如在感冒发热、过度疲劳、睡眠不足等情况下，局部细菌大量繁殖和毒力增强，便可发生本病。牙周脓肿是发生于牙周袋内或深部牙周结缔组织中的局限性化脓性炎症，并非独立的疾病，而是牙周炎发展到中、晚期出现深牙周袋后的常见的伴发症状。

**19. E**　牙龈瘤常发生于中年女性，多发于唇、颊侧的牙龈乳头处，舌、腭侧较少见，一般为单个牙发生。瘤体呈圆球形或椭圆形，大小不一，一般直径由几毫米至一二厘米，表面有时呈分叶状，可有蒂如息肉状，也可无蒂，基底宽。一般生长较慢，较大的肿块可被咬破而发生溃疡、出血或伴发感染。长时间存在的牙龈瘤还可造成牙槽骨壁的破坏，可致牙松动、移位，X 线片可见骨质吸收、牙周膜间隙增宽的现象。在组织病理学上，牙龈瘤通常可分为纤维型、肉芽肿型及血管型三类。牙龈瘤的主要治疗方法是手术切除。切除必须彻底，否则易复发。

**20. E　21. D　22. D　23. E**

**24. A**　正常状态下牙有一定的生理动度，主要是水平方向，有极微小的轴向动度，均不超过 0.02mm，临床上不易觉察。牙周病变时，牙松动超过生理范围，这是牙周炎的主要临床表现之一。引起牙松动的原因：①牙槽骨的吸收：牙槽骨的吸收使牙周支持组织减少，是牙松动最主要的原因。由于牙周炎病程进展缓慢，早期牙并不松动。一般在牙槽骨吸收达根长的 1/2 以上时，特别是牙各个面的牙槽骨均有吸收时，临床冠根比例失调，牙松动度逐渐增大。单根牙比多根牙容易松动，牙根短小或呈锥形者比粗而长的牙容易松动。②𬌗创伤：咬合创伤可使牙槽骨发生垂直吸收，牙周膜间隙呈楔形增宽，牙松动，但单纯的创伤不会引起牙周袋的形成。过大的粭力消除后，牙槽骨可以自行修复，牙动度恢复正常。患有牙周炎的牙同时伴有粭创伤时，牙的动度明显增加。临床上若见到牙槽骨吸收不严重而牙周膜增宽，且牙较明显地松动时，应考虑创伤存在的可能性。常见者如夜磨牙、紧咬牙、早接触及牙尖干扰、过高的修复体及正畸加力过大等。外伤也可使牙松动。③牙周膜的急性炎症：急性根尖周炎或牙周脓肿等可使牙明显松动，这是由于牙周膜充血水肿及渗出所致。急性炎症消退后牙可恢复稳固。④牙周翻瓣手术后：由于手术的创伤及部分骨质的去除，组织水肿，牙有暂时性的动度增加。一般在术后数周牙即能逐渐恢复稳固。⑤女性激素水平变化：妊娠期、月经期及长期口服激素类避孕药的女性可有牙动度增加。其他如生理性（乳牙替换）或病理性牙根吸收（如囊肿或肿瘤压迫等）也可使牙松动。

**25. C**

**26. C** 急性坏死性溃疡性龈炎的特征为牙间乳头和边缘龈的坏死，使龈缘如虫蚀状，表面覆盖坏死假膜，易擦去，病变一般不波及附着龈；患处牙龈极易出血，可有自发出血，患者常述晨起时枕头有血迹，口中有血腥味；有典型的腐败性口臭，轻症患者一般无明显的全身症状，重症者可有低热、疲乏和颌下淋巴结肿大等。该疾病的病因有：①慢性龈炎或牙周炎，在原有的慢性龈炎或牙周炎的基础上，由于某些因素使病变处的梭形杆菌和螺旋体数量增多并入侵牙龈组织，直接或间接地造成牙龈的坏死和炎症。②身心因素与本病有密切关系，本病常发生于考试期的学生及工作繁忙、休息不足或有精神刺激者。③一些营养不良或患消耗性疾病的患者易发生本病，如肿瘤、血液病、严重的消化道疾病等。④大部分急性坏死性溃疡性龈炎患者均有大量吸烟史。本疾病与遗传因素无关。

**27. C** 青春期龈炎：牙龈肥大发炎的程度超过局部刺激的程度，是受内分泌影响的牙龈炎之一，男女均可患病，女性稍多于男性。

**28. E** 牙龈肥大：由于某种原因使结缔组织内毛细血管扩张增生，同时高度充血，伴有大量炎症细胞和液体渗出，使组织水肿而肥大，表现为牙龈呈深红或暗红色，牙龈松软发炎，表面光滑，龈缘肥大，龈乳头呈球状，常覆盖牙冠近牙颈 1/3 或更多，探之易出血。

**29. D** 慢性龈缘炎的临床表现：自觉症状不明显，偶有牙龈痒、痒感或有口臭；当有局部刺激时如刷牙、咬硬食物和吮吸等，可出现牙龈出血；探诊龈沟出血，龈沟深度超过 3mm，无牙槽骨吸收；检查可见牙石附着于牙颈部；牙龈颜色由淡红色变为深红色；牙龈质地松软并可有轻度肿胀，以致牙龈边缘变厚，龈乳头变圆钝。

**30. B** 研究表明牙龈增生的程度与原有的炎症程度和口腔卫生状况有明显关系。

**31. E** 牙龈炎是龈牙结合部堆积的牙菌斑及其中的有害物质长期作用于牙龈，引起炎症，加上牙石、不良修复体、食物嵌塞、牙错位拥挤及口呼吸等，加重了菌斑堆积及牙龈的炎症。若炎症局限于龈沟内壁，牙龈表面的红肿不明显。

**32. D** 患儿 6 岁，下颌乳中切牙 II 度松动，舌侧有恒中切牙萌出 1/3，应诊断为下颌乳牙滞留。乳牙滞留是指继承恒牙已萌出，未能按时脱落的乳牙，或恒牙未萌出，保留在恒牙列中的乳牙。

**33. E** 急性坏死性溃疡性龈炎的发生：由于某些原因降低了局部抵抗力，存在于龈炎和牙周炎菌斑中的梭形杆菌和螺旋体大量繁殖，直接或间接地造成牙龈的坏死和炎症。多数急性坏死性溃疡性龈炎患者有大量吸烟史；过度疲劳，情绪紧张，有精神刺激者，可使局部抵抗力降低而引发本病；精神压力也可能使患者吸烟增多、疏忽口腔卫生等。

**34. E** 牙龈瘤是指发生在牙龈乳头部位的炎症反应性瘤样增生物。它来源于牙周膜及牙龈的结缔组织，因其无肿瘤的生物学特征和结构，故非真性肿瘤，但切除后易复发。

**35. C** 多根牙的牙根由根柱和根锥体两部分构成。根柱是指牙根尚未分叉的部分，其长度为从釉牙骨质界至牙根分开处的距离。在同一个牙上，各个牙面的根柱长度不同，即分叉的位置可以在不同高度。

**36. B** 牙龈炎在青少年中较普遍，患病率 70% ~ 90%，最早可见于 3 ~ 5 岁的儿童，随着年龄的增长，其患病率和严重程度逐渐增加，在青春期达到高峰。青春期后，牙龈炎的患病率随年龄的增长而缓慢下降。

**37. A** 探诊是指利用探测器械（探针）进行检查的方法。牙龈健康时，正常的探诊力量，探针应止于结合上皮中部。

**38. B** 过氧化氢液：过氧化氢与组织、血液或脓液中的过氧化氢酶接触时可释放出新生态氧，产生大量气泡，有清创、止血、灭菌、除臭等作用，并可改变牙周袋内的厌氧环境，抑制厌氧菌的生长。3% 过氧化氢进行牙周袋内冲洗的作用是改变牙周袋内的厌氧环境。

**39. E** 菌斑是牙龈炎的始动因子，全身疾病和免疫力低下可成为加重牙龈炎症的促进因素。

**40. E** 翻瓣刮治的适应证是基础治疗后仍存在 5mm 以上的牙周袋和探诊出血，或需行骨手术、根分叉手术等。急性炎症期不应进行翻瓣术。

**41. E** 患者临床症状及检查提示有牙龈炎和下颌切牙唇侧龈瘤，且患者为育龄期妇女，应询问其月经情况，了解是否妊娠，若已怀孕，可诊断为妊娠期龈炎。

**42. C** 牙龈炎、牙龈出血是维生素 C 缺乏早期出现的突出表现，以龈缘和龈乳头尤为明显。

**43. E** 拔除牙周炎或根尖感染的牙后，暂时性菌血症的发生率高达82%～86%，牙周手术后为88%。其他如洁治、刮治、牙周袋探查、牙周膜内注射、放置橡皮障、磨光牙面等治疗，甚至刷牙、剔牙、咀嚼硬食等均可引起暂时性菌血症。

**44. C** 慢性龈炎时牙龈的炎症一般局限于游离龈和龈乳头，严重时也可波及附着龈。牙龈的炎症一般以前牙区为主，尤其以下前牙区最为显著。部分患者以牙龈组织的炎性肿胀为主要表现，同时伴有细胞和胶原纤维的增生，在过去曾被称为"增生性龈炎"。主要表现为：在龈沟壁处有炎症细胞浸润；龈沟上皮下方有中性粒细胞反应区；增生性龈炎多见于女性；长期的增生性龈炎多为纤维型。

**45. E** 牙龈的剥脱性病损主要表现为牙龈乳头、龈缘和附着龈的上皮剥脱并出现炎症，肉眼可见牙龈呈鲜红色，因此也称剥脱性龈炎。牙龈的剥脱性病损可以是糜烂型扁平苔藓、寻常型天疱疮、良性黏膜类天疱疮以及红斑狼疮在牙龈上的一种表现。白斑又称为色素脱失斑，是指患者因各种因素导致皮肤色素消失的临床现象，与剥脱性龈炎无关。

**46. E** 炎症波及深层牙周组织，引起牙周膜胶原纤维溶解破坏、牙槽骨吸收，导致牙周袋的形成，即为牙周炎。由于龈下微生态环境的特点，龈下菌斑中滋生着大量毒力较大的牙周致病菌。细菌、白细胞、成纤维细胞聚集，结合上皮牙周袋形成，可使牙龈的炎症加重并扩展，导致牙周炎的发生。

**47. B** 龈缘炎的自觉症状不明显，偶有牙龈炎、痒感或有口臭。当有局部刺激时，如刷牙、咬硬食物和吮吸等，可出现牙龈出血。患者常因出血就诊。

**48. E** 牙源性角化囊肿发生于牙源上皮发育异常的早期阶段，角化囊肿可以含牙，其内容物为白色或黄色的油脂样角化物质；生物学行为具有侵袭性，较易复发；组织学上衬里上皮增殖较为活跃。其复发的原因包括囊肿本身壁薄易碎，难以完整摘除，囊肿沿骨小梁间生长，含有子囊或卫星囊，可能来自口腔黏膜基底细胞增殖。角化囊肿并不来源于缩余釉上皮。

**49. A** 角化囊肿发生于牙源上皮发育异常的早期阶段，角化囊肿可以含牙，其内容物为白色或黄色的油脂样角化物质；基底细胞界限清楚、细胞极性倒置，棘层较薄，常呈细胞内水肿，表层的角化主要为不全角化，囊壁内可见微小的子囊和牙源性上皮岛；生物学行为具有侵袭性，较易复发；组织学上衬里上皮增殖较为活跃。牙源性角化囊肿生长缓慢，多见于青壮年，好发于下颌第三磨牙区及下颌支部，发生于上颌者多位于上颌结节。牙源性角化囊肿较其他颌骨囊肿更易继发感染，还有一定的复发性和癌变能力。

**50. E** 牙源性囊肿来自发育中或未萌出的牙源性上皮，颌骨以外者来源于牙龈或黏膜中牙源性上皮剩余。牙源性囊肿的衬里上皮来源为成釉器、缩余釉上皮、Serres上皮剩余、Malassez上皮剩余。

**51. C** 呼吸性纤毛上皮衬里见于鼻唇囊肿。鼻唇囊肿位于上唇底和鼻前庭内，可能来自鼻泪管上皮残余。囊肿在骨质的表面，X线片上骨质无破坏现象，在口腔前庭外侧可触及囊肿的存在。鼻唇囊肿主要凭借特定的部位及与牙的关系，与牙源性囊肿鉴别。

**52. B** 牙源性发育性囊肿是由于牙齿发育障碍或病变形成的囊肿，主要包括牙龈囊肿、角化囊肿、含牙囊肿、萌出囊肿。可发生于颌骨的任何部位，但不同的类型有其好发部位，根尖周囊肿发生于前牙；含牙囊肿除发生于下颌第三磨牙外，亦可发生于上颌尖牙区；牙源性角化囊肿好发于下颌第三磨牙区及下颌支。

**53. B** 口底囊性肿块，切片检查囊壁衬里为鳞状上皮，囊壁结缔组织中有少量慢性炎症细胞浸润，壁外可见少量散在黏液腺泡，应诊断为表皮样囊肿。表皮样囊肿可发生于皮肤的任何部位，但以面部和躯干上部更为常见。皮损为界限清楚的结节，临床上可见一中央孔，代表了该囊肿起源的毛囊。囊肿直径从数毫米至数厘米不等。微小表浅的表皮样囊肿称为粟丘疹。表皮样囊肿通常无症状，挤压可挤出具有难闻气味的囊内容物。

**54. D** 创伤性骨囊肿系外伤出血形成局限性包囊，进而局部吸收骨化而成。好发于青年，男性多见，早期多无症状，长骨好发。创伤性骨囊肿多因发生外伤引起骨髓内出血，出血后机化过程消失导致，囊壁纤维结缔组织内可见骨组织或类骨质形成。

**55. A** 舌下腺囊肿不含上皮衬里。舌下腺囊肿为舌下腺导管堵塞，涎液潴留形成的囊肿，囊肿位于口底一侧黏膜下，为淡蓝色肿物，囊壁薄，质地柔软。较大的舌下腺囊肿可穿入下颌舌骨肌进入颌下区，也可波及对侧口底。好发于儿童及青少年。多认为导管远端部分堵塞后扩张和导管破裂黏液漏入周围组织间隙是形成囊肿的主要因素。

**56. A** 牙源性角化囊肿的主要病理改变：①衬里上皮为较薄的复层鳞状上皮；②基底细胞层界限清楚，呈栅栏状排列；③棘层较薄；④棘层细胞常呈细胞内水肿；⑤表层的角化主要是不全角化，但也可见正角化；⑥衬里上皮表面常呈波状或皱褶状；⑦纤维性囊壁较薄，一般无炎症。

**57. E** 成釉细胞瘤与牙源性角化囊肿的主要区别在于生长缓慢，沿骨小梁浸润性生长，易复发。成釉细胞瘤是常见的牙源性上皮性良性肿瘤之一，生长缓慢，但有局部侵袭性，如切除不彻底，复发率很高，但基本上无转移倾向。肿瘤来源于成釉器或牙板的残余上皮，或牙周组织中的上皮剩余。发生于颌骨以外的成釉细胞瘤可能由口腔黏膜基底细胞或上皮异位发展而来，还有极少数可发生于胫骨或脑垂体内。

**58. E** 经典的牙龈瘤分类基于病理学分为纤维型、肉芽肿型及血管型。根据 2018 年欧洲牙周病联盟的最新综述，根据牙龈瘤的病理学表现可分为纤维型牙龈瘤、钙化纤维牙芽肿、化脓性肉芽肿和周围性巨细胞肉芽肿。

**59. A** 妊娠期雌激素升高导致内分泌改变是妊娠期龈炎的主要原因。

**60. A** 牙正常的外形使食物有保护牙龈、按摩牙龈的作用，当牙冠轴面凸度过大，牙龈因失去食物按摩废用萎缩；牙冠突度过小，食物可损伤牙龈；突度过大，牙的自洁作用差，易沉积菌斑；充填体出现悬突，压迫牙龈，会引起牙周组织炎症。

**61. E** 患儿上前牙牙龈肿胀，咬硬物及刷牙易出血，放松状态可见开唇露齿，血常规未见异常，最可能的局部促进因素为口呼吸。口呼吸长期未纠正，则上颌前牙唇侧牙龈暴露于干燥空气中，遭受出入气流的不断刺激，使牙龈表面变得干燥，加上缺乏唾液的冲洗自洁作用，从而易患牙龈炎、牙龈肥大。

**62. B** 急性牙槽脓肿可分为三期：①根尖脓肿期：根尖周围组织破坏、化脓，脓液不能引流；此阶段疼痛激烈，用药效果不佳；临床可见患牙叩痛，牙龈表面红肿，有时淋巴结可肿大。②骨膜下脓肿期：此时脓液沿骨松质扩散，并穿过牙槽骨到骨膜下，因骨膜坚韧，张力较大，故此期疼痛更严重；可出现全身症状，如发热、白细胞增高等。③黏膜下脓肿期：此期脓液穿透骨膜到黏膜下，脓液从骨的唇、颊侧穿出，面部软组织出现肿胀。此时骨膜下压力下降，疼痛明显减弱，脓肿局限，波动感明显，易破溃。

**63. D**

**64. E** 牙周组织的牙龈结缔组织及牙周膜中都含有大量血管，细菌侵入时会产生较强的炎症防御反应，且纤维和血管能再生，以保持组织的防御能力。中性粒细胞产生的溶酶体酶对牙周组织有损伤作用，体液和细胞免疫产生的效应物质对牙周组织也有损伤作用。而种植体周围结缔组织内只有少量血管，炎症反应较弱。环状胶原纤维束及种植体与牙床之间没有血管，无防御能力。一旦细菌入侵突破上皮屏障，即可直达骨面，因此种植体周围组织破坏进展较快，而组织内炎症浸润较轻。

**65. D** 不良习惯在牙周病的发生发展中是重要的促进因素。磨牙症和紧咬牙均能导致牙的过度磨损，加重牙周组织的负荷，直接引起牙周组织的破坏，造成食物嵌塞。其他口腔不良习惯，如咬硬物、口呼吸、吐舌习惯、单侧咀嚼、不良刷牙习惯等均可对牙周膜造成一定的影响，导致牙周组织的损伤。

**66. E** 造成牙齿松动的原因有牙齿外伤、牙槽骨吸收、𬌗创伤、牙周韧带的急性炎症（急性根尖周炎和牙周脓肿）、牙周翻瓣术后、女性激素水平变化以及生理性或病理性牙根吸收。

**67. D** 一些系统性疾病能影响患者对细菌的抵抗力，因而增加对牙周炎的易感性。这些全身疾病包括：糖尿病、甲亢、冠心病、肝硬化、朗格汉斯细胞组织细胞增多症、粒细胞缺乏症、白血病、糖尿病、唐氏综合征等。

**68. E** 牙的松动度受多种因素的影响，主要与牙周膜和牙槽骨的破坏程度有关。牙根的数目、长度和粗壮程度以及炎症程度也会影响牙的松动度。

**69. D** 牙周脓肿和牙槽脓肿主要通过感染来源、牙周袋、牙体情况、牙髓活力、脓肿部位、疼痛程度、牙松动度、叩痛、X 线表现、病程长短等进行鉴别。是否龈下牙石仅能说明患者口腔卫生情况，不能帮助鉴别。

**70. D**

**71. B** 掌跖角化–牙周破坏综合征的典型特征是皮肤过度角化，严重的牙周破坏，部分患者伴发硬脑膜钙化；皮肤和牙周的病变通常在 4 岁前发生，约有 25% 的患儿伴发其他部位的炎症；但患儿的智力与生长发育并不受影响。①皮肤损害包括手掌、足底、膝部及肘部皮肤的局限性过度角化，可有鳞屑、皲裂、多汗和臭汗等。②牙周损害早期炎症变化导致牙槽骨丧失和牙脱落；5～6 岁时乳牙相继脱落，恒牙正常萌出，但随着牙周支持组织的破坏，恒牙也相继脱落；表现为深的牙周袋和严重的炎症状态，溢脓和口臭明显；一般到 15 岁左右，除第三磨牙外，其他牙几乎已完全脱落而呈无牙状态。③患者牙周的主要菌群与慢性牙周炎相似，但在根尖部的牙周袋内有大量螺旋体聚集，牙骨质上有螺旋体吸附。④病理学上与牙周炎一致，但根部牙骨质发育不良。

**72. C** 菌斑中的蛋白质来源于细菌、唾液、龈沟液。从菌斑中已鉴定出一些唾液蛋白质如淀粉酶、溶菌酶、IgM、IgA、IgG 和清蛋白等。IgG、IgA 和 IgM 主要来源于龈沟液，其中含量最高的是 IgG。

**73. E** 正常情况下，游离龈与牙面紧贴，它与牙面之间的狭窄间隙称为龈沟。龈沟底位于釉牙骨质界；龈沟内壁衬里的上皮为沟内上皮，较薄，无角化。沟内上皮和结合上皮具有一定的双向通透性，龈沟内的细菌及其产物等可透过沟内上皮及结合上皮而进入牙龈组织内，而牙龈内的组织液和细胞等可由此进入龈沟内，形成龈沟液。龈沟液可清除异物，增强上皮与牙齿的贴附，具有抗菌作用，增强牙龈免疫能力。还可作为微生物培养基。

**74. C** 在重要的微量元素中，与龋病关系最密切的是氟元素。氟矿化的作用机制主要是在牙表面形成氟磷灰石，具有更强的抗酸能力。氟矿化可增加牙齿萌出后的速度，在牙萌出后，局部用氟也有助于已经存在的龋病釉质再矿化，增加牙釉质对酸脱矿作用的抵抗力，并干扰细菌代谢，从而抑制龋病。

**75. E** 机械刺激、化学刺激、牙龈炎症和性激素可使龈沟液量增加。

**76. C** 牙龈是指紧贴于牙颈周围及邻近的牙槽骨上的淡红色结构，由复层扁平上皮及固有层组成，是口腔黏膜的一部分。牙龈质地坚韧而有弹性，因缺乏黏膜下层，直接与骨膜紧密相连，牙龈与牙颈部紧密相连，故牙龈不能移动，它可分为游离龈、附着龈及牙龈乳头三部分。龈沟过深则为病理现象。正常牙龈呈现粉红色，表面可有点彩，发生炎症时牙龈局部肿胀、点彩消失，因充血或淤血可呈现鲜红或暗红色，还可因血液病出现苍白、渗血、水肿、糜烂等。

**77. C** 颊间隙感染是指颊间隙急性化脓性感染，可由上颌智齿冠周炎或上、下颌磨牙急性根尖周炎引起。主要表现为下颌或上颌磨牙区前庭沟红肿，前庭沟变浅呈隆起状，触之剧痛，有波动感，穿刺易抽出脓液，面颊皮肤红肿相对较轻。脓肿形成后，应按脓肿部位决定由口内或从面部做切开引流。口内切口应在脓肿低位，即口腔前庭、下颌龈颊沟处切开。颊部皮下脓肿可在脓肿浅表皮肤切开。广泛颊间隙感染则应从下颌骨下缘1～2cm处做平行于下颌骨下缘的切口，从切开的皮下向上潜行钝分离至颊部脓腔内。应注意避免损伤颊部的面神经、腮腺导管及血管。

**78. A** 在乳牙拔除之后，牙槽窝内禁止搔刮，主要是由于乳牙的根方会存在恒牙牙胚，如果进行盲目的搔刮，非常容易使恒牙牙胚受到破坏，使恒牙萌出以及形态发生异常。

**79. D** 牙周炎是一种牙体支持组织，包括牙龈、牙周膜、牙槽骨和牙骨质的慢性病变，主要由牙菌斑、牙结石以及不良修复体的相互作用引起。患者早期一般无明显自觉症状，可能伴随刷牙时有少量出血，牙龈红肿、发炎的情况。当牙周炎逐步发展后，会引起一系列不可逆的病变，主要表现为牙龈萎缩、牙槽骨吸收、牙根暴露、牙齿松动移位甚至松脱。即使得到完善的牙周治疗，牙周病变得到控制，遭到破坏的牙周组织也难以完全恢复正常。

**80. A** 根分叉病变是指牙周炎的病变波及多根牙的根分叉区，在该处出现牙周袋、附着丧失和牙槽骨破坏，可发生于任何类型的牙周炎。下颌第一磨牙的发生率最高，上颌前磨牙最低，发生率随年龄增长而上升。

**81. B** 按牙龈病变的程度分级，共分为4级，0为正常牙龈，1为牙龈略有水肿，探针探之不出血，若探之出血则记为2，若有自发出血倾向或溃疡形成则记为3。

**82. B** 牙龈表面光亮、点彩消失是由于牙龈组织水肿造成的。牙龈表面上皮增生的组织病理变化主要是牙龈纤维结缔组织增生。

**83. D** 牙周炎主要是由局部因素引起的牙周支持组织的慢性炎症。发病年龄以35岁以后较多见。如龈炎未能及时治疗，炎症可由牙龈向深层扩散到牙周膜、牙槽骨和牙骨质而发展为牙周炎。由于早期多无明显自觉症状而易被忽视，待有症状时已较严重，甚至已不能保留牙齿。因而必须加强宣教，使患者早期就诊和及时治疗。主要的致病因素是菌斑。微生物是引发慢性牙周炎的始动因子，堆积在龈牙结合部的牙面和龈沟内的菌斑微生物及其产物引发牙龈的炎症和肿胀。

**84. B** 牙周炎主要分为慢性牙周炎、侵袭性牙周炎、反映全身疾病的牙周炎、坏死性牙周炎。最常见的牙周病是慢性牙周炎。

**85. E** ANUG的症状为：①起病急，病程较短（数天至2周）；②患处牙龈极易出血，可有自发出血，患者常述晨起时枕头有血迹，口中有血腥味；③疼痛明显，或有牙龈撑开感和胀痛，唾液多且黏稠，有典型的腐败性口臭；④如治疗不彻底或反复发作可成为慢性坏死性龈炎，牙间乳头破坏严重，甚至消失，在连续数牙间牙龈乳头被破坏及坏死。

**86. E** I 度：属于病变早期。根分叉区的骨质吸收很轻微，虽然从牙周袋内已能探到根分叉的外形，但尚不能水平探入分叉内，牙周袋属于骨上袋。由于骨质吸收轻微，通常在 X 线片上看不到改变。II 度：在多根牙的1个或1个以上的分叉区内已有骨吸收，但尚未与对侧相通，根分叉区内尚有部分牙槽骨和牙周膜存在。用牙周探针或弯探针可从水平方向部分进入分叉区内，有时还可伴有垂直吸收或凹坑状吸收，增加了治疗的难度。X 线片一般仅显示分叉区的牙周膜增宽，或骨质密度有小范围的降低。III 度：根分叉区的牙槽骨全部吸收，形成"贯通性"病变，探针能水平通过分叉区，但仍被牙周袋软组织覆盖而未直接暴露于口腔。下颌磨牙的 III 度病变在 X 线片上可见完全的透影区，但有时会因牙根靠近或外斜线的重叠而使病变不明显。III 度病变也可存在垂直型的骨吸收。IV 度：根间骨隔完全破坏，且牙龈退缩而使病变的根分叉区完全暴露于口腔。X 线片所见与 III 度病变相似。

**87. D** 牙菌斑是牙面菌斑的总称，据其所在部位可分龈上菌斑和龈下菌斑。龈上菌斑位于龈缘上方，在牙周组织相对正常的情况下，革兰阳性菌占61.5%。龈下菌斑位于龈缘下方，以革兰阴性菌为主，占52.5%。菌斑由约80%的水和20%的固体物质构成。固体物质包括糖类、蛋白质、脂肪及无机成分，如钙、磷和氟等。

**88. E** 牙周健康者的龈沟深度（从龈沟底到龈缘的距离）一般为2mm，但临床上探测龈沟时，探针可能会超过组织学的沟底，进入结合上皮，因此健康牙龈的龈沟探诊深度不超过3mm。牙龈炎时，由于牙龈肿胀或增生，龈沟探诊深度可超过3mm，此时结合上皮开始向根方和侧方增殖，尚未与牙面分离形成牙周袋，上皮附着水平仍位于正常的釉牙骨质界处，没有发生结缔组织附着的丧失，故又称为龈袋或假性牙周袋，这是区别牙龈炎和牙周炎的一个重要标志。

**89. B** 青少年牙周炎为细菌感染性疾病，放线杆菌是主要的致病菌，患者龈下菌斑中可分离出放线杆菌，阳性率为90%～100%。该菌产生内毒素，和名为白细胞毒素的外毒素，能损伤和杀死人体的白细胞；产生胶原酶，破坏结缔组织和骨的胶原纤维；产生成纤维细胞抑制因子、破骨细胞激活因子等，进入牙龈结缔组织，直接损害组织。此外二氧化碳嗜纤维菌也是主要的致病菌之一，此外还发现牙龈卟啉单胞菌、艾肯菌、核梭杆菌等致病菌。

**90. D** 牙龈炎的临床表现包括：①牙龈出血；②牙龈颜色变为深红或暗红色，这是由于牙龈结缔组织内血管充血、增生所致；③牙龈外形组织水肿，龈缘不再紧贴牙面；④牙龈质地松软脆弱，缺乏弹性；⑤牙周袋深度一般不超过2～3mm，当牙龈有炎性肿胀或增生时，龈沟可加深达3mm以上，形成假性牙周袋；⑥探诊出血；⑦龈沟液增多；⑧有些患者偶尔感到牙龈局部痒、胀等不适，并有口臭等。

**91. D** 青少年牙周炎病变早期就可出现牙齿松动、移位，特别是上、下颌切牙和第一磨牙更为明显，严重时上颌前牙呈扇形展开，形成深而窄的牙周袋，但牙龈炎症往往不明显，口腔卫生情况一般较好。

**92. B** 阻生牙是口腔外科常见的疾病之一，常导致反复急性冠周炎发作；患牙或邻牙龋坏，牙槽骨吸收；并可引起局部或全身病症。结合患牙的实际情况应拔除。

**93. C** 囊肿型淋巴管瘤又称囊性水瘤。主要发生于颈部锁骨之上，亦可发生于颌下区及上颈部。一般为多房性囊腔，彼此间隔，内有透明、淡黄色水样液体。肿瘤大小不一，表面皮肤色泽正常，呈充盈状态，有波动感。与深层血管瘤不同的是体位移动试验为阴性。对淋巴管瘤的诊断除病史及临床表现外，囊肿型有时还需做穿刺检查，以明确诊断。淋巴管瘤的治疗，主要是外科手术切除，对范围较大的肿瘤可分期切除。可与毛细管型淋巴管瘤同时存在。

**94. E** 角化过度是指皮肤或黏膜表面的上皮细胞过度角化，角质层发炎、增厚的一种病理变化，可发生于任何动物的任何部位，常因接触或摄入某种化学物质或由病毒引起。一般为良性病变。

**95. E** 甲硝唑棒局部应用与口服甲硝唑相比，在龈沟液中的药物浓度较后者高80倍以上，用量则为1/600

以下。甲硝唑棒属于牙周缓释抗菌药物。最大的特点是用药量少，局部药物浓度大，维持时间较长。进行牙周冲洗后，取适当长度的药棒放入牙周袋内，本药可在牙周袋内自行软化溶解释药。

**96. D** 患者牙周袋探诊深度为6.5mm，袋内牙石量大，龈下洁治后2周后无明显好转，应采取的治疗为牙周翻瓣术，将牙龈与下方的组织分离，形成牙龈组织瓣，暴露病变区的根面和牙槽骨，提供可视和清创入路。刮除病变组织和菌斑、牙石后，将牙龈瓣复位于合适的位置并缝合，达到消除牙周袋或使牙周袋变浅的目的。

**97. E** 青春期龈炎采用龈上洁治术去除菌斑、牙石，必要时可配合局部的药物治疗，如龈袋冲洗、局部上药及含漱等。多数患者经龈上洁治后可痊愈。对于个别病程长且牙龈过度肥大增生的患者，必要时可采用牙龈切除术。

**98. C** 颊系带位于双尖牙牙根部，是提口角肌的附丽处，颊系带将口腔前庭分为前弓区和后弓区，唇颊系带之间为前弓区，颊系带之后为后弓区。颊系带为口腔前庭沟上相当于上、下尖牙或双尖牙区的扁形黏膜皱襞，其数目不定。一般上颊系带较明显，义齿基托边缘应注意此关系。

**99. D** 慢性龈炎是菌斑性牙龈病中最常见的疾病，炎症主要位于游离龈和龈乳头，尤其在儿童和青少年中患病率高。

**100. C** 牙周病早期炎症只局限于牙龈，首先出现牙龈出血、牙龈红肿和牙龈萎缩。继续发展，牙菌斑会继续侵蚀牙周组织造成牙周炎。一般发展到牙周病阶段，主要的表现为附着丧失形成牙周袋。

**101. E** 龈乳头炎是指病损局限于个别牙龈乳头的急性非特异性炎症，是一种较为常见的牙龈急性病损。其临床表现为龈乳头发红、肿胀，探、触和吸吮时易出血，有自发性胀痛和明显的探、触痛，故应着重对牙周组织进行检查，不需检查患牙有无叩痛。

**102. A** 患者刷牙出血，但无自发性出血，查体检查局部有牙结石刺激物，牙龈红肿但探诊深度约3mm，血常规无异常，故初步考虑为慢性龈缘炎。牙周炎有牙周袋形成和牙槽骨吸收；牙龈增生表现为全口或局部牙龈的增生，可伴有全身疾病；血小板减少症导致的牙龈炎一般出血不止，有自发性出血；维生素C缺乏症可导致牙龈出血，牙龈肿胀、肥大、松软，呈暗紫色，有时肿大的牙龈可覆盖牙冠，轻探牙龈易出血，牙龈表面可出现糜烂、溃疡，易继发感染，常伴有疼痛和血腥样口臭。

**103. B** 龈下刮治的操作要点：进入牙周袋时匙形器的刀刃与根面平行，交角为0°；进入牙周袋后匙形器的凹面转向验方与根面成45°角，以探查根面牙石；然后转动器械与根面相交80°时做刮治动作，刮治后回到平行位置，取出器械。

**104. C** 牙周袋是指龈缘至袋底的距离，附着水平是指釉牙骨质界至袋底的距离，可用普通牙周探针或电子探针进行探测。判断牙周袋真假性的依据是牙周袋底的位置。

**105. D**

**106. B** 翻瓣术是最常用、最基本的牙周手术。翻开黏骨膜瓣，在直视下进行根面及软组织清创，然后将瓣复位缝合，以使牙周袋变浅或消除。在翻瓣术的同时还可进行牙槽骨成形或植骨，以恢复牙周组织的生理形态和功能。术后 6 周以后可探测牙周袋，评估治疗效果。

**107. C** 急性龈乳头炎是指病损局限于个别牙龈乳头的急性非特异性炎症，是一种较为常见的牙龈急性病损。临床表现为龈乳头发红肿胀，探、触和吸吮时易出血，可有自发性胀痛感。有时局部可检查到刺激物或邻面龋，去除嵌塞的食物，牙龈可有渗血，患牙可有轻叩痛。牙髓炎的主要症状是疼痛，特别是自发痛。急性龈乳头炎与牙髓炎的主要区别是龈乳头发红肿胀，探、触和吸吮时易出血。

**108. B** 长期服用钙通道阻滞剂、免疫抑制剂及抗癫痫药物苯妥英钠（大仑丁）等是药物性牙龈增生发生的主要原因。但药物引起牙龈增生的真正机制尚不十分清楚。有研究表明服药者中仅有 40% ~50% 发生牙龈增生，且年轻人多于老年人。一般认为牙龈增生的程度与性别、服药剂量、持续用药时间、血清和唾液中药物的浓度均无关系，但也有报道认为牙龈增生程度与服药剂量有关。体外研究表明：苯妥英钠可刺激成纤维细胞的有丝分裂，使蛋白合成增加，合成胶原的能力增强，同时细胞分泌的胶原溶解酶丧失活性，导致胶原的合成大于降解，结缔组织增生肿大。其他药物如免疫抑制剂环孢素和钙通道阻滞药如硝苯地平（心痛定）、维拉帕米、硫氮卓酮等也可引起药物性牙龈增生。

**109. A** Down 综合征的患者有发育迟缓和智力低下。约 50% 的患者有先天性心脏病，约 15% 的患儿于 1 岁前夭折。面貌特征为面部扁平，眶距增宽，鼻梁低宽，颈部短粗。常有上颌发育不足，萌牙较迟，错𬌗畸形，牙间隙较大，系带附着位置过高等。几乎所有患者均有严重的牙周炎，且其牙周破坏程度远超过菌斑、牙石等局部刺激的量。全口牙齿均有深牙周袋及炎症，下颌前牙较重，有时可有牙龈退缩，病情迅速加重，有时可伴坏死性龈炎。乳牙和恒牙均可受累。

**110. E** 菌斑生物膜中的微生物可通过直接和间接作用使牙周组织致病。与牙周病致病相关的菌体表面物质包括外膜蛋白、膜泡、纤毛蛋白、脂磷壁酸。

**111. E** 有无进行性的附着丧失和牙槽骨吸收，是区分牙周炎和牙龈炎的关键。

**112. B** 急性坏死性溃疡性龈炎有典型的腐败性口臭，结合患者年龄及牙龈疼痛、出血的症状，可判断为牙龈坏死。

**113. D 114. D**

**115. C** 维生素 B$_2$ 缺乏症早期的口腔表现为口角炎、唇炎和舌炎；早期舌尖、舌缘充血发红，菌状乳头红肿，其后全舌、口腔黏膜咽部发红，有热痛感，可发生表浅溃疡为烟酸缺乏症的口腔表现；牙龈炎、牙龈出血是维生素 C 缺乏症早期出现的突出表现；口腔黏膜苍白色，以唇、舌、龈明显为缺铁性贫血的表现；口腔黏膜和咽喉出现坏死性溃疡为粒细胞缺乏症的口腔表现。

**116. C** 坏死性唾液腺化生多发生于腭部，也可见于唇、颊及磨牙后腺，腭部病变多在软硬腭交界处，可单侧或双侧。本病的特征为黏膜表面形成火山口样溃疡，直径 5 ~30mm 不等，大多在 20mm，呈圆形或不规则形，与周围组织分界清楚；溃疡可深达骨面，但不破坏骨组织，溃疡中心坏死，周围黏膜充血，亦有少数个出现溃疡，仅表面发红肿胀；溃疡面有肉芽组织，边缘隆起；X 线片示骨质无破坏；一般无痛或偶有刺激痛。

**117. D** 牙龈纤维瘤病可在幼儿时就发病，最早可发生在乳牙萌出后，一般开始于恒牙萌出之后，牙龈逐渐广泛地增生，可累及全口的牙龈缘、龈乳头和附着龈，甚至达膜龈联合处，多以上颌磨牙腭侧最为严重。增生的牙龈可覆盖部分或整个牙冠，以致妨碍咀嚼，牙常因增生的牙龈挤压而发生移位。增生牙龈的颜色正常，组织坚韧，表面光滑，有时也呈颗粒状或小结节状，点彩明显，不易出血。由于牙龈的增厚，有时出现牙萌出困难。

**118. D** 慢性坏死性龈炎的主要临床表现为牙龈乳头严重破坏，甚至消失，导致乳头处的牙龈高度低于龈缘高度，呈反波浪状，牙龈乳头处颊舌侧牙龈分离，甚至可从牙面翻开，其下的牙面上有牙石和软垢，牙龈一般无坏死物。根据题干可判断为慢性坏死性龈炎。

**119. E** 患者有长期服用抗癫痫药物苯妥英钠的病史，研究表明，服用该药者有 40% ~50% 发生牙龈增生，且年轻人多于老年人。

**120. C** 急性坏死性溃疡性龈炎的全身药物治疗可选择口服甲硝唑或替硝唑等抗厌氧菌药物，不应常规使用广谱抗菌药物。

**121. D** 急性坏死性溃疡性龈炎的病变区细菌学涂片检查见大量梭形杆菌、螺旋体、坏死组织及其他细菌感染，有助于诊断。

**122. E** 妊娠期龈瘤的治疗原则与慢性龈炎相似。但应注意，尽量避免全身药物治疗，以免影响胎儿发育。①去除一切局部刺激因素，如菌斑、牙石、不良修复体等。由于牙龈易出血和患者处于妊娠期，故操作时应特别仔细，动作要轻柔，尽量减少出血和疼痛。②进行认真细致的口腔卫生教育，在去除局部刺激因素后，患者一定要认真地做好菌斑控制和必要的维护治疗，严格控制菌斑。③对于较严重的患者，如牙龈炎症肥大明显、龈袋有溢脓时，可用1%过氧化氢溶液和生理盐水冲洗，也可使用刺激性小、不影响胎儿生长发育的含漱液，如1%过氧化氢溶液。④手术治疗，经上述治疗后牙龈的炎症和肥大能明显减退或消失，对一些体积较大的妊娠期龈瘤，若已妨碍进食，则可在彻底清除局部刺激因素后考虑手术切除。手术时机应尽量选择在妊娠期的4~6个月，以免引起流产或早产。术中应避免流血过多，术后应严格控制菌斑，以防复发。

**123. D**

**124. D** 在同一颗牙位上测出腭侧一局限性深牙周袋6mm，颊侧龈缘下2mm处可见一窦道口，但颊侧牙周探诊2mm，可能为复杂牙周袋。

**二、多选题**

**125. AC** 牙龈瘤以女性患者多见，中青年发病较多。多发生于唇颊侧龈乳头，以双尖牙区最常见，舌、腭处少见，一般为单个牙发生。牙龈瘤来源于牙周膜及牙龈的结缔组织，因其无肿瘤的生物学特征和结构，故为非真性肿瘤，但切除后易复发。

**126. BCDE** 下颌智齿冠周炎常向磨牙后区扩散形成骨膜下脓肿，脓肿向外穿破，在咬肌前缘与颊肌后缘间的薄弱处发生皮下脓肿，穿破皮肤后可形成经久不愈的面颊瘘。炎症沿下颌支外侧或内侧向后扩散可分别引起咬肌间隙、翼下颌间隙感染，此外亦可导致颊间隙、下颌下间隙、口底间隙、咽旁间隙感染，扁桃体周围脓肿或下颌骨边缘性骨髓炎发生。

**127. ABCDE** 牙龈癌的治疗一般以外科手术为主。对放射治疗不敏感，如采用大剂量放射治疗容易发生放射性骨坏死，故放射治疗一般仅适用于未分化的牙龈癌。早期下牙龈癌仅波及牙槽突时应将原发灶及下颌骨做方块切除，以保持颌骨的连续性及功能。如癌瘤范围较广侵入颌骨时，则应将原发灶及下颌骨部分或一侧切除。由于下牙龈癌淋巴结转移率较高，一般应同期行选择性颈淋巴清扫术。上牙龈癌应做上颌骨次全切除，如已波及上颌窦，可考虑将一侧上颌骨全切除，切除后的缺损可用赝复体修复。上牙龈癌一般不同期行选择性颈淋巴清扫术，应加强术后随访观察，待有临床转移征象时，再行颈淋巴清扫术；如已有淋巴结转移，也可行同期原发灶及转移淋巴结根治性切除术。

**128. AE** 牙周探针的刻度主要用于检测牙龈与牙齿分离的程度，一般以mm为计。常规使用的牙周探针有威廉姆斯探针，以及WHO推荐的标准探针。一般情况下，威廉姆斯探针每一格的刻度为1mm或2~3mm，并且在

3mm、5mm、7mm、9mm、10mm的位置有加深标注。牙周探诊时支点要放稳，用力不可过大，力量掌握在20~25g。只有在牙龈急性炎症期，探诊压力会使探针穿透部分结合上皮，患牙的探诊深度会大于实际的袋深，应在急性期过后重新探查，获得真实的探诊深度。轻柔的探诊压力不会使探针穿透部分结合上皮。探入时探针应与牙体长轴平行。探针应紧贴牙面，避免进入软组织，避开牙石而到达袋底，直到在龈沟底感到轻微的阻力。探测邻面时，可允许探针紧靠接触点并向邻面中央略倾斜，以便探得邻面袋的最深处。

**129. CD** 慢性龈缘炎是菌斑性牙龈病中最常见的疾病，又称边缘性龈炎和单纯性龈炎。牙龈的炎症一般局限于龈乳头和游离龈，严重时也可能波及附着龈。

**130. ABCD** 智齿冠周炎是指第三磨牙萌出不全或阻生时牙冠周围软组织发生的炎症，临床上以下颌智齿冠周炎多见。上颌智齿冠周炎发生率较低，且临床症状较轻，并发症少，治疗相对简单。

**131. BD** 1982年Mulliken和Glowacki从细胞生物学及病理学方面提出新的分类，明确区分肿瘤和畸形这两类病损，将传统血管瘤分为血管瘤和血管畸形。

**132. ABDE** 牙源性角化囊肿又称牙源性角化囊性瘤，典型的病理表现为：囊壁的上皮及纤维包膜均较薄，上皮为复层鳞状上皮，表面覆有完全或不完全的角化层，基底层缺少网钉，直接与纤维结缔组织相连，在囊壁的结缔纤维包膜内，有时含有子囊或上皮岛，上皮的基底层有时有突入结缔组织内增生的胚芽组织。囊肿部分区域癌变为角化囊性瘤癌变的病因，不是复发的病因。其生物学行为具有浸润性生长的特点，所以在手术刮除时要更彻底，必要时可以连颌骨一并切除，以减少复发。

**133. ABCDE** 青少年牙周炎发病一般开始于青春期前后，11~13岁，女性多于男性。牙周组织破坏程度与局部刺激物的量不成比例，表现为患者的菌斑和牙石量很少，牙龈表面的炎症轻微，但却有很深的牙周袋和牙槽骨的破坏。典型的患牙局限于第一恒磨牙和上、下切牙，多为左右对称，但早期的患者不一定波及所有的切牙和第一磨牙。第一磨牙的近远中面均有垂直型骨吸收，在X线片上则显示"弧形吸收"；在切牙区由于牙槽间隔狭窄，则表现为水平型骨吸收。此病的病程进展比慢性牙周炎快3~4倍，在4~5年内牙周附着破坏可达50%~70%，患者常在20岁左右就已需拔牙或牙自行脱落。

**134. ABCD** 咬肌间隙感染的来源为下颌智牙冠周炎及下颌磨牙的根尖周炎扩散而进入咬肌间隙；也可来源于磨牙后三角区黏膜的感染；相邻间隙如颞下间隙感染的扩散；偶有因化脓性腮腺炎波及者。

**135. ACD** 少数正常人的附着龈有色素，肤色黝黑者及黑种人多见，即为一种正常的牙龈表现。故应密切

观察或排除全身系统性疾病后再考虑是否需要治疗。

**136. ACD** 患牙周炎时，由于牙槽骨的破坏，硬骨板常不完整或消失，而牙周膜间隙也相应增宽或明显增宽。在 X 线片上主要显示牙近、远、中的骨质情况，而颊舌侧牙槽骨因与牙重叠而显示不清晰。在标准根尖片上，当牙槽嵴顶到釉牙骨质界的距离超过 2mm 时，则可认为有牙槽骨吸收。在 X 线片上牙槽骨吸收的类型表现为水平型吸收和垂直型吸收。水平型吸收：牙槽骨高度呈水平状降低，骨吸收面呈水平状或杯状凹陷。前牙因牙槽嵴窄，多呈水平型吸收。垂直型吸收：X 线片显示骨的吸收面与牙根间形成一定的角度，也称角形吸收，多发生于牙槽间隔较宽的后牙。骨吸收的程度一般按吸收区占牙根长度的比例来描述，通常分为三度。

**137. BCE** 不伴有牙周炎的单纯咬合创伤，当过大的咬合力消除后牙槽骨可以自行修复，牙齿松动度可以恢复正常。牙周膜的急性炎症如急性根尖周炎或牙周脓肿等可使牙齿明显松动，这是由于牙周膜充血水肿及渗出所致，急性炎症消退后，牙齿可恢复稳固。牙周翻瓣手术后，由于手术的创伤及部分骨质的去除，导致组织水肿，牙齿有暂时性动度增加，一般在术后数周牙齿可逐渐恢复稳固。

**138. ACDE** 疱疹性龈口炎由单纯疱疹病毒（HSV）感染所致，常见于婴幼儿，病情一般为急性发作，全身反应较重。全身抗病毒治疗及局部治疗效果较好。与获得性免疫缺陷综合征无关。

**139. ACDE** 重度慢性牙周炎的表现：牙周袋深度＞6mm，附着丧失≥5mm，X 线片显示牙槽骨吸收超过根长的 1/2，甚至达根长的 2/3，多根牙有根分叉病变，牙多有松动，炎症较明显或可发生牙周脓肿。

**140. BCDE** 局限型侵袭性牙周炎和广泛型侵袭性牙周炎可具有一些共同的临床表现：①菌斑堆积量与牙周组织破坏的严重程度不相符；②伴放线放线杆菌比例升高，在一些人群中牙龈卟啉单胞菌比例也可能升高；③吞噬细胞异常；④巨噬细胞过度反应，包括 $PGE_2$ 和 $IL-1\beta$ 水平升高；⑤附着丧失和牙槽骨吸收有自限性。1999 年新分类法规定，局限型侵袭性牙周炎的特征是：局限于第一恒磨牙或切牙的邻面，有附着丧失，至少波及 2 个恒牙，其中 1 个为第一磨牙；其他患牙（非第一磨牙和切牙）不超过 2 个。简言之，典型的患牙局限于第一恒磨牙和上、下切牙，多为左右对称，但早期的患者不一定波及所有的切牙和第一磨牙。

**141. ACDE** 牙周炎和牙髓根尖周病的发病因素和病理过程虽不完全相同，但牙周袋内和感染的牙髓内都存在以厌氧菌为主的混合感染，它们所引起的炎症和免疫反应有许多相似之处，两者的感染和病变可以互相扩散和影响，导致联合病变的发生。牙髓组织和牙周组织在

解剖学方面是互相沟通的，在组织发生学方面均来源于中胚叶或外中胚叶。两者之间存在着以下交通途径。①根尖孔：是牙周组织和牙髓的重要通道，血管、神经和淋巴通过根尖孔互相连通，而感染和炎症也易交互扩散。②根管侧支：在牙根发育形成过程中，Hertwig 上皮根鞘发生穿孔，使牙囊结缔组织与牙髓组织相通，形成根管的侧支（也称侧支根管）。这些侧支在牙成熟后，逐渐变窄或封闭，但仍有一部分残存下来。在乳牙和年轻恒牙中较多见，成年后也可有直径 $10 \sim 250\mu m$ 的侧支，数目不等。另外，在多根牙的根分叉区也有 20% ~60% 的牙有侧支（或称副根管），有时同一个牙可有多个根管侧支。③牙本质小管：正常的牙根表面有牙骨质覆盖，其通透性较低，但约有 10% 的牙在牙颈部无牙骨质覆盖，牙本质直接暴露。此外，牙颈部的牙骨质通常很薄，仅 $15 \sim 60\mu m$，很容易被刮除或被硬牙刷磨除，使下方的牙本质暴露。牙本质小管贯通牙本质的全层，其表面端的直径约 $1\mu m$，牙髓端为 $2 \sim 3\mu m$。菌斑细菌的毒性产物、药物及染料等均可双向渗透而互相影响。④其他：某些解剖异常或病理情况如牙根纵裂、牙骨质发育不良等。

**142. AD** 同一口腔内各个部位的牙齿对牙周疾病的易感程度不同。牙周炎具有部位特异性，下颌中、侧切牙和上颌磨牙好发；其次是下颌磨牙、尖牙及上颌中、侧切牙和前磨牙；最少受累的为上颌尖牙和下颌前磨牙。

**143. DE** 龈炎和牙周炎的主要鉴别依据是有无附着丧失和牙槽骨吸收。

**144. BE** 根分叉病变是指牙周炎的病变波及多根牙的根分叉区，在该处出现牙周袋、附着丧失和牙槽骨破坏，可发生于任何类型的牙周炎。下颌第一磨牙的发生率最高，上颌前磨牙最低。发生随年龄增大而上升。根柱较短的牙，根分叉的开口离牙颈部近，一旦发生牙周炎，较易发生根分叉病变；而根柱长者（例如 40% 的上颌第一前磨牙可有颊舌二根，其根分叉可以在近根尖 1/3 处）则不易发生根分叉病变，但一旦发生则治疗较困难。约有 40% 的多根牙在牙颈部有釉质突起（也称釉突），多见于磨牙的颊面，约 13% 的牙釉突较长，伸进分叉区甚至到达分叉顶部，该处无牙周膜附着，仅有结合上皮，故在牙龈有炎症时，该处易形成牙周袋。有学者报道患根分叉病变的磨牙中，59.2% 有釉突，而健康的对照牙中仅 9.8% 有釉突。Ⅰ度根分叉病变：属于病变早期。根分叉区的骨质吸收很轻微，虽然从牙周袋内已能探到根分叉的外形，但尚不能水平探入分叉内，牙周袋属于骨上袋。由于骨质吸收轻微，通常在 X 线片上看不到改变。下颌磨牙的Ⅲ度病变在 X 线片上可见完全的透影区，但有时会因牙根靠近或外斜线的重叠而使病变不明显。故 X 线片所见的病变总是比临床实际要轻些。

**145. ABDE** 急性根尖周脓肿叩诊疼痛明显，牙周脓

肿叩痛相对较轻。

### 三、共用题干单选题

**146. A** 牙龈炎的临床表现如下：牙龈炎的自觉症状主要是刷牙或咬硬物时出血，牙龈的颜色、形状、质地发生变化。牙龈鲜红或暗红，表面光亮，龈乳头更为明显；牙龈边缘肥厚而不再紧贴牙面，龈乳头变得圆钝、肥大，覆盖牙面，严重时可出现龈缘糜烂或增生；牙龈变得松软脆弱，缺乏弹性。临床检查还有龈沟加深、探诊出血，龈沟液增多等表现。牙龈炎有很多类型，包括慢性龈炎（最常见）、青春期龈炎（青少年）、妊娠期龈炎（妊娠妇女）、急性龈乳头炎（剔牙、食物嵌塞等）、药物性牙龈增生（相关药物服用史）、牙龈纤维瘤病（家族史）和全身疾病累及的牙龈炎。因此，为了鉴别诊断，需要重点采集上述病史。外伤史不属于牙龈炎的病因，不属于重点采集的病史。

**147. C** 牙龈纤维瘤病有家族遗传病，表现为口内大部分甚至全部牙龈呈弥漫性增生，直达膜龈联合处，增生牙龈颜色正常，触之坚实，表面光滑或呈结节状，点彩明显，不易出血。药物性牙龈增生，与患者长期服用抗癫痫类药物、免疫抑制剂和钙离子通道阻滞剂等有关。浆细胞性龈炎显微镜下可见结缔组织内有密集浸润的正常形态的浆细胞，呈片状或灶性聚集，还可伴有少量的淋巴细胞。慢性龈乳头炎多是局限于龈乳头的炎症。增生性龈炎是在慢性炎症的基础上受到某些局部因素刺激而发生的炎症性增生，如口腔卫生不佳，牙菌斑堆积。该患者行"龈上、龈下洁治术"2周后，增生的牙龈有明显消退，说明病因主要是菌斑、结石的局部刺激，可诊断为增生性龈炎。

**148. D** 对于药物性牙龈增生的患者，治疗的根本措施是在内科医生的指导下，停药或者更换药物。龈上、龈下洁治辅以手术修整牙龈外形用于基础治疗后牙龈仍旧肥大者。一般在患牙无法保留的情况下拔除受累牙。

**149. B** 根据题干信息怀疑为急性根尖周炎，急性根尖周炎多有根尖区黏膜红肿、压痛等表现。为明确诊断，还需做根尖部触诊检查；用示指指腹于可疑患牙的邻牙唇颊侧或舌侧牙龈的根尖部开始扣压，慢慢向可疑患牙根尖部移动，观察是否有压痛。如有压痛则提示根尖周组织有炎症存在。

**150. B** 若通过全面检查，确诊为急性化脓性根尖周炎，应立即清理根管，打通根尖排脓通道。急性化脓性根尖周炎理想的排脓方式是通过根尖孔经根管从冠部排脓。

**151. E** 急性化脓性根尖周炎治疗时应注意：①牙髓开放：急性化脓初期，应设法将牙髓打开，使脓液从根管引流，减轻压力。由于炎症渗出物在根尖周组织内，有时打开牙髓尚不能达到引流的目的，故需拔除炎症的

牙髓，此时操作要轻巧，避免把感染牙髓扩散到深部。拔髓后不要密封，以利引流。②脓肿切开：一旦脓肿局限，必须切开，切开在局麻下进行，切口必须深达骨膜下，避免切断神经和血管。③服用抗炎及镇痛药物：急性牙槽脓肿有明显全身症状，或有全身疾病如糖尿病等，脓肿切开后，还应给予全身治疗及抗生素治疗。④治疗患牙：炎症控制后，根据患牙情况拔除或做根管治疗。

**152. B** 患者左下第一恒磨牙有牙周 – 牙髓联合病变，要处理牙周、牙髓两方面的病灶。患牙无松动，可保留患牙。患牙疼痛严重，要消除疼痛，首先要开髓引流，阻止炎症扩展。

**153. D** 开髓引流，阻止炎症扩展属于二级预防（干预），二级预防主要包括：牙体外科、牙周病学、正畸学及其他领域问题的早期诊断与适当治疗。

**154. C** 由于患牙有牙周 – 牙髓联合病变，还应对患牙采取牙周治疗。

**155. E** 该患者口腔卫生不佳，医生需要对其进行口腔卫生宣教。口腔保健内容包括：①宣教口腔健康知识，让患者在日常生活中关注自己牙齿的情况，如有异常，则需要就诊；②养成良好的卫生习惯，如掌握刷牙时间、次数和方法，学会使用牙线等；③合理使用氟化物，适量使用氟化物可以提高牙齿的抗龋能力，抑制细菌发酵产酸；④定期口腔检查，根据口腔健康状况，采取适当的预防措施预防口腔疾病的发生和控制口腔疾病的发展。龋活性检测是测定机体对龋齿的敏感度，由口腔专业领域的人员完成，而不是自我检测。

**156. A**

**157. E** 慢性根尖周炎的诊断要点：X线检查见围绕患牙根尖部的透射区；患牙牙髓活力测试结果无反应；患牙牙冠变色或龋坏等。慢性根尖周炎又分为：根尖周肉芽肿、根尖周囊肿、根尖周脓肿（牙槽脓肿）和根尖周致密性骨炎，需要根据X线鉴别。根尖周脓肿X线片示根尖周边界模糊的透射影，透射区周围的骨质较疏松；根尖周肉芽肿X线片示根尖区界限清楚的小的圆形透射影；根尖周囊肿X线片显示根尖区大的透射影，边界整齐，轮廓清楚，部分病例透射区周围有薄层阻射线。该患者右下第一前磨牙咬合面深龋洞，探诊（－），叩痛异常感，X线片见右下第一前磨牙根尖X线投射区不规则，边界模糊，符合根尖周脓肿的诊断。慢性根尖周脓肿也叫慢性牙槽脓肿。慢性牙周炎的临床表现：牙龈炎症、牙槽骨吸收、牙周袋形成和牙齿松动。慢性牙髓炎的病程较长，患者可诉有长期冷、热刺激病史。

**158. C 159. B 160. E**

**161. B** 孕瘤是指妇女在妊娠期间牙龈炎症明显加重且易出血，易发生在妊娠的第4~9个月。治疗措施以局部治疗为主，一般无须使用抗生素治疗。措施如下：①

去除局部刺激因素，如牙石、不良修复体、牙菌斑等，动作要轻柔，避免引起过度的疼痛刺激；②要认真做好菌斑控制和口腔卫生清洁，刷牙时配合应用牙线、冲牙器、牙间刷等，可减少食物残渣的滞留；③症状较为严重时，可应用1%过氧化氢溶液和生理盐水交替冲洗；④由于患者处于妊娠期，若不影响进食等活动，尽量在分娩后切除；若影响进食，要在妊娠的第4~6个月切除。

**162. C** 成釉细胞瘤的临床表现：好发于青壮年，以下颌体和下颌角部常见；颌骨膨隆，生长缓慢；初起无症状，后有面部不对称；严重的可出现病理性骨折；穿刺液为深褐色液体。根据题干中的检查结果，怀疑是成釉细胞瘤。因此，应首先行X线检查，不仅便捷，还可判断病灶与颌骨及牙的关系，评估颌骨是否被邻近肿瘤组织侵犯，了解颌骨被肿瘤破坏的范围。X线片也可以了解全口牙列的健康状况。CT图像清晰，层面连续，可以协助判断肿瘤的部位、范围及破坏程度等。平扫CT可以显示肿瘤对颌骨骨质的破坏情况，但骨质细微的结构变化不如X线片清楚。多数口腔恶性肿瘤在增强CT上呈不规则形态，边界不清，肿瘤明显强化，增强后的一些软组织结构，如肌肉、血管等密度变化更加清晰，有助于判断肿瘤对周围软组织和重要血管的累及范围。B超多用于颌面部、颈部软组织肿物的检查。活检是最终确诊的依据，本病例为颌骨肿物，一般在手术中摘除后进行活检。

**163. E** 成釉细胞瘤的X线表现：①多房型：X线片上呈现多房性囊肿样阴影，该分型多见，分房大小相差悬殊，边缘不整齐呈半月形切迹，分隔清晰锐利，肿瘤内无钙化影。颌骨骨质膨胀，以颊舌侧膨隆为主。邻牙可被肿瘤推压而移位，牙根被侵蚀呈锯齿状或截断状，出现不规则吸收。肿瘤可向牙根之间的牙槽骨生长或突入其间。②单房型：呈单房状密度减低影像，边缘呈分叶状，有切迹。③蜂窝型：呈基本相同的小分房，房隔厚且粗糙不规则，边缘清晰。④局部恶性征型：颌骨膨胀不明显，牙槽侧密质骨消失。

**164. E** 成釉细胞瘤和牙源性角化囊肿的鉴别诊断要点：①穿刺内容物：成釉细胞瘤穿刺液为褐色液体；牙源性角化囊肿穿刺物为乳白色或皮脂样物质。②肿瘤质地：成釉细胞瘤多为实性，少数为囊性；牙源性角化囊肿为囊性。③好发部位：成釉细胞瘤好发部位为下颌体和下颌角；牙源性角化囊肿则好发于下颌第三磨牙区和下颌升支部。④X线表现：成釉细胞瘤以多房型最多见，房室悬殊相差较大，边缘不整齐呈半月形切迹，牙根呈锯齿状吸收；牙源性角化囊肿以单房多见，也可为多房，囊肿使牙移位、松动和倾斜。⑤生长方向：成釉细胞瘤引起的颌骨骨质膨隆，以颊舌侧膨隆为主；牙源性角化囊肿常沿下颌骨中轴呈轴向生长。

**165. E** 成釉细胞瘤的治疗原则：以外科手术治疗为主，因其属于临界肿瘤，不可直接刮治，否则易复发。对较小的肿瘤可行下颌牙槽骨边缘性切除，以保存下颌骨的连续性。对较大的肿瘤应将病变的颌骨方块性切除，以保证术后不再复发。下颌骨切除后可立即植骨；如口腔继发感染或软组织不够时，可选用血管化骨肌皮瓣重建修复，或用克氏钢针及其他生物材料如钛板固定残端，以保持缺隙残端，后期再行植骨手术。对于囊性（壁性）成釉细胞瘤可采用减压成形术，并定期随访。如术前不能与颌骨囊肿或其他牙源性肿瘤鉴别，可于术中做冰冻切片检查，以明确诊断，如有恶变，应按恶性肿瘤手术原则处理。根据题干，患者左下第一双尖牙至左下第一磨牙颊侧明显膨隆，左下第二双尖牙和左下第一磨牙Ⅰ~Ⅱ度松动，肿瘤范围未累及全部半侧，半侧下颌骨切除创伤过大。

**166. A 167. B**

**168. B** 触诊主要靠手的触觉和感知，口内触诊多用单指，应戴指套，动作要轻柔。牙龈脓肿波动感采用单指口内触诊；唇颊部采取双指口内外触诊；口外触诊常用双手触诊法。棉球口内触诊无法获取局部触觉信息。

**169. D**

**170. A** 药物性牙龈肥大的诊断要点：患者有癫痫、高血压、心脏病或接受过器官移植，并有苯妥英钠、环孢素、硝苯地平等的服药史。该患者有癫痫病史，可能在服用抗癫痫药物，如苯妥英钠。环孢素属于免疫抑制剂，硝酸异山梨酯是治疗心绞痛的药物，硝苯地平和利血平是降压药。

**171. B**

**172. E** 牙周炎基础治疗的目的在于消除牙周炎的致病因素，控制炎症的发展。治疗措施包括：①口腔卫生指导，自我菌斑控制，刷牙、使用牙线、间隙刷等清除菌斑、软垢，减少对牙周组织的破坏；②龈上洁治、龈下刮治及根面平整，彻底清除牙龈缘和牙周袋内的菌斑、牙石，消除炎症，使牙周袋变浅，终止牙槽骨的吸收；③消除菌斑滞留因素，去除不良充填体、改正不良修复体、治疗食物嵌塞、充填龋洞等；④咬合调整，消除咬合创伤，拔除无保留价值的牙齿，戒烟、控制全身疾病等。

**173. C** 牙周病治疗的四个阶段分别为：第一阶段，基础治疗，包括拔除无保留价值的牙齿、龈上洁治、龈下刮治、根面平整、咬合调整、口腔卫生指导等。第二阶段，手术治疗，基础治疗后约一个月对牙周组织进行再评估，必要时进行牙周手术治疗，改善牙龈、骨组织的不良形态，彻底消除炎症。第三阶段，修复及正畸治疗，必须在牙周炎症得到控制的条件下施行，包括修复缺失牙和适当的正畸治疗。第四阶段，维护期，又称牙周支持治疗,强调患者经过治疗后,仍应终身自我维护牙周健康,养成良好的口腔卫生习惯,定期进行专业维护,以防止牙周炎的复发。

**174. E** 牙周第二阶段手术治疗的指征有:①经龈下刮治后牙周袋仍在 5mm 以上,探诊后有出血和溢脓;②基础治疗不能彻底清除根面刺激物者,常见于深牙周袋、磨牙根分叉区和前磨牙区;③牙槽骨外形不规则,有深的凹坑状吸收、骨下袋等,须手术修整骨外形,或进行植骨术和引导组织再生术;④后牙的根分叉病变达Ⅱ度或Ⅲ度者,手术有利于彻底刮净牙石、菌斑,暴露根分叉,或进行引导组织再生术使病损处有骨质修复或再生,或需要进行截根、分根、牙半切除术等;⑤最后一个磨牙的远中骨袋,需手术治疗;⑥存在附着龈窄、个别牙龈退缩等问题,需采用膜龈手术治疗者;⑦龋坏或牙根折断达龈下而影响牙体修复,或修复体破坏了生物学宽度,或前牙临床牙冠短,笑时露龈过多,需手术延长临床牙冠,以利于治疗、修复或改善美观者。

**175. B** Widman 翻瓣术的适应证:①深牙周袋或复杂性牙周袋,经基础治疗后牙周袋仍在 5mm 以上,且探诊后出血者;②牙周袋底超过膜龈联合,不宜做牙周袋切除者;③有骨下袋形成,需做骨修整或需进行植骨者;④根分叉病变伴深牙周袋或牙周 - 牙髓联合病变患者,需直视下平整根面,并暴露根分叉,或需截除某一患根者。由于患者伴有牙槽骨的不规则吸收,进行 Widman 翻瓣术后应进行骨成形术,以修整不规则吸收的牙槽骨。

**176. B** Ⅲ度根分叉病变常用截根术、牙半切除术、根向复位瓣术、分根术治疗,或者拔牙。严重的Ⅲ度根分叉病变,造成骨流失的可以采用植骨术。难以获得新的附着愈合的深Ⅲ度根分叉病变可考虑根向复位瓣术等,消除牙周袋,暴露分叉区,建立便于进行自我菌斑控制的良好的解剖结构。也有人主张采用根分叉成形术、隧道成形术,但易造成牙根敏感和根面龋,应慎用。

**177. D**

**178. E** 急性牙周脓肿的病因主要有:①深牙周袋内壁的化脓性炎症向深部结缔组织扩展,而脓液无法向袋内排出时,可形成袋壁软组织内的脓肿;②迂回曲折的、涉及多个牙面的深牙周袋,脓性渗出物不能顺利引流,特别是累及根分叉区时;③洁治或刮治时,动作粗暴,将牙石碎片和细菌推入牙周袋深部组织,或损伤牙龈组织;④深牙周袋的刮治术不彻底,导致牙周袋的袋口虽然紧缩,但牙周袋底处的炎症仍然存在,没有得到引流;⑤牙髓治疗时根管或髓室底侧穿、牙纵裂等,有时也是引起牙周脓肿的病因;⑥机体抵抗力下降或有严重的全身疾病,如糖尿病等,容易发生牙周脓肿,对多发性或反复发作牙周脓肿的患者应注意排除糖尿病的可能性;⑦一些毒力较强的牙周致病微生物在牙周袋内定植和增殖,可使感染加重和扩散。

**179. A**

**180. A** 智齿冠周炎常发生于 18 ~ 25 岁,以下颌多见,有急性、慢性之分,临床上常以急性炎症形式出现。在急性炎症初期,患者仅感患处轻微胀痛不适,当咀嚼、吞咽、开口活动时疼痛加重。如病情继续发展,局部可呈自发性跳痛,并可放散至同侧的头面部。炎症侵及咀嚼肌时,可引起不同程度的开口受限。检查可见龈瓣红肿糜烂,有明显触痛,压迫龈袋可有脓液溢出。根据题干,该患者最有可能的诊断是左下第三磨牙冠周炎。

**181. D** 第三磨牙冠周脓肿向前扩散可沿下颌骨外斜线向前,在下颌第一磨牙颊前庭沟处形成脓肿或破溃成瘘。

**182. B** 第三磨牙冠周炎症沿下颌支外侧或内侧向后扩散,当脓肿发生在颊黏膜与颊肌之间时,下颌磨牙区前庭沟红肿,前庭沟变浅呈隆起状,触之剧痛,有波动感,穿刺易抽出脓液,此时提示颊间隙感染。患者左颊部皮肤肿胀很有可能是由颊间隙感染造成。

**183. A** 该患者正处于第三磨牙冠周炎急性炎症期,左下第一磨牙前庭沟肿胀,应及时在肿胀部位切开引流,控制炎症,预防引起间隙感染等。待炎症控制后可考虑拔除左下颌第三磨牙,以防止炎症再次发生。

**184. B**

**185. A** 该患者急性炎症控制后,应尽早拔除左侧下颌第三磨牙,以防止冠周炎的复发。

**186. A** 充填修复后出现咀嚼疼痛,与温度刺激无关,多因充填物过高,咬合时出现早接触所致。充填体在龈缘形成悬突,压迫牙龈,造成牙龈炎症、出血,长时间可引起牙龈萎缩,甚至牙槽骨吸收。为去除悬突,解除旧充填体连接部分对牙龈组织的压迫,应该将旧充填体去除,将两颗牙分别进行充填。

**187. B**

**188. E** 窝洞预备的要求:去净龋坏组织;去除无基釉、薄壁弱尖;底平壁直,点线角清晰;洞有一定的深度;洞缘曲线圆缓,处于自洁区;龈壁有一定的宽度;轴髓线角钝;具有一定的抗力形和固位形。充填的要求:隔湿;设计邻面充填,安放成形片和楔子,恢复接触关系;分层充填。除非龋坏已至龈下,否则预防性扩展不必要扩展到龈下。

**189. D 190. D 191. A**

**192. A** 全口义齿戴用一段时间后,上唇系带处出现溃疡,其原因应为全口义齿基托在唇系带处缓冲不够,当口腔运动时,唇系带运动,与基托反复摩擦,引起溃疡,而且会破坏局部的边缘封闭,影响固位。

**193. D 194. E 195. A**

**196. C** 刷牙的目的:①清除异味,清新口气,愉悦心情；②清除食物残渣，防止感染牙周炎、牙龈炎等疾病；③促进牙龈的血液循环；④去除牙面和部分龈沟内的牙菌斑。刷牙最主要的目的是去除牙菌斑，预防龋齿和减轻对牙周组织的刺激。刷牙不能清除牙结石。

**197. C** 牙刷的更换时间在3个月左右。3个月以后，牙刷的内部积累了大量的细菌，在刷牙时对口腔卫生是不利的；而且3个月左右牙刷毛处于疲劳期，在刷牙时可能会减弱刷牙的质量。

**198. A** 水平颤动拂刷法（BASS刷牙法）能有效地清除龈缘附近及龈沟内菌斑的刷牙方法。Fones刷牙法简单易学，适用于年幼儿童。改良的Stillman法经常在颤动之后结合旋转，减少牙龈受伤的可能，增强去除菌斑的效果；适合在牙冠外形高点以下的颈部与暴露的邻面去除牙菌斑，一般用于清洁牙间，按摩牙龈。缺点：若不小心放置可导致组织损伤，需轻度加压，由于转动拂刷太快，颤动法可能对去除龈缘牙菌斑无效。Charter刷牙法的牙刷位置与牙长轴成直角，主要建议有牙周组织丧失的患者使用。竖刷法是将牙刷毛束尖端放在牙龈和牙冠交界处，顺着牙齿的方向稍微加压，刷上牙时向下刷，刷下牙时向上刷，牙的内外面和咬合面都要刷到。

**199. D** 牙周－牙髓联合病变的表现：①牙髓无活力，或活力异常；②牙周袋和根分叉区病变局限于个别牙或牙的局限部位，邻牙的牙周基本正常或病变轻微；③与根尖病变相连的牙周骨质破坏呈烧瓶形。根据题干，左上7叩痛（＋），松动Ⅰ度，牙体无缺损，腭侧正中可探及深牙周袋，结合X线表现，左上7的牙髓感染为深牙周袋来源，符合牙周－牙髓联合病变的诊断。侵袭性牙周炎患病年龄不超过35岁，多为年轻人；无明显全身疾病；有快速的附着丧失和骨吸收；牙周组织破坏程度与年龄不一致，与局部刺激量也可不一致；多有家族聚集性。局限型侵袭性牙周炎病变局限于第一恒磨牙和（或）切牙，其他患牙不超过两个，X线片显示第一恒磨牙牙槽骨近中吸收或"弧形吸收"，前牙可为水平吸收。广泛型侵袭性牙周炎病变不局限于第一恒磨牙和（或）切牙，其他患牙有3颗以上。慢性牙周炎多见于成人，有附着丧失和牙槽骨吸收，病变程度与局部刺激量相一致，疾病进展缓慢。急性牙髓炎存在典型疼痛特点：自发痛、阵发性痛、夜间痛、冷热刺激痛、不能定位。咬合创伤主要表现为牙齿进行性松动（震颤）、牙齿移位、影像学上牙周膜间隙增宽、硬骨板破坏和主观的牙齿不适症状。

**200. E** 左上7腭侧出现深牙周袋，可能存在感染的袋内壁、含有免疫成分的龈沟液、牙根上附着的刺激物以及病变的牙骨质。龈下牙石、菌斑属于牙根上附着的刺激物；感染的袋内壁也可存在非附着龈下菌斑；病变的牙骨质，如软化的牙骨质、根面龋等。深牙周袋内龈沟液相关抗炎、免疫因子增多，并不会出现钙、磷等

矿物质含量增多，这些无机元素多以龈下结石方式存在。

**201. B** 牙周袋根据其形态以及袋底位置与相邻组织的关系可分为两类：①骨上袋：牙周支持组织发生破坏后所形成的真性牙周袋，袋底位于釉牙骨质界的根方、牙槽骨嵴的冠方，牙槽骨一般呈水平型吸收；②骨下袋：此种真性牙周袋的袋底位于牙槽嵴顶的根方，袋壁软组织位于牙根面和牙槽骨之间，即牙槽骨构成了牙周袋壁的一部分。牙周袋也可按其累及牙面的情况分为三种类型：①单面袋：只累及一个牙面；②复合袋：累及两个以上的牙面；③复杂袋：是一种螺旋形袋，起源于一个牙面，但扭曲回旋于一个以上的牙面或根分叉区。一壁骨袋：牙根颊舌侧骨壁缺失，仅一个面为骨质，剩下一面为牙根，这种情况下牙槽骨破坏非常严重。三壁骨袋：是指牙周袋的一个面为牙根，其他三个面都是骨质，牙周组织破坏较少。左上7腭侧牙周袋的袋底位于近中根面，属于骨下袋，由于左上7解剖学上存在三个牙根和根分叉，则该型牙周袋为复杂袋。

**202. B** 慢性龈炎的治疗：①去除病因，边缘性龈炎无深层牙周组织破坏，清除局部刺激因素，如牙石、食物嵌塞、不良修复体等能有效地治疗慢性龈炎；②药物治疗，如果炎症较重，可配合局部药物治疗，常用1%～3%过氧化氢溶液冲洗龈沟，碘制剂龈沟内上药，必要时可用抗菌类漱口剂含漱，如氯己定；③疗效的维护，治疗开始后，应及时教会患者控制菌斑的方法，应持之以恒保持口腔卫生，并定期（6～12个月）进行复查和洁治，才能巩固疗效，防止复发。慢性牙龈炎最主要的治疗方式是去除病因，即口腔洁治，去除菌斑结石等局部刺激物。

**203. C** 如果患者戴有心脏起搏器，心脏起搏器患者禁止使用超声洁治术，以避免电磁辐射引起的头晕和心律失常。对于此类患者，需要询问起搏器的类型，不同的起搏器适应证不同，医生了解这些信息后，可以判断患者心脏疾病的严重程度和是否耐受洁治术。患者并不是只能含漱法控制菌斑，全身条件允许的情况下，可以采用手动洁治器械行龈上洁治术。洁治术前、术后不需要服用抗生素。

**204. B**

**205. D** 急性坏死性龈炎的特征为牙间乳头和边缘龈的坏死，使龈缘如虫蚀状，表面覆盖坏死假膜，易擦去，病变一般不波及附着龈。患处牙龈极易出血，可有自发出血，患者常述晨起时枕头有血迹，口中有血腥味。有典型的腐败性口臭。轻症患者一般无明显的全身症状，重症者可有低热、疲乏和颌下淋巴结肿大等。根据该患者低热乏力、淋巴结肿大等全身表现和牙龈的检查结果，符合急性坏死性龈炎的诊断。慢性牙周炎多见于成人，有附着丧失和牙槽骨吸收，病变程度与局部刺激的量一

致，疾病进展缓慢。鹅口疮婴幼儿最多见，口腔黏膜出现乳白色、微高起斑膜，周围无炎症反应，形似奶块。带状疱疹由带状疱疹病毒感染引起，病损表面会出现簇集性的丘疱疹、水疱，皮疹沿皮肤呈带状分布，一般皮疹不超过躯体的中线，伴有明显的神经疼痛。

**206. C  207. B**

**208. D**　药物性牙龈增生的诊断要点：患者有癫痫、高血压、心脏病或接受过器官移植，并有苯妥英钠、环孢素、硝苯地平等的服药史。增生起始于牙间乳头，随后波及龈缘，表面呈小球状、分叶状或桑椹状，质地坚实，略有弹性。牙龈色泽多为淡粉色。若合并感染则有牙龈炎的临床表现，存在局部刺激因素。根据题干，患者存在癫痫病史，牙龈增生覆盖牙冠的 1/2，牙周袋深 6mm，符合药物性牙龈增生的诊断。糖尿病性牙周炎的患者，除了牙周炎的典型四大症状（牙龈炎症、牙槽骨吸收、牙周袋形成和牙齿松动）外，还具有糖尿病，牙周多有溢脓。增生性牙龈炎主要局限在龈乳头和边缘龈，牙龈增生大多覆盖牙面的 1/3 ~ 2/3。牙龈纤维瘤病表现为口内大部甚至全部牙龈呈弥漫性增生，直达膜龈联合处，增生牙龈颜色正常，触之坚实，表面光滑或呈结节状，点彩明显，不易出血。维生素 C 缺乏症的最重要和最早的表现是牙龈炎、牙龈出血和牙龈肿胀；牙龈肥大过长，松软如海绵，暗紫红色，稍按压即出血，肿大的牙龈可覆盖牙冠，可能出现表面糜烂、溃疡及继发感染，常有疼痛和血腥样口臭。

**209. C**　药物性牙龈增生好发于前牙（特别是下颌），多数患者无疼痛等自觉症状。初起为龈乳头增大，继而扩展至唇颊侧牙龈，也可发生于舌腭侧牙龈，大多累及全口牙龈。增生龈可覆盖牙面 1/3 或更多，增生明显时可将牙齿挤压移位。病损开始时，牙龈表面出现颗粒状和疣状突起，继而表面呈结节状、球状、分叶状，牙龈色红或粉红，质地坚韧，牙龈增生部位不易出血，无牙区并不发生本病损。

**210. C**　药物性牙龈增生的治疗方法：①停止使用引起牙龈增生的药物，这是对药物性牙龈增生最根本的治疗。②通过洁治、刮治以清除菌斑、牙石，并消除其他一切导致菌斑滞留的局部因素。③局部药物治疗，可用 3% 过氧化氢溶液冲洗龈袋，并在袋内置入抗菌消炎的药物，待炎症减轻后再做进一步的治疗。④经上述治疗后增生的牙龈仍不能完全消退者，可采用牙周手术治疗：牙龈切除术和牙龈成形术。⑤口腔卫生宣教，定期复查。如果是智齿附近的牙龈增生引起冠周炎，则需要拔除智齿。该疾病的主要治疗方式是停用可疑药物和去除局部刺激因素，一般不需要口服抗生素。

**211. C**　慢性牙周炎的主要特征：牙周袋形成、牙龈炎症、牙周附着丧失、牙槽骨吸收、牙齿松动及移位。

根据题干，患者 50 岁，全口卫生状况不佳，多个牙探及大于 6mm 深牙周袋，左下 1、右下 1 牙松动 I 度，左下 6 牙根分叉病变 II 度，符合牙周炎的诊断。菌斑性牙龈炎没有附着丧失。侵袭性牙周炎患病年龄不超过 35 岁，多为年轻人，无明显全身疾病，快速的附着丧失和骨吸收，牙周组织破坏程度与年龄不一致，与局部刺激的量也可不一致，多有家族聚集性。牙周脓肿多为慢性牙周炎的晚期并发症。牙周 – 牙髓联合病变除了牙周病变，还存在牙髓病变。

**212. E**

**213. C**　侵袭性牙周炎患病年龄不超过 35 岁，多为年轻人。无明显全身疾病；快速的附着丧失和骨吸收；牙周组织破坏程度与年龄不一致，与局部刺激量也可不一致；多有家族聚集性。局限型侵袭性牙周炎病变局限于第一恒磨牙和（或）切牙，其他患牙不超过两个，X 线片显示第一恒磨牙牙槽骨近中吸收或"弧形吸收"，前牙可为水平吸收。广泛型侵袭性牙周炎病变不局限于第一恒磨牙和（或）切牙，其他患牙有 3 颗以上。根据题干中的信息，该患者符合侵袭性牙周炎的诊断。菌斑性牙龈炎无附着丧失；慢性牙周炎有附着丧失和牙槽骨吸收，病变程度与局部刺激量相一致，疾病进展缓慢；牙外伤存在外伤史；颌骨肿瘤存在颌面部不对称、占位病变等。

**214. E**

**215. C**　患者因"右下后牙自发性、阵发性疼痛，夜间加重"来诊，符合急性牙髓炎的疼痛特点（夜间痛、自发性阵发性疼痛、冷热刺激痛、向面部放射痛和不能定位）。口腔检查发现右下第一磨牙 II 度松动。叩诊（+），颊侧深牙周袋，为进一步确诊，还需要进行冷热测检查。麻醉检查是通过局部麻醉的方法来判定引起疼痛的患牙。当其他诊断方法对 2 颗可疑患牙不能做出最后鉴别，且 2 颗牙分别位于上、下颌或 2 颗牙均在上颌但不相邻时，采用选择性麻醉可确诊患牙。染色法和咬诊一般用于检查牙隐裂。

**216. D**　逆行性牙髓炎是由于深牙周袋内的细菌、毒素通过根尖孔或根尖 1/3 处的根管侧支进入牙髓，先引起根尖 1/3 处的牙髓充血和发炎，以后局限的慢性牙髓炎可急性发作，表现为典型的急性牙髓炎。临床检查时可见患牙有深达根尖区的牙周袋或严重的牙龈退缩，牙齿一般松动达 II 度以上。牙髓有明显的激发痛。急性根尖周炎存在咬合痛，患牙伸长感，患牙可定位。慢性根尖周囊肿 X 线片显示根尖区大的透射影，边界整齐，轮廓清楚，部分病例透射区周围有薄层阻射线。牙周脓肿多是牙周炎晚期的急性并发症。

**217. D**

**218. E**　该患者因慢性牙周炎就诊，患牙确诊之前应做的检查有：①X 线片：观察牙槽骨吸收情况，牙体和牙根情况；②牙周探诊，评估探诊深度、有无探诊出血和龈下结石等；③口腔卫生检查：全口菌斑、结石，牙龈色、形、质情况，牙周有无溢脓等；④牙体检查：有无龋坏、叩痛、冷热测试、松动度等。体温检查用于判断全身情况，不包括在内。

**219. A** 引导组织再生术的适应证：窄而深的骨内袋；Ⅱ度根分叉病变为适应证，但需有足够的牙龈高度完全覆盖术区；仅涉及唇面的牙龈退缩，邻面无牙槽骨吸收及牙龈乳头完好者。因此，主治医师考虑实施引导组织再生术，可能是鉴于患牙存在Ⅱ度根分叉病变。

**220. C** 牙周炎的个体会受到许多全身系统性疾病的影响，主要的全身疾病包括：糖尿病、吞噬细胞数目的减少和功能异常、艾滋病、骨质疏松症等。

**221. C** 根据患者牙肿痛 2 天，右上 6 牙颊侧牙龈局限性隆起，波动感，可初步诊断为右上 6 牙局部的脓肿反应。再根据患牙无龋坏，有深牙周袋的表现可以排除牙槽脓肿，诊断细化为牙周脓肿。

**222. B** 牙槽脓肿和牙周脓肿的区别在于以下几点：①感染来源，牙槽脓肿一般来源于牙髓感染，而牙周脓肿来源于深牙周袋；②是否有牙周袋，一般牙槽脓肿没有牙周袋，而牙周脓肿有牙周袋；③牙体的情况，牙槽脓肿涉及的牙齿往往有龋病或非龋疾病，或者已经进行修复体修复；而牙周脓肿的相关牙齿，一般牙冠完整，没有龋病或者非龋疾病；④牙髓活力测试，一般牙槽脓肿相关的牙齿没有牙髓活力，而牙周脓肿的相关牙齿牙髓是有活力的；⑤脓肿的部位，牙槽脓肿往往范围比较弥散，中心位于龈颊沟附近，主要位于牙齿的根尖区；而牙周脓肿局限于牙周袋壁，接近牙龈缘，即牙周袋附近。

**223. E** 急性牙周脓肿的表现：患牙既往存在牙周炎病史，发病突然，在患牙的唇颊侧或舌腭侧牙龈形成椭圆形或半球状的肿胀突起。牙龈发红、水肿，表面光亮。脓肿早期炎症浸润广泛，使组织张力较大，疼痛较剧烈，可有搏动性疼痛，患牙有"浮起感"，叩痛，松动明显。脓肿的后期，脓液局限，脓肿表面较软，触诊可有波动感，疼痛稍减轻，此时轻压牙龈可有脓液从袋内流出，或脓肿自行从表面破溃，脓肿消退。牙龈脓肿局限于龈乳头及龈缘；而牙周脓肿局限于牙周袋壁，接近牙龈缘，即牙周袋附近。

**224. B**

**225. D** 牙龈瘤因其无肿瘤的生物学特征和结构，故非真性肿瘤，但切除后易复发。该病的临床表现：多发于唇、颊侧的牙龈乳头处，舌、腭侧较少见，一般为单个牙发生。瘤体呈圆球形或椭圆形，大小不一，一般直径由几毫米至一二厘米，表面有时呈分叶状。长时间存

在的牙龈瘤还可以造成牙槽骨壁的破坏，X 线片可见骨质吸收、牙周膜间隙增宽的现象。

**226. A** 牙龈瘤的主要治疗方法是手术切除。切除必须彻底，否则易复发。

**227. D** 右下颌第三磨牙初萌牙尖，牙冠被牙龈部分覆盖，构成较深的盲袋，牙冠周围软组织红肿，龈瓣下有脓液溢出，此为右下颌第三磨牙冠周炎。下颌角区红肿，压痛明显，皮温升高，波动感不明显，牙关紧闭，这是咬肌受到炎症激惹而产生的痉挛。

**228. B** 冠周炎的急性期以消炎、镇痛、建立引流及对症处理为主。慢性期应以祛除病因为主，可消除盲袋或拔牙。此患者现在是急性期，不应拔牙。

**229. A** 咬肌间隙感染主要根据 CT 下颌体平面影像进行诊断。咬肌间隙蜂窝织炎时除全身应用抗生素外，局部可采用理疗的方法缓解症状；一旦脓肿形成应及时引流。咬肌间隙感染常选择口外途径切开引流。切口设计从下颌支后缘绕过下颌角，距下颌下缘 2cm 处切开，切口长 3～5cm。

**230. C** 牙龈自动出血、牙龈疼痛、腐败性口臭是急性坏死性龈炎的特征性症状；且病程短（5 天），起病急，因此最可能的诊断是急性坏死性龈炎。需与慢性牙周炎、龈缘炎、疱疹性龈口炎、急性白血病、艾滋病相鉴别。

**231. B** 确诊前需要检查牙龈的色、形、质的变化，测量体温（疱疹性龈口炎常有高热），检查唇颊黏膜有无成簇的小疱或小溃疡（疱疹性龈口炎的表现），查血以排除白血病和（或）艾滋病（病毒血清学查 HIV）。只有测血压对鉴别诊断无意义。

**232. C** 坏死性龈炎的辅助诊断指标是坏死区涂片、革兰染色，可见大量螺旋体和梭形杆菌。

**233. A** 坏死性龈炎急性期的治疗是先轻轻除去坏死组织，初步刮除大块牙石，用 1%～3% 过氧化氢溶液（局部用氧化剂）反复冲洗和含漱，从而释放新生氧，抑制厌氧菌并机械地清除表面坏死物和除臭。首次治疗若尽量除净牙石会造成过度疼痛，不是最佳的治疗。只全身用药或只含漱剂含漱而不对坏死区进行局部处理都不是最佳选择。

**234. C** 8 近中阻生，压迫龈袋内有分泌物溢出，结合临床表现可诊断为急性智齿冠周炎。

**235. E** 智齿冠周炎急性炎症期，先消除炎症，等炎症消除后，择期拔牙。

**236. C** 福尔马林溶液强烈刺激呼吸器官，不宜使用。

**237. B** 急性炎症期过后拔除病灶牙，以免冠周炎反复发作。

**238. A** 拔牙前首先应该拍 X 线片，查看阻生情况，

制定拔除计划。

**239. B** 慢性牙周炎的具体临床表现为有牙周袋形成，有牙周附着丧失，有别于因牙龈肥大所致的假性牙周袋。牙龈有不同程度的炎症表现，红肿、探诊出血、按压牙周袋可有脓液溢出，炎症程度一般与牙石、菌斑的量一致。X 线片显示有不同程度的骨吸收，呈水平型或者垂直型吸收。题中患者牙龈肿胀，刷牙出血，牙周袋形成，牙齿松动，咬合无力，无牙髓症状。符合成人牙周炎的临床表现。

**240. C** 牙槽骨水平型吸收是慢性牙周炎最常见的牙槽骨的吸收形式。从牙槽骨嵴顶边缘开始呈水平状向根方吸收，使牙槽骨的高度降低，形成骨上袋。

**241. E** 慢性牙周炎的治疗原则以局部治疗为主，全身治疗为辅。局部治疗分为：控制菌斑，彻底清除牙石，牙周手术，松动牙固定，尽早拔除不能保留的患牙，消除𬌗干扰和𬌗创伤。

**242. E** 为长期保持牙周炎的治疗效果，牙周炎患者应定期复查，进行诊断性监测，并及时采取必要的恰当治疗，旨在预防和减少牙周再感染和牙周炎的复发。

**243. D** 妊娠本身不会引起龈炎，而是由于妊娠时性激素水平改变，使原有炎症加重，因此妊娠期龈炎的直接病因仍然是牙菌斑。

**244. A** 在患龈炎的部位，菌斑生物膜明显增厚，细菌种类增加且变得更为复杂，黏性放线菌的数目明显增高，约占细菌总数的 50%。随着龈炎的发展，龈下菌斑生物膜中革兰阴性菌如产黑色素普氏菌、梭形杆菌、螺旋体的比例增高。妊娠期龈炎患者的龈下菌斑生物膜中中间普氏菌比例明显增高。

**245. B** 慢性牙周炎多见于成人，一般有明显的菌斑、牙石和牙龈炎症，表现为牙龈红肿出血，牙周袋形成，牙槽骨吸收，牙齿松动等。侵袭性牙周炎通常发生于 30 岁以下的年轻人，牙周破坏的程度与年龄不相称。

**246. D** 牙周病的局部致病因素有牙齿位置异常、拥挤和错𬌗畸形、食物嵌塞、𬌗创伤、不良修复体等，修复体位于龈上的冠边缘并不会导致牙周病变。

**247. C** 局限型侵袭性牙周炎的发病始于青春期前后，女性多于男性，进展快速，早期出现牙齿松动和移位。局限于第一恒磨牙或切牙的邻面，有附着丧失，至少波及 2 个恒牙，其中 1 个为第一恒磨牙，其他患牙（非第一恒磨牙和切牙）不超过 2 个，多为左右对称。牙的移位多见于上切牙，呈扇形散开排列，后牙移位较少见，可出现不同程度的食物嵌塞。本病的早期患者菌斑、牙石量很少，牙龈炎症轻微，却能探及深牙周袋，袋壁有炎症和探诊后出血，晚期可发生牙周脓肿。牙周组织的破坏程度与局部刺激物的量不成比例。X 线片可见第一恒磨牙的邻面有垂直型骨吸收，若近远中均有垂直型骨吸

收则形成典型的"弧形吸收"，在切牙区多为水平型骨吸收。

**248. E  249. B  250. A  251. E  252. A**

**253. C** 根据"左下牙龈自发性肿胀流脓半年"排除急性发病的可能，再根据"36、37 牙未见明显牙体病损，X 线片示根尖周未见明显异常"排除根尖周脓肿的可能，最后根据"36、37 牙间 7mm 牙周深袋"排除牙龈脓肿，故诊断为 36、37 慢性牙周脓肿。

**254. B** 与急性牙周脓肿不同，慢性牙周脓肿多不需要切开引流等紧急处理，治疗以清除菌斑、消除感染为原则，初诊时即可进行洁、刮治，无须全身使用抗生素。

**255. C** 与糖尿病相关的牙周炎患者的牙周治疗时机为血糖控制之后。

**256. E** 慢性牙周脓肿可在洁治的基础上直接进行牙周手术，该患者经过基础治疗后脓肿未见好转，在严格控制感染和炎症的情况下，可以行牙周手术切除深袋。

**257. A** 根据患者的年龄、主诉及吸烟史，最可能的诊断是慢性牙周炎。

**258. B** 患者可能是慢性牙周炎，因此应当进行牙周袋探诊检查牙周袋深度及 X 线检查查看牙槽骨吸收情况。

**259. E** 慢性牙周炎的治疗目标是去除菌斑、牙石等刺激因素，消除炎症，使牙周袋变浅，改善附着水平，维持疗效。

**260. E** 牙周炎的治疗应注重长期疗效，重视整体牙列病情的稳定及功能、美观的保持，而不是只着眼于追求个别患牙的保留和保存牙的数目。

**261. E** 牙周维护治疗应根据患者余留牙的情况及菌斑控制情况确定复查的间隔期，复查时间应根据每位患者的情况而定，一般每 3～6 个月复查一次，1 年左右拍 X 线片，监测和比较牙槽骨的变化。

**四、案例分析题**

**262. AB** 根据"右下后牙自发痛 1 周，冷刺激加重"可以判断出患者存在牙髓炎症状，再根据"46 牙深牙周袋 9mm，松动Ⅱ度"可以初步了解患者存在慢性牙周炎病史。

**263. ABC** 要确诊慢性牙周炎，需要进行 X 线检查以判断牙槽骨吸收情况。对于牙髓活力及牙髓病变的判断需要借助牙髓温度测验和牙髓电活力测验。

**264. D** 牙周-牙髓联合病变时，应尽量找出原发病变，积极地处理牙周、牙髓两方面的病灶，彻底消除感染源。由牙髓根尖病变引起牙周病变的患牙，牙髓多已坏死或大部坏死，应尽早进行根管治疗。患牙在就诊时已有深牙周袋，而牙髓尚有较好的活力，则也可先行牙周治疗，消除袋内感染。逆行性牙髓炎的患牙在牙髓治疗的同时开始牙周炎的一系列治疗。总之，应尽量查清病源，以确定治疗的主次。在不能确定的情况下，死髓

牙先做根管治疗，配合牙周治疗；活髓牙则先做系统的牙周治疗和调𬌗，若疗效不佳，再视情况行牙髓治疗。

**265. C** 牙槽骨破坏导致附着丧失，引起牙龈退缩。

**266. ABCDEF** 牙龈退缩会使临床牙冠变长，牙根暴露，从而出现牙根敏感；当伴有牙龈乳头的退缩时，牙间隙增大，可出现黑三角，并且导致水平型食物嵌塞；如果退缩发生在前牙区，会影响美观及发音。如果不及时取出食物或患者未进行适当的邻面菌斑控制，则暴露的牙根面容易发生颈部龋、根面龋，有时甚至是环状龋，邻面菌斑的增加也会加重原有的牙龈炎症和牙周炎症，从而使牙龈萎缩的情况更加严重。多发生于口腔卫生不良的老年牙周炎患者。

**267. D** 根据牙龈实质性增生的特点及长期服用高血压药物的病史，可诊断为药物性牙龈增生。遗传性牙龈纤维瘤病无长期服药史但可有家族史，牙龈增生范围广泛，程度重。牙龈瘤是指发生在牙龈乳头部位的炎症反应性瘤样增生物。糖尿病性牙周炎其牙周组织的炎症较重，龈缘红肿呈肉芽状增生，易出血和发生牙周脓肿，牙槽骨破坏迅速，导致深袋和牙松动。维生素 C 缺乏症的口腔表现为牙龈肿胀肥大、松软，呈暗紫色，有时肿大的牙龈可覆盖牙冠，轻探牙龈易出血。以牙龈增生为主要表现的慢性龈炎：一般炎症较明显，好发于前牙的唇侧和牙龈乳头，增生程度较轻，覆盖牙冠一般不超过1/3，有明显的局部刺激因素，无长期服药史。

**268. E** 长期服用钙通道阻滞剂、免疫抑制剂环孢素及抗癫痫药物苯妥英钠（大仑丁）等是药物性牙龈增生发生的主要原因。硝苯地平为钙通道阻滞剂，对高血压、冠心病患者具有扩张周围血管和冠状动脉的作用。此患者有高血压史 10 年，因此考虑可能是硝苯地平。

**269. ABCDE** 药物性牙龈增生的治疗：①去除局部刺激因素：通过洁治、刮治以清除菌斑、牙石，并消除其他一切导致菌斑滞留的因素；②许多临床资料显示患者不停药，经认真细致的牙周基础治疗可获得牙龈肥大消失的效果，对牙周治疗后牙龈肥大状况改善不明显的患者应考虑停用钙通道阻滞剂，与相关的专科医师协商更换使用其他药物或与其他药物交替使用，以减轻副作用；③局部药物治疗；④手术治疗：对于牙龈增生明显的患者，虽经上述治疗，增生的牙龈仍不能完全消退者，可采用手术治疗；⑤指导患者严格控制菌斑。

**270. ABCEF** 菌斑引起的牙龈炎症可能促进药物性牙龈增生的发生，所以控制菌斑及消除局部促进因素如结石等，可以促进愈合。该患者全口牙周炎症中度，所以其牙周的临床检查及 X 线检查结果对其预后有影响。牙周疾病是慢性疾病，需要患者长期复诊。高血压药物如硝苯地平为钙通道阻滞剂，对高血压、冠心病患者具有扩张周围血管和冠状动脉的作用，但药物引起牙龈增

生的真正机制尚不十分清楚。所以，血压控制程度与药物性牙龈增生关系不大，而是特定的药物会影响预后。

**271. D** 广泛性侵袭性牙周炎通常发生于 30 岁以下的患者；累及除切牙和第一磨牙以外的恒牙至少三颗；有严重而快速的附着丧失和牙槽骨破坏；多数患者有大量的菌斑和牙石，早期也可很少。

**272. ABCE** 大量研究表明伴放线聚集杆菌（Aa）是侵袭性牙周炎的主要致病菌，患者可产生特异抗体。部分患者具有中性粒细胞和（或）单核细胞的功能缺陷。本病常有家族聚集现象。

**273. C**

**274. ABCDEF** 本病常导致患者早年失牙，因此特别强调早期、彻底的治疗，主要是彻底消除感染。治疗原则基本同慢性牙周炎，洁治、刮治和根面平整等基础治疗是必不可少的，多数患者对此有较好的疗效，治疗后病变转入静止期。但因为细菌可入侵牙周组织，单靠机械刮治不易彻底消除入侵的细菌，有的患者还需用翻瓣术清除组织内的细菌。本病治疗不彻底较易复发，因此应加强定期复查和必要的后续综合治疗。植骨术是在根分叉病变或垂直型骨吸收处，通过移植自体骨、异体骨或骨替代品达到牙槽骨病损的修复。因牙周组织的炎症和破坏所造成的病损如牙周袋、骨缺损、牙龈退缩、牙松动移位等，牙龈外形不正常如附着龈过窄、牙龈退缩或系带过短等，需要通过一系列的治疗（包括牙周手术）加以纠正，以恢复牙龈及骨的生理外形，促进健康，满足美观要求。

**275. DF** 妊娠期龈炎可发生于个别牙龈或全口的牙龈，以前牙区为重。龈缘和龈乳头呈鲜红或暗红色，松软而光亮，或呈现显著的炎症性肿胀、肥大，有龈袋形成，轻触之即易出血，患者吮吸或进食时也易出血，此常为就诊时的主诉症状。一般无疼痛，严重时龈缘可有溃疡和假膜形成，此时可有轻度疼痛。

**276. EF** 血常规是临床上初筛白血病的比较简便的方法，确诊仍依赖骨髓穿刺。

**277. ADFG** 白血病的牙龈病损可波及牙龈乳头、龈缘和附着龈。主要表现为：①牙龈肿大，颜色暗红发绀或苍白，组织松软脆弱或中等硬度，表面光亮。牙龈肿胀常为全口性，且可覆盖部分牙面。由于牙龈肿胀、菌斑堆积，牙龈一般有明显的炎症。②龈缘处组织坏死、溃疡和假膜形成，状如坏死性溃疡性龈炎，严重者坏死范围广泛，有口臭。主要是由于牙龈中大量幼稚血细胞浸润积聚，造成末梢血管栓塞，局部组织对感染的抵抗力降低所致。③牙龈有明显的出血倾向，龈缘常有渗血，且不易止住，牙龈和口腔黏膜上可见出血点或瘀斑。患者常因牙龈肿胀、出血不止或坏死疼痛而首先到口腔科就诊。及时检查血象有助于诊断。④严重者还可出现口

腔黏膜的坏死或剧烈的牙痛（由于牙髓腔内有大量幼稚血细胞浸润引起）、发热、局部淋巴结肿大以及疲乏、贫血等症状。

**278. ABCEF**  白血病的牙龈病损的牙周治疗以保守为主，可行止血、冲洗上药等急症处理。对急性白血病患者一般不做洁治，若全身情况允许，必要时可进行简单的洁治术，但应注意动作轻柔，避免引起出血和组织损伤。

**279. C**  糖尿病可以影响牙周炎的发病和进程，尤其是血糖控制不良的患者，其牙周组织的炎症较重，龈缘红肿呈肉芽状增生，易出血和易发生牙周脓肿，牙槽骨破坏迅速，导致深牙周袋和牙松动。

**280. E**  此题依据的是牙周脓肿的治疗原则，考虑患者可能患有糖尿病，需要注意预防感染。

**281. AB**  患者很有可能是伴有糖尿病的牙周炎，因此需进一步确认其糖尿病的相关情况。

**282. AF**  患者糖化血红蛋白 8.0%，空腹血糖7.8mmol/L（<11.4mmol/L），可在合理预防性使用抗生素的情况下行牙周基础治疗。此种血糖状况不建议行手术治疗。

**283. ABC**  松动度不是指导拔牙的充分指征，尚需结合患者牙槽骨吸收情况、炎症急慢性情况等分析；药敏试验和 16 牙牙髓电活力测验不是必需的。

**284. D**  根据患者"无缺失牙，31、41 牙松动Ⅲ度，16 牙根分叉病变Ⅱ度""31、41 牙牙槽骨吸收至根尖"符合牙周炎Ⅲ期诊断。又由于患者骨丧失/年龄（%）大于 1%，破坏程度超过菌斑沉积量等可知患者处于牙周炎C 级，即快速进展期。

**285. ABDE**

**286. BCF**  根据题意可知，16 牙可能发生了牙周 - 牙髓联合病变，需要进一步进行牙周探诊及电活力测验；16 牙牙髓病变是深牙周袋来源的可能性大，牙周 - 牙髓联合病变治疗难度大，需同时行牙周治疗和根管治疗。

**287. ABCDEFG    288. ABCDF**

**289. ABCEF**  修复体边缘位于龈上并非黑三角出现的原因，而牙龈位置及形态尚未稳定时进行修复、邻接点位置设置过高或牙龈炎症尚未控制等均为黑三角出现的原因。

**290. BDE**  应考虑做根向复位瓣术同时可加深前庭沟，龈瓣冠方为全厚瓣，根方为半厚瓣可减少根方牙槽骨的炎症吸收。同期可考虑进行牙周植骨术以治疗局部牙槽骨开窗。该病例并没有牙冠延长术的禁忌证。

**291. ABC**

**292. E**  多数牙都存在炎症情况，主要的原因是自我菌斑控制不佳。

**293. ABCDEFGH**  某些重点人群，其复查间隔缩短为 1～3 个月，包括：①口腔卫生不良，有较多或较快的牙石形成；②存在有较深牙周袋的患牙或牙槽骨破坏超过根长 1/2 的患牙；③超过 20% 的位点探诊出血；④牙周组织破坏迅速，牙周手术未能改善牙周组织状况；⑤咬合异常；⑥复杂病例伴有根分叉病变或冠根比例失常；⑦有复杂的修复体或正在进行正畸治疗；⑧有龋齿发生；⑨吸烟；⑩存在与牙周疾病相关的全身性因素。

**294. ACEF**  35 牙考虑咬合创伤合并慢性根尖周炎，且牙周探诊深度 >5mm，应考虑调𬌗、根管治疗并且继续做维护治疗。

**295. F**  全口牙位曲面体层 X 线片可以显示全口牙及牙周组织，但显示的牙周组织及其清晰程度及精确度不如根尖片。若要观察各个牙牙周组织的细微变化时，还是应分别拍标准根尖片。

**296. D**  根据患者口腔检查及影像学表现，考虑为慢性牙周炎。

**297. AC**  牙周病相关危险因素包括不可改变的危险因素和可以改变的环境因素、后天获得的因素及行为危险因素等。其中与该患者有关的为老龄因素和吸烟嗜好。

**298. ACDE**  牙周病治疗的总体目标包括控制菌斑和消除炎症，恢复牙周组织的功能，恢复牙周组织的生理形态，维持长期疗效，防止复发。

**299. D**  患者为中年男性，慢性病程，有牙周组织炎症的临床表现，检查发现口腔卫生不良，且无牙周袋，可能诊断为菌斑性龈炎或牙周炎。有无进行性的附着丧失和骨吸收，是鉴别这两种疾病的关键。因此需做 X 线检查。

**300. A**  通过 X 线片观察牙槽骨有无吸收。如牙槽骨有吸收，可诊断为慢性牙周炎，反之则为菌斑性龈炎。

**301. BF**  菌斑性龈炎的治疗原则有两点：去除病因和防止复发。

**302. BCF**  菌斑控制是菌斑性龈炎预防的关键。控制牙菌斑的方法有机械方法和化学方法。①刷牙是自我清除牙菌斑的主要手段。一般主张每天早、晚各刷牙一次，但主要强调刷牙质量。②邻面清洁措施：一般的刷牙方法只能清除颊舌面及咬合面的牙菌斑，占牙菌斑的40%～60%，在牙齿的邻面常余留牙菌斑，需用牙线、牙签或牙间隙刷等方法来清洁。③化学药物控制牙菌斑：应用有效的化学药物来抑制牙菌斑的形成或杀灭牙菌斑中的细菌，是控制牙菌斑的另一途径。目前公认比较成熟的为 0.12% 或 0.2% 氯己定溶液。

**303. ACF**  患者牙龈自动出血伴疼痛 3 天，低热，下颌下淋巴结肿大。龈乳头充血水肿明显，个别龈乳头表面覆盖灰白色污秽物，牙周探诊深度 <3mm，符合急性坏死性龈炎的临床表现特点。但并未指明有无坏死物，或

是脓液，不能排除急性龈乳头炎和急性牙龈脓肿的可能。

**304. ABEFG** 急性坏死性溃疡性龈炎起病急，病程较短，常为数天至 1~2 周。以龈乳头和龈缘的坏死为特征性损害；患处牙龈极易出血；疼痛明显。急性坏死性溃疡性龈炎的患者常诉有明显的疼痛症状，或有牙撑开感或胀痛感。有典型的腐败性口臭；轻症患者一般无明显的全身症状，重症患者可有低热、疲乏等全身症状；部分患者颌下淋巴结可增大，有压痛。

**305. ACD** 根据题干和提示信息，患者可诊断为急性坏死性溃疡性龈炎，19 世纪末，Plaut 和 Vincent 就提出急性坏死性溃疡性龈炎是由梭形杆菌和螺旋体引起的特殊感染。不少学者报道在急性坏死性溃疡性龈炎的病损处总能找到这两种菌。20 世纪 80 年代以后，研究发现中间普氏菌也是该病的优势菌，患者体内的抗螺旋体和抗中间普氏菌的特异抗体 IgG 和 IgM 也增高。服用甲硝唑等抗厌氧菌药物能显著减少螺旋体、梭形杆菌和中间普氏菌的数量，临床症状也可消失。

**306. EF** 患者为年轻女性，松动牙为上颌第一磨牙和下颌切牙，并有家族史。怀疑为侵袭性牙周炎，根据其临床特点，须行 X 线检查和牙周袋探诊。

**307. ACE　308. ABCE**

**309. C** 截根术适应证：上颌磨牙的某一个或两个根的牙周组织破坏严重，且有Ⅲ度或Ⅳ度根分叉病变，其余牙根病情较轻，牙齿松动不明显者。

# 第五章 牙周病的检查和诊断

一、单选题：每道试题由 1 个题干和 5 个备选答案组成，题干在前，选项在后。选项 A、B、C、D、E 中只有 1 个为正确答案，其余均为干扰选项。

**1. 牙周探诊的力量一般为**

A. 10～20g　　　　　B. 10～15g

C. 20～25g　　　　　D. 30～35g

E. 20～30g

**2. 牙周病的检查内容不包括**

A. 牙周组织　　　　　B. 口腔黏膜

C. 颞下颌关节　　　　D. 牙及其周围组织

E. 咽喉组织

**3. 牙周病史的收集主要通过**

A. 问诊　　　　　　　B. 视诊

C. 探诊　　　　　　　D. 触诊

E. 叩诊

**4. 不属于口腔一般检查的是**

A. 视诊　　　　　　　B. 探诊

C. 咬蜡片法　　　　　D. 咬合纸法

E. 牙髓电活力测试

**5. 目前国际上公认的牙周活动破坏指标是**

A. 探诊出血

B. 菌斑中螺旋体数量增加

C. 血清中有抗 IL－8 抗体

D. 牙周袋有溢脓

E. 2 个月后复查有 ≥2mm 的新附着丧失

**6. 根据嵌体蜡的流变性和热膨胀性质不同，在口内使用直接法制作熔模时经常应用的嵌体蜡是**

A. Ⅰ型嵌体蜡　　　　B. Ⅱ型嵌体蜡

C. Ⅲ型嵌体蜡　　　　D. Ⅳ型嵌体蜡

E. Ⅴ型嵌体蜡

**7. 关于牙周病史的问诊内容，不正确的是**

A. 治疗经过及疗效

B. 疾病的发展过程

C. 口腔卫生习惯

D. 是否有夜磨牙史、血液病史

E. 主要症状与发病时间

**8. 牙周探诊所得结果应为**

A. 牙周袋深度

B. 龈下牙石有无

C. 附着水平

D. 是否有探诊后出血

E. 以上均是

**9. 牙周健康指数不包括**

A. 菌斑指数　　　　　B. 牙龈指数

C. 社区牙周指数　　　D. 口腔卫生指数

E. 社区氟牙症指数

**10. 检查接触点最好用**

A. 探针检查　　　　　B. 摇动牙齿

C. X 线片　　　　　　D. 牙线检查

E. 咬食物或蜡片

**11. 假性牙周袋与真性牙周袋的区别是**

A. 牙周袋的深度　　　B. 牙周袋的形状

C. 牙周袋底的位置　　D. 牙龈有无炎症

E. 牙齿松动

**12. 成釉细胞瘤的临床表现中错误的是**

A. 多发生于青壮年，以下颌体和下颌角常见

B. 肿瘤可使牙松动、移位或脱落

C. 可造成下颌骨病理性骨折

D. 呈多房性，分房大小不等，互相重叠，边界清晰

E. 不会引起下唇麻木

**13. 描述牙尖交错（正中）的解剖标志错误的是**

A. 一牙对两牙，牙尖交错接触

B. 上、下牙列（牙弓）中线正对，并与上唇系带和人中一致

C. 下颌尖牙的近中缘与上颌尖牙牙尖顶正对

D. 上颌第一恒磨牙的近中颊尖与下颌第一恒磨牙颊面沟正对

E. 上颌牙列（牙弓）的前牙超出下颌牙列（牙弓）的前端，并覆盖下颌前牙冠

**14. 铸造蜡要求流动变形率为**

A. ＜0.1%　　　　　　B. ＜0.5%

C. ＜1%　　　　　　　D. ＞0.5%

E. ＞1%

**15. 铸造蜡的热膨胀率在 20～30℃时为**

A. ＜0.3%～0.6%　　　B. ＜1%

C. ＞2%　　　　　　　D. ＞1%

E.　>0.6%

**16. 用于牙周袋深度检查的工具是**

A. 普通的弯探针　　　B. 有刻度的尖探针

C. 有刻度的钝头探针　D. 无刻度的钝头探针

E. Nabers 探针

**17. 关于乳牙期牙尖交错的特征，不正确的是**

A. 无曲线　　　　　　B. 覆𬌗较深

C. 无近远中向斜度　　D. 无颊舌向斜度

E. 常有拥挤现象

**18. 关于替牙期牙尖交错的特征，不正确的是**

A. 上颌中切牙之间在萌出初期有间隙

B. 上颌侧切牙在萌出初期向远中倾斜

C. 无曲线

D. 覆𬌗较深

E. 常有拥挤现象

**19. 牙尖交错位异常的表现是**

A. 上、下牙广泛接触，个别不接触

B. 下颌后退 1mm 再咬合

C. 上、下前牙中线不一致

D. 咬合关系呈中性关系

E. 除中切牙外，咬合时呈一牙对两牙的咬合关系

**20. "长正中"所指的滑动距离为**

A. 由下颌后退接触位自如滑到牙尖交错位

B. 由牙尖交错位自如滑到下颌后退接触位

C. 由下颌后退接触位向前滑到牙尖交错位

D. 由牙尖交错位自如地直向前滑到下颌后退接触位

E. 由下颌后退接触位自如地直向前滑到牙尖交错位

**21. 牙尖交错位正常时，说法错误的是**

A. 牙尖交错位因牙尖交错𬌗而存在

B. 上、下牙列中线齐

C. 牙尖交错位于两侧颞颌关节之间的中央

D. 升颌肌的肌电图为高电位

E. 有良好的正中关系

**22. 牙尖交错时上、下颌牙齿不呈一对二交叉咬合关系的是**

A. 下颌中切牙与上颌第三磨牙

B. 下颌中切牙与下颌第三磨牙

C. 上颌中切牙与下颌第三磨牙

D. 上颌中切牙与上颌第三磨牙

E. 上颌中切牙与下颌中切牙

**23. 牙尖交错位可以沿用"正中位"的名称是由于**

A. 牙尖交错就是正中

B. 多数人的牙尖交错位，下颌位置处于正中

C. 牙尖交错位时髁突位于最后、最上、最中的位置

D. 牙尖交错也可称为正中关系

E. 牙尖交错是上、下牙接触最广泛的

**24. 由于上颌牙弓较下颌牙弓大，因而在牙尖交错时呈现覆𬌗和覆盖关系，临床上覆𬌗和覆盖是指**

A. 覆盖是上颌牙盖过下颌牙的垂直距离，覆𬌗是上颌牙盖过下颌牙的水平距离

B. 覆盖是上颌牙盖过下颌牙的水平距离，覆𬌗是上颌牙盖过下颌牙的垂直距离

C. 覆盖是下颌牙盖过上颌牙的垂直距离，覆𬌗是下颌牙盖过上颌牙的水平距离

D. 覆盖是下颌牙盖过上颌牙的水平距离，覆𬌗是下颌牙盖过上颌牙的垂直距离

E. 覆盖是上颌牙盖过下颌牙的水平距离，覆𬌗是下颌牙盖过上颌牙的垂直距离

**25. 临床上一般以有菌斑的牙面占总牙面数的百分比判断口腔卫生状况，口腔卫生较好的指标是**

A. ≤10%　　　　　　　B. ≤20%

C. ≤30%　　　　　　　D. ≤40%

E. ≤50%

**26. 反映牙龈状况的指数不包括**

A. 菌斑指数　　　　　B. 牙龈指数

C. 出血指数　　　　　D. 龈沟出血指数

E. 探诊出血

**27. 与𬌗创伤无关的因素是**

A. 修复体有高点

B. 正畸时加力过猛

C. 重度牙周炎

D. 修复体邻面接触点恢复不良

E. 牙齿扭转

**28. 关于社区牙周指数，叙述错误的是**

A. 操作简便

B. 重复性好

C. 需使用专门设计的器械

D. 能衡量社区牙周治疗的需要

E. 适合大规模调查

**29. 通过牙周探诊获得的最有临床意义的指标是**

A. 牙周袋的深度

B. 探及龈下牙石

C. 袋内溢脓

D. 附着水平

E. 探诊出血

**二、多选题：每道试题由 1 个题干和 5 个备选答案组成，题干在前，选项在后。选项 A、B、C、D、E 中至少**

有 **2 个正确答案**。

**30. 反映口腔卫生状况的指数包括**

    A. 菌斑指数　　　　　B. 简化口腔卫生指数

    C. 牙龈指数　　　　　D. 出血指数

    E. 龈沟出血指数

**31. 牙龈出现色泽改变的原因有**

    A. 进食深色食物　　　B. 口腔卫生欠佳

    C. 喝茶　　　　　　　D. 重金属着色

    E. 黑色素沉着

**32. 牙槽骨在根尖 X 线片上的表现有**

    A. 颊舌侧的牙槽骨情况

    B. 近远中的牙槽骨情况

    C. 牙周膜在 X 线片上呈白色高密度影

    D. 牙槽嵴顶到釉牙骨质界的距离大于 2mm 认为有牙槽骨吸收

    E. 可反映牙周袋的深度

**33. 影响牙松动度的因素有**

    A. 牙根数目　　　　　B. 牙根的长度

    C. 牙槽骨吸收的程度　D. 𬌗创伤

    E. 牙龈出血程度

**三、共用题干单选题：以叙述一个以单一病人或家庭为中心的临床情景，提出 2~6 个相互独立的问题，问题可随病情的发展逐步增加部分新信息，每个问题只有 1 个正确答案，以考查临床综合能力。答题过程是不可逆的，即进入下一问后不能再返回修改所有前面的答案。**

**(34~37 共用题干)**

患者，男性，65 岁。因"牙齿逐渐松动 10 年，伴咀嚼无力"来诊。口腔检查：口腔卫生状况差，多数牙松动，存在 4~6mm 的牙周袋。

**34. 关于牙齿松动度的检查，叙述错误的是**

    A. 前牙用牙科镊夹住切缘作唇舌向摇动

    B. 后牙用尖头探针抵着𬌗面窝向颊舌或近远中向摇动

    C. 颊舌向松动者或超过生理动度，幅度在 1mm 以内为Ⅰ度

    D. 近远中和颊舌向松动者或松动幅度为 1~2mm 为Ⅱ度

    E. 近远中和颊舌向及垂直向松动者或松动幅度为 2mm 以上为Ⅲ度

**35. 右上 6 龈缘退缩 3mm，近中颊位点探诊深度 7mm，则附着丧失量是**

    A. 0mm　　　　　　　B. 3mm

    C. 4mm　　　　　　　D. 7mm

    E. 10mm

**36. 右上 6 松动Ⅱ度，近中与右上 5 之间有食物嵌塞，可能的原因不包括**

    A. 右上 6 近中边缘嵴破坏

    B. 牙松动

    C. 右上 5、右上 6 牙的边缘嵴高度不协调

    D. 深牙周袋

    E. 牙槽骨吸收

**37. 右上 6 牙 X 线片显示牙槽骨吸收达根长的 1/2，则骨吸收为**

    A. Ⅰ度　　　　　　　B. Ⅱ度

    C. Ⅲ度　　　　　　　D. Ⅳ度

    E. Ⅴ度

**(38~40 共用题干)**

患者，男性，40 岁。多年来全口牙龈反复肿胀，曾多次治疗，近 5 天再次加重。检查全口牙龈肿胀、充血，触之出血，下颌磨牙牙周袋超过 5mm，有溢脓。X 线检查，全口多数牙牙槽骨有不同程度吸收，无龋。全身乏力，饮食量比一般人大，尿量也多。

**38. 关于病史采集，需要了解的是**

    A. 出血史　　　　　　B. 家族史

    C. 药物过敏史　　　　D. 是否有糖尿病

    E. 是否有其他全身病

**39. 下列需要检查的是**

    A. 血常规　　　　　　B. 胸片

    C. 血糖　　　　　　　D. B 超检查

    E. 肝功能检查

**40. 需采取的治疗是**

    A. 牙周治疗

    B. 牙周局部治疗，同时控制血糖

    C. 牙周局部治疗加全身应用抗生素

    D. 全身使用抗生素

    E. 全身使用抗生素及控制血糖

## 答案和精选解析

**一、单选题**

**1. C**　牙周探诊的力量不宜过轻，也不宜过重，较合适的探诊力量一般为 20~25g。

**2. E**　牙周病需要进行系统检查，包括牙周组织、口腔黏膜、颞下颌关节、牙及其周围组织等。咽喉组织不属于牙周病的检查范围。

**3. A**　牙周病史主要通过问诊的方式进行收集，应注意询问患者的全身疾病，如出血性疾病、心血管疾病、感染性疾病和过敏史及嗜好等。

**4. E**　口腔一般检查包括问诊、视诊、探诊、叩诊、触诊、嗅诊、松动度检查、咬诊、冷热诊。牙髓电活力测试属于特殊检查。

**5. A**　探诊出血是公认的牙周活动破坏指标。在多次复查时的探诊出血频率越高，日后复发的可能性越高。

**6. A**　直接法一般只用于简单嵌体蜡型的制作，如Ⅰ类洞等，根据嵌体蜡的流变性和热膨胀性质，常用Ⅰ型嵌体蜡。

**7. D**　牙周病史：详细询问并记录患者就诊的主要症状及发生时间，记录可能的诱因及疾病的发展过程、治疗经过及疗效。同时，还应了解患者自己采取的口腔卫生措施，如刷牙方法与习惯、牙膏和漱口剂的应用情况等。使临床医师对疾病的发生、发展有所了解，以便制订治疗计划，并有针对性地指导菌斑控制的方法。此外，对怀疑有遗传倾向的疾病，应询问家族史。

**8. E**　牙周探诊应注意探查牙周组织的情况，如牙周袋的深浅，牙石的多少，有无附着丧失，以及探诊后是否出血等。

**9. E**　牙周健康指数包括口腔卫生指数、菌斑指数、牙龈指数、龈沟出血指数、社区牙周指数等。而社区氟牙症指数不属于此。

**10. D**　牙齿进行充填治疗后，需要检查接触点。前牙的邻接触点靠近切1/3，之后的接触点靠近𬌗1/3。邻面洞的充填治疗需要恢复邻面接触关系，避免食物嵌塞，可以用牙线进行接触点检查，一般为有阻力地通过，表示接触关系较好。

**11. C**　假性牙周袋与真性牙周袋的区别是牙周袋底的位置。当牙龈水肿或增生时，龈沟探诊深度可达3mm以上，但上皮附着（即龈沟底）的位置仍在釉牙骨质界处，无附着丧失，形成的是假性牙周袋。疾病发展到牙周炎时，结合上皮向根方增殖，其冠方与牙面分离形成牙周袋，此为真性牙周袋。

**12. E**　成釉细胞瘤的临床表现：①多发生于青壮年，无明显性别差异，以下颌体及下颌角部常见，上、下颌骨之比约为1∶8，极少数可发生在胫骨或脑垂体内。②肿瘤生长缓慢，初期无自觉症状，逐渐发展可使颌骨膨大，造成畸形，可影响下颌骨的运动度，甚至可能发生吞咽、咀嚼和呼吸障碍；肿瘤侵犯牙槽突时，可使牙松动、移位或脱落。发生在上颌骨的肿瘤可影响到上颌窦、鼻泪管、鼻腔和眼的功能，引起鼻阻塞，眼球移位、突出及流泪等症状。当肿瘤压迫下牙槽神经时，患侧下唇及颊部可能感觉麻木不适。如肿瘤继续发展可导致受累颌骨病理性骨折。肿瘤向口腔发展时可出现咬合错乱。③典型X线表现：早期呈蜂房型，以后形成多房型囊肿样阴影，分房大小不等，互相重叠，边界清晰，房间隔呈半月形切迹。肿瘤区牙可缺失，受累牙可移位。囊腔

内可含牙，牙根尖可有不规则吸收，吸收面通常呈锯齿状或截根状。

**13. C**　根据上颌牙尖交错𬌗基本特征的描述，临床上判定牙尖交错𬌗是否正常，常参考以下标志：①上、下颌牙列中线与面中线对齐（当不存在牙列拥挤时），正对着上唇系带。②除上颌最后一个磨牙及下颌中切牙外，每个牙都与对颌的两牙相对应接触。③尖牙关系正常，即上颌尖牙的牙尖顶对应着下颌尖牙的远中唇斜面，下颌尖牙的牙尖顶对应上颌尖牙的近中舌斜面。④第一磨牙关系为中性关系。⑤前、后牙覆𬌗、覆盖关系正常。⑥后牙𬌗面有稳定的垂直中止点接触。⑦在理想的后牙𬌗面上，下颌后牙颊𬌗交界线与上颌后牙舌𬌗交界线是一条连续的假想线；上、下颌后牙中央窝相连，则形成一条连续的中央窝线。下颌颊𬌗线与上颌中央窝线相接触，上颌舌𬌗线与下颌中央窝线相接触。

**14. C**

**15. A**　铸造蜡的热胀率在20～30℃时不超过0.3%～0.6%，才能保证蜡型精确度高，强度好，保证蜡模在取出时不会变形。

**16. C**　牙周袋是指龈缘至袋底的距离，附着水平是指釉牙骨质界至袋底的距离，可用普通牙周探针或电子探针进行探测。牙周探针带刻度，每个刻度为1mm或2～3mm，工作端为圆柱形，尖端逐渐变细，有利于插入牙周袋，尖端处为钝头，直径为0.5mm。

**17. E**　乳牙列通常有发育间隙，是指随着颌骨的发育，上、下颌牙列建𬌗后出现的生理性间隙，如灵长间隙等。乳牙期通常不会有拥挤现象。

**18. C**　替牙期时，上颌中切牙之间在萌出初期有间隙，因恒牙体积大于乳牙，导致上颌侧切牙在萌出初期可能向远中倾斜，覆𬌗加深，并且常伴有拥挤现象。

**19. C**　牙尖交错位时下颌相对于上颌处于正中的位置，上、下前牙中线一致。

**20. E**　"长正中"是指由下颌后退接触位自如地直向前滑到牙尖交错位，其滑动距离在0.5～1.0mm，又称为正中自如。

**21. D**　牙尖交错位时双侧的升、降颌肌肉协调活动，两侧肌肉是对称有力的，处于轻度负荷，此时升颌肌的肌电图不是高电位。牙尖交错位是指上、下颌牙尖交错，达到最广泛、最紧密接触时下颌所处的位置，即牙尖交错𬌗时下颌骨相对于上颌骨或者颅底的位置关系。该位置因牙尖交错𬌗而存在，故有人称之为牙位或最大牙尖交错位。

**22. A**　下颌中切牙只对应上颌中切牙，同样上颌第三磨牙只对应下颌第三磨牙。

**23. B**　牙尖交错过去一直被称为正中，是因为在上、下颌牙达到该咬合状态时，下颌的位置相对于颅骨而言

是正中的。实际上,下颌对于颅骨是否位于正中,并非这种咬合关系存在的前提。

**24. B**

**25. B** 菌斑的检查可采用目测或用2%碱性品红溶液作为菌斑显示剂辅助观察,临床上一般只需了解患者口腔卫生的好坏,可记录每个牙的唇、颊侧和舌侧牙面有无菌斑,并计算出有菌斑的牙面占总牙面数的百分比,一般以有菌斑的牙面不超过总牙面数的20%为口腔卫生较好的指标,这种方法可以用于患者自我检查菌斑控制效果。

**26. A** 菌斑指数可用于评价口腔卫生状况,牙龈指数、出血指数、龈沟出血指数和探诊出血均可用于评价牙龈状况。

**27. D**

**28. D** 社区牙周指数其前身为社区牙周治疗需要指数,因发现后者不能衡量社区牙周治疗的需要,才改为社区牙周指数。

**29. D** 附着水平可反映牙周破坏的严重程度,相对于探诊深度来说是更有意义的指标,C、E选项反映的是牙龈炎症程度。

**二、多选题**

**30. AB** 反映口腔卫生状况的指数:①菌斑指数;②简化口腔卫生指数。

**31. DE** 牙龈出现色泽改变的原因有重金属着色、黑色素沉着。

**32. BD** 根尖X线片是二维的,不能显示颊舌侧的牙槽骨情况,可以显示近远中的牙槽骨情况;牙周膜在X线片上呈低密度影像;牙槽嵴顶到釉牙骨质界的距离大于2mm认为有牙槽骨吸收,但不能反映牙周袋的深度。

**33. ABCD** 牙齿松动可由多种原因引起。主要有两大方面的原因,一是牙根周围组织的改变,二是牙根本身的吸收变短。牙龈出血程度一般不影响牙松动度。

**三、共用题干单选题**

**34. B**

**35. E** 附着丧失是指结合上皮冠方至釉牙骨质界的距离。结合本题,釉牙骨质界到龈缘的距离为3mm,结合上皮到龈缘的距离为7mm,那么右上6的附着丧失应为10mm,即是牙龈退缩 + PD的深度。

**36. D** 发生垂直型食物嵌塞的原因:(1)𬌗面磨损:①溢出沟消失:𬌗面的沟裂应延长到牙齿边缘嵴或颊、

舌面,形成食物向颊、舌侧溢出的通道。𬌗面重度磨损使食物正常的溢出沟消失,食物不能从颊舌沟溢出,易致食物进入牙间隙,从而出现食物嵌塞。②充填式牙尖:𬌗面重度磨损还可形成许多小斜面和尖陡的充填式牙尖,产生楔入的力量,引起对𬌗牙间嵌塞。③悬吊式牙尖:牙𬌗面不均匀磨损,使上颌最后一个牙的远中尖或远中边缘嵴"悬垂"于对𬌗牙的远中面,称为悬吊式牙尖。咀嚼时,上颌牙在食物的媒介下被𬌗力推向远中,发生瞬间接触点分离,食物得以嵌入。下颌游离端𬌗面磨损不均匀,导致下颌牙余留牙尖突出于对𬌗牙的远中侧,亦可出现类似情况。④边缘嵴高低不平:不均匀的磨耗,使相邻两牙的边缘嵴高度不一致,呈"阶梯状",在咬合时易将食物挤入间隙。(2)接触区异常:正常的邻接关系是两邻牙的边缘嵴协调一致,接触小而紧密、偏向𬌗缘、𬌗楔状隙浅而敞开,食物残渣不易滞留,并可防止食物嵌塞,保护龈乳头。如果相邻牙齿失去正常的接触关系,包括无接触、接触区松离、接触区形态和位置不正常等,则食物易嵌入。下列情况下可破坏接触关系:①牙排列不整齐、稀疏、错位或扭转,可使接触区的大小和位置异常。②邻面龋破坏接触区和边缘嵴。③磨损造成邻面接触区变宽。④缺失牙未及时修复,邻牙向缺牙间隙倾斜,使相邻两牙之间失去正常的接触关系。长期缺牙亦可使对𬌗牙伸长,并使对𬌗牙与其邻牙的邻接关系破坏,这种情况还见于第三磨牙因无对𬌗牙而伸长时。⑤下颌第三磨牙近中阻生,与下颌第二磨牙之间的邻接关系不良。⑥修复物或全冠未恢复好邻接点与边缘嵴:接触区的理想位置应位于𬌗龈方向,邻面牙冠近𬌗面1/3处,颊舌向则靠近颊侧1/3处。接触区消失、形态不正常或位置过于偏向龈方或颊舌向均易导致食物嵌塞。

**37. B** 牙槽骨吸收的分度:Ⅰ度骨吸收 ≤ 根长的1/3;Ⅱ度骨吸收 > 根长的1/3 但 ≤ 根长的2/3;Ⅲ度骨吸收 > 根长的2/3。

**38. D** 患者牙周炎症较重,易发生牙周脓肿,牙周治疗效果不佳。全身乏力,饮食量比一般人大,尿量也多。提示患者可能有糖尿病,故病史采集和检查应针对糖尿病进行。

**39. C**

**40. B** 糖尿病与牙周炎存在双向影响的关系,治疗应采取双管齐下的措施,控制血糖的同时进行牙周治疗。

# 第六章 牙周病的治疗

一、单选题：每道试题由 1 个题干和 5 个备选答案组成，题干在前，选项在后。选项 A、B、C、D、E 中只有 1 个为正确答案，其余均为干扰选项。

**1. 关于氯己定溶液，下列叙述错误的是**

A. 是一种广谱抗菌剂

B. 使用浓度为 0.12%～0.2%

C. 长期使用会使牙面、舌背着色

D. 化学结构稳定、毒性小

E. 主要缺点为长期使用可形成耐药菌株或造成人体损害

**2. IV 度根分叉区病变的治疗措施不包括**

A. 牙髓切除术
B. 根向复位瓣手术

C. 洁治术
D. 刮治术

E. 根面平整术

**3. 牙周外科手术常用的是**

A. 移骨术
B. 植骨术

C. 牙槽骨成形术
D. 牙槽骨切除术

E. 以上均不对

**4. 牙周翻瓣术的适应证是**

A. 牙龈增生经局部处理无明显改善者

B. 牙周袋深度≥5mm

C. 患牙松动 II 度以上

D. 牙龈长期溢脓

E. 牙龈长期出血、疼痛

**5. 患者，男性，25 岁。左上后牙肿痛一周，口服消炎药治疗无效。检查：左上 7 颊侧牙周脓肿形成，叩诊（+），冷测（+），牙周袋 6mm。应急处理应是**

A. 局麻下开髓
B. 龈上洁治

C. 龈下刮治
D. 脓肿切开引流

E. 药物治疗

**6. 袋内壁刮治术一般适用于**

A. 范围广泛的骨上袋

B. 范围局限的骨上袋

C. 范围广泛的骨下袋

D. 范围局限的骨下袋

E. 以上均不对

**7. 匙形刮治器的真正工作端是**

A. 上 1/3
B. 中 1/3

C. 下 1/3
D. 上 1/2

E. 下 1/2

**8. 使用龈下刮治器进行刮治时，刀刃与牙面应成**

A. 70°角左右
B. 75°角左右

C. 80°角左右
D. 60°角左右

E. 85°角左右

**9. 龈上洁治术中不必要的是**

A. 支点稳定

B. 刀刃与牙面成 80°角

C. 调整好体位

D. 仔细探查牙面的位置

E. 使用手指和手腕的动作

**10. 不属于自我控制菌斑的方法有**

A. 刷牙
B. 漱口

C. 牙线的使用
D. 洁治术

E. 牙签的使用

**11. 可使黏膜着色的含漱液是**

A. 朵贝氏液
B. 1% NaHCO$_3$

C. 盐水
D. 氯己定

E. 3% 过氧化氢溶液（稀释 2 倍）

**12. 为提高洁治的效率，龈上洁治器刀刃应与牙面保持在**

A. 角度越小越好
B. 65°左右

C. 80°左右
D. 最好为 90°

E. 大于 90°

**13. 碘酚治疗适用于**

A. 龈袋
B. 骨上袋

C. 骨下袋
D. 牙龈红肿者

E. 牙周袋溢脓者

**14. 口服华法林治疗的患者，在牙周治疗前应停药或调整药物剂量，使凝血酶原时间（PT）检测值达到下述哪一项才能接受牙周小手术**

A. INR < 1.0
B. INR < 1.5

C. INR < 2.0
D. INR < 2.5

E. INR < 3.0

**15. 牙周塞治剂的作用不包括**

A. 保护伤口
B. 止血

C. 止痛
D. 防止感染

E. 避免手术牙咀嚼食物

16. 机械性菌斑控制不包括
    A. 刷牙　　　　　　　　B. 牙签
    C. 口香糖　　　　　　　D. 牙线
    E. 洁牙

17. 龈下刮治放入器械时,工作端平面与牙根面之间的角度是
    A. 40°　　　　　　　　　B. 60°
    C. 80°　　　　　　　　　D. 90°
    E. 0°

18. 牙冠延长术的适应证不包括
    A. 牙折裂达龈下,影响牙体预备、取印模及修复
    B. 龋损达龈下,影响治疗或修复,根管侧穿或牙根外吸收在颈 1/3 处,且该牙尚有保留价值者
    C. 破坏生物学宽度的修复体,需暴露健康的牙齿结构,重新修复者
    D. 术后冠根比超过 1∶1 的患牙
    E. 因牙齿被动萌出不足或牙龈过长引起露龈笑

19. 如已确诊为成釉细胞瘤,为防止复发,其治疗原则为
    A. 放射治疗
    B. 手术彻底刮除肿瘤
    C. 下颌骨切除加颈淋巴清扫术
    D. 下颌骨方块切除或病变颌骨整块切除
    E. 药物治疗

20. 提高恶性肿瘤疗效的关键在于
    A. 早期治疗　　　　　　B. 综合治疗
    C. 中西医结合治疗　　　D. 手术彻底切除
    E. 精神及心理治疗

21. 治疗牙周病的常用含漱剂是
    A. 0.17% ~0.3%氯己定溶液
    B. 3%过氧化氢(双氧水)溶液
    C. 2% ~3%碳酸氢钠溶液
    D. 5.25%的次氯酸钠溶液
    E. 2%氯胺 - T 溶液

22. 碘甘油用于牙周病治疗时,正确的给药方式是
    A. 局部涂擦
    B. 探针蘸药液送入牙周袋
    C. 局部冲洗
    D. 含漱
    E. 局部注射

23. 对边缘性龈炎患者的控制菌斑治疗不包括
    A. 向患者解释病因及控制菌斑的重要性
    B. 具体指导控制菌斑的方法
    C. 去除局部刺激物
    D. 定期复查

E. 脱敏治疗

24. 目前控制菌斑最有效而切实可行的方法是
    A. 正确的刷牙和牙线等机械方法
    B. 化学药物
    C. 由医务人员进行洁治
    D. 提高机体防御能力
    E. 漱口

25. 目前公认的重度牙周炎的危险因素之一是
    A. 饮酒　　　　　　　　B. 吸烟
    C. 嚼口香糖　　　　　　D. 常饮甜饮料
    E. 饮茶

26. 处于牙周炎"进展前沿"的菌斑为
    A. 窝沟处龈上菌斑
    B. 牙颈部的龈上菌斑
    C. 附着性龈下菌斑
    D. 非附着性龈下菌斑
    E. 光滑牙面处龈上菌斑

27. 牙周炎治疗的目的不包括
    A. 使牙周组织恢复健康
    B. 创造一个功能良好的牙列
    C. 满足患者的美观要求
    D. 追求长期、稳定的疗效
    E. 尽可能多地保留患牙

28. 牙周基础治疗不包括
    A. 菌斑控制
    B. 拔除无保留价值的患牙
    C. 洁治术和龈下刮治术
    D. 牙周夹板
    E. 咬合调整

29. 牙周手术治疗的目的不包括
    A. 清除牙周袋壁的病变组织,在直视下彻底清除根面菌斑、牙石和病变组织
    B. 矫正牙周软、硬组织缺陷和不良外形,便于患者自身菌斑控制
    C. 使牙周袋变浅,易于保持牙面清洁,减少炎症复发
    D. 减少患者口腔卫生维护的需要
    E. 恢复美观和功能需要以及利于牙齿或牙列的修复

30. 关于牙周手术,叙述正确的是
    A. 局部存在不良修复体、充填体残留的患牙,在牙周基础治疗后可进行牙周手术治疗
    B. 患者没掌握良好的菌斑控制手段,可在牙周手术治疗后再进行口腔卫生宣教
    C. 患有血液病、6 个月内曾发生心血管意外或患有未

得到控制的糖尿病等疾病时不能进行牙周手术治疗

D. 吸烟患者在牙周手术后1周可恢复吸烟

E. 牙周手术治疗不需得到患者知情同意

**31. 关于牙龈切除术，叙述错误的是**

A. 后牙区中等深度的骨上袋，袋底不超过膜龈联合，附着龈宽度足够者可采用牙龈切除术

B. 袋底超过膜龈联合的患牙可行牙龈切除术

C. 牙槽骨缺损及牙槽骨形态不佳，需行骨手术者不能行牙龈切除术

D. 前牙区若切除牙龈会导致牙根暴露影响美观，不应进行牙龈切除术

E. 妨碍进食的妊娠性龈瘤，可在患者全身状况允许的前提下进行牙龈切除术

**32. 翻瓣术的目的不包括**

A. 为彻底的龈下刮治及根面平整建立通道

B. 消除牙周袋或降低牙周袋深度

C. 为骨修整手术建立通道

D. 暴露需要进行再生性手术的部位

E. 切除感染坏死组织

**33. 关于牙周手术的缝合，叙述错误的是**

A. 目前我国最常用的是不可吸收拧编的丝线，其缺点是细菌能沿着缝线拧编的缝隙进入伤口深部，并且需要拆线

B. 聚四氟乙烯线被认为是最好的单纤维可吸收线

C. 当颊舌侧龈瓣高度不一致时可采用"8"字形间断缝合

D. 经过铬盐处理的肠线，能抵抗酶的作用从而延长吸收时间

E. 最后一个磨牙的远中龈瓣或缺牙间隙处的龈瓣可采用锚式缝合，使龈瓣紧贴牙面

**34. 翻瓣术后的愈合方式不包括**

A. 长结合上皮性愈合

B. 牙龈结缔组织性愈合

C. 牙骨质性愈合

D. 牙周膜性愈合

E. 骨髓细胞性愈合

**35. 有利于组织愈合的措施不包括**

A. 彻底切除袋内壁上皮，防止上皮过早地与牙面接触而形成长结合上皮

B. 术中尽量少暴露骨面，或缩短其暴露时间，手术结束时应尽量将龈瓣覆盖骨面，以减少骨吸收

C. 根面平整要彻底，要彻底去除近牙槽嵴处根面上健康的残余纤维

D. 龈瓣复位后要轻压片刻，使其密贴牙面，减少血凝块厚度

E. 术后防感染及防止龈瓣从牙面剥离或撕裂

**36. 关于引导组织再生术（GTR），叙述错误的是**

A. 窄而深的骨内袋为GTR的适应证，骨袋过宽则效果差

B. Ⅱ度根分叉病变为适应证，但需有足够的牙龈高度，以便能完全覆盖术区

C. 仅涉及唇面的牙龈退缩，邻面无牙槽骨吸收且龈乳头完好者可行GTR手术

D. 膜放置时将骨缺损全部覆盖并超过缺损边缘1mm即可

E. 吸烟会影响术后的愈合，应劝导患者戒烟，否则不应进行手术

**37. 关于截根术，叙述错误的是**

A. 评估患牙时要考虑剩余牙根是否能进行彻底的根管治疗，牙周状况是否足以支持剩余牙体

B. 根分叉的角度、根柱长度、牙根之间有无融合也是考虑因素

C. 需要考虑治疗后是否能实行有效的菌斑控制，牙缝刷等清洁用具是否能进入根分叉区域

D. 牙髓治疗时可以适当扩大加深需要截除的牙根的根管口并用银汞合金充填

E. 截根术后患牙不会有明显的松动

**38. 关于分根术，叙述错误的是**

A. 分根术仅适用于下颌磨牙

B. 术前需进行完善的根管治疗

C. 下颌磨牙Ⅱ度根分叉病变可考虑行分根术

D. 分根后需要修整牙体外形，形成2个类似单根牙的形态

E. 伤口愈合期间最好制作暂时冠，以利形成牙间乳头，待6~8周后进行牙冠修复

**39. 关于牙冠延长术后牙冠修复治疗，叙述错误的是**

A. 术后1~2周时先戴临时冠，植入永久修复体应于6周后进行

B. 通过精密临时冠的诱导作用能使邻面龈乳头逐渐生长，应适时调改临时冠的邻接点位置，使龈乳头有生长空间

C. 当龈沟深度小于1.5mm时，修复体边缘不应超过龈下0.5mm

D. 当龈沟深度为1.5~2.0mm时，修复体边缘不应超过龈下1.0mm

E. 当龈沟深度超过2.0mm时，建议行牙龈切除术减少龈沟深度后再行修复治疗

**40.** 关于牙周病的预防，叙述错误的是
 A. 牙龈长期存在炎症则可能发展成为牙周炎
 B. 每隔 6～12 个月接受 1 次专业性的洁治术，对大多数人来说，是预防牙龈炎的有效措施
 C. 对已患牙龈炎者，彻底的洁治术，除去明显的局部刺激因素，个人认真地菌斑控制，可以使牙龈炎痊愈
 D. 目前有可靠的指标和诊断方法将那些能发展成牙周炎的牙龈炎加以预先识别
 E. 牙龈炎是可逆性病变

**41.** 关于牙周维护治疗，叙述错误的是
 A. 牙周病患者经过牙周治疗阶段后应该进入维护阶段
 B. 牙周维护治疗也称为"牙周支持治疗"
 C. 评估的因素包括患者个体以往病情、牙周病危险因素、临床状况、口腔卫生以及菌斑控制水平
 D. 因人而异制订相应的长期治疗计划
 E. 牙齿的保存依赖于牙周手术治疗

**42.** 针对牙龈炎患者，应采取的措施是
 A. 彻底的洁治术，以及个人认真的菌斑控制
 B. 每隔 6～12 周接受 1 次专业性的洁治术
 C. 定期使用口腔抗菌药物
 D. 每天用漱口水代替刷牙
 E. 龈下刮治术

**43.** 修复体边缘的位置放置正确的是
 A. 探诊深度≤1.5mm，冠缘应在龈下 1.0mm 以内
 B. 探诊深度为 1.5～2.0mm，冠缘不应超过龈沟深度的 2/3
 C. 探诊深度 >3.0mm，应行切龈术使龈沟在 1.5mm 以内
 D. 冠缘距龈沟底至少 0.5mm，不得延伸至沟底
 E. 只有在前牙因美观需要、龋损已达龈下或牙冠较短需增加固位等情况下，才考虑将冠缘放至龈下

**44.** 关于牙周病患者行正畸治疗，叙述正确的是
 A. 排列拥挤、不易清洁的牙应先正畸排齐后再做牙周治疗
 B. 对于牙槽骨吸收已超过根长 1/3 的患牙，一般不考虑正畸治疗
 C. 一般正畸治疗应在牙周手术完成之前，以确定手术的必要性和方法
 D. 牙周病患者一般不宜做正畸治疗
 E. 牙周炎患者正畸治疗会加重牙齿的动度，甚至造成脱落

**45.** 下列牙膏中的成分可以有效地抑制菌斑形成的是
 A. 氟化钠　　　　　　B. 单氟磷酸钠
 C. 氟化亚锡　　　　　D. 氟化铵
 E. 氯化锶

**46.** 牙周手术治疗的时机是
 A. 牙周基础治疗后至少 1～3 周
 B. 牙周基础治疗后至少 3～4 周
 C. 牙周基础治疗后至少 1～3 个月
 D. 牙周基础治疗后至少 3～6 个月
 E. 牙周基础治疗后至少 1 年

**47.** 在牙周疗效维护期治疗中，应缩短其复查间隔期，进行频繁的牙周支持治疗的指标是
 A. 探诊后出血（BOP）阳性位点在 20%～25%
 B. 探诊后出血（BOP）阳性位点 >25%
 C. 探诊后出血（BOP）阳性位点 <20%
 D. 探诊后出血（BOP）阳性位点 <25%
 E. 探诊后出血（BOP）阳性位点 >20%

**48.** 下述各类牙周病患者在接受牙周超声洁、刮治前不需进行抗生素预防的是
 A. 有感染性心内膜炎病史者
 B. 患风湿性心瓣膜炎者
 C. 植入心脏起搏器者
 D. 安装有人工心瓣膜的患者
 E. 最近两年内曾接受人工膝关节植入的患者

**49.** 下列不是牙周手术的适应证的是
 A. 经龈下刮治后牙周袋≤5mm，探诊后有出血或溢脓
 B. 牙槽骨外形不规则
 C. 后牙根分叉病变达Ⅱ度或Ⅲ度
 D. 个别牙牙龈退缩
 E. 基础治疗不能彻底清除根面刺激物

**50.** 下列不是牙龈切除术的适应证的是
 A. 骨上袋的慢性牙周脓肿
 B. 龈瓣覆盖冠周但位置基本正常的阻生牙
 C. 后牙区浅或中等深度的骨上袋，袋底不超过膜龈联合，附着龈宽度足够
 D. 牙槽骨病损及形态不佳，需行骨手术者
 E. 经基础治疗后牙龈仍肥大、增生，形态不佳或形成假性牙周袋

**51.** 下列关于牙周治疗和手术后修复的时机，描述不正确的是
 A. 牙周的炎症得到控制，牙周支持组织的破坏停止
 B. 牙周基础治疗 3～5 周后龈缘退缩趋于稳定
 C. 涉及美容的牙龈成形手术后至少 2 个月
 D. 牙周手术治疗后需要等待更长时间
 E. 牙周病促进因素的消除，如殆创伤

52. 下列不是截根术的适应证的是
    A. 多根牙的某个牙根牙周组织破坏严重，其余牙根较好
    B. 上颌磨牙一颊根发生纵折
    C. 磨牙的一个牙根严重根尖周病变，根管不通
    D. 多根牙牙槽骨水平吸收达根尖 1/3
    E. 多根牙的一个牙根牙周破坏严重，合并Ⅲ度根分叉病变

53. 抗生素治疗牙周病的原则和适应证，不正确的是
    A. 牙周基础治疗效果不好者
    B. 急性感染的牙周疾病
    C. 用药前应清除菌斑、牙石
    D. 尽量使用广谱抗生素
    E. 尽量采用局部给药的途径

54. 超声波洁牙机的使用方法不正确的是
    A. 放稳支点
    B. 握笔式握持器械需稳而轻
    C. 将工作尖放在牙面上，紧密接触，以利于去除牙石
    D. 工作头与牙面平行或 <15°角
    E. 以工作头的前端部分接触牙石的下方来回移动

55. 患者，女性，45 岁。近 3 个月来发现牙龈增生就诊。检查：全口牙龈广泛增生，呈小球状突起于牙龈表面，牙龈组织呈淡粉红色，质地坚韧，有弹性，不易出血，触诊无疼痛。确诊前最应询问的病史为
    A. 刷牙史                B. 牙签剔牙史
    C. 食物嵌塞史            D. 服用药物史
    E. 妊娠史

56. 患者，47 岁。两年前曾接受肾移植手术，术后口服环孢素 A，现因全口牙龈增生覆盖牙冠近 1/2 就诊。口腔基础治疗后应进行的手术治疗是
    A. 冠延长术              B. 楔形瓣切除术
    C. 龈膜手术              D. 翻瓣手术
    E. 牙龈切除术

57. 患者，30 岁。重度拥挤的Ⅱ类错𬌗畸形。为解除牙列拥挤，缩短治疗时间，选择使用牙周辅助加速成骨正畸治疗，术后可能出现的并发症不包括
    A. 龋损、牙体组织脱矿
    B. 牙间乳头肿大、牙龈退缩
    C. 面颈部的皮下血肿、疼痛
    D. 牙根吸收
    E. 牙髓失活

二、多选题：每道试题由 1 个题干和 5 个备选答案组成，题干在前，选项在后。选项 A、B、C、D、E 中至少有 2 个正确答案。

58. 关于牙周塞治剂，叙述正确的是
    A. 并不是所有的手术均需要牙周塞治剂，相关研究表明术后不用牙周塞治剂，只要能控制菌斑，伤口也能正常愈合
    B. 丁香油有浓重的气味，部分患者对丁香油过敏，因此产生了不含丁香油的塞治剂
    C. 当术区仅有一颗牙剩余，或者多个牙缺失的情况下，可以先将牙线缠绕在剩余牙周围，然后使用牙周塞治剂，能增加塞治剂的固位力
    D. 不含丁香酚的 Coe-Pak 塞治剂中加入四环素粉剂，能有效减少创口感染，特别是对于手术时间长、创伤较大的手术更为推荐使用
    E. 一般术后 1 周拆除塞治剂，但如果创口愈合欠佳可再敷塞治剂 1 周

59. 关于牙周引导组织再生术，下列叙述正确的是
    A. 目的是使因牙周炎而破坏的牙周组织再生，形成新附着
    B. 采用生物相容性的屏障膜隔离牙龈瓣，以阻止长结合上皮形成
    C. 提供新附着的空间
    D. 保护血凝块，利于组织修复再生
    E. 所有牙周炎患者均可采用该术

60. 翻瓣术的适应证是
    A. 牙龈组织增生肥大，形成假性牙周袋
    B. 基础治疗后，牙周袋在 5mm 以上者
    C. 骨下袋形成，需做骨修整
    D. 牙周袋形态复杂，病变范围广泛，基础治疗不彻底
    E. 需进行后牙截根术者

61. 常用的牙周手术切口有
    A. 沟内切口              B. 外斜切口
    C. 内斜切口              D. 垂直切口
    E. 保留龈乳头切口

62. 影响牙周炎预后的因素有
    A. 牙周炎的类型
    B. 牙周支持组织破坏的程度
    C. 局部因素的消除情况
    D. 牙松动情况
    E. 危险因素评估

63. 有关牙线，叙述正确的有
    A. 无牙周炎患者不适合用牙线
    B. 牙线由多股细尼龙丝组成，也可用细丝线或涤纶线代替

C. 牙线最主要的功能是去除邻面菌斑

D. 牙线在固定桥和矫正器处可用弓形绷架

E. 牙线须放入龈沟内清洁

**64. 尽早拔除无保留价值的重度牙周炎的患牙的意义在于**

A. 消除微生物聚集

B. 有利于邻牙彻底治疗

C. 避免牙槽骨继续吸收

D. 避免反复发生牙周脓肿

E. 避免患者因为牙齿松动导致偏侧咀嚼

**65. 选择牙周手术方法时，应考虑**

A. 牙周袋软组织壁的形态特点、厚度、解剖学特点以及是否有炎症；牙周袋的深度、范围、与牙槽骨的关系

B. 有无适当宽度的附着龈，牙龈的厚度和形态如何，有无其他膜龈缺陷或美观问题

C. 根面牙石等刺激物的存在情况，有无根分叉病变，器械是否能进入病变区

D. 牙槽骨的形态、高度，有无凹坑状吸收、水平或垂直吸收，及有无其他畸形等

E. 患者对基础治疗后的反应，患者的合作程度，能否控制菌斑、保持良好的口腔卫生，患者是否吸烟，能否戒烟等

**66. 牙周手术过程中，操作正确的有**

A. 对于是否需要预防性使用抗生素目前仍存在争议，有研究表明在涉及骨组织移植的手术中预防性使用抗生素能增加新附着形成的概率

B. 任何牙周手术均可以将局部麻醉药注射在龈乳头处

C. 术中使用负压吸引是最有效的保持术区视野清晰的方法，使用冷冻的湿纱布局部压迫出血组织也能减少出血

D. 可以单纯地使用血管收缩剂来止血

E. 可配合使用止血材料来辅助止血，如可吸收明胶海绵、氧化纤维素、氧化再生性纤维素及微纤丝胶原等

**67. 关于牙龈切除术后的组织愈合，叙述正确的有**

A. 术后最初创面为血凝块覆盖，下方为急性炎症反应伴有一些坏死

B. 术后12～24小时，在血凝块及炎症坏死层下方出现新生肉芽组织，上皮组织从创口边缘向创面爬行

C. 术后5～7天结缔组织增生达高峰并向冠方生长

D. 术后5～7天形成新的游离龈，上皮开始向龈沟内生长，形成沟内上皮

E. 术后4～5周形成新的结合上皮，但术后6～7周才能达到组织学的完全愈合

**68. 翻瓣术的切口设计应考虑**

A. 手术目的

B. 需要暴露牙面及骨面的程度

C. 瓣复位的位置

D. 手术时间

E. 瓣的血供

**69. 关于翻瓣术中龈瓣复位水平的叙述，正确的有**

A. 前牙区中等深度牙周袋且不需要做骨修整时，为了避免术后牙根暴露，可采用改良 Widman 翻瓣术，将龈瓣复位于牙颈部

B. 后牙消除中等深度及深牙周袋以及需修整骨缺损者，可采用嵴顶原位复位瓣术，龈瓣复位后位于牙槽嵴顶处的根面上

C. 牙周袋底超过膜龈联合界者，以及因根分叉病变需暴露根分叉而角化龈过窄者，可采用根向复位瓣术，既可消除牙周袋也可保留角化龈

D. 为了使附着龈增宽，可进行半厚瓣的根向复位，将骨膜和部分结缔组织留在骨面，将半厚瓣复位在牙槽嵴的根方

E. 上颌腭侧也可以进行根向复位瓣术

**70. 牙周手术后探诊深度减少的原因可能是**

A. 结缔组织内的炎症浸润消退，胶原纤维新生，使组织致密，探针不再能穿透结合上皮而进入结缔组织内

B. 手术切除部分袋壁或龈瓣根向复位

C. 牙龈炎症消退，牙龈退缩

D. 部分牙周组织再生

E. 探诊力度和方向改变

**71. 正常的牙槽骨外形的特点有**

A. 邻面牙槽骨最高点位于颊/舌侧的骨边缘的冠方，且呈锥体状

B. 邻面骨形态与牙齿形态及外展隙宽度相关，牙齿锥度越大，邻面骨锥度越大，外展隙越宽，邻面骨形态越平缓

C. 上颌唇侧骨量多于腭侧骨量

D. 牙槽骨边缘的形态与釉牙骨质界的形态一致，形成扇贝状外观，相邻牙齿的骨高度基本一致

E. 部分牙齿存在骨开裂及骨开窗的情况

**72. 关于骨或骨替代品植入用材料，叙述正确的是**

A. 自体骨具有骨生成能力，可以获得新的结缔组织附着，但结果不易预测且增加了患者供区的手术创伤

B. 脱钙冻干骨具有骨诱导潜力

C. 冻干骨具有骨诱导潜力

D. Bio－oss 骨粉是对小牛松质骨进行特殊处理后，只留下骨的无机成分支架结构，为自然、多孔的无机骨基质，具有骨引导潜力

E. β－磷酸三钙具有骨引导潜力

**73. 关于牙周再生治疗的疗效评价，叙述正确的是**

A. 组织学评价最为可靠，但临床上对患者不可能进行，在动物实验中作为判断牙周再生效果的金标准

B. 再次手术翻开观察，通过肉眼能观察到新骨形成，但难以判断是新附着还是长上皮愈合

C. 牙周探诊可作为常规检查，比较术前和术后牙周袋深度、附着水平及牙槽骨高度；但受牙龈炎症、探诊位置、探诊角度、探诊力度的影响

D. 放射学检查常常会高估术前骨吸收的量及术后骨增量

E. 放射学检查需要采用标准投照技术才具有可比性

**74. 牙周维护治疗的目的有**

A. 通过定期复查，对其进行诊断性监测

B. 促进牙周组织再生

C. 预防或减少牙齿和种植体的缺失，以维持其长期稳定

D. 及时发现和处理口腔中其他疾病和不良状况

E. 及时采取必要的恰当治疗，旨在预防和减少牙周再感染和牙周炎复发

**75. 强调牙周支持治疗（SPT）的原因有**

A. 袋深处尤其是深度大于 6mm 的牙周袋或根分叉病变处仍有慢性炎症

B. 牙菌斑不断地形成，牙周炎患者单纯的自我口腔保健并不足以维持牙周健康

C. 在积极治疗阶段可能遗留少量的龈下菌斑，或入侵到牙周组织内的细菌可再定植于牙面

D. 牙周炎相关的细菌可以在配偶和其他的家庭成员之间传播

E. 牙周治疗后，组织愈合很少会形成新的附着，常常形成长上皮结合，这种龈牙结合单位可能比较薄弱

**76. 关于修复治疗的时机和前提，正确的是**

A. 牙周炎症必须先控制稳定后，才能开始修复治疗

B. 一般在基础治疗结束后 2～4 周开始修复治疗，牙周手术后则应间隔时间更长些

C. 某些牙周手术有助于提供足够的牙冠长度和牙龈形态

D. 只有牙周炎消除以后的修复才能建立稳定舒适的咬合关系

E. 牙周治疗和修复治疗应该密切配合，修复治疗的计划应在患者就诊的早期即开始考虑

**77. 正畸治疗对牙周组织的主要致病因素包括**

A. 菌斑滞留及细菌种类的改变

B. 多余粘结剂及带环的机械刺激

C. 𬌗创伤

D. 不恰当的牙齿移动

E. 用橡皮圈关闭拔牙间隙

**78. 关于对骨内袋缺损进行引导组织再生术治疗，以下说法正确的是**

A. 牙齿松动度影响 GTR 的疗效，对松动牙术前进行松牙固定可取得更好疗效

B. GTR 疗效并不优于单纯牙周翻瓣清创

C. 采用 GTR，三壁骨袋效果要比二壁骨袋好

D. 使用 rhPDGF－BB＋β－TCP 进行引导组织再生，仍然需要覆盖屏障膜隔绝上皮细胞的长入

E. 骨内袋深度≥3mm，骨壁倾斜角度≤25°者治疗效果较好

**三、共用题干单选题**：以叙述一个以单一病人或家庭为中心的临床情景，提出 2～6 个相互独立的问题，问题可随病情的发展逐步增加部分新信息，每个问题只有 1 个正确答案，以考查临床综合能力。答题过程是不可逆的，即进入下一问后不能再返回修改所有前面的答案。

**（79～80 共用题干）**

患者自述戴用义齿 1 周后，吃东西时，咬舌和颊侧。

**79. 患者咬舌和颊侧的原因是**

A. 初戴义齿不适应 　　　B. 基托边缘过长

C. 关节功能紊乱 　　　　D. 人工牙为塑料牙

E. 𬌗关系有误

**80. 处理方法是**

A. 磨除过长的基托

B. 重新制作

C. 修改𬌗面形态

D. 嘱患者慢慢适应

E. 将塑料牙改用瓷牙

**（81～83 共用题干）**

患者，男性，31 岁。平素身体健康，口腔状况良好，右上 4 因牙隐裂治疗失败拔除，同时行形态大小相同的异体牙移植，供者是 14 岁的健康青年因正畸拔除的右上 4。移植后 1 年，X 线检查示根周壁内向性吸收，牙骨质、牙本质变薄，牙根变细。临床检查：移植牙Ⅱ度松动，牙

龈有充血、水肿，有牙周袋形成，但无溢脓。2 年后，移植牙松动脱落。

**81. 牙根吸收的原因最可能是**

    A. 供牙储存的情况

    B. 牙骨质健康状况

    C. 植入区牙周组织健康状况

    D. 免疫排斥反应

    E. 细菌感染

**82. 发生免疫排斥反应的可能抗原不包括**

    A. 移植牙牙周膜

    B. 牙周膜组织的蛋白质

    C. 移植牙牙本质

    D. 移植牙牙骨质

    E. 移植牙骨质组织的蛋白质

**83. 减轻异体牙移植排斥反应的方法不包括**

    A. 除尽供体牙周膜和牙髓组织

    B. 供牙电离辐射处理

    C. 免疫抑制剂处理

    D. 选择发育未成熟的牙

    E. 组织相容性配型实验

**（84～85 共用题干）**

患者，女性，14 岁。因"牙龈炎"来诊。口腔检查：前牙唇侧牙间乳头呈球状突起，松软光亮，局部牙石菌斑少，探诊未有附着丧失。

**84. 最可能的诊断是**

    A. 青少年牙周炎

    B. 妊娠期龈炎

    C. 药物性牙龈增生

    D. 青春期龈炎

    E. 牙间乳头炎

**85. 患者牙龈增生的可能原因是**

    A. 遗传因素　　　　B. 吐舌习惯

    C. 药物敏感　　　　D. 上唇过长

    E. 菌斑刺激

**（86～88 共用题干）**

患者，女性，30 岁。因"牙外伤根管治疗后 3 个月，拟进一步修复治疗"来诊。患者 3 个月前因外伤致左上恒中切牙折断达龈下，已行完善根管治疗，探诊深度2～4mm，叩痛（－），松动度（－），牙龈稍红，出血指数（BI）为 2，现因修复治疗需要转诊至牙周科行牙冠延长术。

**86. 检查时的注意事项不包括**

    A. 行 X 线影像学检查，观察剩余牙槽骨的量

    B. 探诊检查断端的位置

    C. 观察患牙与邻牙的关系、笑线的位置

    D. 评估患牙术后的冠根比例

    E. 患牙的色泽

**87. 若患者附着龈宽度过窄，应采用**

    A. 牙龈切除术

    B. 根向复位瓣术

    C. 原位嵴顶复位瓣术

    D. 引导组织再生术（GTR）

    E. 改良 Widman 翻瓣术

**88. 患者行牙冠延长术后的进一步治疗是**

    A. 术后不必做临时冠修复，术后 6 周可直接行永久冠修复

    B. 术后需要制作临时冠，但不必反复调改

    C. 术后需制作临时冠，且应根据牙龈恢复情况进行适当调改

    D. 术后立刻制作永久冠修复

    E. 术后需制作临时冠，可堵塞邻间隙以防止黑三角形成

**（89～92 共用题干）**

患者，男性，42 岁。因"牙周炎"来诊。口腔检查：下颌第一磨牙颊侧根分叉病变 Ⅱ 度。拟行牙周手术治疗。

**89. 手术方法不能采用**

    A. 引导组织再生术（GTR）

    B. 植骨术

    C. 根向复位瓣术

    D. 根分叉成形术

    E. 牙半切除术

**90. 若须行植骨术，具有骨诱导潜力的是**

    A. 同种异体的冻干骨

    B. 羟基磷灰石

    C. $\beta$ - 磷酸三钙

    D. 胶原膜

    E. 同种异体的脱钙冻干骨

**91. 植骨术后评估牙周再生情况，临床主要依靠的手段是**

    A. 组织学评价　　　B. 再次手术翻开观察

    C. 牙周探诊　　　　D. 肉眼观察

    E. 患者的主观感受

**92. 影响植骨术成功与否的关键因素为**

    A. 术后护理，尤其是龈瓣的稳定性及预防术后感染最为重要

    B. 植骨材料高出骨袋口

    C. 龈瓣不必将植骨材料完全覆盖，只需覆盖一部分即可

    D. 术中一定要做龈瓣冠向复位

E. 术后 1 周拆线

**(93～95 共用题干)**

患者，男性，45 岁。因"刷牙时牙龈出血 20 年"来诊。口腔检查：牙石（＋＋＋），菌斑（＋＋＋），牙龈红肿，探诊出血（＋），探诊深度普遍 5～6mm。X 线片：牙槽骨广泛吸收至根中上 1/3。

**93. 该患者最可能的诊断是**

　A. 慢性牙周炎　　　　B. 侵袭性牙周炎

　C. 慢性龈炎　　　　　D. 坏死性龈炎

　E. 增生性龈炎

**94. 医师在牙周维护期对患者进行牙周风险评估，评估不包括**

　A. 探诊出血（BOP）百分比

　B. 牙周探诊深度≥5mm 的牙周袋数量

　C. 松动牙的数目

　D. 除智齿外的牙丧失数

　E. 病变最重后牙的牙槽骨丧失量与患者年龄之比

**95. 牙周风险评估的结果：BOP 百分比 15%，牙周探诊深度≥5mm 的牙周袋数量 6 个，病变最重的后牙的牙槽骨丧失量与患者年龄之比为 0.6，无系统性疾病和家族史，已戒烟 1 年。该个体的复发危险属于**

　A. 低复发危险度

　B. 中复发危险度

　C. 高复发危险度

　D. 低复发危险度和中复发危险度之间

　E. 无法评估

**(96～98 共用题干)**

患者，女性，60 岁。因"牙床肿痛 2 周"来诊。患者 1 年前曾有过肿痛，但未治疗。口腔检查：左上 6 有烤瓷冠修复体，颊侧牙龈肿胀，有一瘘管，瘘管指向根尖方向，其颊侧中央及近中、远中、舌侧均有 5～6mm 的牙周袋。

**96. 为明确诊断，应做的一项重要检查是**

　A. 探诊根面形态　　　　B. 探诊出血

　C. X 线片　　　　　　　D. 牙齿松动度

　E. 探查龈下牙石

**97. 检查修复体是否符合牙周保健的内容不包括**

　A. 修复体颊舌侧突度

　B. 修复体边缘

　C. 修复体咬合关系

　D. 修复体接触区

　E. 修复体材料

**98. 若该患牙的根分叉区已经暴露，修复体的边缘应设计为**

　A. 适应牙体的自然外形，在牙冠的颊舌面近颈处形

成与牙龈外形相应的凹陷

　B. 齐龈边缘

　C. 龈下边缘

　D. 颊舌侧的颈部 1/3 要突起

　E. 伸入根分叉之间

**(99～100 共用题干)**

患者，男性，25 岁。因"上前牙折裂"来诊。口腔检查：全口口腔卫生差，右上 1 冠折，近中腭侧缺损达龈下 3mm，牙龈红肿，探诊出血（＋），牙周袋深度 4mm。

**99. 患牙的治疗方案不考虑**

　A. 直接冠修复

　B. 拔牙＋种植

　C. 正畸牵引萌出＋冠修复

　D. 拔牙＋固定桥修复

　E. 冠延长术＋冠修复

**100. 若考虑正畸牵引，正畸前应先进行的治疗有**

　A. 全口洁治

　B. 咬合调整

　C. 定期复查，行牙周维护治疗

　D. 局部 3% 过氧化氢溶液冲洗

　E. 0.2% 氯己定溶液含漱

## 答案和精选解析

**一、单选题**

**1. E**

**2. A**　根分叉病变的治疗目标：①清除根分叉病变区内牙根面上的牙石、菌斑，控制炎症；②通过手术等方法，形成一个有利于患者自我控制菌斑并长期保持疗效的局部解剖外形，阻止病变加重；③对早期病变，争取有一定程度的牙周组织再生。Ⅳ度病变治疗的目的是使根分叉区充分暴露，以利菌斑控制。可采用截根术、分根术或牙半切除术，对于有咬合创伤的患牙应调整咬合。综上，Ⅳ度根分叉区病变的治疗措施为：首先通过洁治术、刮治术、根面平整术，彻底清除菌斑结石，然后采用根向复位瓣手术，形成利于患者自我控制菌斑并长期保持疗效的局部解剖外形。牙髓切除术一般不属于Ⅳ度根分叉病变的治疗措施。

**3. C**　移骨术是通过手术方法，将自体健康骨头或者异体骨头的骨组织提取后，移植到需要种植骨的部位。植骨术在根分叉病变或垂直型骨吸收处，通过移植自体骨、异体骨或骨替代品达到修复牙槽骨病损的目的。牙槽骨成形术，是牙周外科常用的手术，使一些凹陷、不规则的牙槽骨平整。牙槽骨切除术是去除牙槽骨上的突出隆起者等，使其平坦自然。

**4. B**　牙周翻瓣术的适应证：①深牙周袋或复杂性牙

周袋，经基础治疗后牙周袋仍在 5mm 以上，且探诊后出血者；②牙周袋底超过膜龈联合界，不宜做牙周袋切除者；③有骨下袋形成，需做骨修整或需进行植骨者；④根分叉病变伴深牙周袋或牙周－牙髓联合病变患者，需直视下平整根面，并暴露根分叉，或需截除某一患根者。牙龈增生经局部处理无明显改善者应采用牙龈成形术。患牙松动Ⅱ度以上需要进行牙周治疗、牙周夹板固定等措施。牙龈长期溢脓和牙龈长期出血、疼痛，需要检查全身情况，以确定病因，对因治疗。

**5. D** 患牙牙周脓肿形成，对脓肿局限者，应及时切开引流，缓解局部张力，减轻疼痛症状。急性期尽量避免龈上洁治和龈下刮治。口服消炎止痛药物，药物的吸收也有时间过程，属于应急处理的辅助措施。局麻下开髓，一般是在患牙出现逆行性牙髓炎，疼痛明显时进行。而题干中患者肿痛明显，脓肿局部张力较大，应尽早切开引流。

**6. A** 袋内壁刮治术是以最小的创伤，最大的组织保留，用手术刮治并彻底清除袋壁病变组织，但保留牙龈外壁的方法，可用于范围广泛的骨上袋。范围局限的骨上袋，一般局部进行龈下刮治，清除局部刺激物，若使用袋内壁刮治术，可能导致新的创伤。骨下袋的袋壁软组织位于牙根面和牙槽骨之间，深度不一，内部病变成分复杂，需要牙周翻瓣手术，直视下刮治。

**7. C**

**8. C** 龈下刮治器放入牙周袋时应使工作端的平面与牙根面平行，到达袋底后，与根面逐渐形成45°角，以探查根面牙石，探到牙石根方后，随即与牙面形成80°角进行刮治。因此，使用龈下刮治器进行刮治时，刀刃与牙面应成80°角。

**9. D** 龈上洁治的步骤：①术前询问患者有无血液病史、肝炎等传染病及其他全身情况。②体位：术者一般位于患者的右前方，有时也在右后方、正后方或左后方。根据所洁治牙的区段、牙面的不同，可移动至最适宜的位置。③全口牙分为六个区段，有计划地按一定顺序逐个区段进行洁治。避免遗漏牙面，避免频繁地更换器械和移动体位。④按洁治术的操作要点进行洁治，洁治时一定要有稳固的支点，使用手指和手腕的动作。⑤洁治时要随时吸去过多的血液及唾液，使视野清楚。完成操作后，以3%过氧化氢溶液冲洗牙面，患者漱口后应仔细检查有无残留牙石、牙龈有无损伤和渗血等。⑥复诊时检查上次洁治部位，若因牙龈红肿减轻而使原本位于龈下的牙石又显露出来应再行洁治。龈上洁治术，除了邻面，龈上结石大部分肉眼可见。仔细探查牙面的位置属于龈下刮治的步骤要点。

**10. D** 自我控制菌斑的方法：饭后漱口，可去除口腔内存留的食物残渣；有效刷牙，刷牙是清除牙菌斑，

预防和控制口腔疾病最有效、最易被掌握的方法；饭后使用牙签、牙线，去除牙齿邻面的牙菌斑。洁治术需要口腔医生操作，患者无法自行完成。

**11. D**

**12. C** 龈上洁治器械的放置和角度：将洁治器尖端 1～2mm 的工作刃紧贴牙面，工作刃放入牙石的根方，而非工作刃的中部贴于牙面，避免工作刃的尖端翘起刺伤牙龈。洁治器刀刃与牙面角度应小于90°，大于45°，以70°～80°为宜，以提高洁治效率。

**13. E**

**14. C** 使用华法林的患者，如需停药应至少在术前3～5天，通常需要1周前停药。如不能停药，凝血酶原时间国际正常化比值（INR）应控制在1.5～2方可考虑拔牙。

**15. E** 牙周手术后在术区伤口表面放置牙周塞治剂，可避免咀嚼时食物、舌体等与伤口的接触，防止对术区造成损伤。

**16. C** 刷牙或使用牙线、牙签、洁治等机械方法是去除牙菌斑、保持口腔卫生的重要措施。口香糖的基质黏性很强，能除去牙齿表面的食物残渣，又能增加唾液的分泌，冲洗口腔表面，有一定的清洁口腔的作用，但不是机械性菌斑控制的方法。

**17. E** 龈下刮治器放入牙周袋时应使工作端的平面与牙根面平行，到达袋底后，与根面逐渐形成45°角，以探查根面牙石，探到牙石根方后，随即与牙面形成80°角进行刮治。

**18. D** 牙冠延长术的适应证：①牙折裂达龈下，影响牙体预备、取印模及修复；②龋坏达龈下，影响治疗或修复，根管侧穿或牙根外吸收在颈1/3处，而该牙尚有保留价值者；③破坏生物学宽度的修复体，需暴露健康的牙齿结构，重新修复者；④有一定的牙根长度；⑤前牙临床牙冠短，笑时露龈，需改善美观者。

**19. D** 成釉细胞瘤是临界肿瘤，具有边缘侵袭性，不应施行刮治术，以防复发。其治疗原则是：①对较小的肿瘤可行下颌牙槽骨边缘性切除，以保存下颌骨的连续性。②对较大的肿瘤应将病变的颌骨方块切除或整块切除，以保证术后不再复发。下颌骨切除后可采用立即植骨；如口腔继发感染或软组织不够时，可选用血管化骨肌皮瓣重建修复，或用克氏钢针及其他生物材料如钛板固定残端，以保持缺隙残端，后期再行植骨手术。③对于囊性（壁性）成釉细胞瘤可采用减压成形术，并定期随访。④如术前不能与颌骨囊肿或其他牙源性肿瘤鉴别，可于术中做冰冻切片检查，以明确诊断，如有恶变，应按恶性肿瘤手术原则处理。

**20. D** 对恶性肿瘤应采取综合治疗方案，原则是手术为主、化疗、放疗为辅。在治疗期间，一些患者出现

抑郁、情绪低落等表现，还要进行精神及心理治疗。由于恶性肿瘤包膜不完整，周围组织出现浸润，恶性肿瘤在早期还没有进行扩散和转移时，对局部组织进行切除，可防止恶性肿瘤对身体的进一步伤害。此时，恶性肿瘤疗效的关键是手术彻底切除，以防复发。如果恶性肿瘤已经发展到了中晚期，进行局部切除也只能起到暂时的控制效果，很难保证恶性肿瘤不复发。因此，部分患者需要在手术前后进行放疗或化疗来提升和巩固疗效。

**21. B** 常用的含漱药物如下：①0.12% ~ 0.2% 氯己定溶液；②3% 过氧化氢溶液；③西吡氯铵；④三氯羟苯醚；⑤氟化亚锡溶液。

**22. B** 碘甘油用于口腔黏膜溃疡、牙周疾病及冠周炎。在口腔黏膜溃疡处，用棉签蘸取少量涂于患处。在牙周病治疗和冠周炎时，用探针蘸取少许送入牙周袋。

**23. E** 边缘性龈炎患者的控制菌斑治疗包括向患者解释病因及控制菌斑的重要性，具体指导控制菌斑的方法，去除局部刺激物和定期复查。

**24. A** 控制菌斑的方法有物理方法和化学抑菌法，其中刷牙是清除菌斑的主要手段，正确的刷牙和牙线等机械方法是控制菌斑最有效而切实可行的方法。

**25. B** 牙周炎的危险因素包括局部因素和全身因素。局部因素：菌斑（始动因子）、牙石、创伤性咬合；其他包括食物嵌塞、不良修复物、口呼吸等因素也促进牙周组织的炎症过程。全身因素：遗传因素、性激素水平的改变、吸烟以及全身疾病等。其中，菌斑是牙周病的始动因子，吸烟是牙周病的重要危险因素之一。吸烟影响局部的血液循环，影响体液免疫、细胞免疫和炎症过程，尤其是削弱口腔中性粒细胞的功能。吸烟对牙周组织的影响是多方面的，是目前公认的重度牙周炎的危险因素之一。

**26. D**

**27. E** 牙周病治疗的目的：①控制菌斑，消除炎症，阻止病程发展并防止复发，以恢复牙周组织功能；②患者按照牙周治疗序列，定期复诊，以保证疗效长期、稳定；③完善的牙周治疗，对于过于松动的牙应尽早拔除，以减少牙槽骨进一步吸收；④对于早期的牙周疾患，要及时就诊，定制系统的牙周治疗，以维持天然牙列的稳定。尽可能多地保留患牙，不是牙周治疗的目的，因为明显松动的患牙，应尽早拔除。

**28. D** 牙周基础治疗：①指导患者自我控制菌斑的方法，以及口腔清洁工具，如牙刷、牙线及牙间隙刷的正确使用等；②拔除无保留价值的患牙；③实施洁治、刮治以消除菌斑、牙石；④消除菌斑滞留的因素，如充填龋洞、改正不良修复体等；⑤在炎症控制后进行必要的咬合调整，必要时可做暂时性松牙固定；⑥必要时可辅以药物治疗。

**29. D** 牙周手术治疗的目的：①清除牙周袋壁的病变组织，暴露病变的根面和牙槽骨，便于在直视下彻底地清除根面的菌斑、牙石和病变组织；②清除牙周袋或使牙周袋变浅，使患者和医师易于保持牙面清洁，减少炎症的复发；③矫正因牙周病变而造成的软、硬组织缺陷和不良外形，建立生理性的牙龈外形，便于患者自身控制菌斑，维护口腔卫生；④促使牙周组织修复和再生，建立新的牙周附着关系；⑤恢复美观和功能需要以及利于牙齿或牙列的修复，如覆盖裸露的根面、增宽附着龈、改变系带附着的位置、延长临床牙冠、种植体植入等。

**30. C** 患者是否需要牙周手术治疗，应在牙周基础治疗后至少1~3个月，对其进行全面的牙周检查和必要的X线复查后作出判断和手术方法的选择。牙周维护阶段，包含在牙周治疗的各个阶段，在牙周治疗开始前，就要对患者进行口腔卫生宣教，告知其掌握良好的菌斑控制手段，贯穿牙周治疗全程。患有血液病、6个月内曾发生心血管意外或患有未得到控制的糖尿病等疾病时不能进行牙周手术治疗。对于牙周病患者，要告知其吸烟与牙周炎的关系，并且告知吸烟量多，牙周治疗的术后愈合及疗效均差，最好完全戒烟。牙周手术治疗属于口腔门诊手术，需要得到患者的知情同意，签署牙周手术知情同意书。

**31. B** 牙龈切除术的适应证：①牙龈纤维性增生、药物性牙龈肥大等牙龈肥大增生性病损，经牙周基础治疗后牙龈仍肥大、增生形态不佳或存在假性牙周袋，全身健康无手术禁忌证者。②后牙区中等深度的骨上袋，袋底不超过膜龈联合，附着龈宽度足够者；临床上主要应用于有根分叉病变的磨牙，既可消除牙周袋，又可暴露根分叉区，有利于该区域的菌斑控制。③牙龈瘤和妨碍进食的妊娠瘤，在全身状况允许的情况下可手术切除。④冠周牙龈组织覆盖在阻生牙面上，而该阻生牙的位置基本正常，切除多余的牙龈组织有利于牙的萌出。在选择适应证时要特别注意，如存在下列情况，则不是适应证：①未进行牙周基础治疗，牙周组织仍存在明显炎症；②深牙周袋的袋底超过膜龈联合，如采用牙龈切除术切除袋壁来消除牙周袋，会将角化龈完全切除；③牙槽骨缺损及牙槽骨形态不佳，需行骨手术者应采用翻瓣术，不适用牙龈切除术；④前牙的牙周袋，牙龈切除术会导致牙根暴露，影响美观。

**32. E** 翻瓣术的目的：①翻开牙龈组织瓣，在直视下进行彻底的龈下刮治及根面平整；②必要时可修整牙槽骨；③将牙龈复位、缝合，以使牙周袋变浅或消除；④为引导骨组织再生术做术前准备，暴露手术部位。切除感染坏死组织属于袋内壁切除术或骨切除术的内容。

**33. C** 不可吸收拧编的丝线，在我国比较常用，优点是柔软性好，打结不易滑脱，缺点是细菌能沿着缝线拧编的缝隙进入伤口深部，并且不可吸收，患者需要拆线。可吸收缝合线，能被人体降解吸收，并且不用拆线，其中，聚四氟乙烯线被认为是最好的单纤维可吸收线。经过铬盐处理的肠线，能抵抗酶的作用从而延长吸收时间。悬吊缝合是利用术区的牙齿来悬吊固定龈瓣，适用于颊、舌两侧龈瓣高度不一致时，使每侧龈瓣分别在所复位的水平紧密地贴合于牙与骨面，不易发生松脱或过大张力。因此，当颊舌侧龈瓣高度不一致时可采用悬吊缝合。锚式缝合是将最后一个磨牙远中的龈瓣或缺牙间隙处的龈瓣以锚样的方式固定在邻近的牙上，适用于最后一个磨牙远中楔形瓣的缝合，或与缺牙间隙相邻处的龈瓣闭合。

**34. C**　牙周手术术后的组织愈合方式：①炎症消退，探诊深度减少。②牙龈退缩。③长结合上皮愈合：在袋内壁与原来暴露于牙周袋内的牙根表面之间有一层长而薄的结合上皮，称为长结合上皮，以半桥粒和基底板的方式连接，这种愈合方式称为长结合上皮愈合，但并非真正的附着获得。这是翻瓣术后最常见的愈合方式。④牙周组织再生：指在原来已暴露于牙周袋内的病变牙根面上有新的牙骨质形成，其中有新生的牙周膜纤维埋入，也叫牙周膜性愈合。新形成的结合上皮位于治疗前牙周袋底的冠方。这是理想的愈合方式。⑤骨髓细胞性愈合：翻瓣术后愈合过程中，龈瓣与根面之间首先由血凝块连接，之后与牙龈上皮、牙龈结缔组织、牙周膜、牙槽骨4种来源的细胞先后向根面生长黏附，最终的愈合方式取决于4种细胞的生长速度和条件。牙龈结缔组织细胞的生长速度仅次于上皮细胞，如果这类细胞有条件首先接触根面，则可形成与根面平行的胶原纤维，而且容易发生牙根吸收。骨髓细胞生长速度最慢，若有条件接触根面，则较容易发生骨固连或牙根吸收。

**35. C**　利于组织愈合的措施：①彻底切除袋内壁上皮，防止上皮过早地与牙面接触而形成长结合上皮；②术中尽量少暴露骨面，或缩短其暴露时间，手术结束时应尽量将龈瓣覆盖骨面，以减少骨吸收；③清创要彻底，但要注意尽量保留近牙槽嵴处根面上健康的残余纤维；④龈瓣复位后要轻压片刻，使其密贴牙面，减少血凝块厚度；⑤术后防止感染及防止龈瓣从牙面剥离或撕裂。牙槽嵴处根面上健康的残余纤维对牙周愈合有一定的作用，可以保留。

**36. D**　引导组织再生术的适应证：①骨内袋，窄而深的骨内袋为GTR的适应证，骨袋过宽则效果差。三壁骨袋因牙周膜细胞来源丰富且易于提供牙周膜细胞生长的空间，故效果最好，窄而深的二壁骨袋也是较好的适应证。②Ⅱ度根分病变为适应证，但需有足够的牙龈高度，以便能完全覆盖术区，尤以下颌磨牙的Ⅱ度根分叉病变效果好。③局限性牙龈退缩，仅涉及唇面的牙龈退

缩，邻面无牙槽骨吸收且龈乳头完好者。符合上述适应证者，需经过牙周基础治疗，包括口腔卫生指导、洁治、刮治和根面平整等，将牙周感染控制之后，才能进行GTR。如患者吸烟，会影响术后的愈合，手术效果差。膜放置时将骨缺损全部覆盖并超过缺损边缘2~3mm。

**37. E**　截根术选择适应证时，还应考虑以下因素：①牙根的长度和形态：如病变较轻、能保留的牙根过短或牙根弯曲，手术后不足以支持牙齿行使功能的患牙，不适合截根术。②根柱（从釉牙骨质界到分叉处的距离）的长度：根柱短的牙适合截根术，且操作容易；相反，根柱长、分叉部位接近根尖区的牙，不适合截根术。③分叉的角度、有无牙根融合：根分叉的角度大，易于治疗和手术；分叉角度小，操作难度增加；如牙根部分融合，则不适合截根术。④余留根周围支持组织的量：支持组织量少，不足以支持牙齿，则不适合截根术。⑤牙齿动度：如牙齿动度已超过Ⅱ度，则不适合截根术治疗。⑥术后牙间隙刷等口腔清洁用具能否进入截根后的原根分叉区：这将会影响术后口腔卫生的维护，如不能进入该区域进行清洁，无法进行术后的维护，则不适合截根术。⑦保留的患根需进行彻底的根管治疗。截根术后，可能会出现一些并发症，如截根术后患牙可能松动、根折等。

**38. C**　分根术仅适用于下颌磨牙，是将下颌磨牙连冠带根从正中沿颊舌方向截开，使其分离为近中、远中两半，形成两个独立的类似单根牙的牙体。这样能较彻底地清除根分叉区深在的病变组织，消除牙周袋，也消除原有的根分叉病变，有利于菌斑控制和自洁。被切割后暴露的牙本质和牙骨质部分，可用全冠修复体覆盖，以减少患龋的可能。其适应证如下：下颌磨牙根分叉区Ⅲ度或Ⅳ度病变，局部的深牙周袋不能消除者；患牙两个根周围有充分的支持骨，牙无明显松动。截根术前需进行完善的根管治疗，截根术后伤口愈合期间最好制作暂时冠，以利形成牙间乳头，待6~8周后进行牙冠修复。

**39. D**　牙冠延长术后修复体的制作，应待组织充分愈合、重建后再开始，不宜过早。一般在术后4~6周组织愈合，龈缘位置基本稳定；在术后6周~6个月时，仍可有>1mm的变化。如果为薄龈生物型的患者，变化的幅度可能更大。因此，最好能够在手术后先戴临时冠，但需要适时调改临时冠的邻接点位置，使龈乳头有生长空间。永久修复体最好在术后6周再开始，如果过早修复，往往会干扰组织的正常愈合，并在组织充分愈合后导致修复体边缘的暴露。涉及美容的修复应至少在术后2个月后开始，如为薄龈生物型的美学修复患者，修复时间可延后至3~6个月。通常将龈沟底与牙槽嵴顶之间的恒定距离称为生物学宽度，它包括结合上皮（约0.97mm）和牙槽嵴顶以上的结缔组织（1.07mm），共约

2mm。修复体边缘应与牙槽骨嵴顶保持至少 3.0mm 的距离，所以建议修复体边缘在龈下的延伸不应超过 0.5～1.0mm。因此，当龈沟深度小于 1.5mm 时，修复体边缘不应超过龈下 0.5mm；当龈沟深度为 1.5～2.0mm 时，修复体边缘不应超过龈下 0.7mm；当龈沟深度超过 2.0mm 时，超过牙龈生理深度，牙根或根上方牙龈过长，建议行牙龈切除术减少龈沟深度后再行修复治疗。

**40. D** 牙龈炎的病因是明确的，它的预防方法就是持之以恒的控制菌斑，保持牙面清洁。对大多数人来说，每隔 6～12 个月接受 1 次专业性的洁治术，是预防牙龈炎的有效措施。对已患牙龈炎者，彻底的洁治术，除去明显的局部刺激因素，个人认真地菌斑控制，可以使牙龈炎痊愈。即说明牙龈炎是可逆的。牙周炎是多因素疾病，它的预防需考虑菌斑、咬合创伤、宿主反应、环境因素、遗传基因等综合因素。虽然，并非所有的牙龈炎都会发展成为牙周炎，但目前并没有可靠的指标和诊断方法将那些能发展成牙周炎的牙龈炎加以预先识别。如果牙龈长期存在炎症，则可能发展成为牙周炎。因此，消除菌斑、牙石以及其他局部刺激因素，消除牙龈的炎症仍然是预防牙周炎最根本且行之有效的手段。

**41. E** 牙周治疗是建立在对患者的牙周和全身健康状态进行系统评估的基础上，然后按一定步骤采取治疗措施，包括除去病因及有关因素，有些患者还需要手术、正畸、修复等综合治疗的过程。经过这些牙周的积极治疗，达到健康牙周的目标后即进入维护阶段，也称牙周支持治疗。它是基于患者个体以往病情、牙周病危险因素、临床状况、口腔卫生以及菌斑控制水平，因人而异地做出相应决定。牙齿的保存不仅仅依赖于牙周手术治疗。牙周序列治疗第一阶段是基础，是后续治疗能否开展的前提；牙周序列治疗第四阶段，即牙周维护治疗，是预防复发、保证长期疗效的唯一有效手段。

**42. A** 牙龈炎的治疗：①去除病因，由于无深层牙周组织破坏，可通过龈上洁治、龈下刮治彻底清除局部刺激因素，如牙石、食物嵌塞、不良修复体等；②药物治疗，如果炎症较重，可配合局部药物治疗，常用 1%～3% 过氧化氢溶液冲洗龈沟，碘制剂沟内上药，必要时可用抗菌类漱口剂含漱，如氯己定；③疗效的维护，治疗开始后，应及时教会患者控制菌斑的方法，应持之以恒保持口腔卫生，并定期（6～12 个月）进行复查和洁治，才能巩固疗效，防止复发。其中，最主要的治疗方式是去除病因，即口腔洁治，去除菌斑结石等局部刺激物。

**43. E** 通常将龈沟底与牙槽嵴顶之间的恒定距离称为生物学宽度，它包括结合上皮（约 0.97mm）和牙槽嵴顶以上的结缔组织（1.07mm），共约 2mm。修复体边缘应与牙槽骨嵴顶保持至少 3.0mm 的距离，只有在前牙因美观需要、龋损已达龈下或牙冠较短需增加固位等情况

下，才考虑将冠缘放至龈下，修复体边缘在龈下的延伸不应超过 0.5～1.0mm。因此，当龈沟深度小于 1.5mm 时，修复体边缘不应超过龈下 0.5mm；当龈沟深度为 1.5～2.0mm 时，修复体边缘不应超过龈下 0.7mm；当龈沟深度超过 2.0mm 时，超过牙龈生理深度，牙根或根上方牙龈过长，建议行牙龈切除术减少龈沟深度后再行修复治疗。

**44. C** 牙周病患者可以做正畸治疗，但需要制定好治疗方案并选择正确的正畸方法，这样不会造成牙周组织破坏，有时候还会改善病情。若牙周炎症控制良好、无进行性炎症破坏时，一般正畸治疗宜在牙周手术之前进行，待排齐牙列、解除创伤后再评估，以便确定牙周手术的必要性和方法。对未经治疗的牙周炎或虽经治疗但维护不良的牙周炎患者进行正畸治疗，会导致牙周袋加深、炎症复发、牙槽骨加快吸收，造成严重后果。对于排列拥挤、不易清洁的牙应在正畸之前，首先完成牙周序列治疗第一阶段，去除菌斑结石。对于牙槽骨吸收已超过根长 2/3 的患牙，患牙松动达到Ⅲ度，一般不考虑正畸治疗。

**45. C** 氟化钠、单氟磷酸钠、氟化铵和氟化亚锡都是含氟牙膏的主要成分，可以增强牙釉质的抗酸能力，促进再矿化，但前两者对于菌斑的形成都没有抑制作用，只有氟化亚锡具有抗菌、抗龋双重功效。而氯化锶是脱敏牙膏的主要成分，可阻塞牙本质小管，缓解疼痛。

**46. C** 患者是否需要牙周手术治疗，应在牙周基础治疗后至少 1～3 个月时，对其进行全面的牙周检查和必要的 X 线复查，然后做出判断和选择手术方法。复查时要了解患者对基础治疗后的反应及当前的病情、患者的年龄及全身健康状况、患者能否良好合作、能否有效控制口腔卫生、吸烟者是否愿意戒烟等。只有在完成治疗并全面复查之后，才能对符合适应证者进行手术。

**47. B** 探诊后出血的有无是判断牙龈有无炎症的简便易行的客观指标，一般认为全口探诊后出血（BOP）阳性位点应在 20%～25% 以下，若 >25% 应缩短复查间隔期。

**48. C** 植入心脏起搏器者不得使用超声洁牙机以免干扰起搏器的功能。

**49. A**

**50. D** D 选项为牙龈切除术的非适应证。

**51. B**

**52. D** 截根术的适应证：①多根牙的某一个或两个根（上颌磨牙）的牙周组织破坏严重，有Ⅲ度根分叉病变，而其余牙根病情尚轻，可保留者。②牙周－牙髓联合病变，有一根明显受累。③磨牙的一个根出现根折，其他根完好者，如上颌磨牙一颊根发生纵折。④多根牙的某一牙根有明显的根管内吸收、根尖周病、根管不通

或器械折断不能取出，影响根尖周病变的治愈。⑤余留牙根有充分的支持骨，松动度不超过Ⅱ度。⑥患牙可进行彻底的根管治疗。多根牙牙槽骨水平吸收达根尖1/3，牙周支持条件差，属于拔除的适应证。

**53. D** 在使用抗菌药物治疗前，应尽量做细菌学检查及药敏试验，以便有针对性地选择窄谱的抗菌药物，减少对口腔生态环境的干扰。

**54. C** 工作尖只能震击在牙石或菌斑上，不宜直接在釉质或牙骨质表面反复操作，否则会造成牙面的损伤。

**55. D** 药物性牙龈增生的临床表现：增生起始于唇颊侧或舌腭侧龈乳头，呈小球状突起于牙龈表面。继之，增生的龈乳头继续增大而互相靠近或相连并向龈缘扩展，盖住部分牙面，严重时波及附着龈，使牙龈的外观发生明显的变化。龈乳头可呈球状、结节状，增生的牙龈表面可呈桑椹状或呈分叶状，增生的牙龈基底与正常牙龈之间可有明显的沟状界线。牙龈增生严重者，甚至可覆盖大部或全部牙冠，严重妨碍进食，也影响美观和口腔卫生。牙龈组织一般呈淡粉红色，质地坚韧，略有弹性，一般不易出血。多数患者无自觉症状，无疼痛。由于牙龈增生肿大，使龈沟加深，形成假性牙周袋，加之牙龈失去正常生理外形，使菌斑易于堆积，也可合并有程度不同的牙龈炎症，此时牙龈可呈深红或紫红色，质地较松软，牙龈边缘部分易于出血。根据题干中患者的表现，与药物性牙龈增生的临床表现类似。药物性牙龈增生的患者有癫痫、高血压、心脏病或接受过器官移植，并有苯妥英钠、环孢素、硝苯地平等的服药史。因此，确诊前最应询问的病史是服用药物史。

**56. E** 患者的主要问题为牙龈增生、肥大、覆盖牙冠，经过基础治疗后，可行牙龈切除术。

**57. E** 牙周辅助加速成骨正畸治疗的术后并发症包括：①龋损、牙体组织脱矿；②牙间乳头肿大、牙龈退缩，以及唇或舌侧皮质骨缺失；③术后出现面颈部的皮下血肿、疼痛等；④牙根吸收，但与传统正畸治疗相比，牙根吸收量较少。目前尚未发现对牙髓活力有不良影响，但缺乏长期研究的支持。

**二、多选题**

**58. ABCDE**

**59. ABCD** 牙周引导组织再生术是利用生物膜阻止龈沟长结合上皮的根面生长，形成空间，诱导具有牙周组织再生潜力的牙周膜细胞冠向移动并生长分化，形成新生的牙周组织，产生新附着。术后要上塞治剂保护创口，以保护血凝块，有利于组织修复再生。牙周引导组织再生术并不是用来治疗牙周炎症，而是对牙周炎症造成的牙周组织缺损进行修复。因此，在进行手术前，患者必须完成系统的牙周炎基础治疗。

**60. BCDE**

**61. ABCDE** 常用的牙周手术切口：①外斜切口：切口从根方朝向冠方，适用于龈切术；②沟内切口：从龈沟向根方的切口；③内斜切口：从远离龈缘朝向牙槽嵴的切口；④垂直切口：为了减小组织张力、更好地暴露术区，在水平切口的近中端或近、远中两端作纵行松弛切口；⑤保留龈乳头切口：植骨术或引导组织再生术和前牙美观需要时，如果龈乳头的近远中径较宽，可将整个牙龈乳头保持在某一侧的龈瓣上，而不是将龈乳头从颊舌向切开和翻起，一般将完整保留的龈乳头连在唇（颊）侧瓣上。

**62. ABCDE** 影响牙周炎预后的因素有牙周炎的类型、牙周支持组织破坏的程度、局部因素的消除情况和牙松动情况和危险因素评估。

**63. BCDE** 牙线为尼龙、塑料等纤维制成的细线，是一种清洁牙齿的用品。分涂蜡和不涂蜡两种。刷牙只能清洁牙齿的内外两面，牙龈以上的区域。对于牙齿邻面和牙周腔的牙垢、菌斑等，牙医一般推荐定期使用牙线清洁。长期有毅力地使用可以减少牙周病、口臭、蛀牙等疾病。

**64. ABCDE** 尽早拔除无保留价值的重度牙周炎的患牙的意义在于：①消除微生物聚集；②有利于邻牙彻底治疗；③避免牙槽骨继续吸收；④避免反复发生牙周脓肿；⑤避免患者因为牙齿松动导致偏侧咀嚼。

**65. ABCDE** 在选择牙周手术方法时，应考虑以下因素：①附着龈的宽度是否适当，牙龈的厚度和形态如何，有无其他膜龈缺陷或美观问题；②牙周袋软组织壁的形态特点、厚度、解剖学特点以及是否有炎症；牙周袋的深度、范围、与牙槽骨的关系；③根面牙石等刺激物的存在情况，有无根分叉病变，器械是否能进入病变区；④牙槽骨的形态、高度，有无凹坑状吸收、水平或垂直吸收，及有无其他畸形等；⑤患者对基础治疗后的反应，患者的合作程度，能否控制菌斑、保持良好的口腔卫生，患者是否吸烟，能否戒烟等。

**66. ACE** 牙周手术过程中，正确的操作有：①对于是否需要预防性使用抗生素目前仍存在争议，有研究表明在涉及骨组织移植的手术中预防性使用抗生素能增加新附着形成的概率；②术中使用负压吸引是最有效的保持术区视野清晰的方法，使用冷冻的湿纱布局部压迫出血组织也能减少出血；③可配合使用止血材料来辅助止血，如可吸收明胶海绵、氧化纤维素、氧化再生性纤维素及微纤丝胶原等。

**67. ABDE** 牙龈切除术后有血凝块覆盖创面，数小时内有大量中性多形核白细胞移出覆盖创面，创面根方的口腔上皮细胞在12~24小时后开始由创缘向牙面爬行，1~2天时上皮的分裂活动达到高峰，2~5天时上皮以每天0.5mm的速度向牙面生长，5~14天时薄层上皮完全覆盖创面，但上皮的角化和完全修复约需4周。血块下方的新结缔组织在术后24小时即开始生成，主要为含新生毛细血管的肉芽组织，第3~4天时增殖达高峰并向冠方生长，5~7天时形成新的游离龈，此后上皮开始向龈沟内生长，在术后4~5周时形成新的结合上皮，以半桥粒和基底板的方式与牙面牢固地结合。约在牙龈切除术后2周时临床上牙龈外观正常，正常的龈沟建立，但组织学上的完全愈合则需6~7周。龈沟液的量在术后1周内增加，约5周时恢复正常。如果手术时将原有的结合上皮完全切除，则愈合后附着水平略有丧失，牙槽嵴顶也有轻微的吸收。牙龈切除术后的愈合过程虽然一样，但愈合时间的长短受手术创面大小、局部刺激因素及感染等因素的影响。

**68. ABCE** 翻瓣术在做切口前，要先进行牙周探诊，了解牙周袋的状况和分布。翻瓣术的切口应根据手术目的、需要暴露牙面及骨面的程度、瓣复位的水平等因素来设计，还要考虑到瓣的良好血液供应。

**69. ABCD** 翻瓣术中龈瓣复位水平：①改良Widman翻瓣术适用于前牙和后牙有中等或深牙周袋，且不需做骨成形者。前牙区为了避免术后牙根暴露，应尽量保留牙龈，切口从龈缘的根方0.5~1mm处切入，或从龈缘做内斜切口，切除袋内壁上皮，在复位时将龈瓣复位于牙颈部。②嵴顶原位复位瓣术适用于后牙消除中等深度及深牙周袋，以及需修整骨缺损者，也适用于因根分叉病变而需暴露根分叉者。在有足够角化龈的后牙区，从接近袋底和牙槽嵴顶处做内斜切口，切除一部分袋壁牙龈，降低龈瓣的高度并削薄龈瓣，龈瓣复位后位于牙槽嵴顶处的根面上，刚刚能将骨嵴顶覆盖，愈合后牙周袋消失或变浅，缺点是牙根暴露较多。③根向复位瓣术适用于牙周袋底超过膜龈联合界者，以及因根分叉病变需暴露根分叉而角化龈过窄者。其优点是既可消除牙周袋，使病变区（如根分叉区）充分暴露，易于自洁，同时保留了角化龈。为了使附着龈增宽，可进行半厚瓣的根向复位，将骨膜和部分结缔组织留在骨面，将半厚瓣复位在牙槽嵴的根方。创口愈合过程中，上皮爬向冠方，覆盖裸露的结缔组织，可增宽附着龈，并能避免牙槽嵴的吸收。④有时需将龈瓣做冠向复位或侧向复位，应用相对较少，主要用于膜龈手术中。

**70. ABCD**

**71. ABDE** 正常的牙槽骨外形的特点：①上颌唇侧骨板较腭侧骨板薄，骨量少于腭侧骨量；②牙槽骨边缘的形态与釉牙骨质界的形态一致，形成扇贝状外观，相邻牙齿的骨高度基本一致；③邻面牙槽骨最高点位于颊/舌侧的骨边缘的冠方，且呈锥体状；④邻面骨形态与牙齿形态及外展隙宽度相关，牙齿锥度越大，邻面骨锥度越大，外展隙越宽，邻面骨形态越平缓；⑤颊舌侧骨板

厚薄存在区别，部分牙齿唇颊侧骨板很薄，存在骨开裂及骨开窗的情况。

**72. ABD**

**73. ABCE** 牙周再生治疗的疗效评价：①组织学评价最为可靠，但临床上对患者不可能进行，在动物实验中作为判断牙周再生效果的金标准；②再次手术翻开观察，通过肉眼能观察到新骨形成，但难以判断是新附着还是长上皮愈合；③牙周探诊可作为常规检查，比较术前和术后牙周袋深度、附着水平及牙槽骨高度，但受牙龈炎症、探诊位置、探诊角度、探诊力度的影响；④放射学检查需要采用标准投照技术才具有可比性。

**74. ACDE  75. ABCDE**

**76. ACDE** 牙周炎的综合治疗计划应有序进行。首要的任务是消除致病因子，清除菌斑、牙石，使牙周炎症得到控制，牙周支持组织的破坏得以停止，有时还需要通过牙周手术来达到。只有在上述条件具备、口腔卫生情况良好、牙周病情稳定的情况下才能开始第二阶段的治疗计划，对缺失牙进行修复。修复治疗一般在基础治疗结束后6~8周开始，牙周手术后则应更长些。这是因为牙周组织经过充分的愈合阶段后，龈缘位置和牙的位置才能达到稳定，而且健康的牙周组织操作时也不容易出血，并有利于承担新的咬合力。根据患者牙齿缺失的数目和位置、余牙及基牙的情况、患者控制菌斑的自觉性和能力以及对美观的要求等条件，可以采取固定修复、可摘式义齿修复或种植修复。需要强调的是，修复治疗的计划应在患者就诊的早期即开始考虑，根据牙周破坏程度、预后的判断（如深牙周袋能否消除、根分叉病变能否控制等）、患者的配合程度、对初步治疗的反应等来全面设计，并考虑某些牙的去留以及基牙的选择等。当然，在第一、第二阶段治疗过程中，还可根据具体情况对原来的计划进行调整，但应把修复治疗与牙周炎的治疗过程紧密结合，以求取得理想的治疗效果。

**77. ABCDE**

**78. ACE** 对于骨内袋治疗，GTR疗效优于单纯的牙周翻瓣刮治；rhPDGF-BB+β-TCP进行引导组织再生术不需要覆盖屏障膜。窄而深的骨内袋为GTR的适应证，骨袋过宽则效果差。三壁骨袋因牙周膜细胞来源丰富且易于提供牙周膜细胞生长的空间，故效果最好，窄而深的二壁骨袋也是较好的适应证。

**三、共用题干单选题**

**79. E  80. C**

**81. D** 免疫排斥反应通常是指机体对移植物，如移植细胞、移植器官发生的特异性免疫应答，使其破坏的过程。牙根外吸收的表现：患牙可长期无任何症状，仅于外吸收发生相当量后在X线片上显示牙根表面深浅不一的虫蚀状缺陷。炎症性吸收时，周围有X线透影区。

根据题干，31 岁男性患者右上 4 拔除后，将 14 岁正畸患者拔除的右上 4 放置于牙槽窝，属于同种异体牙，X 线检查示根周壁内向性吸收，牙根变细；临床检查：移植牙Ⅱ度松动，牙周袋形成；2 年后，移植牙松动脱落。符合牙根外吸收的诊断，原因是机体的免疫排斥反应。

**82. C** 异体牙移植术前需做供、受个体组织配型，否则会出现免疫排斥反应，造成移植失败。一般在移植术后，受者可识别移植物抗原并产生应答，移植物中免疫细胞也可识别受者抗原组织并产生应答。因此，供体组织与受体组织相接触的部分，能被免疫细胞识别并产生免疫应答。供者右上 4 与受者牙槽窝相接触的部分，包括牙周膜、牙骨质、牙周膜中的蛋白质和牙骨质中的蛋白质，这些大分子物质能被受体当成外来抗原组织，产生免疫应答。移植牙牙本质被牙骨质所包裹，在牙骨质深面，最初不会作为抗原提呈给受体免疫细胞。因此，发生免疫排斥反应的可能抗原不包括移植牙牙本质。

**83. D** 减轻异体牙移植排斥反应的方法：术前需做供、受个体组织配型；供体牙经过处理贮存于牙库后，有选择地进行移植；移植前除尽供体牙牙周膜和牙髓组织；电离辐射、免疫抑制剂等方式处理供体牙，以减少免疫反应。选择发育未成熟的牙，也不能减轻异体牙移植排斥反应。

**84. D**

**85. E** 青春期龈炎的临床表现：青春期发病，好发于前牙唇侧的牙龈乳头和龈缘，舌侧牙龈较少发生。唇侧牙龈肿胀较明显，龈乳头常呈球状突起，颜色暗红或鲜红，光亮，质地软，探诊出血明显。龈沟可加深形成龈袋，但附着水平无变化，亦无牙槽骨吸收。患者的主诉症状常为刷牙或咬硬物时出血，口臭等。根据该患者的年龄和前牙唇侧牙间乳头呈球状突起以及未有附着丧失等表现，符合青春期龈炎的诊断。造成青春期龈炎的病因：①局部因素：菌斑仍是青春期龈炎的主要病因。这一年龄段的人群，由于乳恒牙的更替、牙齿排列不齐、口呼吸及戴矫治器等，造成牙齿不易清洁，加之该年龄段患者不易保持良好的口腔卫生习惯，如刷牙、用牙线等，易造成菌斑的滞留，引起牙龈炎，而牙石一般较少。②全身因素：青春期少年体内性激素水平的变化，是青春期龈炎发生的全身因素。牙龈是性激素的靶组织，由于内分泌的改变，牙龈组织对菌斑等局部刺激物的反应性增强，产生较明显的炎症反应，或使原有的慢性龈炎加重。综上，患者牙龈增生的可能原因是菌斑刺激。

**86. E** 患者因外伤导致左上中切牙折断至龈下。为了确定剩余牙体是保留后修复还是拔除，需要进行临床检查。探诊时，检查断端的位置、深度和牙周情况。行 X 线检查，观察剩余牙槽骨的量、牙根长度、根管治疗情况和根尖情况，以评估患牙能否进一步桩核冠修复和评

估患牙术后的冠根比例。患牙为左上中前牙，与美观密切相关，因此，观察患牙与邻牙的关系、笑线的位置等美学因素也非常重要。至于患牙的色泽，在后期修复时以旁边邻牙颜色为参考，通过比色获得修复冠的颜色。

**87. B** 根向复位瓣术适用于牙周袋底超过膜龈联合界者，以及因根分叉病变需暴露根分叉而角化龈过窄者。改良 Widman 翻瓣术适用于前牙和后牙的中等或深牙周袋，不需做骨成形者。原位嵴顶复位瓣术适用于后牙消除中等深度及深牙周袋，以及需修整骨缺损者，也适用于因根分叉病变而需暴露根分叉者，但均必须有足够宽度的角化龈，才能避免手术切除袋壁牙龈时将角化龈全部切除。引导组织再生术的适应证：窄而深的骨内袋；Ⅱ度根分叉病变，但需有足够的牙龈高度完全覆盖术区；仅涉及唇面的牙龈退缩，邻面无牙槽骨吸收及牙龈乳头完好者。牙龈切除术的适应证：①牙龈纤维性增生、药物性牙龈肥大等牙龈肥大增生性病损，经牙周基础治疗后牙龈仍肥大、增生形态不佳或存在假性牙周袋，全身健康无手术禁忌证者；②后牙区中等深度的骨上袋，袋底不超过膜龈联合，附着龈宽度足够者，临床上主要应用于有根分叉病变的磨牙，既可消除牙周袋，又可暴露根分叉区，有利于该区域的菌斑控制；③牙龈瘤和妨碍进食的妊娠瘤，在全身状况允许的情况下可手术；④冠周牙龈组织覆盖在阻生牙面上，而该阻生牙的位置基本正常，切除多余的牙龈组织有利于牙的萌出。综上，若患者附着龈宽度过窄，应采用根向复位瓣术。

**88. C** 牙冠延长术后修复体的制作，应待组织充分愈合、重建后再开始，不宜过早。一般在术后 4～6 周组织愈合，龈缘位置基本稳定；在术后 6 周～6 个月时，仍可有 <1mm 的变化。如果为薄龈生物型的患者，变化的幅度可能更大。因此，最好在手术后先戴临时冠，但需要适时调改临时冠的邻接点位置，使龈乳头有生长空间。永久修复体最好在术后 6 周再开始，如果过早修复，往往会干扰组织的正常愈合，并在组织充分愈合后导致修复体边缘的暴露。涉及美容的修复应至少在术后 2 个月后开始，如为薄龈生物型的美学修复患者，修复时间可延后至 3～6 个月。

**89. E** 该患者是下颌第一磨牙颊侧根分叉病变Ⅱ度，Ⅱ度病变根据骨破坏的程度、牙周袋的深度以及有无牙龈退缩等条件选用以下治疗方法：①对骨质破坏较轻，根柱较长，牙龈能充分覆盖根分叉开口处的下颌磨牙Ⅱ度病变和上颌磨牙颊侧的Ⅱ度病变，可行翻瓣术＋植骨术，或引导组织再生术，以期获得根分叉处的牙周组织再生，形成新的附着；②对于骨质破坏较多，牙龈有退缩，术后难以完全覆盖分叉区者，可行根向复位瓣手术和骨成形术，术后使根分叉区充分暴露，有利于患者控制菌斑。一般不宜只做牙周袋切除术，因为会使该区的

附着龈变窄，而且切除后牙龈因保持生物学宽度而仍易重新长高，使牙周袋复发而再度覆盖根分叉区。牙半切除术的适应证：①下颌磨牙根分叉病变，其中一根受累，另一侧较健康，有支持骨，不松动，并能进行根管治疗者；②需留作基牙的患牙，尤其当患牙为牙列最远端的牙时，保留半个牙可作为修复体的基牙，避免做单端修复体。植骨术属于引导组织再生术的一部分。综上，下颌第一磨牙颊侧根分叉病变Ⅱ度，手术方法不能采用牙半切术，牙半切术可用于Ⅲ度、Ⅳ度根分叉病变。

**90. E**　骨组织经冻干后，生物活性的骨诱导成分丢失，冻干骨不具有骨诱导能力。脱钙冻干骨在脱钙处理后暴露了骨基质中的骨形成蛋白，因而具有骨诱导作用。胶原膜需要结合骨粉使用，如 Bio - oss 骨粉，是从小牛骨的矿物质成分中获取的一种天然骨替代材料，经过特殊处理只留下骨的无机成分支架结构，为自然、多孔的无机骨基质，具有骨引导作用。成骨细胞可以在羟基磷灰石和 β－磷酸三钙表面黏附、生长、增殖，合成并分泌基质蛋白。因此，羟基磷灰石和 β－磷酸三钙具有骨引导潜力，但不具有骨诱导潜力。

**91. B**　对牙周再生性手术治疗效果的评价，主要通过以下四种方法：①组织学评价：只有从愈合区获得组织块进行组织学分析，才能确定附着的类型，提供明确的证据证明有牙周附着的再生。但此方法需在治愈后再拔除牙齿并切除其周围的牙周组织，临床上不可能实施。②牙周探诊探查术前和术后的牙周袋深度、附着水平以及骨高度。临床附着丧失是常用的指标，但探查到的临床附着水平并不能精确地反映结缔组织最冠方的水平，而且探诊所得到的深度受牙龈炎症的影响，并受探诊位置、探诊角度、探诊力量等的影响，有一定的误差。用压力探针能在一定程度上减少误差。③放射学检查采用 X 线片评价骨的再生，需要标准投照技术才能进行术前、术后的比较，但仍有误差，常常会低估术前骨吸收量及术后骨增加量。数字减影分析则可提高准确性。④再次手术翻开观察能直接观察到术后骨的修复情况。缺点是患者难以接受，也不宜作为常规方法。肉眼只能观察到新骨的形成，但无法观察到是否有牙周膜结构。在上述这些评价方法中，只有组织学评价能最准确地确定组织再生和新附着的形成，但无法用于临床；再次手术翻开观察能提供牙槽骨再生的证据，是植骨术后评估牙周再生情况较可靠的手段，然而患者常不愿接受再次手术。因此，在临床工作中主要依靠的是牙周探诊和 X 线检查方法。

**92. A**　菌斑控制不佳、牙周维护阶段的依从性差、术后不按期复查和清除菌斑、吸烟都会影响 GTR 术后的疗效。手术中瓣的设计不能将膜完全覆盖、骨袋宽而浅、所使用的膜材料过早降解、膜与根面之间不能保持一定的间隙也会影响疗效。术后膜如果暴露，则易引起感染，

一旦感染将使得再生不能形成。因此，在 GTR 术前、术中和术后应在上述各方面加以注意，避免不利因素，才能获得理想的治疗效果。因此，术后护理，尤其是龈瓣的稳定性及预防术后感染，是影响植骨术成功与否的关键因素。龈瓣应将膜完全覆盖，勿使膜暴露，并避免龈瓣的张力过大，必要时可做冠向复位。植骨术在术后 10～14 天拆线。

**93. A**　慢性牙周炎的特点：牙龈炎症、牙槽骨吸收、牙周袋形成和牙齿松动，多见于中老年人，病程进展慢。根据题干，该患者符合慢性牙周炎的诊断。侵袭性牙周炎患病年龄不超过 35 岁，多为年轻人；无明显全身疾病；快速的附着丧失和骨吸收；牙周组织破坏程度与年龄不一致，与局部刺激物的量也可不一致；多有家族聚集性。局限型侵袭性牙周炎病变局限于第一恒磨牙和（或）切牙，其他患牙不超过两个，X 线片显示第一恒磨牙牙槽骨近中垂直型骨吸收或"弧形吸收"，前牙可为水平型吸收。广泛型侵袭性牙周炎病变不局限于第一恒磨牙和（或）切牙，其他患牙有 3 颗以上。慢性龈炎临床表现：患慢性龈炎时牙龈的炎症一般局限于游离龈和龈乳头，严重时也可波及附着龈；牙龈的炎症一般以前牙区为主，尤其以下前牙区最为显著；常在刷牙或咬硬物时牙龈出血；牙龈色鲜红或暗红，龈缘变厚，不再紧贴牙面，龈乳头变圆钝肥大，有时可呈球状增生，牙龈质地可变得松软脆弱，缺乏弹性；龈沟液量增多，龈沟探诊深度增加，探诊出血，但无附着丧失。坏死性龈炎的特征为牙间乳头和边缘龈的坏死，使龈缘如虫蚀状，表面覆盖坏死假膜，易于擦去，病变一般不波及附着龈；患处牙龈极易出血，可有自发出血，患者常述晨起时枕头上有血迹，口中有血腥味；有典型的腐败性口臭；轻症患者一般无明显的全身症状，重症者可有低热、疲乏和颌下淋巴结肿大等。增生性龈炎是牙龈组织在慢性炎症的基础上受到某些局部因素刺激而发生的炎症性增生，主要表现为牙龈组织明显的炎症性肿胀，同时伴有细胞和胶原纤维的增生。

**94. C**　在牙周维护期对患者进行牙周风险评估：①BOP百分比：＜10% 和 ＞25% 分别为低、高复发危险度；②牙周探诊深度 ＞5mm 的牙周袋数量：检出 4 个和 8 个则分别代表低、高复发危险度；③除智齿外的牙丧失数：丧失 4 个和 8 个牙分别为低、高复发危险度；④病变最重后牙的牙槽骨丧失量与患者年龄之比（BL/Age）：如一位 40 岁的患者，病损最严重后牙的牙槽骨丧失量为根长的 20%，则 $BL/Age = 20/40 = 0.5$，BL/Age 0.5 和 1.0 分别为低、高复发危险度；⑤全身系统疾病或易感基因：如糖尿病，如有则为高复发危险度；⑥环境因素：如吸烟，戒烟 5 年以上或不吸烟则为低复发危险度，每天吸烟 20 支以上，则为高复发危险度。松动牙的数目不属于评

估内容。

**95. B　96. C**

**97. E**　①修复体颊舌侧突度，轴面突度恢复过小，或无突度，软组织会受到食物的撞击，反之轴面突度过大，不利于自洁作用。建议修复体边缘在龈下的延伸不应超过 0.5 ~ 1.0mm，以保护正常的生物学宽度。②修复体咬合关系不当，异常的咬合力会造成正常牙周组织的损伤。③良好的修复体接触关系，可以避免食物嵌塞，减少对龈乳头的刺激。上述均是牙周保健的检查内容，而修复体材料本身不是牙周保健的内容。

**98. A**　修复体的边缘与生物学原则、力学原则、美学原则都密切相关，是修复体设计和制作的重点和难点，也是修复体的薄弱点。如果修复体的边缘设计或制作不理想会导致以下问题：①边缘不密合会导致继发龋的产生；②龈边缘的适合性不良或位置过深会影响牙周组织健康；③边缘是修复体和牙体预备体的抗力薄弱区；④位于唇颊面的边缘容易影响修复体的美观；⑤龈边缘位置的设计会影响修复体的固位；⑥龈下边缘的牙体预备可能对牙龈等牙周组织造成损伤；⑦龈下边缘印模制取时的排龈操作可能对牙龈等牙周组织造成损伤。因此，若患牙的根分叉区已经暴露，修复体的边缘设计应为适应牙体的自然外形，在牙冠的颊舌面近颈处形成与牙龈外形相应的凹陷。

**99. A**　牙冠延长术的适应证：①牙折裂达龈下，影响牙体预备、取印模及修复；②破坏了生物学宽度的修复体，需暴露健康的牙齿结构，重新修复者；③有一定的牙根长度。通常将龈沟底与牙槽嵴顶之间的恒定距离称为生物学宽度，它包括结合上皮（约 0.97mm）和牙槽嵴顶以上的结缔组织（1.07mm），共约 2mm。该患者全口卫生差，右上 1 冠折，近中腭侧缺损达龈下 3mm，牙周探诊深度达 4mm，断端达牙槽嵴顶处，诊断为冠根联合折（折断线累及牙冠和根部，以斜行冠根折多见，均与口腔相通，牙髓往往暴露）以及慢性牙周炎。处理方式：①冠延长或正畸牵引，桩冠修复；②患牙如果牙根较短、牙周条件差，不符合冠延长或正畸牵引的适应证，则需要拔除患牙，行种植或者固定桥修复。此时患牙生物学宽度已经破坏，不能直接冠修复，否则会造成牙周组织破坏，引起冠修复失败。

**100. A**　该患者全口口腔卫生差，牙龈红肿，探诊出血（+），牙周袋深度 4mm。符合慢性牙周炎的诊断。因此，正畸前需要全口洁治，以清除菌斑结石等局部刺激物。患牙冠折，与对颌牙无咬合，无须咬合调整。定期复查，行牙周维护治疗属于牙周支持治疗阶段；而全口洁治是牙周基础治疗，是所有牙周炎患者必须的治疗阶段。局部 3% 过氧化氢溶液冲洗和 0.2% 氯己定溶液含漱，可以在术中和术后使用。

# 第七章 牙周医学

一、单选题：每道试题由 1 个题干和 5 个备选答案组成，题干在前，选项在后。选项 A、B、C、D、E 中只有 1 个为正确答案，其余均为干扰选项。

**1.** 殆创伤对牙周组织的影响是
   A. 单纯、短期的殆创伤可引起牙周袋
   B. 牙动度增加是诊断殆创伤的唯一指征
   C. 殆创伤可加重牙周炎时牙周袋和牙槽骨吸收
   D. 殆创伤不会加重牙松动
   E. 引起牙龈炎

**2.** 成人牙周炎的主要症状不包括
   A. 牙周袋形成
   B. 牙龈炎症
   C. 牙槽骨吸收
   D. 牙松动
   E. 牙周脓肿

**3.** 关于快速进展性牙周炎，正确的是
   A. 发病年龄为青春期至 25 岁之间
   B. 病损好发于第一恒磨牙和上、下前牙
   C. 有严重及快速的骨破坏，然后破坏过程自然停止或显著减慢
   D. 所有患者都有中性粒细胞及单核细胞的功能缺陷
   E. 本病极少伴有全身症状

**4.** 牙周炎的组织破坏特点是
   A. 持续性破坏
   B. 长时间静止、短时间破坏
   C. 长时间破坏、短时间静止
   D. 进行性破坏
   E. 渐进性破坏

**5.** 下列关于快速进展性牙周炎，不正确的叙述是
   A. 中性粒细胞功能缺陷
   B. 骨质破坏严重
   C. 病损仅限于少数牙
   D. 单核细胞功能缺陷
   E. 可有青少年牙周炎病史

**6.** 牙周炎的辅助诊断方法不包括
   A. 微生物检查
   B. 压力敏感探针进行牙周探诊
   C. X 线数字减影技术
   D. 牙的松动度检查
   E. 病理检查

**7.** 妊娠瘤的临床表现是
   A. 多发生于多个牙的牙间乳头
   B. 以下前牙区唇面龈乳头多见
   C. 生长慢，质地坚韧
   D. 疼痛明显
   E. 妊娠期不能手术切除妊娠瘤

**8.** 常染色体显性遗传的疾病是
   A. 白斑
   B. 血友病
   C. 白皱褶病
   D. 侵袭性牙周炎
   E. 色盲

**9.** 单纯性牙周炎全身治疗的首选药物是
   A. 红霉素
   B. 糠甾醇片
   C. 中药制剂
   D. 维生素类药物
   E. 大环内酯药物 + 甲硝唑

**10.** 患者，男性，24 岁。主诉：牙龈疼痛伴出血 3 天。检查：牙龈缘充血、水肿，龈乳头变平，探诊易出血，有腐败性口臭。此患者最可能的诊断是
   A. 牙间乳头炎
   B. 边缘性龈炎
   C. 牙龈纤维瘤病
   D. 青少年牙周炎
   E. 急性坏死性龈炎

**11.** 患者，女性，16 岁。主诉：刷牙牙龈出血 1 年余，伴前牙松动移位。确诊为青少年牙周炎。需做的治疗有
   A. 基本的治疗方法同慢性牙周炎
   B. 牙周局部可配合使用抗厌氧菌类抗生素治疗
   C. 全身配合使用提高机体抵抗力的治疗方法
   D. 可用正畸方法将移位的前牙复位排齐
   E. 以上治疗都需要

**12.** 患者，男性，35 岁。牙松动移位 2 年余。经检查诊断为快速进展性牙周炎，其最主要的治疗措施是
   A. 局部治疗
   B. 药物治疗
   C. 支持疗法
   D. 手术治疗
   E. 正畸治疗

**13.** 患者，男性，44 岁。已诊断为成人牙周炎并经基础治疗 6 周后，右上 6 牙周袋仍深达 6mm，且探诊出血，牙龈退缩 1mm，附着龈宽度为 4mm，X 线片检查可见根分叉处骨嵴顶骨密度明显降低，呈完全透射区。则最适宜进行
   A. 袋内壁刮治术
   B. 牙龈成形术

C. 袋壁切除术　　　　　D. 截根术

E. 引导组织再生术

14. 患者，男性，32 岁。近几个月感左上后牙轻度松动，咬合不适，无明显疼痛。检查：𬌗面不均匀磨耗，左上 6 松动 Ⅰ 度，牙周探诊深度为 3mm，探及少许龈下结石，X 线片示近远中牙周韧带增宽，未见牙槽骨吸收。造成患牙松动的最可能原因为

A. 牙周炎　　　　　　　B. 外伤

C. 急性龈炎　　　　　　D. 𬌗创伤

E. 牙周韧带的急性炎症

15. 有关全身疾病与牙周炎的叙述，错误的是

A. 白血病患者可先于本病被诊断前到口腔科就诊

B. 艾滋病患者可患坏死性牙龈炎和坏死性牙周炎

C. 侵袭性牙周炎常伴有家族史

D. 糖尿病性牙周炎与菌斑有关

E. 全身疾病可引起牙周病

16. 附着丧失可以表示

A. 牙周炎炎症程度

B. 牙龈炎炎症程度

C. 牙槽骨吸收程度

D. 牙周组织破坏程度

E. 牙周炎的诊断指标

17. 与龈上菌斑无关的疾病是

A. 牙龈炎　　　　　　　B. 光滑面龋

C. 邻面龋　　　　　　　D. 点隙沟裂龋

E. 牙周炎

18. 曲面体层片用于检查牙周病，其优点不包括

A. 检查方便快捷

B. 可以了解牙槽骨吸收方式和程度

C. 可以显示细微结构

D. 可以进行前后对比观察

E. 接受的照射剂量较小

19. 造成牙周炎的主要因素是

A. 遗传　　　　　　　　B. 全身性疾病

C. 病毒感染　　　　　　D. 吸烟

E. 龈下菌斑 + 龈下牙石

20. 非特异性菌斑学说的主要观点认为

A. 牙周病是由非特异性的口腔菌群混合感染所致，与菌斑的量密切相关

B. 不同类型的牙周病由不同的特异性细菌所致，强调菌斑细菌的质

C. 牙周炎是一种机会性感染

D. 牙周病由外源性的特殊致病菌斑感染所致

E. 牙周病是由非特异的口腔菌群混合感染所致，与细菌的毒力密切相关

21. 青少年牙周炎的主要病原菌是

A. 牙龈卟啉菌　　　　　B. 中间普氏菌

C. 核梭杆菌　　　　　　D. 伴放线聚集杆菌

E. 变形链球菌

22. 对于伴有糖尿病的牙周炎，错误的是

A. 糖尿病本身并不引起牙周炎

B. 患者的龈下菌斑与慢性牙周炎和青少年牙周炎的龈下菌群有区别

C. 牙周有急性感染而需要切开引流者，应先给抗生素，并只做应急治疗

D. 应立即进行复杂的牙周治疗

E. 治疗中应尽量减少组织损伤

23. 区别牙周炎与牙龈炎的根本在于

A. 牙周探诊深度是否超过 3mm

B. 牙龈炎症的程度

C. 有无附着丧失

D. X 线片示牙周膜增宽

E. 患牙是否松动溢脓

24. 牙周炎微生物学诊断方法不包括

A. 培养技术　　　　　　B. 涂片检查法

C. 免疫学技术　　　　　D. DNA 探针

E. 龈沟液定量测定

25. 牙松动最主要的原因是

A. 牙周炎引起的牙槽嵴吸收

B. 𬌗创伤

C. 牙周韧带的急性炎症

D. 牙周翻瓣手术后

E. 女性激素水平的变化

26. 关于青少年牙周炎的叙述，错误的是

A. 主要发生在青春期至 25 岁的年轻人，女性多于男性

B. 早期患者菌斑、牙石很少，牙周组织破坏程度与局部刺激物的量不成正比

C. X 线显示第一磨牙近远中呈水平吸收，切牙区多呈弧形吸收

D. 病程进展很快

E. 可能有家族遗传史

27. 关于𬌗创伤的叙述，错误的是

A. 𬌗创伤影响牙周炎症的扩展途径和组织破坏程度

B. 𬌗创伤可引起牙周炎症

C. 慢性𬌗创伤常由牙磨损、牙齿突出等因素导致

D. 急性𬌗创伤常因修复体等医源性因素导致

E. 继发性𬌗创伤是因牙周组织支持力不足所致

28. 患者，女性，18 岁。诊断为青少年牙周炎，如果应用抗生素治疗，最佳的选择是
    A. 四环素
    B. 甲硝唑
    C. 麦迪霉素
    D. 非甾体类抗炎药
    E. 糠甾醇片

29. 患者，男性，30 岁。近 3 个月来自觉两侧咬肌、颞肌酸痛，可能为
    A. 根尖周炎
    B. 牙周炎
    C. 充填物造成的早接触点
    D. 磨牙症
    E. 精神紧张

30. 引起𬌗创伤的因素不包括
    A. 修复体有高点
    B. 修复体邻面接触点的位置和外形恢复不良
    C. 正畸加力过猛
    D. 牙齿错位
    E. 牙周炎

31. 关于生物学宽度，正确的是
    A. 龈沟底与牙槽嵴顶之间的恒定距离，约 2mm
    B. 龈沟底与牙槽嵴顶之间的距离，约 3mm，其改变可反映牙周状况
    C. 牙周炎时牙槽骨水平吸收，生物学宽度增大
    D. 牙龈萎缩时生物学宽度变小
    E. 随年龄增长，上皮附着根向迁移，生物学宽度变小

32. 慢性牙周炎的局部治疗不包括
    A. 彻底清除牙石，平整根面
    B. 牙周袋及根面需要做药物处理
    C. 牙周手术
    D. 根管治疗
    E. 建立平衡𬌗

33. 患者，女性，47 岁。右上颌后牙不能咬物半年，现一直用左侧咀嚼，今日感觉咀嚼不适加重就诊。检查发现右上颌第一磨牙Ⅱ度松动，近中间隙，龈色暗红，牙周萎缩约 2mm，X 线片示近中牙槽骨角形吸收近根尖 1/3。诊断局限型慢性牙周炎，可能的原因是
    A. 不良剔牙习惯
    B. 食物嵌塞
    C. 𬌗创伤
    D. 偏侧咀嚼
    E. 牙外伤

34. 种植体周软、硬组织存在炎症病损时，种植体周的菌斑主要由
    A. G⁺需氧或兼性厌氧球菌及非能动菌组成
    B. G⁻需氧或兼性厌氧球菌及非能动菌组成
    C. G⁺厌氧菌、产黑色素厌氧菌及螺旋体等组成
    D. G⁻厌氧菌、产黑色素厌氧菌及螺旋体等组成
    E. G⁺需氧菌、产黑色素厌氧菌组成

35. 影响牙周炎预后的因素有
    A. 牙周炎的类型
    B. 牙周附着水平
    C. 口腔卫生状况
    D. 牙周局部解剖状况
    E. 以上都是

36. 对牙周炎的描述正确的是
    A. 牙周炎呈慢性、渐进性破坏
    B. 所有人的牙周破坏速度是一样的
    C. 牙周组织的破坏程度与菌斑等局部刺激因素永远一致
    D. 牙周炎病变呈静止期和活动期交替出现
    E. 牙周炎发病过程中只有破坏没有修复

37. 与牙周炎关系密切的全身因素是
    A. 白细胞数目略增高
    B. 白细胞趋化功能缺陷
    C. 单核细胞数目略增高
    D. 氨基转移酶水平升高
    E. 血压不稳定

38. 患者，女性，16 岁。诊断为青少年牙周炎。X 线片：双下侧第一磨牙近远中牙槽骨垂直吸收达根长的 1/2，下列体征最不可能出现的是
    A. 牙齿松动Ⅰ～Ⅱ度
    B. 牙龈退缩
    C. 牙龈呈实质性增生
    D. 𬌗创伤
    E. 根分叉病变

39. 妊娠期妇女口腔预防的重点是
    A. 龋病
    B. 牙龈炎
    C. 牙周炎
    D. 磨损
    E. 牙创伤

40. 关于牙周变性的说法，不正确的是
    A. 指牙周组织非炎症性、营养不良性变化
    B. 包括水样变性、黏液变性及玻璃样变性等
    C. 严重的系统性疾病可引起牙周变性
    D. 可见牙槽骨及颌骨形成障碍
    E. 牙周膜内血管的变化可直接引起牙周炎

41. 牙周炎静止期的病理变化不包括
    A. 袋壁组织可见炎症肉芽组织
    B. 牙槽骨内可见破骨细胞
    C. 牙骨质可见新生现象
    D. 牙周膜间隙可变窄，有大量成纤维细胞
    E. 固有牙槽骨内可见成层沉积的束状骨形成

42. 病损确立期，牙周炎袋壁上皮下的炎症浸润细胞主要是
    A. T 淋巴细胞和浆细胞
    B. B 淋巴细胞和浆细胞
    C. 巨噬细胞和 B 淋巴细胞
    D. 中性粒细胞和浆细胞
    E. T 淋巴细胞和巨噬细胞

43. 与牙周炎最相关的牙周创伤为
    A. 咬合创伤　　　　B. 外科创伤
    C. 牙髓治疗创伤　　D. 牙周治疗
    E. 牙震荡

44. 患者，女性，47 岁。主诉：牙松动伴牙龈出血 3 年。检查：全口牙龈充血红肿，多数牙松动，探诊牙周袋深度 3～5mm，最可能的诊断是
    A. 坏死性龈炎
    B. 成人牙周炎
    C. 快速进展性牙周炎
    D. 牙龈纤维瘤病
    E. 药物性牙龈增生

45. 有关牙骨质的说法，不正确的是
    A. 牙颈部薄，根尖和根分叉处较厚
    B. 淡黄色，硬度大于骨
    C. 无机盐含量为重量的 45%～50%
    D. 含多种微量元素，含氟量较其他矿化组织多
    E. 有机物主要为胶原和蛋白多糖

46. 有关牙骨质的说法，正确的是
    A. 组织结构与密质骨相似
    B. 有增生沉积线
    C. 无哈氏管
    D. 无血管和神经
    E. 以上均正确

47. 全部为无细胞牙骨质的区域为
    A. 牙本质表面
    B. 自牙颈部到近根尖 1/3 处
    C. 牙颈部
    D. 根尖区
    E. 以上都不是

48. 关于牙骨质的生物学特性，不正确的是
    A. 生理情况下牙骨质既可以吸收又可新生
    B. 牙骨质具有修复补偿功能
    C. 修复性牙骨质可以是细胞性或无细胞性
    D. 牙骨质的钙化基质呈层板状排列
    E. 新生牙周膜纤维附依于牙齿是由于牙骨质可以增生

49. 牙骨质与骨组织不同之处为
    A. 能新生
    B. 细胞位于陷窝内
    C. 有增生沉积线
    D. 层板状排列
    E. 无神经和血管

50. 关于遗传因素下列叙述正确的是
    A. 是慢性牙周炎的主要决定因素之一
    B. 某些遗传因素可增加宿主对牙周的易感性
    C. 单纯遗传因素会引起牙周疾病
    D. 不改变宿主对菌斑的反应
    E. 不影响疾病的进展

51. 菌群失调学说认为
    A. 牙周病是由于宿主抵抗力降低所致
    B. 牙周病是由非特异性的口腔菌群混合感染所致，与细菌的毒力密切相关
    C. 不同类型的牙周病由不同的特异性细菌所致，强调菌斑细菌的质
    D. 牙周炎是一种机会性感染
    E. 牙周病是由非特异性的口腔菌群混合感染所致，与菌斑的量密切相关

52. 保持牙齿正常位置的因素是
    A. 健康的牙周支持组织及适宜的高度
    B. 牙列的完整性
    C. 正常的接触区
    D. 𬌗力与唇颊舌肌力的平衡
    E. 以上均是

53. 以下关于口腔细菌的说法错误的是
    A. 黏性放线菌多与根面龋有关
    B. 牙龈卟啉单胞菌是成人牙周炎的重要致病菌
    C. 牙髓卟啉单胞菌是牙髓感染的病原菌
    D. 变形链球菌被称为 "龋标志菌"
    E. 血链球菌被认为是牙周有益菌

54. 下列关于血链球菌的描述，不正确的是
    A. 革兰阳性兼性厌氧球菌
    B. 为牙面早期定植菌之一
    C. 是主要的致龋菌之一
    D. 可为变形链球菌生长提供对氨基苯甲酸
    E. 被认为是牙周有益菌

55. 用于治疗牙周炎的甲硝唑棒的药物载体是
    A. 淀粉
    B. 羧甲基纤维素钠
    C. 凝胶 + 羧甲基纤维素钠
    D. 淀粉 + 羧甲基纤维素钠

E. 甘油 + 羧甲基纤维素钠

**56. 缓释抗菌药物治疗牙周炎的优点是**

    A. 用药剂量小        B. 局部浓度高

    C. 维持时间长        D. 疗效高

    E. 以上均是

**57. 有关正畸治疗与牙周病的关系，错误的是**

    A. 矫治器的佩戴会增加菌斑滞留

    B. 正畸治疗前，应常规对患者进行牙周检查

    C. 正畸治疗的患者应加强口腔卫生宣教

    D. 牙龈炎或牙周炎的患牙可行正畸治疗

    E. 正畸治疗不当可引起牙周病

**58. 单纯性牙周炎局部治疗包括**

    A. 菌斑控制，龈下刮治，根面平整

    B. 牙周袋及根面药物处理

    C. 手术切除牙周袋

    D. 松牙固定术和拔除无法保留的患牙

    E. 以上部是

**59. 在快速进展性牙周炎的治疗中常采用的口服药是**

    A. 四环素        B. 多西环素

    C. 甲硝唑        D. 阿莫西林

    E. 米诺环素

**60. 血糖控制理想的患者即空腹血糖为多少时，牙周治疗操作同全身健康者**

    A. 4.4 ~ 6.1mmol/L

    B. 6.1 ~ 7.0mmol/L

    C. 3.1 ~ 4.4mmol/L

    D. 6.1 ~ 11.4mmol/L

    E. 11.4mmol/L 以上

**61. 妊娠期妇女治疗口腔疾病的适宜时期是**

    A. 妊娠初期（1 ~ 3 个月）

    B. 妊娠中期（4 ~ 6 个月）

    C. 妊娠后期（7 ~ 9 个月）

    D. 整个妊娠期均可治疗

    E. 整个妊娠期均不可治疗

**62. 关于牙周病的致病菌，不正确的是**

    A. 牙周炎时龈下菌斑的量不变

    B. 健康牙周菌斑薄、细菌量少

    C. 牙龈炎时，菌斑中的细菌以革兰阳性杆菌为主

    D. 牙周炎时龈下菌斑中的革兰阴性菌增多

    E. 牙周炎时龈下菌斑中厌氧菌增多

**63. 牙周炎骨吸收的最初表现是**

    A. 牙槽骨高度降低

    B. 牙槽骨密度减低

    C. 牙槽骨呈角形吸收

    D. 硬骨板消失

    E. 牙槽嵴顶的硬骨板消失

**64. 用钝头牙周探针探测牙周炎患者的炎症牙龈时，探针应**

    A. 终止于龈沟底

    B. 进入结合上皮 1/3 ~ 1/2 处

    C. 穿透结合上皮，终止于正常结缔组织冠方

    D. 终止于正常结缔组织纤维内

    E. 终止于结合上皮的冠方

**65. 关于糖尿病牙周炎的治疗，正确的是**

    A. 立刻进行彻底的洁、刮治，以尽快消除局部刺激

    B. 请内科医生全面检查、治疗糖尿病，待血糖控制后再做牙周治疗

    C. 先做应急处理，再做必要的内科检查及治疗。血糖控制后进一步牙周治疗

    D. 牙周炎患者治疗前应常规查血糖

    E. 糖尿病患者应常规做牙周治疗

**66. Lang 和 Tonetti 建立的牙周炎复发危险评估系统不包括**

    A. BOP 百分比        B. PD

    C. 菌斑百分比        D. 骨失量/年龄

    E. 日吸烟量

**67. 与牙周炎关系不大的全身性疾病是**

    A. Down 综合征        B. 白细胞功能异常

    C. 糖尿病        D. 心血管系统疾病

    E. 系统性红斑狼疮

**68. 妊娠期龈炎牙菌斑中，主要的致病菌是**

    A. 中间普氏菌        B. 牙龈卟啉单胞菌

    C. 福赛坦菌        D. 具核梭杆菌

    E. 伴放线杆菌

**69. 侵袭性牙周炎最主要的致病菌是**

    A. 福赛坦菌        B. 牙龈卟啉单胞菌

    C. 黏性放线菌        D. 中间普氏菌

    E. 伴放线杆菌

**70. 关于牙周病的全身促进因素，说法不正确的是**

    A. 牙周致病菌是牙周病发生的必要条件

    B. 与遗传有关的宿主易感性是侵袭性牙周炎的主要决定因素之一

    C. 妊娠导致牙龈炎加重是因为牙龈是性激素的靶器官

    D. 食用槟榔是牙周病的重要病因

    E. 牙周炎是糖尿病的第六并发症

**71. 关于𬌗创伤下列正确的是**

A. 单纯𬌗创伤会加重牙周炎症

B. 单纯𬌗创伤会造成骨下袋

C. 治疗牙周炎，消除𬌗创伤是第一位

D. 𬌗创伤会增加牙的松动度，所以动度增加是诊断𬌗创伤的唯一指征

E. 自限性牙松动，没有炎症时不造成牙周组织破坏

**72. 侵袭性牙周炎的病因有**

A. 咬合创伤

B. 食物嵌塞

C. 营养不良

D. 微生物及机体防御功能缺陷

E. 全身系统性疾病

**73. 牙周感染对全身疾病的影响可能的机制是**

A. 直接感染

B. 细菌进入血液循环扩散

C. 细菌引起机体免疫反应

D. 细菌产物引起机体免疫反应

E. 以上都是

**74. 牙菌斑作为牙周炎始动因素的依据不包括**

A. 终止刷牙可引起实验性龈炎

B. 吸烟与牙周病有关

C. 氯己定漱口液对牙龈炎治疗有效

D. 侵袭性牙周炎患者血清中的抗 Aa 抗体滴度增加

E. 根面平整对牙周炎治疗有效

**75. 妊娠期妇女口腔环境不洁的原因不包括**

A. 性激素改变　　　　B. 妊娠性呕吐

C. 进食增多　　　　　D. 放松口腔卫生

E. 放弃使用含氟牙膏

**76. 患者，女性，23 岁。主诉：近 1 年来刷牙牙龈出血。检查：全口 PD 为 2～3mm，未及釉牙骨质界。此患者最可能的诊断是**

A. 牙间乳头炎　　　　B. 边缘性龈炎

C. 急性坏死性龈炎　　D. 青春期龈炎

E. 快速进展性牙周炎

**77. 患者，女性，26 岁。戴固定矫治器半年，近 2 个月刷牙出血，龈乳头呈球状增生，质地松软。最有可能为**

A. 青春期龈炎　　　　B. 增生性龈炎

C. 牙龈增生　　　　　D. 边缘性龈炎

E. 青少年牙周炎

**78. 患者，女性，20 岁。诉咀嚼无力，口腔检查发现上颌第一恒磨牙颊侧牙周袋深约 6mm，牙齿松动 Ⅱ 度，口腔卫生尚佳，下前牙牙石（+）。拟诊为**

A. 侵袭性牙周炎　　　B. 慢性龈炎

C. 单纯性牙周炎　　　D. 复合性牙周炎

E. 以上均不对

**79. 患者，男性，36 岁。两个月前左下 6 被诊断为局限型侵袭性牙周炎，根分叉病变Ⅳ度，已完成系统牙周基础治疗。对于该患牙，应该建议使用以下哪种口腔保健方法控制根分叉处的菌斑**

A. 牙刷　　　　　　　B. 牙线

C. 牙签　　　　　　　D. 牙间隙刷

E. 漱口液

**80. 某成年患者，左下 6、7 和右下 6 颊侧牙龈肿胀突出，半球样，牙龈充血，表面光亮，自觉搏动痛，触诊软而有波动，指压牙龈向外溢脓，牙松动明显，龈袋超过 5mm，无龋。最可能的原因是**

A. 龈乳头炎

B. 急性多发性牙龈脓肿

C. 快速进展性牙周炎

D. 牙周脓肿

E. 复合性牙周炎

**81. 患者，女性，34 岁。主诉：近 2 年自觉全口牙齿松动，咀嚼力量减弱，前牙出现移位。最可能的诊断是**

A. 慢性牙周炎

B. 青少年牙周炎

C. 快速进展性牙周炎

D. 急性多发性牙周脓肿

E. 急性坏死性龈炎

**二、多选题：每道试题由 1 个题干和 5 个备选答案组成，题干在前，选项在后。选项 A、B、C、D、E 中至少有 2 个正确答案。**

**82. 釉牙骨质界的连接形式有**

A. 牙骨质少许覆盖在釉质表面

B. 釉质和牙骨质端端相接

C. 釉质和牙骨质相互分离

D. 牙骨质覆盖少许釉质

E. 釉质和牙骨质在交界处相互渗入融合

**83. 牙周病史的内容包括**

A. 牙周方面的主诉　　B. 牙周方面的现病史

C. 口腔卫生措施　　　D. 家族史

E. 系统病史

**84. 高血压患者制订牙周治疗计划时，血压状况可供参考的有**

A. 高血压前期：收缩压 120～139mmHg 或舒张压 80～89mmHg

B. 二期高血压：收缩压 ＜180mmHg 和舒张压 ＜110mmHg，可进行选择性的牙周治疗

C. 二期高血压：收缩压 ≥180mmHg 或舒张压 ≥110mmHg，可进行选择性的牙周治疗

D. 一期高血压：收缩压 140～159mmHg 或舒张压 90～99mmHg，常规内科咨询，每次就诊时测量血压，告知患者其血压情况，牙周治疗同健康人，减小精神压力

E. 收缩压 ≥180mmHg 或舒张压 ≥110mmHg，建议立即进行内科治疗，只进行急症处理

**85. 正畸前应考虑的牙周危险因素有**

A. 患者年龄

B. 有无牙周袋及龈下牙石

C. 牙周组织的炎症状况

D. 附着龈的宽度及厚度

E. 有无𬌗创伤

**三、共用题干单选题：以叙述一个以单一病人或家庭为中心的临床情景，提出 2～6 个相互独立的问题，问题可随病情的发展逐步增加部分新信息，每个问题只有 1 个正确答案，以考查临床综合能力。答题过程是不可逆的，即进入下一问后不能再返回修改所有前面的答案。**

**(86～88 共用题干)**

患者，男性，30 岁。为去除烟斑，要求洁治。刷牙出血不明显。临床检查：大量菌斑、牙石，牙龈红肿不明显，探诊后点状出血，全口牙附着丧失 2～3mm。

**86. 临床诊断是**

A. 慢性牙周炎 　　　B. 慢性龈缘炎

C. 快速进展性牙周炎 　D. 青少年牙周炎

E. 坏死溃疡性牙周炎

**87. 该患者没有坚持彻底的牙周治疗，1 年后，因牙龈自发性出血、疼痛，腐败性口臭 3 天就诊。对此最可能的诊断是**

A. 牙周脓肿

B. 急性坏死性溃疡性龈炎

C. 顽固性牙周炎

D. 牙周炎复发

E. 疱疹性龈口炎

**88. 配合临床检查，简便、易行的辅助检查是**

A. X 线检查

B. 病变区的细菌涂片检查

C. 血象检查

D. 细菌培养

E. 龈沟液检查

**四、案例分析题：每道案例分析题有 3～12 问。每问的备选答案至少 6 个，最多 12 个，正确答案及错误答案**

的个数不定。考生每选对一个正确答案给 1 个得分点，选错一个扣 1 个得分点，直至扣至本问得分为 0，即不含得负分。案例分析题的答题过程是不可逆的，即进入下一问后不能再返回修改所有前面的答案。

**(89～92 共用题干)**

患儿，6 岁。发病 3 日，口腔下前牙唇侧牙龈出血，口中常有血腥味，伴疼痛。

**89. 提示　查体：T 38.9℃，下颌下淋巴结肿大，压痛。上、下前牙 $\frac{3|3}{3|3}$ 龈乳头红肿，龈乳头少许溃疡。可能诊断为**

A. 慢性牙周炎

B. 疱疹性龈口炎

C. 雪口病

D. 急性坏死性龈炎

E. 带状疱疹

F. 坏死性溃疡性牙周炎

**90. 如确诊为急性坏死性龈炎，则可能的病因应当包括**

A. 感染真菌

B. HSV 感染

C. 细菌感染

D. 抵抗力低下

E. 营养不良

F. 原有慢性疾病的急性发作

G. 血液病

**91. 提示　探诊无附着丧失，出血疼痛明显。则急性期处理应包括**

A. 全口洁治，予口服或肌注青霉素

B. 局部用 1%～2% 过氧化氢溶液冲洗含漱

C. 口服维生素 C 和甲硝唑

D. 2%～4% 碳酸氢钠溶液含漱，补充铁剂、维生素 A，并输血

E. 口服激素 + 阿司匹林止痛

F. 该病有自限性，无需特殊处理，7～10 天可自愈

**92. 提示　1 周后复诊，患者病情明显好转。则预防措施为**

A. 养成良好的口腔卫生习惯

B. 炎症控制后，及早拔除病灶牙

C. 正畸治疗，排齐牙列

D. 该病可获终生免疫，一般不复发

E. 骨髓移植，治愈原发病，防止口腔症状再次出现

F. 局部牙龈外形修整，利于菌斑控制

G. 对全身因素进行治疗

## 答案和精选解析

### 一、单选题

**1. C**

**2. E** 成人牙周炎早期症状不明显，患者常只有继发性牙龈出血或口臭的表现，与牙龈炎症状相似。检查时可见龈缘、龈乳头和附着龈的肿胀，质松软，呈深红色或暗红色，探诊易出血。随着炎症的进一步扩散，出现下列症状：①牙周袋形成：由于炎症的扩展，牙周膜被破坏，牙槽骨逐渐吸收，牙龈与牙根分离，使龈沟加深而形成牙周袋；可用探针检测牙周袋深度。②牙周溢脓：牙周袋壁有溃疡及炎症性肉芽组织形成，袋内有脓性分泌物存留，故轻按牙龈，可见溢脓；并常有口臭。③牙齿松动：由于牙周组织被破坏，特别是牙槽骨吸收加重时，支持牙齿的力量不足，出现牙齿松动、移位等现象。此时患者常感咬合无力、钝痛、牙龈出血和口臭加重。当机体抵抗力降低、牙周袋渗液引流不畅时，可形成牙周脓肿，是牙周炎发展到晚期，出现深牙周袋的一个常见的伴发症状。此时牙龈呈卵圆形突起，发红肿胀，表面光亮；牙齿松动度增加，有叩痛；患者伴有局部剧烈跳痛。同时，患者可有体温升高、全身不适、颌下淋巴结肿大、压痛等症状。

**3. C**

**4. B** 牙周炎病变呈静止期和加重期交替出现。静止期的特征是炎症反应轻，没有或很少有骨和结缔组织的附着丧失。当以 $G^-$ 厌氧菌为主的非附着性菌斑增厚时，则开始了骨和结缔组织附着丧失以及牙周袋加深的加重期，也称活动期。此期可持续数天、数月或数年。此后，常可自动进入静止期，主要致病菌减少或消失，病变稳定。

**5. C** 快速进展性牙周炎是指在连续一段时间内病情进展迅速，破坏严重，疗效欠佳，发生于青春期到35岁之间的牙周炎，又称侵袭性牙周炎。快速的牙周附着丧失和骨吸收是侵袭性牙周炎的主要特点。侵袭性牙周炎患者一般全身健康，无明显的系统性疾病，但部分患者有中性粒细胞及单核细胞的功能缺陷。多数患者对常规治疗如刮治和全身药物治疗有明显的疗效，但也有少数患者经任何治疗都效果不佳，病情迅速加重直至牙齿丧失。局限型侵袭性牙周炎的特征是：局限于第一恒磨牙或切牙的邻面有附着丧失，至少波及两个恒牙，其中一个为第一磨牙；其他患牙不超过两个。广泛型的特征为：广泛的邻面附着丧失，侵犯第一磨牙和切牙以外的牙数在三颗以上，即侵犯全口大多数牙。

**6. E** 牙周组织检查包括：①口腔卫生状况：菌斑指数、简化口腔卫生指数；②牙龈状况：牙龈炎症状况、牙龈炎位置、牙龈色泽变化、牙龈病损；③牙周探诊：压力敏感探针是检测工具；④牙的松动度；⑤X线片。

**7. B**

**8. C** ①白斑多跟局部刺激有关。②血友病是X染色体隐性遗传病。③白色海绵状斑痣又称白褶皱病、软性白斑、家族性白色褶襞黏膜增生等，是一种罕见的常染色体显性遗传病，无种族与性别差异，可有家族史。④侵袭性牙周炎是一类临床和实验室检查均明显不同于慢性牙周炎的疾病，其病程发展迅速，有家族聚集性。病因虽未完全明了，但大量研究表明某些高毒力的特定微生物的感染及宿主机体防御能力的缺陷可能是引起本病的主要因素。⑤色盲，又称道尔顿症，分先天性色盲和后天性色盲，先天性色盲为性连锁遗传，男多于女，双眼视功能正常而辨色力异常。

**9. E** 考虑到菌斑生物膜对细菌有保护作用，在需要辅助用药时，建议在机械治疗或手术治疗后立即口服甲硝唑和大环内酯药物（红霉素、阿奇霉素、阿莫西林/克拉维酸等），此时龈下菌斑的数量最少且生物膜也被破坏，能发挥药物的最大疗效。理想的情况下，应先检查龈下菌斑中的微生物，有针对性地选用药物，在治疗后1~3个月时再复查龈下微生物，以判断疗效。

**10. E** 急性坏死性牙龈炎是常发生于牙龈乳头和牙龈边缘的一类坏死性牙龈炎症，好发于青壮年。这类疾病是急性炎症，发病一般非常急骤，发病时间很短，在短时间内就会表现为牙龈乳头和牙龈边缘的坏死。牙龈乳头常呈现出虫蚀状或者火山口状溃疡性坏死表现，患者牙龈上常会覆盖淡黄色或者白色的假膜，会伴发明显的牙龈出血，并且会有很明显的疼痛和口臭，有时会伴发全身症状，比如淋巴结肿大、发热等。结合患者的症状，有牙龈疼痛，水肿，出血，腐败性口臭，符合急性坏死性龈炎的表现。

**11. E** 青少年牙周炎属于侵袭性牙周炎。侵袭性牙周炎的治疗原则：①首先彻底消除感染，洁治、刮治和龈下清创等基础治疗是必不可少的，这些与慢性牙周炎相同。②抗菌药物的使用可加强菌斑的控制。③调整机体防御功能，全身配合提高机体抵抗力，可以加强宿主对细菌感染的防御能力。④正畸治疗，病情不太重而有牙移位、倾斜的患者，可在炎症控制后用正畸方法将患牙复位排齐。但正畸过程中必须加强菌斑控制和牙周病情的监控，施力也宜轻缓。⑤定期维护，防止复发。

**12. A** 首先应彻底消除感染，洁治、刮治和龈下清创等基础治疗是必不可少的，这些都是局部治疗的措施。

**13. C** （1）袋内壁刮治术的适应证：4~5mm深的牙周袋、涉及牙面少、不需要骨修整成形者。（2）牙龈成形术：与牙龈切除术相似，只是其目的较单一，为修整牙龈形态，重建牙龈正常的生理外形，两者常合并使用。（3）袋壁切除术：用手术方法切除增生肥大的牙龈组织或后牙某些部位的中等深度牙周袋，重建牙龈的生理外形及正常的龈沟。适用于牙龈纤维性增生、药物性增生等牙龈增生性病损，经牙周基础治疗后牙龈仍肥大、增生、形态不佳或存在假性牙周袋，全身健康无手术禁忌证者；后牙区中等深度的骨上袋，袋底不超过膜龈联合，附着龈宽度足够者。临床上主要应用于有根分叉病变的磨牙，既可消除牙周袋，又可暴露根分叉区，有利于该区域的菌斑控制。（4）截根术的适应证：①多根牙的某一个或两个根（上颌磨牙）的牙周组织破坏严重，且有重度根分叉病变，而其余牙根尚可保留；②牙周 - 牙髓联合病变，有一根明显受累；③磨牙的一根发生根折或纵裂，其他根完好。（5）引导组织再生术的适应证：①窄而深的骨内袋；②根分叉病变；③局限性牙龈退缩。该患者诊断为成人牙周炎并已做过牙周基础治疗，右上 6 牙周袋仍深达 6mm，且探诊出血，牙龈退缩 1mm，附着龈宽度为 4mm，X 线片检查可见根分叉处骨嵴顶骨密度明显降低，呈完全透射区，属于 Ⅲ 度根分叉病变，适合进行袋壁切除术。

**14. D**

**15. E** ①牙周病的始动因子是菌斑，全身疾病为促进因素。②艾滋病患者由于免疫功能低下，常有各种细菌引起的机会性感染，可合并坏死性牙龈炎和坏死性牙周炎，后者也大多见于艾滋病患者。③侵袭性牙周炎是一类临床和实验室检查均明显不同于慢性牙周炎的疾病，其病程发展迅速，有时有家族聚集性。④有学者报告约 3.6% 白血病患者可出现牙龈肿大；17.7% 的急性白血病患者和 4.4% 的慢性白血病患者以牙龈出血为首发或伴发的口腔症状。有些白血病患者在尚未出现其他明显的自觉症状时，首先到口腔科就诊，因此需要口腔医师能正确鉴别、早期诊断、避免误诊。

**16. D** 附着丧失是牙周支持组织破坏的结果，是区别牙龈炎和牙周炎的一个重要标志。

**17. E** 龈上菌斑与龋病、牙龈炎、龈上结石有关。附着性龈下菌斑与根面龋、根吸收、牙周炎、龈下牙石有关。非附着性龈下菌斑与牙周炎、牙槽骨快速吸收有关。光滑面龋、邻面龋、点隙沟裂龋属于不同部位的龋病。

**18. C** 曲面体层片可在一张 X 线片上观察上、下颌牙及牙周组织情况，了解牙槽骨的吸收类型和程度，且能对比观察。曲面体层片投照方便快捷，患者所接受的照射剂量小于全口根尖片的照射剂量。但是曲面体层片对细微结构的显示较根尖片差；因投照时与颈椎重叠造成前牙区影像不清、放大或缩小；有时体层域与牙槽骨厚度不完全吻合，显示的牙槽骨吸收情况与临床不符。因此曲面体层片不能取代根尖片检查。

**19. E** 牙周炎的病因：①菌斑；②牙石；③创伤性咬合；④其他：食物嵌塞、不良修复体、口呼吸等因素

也促使牙周组织的炎症发生。

**20. A** 非特异性菌斑学说强调菌斑细菌的量，认为牙周病不是一种微生物引起的疾病，牙周病的发生、发展是菌斑内总体微生物联合效应的结果，即由非特异性的口腔菌群混合感染所致。

**21. D** 青少年牙周炎即局限型侵袭性牙周炎，主要致病菌群为伴放线聚集杆菌，是革兰阴性杆菌，为微需氧菌。

**22. D** 糖尿病患者的牙周病情一般较严重，要尽可能进行菌斑控制和牙周基础治疗，手术治疗应在血糖控制稳定后考虑。

**23. C** 牙龈炎的炎症只累及牙龈，出现牙龈肿胀、出血等症状，探诊发现出血，没有牙周组织，即牙槽骨、牙周膜等损害。牙周炎有附着丧失，主要是指结合上皮底部一般附着在釉牙骨质界，患牙周炎后形成牙周袋，有牙槽骨吸收、牙齿移位和松动。

**24. E** 龈沟液是来自牙龈组织的渗出液，其成分来源于血清和局部牙龈结缔组织，正常龈沟内液量极少，牙龈有炎症时不但液量增加，其成分也发生变化。对龈沟液的成分和量的检测对于牙周炎的诊断、疗效的观察和预测疾病的发展有重要意义，可作为牙周炎诊治中的辅助手段。牙周炎微生物学诊断方法包括培养技术、涂片检查法、免疫学技术、DNA 探针聚合酶链反应、以酶为基础的检测法。

**25. A**

**26. C** 青少年牙周炎即局限型侵袭性牙周炎，其特点为：①年龄与性别：发病可始于青春期前后，因早期无明显症状，患者就诊时常已 20 岁左右。女性多于男性，但也有人报道性别无差异。②口腔卫生情况：牙周组织破坏程度与局部刺激物的量不成比例。患者的菌斑、牙石量很少，牙龈表面的炎症轻微，但却已有深牙周袋。③好发牙位：局限型侵袭性牙周炎局限于第一恒磨牙或切牙的邻面有附着丧失，至少波及两个恒牙，其中一个为第一磨牙。其他患牙（非第一磨牙和切牙）不超过两个。④X 线片所见第一磨牙的邻面有垂直型骨吸收，若近远中均有垂直型骨吸收则形成典型的"弧形吸收"，在切牙区多为水平型骨吸收。⑤病程进展快。⑥早期出现牙齿松动和移位：在炎症不明显的情况下，切牙和第一恒磨牙可出现松动，自觉咀嚼无力。切牙可向唇侧远中移位，出现牙间隙，多见于上切牙，多呈扇形散开排列。后牙移位较少见，可出现不同程度的食物嵌塞。⑦有家族聚集性。

**27. B**

**28. A** 青少年牙周炎的主要致病菌群为伴放线聚集杆菌，是革兰阴性杆菌，为微需氧菌。四环素类是主要抑制细菌蛋白质合成的广谱抗生素，高浓度具有杀菌作

用。其抗菌谱广，对革兰阴性需氧菌和厌氧菌、立克次体、螺旋体、支原体、衣原体及某些原虫等有抗菌作用。四环素类抗生素常见的有金霉素、土霉素、米诺环素等。

**29. D** 根尖周炎、牙周炎、充填物造成的早接触点均会造成局部牙齿不适，不会造成肌肉疼痛。精神紧张可能会造成磨牙症。磨牙症可能出现：①全口牙磨损，前牙明显；②可出现牙本质过敏症、牙髓病、根尖周病以及牙折；③粉创伤，出现牙松动，食物嵌塞；④颌骨或咀嚼肌的疼痛或疲劳感，下颌运动受限，颞下颌关节弹响。

**30. B**

**31. A** 通常将龈沟底与牙槽嵴顶之间的恒定距离称为生物学宽度，包括结合上皮和牙槽嵴顶上方的结缔组织，约2mm。随着年龄的增大或在病变情况下，上皮附着向根方迁移，牙槽嵴顶亦随之下降，沟（袋）底与牙槽嵴顶间的生物学宽度保持不变。

**32. D** 慢性牙周炎的治疗：①消除局部致病因素：控制菌斑；彻底清除牙石，平整根面；牙周袋及根面的局部药物治疗。②牙周手术。③建立平衡的粉关系。④全身治疗。⑤拔除患牙。⑥维护期的牙周支持疗法。

**33. B 34. D**

**35. E** 对牙列整体预后的判断：①牙周炎的类型；②牙周支持组织的破坏程度（牙列中多数牙的骨吸收程度、牙周袋深度或附着丧失程度以及根分叉是否受累等对预后均有影响）；③局部因素消除情况；④牙松动情况；⑤余留牙的数量；⑥患者依从性；⑦环境因素；⑧年龄；⑨危险因素。评估牙周炎个别患牙的预后：①探诊深度和附着丧失；②牙槽骨的吸收程度和类型；③牙的松动度；④牙的解剖形态。

**36. D**

**37. B** 中性粒细胞是维护牙周组织健康的至关重要的防御细胞，它的数目减少或功能缺陷都与牙周组织的重度破坏有关。

**38. C**

**39. B** 妊娠期妇女由于雌激素水平升高，改变了组织反应，致使口腔中软组织容易发生炎症，因此妇女在妊娠期最容易罹患牙龈炎。

**40. E** 牙周变性是指牙周组织的非炎症性、营养不良性变化，包括水样变性、黏液变性、玻璃样变性等。这些病变往往是全身系统性病变的一部分，并不是一种独立的疾病。这种病变发生在牙周组织中，如合并局部菌斑感染，则可促进牙周炎的发生、发展。牙周组织变性的病理改变包括牙周膜主纤维束消失并发生水样变性、玻璃样变性、病理性钙化、局灶性坏死；牙槽骨及颌骨形成障碍，发生广泛的骨吸收，骨的沉积线紊乱等病理性成骨；牙骨质形成障碍，发生颗粒样钙化等病理性沉积。牙周膜内的血管也发生各种变化，如血管增生、扩张，管壁增厚，管腔狭窄甚至闭塞等。牙周炎和牙周变性是不同的疾病。牙周炎是以牙龈发炎，牙周膜变性，牙槽骨普遍吸收，最后牙齿松动脱落为特点的一种慢性病变。

**41. B** 牙周炎静止期的病理变化：①牙周袋的袋壁组织在炎症修复期，可观察到在炎症中心区的边缘部位，有大量新生的成纤维细胞，并见增生、扩张、充血的毛细血管，其间有少量淋巴细胞浸润，形成炎性肉芽组织。在修复后期，牙周袋上皮下方或炎性肉芽组织下方与牙槽骨之间，可见大量新生的纤维结缔组织，或见粗大的胶原纤维增生，其间炎症成分较少，仅在增生的血管周围有少量淋巴细胞浸润。②牙槽骨吸收处于静止状态，一般观察不到破骨细胞。常可见原有的骨吸收陷窝区又有类骨质形成。原被吸收破坏的牙槽骨顶部可见类骨质或新骨形成，固有牙槽骨内可见成层沉积的束状骨形成。③牙根面的牙骨质也出现新生现象。常见增生的粗大胶原纤维束附着的根面牙骨质，被牵拉而增厚或呈棘状增生。被吸收的根面牙骨质，也见新生的牙骨质修复。④增宽的牙周膜间隙，由于新骨形成，又恢复原有形态。牙周膜的主纤维束的排列也随着骨的修复过程而重新调整。

**42. B** 病损确立期，在结合上皮以及袋壁上皮仍有较多的中性粒细胞，上皮下可见大量的淋巴细胞浸润，主要为B淋巴细胞，可见较多的浆细胞，龈沟液内出现免疫球蛋白和补体，结合上皮继续向根方增殖，形成牙周袋。此期尚无明显的牙槽骨吸收破坏，是治疗的关键时期。如宿主防御能力强，治疗得当病变可发生逆转，否则将进一步加重。

**43. A** 咬合性创伤可引起牙间越隔纤维及牙周膜纤维创伤性病变，出现纤维变性断裂、局部血流障碍、血管破裂等，使炎症细胞易进入纤维束中引起纤维破坏，从而加速牙周组织破坏。

**44. B** 成人牙周炎的特点：（1）部位：一般侵犯全口多数牙，也有少数患者仅发生于一组牙（如前牙）或个别牙。磨牙区和前牙区因菌斑、牙石易堆积，故较易患病。（2）病程：开始于青年时期，但病程进展缓慢，可长达十年或数十年。其间可出现间歇性的活动期，使牙周组织破坏加速，随后转入静止期。也有一部分患者根本不出现爆发性活动期。（3）局部特点：早期牙龈即出现牙周袋和牙槽骨吸收，但程度较轻，牙齿尚不松动，仅有牙龈红肿和刷牙、进食时出血，常不引起患者重视。直至牙槽骨吸收严重，形成深牙周袋后，出现牙齿松动、咀嚼无力或疼痛，甚至发生急性牙周脓肿等才来就诊，但此时疾病已为晚期。本型牙槽骨吸收以水平型吸收为主。（4）牙周组织破坏程度：一般根据牙周袋深度、结缔组织附着丧失程度和牙槽骨吸收程度来确定。（5）晚期伴发症状：除牙周炎的牙周袋形成、牙龈炎症状、牙槽骨吸收和牙齿松动四大症状外，常出现其他伴发症状，如：①牙齿移位；②由于移位和龈乳头退缩，造成食物嵌塞；③由于牙周支持组织减少，牙松动移位、不均匀磨耗等，造成继发性创伤；④牙龈退缩使牙根暴露，对温度敏感，甚至发生根面龋；⑤深牙周袋内脓液引流不畅时，或身体抵抗力降低时，可发生急性牙周脓肿；⑥深牙周袋接近根尖时，可引起逆行性牙髓炎；⑦可引起口臭。患者成年女性，病史3年，查体全口牙龈充血红肿，多数牙松动，探诊牙周袋深度3~5mm，符合成人牙周炎的表现。

**45. B** 牙骨质是覆盖于牙根表面的一层硬结缔组织，其硬度较骨和牙本质低，无哈氏管，也无血管和神经。所含无机盐占其重量的45%~50%，主要以磷灰石的形式存在。有机物和水占50%~55%。此外，还含有多种微量元素，氟的含量较其他矿化组织多，并以表面为主，且随着年龄增长而增高。

**46. E** 牙骨质与骨组织的组成相类似，但其硬度较骨和牙本质低。有细胞，无哈氏管，无血管，无神经。存在牙骨质沉积，补偿咬合面磨损。

**47. C** 无细胞牙骨质紧贴于牙本质表面，主要由牙骨质层板构成而无细胞。其分布自牙颈部至近根尖1/3处，牙颈部往往全部由无细胞牙骨质所占据。

**48. A** 牙骨质的钙化基质呈层板状排列，在其陷窝内有牙骨质细胞，与骨相似。但牙骨质内没有血管，牙骨质细胞的分布不像骨细胞那么规则。在生理情况下，骨组织不断地吸收和新生，而牙骨质只有新生。牙骨质具有不断新生的特点，牙周韧带纤维可因牙功能的需要发生改变和更替，新形成的牙周韧带纤维由于新的牙骨质增生而得以附丽至牙，代替老的纤维。同时由于牙骨质不断新生，所以具有修复和补偿功能。牙的切缘和殆面因为磨损而缺损时，可由于根尖部牙骨质的继续沉积而得到补偿。当牙根表面有小范围的吸收或牙骨质折裂时，均可由于新的牙骨质的沉积而修复。牙髓和根尖周治疗后，牙骨质能新生并覆盖根尖孔，重建牙体与牙周的连接关系，在吸收前沿和修复性牙骨质之间可见反转线，吸收过程得到了逆转。乳牙脱落过程中出现牙根吸收，局部可见牙骨质修复现象。在修复中形成的牙骨质可以是细胞性和无细胞性的，或二者都有。

**49. E** 牙骨质：有细胞，无哈氏管，无血管，无神经。骨组织：有细胞，有哈氏管，有血管，有神经。

**50. B** 单纯遗传因素不会引起牙周疾病，但某些遗传因素可增加宿主对牙周病的易感性。与遗传有关的宿主易感性可能是侵袭性牙周炎和（或）重度牙周炎发病的主要决定因素之一，能影响和改变宿主对微生物的反应，并决定疾病的进展速度和严重程度。

**51. D** 1986年Theilade提出观点，认为破坏性牙周病（即牙周炎）是由口腔中的正常菌群在龈下定居，其中某些毒力较大的细菌出现的频率高，所占的比例和绝对数也高，并具有干扰宿主防御系统的能力，因此在发病中起的作用较另一些细菌大。实质上就是菌群失调的观点，即认为牙周炎是一种机会性感染。

**52. E** 正常的接触区、良好的牙齿形态及牙尖斜度、牙列的完整性、殆力与唇颊舌肌力的平衡等都是保持牙齿正常位置的重要因素。正常牙列外形规则、整齐，每个牙在牙槽骨内有其特定的位置，牙与牙之间紧密邻接，因而在咀嚼运动中不仅可以互相支持，分散咀嚼压力，提高咀嚼效能，而且可以避免食物嵌塞，有利于牙的稳固。同时，牙排列成弓形，舌侧便于舌的运动，唇、颊侧可以衬托唇、颊，使面形丰满。如果牙列异常，则可能会对面部美观、咀嚼、发音等功能产生不同程度的影响；牙列缺损或丧失，不仅会影响咀嚼功能，还可使唇、颊因失去支撑而内陷，面形呈衰老相。

**53. D**

**54. C** 血链球菌是牙菌斑中的常见菌，对血链球菌的相关研究也很多，因研究发现其产生过氧化氢具有拮抗牙周炎可疑致病菌的作用，而被认为是牙周有益菌。但并未发现血链球菌与龋病有密切关系，所以血链球菌目前并不被认为是主要致龋菌。

**55. D** 甲硝唑药棒是国内自行研制生产的一种牙周局部制剂，其载体是淀粉和羧甲基纤维素钠，对牙周脓肿和深牙周袋的治疗效果良好，但牙周袋内有效药物浓度维持时间较短，为2~3天。

**56. E** 牙周袋内使用缓释抗菌药物与全身使用抗菌药物和局部使用非缓释型抗菌药物相比，具有如下优点：①牙周袋内药物浓度高；②药物作用时间延长；③显著减少用药剂量，避免或减少毒副作用；④减少给药频率，减少患者复诊次数；⑤由医师给药，依从性好。

**57. D** 必须在牙周炎症已控制、刺激因素及深牙周袋已消除、牙龈保持在健康状态、患者已掌握菌斑控制的方法时开始正畸治疗。最主要的禁忌证是未经治疗的牙周炎，或虽经治疗但炎症仍存在、菌斑未控制、病情仍处于活动阶段的患者。此时，若加上正畸，将使牙周病情恶化，加速牙周组织的破坏，甚至发生牙周脓肿。牙周治疗后组织的改建、恢复健康需要数月时间，还要随访和确定患者控制菌斑的程度，故一般主张在牙周治疗结束后2~6个月时再开始正畸治疗。

**58. E** 单纯性牙周炎的局部治疗：①针对局部刺激因素，可做龈上洁治术或龈下刮治术，必要时调整咬合、消除食物嵌塞和纠正不良修复体等。②牙周袋的处理：牙周袋溢脓时，可用1%~3%过氧化氢溶液冲洗，袋内置 10% 碘合剂或螺旋霉素等药膜。在去除局部因素后，浅袋可用碘酚液烧灼。较深的袋需做牙周手术，以消除牙周炎。牙周袋深达根尖、牙齿松动明显时可考虑拔除。③松牙固定，经上述治疗后，炎症虽已消除，但牙齿仍松动者，可做暂时性或永久性的牙周夹板以固定松动的牙齿。④牙周脓肿的处理：脓肿已局限时，可切开引流。牙周袋也应同时做冲洗、上药膜或碘甘油等。

**59. C**

**60. A** ①血糖控制理想的患者（空腹血糖 4.4 ~ 6.1mmol/L，HbA1c < 6.5%），牙周治疗操作同全身健康者。②血糖控制良好的患者（空腹血糖 6.1 ~ 7.0mmol/L，HbA1c 6.5% ~ 7.5%），牙周治疗操作同全身健康者，尽量采用非手术治疗。当日按处方服药并合理进食，减轻治疗焦虑。

**61. B** 妊娠初期（1 ~ 3 个月）为易发生流产的时期，口腔医疗一般仅限于处理急症，要注意避免 X 线照射；妊娠中期（4 ~ 6 个月）是治疗口腔疾病的适宜时期，牙科治疗最好在此阶段完成，但也应注意在保护措施下使用 X 线；妊娠后期（7 ~ 9 个月）则应避免全身麻醉，需急症处理时仅选择局麻。

**62. A** 牙周炎时龈下菌斑中微生物的数量和比例均会发生变化。

**63. E** 牙周炎骨吸收的最初表现是牙槽嵴顶的硬骨板消失，或嵴顶模糊呈虫蚀状。随后前牙的牙槽间隔由尖变平或凹陷，后牙的牙槽间隔则由平变凹陷，然后牙槽骨高度降低。

**64. C** 当牙周组织炎症较重时，由于组织水肿和结缔组织内的胶原纤维大部分被破坏，同样的探诊力量可使探针穿透袋底结合上皮达到结缔组织内，终止于炎症区外围的正常胶原纤维的冠方，这样所测得的袋深度大于实际深度，但当治疗后，炎症消失，新的胶原纤维形成，袋壁组织变致密，同样的探诊力量不再能使探针深入结缔组织。

**65. C**

**66. C** 2003 年，Lang 与 Tonetti 教授提出 PRA 模型，结合患者牙周治疗后的探诊出血 BOP、余留牙周袋数（PD 为探诊深度）、失牙数、骨丧失/年龄、系统性疾病与状态、环境因素（包括吸烟）六个指标，将患者分为三个风险等级。位于风险级别越高的患者，维护频次应越高。

**67. E** 与牙周炎相关的全身疾病有：掌跖角化 - 牙周破坏综合征、Down 综合征、家族性和周期性白细胞缺乏症、粒细胞缺乏症、白细胞功能异常、糖尿病、艾滋病。牙周治疗有助于减少系统性感染和心血管意外。

**68. A** 牙龈卟啉单胞菌、福赛坦菌为慢性牙周炎的主要致病菌；具核梭杆菌为急性坏死性溃疡性龈炎的主

要致病菌；伴放线放线杆菌为局限型侵袭性牙周炎的主要致病菌。

**69. E** 伴放线杆菌与牙周炎（特别侵袭性牙周炎）密切相关。口腔中存在着数量很多、种类复杂的放线菌，数量仅次于链球菌，是口腔正常菌群成员。主要定植在牙菌斑、牙石、龈沟、口腔黏膜和唾液等部位。临床和流行病学研究证实病原性放线菌可引起内源性感染，常形成有慢性肉芽肿、化脓、窦道的颈部放线菌病，在感染根管和根尖肉芽肿处也常分离到放线菌，可引起牙周炎及根面龋。牙龈卟啉菌是牙周病，尤其是慢性牙周炎病变区或活动部位最主要的优势菌，而健康龈沟内很少，它的存在与牙周炎治疗后复发或病情继续加重有关。中间普氏菌与中度或重度牙龈炎、急性坏死性溃疡性龈炎和慢性牙周炎有关。福赛坦菌与重度牙周炎附着丧失有关。

**70. D** 食用槟榔是导致口腔癌的重要病因。

**71. E** 单纯𬌗创伤不会引起牙周袋的形成，也不会引起或加重牙周炎症；但长期的𬌗创伤伴随明显的牙周炎或局部刺激因素时，会加重牙周袋和牙槽骨的吸收。𬌗创伤会增加牙的松动度，但动度增加不一定是诊断𬌗创伤的唯一指标。

**72. D** 目前对侵袭性牙周炎的病因虽未完全明确，但已能肯定某些特定微生物（伴放线放线杆菌）的感染，以及机体防御能力的缺陷（中性粒细胞和单核细胞的趋化功能障碍）是引起侵袭性牙周炎的两个主要因素。

**73. E** 牙周炎作为局部感染疾病，对全身疾病的影响主要通过细菌的扩散（如菌血症）或全身免疫反应产生。

**74. B**

**75. E** 妊娠期妇女易发生的口腔问题主要有：（1）龋病：①妊娠性呕吐使唾液的 pH 下降，釉质脱矿，增加了龋病的易感性。②妊娠期摄取饮食的次数和数量增加，易造成口腔卫生不良。③妊娠期体质下降，生活不便而易放松口腔卫生的维护。④妊娠早期与后期，由于存在流产和早产的危险，不便于去医院接受口腔健康检查和护理。（2）妊娠期龈炎：①妊娠期妇女孕激素水平升高，雌激素水平下降，导致牙龈毛细血管扩张、淤血、炎症细胞和液体渗出，牙龈组织对口腔细菌的敏感性增加，容易出现牙龈炎症。②由于内分泌功能紊乱，在牙石、软垢、残根、残冠等局部刺激存在的情况下，妊娠期妇女容易发生妊娠期龈炎，某些部位的牙龈还可出现瘤样增生，称为妊娠期龈瘤。

**76. B**

**77. B** 近 2 个月刷牙出血，龈乳头呈球状增生，质地松软，符合增生性龈炎的早期临床表现；戴固定矫治器半年提示患者有错𬌗畸形，易发生菌斑堆积。

**78. A**

**79. D**　根分叉病变Ⅳ度：根间骨隔完全破坏，且牙龈退缩而使病变的根分叉区完全暴露于口腔中。牙间隙刷可深入清洁。

**80. D**

**81. A**　全口牙齿松动，咀嚼力量减弱，前牙出现移位，符合牙周炎的临床表现。结合病程可诊断为慢性牙周炎。

**二、多选题**

**82. ABC**　釉牙骨质界的连接方式有3种：60%～65%的牙为牙骨质覆盖釉质；约30%为两者端端相接；另5%～10%为两者端端不相接，其间牙本质暴露。最后一种情况，当发生牙龈退缩而牙颈部暴露后易发生牙本质敏感。而且，在牙周治疗时，牙颈部菲薄的牙骨质也容易被刮去而暴露牙本质。

**83. ABCDE**

**84. ABDE**　血压状况对制订牙周治疗计划时的参考：①高血压前期：收缩压120～139mmHg或舒张压80～89mmHg，牙周治疗同健康人。②一期高血压：收缩压140～159mmHg或舒张压90～99mmHg，常规内科咨询，每次就诊时测量血压，告知患者其血压情况，牙周治疗同健康人，减小精神压力。③二期高血压：收缩压＞160mmHg或舒张压＞100mmHg。告知患者血压情况，常规内科咨询，每次就诊时测量血压。如果收缩压＜180mmHg和舒张压＜110mmHg，可进行选择性的牙周治疗（常规检查、预防性洁治、牙周非手术治疗和牙体治疗），减小精神压力。高血压未治疗的患者不应给予常规的牙周治疗。如果收缩压≥180mmHg或舒张压≥110mmHg，建议立即进行内科治疗，只进行急症处理（以减轻疼痛、减少出血和感染），减小精神压力。

**85. BCDE**

**三、共用题干单选题**

**86. A　87. B　88. B**

**四、案例分析题**

**89. BDF**　患化查体 T 38.9℃，下颌下淋巴结肿大，压痛。上、下前牙龈乳头红肿，龈乳头少许溃疡。可能诊断为疱疹性龈口炎、急性坏死性龈炎或坏死性溃疡性牙周炎。

**90. CDEFG　91. BC　92. AG**

# 第八章 种植体周围组织的病变

一、单选题：每道试题由 1 个题干和 5 个备选答案组成，题干在前，选项在后。选项 A、B、C、D、E 中只有 1 个为正确答案，其余均为干扰选项。

**1.** 下列种植体不属于骨内种植体的是

A. 螺旋种植体　　　　B. 圆柱状种植体

C. 穿下颌骨种植体　　D. 骨膜下种植体

E. 叶状种植体

**2.** 关于种植模板下列说法不正确的是

A. 确定理想的种植体植入位置

B. 确定理想的种植体植入位置、方向和分布

C. 判断种植部位的骨量和骨质

D. 确定种植义齿的美观效果

E. 判断种植义齿的修复效果

**3.** 咀嚼肌肌力由大到小排列应为

A. 颞肌最大，咬肌次之，翼内肌最小

B. 颞肌最大，翼内肌次之，咬肌最小

C. 咬肌最大，颞肌次之，翼内肌最小

D. 咬肌最大，翼内肌次之，颞肌最小

E. 翼内肌最大，咬肌次之，颞肌最小

**4.** 种植活动义齿的人工牙排列要求

A. 上部结构的人工牙后牙原则上使用解剖式牙

B. 减小人工前牙与基桩的水平距离，后牙排列尽量靠近基桩

C. 增大人工前牙与基桩的水平距离，后牙排列不要靠近基桩

D. 增大人工前牙与基桩的水平距离，后牙排列尽量靠近基桩

E. 减小人工前牙与基桩的水平距离，后牙排列不要靠近基桩

**5.** 咀嚼效率是指

A. 嚼碎食物所需的时间

B. 在一定时间内将一定量食物嚼碎的程度

C. 在规定时间内将食物嚼碎

D. 将食物嚼碎的能力

E. 在一定时间内嚼碎食物的数量

**6.** 左侧侧方咀嚼运动时，研磨食物开始阶段的生物杠杆是

A. 左侧髁状突为支点，左侧降颌肌为力点，研磨食物处为重点

B. 左侧髁状突为支点，右侧降颌肌为力点，研磨食物处为重点

C. 右侧髁状突为支点，左侧升颌肌为力点，研磨食物处为重点

D. 右侧髁状突为支点，右侧升颌肌为力点，研磨食物处为重点

E. 右侧髁状突为支点，左侧降颌肌为力点，研磨食物处为重点

**7.** 种植体周的生物学宽度，一般认为是

A. 1.5~2.0mm　　　　B. 3.0~4.0mm

C. 2.0~3.0mm　　　　D. 4.0~4.5mm

E. >5.0mm

**8.** 目前临床检查最常使用的种植体周围组织较敏感的指标是

A. 探诊出血和探诊深度　　B. 咬合检查

C. X 线片　　　　　　　　D. 活动度检查

E. 菌斑指数

**9.** 一般认为种植体周围组织健康与炎症的阈值，是种植体周探诊深度等于

A. 2mm　　　　　　　B. 3mm

C. 4mm　　　　　　　D. 5mm

E. 6mm

**10.** 患者，女性，35 岁。26 松动拔除后要求种植修复，CBCT 显示 26 上颌窦区剩余牙槽骨的高度为 8mm，颊舌向宽度为 10mm，Ⅲ 类骨。解决骨量不足的最佳方式为

A. 上颌窦侧壁开窗法

B. 经牙槽突上颌窦底提升法

C. 引导骨再生手术

D. 短种植体

E. GTR

二、多选题：每道试题由 1 个题干和 5 个备选答案组成，题干在前，选项在后。选项 A、B、C、D、E 中至少有 2 个正确答案。

**11.** 种植义齿上部结构可采用的附着体连接形式主要有

A. 栓道式连接　　　　B. 套筒冠式连接

C. 杆卡式连接　　　　D. 磁性固位

E. 球形连接

**12. 患者种植前行牙周治疗，牙周感染控制标准一般包括**

A. 菌斑指数 < 20%

B. 全口探诊出血（BOP） < 25%

C. 全口 BOP（-）

D. 余留牙牙周袋深度（PD）≤ 5mm

E. 余留牙部分位点 PD > 5mm

**13. 种植体周围疾病的病因包括**

A. 菌斑微生物　　　　B. 负载过早或过重

C. 吸烟　　　　　　　D. 宿主易感性

E. 糖尿病等系统性疾病

**14. 牙种植治疗的适应证是**

A. 不愿邻牙做基牙者

B. 游离缺失，要求固定修复者

C. 全下颌活动义齿固位差者

D. 严重的牙周病患者

E. 对传统义齿修复不满者

**三、共用题干单选题：**以叙述一个以单一病人或家庭为中心的临床情景，提出 2 ~ 6 个相互独立的问题，问题可随病情的发展逐步增加部分新信息，每个问题只有 1 个正确答案，以考查临床综合能力。答题过程是不可逆的，即进入下一问后不能再返回修改所有前面的答案。

**（15 ~ 20 共用题干）**

患者，男性，30 岁。3 个月前因外伤导致一前牙脱落，有临时活动义齿修复，现要求固定修复。口腔检查：前牙缺失，间隙可，牙槽嵴无明显吸收，近中切角缺损，叩诊（-），无松动，牙冠正常，行完美根管治疗，全身状况良好。

**15. 最合适的治疗方案是**

A. 种植修复与冠修复

B. 桩核修复与双端固定桥

C. 单端固定桥

D. 弹性义齿与冠修复

E. 金属全冠修复

**16. 如果选用全瓷冠固位体，牙体预备的要求是**

A. 唇侧磨除 0.5mm

B. 唇面的深度指示沟为 2mm

C. 切端磨除 2mm

D. 舌侧磨除 2mm

E. 邻面的磨除量 ≥ 2mm

**17. 预备基牙的顺序一般为**

A. 切端、唇侧、近远中侧、舌侧

B. 唇侧、切端、近远中侧、舌侧

C. 切端、近远中侧、唇侧、舌侧

D. 舌侧、切端、近远中侧、唇侧

E. 近远中侧、切端、舌侧、唇侧

**18. 如果选用了双端固定桥，固位力强的方式是**

A. 两侧基牙均为全冠固位体

B. 一侧基牙为全冠，一侧为 3/4 冠

C. 一侧基牙为全冠，一侧为粘结固位体

D. 一侧基牙为全冠，一侧为开面冠

E. 以上都不是

**19. 如果选用种植修复，基柱穿龈部分的高度为**

A. 2 ~ 5mm　　　　　B. 1 ~ 7mm

C. 3 ~ 8mm　　　　　D. 2 ~ 8mm

E. 1 ~ 5mm

**20. 哪样部件不属于种植义齿上部结构辅助构件**

A. 导针　　　　　　　B. 转移帽

C. 基柱代型　　　　　D. 取模柱

E. 固定螺丝

**（21 ~ 24 共用题干）**

患者，男性，76 岁。上、下颌牙列缺失，腭穹窿较低，上、下颌牙槽嵴吸收严重，下颌严重前突，拟行全口义齿修复。

**21. 为加强义齿固位差，下列措施错误的是**

A. 尽量增大基托面积

B. 做出正确的后堤区

C. 增大大气的压力

D. 后牙尽可能排在牙槽嵴顶

E. 基托蜡型磨光面做成凹面

**22. 此种异常颌关系前牙应该排成**

A. 反𬌗　　　　　　　B. 对刃𬌗

C. 正常𬌗　　　　　　D. 深覆𬌗

E. 深覆盖

**23. 与该全口义齿的吸附力大小无关的是**

A. 人工牙的排列

B. 基托和黏膜的接触面积

C. 基托与黏膜的密合程度

D. 唾液的黏稠度

E. 唾液的量

**24. 在正常情况下，全口义齿前牙应该排成轻度的覆盖关系，是指**

A. 上前牙切缘突出与下前牙切缘的水平距离为 1 ~ 2mm

B. 上前牙切缘突出与下前牙切缘的水平距离为 2.1 ~ 2.5mm

C. 上前牙切缘突出与下前牙切缘的水平距离为 2.6 ~ 3mm

D. 上前牙切缘突出与下前牙切缘的水平距离为 3.6～4mm

E. 以上均不对

**（25～27 共用题干）**

患者，男性，25 岁。因"右下后牙松动"来诊。口腔检查：右下 6 松动Ⅲ度，牙周探诊深度为 8～10mm，根分叉病变颊侧、舌侧Ⅲ度，牙龈红肿明显，全口口腔卫生情况较差，牙龈红肿，探诊出血（＋），牙周探诊深度 5～7mm。X 线片：右下 6 牙槽骨吸收超过根尖。

**25. 若考虑右下 6 拔除后种植，种植时机的选择必须满足的条件不包括**

A. 拔牙 3 个月后，待牙槽骨修复完成

B. 牙周治疗，炎症完全消除后

C. 口腔卫生维护良好

D. 去除不良生活习惯，如抽烟

E. 拔牙 6 个月以后

**26. 关于右下 6 种植的特点，叙述错误的是**

A. 骨量不足时，不应行种植修复

B. 骨量不足时考虑引导骨再生手术或下牙槽神经解剖术进行骨增量

C. 牙周炎症应彻底控制

D. 软组织量不足时考虑游离龈移植术

E. 邻牙松动时，应全面考虑，视疗效及感染控制情况决定是否保留

**27. 种植治疗后，复查主要的评估内容不包括**

A. 种植体及天然牙周围的软、硬组织健康状况

B. 种植体稳定性

C. 修复体完整性和稳定性

D. 菌斑控制及牙周控制情况

E. 全身健康状况

**四、案例分析题：**每道案例分析题有 3～12 问。每问的备选答案至少 6 个，最多 12 个，正确答案及错误答案的个数不定。考生每选对一个正确答案给 1 个得分点，选错一个扣 1 个得分点，直至扣至本问得分为 0，即不含得负分。案例分析题的答题过程是不可逆的，即进入下一问后不能再返回修改所有前面的答案。

**（28～31 共用题干）**

患者，男性，45 岁。主诉刷牙出血，右下后牙松动 1 年，加重 2 个月。牙周袋探诊及 X 线检查确诊为慢性牙周炎。

**28. 牙周基础治疗后关于维护期的治疗正确的是**

A. 6～12 个月进行一次复查

B. 防治牙周炎应 1～2 年做一次洁治

C. 局部牙龈无炎症可不拍 X 线片

D. 每次维护治疗需要 45～60 分钟

E. 牙周积极治疗后第一年为重点时期

F. 每隔 6～12 个月对全口牙或个别重点牙拍摄 X 线片监测牙槽骨的变化

G. 在积极治疗后的 6 个月内，牙周组织始终处在修复和改建期，因此复查宜频繁些

**29. 患者右下后牙牙槽骨已吸收至根尖，拔除后行种植修复，需满足的条件是**

A. 全口菌斑指数＜20%，且全口 BOP＜25%，余留牙 PD≤5mm

B. 患者能够保持良好的口腔卫生

C. 拔牙 3 个月以后

D. 即刻种植

E. 全口菌斑指数＜30%，且全口 BOP＜30%，余留牙 PD≤5mm

F. 全口菌斑指数＜20%，且全口 BOP＜25%，余留牙 PD＜4mm

**30. 关于种植术后的支持治疗，说法正确的是**

A. 种植体比天然牙更容易发生菌斑导致的炎症和牙槽骨吸收

B. 牙周炎是发展种植体周围炎的危险因素

C. 种植牙的菌斑与天然牙的菌斑成分相似

D. 一旦发生种植体周围炎则很难治疗

E. 种植体的维持期牙周检查评价参数包括改良菌斑指数和改良龈沟出血指数

F. 种植体复查时多以探针检查为主，结合根尖片检查结果

**31. 种植体支持治疗应注意的要点有**

A. 复诊时对种植体的清洁必须使用特殊的器械

B. 抛光时应采用蘸上浮石粉、二氧化锡或种植体专用的抛光膏的橡皮杯

C. 可使用普通的金属刮治器

D. 在基台的表面用轻柔的、连续的压力抛光

E. 日常使用的抗菌漱口水不得含有酸性的氟化物

F. 当种植体暴露于口腔后，患者必须采用电动牙刷、漱口水、冲牙器、纱线样的牙线、抗牙石的牙膏等清洁种植体和天然牙

## 答案和精选解析

**一、单选题**

**1. D**　骨内种植体是将种植体植入上、下颌骨组织内，以支持义齿，是目前临床应用范围、数量最大的一类种植体。骨内种植体按其形状分为六种类型：叶状种

植体、圆柱状种植体、螺旋种植体、锚状种植体、穿下颌骨种植体、升枝支架种植体。

**2. D**　种植模板要求确定理想的种植体植入位置、方向和分布，判断种植部位的骨量和骨质，判断种植义齿的修复效果。种植体的成功植入与适应证的选择、手术技术、种植体的材料和种类等许多因素有关，但成功的种植体一定要与其周围的软、硬组织相结合。种植体也需要良好的维护，否则，种植体周围组织同样会发生类似牙周疾病的病变，影响种植体的稳定性和功能的行使，严重时导致种植体松动、脱落。

**3. A**　咀嚼肌是上提下颌骨、使口闭合的一组头肌。咀嚼肌比表情肌强大而有力，包括咬肌、颞肌、翼内肌、翼外肌。其肌力大小排序是颞肌最大，咬肌次之，翼内肌最小。

**4. B**　为了恢复咀嚼功能，促进颌面骨骼肌肉的发育，牙齿脱落后可做活动义齿修复体。种植活动义齿的人工牙排列要求减小人工前牙与基桩的水平距离，后牙排列尽量靠近基桩。如果种植体的排列位置异常，则不容易把人工牙排列在中性区，力的方向与种植体长轴不一致，且义齿难于获得共同就位道，还可能受到杠杆作用力，造成应力在种植体上不均匀分布。

**5. B**　咀嚼效率：机体在一定时间内，对定量食物咀嚼磨细的程度。

**6. C**　口腔通过咀嚼运动对食物进行机械性加工。咀嚼是由各咀嚼肌有顺序地收缩所组成的复杂的反射性动作。左侧侧方咀嚼运动时，以右侧髁状突为支点，左侧升颌肌为力点，研磨食物处为重点。

**7. D**　种植体周的生物学宽度，是沟底至牙槽骨嵴顶之间的相对恒定的距离，为4~4.5mm，也将其称为生物学屏障。

**8. A**　探诊出血和探诊深度是诊断种植体周围组织状况的较敏感的指标，是目前临床检查最常使用的检查方法。应避免反复多次探查，建议第一次复诊时行探诊检查，将其作为基线探针深度。以后至少每年探诊1次。

**9. D**　探诊检查：这是诊断种植体周围黏膜炎症最为重要的检查，主要探查种植体周围袋的深度、附着丧失量及探诊出血情况。健康种植体周围的探诊深度应≤4mm。超过这个范围可以考虑发生了种植体周围炎。

**10. D**　骨高度降低的情况下，短种植体（≤6mm）是可行的选择，其生存率达86.7%~100%，但仍要求有一定的骨高度（如8mm），这样可以避免手术，减少手术带来的手术风险和痛苦。当上颌窦区剩余牙槽骨的高度低于7mm时，考虑进行上颌窦侧壁开窗法或经牙槽突上颌窦底提升法。颊舌向（或唇腭向）的骨量不足，可以考虑通过引导骨再生手术达到骨增量的目的。题中26上

颌窦区剩余牙槽骨的高度为8mm，这一高度仍可以考虑植入短种植体。

**二、多选题**

**11. ABCDE**　种植体支持的上部结构，分为可摘上部结构和固定上部结构，可摘上部结构主要是各种附着体支持的可摘种植义齿。附着体包括球帽、磁性附着体、套筒冠、杆卡、栓道等。固定上部结构分为种植单冠、种植连冠、种植固定桥，种植的冠桥材料主要有树脂、金属烤瓷以及全瓷冠等。

**12. ABD**　牙周炎患者的牙周感染在种植治疗之前必须控制。包括完善的牙周基础治疗及必要的牙周手术治疗。牙周炎患者在接受种植前需达到菌斑指数<20%，且全口BOP<25%，余留牙PD≤5mm。在种植体置入前消除牙周炎症并建立高标准的菌斑控制，是种植治疗成功的最终决定性因素。

**13. ABCDE**　种植体周围组织病变为发生于种植体周围组织的炎症状态，包括仅累及软组织的种植体周围黏膜炎和累及软、硬组织的种植体周围炎。种植体周围炎如不及时治疗，将导致持续的骨吸收和骨分离，最终使种植体松动、脱落，是导致种植体失败的主要原因之一。目前认为种植体周围组织病变的主要致病因素是种植体上的菌斑微生物和负载过重，宿主易感性、吸烟及糖尿病等系统性疾病等亦是不可忽略的。

**14. ABCE**　牙种植治疗是用外科手段将人工牙根置入牙槽骨内，以支持其上部结构。临床研究表明，牙种植术适用于：缺牙患者；不愿邻牙做基牙者；游离缺失，要求固定修复者；全下颌活动义齿固位差者；对传统义齿修复不满者。牙种植术不仅能够解决问题，还更理想地恢复功能、语言和美观，但种植术必须在全口牙周炎症得到控制的条件下施行。

**三、共用题干单选题**

**15. A**

**16. C**　牙体预备全瓷冠应注意：①切端、𬌗面预备：切缘或𬌗面的深度指示沟为1.5mm。确保牙尖交错位及前伸、侧方运动时与对牙有足够的间隙（通常玻璃基全瓷冠切端为2.0mm，氧化铝或氧化锆基全瓷冠为1.5~2mm）。②唇（颊）面预备：唇（颊）面的深度指示沟为1.0mm，唇（颊）面的磨除量为1.0~1.5mm，颈部边缘线终止于龈上或平龈，并同时形成0.8~1.0mm宽的肩台。③邻面预备：邻面的磨除量≥1.0mm，颈部边缘与唇（颊）面颈部边缘连续，位于龈上或平龈，宽度为0.8~1.0mm。④舌面预备：上前牙用火焰状或轮状金刚砂车针按正常舌面窝外形磨除0.5~1.5mm（磨除量和所选择的材料及结构设计相关），避免形成斜面外形。下前牙舌面窝不明显，根据其外形预备出0.5~1.0mm的均匀空间即可。舌侧轴壁的磨除量为1.0mm，颈部边缘与邻面颈部

边缘连续，位于龈上或平龈，宽度为 0.8 ~ 1.0mm。⑤颈缘预备：全瓷冠修复常见的牙体预备边缘形态为有角肩台或无角肩台，宽度通常为 1mm 或稍大，位置可为龈上或龈下（龈沟内）。

**17. A** 预备基牙的顺序一般为切端、唇侧、近远中侧、舌侧。切端留出 2mm 空隙，唇侧留 1.2 ~ 1.7mm。近远中侧相互平行，以便桥就位和固定，舌侧与就位道一致。

**18. A** 双端固定桥即双端固定局部义齿又称完全固定桥，以缺牙间隙两端的天然牙作为基牙（类似桥基），在基牙上制作义齿的固位体，并与人工牙连成一个整体，通过粘固剂将义齿粘固于基牙上，患者不能自行取下。两端固位体与桥体间的连接形式为固定连接，当固位体粘固于基牙后，基牙、固位体、桥体连接成一个不动的整体，𬌗力通过基牙传给牙周组织。双端固定桥不仅可以承受较大的𬌗力，而且两端基牙所承担的𬌗力也比较均匀，是临床应用最为广泛的一种固定桥设计形式。其中固位力强的方式是两侧基牙均为全冠固位体。

**19. E** 种植修复是一种以植入骨组织内的下部结构为基础来支持、固位上部牙修复体的缺牙修复方式。为了固定和 不损伤牙龈，基柱穿龈部分的高度为 1 ~ 5mm。

**20. E** 种植义齿又叫种植牙，是由种植体和种植体支持的上部义齿组成的修复体。种植义齿上部结构辅助构件包括导针、转移帽、基柱代型、取模柱。

**21. C** 为加强义齿固位差可尽量增大基托面积，做出正确的后堤区，后牙尽可能排在牙槽嵴顶，基托蜡型磨光面做成凹面固位，进一步使修复体不致因受力而产生移位、脱落，保持修复体的稳固。

**22. A**

**23. A** 全口义齿由人工牙和基托两部分组成，靠义齿基托与无牙颌黏膜组织紧密贴合及边缘封闭产生的吸附力和大气压力，使义齿吸附在上、下颌牙槽嵴上，其吸附力大小与基托和黏膜的接触面积、基托与黏膜的密合程度、唾液的黏稠度、唾液的量有关。

**24. A** 义齿是直接对食物产生破碎的装置，因此人工牙的排列位置和上、下牙之间相对的关系都直接影响到全口义齿的稳定，正常情况下，全口义齿前牙应该排成轻度的覆盖关系，上前牙切缘突出与下前牙切缘的水平距离为 1 ~ 2mm。

**25. E** 种植体植入，患者必须满足以下几点：①牙周炎症彻底消除；②患者能够保持良好的口腔卫生；③拔牙后 3 个月左右牙槽骨修复重建完成，一般情况下种植时机为拔牙 3 个月以后。口腔其他部位有深牙周袋的牙周致病菌易在种植体周围定植，从而造成种植体周围感染。因此，牙周炎患者的牙周感染在种植治疗之前必须控制感染。包括完善的牙周基础治疗及必要的牙周手术治疗以去除不良生活习惯，如抽烟和吃刺激性食物。

**26. A** 右下 6 种植的特点伴有颊舌向（唇腭向）骨量不足和垂直向骨量不足时考虑引导骨再生手术或下牙槽神经解剖术进行骨增量。彻底控制牙周炎症的情况下，可以与非牙周炎患者一样进行种植治疗，种植手术的基本原则和手术方法也与常规种植手术相同。软组织量不足时考虑游离龈移植术。邻牙松动时，应全面考虑，视疗效及感染控制情况决定是否保留。

**27. E** 种植治疗后对种植体评估主要通过临床视诊检查、种植体周的探诊检查、动度仪检查、共振频率分析及放射学检查。主要评估内容包括：种植体及天然牙周围的软、硬组织健康状况、种植体稳定性、修复体完整性和稳定性、患者口腔卫生控制能力和菌斑控制状况及对种植体周和牙周组织的专业维护处理。

**四、案例分析题**

**28. DEFG** 牙周炎患者复诊间隔不应超过 6 个月，防治牙周炎应半年至一年做一次洁治，复查应拍 X 线片。

**29. ABC** 种植体植入，患者必须满足：①牙周炎症彻底消除：全口菌斑指数 <20%，且全口 BOP <25%，余留牙 PD <5mm；②患者能够保持良好的口腔卫生；③拔牙后 3 个月左右牙槽骨修复重建完成，一般情况下种植时机为拔牙 3 个月以后。总之，在种植体植入前消除牙周炎症并建立高标准的菌斑控制，是种植治疗成功的最终决定性因素。

**30. ABDE** 种植牙菌斑成分与天然牙不同，种植体周围健康位点的菌斑内主要含 G⁺ 需氧或兼性厌氧球菌及非能动菌。当软、硬组织存在炎症时，种植体周的菌斑主要由 G⁻ 厌氧菌、产黑色素厌氧菌及螺旋体等组成。种植体周探诊深度大于 6mm 时，可培养的细菌总量比健康部位增多 20 倍，厌氧菌增多尤其明显，能动菌占总菌量的 50%。健康牙周的菌斑，主要含中间普氏菌、具核梭杆菌等机会致病菌，而很少发现牙龈卟啉单胞菌和螺旋体。种植体复查以 X 线检查为主。

**31. ABEF** 种植体的维护程序大致与天然牙相同，但需注意以下几点：①患者在清洁天然牙的同时，应确保种植体的菌斑控制。②种植体的清洁必须使用特殊的器械，如塑料的工作尖或特殊处理的镀金的刮治器。不得使用普通的金属刮治器，否则会损伤种植体的表面。③抛光时应采用蘸上浮石粉、二氧化锡或种植体专用的抛光膏的橡皮杯，在基台的表面用轻柔的、间断的压力抛光。④抗菌漱口水不得含有酸性的氟化物，否则会损伤钛金属的表面。

# 第三篇 口腔黏膜病学

# 第一章 口腔黏膜感染性疾病

一、单选题：每道试题由 1 个题干和 5 个备选答案组成，题干在前，选项在后。选项 A、B、C、D、E 中只有 1 个为正确答案，其余均为干扰选项。

1. 禁用皮质类固醇的疾病是
   A. 扁平苔藓
   B. 盘状红斑狼疮
   C. 单纯疱疹
   D. 复发性口腔溃疡
   E. 多形性红斑

2. 治疗急性疱疹性龈口炎首选的全身药物是
   A. 口炎冲剂
   B. 阿昔洛韦
   C. B 族维生素
   D. 皮质类固醇
   E. 广谱抗生素

3. 在牙面形成获得性薄膜的过程中，下列正确的是
   A. 获得性薄膜可促进早期菌黏附定植及细菌共聚，但不决定细菌附着的顺序
   B. 获得性薄膜是层有结构、有细胞的薄膜
   C. 获得性薄膜在龈缘区较薄，牙尖区较厚
   D. 获得性薄膜可吸附细菌至牙面，但不具有选择性
   E. 获得性薄膜可选择性吸附细菌至牙面

4. 革兰阴性菌独有的一种致病物质是
   A. 内毒素
   B. 白细胞毒素
   C. 胶原酶
   D. 脂磷壁酸
   E. 透明质酸酶

5. 关于口腔正常菌群，下列叙述正确的是
   A. 菌群中革兰阴性菌较多
   B. 不包括牙周致病菌
   C. 一般对宿主无害，甚至有益
   D. 口腔正常菌群是稳定不变的
   E. 口腔正常菌群不刺激宿主免疫系统

6. 激素类的口腔制剂不能用于治疗
   A. 复发性口腔溃疡
   B. 扁平苔藓
   C. 多形性红斑
   D. 类天疱疮
   E. 口腔念珠菌病

7. 口腔念珠菌病病损区涂片直接镜检可见
   A. 菌丝和孢子
   B. 梭状杆菌和螺旋体
   C. 包涵体
   D. 大量细菌及白细胞
   E. 分枝杆菌

8. 复发性单纯疱疹性口炎的复发诱因不包括
   A. 局部机械损伤
   B. 过度疲劳
   C. 妇女月经期
   D. 微量元素缺乏
   E. 感冒等发热性疾病

9. I 型单纯疱疹病毒复发感染常见的部位是
   A. 颊黏膜
   B. 舌背黏膜
   C. 舌腹及舌侧缘黏膜
   D. 唇黏膜
   E. 唇红及周缘皮肤

10. 疱疹样口疮与疱疹性口炎的鉴别要点不包括
    A. 两者病因不同
    B. 两者病损表现形式不同
    C. 两者分布部位不同
    D. 两者病程不同
    E. 是否影响皮肤

11. 面口部带状疱疹的典型临床表现是
    A. 成簇的红斑、水疱沿三叉神经对称分布，疼痛剧烈
    B. 成簇的红斑、水疱沿一侧三叉神经分布，疼痛剧烈
    C. 成簇的红斑、水疱沿一侧三叉神经分布，严重者可超过中线分布至对侧三叉神经，疼痛剧烈
    D. 颜面部出现红斑，沿一侧三叉神经分布，继而出现水疱，继发感染后成为脓疱，最终结痂，脱痂后留下瘢痕
    E. 以上都不对

12. 口腔颌面部感染来源最常见的是
    A. 血源性
    B. 医源性
    C. 牙源性
    D. 腺源性

E. 损伤性

**13.** 下颌第三磨牙急性冠周炎最易导致的间隙感染是

A. 颊间隙　　　　　　B. 翼下颌间隙

C. 眶下间隙　　　　　D. 咬肌间隙

E. 颞间隙

**14.** 下列间隙感染首先表现为张口困难的为

A. 翼下颌间隙　　　　B. 眶下间隙

C. 下颌下间隙　　　　D. 口底蜂窝织炎

E. 舌下间隙

**15.** 口腔颌面部间隙的正确定义为

A. 正常情况下颌面部各组织之间存在的间隙

B. 颌面部肌肉和涎腺之间存在的间隙

C. 正常情况下颌面部各组织之间解剖结构上的潜在间隙

D. 颌面部各间隙之间无沟通

E. 颌面部间隙感染不易扩散

**16.** 患者，男性，36 岁。口内多处溃疡，疼痛不能进食来诊。检查双颊及舌黏膜，可见小米粒大小的溃疡十余个，散在分布。周围黏膜广泛充血红肿。以往曾有多次类似发作病史。该患者拟诊断为

A. 疱疹性咽峡炎　　　B. 疱疹性龈口炎

C. 白塞病　　　　　　D. 带状疱疹

E. 疱疹样复发性阿弗他溃疡

**17.** 鉴别原发性疱疹性口炎和疱疹样复发性阿弗他溃疡的依据不包括

A. 病损位置　　　　　B. 发病年龄

C. 病损大小　　　　　D. 病损数目

E. 患者性别

**18.** 引发口腔单纯性疱疹的病原体是

A. 巨细胞病毒　　　　B. HIV

C. 水痘 – 带状疱疹病毒　D. HSV

E. EB 病毒

**19.** 人类口腔念珠菌病的主要致病菌是

A. 热带念珠菌　　　　B. 假热带念珠菌

C. 白念珠菌　　　　　D. 克柔念珠菌

E. 近平滑念珠菌

**20.** 治疗带状疱疹可采用的方法是

A. 口服磺胺类药物

B. 注射干扰素或转移因子，口服镇痛药物

C. 注射链霉素每日 0.5g，或异烟肼 0.1g 局部封闭，每日或隔日 1 次

D. 口服酮康唑：成人剂量为每日 1 次，200mg，2 ~ 4 周一个疗程

E. 口服各种维生素及微量元素

**21.** 有关疱疹性口炎的病理描述，不正确的是

A. 上皮内可见气球变性和网状液化

B. 变性的上皮细胞显著肿胀，呈圆形，可无核，也可有一个或多个核

C. 变性细胞间桥消失

D. 胞核内可见病毒包涵体

E. 变性细胞位于水疱顶部

**22.** 与口腔黏膜病有关的最主要的真菌是

A. 酵母菌　　　　　　B. 白念珠菌

C. 热带念珠菌　　　　D. 假热带念珠菌

E. 星形念珠菌

**23.** 唯一能分泌白细胞毒素的细菌是

A. 黏性放线菌　　　　B. 伴放线放线杆菌

C. 牙龈卟啉单胞菌　　D. 牙密螺旋体

E. 具核梭杆菌

**24.** 葡萄糖作为细菌碳源的主要糖类，可以通过四种不同途径转变为关键性的中间产物，这一中间产物是

A. 3 – 磷酸甘油醛　　B. 6 – 磷酸葡萄糖酸

C. 乳酸　　　　　　　D. 丙酮酸

E. ATP

**25.** 疱疹性龈口炎多见于

A. 6 个月 ~ 3 岁婴幼儿　B. 学龄前儿童

C. 青少年　　　　　　D. 中年人

E. 老年人

**26.** 疱疹性龈口炎的病原体是

A. 细菌　　　　　　　B. 病毒

C. 真菌　　　　　　　D. 衣原体

E. 立克次体

**27.** 手 – 足 – 口病的病原体是

A. 变形链球菌　　　　B. HSV

C. 柯萨奇病毒 A5　　D. 柯萨奇病毒 A16

E. 白念珠菌

**28.** 疱疹性咽峡炎的病原体是

A. 牙龈卟啉单胞菌

B. HSV

C. 柯萨奇病毒 A4

D. 柯萨奇病毒 A16

E. 变形链球菌

**29.** 带状疱疹的病原菌是

A. 柯萨奇病毒

B. 单纯疱疹病毒

C. 腺病毒

D. 水痘－带状疱疹病毒

E. 肠道病毒

**30. 口腔念珠菌病口腔局部治疗宜选用的含漱剂是**

A. 弱碱性液体　　　　B. 弱酸性液体

C. 含抗生素的液体　　D. 含激素的液体

E. 含止痛药物的液体

**31. 临床怀疑口腔念珠菌感染时，首先选用的辅助诊断技术为**

A. 唾液培养

B. 唾液及血清念珠菌抗体测定

C. 血清铁及维生素 B 测定

D. 直接涂片镜检

E. 活体组织检查

**32. 急性假膜型念珠菌性口炎多发于**

A. 老年人　　　　　　B. 青少年

C. 新生婴儿　　　　　D. 围绝经期妇女

E. 40 岁左右的中年人

**33. 对牙周兼性厌氧菌及微需氧菌感染无效的是**

A. 四环素　　　　　　B. 米诺环素

C. 螺旋霉素　　　　　D. 氯己定

E. 甲硝唑

**34. 藻酸盐印膜材料与胶结剂的反应极为迅速，需加入缓凝剂延缓反应进行，常用的缓凝剂不包括**

A. 碳酸钠　　　　　　B. 磷酸钠

C. 草酸盐　　　　　　D. 磷酸三钠

E. 氧化锌

**35. 藻酸盐类印膜材料的凝固原理为**

A. 离子交换变化　　　B. 物理变化

C. 化学变化　　　　　D. 室温变化

E. 聚合变化

**36. 琼脂印膜材料的凝固原理为**

A. 离子交换变化　　　B. 物理温度变化

C. 化学变化　　　　　D. 物理压力变化

E. 聚合变化

**37. 下列关于琼脂印膜材料，说法错误的为**

A. 琼脂印膜材料具有流动性、弹性好，准确性高的特点

B. 琼脂作为印膜材料是利用其凝胶和溶胶之间的转化

C. 琼脂印膜材料具有反复使用的特点，临床常用作复制模型的印膜材料

D. 琼脂印膜材料的胶凝温度介于 36～40℃之间

E. 琼脂印膜材料的凝胶转变为溶胶的温度介于

50～60℃

**38. 翼颌间隙感染一般不会累及**

A. 颞下间隙　　　　　B. 咬肌间隙

C. 眶下间隙　　　　　D. 咽旁间隙

E. 颌下间隙

**39. 口腔黏膜细菌感染时闻诊的气味为**

A. 血腥味　　　　　　B. 腐败坏死气味

C. 炎性口臭　　　　　D. 没有气味

E. 坏死性臭味

**40. 若诊断为疱疹性龈口炎，其可能的病因为**

A. 科萨奇病毒 A4 感染

B. HSV I 感染

C. 细菌感染

D. 原有慢性疾病急性发作

E. 支原体感染

**41. 急性疱疹性龈口炎的特点不包括**

A. 急性发作，全身反应较重

B. 成簇小水疱，疱破后成为大片表浅溃疡

C. 好发于成年人

D. 损害遍及口腔黏膜各处

E. 可伴有皮肤损害

**42. 白塞病的诊断标准不包括**

A. 复发性口腔溃疡

B. 复发性生殖器溃疡

C. 眼部疾病

D. 皮肤出现斑疹及疱疹

E. 皮肤针刺反应阳性

**43. 原发性疱疹性口炎的好发人群是**

A. 老年人　　　　　　B. 6 岁以下儿童

C. 青少年　　　　　　D. 围绝经期妇女

E. 40 岁左右的中年人

**44. 临床上常用的念珠菌实验室检测方法是**

A. 涂片法、培养法、基因诊断

B. 涂片法、培养法、组织病理学检查

C. 涂片法、培养法、免疫法

D. 培养法、活检法、基因诊断

E. 涂片法、免疫法、基因诊断

**45. 下列不是带状疱疹的诱因的是**

A. 系统性红斑狼疮

B. 恶性肿瘤

C. 大面积烧伤

D. 长期大量使用皮质激素

E. 吸烟

二、多选题：每道试题由 1 个题干和 5 个备选答案组成，题干在前，选项在后。选项 A、B、C、D、E 中至少有 2 个正确答案。

**46. 单纯疱疹病毒感染引起的疾病是**

A. 疱疹性口炎

B. 带状疱疹

C. 手 – 足 – 口病

D. 球菌性口炎

E. 唇疱疹

**47. 容易并发口腔念珠菌病的疾病是**

A. 糖尿病

B. 高血压

C. 获得性免疫缺陷综合征

D. 冠心病

E. 口干综合征

**48. 以下疾病可出现假膜病损的有**

A. 化学药物烧伤

B. 急性假膜型念珠菌性口炎

C. 慢性红斑型念珠菌性口炎

D. 球菌性口炎

E. 白喉性口炎

三、共用题干单选题：以叙述一个以单一病人或家庭为中心的临床情景，提出 2～6 个相互独立的问题，问题可随病情的发展逐步增加部分新信息，每个问题只有 1 个正确答案，以考查临床综合能力。答题过程是不可逆的，即进入下一问后不能再返回修改所有前面的答案。

**（49～51 共用题干）**

患者，女性，43 岁。自述 2 天前发热，继而左上唇及颧部出现水疱。查体：左上唇、腭部、颧部及眶下皮肤出现集簇性水疱，其中一部分已破溃成溃疡，周围皮肤、黏膜充血。初诊 3 天后的化验检查见血清带状疱疹病毒抗体效价高于正常值 64 倍。

**49. 该病诊断为带状疱疹，病变部位在**

A. 三叉神经第 I 支  B. 三叉神经第 II 支

C. 三叉神经第 III 支  D. 面神经

E. 颈神经

**50. 本病的临床特征一般为**

A. 皮肤和口腔黏膜出现成簇的疱疹，损害沿三叉神经的三支分布，不越过中线

B. 口腔黏膜较大的溃疡面

C. 局限于口腔无角化黏膜的成簇疱疹

D. 牙龈、上腭等部位的口腔黏膜出现成簇的针头大小的透明水疱

E. 手、足和口腔黏膜疱疹或破溃后形成溃疡

**51. 以下治疗措施中不适合本病的是**

A. 干扰素肌注

B. 西咪替丁口服

C. 水杨酸类药物口服

D. 0.1% 氯己定溶液漱口

E. 硝酸咪康唑局部应用

**（52～55 共用题干）**

患者，男性，70 岁。因"口干 1 年，上腭部疼痛 5 天"来诊。患者全口无牙，佩戴全口义齿 2 年。口腔检查：腭黏膜红肿。

**52. 最可能的诊断是**

A. 疱疹性咽峡炎  B. 多形性红斑

C. 口腔念珠菌病  D. 复发性口疮

E. 天疱疮

**53. 为明确诊断，需要做的检查是**

A. 义齿组织面直接涂片真菌检查

B. 上腭红肿组织表面涂片检查

C. 舌背黏膜涂片检查

D. 切取红肿组织进行病理检查

E. 血清念珠菌培养

**54. 适用于本病的药物是**

A. 制霉菌素  B. 四环素

C. 红霉素  D. 氯霉素

E. 两性霉素 B

**55. 确诊本病应该首先排除的疾病是**

A. 贝赫切特综合征  B. 天疱疮

C. 带状疱疹  D. 红斑狼疮

E. 扁平苔藓

**（56～59 共用题干）**

患者，女性，65 岁。右颊及下唇黏膜破溃疼痛 2 天。口腔检查：右颊皮肤发红可见成簇小水疱，呈带状排列。右侧下唇内侧黏膜和颊黏膜广泛糜烂，左侧颊部皮肤及黏膜未见异常。

**56. 本病可能的诊断是**

A. 疱疹性口炎  B. 带状疱疹

C. 过敏性口炎  D. 口炎型口疮

E. 疱疹性咽峡炎

**57. 导致该疾病的病原微生物是**

A. 人乳头状瘤病毒

B. 单纯疱疹病毒

C. 柯萨奇病毒

D. 水痘 – 带状疱疹病毒

E. 肠道病毒 71 型

58. 假设是带状疱疹，局部治疗首选的药物是

　　A. 氧化锌软膏

　　B. 阿昔洛韦乳膏

　　C. 制霉菌素甘油

　　D. 他克莫司软膏

　　E. 曲安奈德软膏

59. 假设是带状疱疹，最常见的后遗症是

　　A. 面瘫　　　　　　B. 神经痛

　　C. 留有瘢痕　　　　D. 局部麻木

　　E. 瘤样改变

四、案例分析题：每道案例分析题有 3～12 问。每问的备选答案至少 6 个，最多 12 个，正确答案及错误答案的个数不定。考生每选对一个正确答案给 1 个得分点，选错一个扣 1 个得分点，直至扣至本问得分为 0，即不含负分。案例分析题的答题过程是不可逆的，即进入下一问后不能再返回修改所有前面的答案。

（60～63 共用题干）

患儿，女性，2 岁半。初入幼儿园 2 周，父母发现孩子舌背及下唇黏膜有多个溃疡，手指、足趾等多部位散在小水疱。

60. 本病可能的诊断是

　　A. 疱疹性咽峡炎　　　B. 念珠菌病

　　C. 口炎型口疮　　　　D. 手－足－口病

　　E. 疱疹性口炎　　　　F. 过敏性口炎

61. 导致该疾病的病原微生物是

　　A. 人乳头状瘤病毒　　B. 单纯疱疹病毒

　　C. 柯萨奇病毒　　　　D. 埃可病毒

　　E. 肠道病毒 71 型　　F. 带状疱疹病毒

62. 本病的发病特点是

　　A. 多为散发

　　B. 多为集体爆发

　　C. 冬季易流行

　　D. 患者多为 5 岁以下幼儿

　　E. 夏秋季多见

　　F. 主要发生于软腭及咽周

　　G. 大部分病情危重

63. 应采取的主要治疗措施是

　　A. 注意隔离

　　B. 口服更昔洛韦

　　C. 积极控制高热

　　D. 口服阿昔洛韦

　　E. 局部用 0.05% 氯己定

　　F. 局部用 0.1% 依沙吖啶

G. 做好口腔和皮肤护理

## 答案和精选解析

### 一、单选题

**1. C**　单纯疱疹：治疗时应该采取对症抗病毒和免疫治疗，局部治疗以干燥收敛、预防感染为原则，禁用皮质类固醇激素软膏，因其可抑制血清中的干扰素。单纯疱疹的抗病毒治疗可以选用阿昔洛韦，止痒时可以用龙胆紫溶液、炉甘石洗剂等，防感染可以用抗生素。

**2. B**　急性疱疹性龈口炎是由单纯疱疹病毒引起的皮肤黏膜病，该疾病的治疗原则：抗病毒治疗；局部注意消毒、防腐、止痛、控制继发感染；全身支持疗法，增强免疫。口炎冲剂属于中成药，可用于治疗疱疹性口炎，一般用于发病早期。阿昔洛韦为一种合成的嘌呤核苷类似物，主要用于单纯疱疹病毒所致的各种感染，可用于初发或复发性皮肤、黏膜、外生殖器感染及免疫缺陷者发生的单纯疱疹病毒感染。B 族维生素属于维生素类，均衡营养。皮质类固醇可用于天疱疮、类天疱疮等，广谱抗生素用于细菌感染。综上，急性疱疹性龈口炎的治疗药物首选阿昔洛韦。

**3. E**　获得性薄膜最初由唾液蛋白或糖蛋白吸附至牙面，形成一层无结构、无细胞的薄膜。它的形成速度很快，在刚清洁过的牙面上，数分钟内便可形成，1～2 小时迅速成层增厚，厚度为 1～20μm，在龈缘区较厚，牙尖区较薄，为细菌黏附提供了条件，又可提供给细菌营养。它是菌斑微生物的基础，可促进早期菌黏附定植及细菌共聚，决定细菌附着的顺序，可选择性吸附细菌至牙面，如最早定植的细菌是血链球菌，随着时间延长，定植的细菌成分愈来愈复杂。

**4. A**

**5. C**　在正常情况下，口腔正常菌群的细菌共生、竞争和拮抗，保持菌群之间的相对平衡以及与宿主之间的动态平衡，对人一般无害，不致病，这种平衡对保持口腔健康是有益的。口腔正常菌群以革兰阳性菌居多，口腔正常菌群的种类与数量随年龄、饮食、卫生习惯、口腔局部和全身情况等变动，因此，正常菌群是相对的、可变的、有条件的。口腔正常菌群可以刺激宿主免疫系统，对人体免疫系统的成熟具有重要作用。当口腔正常菌群平衡紊乱或某些因素使这些微生物毒力增强，以及人体口腔的防御机制发生缺陷与破坏可导致内源性感染。牙菌斑中绝大多数细菌为口腔正常菌群，仅少数细菌与牙周病的发生、发展密切相关，在各型牙周病的病损区，常可分离出一种或几种优势菌，它们具有显著的毒力或致病性，能通过多种机制干扰宿主防御能力，具有引发牙周破坏的潜能，称之为牙周致病菌。

**6. E** 激素类的口腔制剂，如糖皮质激素、泼尼松等，具有抗炎、抗过敏、抗休克、非特异性抑制免疫及退热等多种作用，可以防止和阻止免疫性炎症反应和病理性免疫反应的发生。多形性红斑是口腔过敏性疾病，糖皮质激素起抗过敏作用。类天疱疮是一种自身免疫性的大疱性的皮肤黏膜病，首选糖皮质激素治疗。扁平苔藓患者可涂抹外用药物糖皮质激素软膏。重型复发性口腔溃疡，以2.5%醋酸泼尼松龙混悬液0.5～1ml加入1%普鲁卡因溶液1ml注射于溃疡下组织内，起局部封闭作用，有加速溃疡愈合的作用。

**7. A** 白念珠菌在培养基、组织中和分泌物中均能产生假菌丝，假菌丝在结节处形成芽生孢子，有时在末端形成厚壁孢子。因此口腔念珠菌病损区涂片直接镜检见菌丝和孢子，可作为本病的确诊依据。梭状杆菌和螺旋体是急性坏死性溃疡性龈炎的致病菌；包涵体见于病毒感染的细胞；大量细菌及白细胞在急性炎症期多见；结核分枝杆菌会引起结核。

**8. D** 复发性疱疹性口炎的复发诱因包括感染、疲劳、日晒、局部机械损伤刺激、情绪紧张、胃肠功能紊乱、环境改变等。微量元素缺乏不是其复发的诱因。

**9. E** Ⅰ型单纯疱疹病毒可引起疱疹性口炎，复发性疱疹性口炎，常见于成人，病程1～2周，复发诱因包括感染、疲劳、日晒、局部刺激、情绪紧张、胃肠功能紊乱、环境改变等。病损部位一般在口唇或接近口唇处，主要表现为灼热—起疱—糜烂—结痂的过程，病损愈合后不留瘢痕，但可有色素沉着。因此，Ⅰ型单纯疱疹病毒复发感染常见的部位为唇红及周缘皮肤。

**10. D** 两者病因不同：疱疹性口炎为单纯疱疹病毒感染引起；疱疹样口疮目前病因不明，为多因素作用导致的疾病。两者病损表现形式不同：疱疹性口炎的损害总是以起疱开始，常为多个成簇的疱，单个的疱较少见，损害复发时，总是在原先发作过的位置，或邻近原先发作过的位置；疱疹样口疮的损害为散在分布的单个小溃疡，病程反复，不经过发疱期。分布部位不同：疱疹性口炎的口腔黏膜任何部位均可受累，以邻近乳磨牙（成人前磨牙）的上腭和龈缘处最明显；疱疹样口疮主要分布于口腔内角化程度较差的黏膜处。是否影响皮肤：疱疹性口炎复发时，病损部位一般在口唇或接近口唇处；疱疹样口疮无皮肤损害。病程与个人体质、是否积极治疗等因素有关，不是疱疹样口疮与疱疹性口炎的鉴别要点。

**11. B**

**12. C** 口腔颌面部感染的原因一般有以下几种：①牙源性感染：细菌通过病灶牙或牙周组织进入体内引起感染。牙齿在解剖结构上与颌骨相连，牙髓和牙周感染可扩散至根尖、牙槽骨和颌面部蜂窝组织间隙。牙源性感染是临床上最常见的颌面部感染方式。②腺源性感染：细菌通过淋巴管侵入局部淋巴结，引起淋巴结炎然后穿透淋巴结包膜，扩散到周围空间形成蜂窝织炎。③损伤性感染：损伤性黏膜破裂或拔牙导致皮肤黏膜屏障完整性受损，细菌进入体内引起感染。④医源性感染：由于手术器械消毒不严格，或者是在炎症的时候拔牙，引起炎症扩散，出现口腔颌面部的感染。⑤血源性感染：身体其他部位的感染，通过细菌栓子播散到口腔颌面部，引起口腔颌面部感染。

**13. D**

**14. A** ①眶下间隙感染临床特点：眶下区肿胀范围常波及内眦、上下眼睑、颧部皮肤。肿胀区皮肤发红、张力增大，眼睑水肿、睑裂变窄、鼻唇沟消失。脓肿形成后，眶下区可触及波动感，口腔前庭龈颊沟处常有明显肿胀、压痛、易触及波动感；少数可由此自行穿破，有脓液溢出。感染期由于肿胀及炎症激惹眶下神经，可引起不同程度的疼痛。②翼下颌间隙感染临床特点：常先有牙痛史，继而出现张口受限，咀嚼食物及吞咽疼痛；口腔检查可见翼下颌皱襞处黏膜水肿，下颌支后缘稍内侧可有轻度肿胀、深压痛。③舌下间隙感染临床特点：舌下间隙感染不多见，临床表现为一侧或双侧的舌下肉阜或颌舌沟区口底肿胀，黏膜充血，舌体被挤压抬高、推向健侧、运动受限，言语、进食、吞咽出现不同程度的困难和疼痛。感染向口底后份扩散时，可出现张口受限和呼吸不畅。脓肿形成后在口底可触及波动，如自发穿破则有脓液溢出。如感染为唾液腺来源，下颌下腺导管口可有脓液排出。相邻间隙受累时可出现相应颌周及下颌下脓肿的临床症状。④下颌下间隙感染临床特点：多数下颌下间隙感染是以下颌下淋巴结炎为其早期表现。临床表现为下颌下区丰满，检查有明确边界的淋巴结肿大、压痛。化脓性下颌下淋巴结炎向结外扩散形成蜂窝织炎。下颌下间隙蜂窝织炎临床表现为下颌下三角区肿胀，下颌骨下缘轮廓消失，皮肤紧张、压痛，按压有凹陷性水肿。脓肿形成后，中心区皮肤充血，可触及明显波动。下颌下间隙因与舌下间隙相续，感染极易向舌下间隙扩散，此时可伴有口底后份肿胀、舌运动疼痛、吞咽不适等症状。⑤口底多间隙感染（又称口底蜂窝织炎）临床特点：口底多间隙感染因病变范围广，需行CT检查明确病变范围（包括胸部CT的拍摄）。化脓性病原菌引起的口底蜂窝织炎，病变初期肿胀多在一侧下颌下间隙或舌下间隙。因此，局部特征与下颌下间隙或舌下间隙蜂窝织炎相似。如炎症继续发展扩散至整个口底间隙时，则双侧下颌下、舌下口底及颏部均有弥漫性肿胀。坏死性病原菌引起的口底蜂窝织炎，则表现为软组织的广泛性水肿。

**15. C** 口腔颌面部间隙的概念：在正常的颌面解剖

结构中存在着潜在的筋膜间隙，各间隙为脂肪与结缔组织所充满。当感染侵入人体后破坏了脂肪与结缔组织，间隙中充满炎性产物，此时形成了间隙感染，感染可以局限于一个间隙，也可以随着较薄弱的方向向四周散去，波及附近的几个间隙，形成弥漫性的蜂窝织炎。颌面以及颈部多间隙的互相沟通，使感染复杂化，发生各种严重的并发症。

**16. E** ①疱疹性咽峡炎是由柯萨奇病毒 A4 引起的口腔疱疹损害，病损分布只限于口腔后面，如软腭、腭垂、扁桃体处，为丛集成簇的小水疱，不久破溃成溃疡，很少发生在口腔前部，病程大约 7 天。②疱疹性龈口炎在成人多为复发性感染，全身反应轻，损害为多个成簇的针尖大小的透亮水疱，周围有轻度红斑，水疱破裂形成糜烂溃疡。总在原先发作过的位置或邻近处，以口角、唇缘及皮肤多见。一般有机体抵抗力下降的诱因或情绪等因素。③带状疱疹是水痘带状疱疹病毒引起的颜面皮肤和口腔黏膜的病损，水疱较大，疱疹聚集成簇，沿三叉神经的分支排列成带状，但不超过中线。疼痛剧烈，愈后不再复发。④白塞病的临床特征为同时或先后发生的口腔黏膜溃疡以及眼、生殖器、皮肤病损及多系统多脏器病损，反复发作。⑤疱疹样复发性阿弗他溃疡，约占复发性阿弗他溃疡患者的 10%。多发于成年女性，好发部位及病程与轻型相似。但溃疡直径较小，约 2mm，溃疡数目多，可达十数个或数十个，散在分布，似"满天星"。相邻的溃疡可融合成片，黏膜充血发红，疼痛最重，唾液分泌增加。可伴有头痛、低热等全身不适，病损局部的淋巴结肿痛等症状。根据题干内容拟诊为疱疹样复发性阿弗他溃疡。

**17. E** 原发性疱疹性口炎好发于婴幼儿，急性发作、全身反应较重。病损特点：①成簇小水疱，疱破后成为大片表浅溃疡。②损害遍及口腔黏膜各处，包括牙龈、腭、舌、颊和唇黏膜。③可伴有皮肤损害。疱疹样复发性阿弗他溃疡好发于成人，反复发作、全身反应较轻。病损特点：①散在分布的单个小溃疡，无发疱期，溃疡数量较多。②损害仅限于口腔的无角化黏膜。③无皮肤损害。

**18. D** 引发口腔单纯性疱疹的病原体是单纯疱疹病毒（HSV）。巨细胞病毒感染，可引起胃肠炎、肝炎、间质性肺炎、视网膜炎等；HIV 是艾滋病的病原体，水痘-带状疱疹病毒是带状疱疹的病原体；EB 病毒感染与鼻咽癌等有关。

**19. C**

**20. B** 带状疱疹由水痘-带状疱疹病毒感染，带状疱疹的治疗原则为抗病毒、消炎止痛和防止继发感染。其中，抗病毒药物包括：干扰素、阿昔洛韦。因此，带状疱疹患者可以注射干扰素或转移因子，口服镇痛药物。

磺胺类药物是抗菌药物，链霉素是治疗结核的药物，酮康唑是抗真菌药物，口服各种维生素及微量元素属于全身对症支持治疗。

**21. E** 疱疹性口炎的病理改变：上皮内形成疱，疱是由于上皮细胞发生气球样变和网状液化所引起。气球样变的上皮细胞显著肿胀，呈圆形，胞核为一个或多个，或无细胞核。因气球状细胞失去了细胞间桥，所以彼此分离形成水疱。气球状细胞的胞核内有嗜伊红性病毒小体，也称病毒包涵体，此种变性细胞多在水疱的底部。网状液化是上皮细胞内水肿，最后细胞壁破裂，形成多房性水疱，陈旧水疱中残余的细胞壁完全消失，多房水疱则变为单房性水疱。上皮下方结缔组织中有水肿、血管扩张充血和炎症细胞浸润。刮取早期水疱的底部细胞做涂片，进行巴氏染色，可见毛玻璃样核、多核合胞体及核内包涵体三种变化。

**22. B** 白念珠菌是口腔念珠菌中最主要、毒力最强的念珠菌。

**23. B** 伴放线放线杆菌对牙周组织有毒性和破坏作用：①产生一种叫白细胞毒素的外毒素，可杀伤白细胞使其产生溶酶体酶，对牙周组织造成损伤；②抑制中性多形核白细胞（PMN）的趋化；③产生内毒素；④产生胶原酶，破坏结缔组织和骨的胶原纤维；⑤产生成纤维细胞抑制因子、破骨细胞激活因子等。Aa 的表面可形成膜泡，内含毒素，膜泡的脱落可使毒素播散。

**24. D** 细菌可以通过四种不同的代谢途径分解糖，但其最终都会转变为丙酮酸这一共同的中间产物，然后在不同的细菌中或不同的环境中，丙酮酸经不同的代谢途径可产生不同的产物，如乳酸等有机酸，可以使牙齿脱矿产生龋齿。

**25. A 26. B**

**27. D** 手-足-口病是由肠道病毒引起的传染病，引发手-足-口病的肠道病毒有 20 多种，其中以柯萨奇病毒 A16 型（Cox A16）和肠道病毒 71 型（EV 71）最为常见。白念珠菌可引起雪口病，HSV 可引起单纯性疱疹，变形链球菌是主要的致龋菌。

**28. C** 疱疹性咽峡炎是由肠道病毒感染引起的以急性发热和咽峡部疱疹性溃疡为特征的急性传染性咽峡炎，以柯萨奇病毒 A4 感染多见。牙龈卟啉单胞菌可引起慢性牙周炎，HSV 可引起单纯性疱疹，柯萨奇病毒 A16 可引起手-足-口病，变形链球菌是主要的致龋菌。

**29. D** 带状疱疹是由水痘-带状疱疹病毒引起的感染性疾病。柯萨奇病毒属于肠道病毒，可引起疱疹性咽峡炎、手-足-口病等，单纯疱疹病毒可引起单纯性疱疹，腺病毒可引起急性上呼吸道感染。

**30. A** 由于念珠菌喜酸恶碱，用碱性溶液漱口，如 2%~4% 的碳酸氢钠溶液，可以起到抑制念珠菌生长繁殖的作用。含激素的液体禁用，激素是口腔念珠菌病的诱因。口腔念珠菌属于真菌，含抗生素的液体无效。

**31. D**　念珠菌实验室检测方法包括涂片法、分离培养法、组织病理学检查、免疫学和基因诊断等，常用的方法是前三种。其中涂片法中的直接镜检操作便捷，是首选的方法。即取口腔黏膜病损区标本，涂一薄层于载玻片上，加入 10% KOH 溶液，在显微镜下直接观察。

**32. C**　急性假膜型念珠菌性口炎可发生于任何年龄，多见于长期使用激素者、HIV 感染者、免疫缺陷者、婴幼儿及衰弱者，但以新生儿最多见，发生率约为 4%，又称鹅口疮或雪口病。

**33. E　34. E　35. C**

**36. B**　琼脂利用其凝胶和溶胶之间的转化，成为可逆性水胶体印模材料。胶凝作用随温度变化而改变，温度的降低使溶胶状态的琼脂黏度逐渐变大，最后失去流动性，形成冻状的半固体状态，称为凝胶。因此，琼脂印膜材料的凝固原理为物理温度变化。

**37. E**　琼脂印模材料具有良好的流动性、弹性，制取的印模准确性较好。琼脂作为印模材料是利用凝胶和溶胶之间的转化，成为可逆性水胶体印模材料。胶凝作用随温度变化而改变，变化发生时的温度，称为胶凝温度。琼脂印模材料的胶凝温度介于 36 ~ 40℃，温度低有利于胶凝，胶凝时间与温度的函数关系是：温度越低胶凝越快。这是由于低温度下，分子的热运动减小，有利于结构形成。凝胶转变成溶胶的温度为 60 ~ 70℃，凝胶能够在温度的作用下转变为溶胶，是因为凝胶的内能比溶胶低。综上，琼脂印膜材料的凝胶转变为溶胶的温度在 60 ~ 70℃之间。

**38. C**　翼下颌间隙位于下颌支内侧骨壁与翼内肌外侧面之间。前界为颊肌及颊肌；后为腮腺鞘；上为翼外肌的下缘；下为翼内肌附着于下颌支处；呈底在上、尖向下的三角形。此间隙中有从颅底卵圆孔出颅的下颌神经分支及下牙槽动、静脉穿过，借蜂窝组织与相邻的颞下、颊、下颌下、舌下、咽旁、咬肌等间隙相通，经颅底血管、神经还可通入颅内。综上，翼颌间隙与眶下间隙不相通，所以翼颌间隙感染一般不会累及眶下间隙。

**39. C**　口腔黏膜细菌性感染的人群，口腔卫生情况不良，由于口腔内牙石、牙菌斑和细菌的数量比较多，舌苔又白又厚，细菌产生的代谢物同细菌一起，不仅会导致口腔黏膜红肿和疼痛，还会出现口腔异味，嗅诊时可闻及炎性口臭。血腥味多见于牙龈出血或其余口腔黏膜出血时。腐败坏死气味可出现于口腔卫生差，食物残渣发酵或者混合细菌感染时，口腔组织炎症较重。

**40. B**　急性疱疹性龈口炎是由 Ⅰ 型单纯疱疹病毒（HSV）引起的皮肤黏膜病，其临床特征是局限于口腔黏膜和附近皮肤出现簇集的小水疱，多见于 6 个月至 2 岁的

儿童。科萨奇病毒 A4 感染引起疱疹性咽峡炎。

**41. C**　急性疱疹性龈口炎的临床特征：急性发作，患者出现发热、头痛等全身反应，口腔黏膜和附近皮肤出现簇集的小水疱，破溃后形成大片表浅溃疡，多见于 6 个月至 2 岁的儿童。临床上可分为四期：前驱期、水疱期、糜烂期和愈合期。复发时会出现皮肤损害，病损部位一般在口唇或接近口唇处，主要表现为灼热 - 起疱 - 糜烂 - 结痂的过程。

**42. D**　白塞病是一种全身性免疫系统疾病，属于血管炎的一种。可侵害人体多个器官，包括口腔、皮肤、关节、肌肉、眼睛、血管、心脏、肺和神经系统等，主要表现为反复的口腔和会阴部溃疡、皮疹、下肢结节红斑、眼部虹膜炎、食管溃疡、小肠或结肠溃疡及关节肿痛等。常用的诊断标准为：在反复发作的口腔溃疡基础之上，加上以下任何两条：反复生殖器溃疡、皮肤损害、眼部受累及针刺反应阳性。

**43. B**

**44. B**　念珠菌实验室检测方法包括涂片法、分离培养、组织病理学检查、免疫学和基因诊断等。一般来说，临床上常用的方法是前三种。

**45. E**　带状疱疹是由水痘 - 带状疱疹病毒引起的急性感染性疾病，由于病毒具有亲神经性，感染后可长期潜伏于脊髓神经后根神经节的神经元内，当抵抗力低下或劳累、感染、感冒、长期使用激素类制剂、大面积烧伤时，病毒可再次生长繁殖，并沿神经纤维移至皮肤，使受侵犯的神经和皮肤产生强烈的反应。因此，外界刺激、损伤、疾病等导致身体抵抗力下降，可诱使该疾病发生，系统性红斑狼疮导致机体的多系统损害以及恶性肿瘤造成机体过度消耗，也会引起带状疱疹。吸烟并不属于带状疱疹的诱因。

**二、多选题**

**46. AE**　单纯疱疹病毒感染引起的疾病是疱疹性口炎和唇疱疹。带状疱疹是由水痘 - 带状疱疹病毒引起。手 - 足 - 口病是由肠道病毒引起的。球菌性口炎的主要致病菌有金黄色葡萄球菌、草绿色链球菌、溶血性链球菌、肺炎双球菌等。

**47. ACE**　长期使用抗生素和免疫抑制剂的患者，或患慢性消耗性疾病的患者，均应警惕白念珠菌感染的发生，特别要注意容易被忽略的深部（内脏）白念珠菌并发症的发生。宿主因素在念珠菌病发病中起着重要作用，如艾滋病患者多伴有念珠菌感染。大手术后、放疗后、口干综合征患者更易患念珠菌病。

**48. ABCDE**　假膜也称伪膜，为灰白色或黄白色的膜，在溃疡或糜烂的表面常有假膜形成，假膜由炎症渗出的纤维素形成网架，将坏死脱落的上皮细胞和炎症渗出的细胞聚集在一起而形成。假膜不是组织本身，所以

能擦掉或撕脱。化学药物烧伤表现：烧伤区出现疼痛、创面溃烂，上覆假膜，后期逐渐结痂等。急性假膜型念珠菌性口炎损害区黏膜充血，有散在的色白如雪的柔软小斑点，如帽针头大小，不久即相互融合为白色或蓝白色丝绒状斑片，斑片附着不十分紧密，稍用力可擦掉，暴露红的黏膜糜烂面及轻度出血，随后糜烂面上覆假膜，逐渐愈合。慢性红斑型念珠菌性口炎病损部位常见于上颌义齿腭侧面接触的腭、龈黏膜，表现为亮红色水肿，或有黄白色条索状或斑点状假膜；球菌性口炎是由致病性球菌引起的急性球菌性感染性口炎，临床上以形成均匀致密的假膜性损害为特征。白喉性口炎的主要临床特征是在咽喉部会出现灰白色的假膜，伴随有全身毒血症的症状。

**三、共用题干单选题**

**49. B**

**50. A** 带状疱疹的临床特征一般为皮肤和口腔黏膜出现成簇的疱疹，损害沿三叉神经的三支分布，不越过中线。

**51. E**

**52. C** 义齿性口炎，又称为慢性红斑型（萎缩型）口腔念珠菌病，其临床表现为：义齿性口炎是戴用活动义齿引起的口腔黏膜的炎性损害，色泽发红。大部分义齿性口炎与念珠菌相关，其致病菌主要为白念珠菌。好发于老年人，黏膜亮红色水肿，或有黄白色的条索状或斑点状假膜，病人自觉口干、口腔灼痛。根据题干，老年患者，佩戴全口义齿2年，出现腭黏膜红肿疼痛和口干，符合慢性红斑型（萎缩型）口腔念珠菌病的诊断。

**53. A** 在口腔念珠菌病病损区涂片直接镜检见菌丝和孢子，可作为本病确诊的依据。对于义齿性口炎，为减小对病损区的刺激，可以在义齿组织面直接涂片，以检查是否存在真菌。

**54. A** 口腔念珠菌病的治疗原则：去除局部或全身性诱因；药物治疗以抗真菌为主，严重者辅以全身治疗；口腔局部2%～5%碳酸氢钠溶液洗漱，改变其口腔环境的酸碱度。因此可以选择的抗真菌药物为制霉菌素。四环素、红霉素、氯霉素和两性霉素B均是抗细菌药物。

**55. A** 贝赫切特综合征，又叫白塞病，是一种以复发性口腔、生殖器溃疡为主要表现的自身免疫性疾病，多见于女性。其基本病理改变为血管炎，临床表现复杂多样，主要表现为反复的口腔及生殖器溃疡、葡萄膜炎及视网膜血管炎，还可累及皮肤、关节及重要脏器。几乎所有患者都会出现口腔表现：溃疡多边缘清楚、疼痛、位于唇、齿龈、舌或颊黏膜上。溃疡呈圆形或卵圆形，表面有白色或黄色伪膜。天疱疮表现为外观正常或红斑

性皮肤或黏膜上出现松弛性的水疱、大疱。带状疱疹表现为成簇的红斑、水疱沿一侧三叉神经分布，不越过中线，疼痛剧烈。盘状红斑狼疮为慢性复发性疾病，主要侵犯皮肤，其特征是有界限清楚的红色斑块（红斑）、毛囊栓塞、鳞屑、毛细血管扩张以及皮肤萎缩等。口腔扁平苔藓典型的临床表现为口腔黏膜的白色条纹状病损，常对称性分布，多见于颊黏膜。综上，结合慢性红斑型（萎缩型）口腔念珠菌病的临床表现（多见于女性患者；病损部位常见于上颌义齿腭侧面接触的腭、龈黏膜，表现为亮红色水肿，或有黄白色条索状或斑点状假膜），确诊慢性红斑型（萎缩型）口腔念珠菌病应该首先排除的疾病是贝赫切特综合征。

**56. B** 患者右颊皮肤发红可见成簇小水疱，呈带状排列，右侧下唇内侧黏膜和颊黏膜广泛糜烂，左侧颊部皮肤黏膜未见病损，临床表现符合带状疱疹的诊断。

**57. D** 三叉神经带状疱疹是由水痘-带状疱疹病毒引起的颜面皮肤和口腔黏膜的病损。水疱较大，疱疹聚集成簇，沿三叉神经的分支排列成带状，但不超过中线。疼痛剧烈，部分患者损害愈合后在一段时期内仍有疼痛。本病任何年龄都可发生，以老年人及免疫缺陷者多见。

**58. B**

**59. B** 带状疱疹常伴有神经痛，但多在皮肤黏膜病损完全消退后1个月内消失，少数患者可持续1个月以上，称为带状疱疹后遗神经痛，常见于老年患者，可能持续半年甚至更长时间。

**四、案例分析题**

**60. D** 手-足-口病的患者多为5岁以下幼儿；手、足、口部位突然发疹起疱，口腔黏膜的疱会迅速破溃形成溃疡，皮肤的水疱不破溃。

**61. CDE** 手-足-口病由肠道病毒引起，主要致病血清型包括柯萨奇病毒A组4～7、9、10、16型和B组1～3、5型，埃可病毒的部分血清型和肠道病毒71型，其中以CV-A16和EV-A71最为常见，重症及死亡病例多由EV-A71所致。

**62. BDE** 手-足-口病夏秋季多发，常见于托幼单位群体发病；患者多为5岁以下幼儿，大部分较轻，少数危重。

**63. ACEFG** 手-足-口病的治疗措施：注意隔离，避免交叉感染；清淡饮食；做好口腔和皮肤护理；积极控制高热，体温超过38.5℃者，采用物理降温（温水擦浴、使用退热贴等）或应用退热药物治疗。目前尚无特效抗肠道病毒药物。不应使用阿昔洛韦、更昔洛韦、单磷酸阿糖腺苷等药物治疗。口腔局部用0.1%依沙吖啶、0.05%氯己定含漱液含漱。

# 第二章 口腔黏膜超敏反应性疾病

**一、单选题**：每道试题由 1 个题干和 5 个备选答案组成，题干在前，选项在后。选项 A、B、C、D、E 中只有 1 个为正确答案，其余均为干扰选项。

1. 可能属于变态反应性疾病的有

   A. 沟纹舌
   B. 多形渗出性红斑
   C. 地图舌
   D. 腺性唇炎
   E. 口角炎

2. 下列描述不符合多形性红斑的临床特征的是

   A. 发病有季节性，春秋季多见
   B. 发病过程缓慢，常迁延不愈，无自限性
   C. 病损特征为红斑、水肿、大疱、糜烂等
   D. 口腔、皮肤、眼、生殖器均可出现病损
   E. 可伴有不同程度的全身反应

3. 患者，男性，35 岁。唇部及口腔内不明原因溃烂 2 周，疼痛剧烈，说话及进食困难，患者去年发生过类似疾病。检查：唇部糜烂、出血、结痂，舌背、口底及右颊部有大面积糜烂，覆黄色假膜，两手掌有圆或椭圆形红斑。该患者可能诊断为

   A. 多形渗出性红斑
   B. 糜烂型扁平苔藓
   C. 药物性口炎
   D. 盘状红斑狼疮
   E. 天疱疮

4. 患者，女性，52 岁。上唇突然肿胀 2 小时，伴局部灼热、痒感。检查：上唇肿胀肥厚，表面光亮，无触痛，约 3 小时后，肿胀逐渐消退。该病可能的诊断是

   A. 肉芽肿性唇炎
   B. 腺性唇炎
   C. 梅 – 罗综合征
   D. 淋巴增生性唇炎
   E. 血管神经性水肿

5. 坏疽性口炎的发病原因可能是

   A. 口腔卫生不良
   B. 维生素缺乏
   C. 局部创伤
   D. 病毒感染
   E. 细菌感染

6. 过敏性接触性口炎的首要治疗措施是

   A. 服用糖皮质激素
   B. 服用氯雷他定
   C. 服用抗生素
   D. 服用阿昔洛韦
   E. 立即消除可疑致敏原

7. 新生儿中最多见的念珠菌性口炎是

   A. 急性假膜型
   B. 急性红斑型
   C. 慢性肥厚型
   D. 慢性红斑型
   E. 慢性假膜型

8. 口腔黏膜中蛋白质合成最活跃的是

   A. 角化层
   B. 粒层
   C. 棘细胞层
   D. 颗粒层
   E. 基底层

9. 下列关于金霉素倍他米松糊剂的说法正确的是

   A. 药理作用为抗菌，降低毛细血管通透性
   B. 处方组成为盐酸金霉素粉 0.25g，倍他米松 1.5mg，甘油 5ml
   C. 可用于真菌性口炎的治疗
   D. 可用于复发性口疮的治疗
   E. 可口服用药

10. 血管神经性水肿的发病机制属于

    A. Ⅰ型变态反应
    B. Ⅱ型变态反应
    C. Ⅲ型变态反应
    D. Ⅳ型变态反应
    E. 颌面部蜂窝织炎

11. 药物过敏性口炎属于

    A. Ⅰ型变态反应
    B. Ⅱ型变态反应
    C. Ⅲ型变态反应
    D. Ⅳ型变态反应
    E. 自身免疫性疾病

12. 口腔黏膜疾病中，其重型表现为中毒性表皮坏死松解症的是

    A. 口腔黏膜感染性疾病
    B. 口腔黏膜溃疡性疾病
    C. 口腔黏膜大疱性疾病
    D. 口腔黏膜斑纹性疾病
    E. 口腔黏膜超敏反应性疾病

13. 过敏性接触性口炎的组织病理学表现是

    A. 棘层松解
    B. 基底细胞层液化变性
    C. 非特异性炎症反应
    D. 上皮内疱形成
    E. 上皮增生

14. 患者，女性，26 岁。因"唇部反复肿痛数年"来诊。

患者经常使用口红，每次涂抹后，唇部出现不适。口腔检查：上、下唇干燥，皲裂，可见少量黄色渗出，结痂。考虑诊断为

A. 慢性唇炎     B. 过敏性接触性唇炎

C. 唇疱疹     D. 固定型药疹

E. 盘状红斑狼疮

**15.** 关于血管神经性水肿，叙述错误的是

A. 唇部好发

B. 抗生素治疗有效

C. 症状轻者可不予药物治疗

D. 全身症状不明显

E. 属于Ⅰ型变态反应

**16.** 多形性红斑的临床发病特点不包括

A. 急性发作     B. 自限性

C. 复发性     D. 周期性规律发生

E. 黏膜、皮肤可同时发病

**17.** 多形性红斑的典型皮肤损害是

A. 蝶形红斑     B. 靶形红斑

C. 针刺试验阳性     D. Wickham纹

E. 松弛性大疱

**18.** 多形性红斑的口腔黏膜病变特点为

A. 黏膜此起彼伏的大疱

B. 黏膜红斑、水疱、糜烂渗出

C. 黏膜出现针头大小的透亮水疱，点状溃疡融合成片

D. 黏膜出现致密的白色假膜

E. 黏膜表现为白色条纹

**19.** 鉴别多形性红斑与药物过敏性口炎最重要的是两者

A. 病史及发病急缓不同

B. 治疗方法不同

C. 预后不同

D. 致病诱因不同

E. 组织病理学表现不同

**20.** 斯－约综合征除了有口腔黏膜损害，还可伴有

A. 眼干、关节痛

B. 眼睛、鼻腔、肛门、生殖器的黏膜损害

C. 引流区淋巴结肿大，肺部阴影

D. 正常皮肤出现大小不等的水疱

E. 皮肤靶形红斑多见于四肢

**21.** 固定型药疹的好发部位是

A. 口唇及口周皮肤     B. 舌部

C. 颊     D. 上腭

E. 牙龈

**22.** 患者，男性，26岁。食用虾类食物后，上唇突然肿胀。检查：上唇肿胀明显，局部发亮，界限不清，触诊微硬有弹性，无压痛。其诊断可能是

A. 唇疱疹     B. 腺唇炎

C. 过敏性唇炎     D. 血管神经性水肿

E. 肉芽肿性唇炎

**二、多选题：** 每道试题由1个题干和5个备选答案组成，题干在前，选项在后。选项A、B、C、D、E中至少有2个正确答案。

**23.** 患者，男性，45岁。因"进食刺激性食物后口腔黏膜疼痛5个月"来诊。口腔检查：左颊后份及前庭沟黏膜见局限性白色网纹，轻度充血，未见糜烂，与黏膜病损对应的牙颊侧牙颈部见银汞合金充填物。可能的诊断是

A. 口腔扁平苔藓     B. 慢性盘状红斑狼疮

C. 苔藓样反应     D. 过敏性接触性口炎

E. 口腔白念珠菌病

**24.** 患者，女性，40岁。因"口腔溃烂疼痛14天"来诊。口腔检查：双唇广泛糜烂，较厚血痂，双颊及舌腹黏膜大面积糜烂，上覆黄白色假膜。外阴黏膜糜烂渗出，下肢皮肤多个红斑。诊断不考虑

A. 贝赫切特综合征     B. 真菌性口炎

C. 盘状红斑狼疮     D. 疱疹性口炎

E. 多形性红斑

**25.** 患者，女性，35岁。诉1周前因咽喉疼痛、牙龈肿痛自行服药后，口腔随后出现多个水疱，疱易破溃形成大面积糜烂。考虑诊断

A. 多形性红斑     B. 药物过敏性口炎

C. 复发性阿弗他溃疡     D. 疱疹性龈口炎

E. 类天疱疮

**26.** 患者，女性，45岁。2周前，在当地口腔医院初次试戴并安装右下颌单颗缺牙活动义齿，患者遵医嘱夜晚泡假牙至2%碳酸氢钠溶液中，坚持每天饭后碳酸氢钠溶液漱口3次。1天前，觉右颊疼痛明显。口腔检查：与义齿树脂基托接触的牙槽黏膜充血发红，且义齿基托边缘对应的右颊黏膜见一约8mm×2mm的溃疡面，边缘发白。临床考虑是

A. 创伤性溃疡     B. 苔藓样反应

C. 义齿性口炎     D. 过敏性接触性口炎

E. 原发性接触性口炎

**27.** 患者，女性，37岁。诉牙龈红肿1月。1年前患者开始使用某牙齿美白用品，后出现牙龈肿胀伴刷牙出血。否认相关系统疾病史。检查：口腔卫生良好，软垢、结石（－）。牙龈广泛肿胀、充血，质地较脆，

点彩消失，牙龈乳头圆钝。牙齿未见明显松动移位。影像学检查见：牙槽骨未见明显吸收。病理检查示：在结缔组织有大量的正常形态的浆细胞浸润。考虑可能的诊断为

- A. 慢性牙龈炎
- B. 浆细胞性龈炎
- C. 过敏性接触性口炎
- D. 慢性牙周炎
- E. 局限性浆细胞瘤

**28. 下列容易发生血管神经性水肿的位置是**

- A. 舌
- B. 唇
- C. 眼睑
- D. 上腭
- E. 咽喉部

**三、共用题干单选题：** 以叙述一个以单一病人或家庭为中心的临床情景，提出 2～6 个相互独立的问题，问题可随病情的发展逐步增加部分新信息，每个问题只有 1 个正确答案，以考查临床综合能力。答题过程是不可逆的，即进入下一问后不能再返回修改所有前面的答案。

**（29～32 共用题干）**

患者，男性，60 岁。7 天前因感冒、发热口服磺胺治疗，1 天后出现口腔糜烂，疼痛剧烈。查体：舌背及软腭可见大面积糜烂区，覆盖较厚的灰白色假膜，周围充血。

**29. 临床诊断最有可能是**

- A. 白塞病
- B. 血管神经性水肿
- C. 疱疹性龈口炎
- D. 药物过敏性口炎
- E. 系统性红斑狼疮

**30. 治疗药物过敏性口炎的首要措施是**

- A. 给予肾上腺皮质激素
- B. 给予肾上腺素
- C. 给予维生素 C
- D. 停用可疑致敏药物
- E. 给予抗组胺药物

**31. 相对于多形性红斑，药物过敏性口炎的特征为**

- A. 病损较深
- B. 出现皮肤损害的概率较小
- C. 疼痛较为剧烈
- D. 病程较长
- E. 好发于青壮年

**32. 此患者在以后的用药中，除禁用磺胺外，下列药物也应慎用的是**

- A. 安眠镇静药
- B. 青霉素
- C. 维生素
- D. 普鲁卡因
- E. 利尿剂

**（33～37 共用题干）**

患者，女性，25 岁。1 天前，口腔剧烈疼痛，进食困难；手背及下肢对称出现水疱，疼痛剧烈，去年春季出现过类似病损。查体：口腔内大面积糜烂，覆盖较厚的灰白色假膜，手背及下肢皮肤可见对称性水疱，周缘充血，可见虹膜状红斑。

**33. 临床诊断最有可能是**

- A. 多形性红斑
- B. 血管神经性水肿
- C. 疱疹性龈口炎
- D. 白塞病
- E. 系统性红斑狼疮

**34. 采集病史时应重点了解**

- A. 月经是否规律
- B. 家族史
- C. 系统疾病史
- D. 2 次发病前是否服用或接触过同样的东西
- E. 睡眠状况

**35. 若不给予药物治疗，多长时间可自愈**

- A. 1～3 天
- B. 2～4 周
- C. 5～7 天
- D. 1～2 个月
- E. 2～3 个月

**36. 下列不是多形性红斑的临床病损特征的是**

- A. 靶形红斑
- B. 虹膜样红斑
- C. 唇部黑紫色血痂
- D. 结节样红斑
- E. 大面积糜烂和假膜

**37. 病变累及到多腔孔黏膜时，则称为**

- A. 梅－罗综合征
- B. 莱氏综合征
- C. 斯－约综合征
- D. Ramsay－Hunt 综合征
- E. Reiter 综合征

**（38～40 共用题干）**

患者，女性，35 岁。因"唇部溃烂 4 天"来诊。患者近 5 年来无明显诱因反复出现唇部糜烂，春秋季好发，一般 14～21 天可愈合。口腔检查：唇部略肿胀，上覆厚黑色血痂，唇红与皮肤交界清晰。手掌、手背多个红斑，有的红斑似靶形。

**38. 结合病史及损害特点，考虑的诊断是**

- A. 慢性盘状红斑狼疮
- B. 疱疹性唇炎
- C. 多形性红斑
- D. 固定型药疹
- E. 天疱疮

**39. 该病的特点不包括**

- A. 自限性
- B. 复发性
- C. 皮肤靶形红斑

D. 口腔大面积充血糜烂

E. 皮肤大疱

**40.** 治疗措施错误的是

A. 口服糖皮质激素

B. 全身给予抗生素以防止继发感染

C. 局部使用糖皮质激素制剂

D. 积极寻找诱发因素，避免再次接触

E. 全身给予支持治疗

**（41～44 共用题干）**

患者，男性，25 岁。因咽痛服增效联磺片后舌背起疱，破溃后疼痛难忍，进食受限来诊，以往曾有类似病史，并于口服增效联磺片后发生。检查舌背黏膜表面可见 0.8cm×1.2cm 界限清楚的糜烂面，表面渗出较多。

**41.** 本病例最可能诊断为

A. 急性疱疹性龈口炎

B. 黏膜血疱

C. 药物过敏性口炎

D. 多形性红斑

E. 接触性口炎

**42.** 在采集病史时应特别注意询问

A. 既往个人健康状况

B. 吸烟史

C. 家庭成员发病情况

D. 既往用药史

E. 局部有无创伤史

**43.** 对确诊最有帮助的是

A. 血常规

B. 血沉

C. 血清生化

D. 嗜酸性粒细胞直接计数

E. 出、凝血时间

**44.** 下列治疗措施中最重要的是

A. 寻找并及时停用可疑药物

B. 口服或静脉用激素

C. 口服大量的维生素 C 及维生素 B

D. 口腔局部对症治疗，防止继发感染

E. 口服扑尔敏等

**（45～50 共用题干）**

患者，男性，46 岁。舌部白膜 5 个月。口腔检查发现舌背、舌腹、双颊及上腭黏膜广泛充血，伴散在白色假膜，可擦去。26 残冠，舌侧缘稍尖锐。血常规示淋巴细胞绝对值下降明显。

**45.** 患者舌部病损最有可能为

A. 口腔扁平苔藓　　　　B. 口腔念珠菌病

C. 毛状白斑　　　　D. 口腔白色角化病

E. 白色海绵状斑痣

**46.** 针对该病损，可服用的药物是

A. 阿昔洛韦　　　　B. 氟康唑

C. 甲硝唑　　　　D. 沙利度胺

E. 阿莫西林

**47.** 询问病史，患者诉有同性不安全性生活史 5 年，该患者应首先进行的检查是

A. 真菌涂片　　　　B. 病损病理检查

C. HIV 抗体检测　　　　D. 空腹血糖

E. 过敏原筛查

**48.** 如果患者反复腹泻（＞3 次/天）1 月余，HIV 抗体（酶联免疫吸附试验）结果阳性，若要诊断该患者为艾滋病，还需用 HIV 抗体检测法作为补充试验，则该检测法是

A. 免疫荧光法　　　　B. 化学发光法

C. 明胶颗粒凝集试验　　　　D. 免疫印迹法

E. 免疫层析法

**49.** 下列药物不属于治疗艾滋病的 HAART 方案用药的是

A. 司他夫定　　　　B. 利匹韦林

C. 利巴韦林　　　　D. 拉米夫定

E. 替诺福韦

**50.** 如果该患者 26 发展为牙髓炎，需要进行治疗，下列口腔医护人员的操作注意事项错误的是

A. 佩戴眼罩、面罩

B. 穿隔离衣

C. 拔髓针使用后可选择高温高压消毒

D. 操作过程中应小心避免被锐器扎伤

E. 牙钻机头使用完后用紫外线照射消毒

# 答案和精选解析

### 一、单选题

**1. B** 沟纹舌和地图舌的病因尚不明确，沟纹舌可能的因素有：发育异常、年龄因素、疾病因素、遗传因素、免疫因素和其他因素等。地图舌可能的主要因素有：遗传因素、免疫因素、精神心理因素和其他因素。多形性红斑是发生在黏膜、皮肤的一种原因不明的急性渗出性炎症性疾病，发病机制可能与抗原－抗体变态反应有关。腺性唇炎是以唇腺增生肥大、下唇肿胀或偶见上下唇同时肿胀为特征的唇炎，病因不明，先天性因素可能与常染色体显性遗传有关。后天性因素包括使用具有致敏物质的牙膏或漱口水、外伤、吸烟、进食辛辣食物、某些局部药物作用等。口角炎由营养不良、维生素缺乏引起，或继发于全身疾病引起的营养不良。

**2. B** 多形性红斑是发生在黏膜、皮肤的一种原因不明的急性渗出性炎症性疾病。具有发病急，自限性和复发性，常在春季和秋季发病。多形性红斑的病损特征为红斑、水肿、大疱、糜烂等，在口腔、皮肤、眼、生殖器均可出现病损，并可伴有不同程度的全身反应。

**3. A** 多形渗出性红斑是一组累及皮肤和黏膜，以靶形或虹膜状红斑为典型皮损的急性炎症性皮肤黏膜病。黏膜充血水肿，有时可见红斑及水疱。但疱很快破溃，故最常见的病变为大面积糜烂。糜烂表面有大量渗出物形成厚的假膜。病损易出血，在唇部常形成较厚的黑紫色血痂。皮损常对称分布于手背、足背、前臂，损害为红斑、丘疹、水疱、大疱或血疱等。斑疹为水肿性红斑，呈圆形或卵圆形，可向周围扩展，中央变为暗紫红色，衬以鲜红色边缘，若中央水肿吸收凹陷成为盘状者，称为靶形红斑。题干中，该患者有唇部及口腔内的溃疡，可伴有皮肤红斑，符合多形渗出性红斑的表现。

**4. E** 血管神经性水肿为一种急性局部超敏反应型的黏膜、皮肤水肿，属于Ⅰ型超敏反应性疾病，其主要特点为疏松的结缔组织部位突然发生的局限性水肿，发作和消退均较迅速，若反复发作或持续时间较长则可转变为慢性。腺性唇炎是以唇腺增生肥大、下唇肿胀或偶见上下唇同时肿胀为特征，主要累及唇红黏膜缘及唇部内侧的小唾液腺。题干中，患者上唇突然肿胀2小时，3小时后消退，发病急，符合血管神经性水肿发作和消退均较迅速的特点。

**5. E**

**6. E** 过敏性接触性口炎的处理：①首先应找出并立即停用可疑致敏物质。如为义齿修复材料或牙科充填材料应及时去除并更换；如为可疑局部药物或唇膏等化妆品，应及时停用。并向患者交代今后尽量减少接触此类致敏物质。②局部药物治疗。局部治疗以对症治疗，预防继发感染为主。病损区域可用0.02%氯己定等做唇部湿敷或含漱；疼痛明显者可用苯佐卡因凝胶、利多卡因凝胶涂搽于局部；局部病损处可涂抹消炎、防腐类药物制剂，如金霉素倍他米松糊剂、曲安奈德口腔软膏、中药养阴生肌散等。局部使用的药物应注意避免使用易致敏药物。③全身药物治疗。病情较重者可辅以全身药物治疗，过敏性接触性口炎患者应尽量减少全身药物的使用，以避免接触新的过敏原加重过敏反应。但若患者病情较重，可酌情选用全身用药。可小剂量、短疗程服用抗组胺药物或糖皮质激素。④用药应力求简单且无刺激性，防止诱发新的超敏反应。

**7. A** 急性假膜型念珠菌口炎一般指鹅口疮，鹅口疮又名雪口病、白念珠菌病，由真菌感染，是儿童口腔的一种常见疾病。在口腔黏膜表面形成白色斑膜，多见于婴幼儿。急性红斑型念珠菌口炎多见于成人，多见于长期使用抗生素、激素后及HIV感染者，又称抗生素口炎、抗生素舌炎。慢性红斑型又称义齿性口炎，多见于老年女性。慢性肥厚型又称为增殖型念珠菌口炎，可由义齿性口炎的乳头增生发展而来。慢性假膜型不属于念珠菌口炎的分型。

**8. C** 口腔黏膜上皮由表层至深层共分为四层：①角化层：为上皮的最表浅层，由角化或不全角化的扁平细胞组成。②粒层或颗粒层：位于角化层的深面，棘细胞层的浅面，一般由2~3层扁平细胞组成。胞质中嗜碱性透明角质颗粒。③棘细胞层：位于粒层的深部，细胞体积大，多边形，由增生的基底细胞发育而来，胞质常伸出许多小的刺状突起，称细胞间桥。在透射电镜下观察，细胞间桥的突起相连为桥粒。构成桥粒的蛋白质主要有桥粒芯蛋白和桥粒胶蛋白。它们是一组跨膜蛋白，在黏膜上皮细胞间的黏附上起重要作用。该层细胞器数目多，蛋白质合成旺盛。④基底层：位于上皮层的最深面，是一层立方形或矮柱状的细胞。借基底膜与其下方的结缔组织相连。胞核卵圆形，染色深，有分裂繁殖能力，基底细胞和深部棘层细胞亦称生发层，能不断分裂增殖，可补充表层脱落的细胞。

**9. B** 金霉素倍他米松糊剂的处方组成：盐酸金霉素粉0.25g；倍他米松1.5mg；甘油5ml。药理作用：抗菌、消炎、促进愈合。临床应用：球菌性口炎、糜烂型扁平苔藓等。注意事项：禁止用于真菌性口炎。用药方式：局部涂搽，每日3次。

**10. A** 血管神经性水肿属于Ⅰ型变态反应，以口唇最为多见，可表现为上唇肥厚，严重时可波及鼻翼和颧部。

**11. A** Ⅰ型变态反应：IgE黏附于肥大细胞或嗜碱性粒细胞表面上，变应原与细胞表面的IgE结合，细胞脱颗粒，释放生物活性介质，作用于效应器官，如药物过敏性休克、支气管哮喘、变应性鼻炎、荨麻疹、食物过敏症等。

**12. E** 口腔黏膜超敏反应性疾病的重型表现为中毒性表皮坏死松解症，该病是一种严重型药疹，其特点是发病急，皮疹首发于颜面、颈、胸部，为深红色略带铁灰色斑，很快融合成片状而发展至全身，斑块表面有大小不等的松弛性水疱和表皮松解，黏膜也可见大片坏死性剥脱，全身中毒症状明显，伴有高热和内脏病变。该病可有眼睑及眼眶周围皮疹、睫毛脱落、黏液脓性结膜炎、睑球粘连、暴露性角膜炎、角膜溃疡、角膜瘢痕及角膜新生血管形成，甚至角膜穿孔。

**13. C** 过敏性接触性口炎的组织病理学表现是非特异性炎症反应，首先在接触部位发生病变，轻者黏膜肿胀发红，或形成红斑，重者形成水疱、糜烂或溃疡，甚至组织坏死。病变不仅局限于接触部位，也可向邻近部位扩展。

**14. B**　过敏性接触性唇炎是口唇部或其周围的皮肤接触某些刺激物引起的炎症现象，其病因和发病机制与接触性皮炎相同，是一种过敏性疾病。例如口红等化妆品、刺激性食物以及牙膏等都能引起接触性唇炎。

**15. B**　血管神经性水肿属于Ⅰ型变态反应，以口唇最为多见，可表现为上唇肥厚翘突，严重时可波及鼻翼和颧部。一般在数小时或1~2日内逐渐消退。但可在同一部位反复发作。对症治疗常采用抗组胺受体$H_1$拮抗剂，对顽固的、应用抗组胺受体拮抗剂无效的患者，可合并应用抗组胺受体$H_2$拮抗剂如西咪替丁，有时可取得满意效果。酮替芬亦可合并使用。抗生素治疗无效。

**16. D**　多形性红斑又名多形渗出性红斑，是一种原因尚未明确的急性非感染性的黏膜皮肤病。可能由于皮肤小血管对某些致敏物质产生变态反应，也可能是因某些器官或系统疾病如红斑狼疮、红细胞增多症、恶性淋巴瘤等引起，月经、妊娠、寒冷等亦可引起本病。起病急骤，病程短暂，有局限性，可复发。不包括周期性规律发生。

**17. B**　多形性红斑的病损表现有多种形式，如红斑、丘疹、水疱、糜烂等，特别是靶形红斑有诊断意义，本病病程短，发病有自限性和复发性，严重者可累及身体多腔孔黏膜。

**18. B**

**19. A**　多形渗出性红斑与药物过敏性口炎的鉴别要点：①病史及发病急缓不同：多形渗出性红斑病因不明确，可能为接触变应原或药物所致，急性突发；药物过敏性口炎为接触变应原所致，但接触变应原后有短暂的潜伏期，这是二者最重要的鉴别要点。②口内黏膜：多形渗出性红斑患者任何部位可出现充血、水疱、糜烂、渗出、渗血，涎中带有血迹；药物过敏性口炎患者任何部位可充血、水疱、糜烂。③唇红部：多形渗出性红斑患者的唇红因暴露于空气，出现糜烂、渗血而结血痂；药物过敏性口炎患者唇红结黄褐痂。④皮肤：多形渗出性红斑患者存在靶样红斑；药物过敏性口炎患者皮肤表现为固定药疹或荨麻疹。预后：两种疾病都有一定的自限性。致病诱因相同，为接触变应原引起。组织病理表现类似，黏膜出现糜烂、溃疡等。两种疾病的治疗方法类似：多形性红斑治疗原则为寻找并去除诱因，避免再次接触，停用一切可疑致敏药物；药物过敏性口炎患者应立即停用一切可疑致敏药物以及与其结构相似的药物。

**20. B**

**21. A**　固定型药疹即药物过敏所致的同一部位反复以同一形式发生的病损。经停用过敏药物及治疗处理后，病损常于10天左右消退，会遗留色素沉着。口唇及口周皮肤是固定型药疹的好发部位。

**22. D**　血管神经性水肿为一种急性局部超敏反应型的黏膜、皮肤水肿，属于Ⅰ型超敏反应性疾病。可能由某些食物如鱼、虾、蟹、蛋类、奶类引起。

**二、多选题**

**23. CD**

**24. ABCD**　多形性红斑的临床表现：皮肤病损常对称分布。好发于颜面、头颈、手背、手掌、足背及四肢伸侧。有时躯干亦可发生。常见病损为红斑、丘疹、水疱，典型的为虹膜状红斑（靶形红斑）。口腔黏膜病损分布广泛，可发生于唇、颊、舌、腭等部位。黏膜充血水肿，有时可见红斑及水疱。但疱很快破溃，故最常见的病变为大面积糜烂。糜烂表面有大量渗出物形成厚的假膜，有时可见唇部黑紫色血痂。重型多形性红斑的临床特点：起病急骤，皮损炎症反应重，可有水肿性红斑、水疱、大疱性损害，甚至糜烂结痂，可广泛分布于全身，并以腔口周围为主。黏膜常广泛性严重受累，包括唇、口腔、鼻、咽、眼、尿道、肛门、呼吸道等处黏膜，呈多腔孔受累。根据题干，患者双唇广泛糜烂，较厚血痂，双颊及舌腹黏膜大面积糜烂，上覆黄白色假膜。外阴黏膜糜烂渗出，下肢皮肤多个红斑。符合多形性红斑的诊断。贝赫切特综合征表现为眼-口-生殖器受累。真菌性口炎为念珠菌感染，有散在的色白如雪的柔软小斑点，不久即相互融合为白色或蓝白色丝绒状斑片。盘状红斑狼疮皮疹呈持久性盘状红色斑片，多为圆形、类圆形或不规则形，边界清楚。皮疹表面有毛细血管扩张和灰褐色黏着性鳞屑覆盖，鳞屑底面有角栓突起等。疱疹性口炎起病时出现发热、牙龈红肿，触之易出血，继而在口腔黏膜上出现成簇的小水疱，迅速破溃后形成浅表溃疡，多见于幼儿。

**25. BD**　患者诉咽喉肿痛，提示可能存在感冒症状；而牙龈肿痛，高度提示该患者存在病毒性感冒伴发疱疹性龈炎。后因自行服药后，口腔内出现多个水疱、大面积糜烂，强调服药后引起的过敏反应。因并未提示皮肤"靶形红斑"的存在，排除多形性红斑。复发性阿弗他溃疡的临床特征为局限单个或多个溃疡，非大面积糜烂。类天疱疮为慢性病程，本患者服药后发病急，因此不符合类天疱疮特点。

**26. AD**　因与义齿接触的牙槽黏膜充血发红，故考虑过敏性接触性口炎的存在。义齿基托边缘对应区域见溃疡，且边缘发白（义齿基托与黏膜摩擦造成边缘角化），为创伤性溃疡的特征。义齿性口炎常波及全口义齿或塑料基托区域较大的老年患者，长期不摘掉假牙且口腔卫生习惯不佳者，表现为义齿覆盖区域大面积充血发红。本患者仅有一个牙位的义齿基托覆盖，口腔卫生习惯及使用假牙习惯良好。原发性接触性口炎强调材料本身的腐蚀性及刺激性，但义齿基托树脂材料一般为无害的。

**27. BC** 因本病例强调使用牙齿美白用品后引起牙龈肿胀等症状，故考虑为此牙齿美白用品引起的过敏性接触性口炎。过敏性接触性口炎的一种较特殊的口腔表现为浆细胞性龈炎。主要临床表现为附着龈广泛的红斑和水肿，病理检查可见大量浆细胞浸润，可与口腔保健或美容用品有关。患者不存在牙槽骨吸收，排除牙周炎。患者口腔卫生良好，而慢性龈炎主要是口腔卫生欠佳的软垢、结石引起。本病例的病理表现为正常浆细胞浸润，浆细胞瘤为形态异常的恶性浆细胞浸润。

**28. ABCE** 血管神经性水肿为一种急性局部超敏反应型的黏膜、皮肤水肿，病变好发部位为头面部疏松结缔组织处，如唇、舌、颊、眼睑、耳垂、咽喉部。上腭部位组织致密，不易发生血管神经性水肿。

**三、共用题干单选题**

**29. D** 药物过敏性口炎属于Ⅰ型变态反应，致敏药物多由磺胺类、解热止痛剂（水杨酸类、氨基比林等）、抗生素、巴比妥类等引起。患者用药后有一定潜伏期，潜伏期可长可短，可在24小时内发病，甚至几分钟发病。主要病损为红斑、水肿和大小不等的水疱，水疱破裂形成糜烂或溃疡面，自觉胀痛。有的患者病损仅出现在口腔，有的患者生殖器出现红斑、水疱和糜烂面，眼部有结膜炎，皮肤有小红斑、丘疹和水疱，重者可发生剥脱性皮炎或表皮坏死松解症。根据题干，患者7天前因感冒发热，口服磺胺，1天后出现口腔糜烂，疼痛剧烈。查体：舌背及软腭可见大面积糜烂区，覆盖较厚的灰白色假膜，周围充血。符合药物过敏性口炎的诊断。白塞病是一种以血管炎为病理基础的慢性多系统受累的疾病，临床主要表现为复发性口腔溃疡、生殖器溃疡、眼炎以及皮肤损害。血管神经性水肿为急性局限性水肿，皮损皮肤处紧张发亮，境界不明显，质地柔软，为不可凹性水肿。患者自觉不痒或较轻，或有麻木胀感。肿胀2~3天后消退或持续更长时间，消退后不留痕迹。疱疹性龈口炎起病时出现发热、牙龈红肿，触之易出血，继而在口腔黏膜上出现成簇的小水疱，迅速破溃后形成浅表溃疡。系统性红斑狼疮是一种自身免疫机制介导的，以血清中出现多种自身抗体，多器官以及多系统受累为主要特征的一种弥漫性结缔组织病。

**30. D** 药物过敏性口炎的治疗方法：首先应立即停用一切可疑致敏药物以及与其结构相似的药物，这是该疾病最重要的治疗措施。应用维生素C、10%葡萄糖酸钙，可增加血管的致密性，减少渗出，减轻炎症反应。应用抗过敏药物，内服抗组胺类药物，如扑尔敏。面积广泛，糜烂和渗出严重者，可给予皮质类固醇激素。局部用0.05%复方氯己定含漱剂含漱或湿敷，防止继发感染。肾上腺素不能作为药物过敏性口炎的治疗药物。

**31. B** 多形性红斑的临床表现：皮肤病损常对称散

在分布，好发于颜面、头颈、手背、手掌、足背及四肢伸侧。常见病损为红斑、丘疹、水疱，典型的为虹膜状红斑（靶形红斑）。口腔黏膜病损分布广泛，可发生于唇、颊、舌、腭等部位。因此，多形性红斑属于伴发皮损的口腔黏膜病。但是，对于药物过敏性口炎，有的患者病损仅出现在口腔，与多形性红斑相比，药物过敏性口炎出现皮肤损害的概率较小。多形性红斑好发于青壮年，药物过敏性口炎发病人群较广泛，属于过敏性疾病。多形性红斑和药物过敏性口炎有一定的自限性，病程较短。多形性红斑和药物过敏性口炎的病损较浅，但病损范围大时，疼痛明显。

**32. D** 普鲁卡因属于酯类局麻药，易出现过敏反应。这是由于普鲁卡因被吸收后，要经过肝脏内代谢，被微粒体酶内假性胆碱酯酶催化水解生成对氨苯甲酸，对氨苯甲酸会引起人体过敏。维生素属于人体营养素，一般不易引起人体过敏。有些患者对安眠镇静药、青霉素和利尿剂也会出现过敏反应，但该患者对磺胺药物过敏，但不一定对安眠镇静药、青霉素和利尿剂过敏。

**33. A** 多形性红斑的临床表现：皮肤病损常对称分布。好发于颜面、头颈、手背、手掌、足背及四肢伸侧。有时躯干亦可发生。常见病损为红斑、丘疹、水疱，典型的为虹膜状红斑（靶形红斑）。口腔黏膜病损分布广泛，可发生于唇、颊、舌、腭等部位。黏膜充血水肿，有时可见红斑、水疱。但疱很快破溃，故最常见的病变为大面积糜烂。糜烂表面有大量渗出物形成厚的假膜，有时可见唇部黑紫色血痂。根据题干，患者口腔内大面积糜烂，覆盖较厚的灰白色假膜，手背及下肢皮肤可见对称性水疱，周缘充血，可见虹膜状红斑。本病有自限性，但可复发。符合多形性红斑的诊断。血管神经性水肿为急性局限性水肿，皮损皮肤处紧张发亮，境界不明显，质地柔软，为不可凹性水肿。患者自觉不痒或较轻，或有麻木胀感。肿胀2~3天后消退或持续更长时间，消退后不留痕迹。疱疹性龈口炎起病时出现发热、牙龈红肿，触之易出血，继而在口腔黏膜上出现成簇的小水疱，迅速破溃后形成浅表溃疡。系统性红斑狼疮是一种自身免疫机制介导的，以血清中出现多种自身抗体，多器官以及多系统受累为主要特征的一种弥漫性结缔组织病。白塞病是一种以血管炎为病理基础的慢性多系统受累的疾病。临床主要表现为复发性口腔溃疡、生殖器溃疡、眼炎以及皮肤损害。

**34. D** 多形性红斑的发病因素很多，常见的是某些物质引起的皮肤和黏膜小血管的过敏反应，变应原种类甚多。根据题干，患者去年春季出现过类似病损。因此，在采集病史时，应重点了解两次发病前是否服用或接触过同样的东西。月经是否规律、家族史、系统疾病史和睡眠状况，这些问诊内容对疾病的诊断帮助不大。

**35. B**　多形性红斑有自限性。轻型者一般2~4周可以痊愈。重型者或有继发感染时，病期可延长至4~6周。一般预后良好，但可复发。

**36. D**　**37. C**

**38. C**　多形性红斑的临床表现：皮肤病损常对称分布。好发于颜面、头颈、手背、手掌、足背及四肢伸侧。有时躯干亦可发生。常见病损为红斑、丘疹、水疱，典型的为虹膜状红斑（靶形红斑）。口腔黏膜病损分布广泛，可发生于唇、颊、舌、腭等部位。黏膜充血水肿，有时可见红斑及水疱。但疱很快破溃，故最常见的病变为大面积糜烂。糜烂表面有大量渗出物形成厚的假膜，有时可见唇部黑紫色血痂。根据题干，患者近5年来无明显诱因反复出现唇部糜烂，春秋季好发，一般14~21天可愈合。口腔检查：唇部略肿胀，上覆厚黑血痂，唇红与皮肤交界清晰。手掌、手背多个红斑，有的红斑似靶形。符合多形性红斑的诊断。盘状红斑狼疮皮疹呈持久性盘状红色斑片，多为圆形、类圆形或不规则形，边界清楚。皮疹表面有毛细血管扩张和灰褐色黏着性鳞屑覆盖，鳞屑底面有角栓突起等。天疱疮的临床损害特征：若撕去口腔黏膜上残留的疱壁，可无痛性地撕去邻近外观正常的黏膜，遗留下鲜红的创面，水疱或糜烂亦可使表皮脱落或揉搓后不久出现水疱，称棘刺松解征或尼氏征阳性。薄壁、易于破裂的松弛性大疱。唇疱疹多见于成人，一般无明显的全身症状。好发于唇和口周皮肤上，如唇红皮肤交界、口角、鼻翼、鼻唇沟和颊部等处。开始皮肤发红、发痒、有烧灼感，随即出现水疱，疱小成簇，疱液清亮，以后浑浊，最后结成黄色痂皮。固定型药疹形状特殊，较易识别。其特点是先有局部瘙痒，继而出现圆形或椭圆形红斑，颜色为鲜红或紫红色，具水肿性，发作频频色愈深，愈后可见遗留色素沉着。此皮疹与其他皮疹明显的区别在于每次服同样药物后常在同一部位发生。

**39. E**　多形性红斑的特点：皮肤病损好发于口唇周围、颜面部、四肢下部、手、足的掌背两面，常单个发生，表现为红斑、丘疹、大疱等，最常见的病损为靶形红斑。口腔常见病损为单个或几个大小不等的水疱，若多个水疱破溃后可形成大面积糜烂或溃疡。病损在发病后5~10天内成批出现，2~3周后可自行消退，有自限性，但愈后常易复发。皮肤大疱多见于天疱疮。

**40. B**　多形性红斑的治疗原则为对症处理，预防继发感染和防止并发症。治疗方案取决于病因和严重程度。①寻找并去除诱因，避免再次接触，停用一切可疑致敏药物。②轻型病例仅需对症处理，以减轻症状和缩短病程。常用抗组胺药、钙剂、维生素C等，外用炉甘石洗剂。③重症型病例，可口服和局部使用糖皮质激素。④全身支持和护理，注意休息，保持口腔卫生。多形性

红斑属于过敏反应性疾病，而不是细菌感染性疾病，所以无须全身给予抗生素以防止继发感染。

**41. C**　药物过敏性口炎属于Ⅰ型变态反应，致敏药物多由磺胺类、解热止痛剂（水杨酸类、氨基比林等）、抗生素、巴比妥类等引起。患者用药后有一定潜伏期，潜伏期可长可短，可在24小时内发病，甚至几分钟发病。主要病损为红斑、水肿和大小不等的水疱，水疱破裂形成糜烂或溃疡面，自觉胀痛。有的患者病损仅出现在口腔，有的患者生殖器出现红斑、水疱和糜烂面，眼部有结膜炎，皮肤有小红斑、丘疹和水疱，重者可发生剥脱性皮炎或表皮坏死松解症。根据题干，符合药物过敏性口炎的诊断。急性疱疹性龈口炎起病时出现发热、牙龈红肿，触之易出血，继而在口腔黏膜上出现成簇的小水疱，迅速破溃后形成浅表溃疡。黏膜血疱多为患者咬伤黏膜，或者过硬、过烫的食物刺激到黏膜，造成黏膜下出血。多形性红斑的特点：皮肤病损好发于口唇周围、颜面部、四肢下部、手、足的掌背两面，常单个发生，表现为红斑、丘疹、大疱等，最常见的病损为靶形红斑。口腔常见病损为单个或几个大小不等的水疱，若多个水疱破溃后可形成大面积糜烂或溃疡。病损有自限性，但愈后易复发。接触性口炎主要是Ⅳ型变态反应引起，常见致敏物质有甲基丙烯酸甲酯、自凝丙烯酸酯、银汞合金、唇膏、泡泡糖等。接触部位黏膜发红、水肿、在红斑上发生水疱、糜烂或溃疡、自觉灼痛。

**42. D**

**43. D**　询问药物过敏史及服药史，检查口腔黏膜糜烂部位、范围、形状，表面有无假膜形成，可初步诊断药物过敏性口炎。由于药物过敏性口炎属于Ⅰ型变态反应，嗜酸性粒细胞直接计数有助于确诊，嗜酸性粒细胞增多常见于各种过敏性疾病。血常规、血沉、血清生化、出凝血时间等检查并不能有助于确诊该疾病。

**44. A**

**45. B**　患者淋巴细胞计数提示患者处于免疫抑制状态，其口腔病损最有可能为机会性感染，临床表现提示更有可能为口腔念珠菌病。

**46. B**

**47. C**　根据流行病学资料，怀疑其HIV感染的风险较高，应行HIV抗体检测以筛查是否为HIV感染。

**48. D**　HIV感染的诊断需结合流行病学史、临床表现和实验室检查等进行综合分析，慎重做出诊断。HIV抗体检测包括筛查试验和补充试验。两种试验均为阳性可诊断为HIV感染。筛查试验包括酶联免疫吸附试验（ELISA）、化学发光或免疫荧光法、快速检测（斑点ELISA、斑点免疫胶体金或胶体硒、免疫层析等）、简单试验（明胶颗粒凝集试验）等。补充试验常用免疫印迹法、条带/线性免疫试验和快速试验。

**49. C** AIDS 患者临床上常联合应用多种药物高效抗反转录病毒治疗（又称鸡尾酒疗法），成人初次治疗推荐方案为 2 种 NRTIs 类骨干药物（如司他夫定、拉米夫定、替诺福韦）联合第三类药物：NNRTIs（如利匹韦林）或增强型 PIs（如利托那韦）或 INSTIs（如拉替拉韦）治疗。

**50. E** 对该患者，保证治疗的同时，医护人员应注意自我保护。包括佩戴乳胶手套、眼罩、面罩、穿隔离衣，注意器械、工作台消毒，严格执行各项消毒灭菌程序。一般的消毒剂如 70% 乙醇、0.2% 次氯酸钠、1% 戊二醛、20% 乙醛等均可使 HIV 灭活，100℃ 处理 20 分钟可将 HIV 完全灭活。但 HIV 对紫外线、γ-射线处理不敏感。

# 第三章　口腔黏膜溃疡性疾病

一、单选题：每道试题由 1 个题干和 5 个备选答案组成，
　题干在前，选项在后。选项 A、B、C、D、E 中只有
　1 个为正确答案，其余均为干扰选项。

**1.** 不会发生恶变的疾病有

　A. 白斑　　　　　　　B. 慢性盘状红斑狼疮

　C. 扁平苔藓　　　　　D. 口腔红斑

　E. 复发性阿弗他溃疡

**2.** 早期孤立阿弗他溃疡，用何种药物灼治可促进愈合并
　止痛

　A. 3% 碘酊　　　　　　B. 70% 乙醇

　C. 20% 三氯醋酸　　　D. 10% 硝酸银

　E. 3% 过氧化氢

**3.** 复发性口腔溃疡很少见于

　A. 唇　　　　　　　　B. 颊

　C. 舌尖、舌腹、舌缘　D. 牙龈、硬腭

　E. 软腭、腭雍垂

**4.** 复发性口腔溃疡的临床特征不包括

　A. 好发于中青年

　B. 反复发作的溃疡为圆形或椭圆形，表面有黄色假
　　膜，周围红晕

　C. 多见于唇、颊、舌等非角化黏膜

　D. 病变可影响到口周皮肤

　E. 病程 7～14 天，有自限性

**5.** 患者，男性，52 岁。口腔溃疡反复发作 8 年，多见于
　唇、颊、舌等部位，2 年来溃疡发作频繁，愈合时间延
　长，唇部有瘢痕形成，此次腭垂发生一较大溃疡已 4
　周，疼痛，影响进食，其他部位未见病损。该病的诊
　断可能是

　A. 轻型口疮　　　　　B. 口炎型口疮

　C. 腺周口疮　　　　　D. 白塞病

　E. 单纯疱疹

**6.** 患者，男性，30 岁。因口腔黏膜反复溃烂两年就诊。
　检查：右舌缘有小溃疡 2 个，溃疡微凹，表面覆黄色
　假膜，触痛，眼部结膜炎，面部有疖肿，外生殖器有
　溃疡。该患者应考虑

　A. 复发性口腔溃疡　　B. 疱疹性口炎

　C. 白塞病　　　　　　D. 带状疱疹

　E. 药物性口炎

**7.** 治疗创伤性溃疡首先应

　A. 硝酸银局部烧灼

　B. 去除致病因子

　C. 局部涂消毒防腐剂

　D. 应用抗生素

　E. 局部封闭

**8.** 对于无复发史而又长期不愈的边缘呈潜掘状的浅表溃
　疡，应考虑为

　A. 创伤性溃疡　　　　B. 口腔结核

　C. 恶性肿瘤　　　　　D. 梅毒

　E. 深部真菌感染

**9.** 创伤性溃疡的临床特征为

　A. 溃疡形态不规则，边缘隆起，溃疡形态与刺激物相
　　吻合

　B. 溃疡深大，呈菜花状，基底及边缘硬，有浸润，疼
　　痛不明显

　C. 溃疡边缘不规整，基底有桑椹状小结节，疼痛明显

　D. 溃疡深大，边缘隆起，呈弹坑样，表面有灰黄色假
　　膜，基底软

　E. 溃疡表浅，为圆形或椭圆形，表面有灰黄色假膜，
　　周围红晕

**10.** 判断口腔鳞状细胞癌侵袭性的组织学标志，不正确
　的是

　A. 角化程度　　　　　B. 细胞的多形性

　C. 细胞分裂活性　　　D. 细胞核的多形性

　E. 糜烂和溃疡形成

**11.** 复发性口疮黏膜损害的临床特征是

　A. 散在的圆形或椭圆形痛性溃疡

　B. 散在的多形性溃疡

　C. 簇集的多数针头大小的透明小疱疹

　D. 呈白色小丘疹连成的线条或网状损害

　E. 增生性菜花状溃疡

**12.** 黏膜溃疡的表现是

　A. 黏膜上皮浅层破坏

　B. 黏膜表面坏死或缺损形成凹陷

　C. 黏膜的线状裂口

　D. 局限性黏膜颜色异常

　E. 黏膜变薄

**13. 婴儿创伤性溃疡最好发的部位是**

  A. 舌缘         B. 颊黏膜

  C. 舌背         D. 前庭沟附近

  E. 舌系带附近

**14. 复发性阿弗他溃疡是一种自限性疾病，通常轻型阿弗他溃疡的病程为**

  A. 2 ~ 4 天         B. 7 ~ 10 天

  C. 1 个月         D. 数月

  E. 1 年之内

**15. 化学性损伤可导致口腔黏膜出现**

  A. 溃疡、水肿、增生

  B. 糜烂、溃疡、坏死膜形成

  C. 充血、水肿、溃疡、继发白念珠菌感染

  D. 大疱、溃疡

  E. 肉芽肿形成

**16. 对于舌缘处深浅不一、边缘不齐、周围有浸润、质硬、底部呈菜花状的溃疡病损，应考虑为**

  A. 创伤性溃疡

  B. 结核性溃疡

  C. 癌性溃疡

  D. 重型复发性阿弗他溃疡

  E. 深部真菌感染

**17. 在进行创伤性溃疡和复发性溃疡的鉴别诊断时一般不考虑**

  A. 有无疼痛及疼痛程度

  B. 自限性

  C. 复发性

  D. 全身因素

  E. 好发部位

**18. 口腔黏膜下纤维化的临床表现不包括**

  A. 常见症状为口腔黏膜灼痛感，口干，味觉减退，唇舌麻木，黏膜水疱、溃疡

  B. 黏膜灼痛感，尤其在进刺激性食物时更明显

  C. 颊部病损常对称发生，颊黏膜苍白，可触及颗粒状高低不平的纤维条索

  D. 严重时舌系带变短、舌活动度减低

  E. 唇部黏膜表面苍白，沿口裂可触及环形、僵硬的纤维条索

**19. 创伤性溃疡的病损特点为**

  A. 深在，形状规则，边缘齐，无浸润性

  B. 深在，形状不规则，周围轻度浸润，呈鼠噬状，底部肉芽组织

  C. 深浅不一，形状不规则，与损伤因素契合

  D. 深浅不一，边缘不齐，周围有浸润，质硬，底部

菜花状

  E. 深及骨面，边缘可隆起，底部肉芽组织

**20. 关于腺周口疮的临床表现错误的是**

  A. 损害常为多个大溃疡，罕见单发

  B. 溃疡直径为 1 ~ 3cm 或更大

  C. 溃疡周围组织红肿或微隆起

  D. 常累及深层黏膜腺组织

  E. 病程可达数周至数月，愈后可留瘢痕

**21. 复发性阿弗他溃疡的病因是**

  A. 病毒感染         B. 细菌感染

  C. 遗传因素         D. 营养障碍

  E. 尚不清楚

**22. 复发性阿弗他溃疡的治疗原则是**

  A. 口腔局部消炎止痛，促进愈合

  B. 补充维生素及微量元素

  C. 注射转移因子或口服左旋咪唑

  D. 口腔局部消炎止痛，促进愈合；全身以对因治疗为主

  E. 手术切除

**23. 患者，女性，46 岁。口腔溃疡反复发作 3 年，间隔 1 ~ 2 个月，多在经前出现，每次 1 ~ 3 个不等，主要位于下唇和舌等部位，疼痛明显，7 ~ 10 天愈合。要想达到理想的治疗效果，宜采取**

  A. 口腔局部对症治疗

  B. 全身使用抗生素

  C. 补充多种维生素

  D. 口服雌激素 + 口腔局部对症治疗

  E. 注射转移因子

**24. 复发性阿弗他溃疡的临床特点是**

  A. 外生殖器有溃疡病史

  B. 溃疡周期性反复发作

  C. 溃疡与刺激物相契合

  D. 溃疡基底有颗粒状突起

  E. 溃疡假膜呈灰黑色

**25. 下列对于口腔黏膜自体荧光检查技术的描述，正确的是**

  A. 肉眼可观察到口腔组织发出的天然荧光

  B. 口腔黏膜自体荧光检查技术是诊断口腔黏膜恶性病变的金标准

  C. 检查时，保持仪器末端与照射部位距离为 8 ~ 10cm

  D. 记录结果时，口腔黏膜自体荧光表现为黑色暗区时记录为阴性

  E. 自体荧光检查极少在口腔黏膜的糜烂或充血部位出现假阳性结果

26. 患者，女性，43 岁。口腔溃疡反复发作 10 年，大约每 3 个月复发 1 次，通常为 1 ~ 3 个溃疡，1 周左右愈合。现右舌侧缘及咽部溃疡 1 周，口腔检查：可见咽部有 2 处 0.5cm × 0.4cm 溃疡，右舌侧缘可见 1 处 0.5cm × 0.4cm 溃疡。应选用的治疗措施是
    A. 超声雾化治疗　　　　B. 抗真菌治疗
    C. 局部放射治疗　　　　D. 抗生素治疗
    E. 手术治疗

27. 鳞状细胞癌常见的发生部位的顺序是
    A. 舌、龈、唇　　　　　B. 舌、唇、龈
    C. 唇、舌、龈　　　　　D. 唇、龈、舌
    E. 龈、唇、舌

二、多选题：每道试题由 1 个题干和 5 个备选答案组成，题干在前，选项在后。选项 A、B、C、D、E 中至少有 2 个正确答案。

28. 伴发皮损的口腔黏膜病有
    A. 均质型白斑　　　　　B. 多形性红斑
    C. 义齿性口炎　　　　　D. 天疱疮
    E. 扁平苔藓

29. 压疮性溃疡的临床表现有
    A. 溃疡形态与创伤因子契合
    B. 溃疡深大，周围黏膜发白
    C. 溃疡呈菜花样
    D. 溃疡边缘呈鼠啮状
    E. 溃疡基底部触诊如软骨样

30. 口腔黏膜常见的深大溃疡有
    A. 黏膜梅毒斑　　　　　B. 口腔黏膜结核
    C. 重型阿弗他溃疡　　　D. 轻型阿弗他溃疡
    E. 鳞状细胞癌

31. 关于活检术的注意事项，以下叙述正确的是
    A. 活检术不宜采用局部浸润麻醉
    B. 切取的部位应较典型或具有代表性，不宜在坏死部位切取
    C. 对于有多处、多种损害的病变，可在不同部位分别取材
    D. 不宜使用染料类消毒剂，以免细胞变形或着色影响判断
    E. 宜使用电刀，以减少出血，保持术野清晰

32. 患者，男性，36 岁。以口腔溃烂疼痛半月余为主诉就诊。口腔检查：唇部广泛糜烂，覆有黑紫色血痂，双颊及舌背大面积糜烂，表面有黄白色假膜。下肢皮肤多个红斑，外阴糜烂渗出。诊断不考虑的疾病是
    A. 真菌性口炎　　　　　B. 疱疹性口炎
    C. 寻常型天疱疮　　　　D. 白塞病

E. 多形性红斑

33. 关于口腔鳞状细胞癌，以下正确的是
    A. 是口腔中最常见的恶性肿瘤
    B. 男性多于女性
    C. 以口底鳞癌最多
    D. 血道转移较少见
    E. 口腔后部鳞癌较易转移

三、共用题干单选题：以叙述一个以单一病人或家庭为中心的临床情景，提出 2 ~ 6 个相互独立的问题，问题可随病情的发展逐步增加部分新信息，每个问题只有 1 个正确答案，以考查临床综合能力。答题过程是不可逆的，即进入下一问后不能再返回修改所有前面的答案。

(34 ~ 35 共用题干)
患儿，男性，11 岁。发现下唇内侧黏膜溃疡 1 周。查体：下唇内侧可见 0.6cm × 0.8cm 的椭圆形溃疡，基底略硬，疼痛不明显。

34. 采集病史应重点了解
    A. 有无外伤史
    B. 口腔卫生习惯
    C. 有无咬唇、咬颊等口腔不良习惯
    D. 家族史
    E. 既往口腔治疗史

35. 根据上述临床表现，初步诊断为自伤性溃疡，防止复发的关键是
    A. 局部消炎
    B. 增强抵抗力
    C. 保持良好的口腔卫生
    D. 改正口腔不良习惯
    E. 避免进食刺激性食物

(36 ~ 39 共用题干)
患儿，女性，2 岁。以高热 3 天、口腔溃疡 2 天，啼哭、流涎、拒食来诊。体检发现患儿全口牙龈红肿，上腭及舌背黏膜可见汇集成簇的针头大小的透明水疱，部分已破溃为浅表溃疡，周围黏膜充血水肿广泛。

36. 本病例最可能的诊断为
    A. 鹅口疮
    B. 急性坏死性龈口炎
    C. 疱疹性龈口炎
    D. 口炎型口疮
    E. 手 - 足 - 口病

37. 本病例感染的病原体可能为
    A. 金黄色葡萄球菌　　　B. 柯萨奇病毒 A
    C. 单纯疱疹病毒　　　　D. 肺炎链球菌

E. 白念珠菌

**38. 根据本病例的临床表现，首选的辅助检查措施为**
- A. 病损区涂片检查
- B. 活检
- C. 血常规及分类检查
- D. T细胞亚群测定
- E. 肝、肾功能检查

**39. 本病例的治疗措施中不适宜的是**
- A. 注意休息，加强营养
- B. 全身应用抗病毒药物
- C. 局部应用类固醇激素雾化吸入
- D. 补充大量维生素
- E. 中医中药治疗

**(40~41 共用题干)**

患者，男性，39 岁。反复发作口腔溃疡 20 余年，多见于口角、下唇内侧、颊部、舌缘，每次发生 1 个或数个，近 2 年来发作较频繁，溃疡较大，疼痛较重，愈合时间长。查体：右侧颊部可见一直径 2cm 的溃疡，边缘整齐，底部微凹，基底稍硬，周边红肿，周围有数个直径 2~3mm 的小溃疡呈卫星状分布。舌缘、口角区有瘢痕形成。

**40. 根据患者的临床表现，最可能的诊断是**
- A. 轻型阿弗他溃疡
- B. 重型阿弗他溃疡
- C. 压疮性溃疡
- D. 癌性溃疡
- E. 结核性溃疡

**41. 如考虑使用免疫调节药物进行治疗，治疗前应重点检查的是**
- A. 局部炎症情况
- B. 性激素水平
- C. 免疫功能
- D. 血常规
- E. 营养状态

**(42~44 共用题干)**

患者，男性，50 岁。左侧舌缘中份溃疡 2 个月。查体：左侧舌缘中份可见 0.8cm×1.0cm 大小不规则溃疡，边缘轻度隆起，色泽灰白，局部触之稍硬，触痛不明显。

**42. 根据上述临床表现，最不可能的诊断是**
- A. 压疮性溃疡
- B. 癌性溃疡
- C. 结核性溃疡
- D. 重型阿弗他溃疡
- E. 轻型阿弗他溃疡

**43. 除舌缘溃疡外，还应重点检查**
- A. 口腔黏膜色泽
- B. 唾液量
- C. 口腔卫生状况
- D. 血常规
- E. 口内有无残根、残冠或不良修复体

**44. 有助于排除癌性溃疡的检查是**
- A. 内分泌检查
- B. 头颅 X 线

C. 血常规
D. 组织活检
E. 核素扫描

**(45~48 共用题干)**

患者，男性，26 岁。舌部溃疡 1 个月。患者近 2 月来，低热、乏力、盗汗。体检：舌部右侧溃疡，较深，约 1cm×0.5cm，边缘不齐，表面假膜，基底有细小的颗粒状结节，触痛明显。

**45. 该患者可能患有的疾病为**
- A. 创伤性溃疡
- B. 结核性溃疡
- C. 梅毒
- D. 癌性溃疡
- E. 深部真菌感染

**46. 为尽早做出诊断，首选的检查方法为**
- A. 血培养
- B. 胸透或胸片
- C. 标本动物接种
- D. 结核菌素试验
- E. 活检

**47. 下列病理变化对该病的诊断最具价值的是**
- A. 形成类上皮结节，中央为干酪样坏死
- B. 上皮坏死，形成溃疡
- C. 固有层炎症细胞带状浸润
- D. 上皮细胞出现非典型增生
- E. 基底细胞液化变性

**48. 口腔病损的最佳治疗为**
- A. 0.1% 依沙吖啶含漱
- B. 溃疡药膜局部贴敷
- C. 2% 普鲁卡因加地塞米松局部注射
- D. 链霉素 0.5g 局部注射，隔日 1 次
- E. 庆大霉素加氢化可的松雾化吸入

**(49~51 共用题干)**

患者，女性，45 岁。口腔黏膜反复糜烂不愈 2 年。检查：两颊、舌背、舌腹、腭部大面积糜烂，糜烂边缘见残留疱壁，揭皮试验结果不明确。

**49. 最具诊断价值的辅助检查手段是**
- A. 免疫荧光
- B. RPR 检测
- C. 细菌培养
- D. TPHA
- E. 甲苯胺蓝染色

**50. 若在上皮层间发现阳性检查结果，则治疗该病的首选药物是**
- A. 抗病毒药
- B. 肾上腺皮质激素
- C. 抗生素
- D. 维生素
- E. 性激素

**51. 下列不是以上首选药物禁忌证的为**
- A. 高血压
- B. 糖尿病
- C. 孕妇
- D. 骨质疏松
- E. 口腔溃疡

**(52～55 共用题干)**

患者，女性，30 岁。反复发作口腔黏膜溃疡 2 年，近半年大小阴唇发生溃疡 2 次，查体：左侧舌缘、舌腹、下唇内侧、右侧颊黏膜各见一椭圆形小溃疡，直径约 2mm，表面可见黄白色假膜，周围充血有红晕。

**52. 根据患者的临床表现，最有可能的诊断是**

A. 疱疹型阿弗他溃疡

B. 癌性溃疡

C. 白塞病

D. 轻型阿弗他溃疡

E. 结核性溃疡

**53. 除上述临床表现外，该病常见的症状和体征不包括**

A. 皮肤结节性红斑

B. 痤疮样损害

C. 皮肤针刺反应

D. 虹膜睫状体炎

E. 皮肤靶形红斑

**54. 此类患者接受肌内注射后，注射部位皮肤常出现的改变是**

A. 鳞屑　　　　　　　B. 水疱

C. 红疹和小脓点　　　D. 瘀斑

E. 水肿

**55. 全身治疗的首选药物是**

A. 青霉素　　　　　　B. 泼尼松

C. 左旋咪唑　　　　　D. 甘露聚糖肽

E. 环磷酰胺

**四、案例分析题：** 每道案例分析题有 3～12 问。每问的备选答案至少 6 个，最多 12 个，正确答案及错误答案的个数不定。考生每选对一个正确答案给 1 个得分点，选错一个扣 1 个得分点，直至扣至本问得分为 0，即不含得负分。案例分析题的答题过程是不可逆的，即进入下一问后不能再返回修改所有前面的答案。

**(56～59 共用题干)**

患者，女性，52 岁。自幼口腔溃疡反复发作，加重 1 年，溃疡大而深，每次长 1～2 个，每处约 1 个月愈合。母亲有口腔溃疡复发史。口腔检查：左颊溃疡深大，约 2.5cm×0.8cm 大小，边缘红肿隆起，边界清晰，表面覆盖淡黄色假膜，触基底稍硬，触痛明显。后颊部可见瘢痕组织。

**56. 为排除白塞病应进一步重点询问的病史是**

A. 关节病史　　　　　B. 外生殖器溃疡史

C. 眼病史　　　　　　D. 精神疾病史

E. 肿瘤病史　　　　　F. 皮肤病史

G. 药物过敏史

**57. 本病可能的诊断是**

A. 口腔黏膜梅毒斑　　B. 口腔黏膜结核

C. 重型阿弗他溃疡　　D. 创伤性溃疡

E. 鳞状细胞癌　　　　F. 多形性红斑

**58. 确诊需要鉴别的疾病有**

A. 黏膜梅毒斑　　　　B. 口腔黏膜结核

C. 类天疱疮　　　　　D. 创伤性溃疡

E. 鳞状细胞癌　　　　F. 扁平苔藓

G. 红斑狼疮

**59. 本病的诊断依据是**

A. 口腔溃疡反复发作的病史

B. 边缘呈鼠噬状，底部有肉芽组织

C. 溃疡深大，表面覆盖假膜

D. 溃疡可自行愈合

F. 基底硬，边缘不整齐

F. 否认外阴部溃疡史

G. 愈合后遗留瘢痕

H. 病损呈菜花状

## 答案和精选解析

**一、单选题**

**1. E**　口腔白斑病是发生于口腔黏膜上以白色为主的损害，不能擦去，也不能以临床和组织病理学的方法诊断为其他可定义的损害，属于癌前病变或潜在恶性疾病，白斑癌变率为 3%～5%。盘状红斑狼疮是一种慢性皮肤－黏膜结缔组织疾病，病损特点为持久性红斑，中央萎缩凹下呈盘状。发病率为 0.4%～0.5%，属于癌前状态。口腔扁平苔藓是一种常见的口腔黏膜慢性炎症性疾病，患病率为 0.1%～0.4%，口腔扁平苔藓长期糜烂病损可恶变，恶变率为 0.4%～2.0%。口腔红斑病是指口腔黏膜上鲜红色斑片，似天鹅绒样，边界清晰，在临床和病理上不能诊断为其他疾病者，发病率为 0.02%～0.1%，属于癌前病变。口腔红斑的恶变风险是所有口腔癌前病变中最高的，恶变率为 20%～68%。复发性阿弗他溃疡具有周期性、复发性和自限性的特征，不会发生恶变。

**2. D**　治疗口腔溃疡的原则主要是消炎、镇痛、促进溃疡愈合。10% 硝酸银为消毒防腐药，具有杀菌、收敛和促进愈合的作用，并且硝酸银和蛋白质组成蛋白银，可以使细菌表面的蛋白质变性凝固形成一层纤维覆膜，可止痛，加速溃疡收敛、愈合。碘酊、酒精和过氧化氢可用于皮肤感染和消毒，三氯醋酸具有刺激性气味，主要用于有机合成和制备医药，也可用作化学试剂、杀虫剂。

**3. D**　溃疡好发于唇、舌、颊、软腭等无角化或角化较差的黏膜，附着龈及硬腭等角化黏膜很少发病，牙龈和硬腭角化程度高，因此，不易发生口腔溃疡。

**4. D**　复发性口腔溃疡初起为局灶性黏膜充血水肿，呈粟粒状红点，灼痛明显，继而形成浅表溃疡，圆形或椭圆形，直径5mm。5天左右溃疡开始愈合，此时溃疡面有肉芽组织形成、创面缩小、红肿消退、疼痛减轻。7~10天溃疡愈合，不留瘢痕。复发性口腔溃疡约每5人中就有1人至少发生过1次溃疡，且不论男女、年龄、人种均可发生。本病具有周期性、复发性和自限性的特征。轻型复发性阿弗他溃疡一般为3~5个，散在分布。溃疡复发的间隙期从半月至数月不等，有的患者会出现此起彼伏、迁延不断的情况。有些患者有较规则的发病周期，如月经前后，有的患者常在劳累之后发病。一般无明显全身症状与体征。

**5. C**　轻型口疮：溃疡好发于唇、舌、颊、软腭等无角化或角化较差的黏膜，附着龈及硬腭等角化黏膜很少发病。初起为局灶性黏膜充血水肿，呈粟粒状红点，灼痛明显，继而形成浅表溃疡，5天左右溃疡开始愈合，7~10天溃疡愈合，不留瘢痕。口炎型口疮：好发部位及病程与轻型口疮相似，但溃疡直径较小，约2mm，溃疡数目多，可达十数个或数十个，散在分布，似"满天星"。腺周口疮：溃疡大而深，愈合后可形成瘢痕或组织缺损，溃疡似"弹坑"，可深达黏膜下层腺体及腺周组织，直径可>1cm，周围组织红肿微隆起，基底微硬，初始好发于口角，其后有向口腔后部移行的发病趋势，发生于舌腭弓、软硬腭交界处等口腔后部时可造成组织缺损，影响言语及吞咽。常伴低热、乏力等全身不适症状和腺周口疮病损局部区域的淋巴结肿痛。白塞病：又称口－眼－生殖器三联征。为反复发作，有自限性的口腔溃疡；眼可有虹膜睫状体炎、前房积脓、脉络膜炎、结膜炎、角膜炎、视神经盘炎、视神经萎缩等病变；生殖器病损，男女生殖器官黏膜均可出现溃疡；皮肤损害常见表现为结节性红斑、毛囊炎及针刺反应阳性；白塞病还可伴有关节、心血管、消化道、神经系统等全身症状或损害。单纯疱疹：疱疹可发生于口腔黏膜角化程度不等的任何部位，初期为红斑，随后出现针头大小或直径为2mm左右数量不等的圆形小水疱，初裂时，常在水疱周围留有隆起的灰白色疱壁。单个水疱所形成的溃疡一般较小，簇集的水疱则融合成大而不规则的溃疡面，边缘常呈不规则弧形的痕迹。临床症状一般在7~14天逐渐消失，溃疡愈合，不留瘢痕。根据题干，符合腺周口疮的诊断。

**6. C　7. B**

**8. B**　口腔结核的表现：患者既往无溃疡复发史，结核性溃疡为口腔中最常见的继发性结核损害。常见于舌

部，为慢性持久性溃疡，长期不愈。溃疡边界清楚或呈线形，表现为浅表、微凹而平坦的溃疡，其底覆有少许脓性渗出物，除去渗出物后，可见暗红色的桑椹样肉芽肿。溃疡边缘微隆，呈鼠啮状，并向中央卷曲，形成潜掘状边缘。溃疡基底的质地可能与周围正常黏膜组织近似。仔细观察溃疡表面，有时在边缘处，可看到黄褐色粟粒状小结节。患者早期即有疼痛，溃疡可发生肉芽肿性增殖性病变。综上，对于无复发史而又长期不愈的边缘呈潜掘状的浅表溃疡，应考虑口腔结核。创伤性溃疡：龋坏所致的残根、残冠的尖锐边缘，不良修复物、尖锐牙尖等可使相对应的黏膜形成溃疡或糜烂面。恶性肿瘤所造成的溃疡，呈菜花状，基底浸润状。梅毒溃疡可能会出现局部淋巴结肿大等症状，表面有一些溃疡面，即硬下疳的临床表现。硬下疳通常表面无明显疼痛，触摸时有软骨样硬度，易伴有局部淋巴结肿大。深部真菌感染主要由白念珠菌引起，主要表现为口腔黏膜表面有散在的白色斑块或斑点，白斑与黏膜结合紧密。

**9. A**

**10. E**　鳞状细胞分化，常见有各种各样的"角化珠"形成的角化，并且侵袭性生长是舌癌的主要组织病理学特征。侵袭表现为穿透基底膜，向下方的组织蔓延，通常有间质反应。血管、淋巴管及神经周围侵袭是其恶性的附加特征。糜烂和溃疡形成不能称为组织学标志，只是临床表现。

**11. A　12. B**

**13. E**　婴儿最早萌出的是下前牙，且可能有舌系带附着异常的情况，因此最易引起舌系带两侧黏膜的溃疡，而舌缘、舌背、颊黏膜的创伤性溃疡往往由后牙咬伤所致，前庭沟很少发生创伤性溃疡。

**14. B**　轻型阿弗他溃疡的病程可分为发作期、愈合期。发作期又分为前驱期和溃疡期。前驱期黏膜局部不适，有触痛或灼痛感；约24小时后出现白色或红色丘疹状小点；2~3天后上皮破损，进入溃疡期；再经过4~5天红晕消失，溃疡愈合，不留瘢痕。一般持续7~10天。

**15. B　16. C**

**17. D**　复发性溃疡的病因尚不清楚，病程有复发性、自限性的特点，有明显的灼痛感，好发于角化程度较差的区域。创伤性溃疡能发现明显的理化刺激因素或烫伤等病史，其部位和形态往往与机械刺激因子相符合，无复发史，去除刺激因素后，溃疡很快明显好转或愈合。二者鉴别时无需考虑全身因素。

**18. C　19. C**

**20. A**　腺周口疮即重型阿弗他溃疡，常单个发生，或在大溃疡周围有数个小溃疡。

**21. E　22. D**

**23. D**　由于复发性阿弗他溃疡的病因尚不明确，治

疗方法虽多，但疗效均不理想，并具有复发性、自限性，因此治疗上应局部治疗结合全身治疗，延长间歇期，缩短发作期，缓解病情。尽可能详细地询问病史，进行必要的临床检查，对因治疗。

**24. B**

**25. C**　口腔黏膜组织内存在一定的内源性荧光基团，可产生天然荧光，在适当波长的光激发下，其自身会发出波长更长的光，但由于反射光较强而难以发现该现象。自体荧光检查在口腔黏膜的糜烂或充血部位，可能出现假阳性，记录时应注意鉴别。最终以口腔组织病理活检结果为金标准。病损区域自体荧光检查时，检查者手持口腔黏膜自体荧光仪，使蓝光尽量垂直照射于受检部位，照射时保持仪器末端与照射部位距离 8～10cm，检查者从目镜中观察受检部位，结果记为阴性（组织呈现绿色自体荧光，标记为"－"）、阳性（表现为黑色暗区，标记为"＋"）或可疑（组织呈现较周围组织暗的绿色荧光，标记为"＋"）。

**26. A**　根据患者病史可诊断为复发性口腔溃疡。口腔超声雾化治疗是用专门的超声雾化装置将药物溶液雾化成微小颗粒，喷雾至口腔和咽喉黏膜病损部位，使药物沉积在病灶处治疗疾病的方法。适合治疗口腔黏膜的广泛糜烂或口腔溃疡。

**27. A**　口腔癌指发生于舌、口底、腭、牙龈、颊和口腔黏膜的恶性肿瘤，以鳞状细胞癌最为常见。鳞状细胞癌常见的发生部位的顺序是舌、龈、唇。

**二、多选题**

**28. BDE**　均质型白斑属于口腔白斑的一种分型，是仅发生在口腔黏膜上的白色或灰白色角化性病变的斑块状损害，是一种常见的非传染性慢性疾病，口腔各部黏膜均可发生，但以颊、舌部最多。多形性红斑的临床表现：皮肤病损常对称散在分布，好发于颜面、头颈、手背、手掌、足背及四肢伸侧。常见病损为红斑、丘疹、水疱，典型的为虹膜状红斑（靶形红斑）。口腔黏膜病损分布广泛，可发生于唇、颊、舌、腭等部位。因此，多形性红斑属于伴发皮损的口腔黏膜病。义齿性口炎是戴用活动义齿引起的口腔黏膜的炎性损害，大部分义齿性口炎与念珠菌相关，其致病菌主要为白念珠菌。好发于老年人，黏膜亮红色水肿，或有黄白色的条索状或斑点状假膜，患者自觉口干、口腔灼痛。天疱疮的表现：初起时仅为少数水疱，逐渐遍及全身。疱壁松弛，用手轻轻推移水疱可使之扩大，稍用力推擦正常皮肤，也可以使表皮脱落。疱壁破后露出糜烂面，有少量液体渗出。口腔黏膜常累及，出现水疱、糜烂，患者常会由于疼痛、进食困难而营养不良。因此，天疱疮属于伴发皮损的口腔黏膜病。扁平苔藓的临床表现：扁平苔藓皮肤损害特点为扁平面有光泽的浅紫红色多角形丘疹，丘疹如绿豆

大小，边缘境界清楚，质地坚硬干燥，融合后状如苔藓。损害区粗糙，丘疹间可见皮肤皱褶，由于瘙痒故多有搔痕。以石蜡油涂在丘疹表面，在放大镜下观察可看到有细白纹，称 Wickham 纹。口腔黏膜损害的主要特征为珠光白色丘疹或条纹。白纹可交织成网状，或呈树枝状，也可为单线条或绕成环形。损害往往具有明显的左右对称性，黏膜柔软，弹性正常，但有粗糙感，轻度刺激痛。因此，扁平苔藓属于伴发皮损的口腔黏膜病。

**29. AB**

**30. ABCE**　口腔黏膜常见的深大的溃疡有黏膜梅毒斑、口腔黏膜结核、重型阿弗他溃疡、创伤性溃疡和鳞状细胞癌。

**31. ABCD**

**32. ABCD**　口腔黏膜广泛性糜烂，表面渗出多，形成厚的假膜，有剧烈疼痛，皮肤有红斑出现。根据以上临床表现，应考虑为多形性红斑。外阴有糜烂渗出，说明发生了多窍性损害。

**33. ABDE**　口腔鳞状细胞癌是指发生于口腔内，以鳞状细胞为主的恶性肿瘤，癌细胞可发生于牙龈、硬腭、舌体、颊黏膜、唇等多个器官，属于头颈部恶性程度最高、危害性最大、口腔中最常见的肿瘤，以牙龈鳞癌最多见，发病比例男性多于女性。临床可呈菜花状，边缘隆起不规则，底部不平，易出血，常伴感染而致恶臭。口腔后部鳞癌较易转移，可有局部浸润及区域淋巴结转移，血道转移较少见。在下肢者常伴骨髓炎或骨膜炎。

**三、共用题干单选题**

**34. C　35. D　36. C　37. C**

**38. C**　疱疹性龈口炎是一种由单纯疱疹病毒导致的口腔黏膜感染性疾病，容易出现簇集性的小水疱。通常需要通过相关辅助检查来明确诊断：①血常规及分类检查：由于检查方便、快速，一般是首选的检查。细胞分类计数中淋巴细胞数增加，提示与病毒感染有关。症状明显的患者做此项检查，有助于判断是否继发感染。②特殊检查：为非常规检查，必要时可行脱落细胞直接镜检、病原体检测、抗原抗体检测等。真菌感染可进行病损区涂片检查。活检可用于肿瘤、白斑、红斑等的检查。T 细胞亚群检测是针对一些免疫性疾病的检查）。肝肾功能检查可排除肝肾疾病。

**39. C**　疱疹性龈口炎的治疗：①抗病毒药，作用有限，存在一定的副作用。若合并细菌感染，还需口服抗生素类药物。②口服维生素 $B_1$、维生素 $B_{12}$、维生素 C。③为减轻进食疼痛，局部可涂 2% 普鲁卡因溶液或冰硼散、康复新液外涂、漱口。④注意休息，加强营养，少食多餐，吃清淡半流食，多饮水，多吃蔬菜、水果。⑤中医中药治疗：如西瓜霜。疱疹性龈口炎是由于病毒感染引起的，不建议使用激素类的药物，激素类的药物

会导致人体的免疫力降低，从而促进病毒的繁殖。

**40. B** 轻型阿弗他溃疡：3～5个，散在分布，7～10天溃疡愈合，不留瘢痕。重型阿弗他溃疡：溃疡大而深，直径可>1cm，周围组织红肿微隆起，愈合后可形成瘢痕或组织缺损，可达1～2个月或更长。结核性溃疡：溃疡通常边界清楚或呈线形，表现为浅表、微凹而平坦的溃疡，其底覆有少许脓性渗出物，除去渗出物后，可见暗红色的桑椹样肉芽肿；溃疡边缘微隆，呈鼠啮状，并向中央卷曲，形成潜掘状边缘。压疮性溃疡多见于老年人，长期受刺激，形成深溃疡，溃疡边缘轻隆起，中央凹陷，表面有黄白色伪膜；溃疡疼痛不明显；去除局部机械刺激，溃疡很快消失，没有瘢痕形成。癌性溃疡形态多不规则，其边缘隆起呈凹凸不平状，与周围组织分界不清，溃疡面的基底部不平整，呈颗粒状，触之硬韧，和正常黏膜有明显的区别，疼痛不明显，病程长，可出现发热、颈部淋巴结肿大、消瘦等全身症状表现。

**41. C** 对于复发频繁且病情较重者或长期不愈的溃疡，可考虑全身治疗以减少复发并促进愈合，尤其是针对病因的治疗。如细胞免疫功能低下者，以免疫增强药治疗，往往能提高疗效。局部炎症可以局部用药；外周血检查可以排除一些血液性疾病及了解有无炎症；营养状态可以排除是否摄入不足或者是消耗过多；性激素水平与免疫功能关联不大。

**42. E  43. E  44. D  45. B  46. E**

**47. A** 结核性溃疡的病理表现：形成类上皮结节，中央有干酪样坏死，其中含有结核杆菌，周围有类上皮细胞，朗格汉斯巨细胞，外周有淋巴细胞浸润，少量成纤维细胞增生。黏膜溃疡的病理表现：上皮坏死，形成溃疡。口腔扁平苔藓的病理表现：固有层炎症细胞带状浸润、基底细胞液化变性。口腔白斑的病理表现：上皮细胞出现非典型增生。

**48. D** 口腔结核主要依靠抗结核药物治疗，通过早期、联合、适量、规律、全程的药物治疗控制口腔内病灶，避免继续恶化或合并感染，一般需要治疗6～9个月。异烟肼对结核分枝杆菌有高度选择性，抗菌作用强，能抑制和杀灭结核分枝杆菌，生物膜穿透性好，易通过血脑屏障，是结核病的首选药物。链霉素：主要用于口腔结核的封闭注射治疗，0.5g局部注射，隔日1次，可缓解口腔溃疡症状。利福平：适合与其他抗结核药联合用于各种结核病的初治与复治，对结核杆菌在宿主细胞内外均有明显的杀菌作用。0.1%雷夫奴尔含漱和溃疡药膜局部贴敷可用于结核性溃疡的局部处理，以对症治疗。2%普鲁卡因加地塞米松局部注射多用于重型溃疡的治疗。庆大霉素加氢化可的松雾化吸入可用于治疗敏感菌导致的新生儿溶血病和败血症。

**49. A** 根据题干信息，患者可能罹患大疱类疾病，

在临床、病理诊断均有困难时，免疫荧光法具有重要的诊断价值。

**50. B** 天疱疮属于自身免疫性疾病，自身抗原是棘细胞层间黏合物质。治疗天疱疮的首选药物是肾上腺皮质激素。

**51. E** 肾上腺皮质激素的禁忌证有高血压、糖尿病、消化道溃疡、骨质疏松、急性感染、甲亢、孕妇等，而口腔溃疡不是该药的禁忌证。

**52. C** 白塞病是一种以细小血管炎为病理基础的慢性进行性、复发性、系统损害性疾病，与患者自身免疫力降低有关。因同时或先后发生的口腔黏膜溃疡，以及眼、生殖器、皮肤病损是该病的主要临床特征，而被称为口－眼－生殖器三联征。题中患者临床表现为口腔、生殖器反复溃疡，符合白塞病的临床表现。

**53. E** 白塞病的皮肤病损包括：结节性红斑、针刺反应，痤疮样皮疹，还可能见到多形性红斑样损害，坏死性结节样皮疹，浅表性游走性血栓性静脉炎等，眼部炎症包括角膜炎、葡萄膜炎、疱疹性结膜炎、巩膜炎、虹膜睫状体炎等。

**54. C** 肌肉注射后与针刺反应试验效果类似，24～48小时后针刺部位出现直径大于2mm的毛囊炎样小红点或脓疱疹样改变。

**55. B** 全身治疗的首选药物是肾上腺皮质激素，如泼尼松。对控制急性症状有效，停药后易复发，故主要用于全身症状重、有中枢神经系统病变、内脏系统的血管炎、口腔和阴部巨大溃疡及急性眼部病变的患者，疗程不宜过长。

**四、案例分析题**

**56. ABCF** 白塞病临床表现为反复发作的有自限性的口腔溃疡；眼部可有虹膜睫状体炎等病变；男、女性生殖器官黏膜均可出现溃疡，也有同时出现肛门、直肠损害的情况。皮肤损害较常见，表现为结节性红斑、毛囊炎及针刺反应阳性；白塞病还可伴有关节、心血管、消化道、神经系统等全身症状或损害。所以在诊断复发性阿弗他溃疡时为排除白塞病一定要问外生殖器溃疡史、眼病史、关节及皮肤病史。

**57. C** 口腔溃疡反复发作，加重1年，溃疡大而深，每次长1～2个，每处约1个月愈合；母亲有口腔溃疡复发史；溃疡深大，后颊部可见瘢痕组织；均是重型阿弗他溃疡的临床表现。

**58. ABDE** 口腔黏膜常见的深或大的溃疡有黏膜梅毒斑、口腔黏膜结核、重型阿弗他溃疡、创伤性溃疡和鳞状细胞癌。确诊时需进行鉴别。

**59. ACDFG** 口腔溃疡反复发作，溃疡大而深，表面覆盖假膜，可自行愈合，愈合后常留有瘢痕，均是重型阿弗他溃疡的典型临床表现。该病一般无外阴部溃疡史。

# 第四章　口腔黏膜大疱类疾病

一、单选题：每道试题由 1 个题干和 5 个备选答案组成，题干在前，选项在后。选项 A、B、C、D、E 中只有 1 个为正确答案，其余均为干扰选项。

1. 引起牙龈剥脱的最常见的疾病是
   A. B 族维生素缺乏　　　B. 维生素 A 缺乏
   C. 维生素 C 缺乏　　　D. 特异性脱骨性龈炎
   E. 类天疱疮及扁平苔藓

2. 瘢痕性类天疱疮在口腔中的好发部位是
   A. 牙龈　　　　　　　　B. 上腭
   C. 颊　　　　　　　　　D. 下唇
   E. 舌

3. 肾上腺皮质激素类药物局部注射可用于治疗
   A. 结核性溃疡　　　　　B. 鹅口疮
   C. 腺周口疮　　　　　　D. 疱疹性口炎
   E. 带状疱疹

4. 良性黏膜类天疱疮又称为
   A. 红斑性类天疱疮　　　B. 瘢痕性类天疱疮
   C. 增殖性类天疱疮　　　D. 落叶性类天疱疮
   E. 大疱性类天疱疮

5. 通常会出现口腔病损的是
   A. 增殖型天疱疮　　　　B. 寻常型天疱疮
   C. 落叶型天疱疮　　　　D. 大疱性类天疱疮
   E. 红斑型天疱疮

6. Tzanck 细胞又名
   A. 颗粒细胞　　　　　　B. 胶样小体
   C. 角化细胞　　　　　　D. 天疱疮细胞
   E. 基质细胞

7. 患者，男性，40 岁。感冒后下唇及唇周皮肤出现成簇的针头大小的小水疱，破溃后结痂，局部灼痒疼痛。患者可能患有的疾病为
   A. 盘状红斑狼疮　　　　B. 固定型药疹
   C. 复发性口疮　　　　　D. 慢性唇炎
   E. 唇疱疹

8. 莱氏综合征与斯 – 约综合征都没有的临床表现是
   A. 急性发病
   B. 有较重的全身症状
   C. 皮肤出现广泛性的红斑性水疱及大疱，尼氏征可阳性

D. 可波及全身体窍黏膜
   E. 发病之前有可疑用药史

9. 下列病理改变可见于天疱疮损害中的是
   A. 上皮增厚　　　　　　B. 上皮萎缩
   C. 棘层增生　　　　　　D. 上皮内疱
   E. 固有层内有肉芽肿

10. 与天疱疮发病有关的因素是
    A. 日光照射　　　　　　B. 营养缺乏
    C. 内分泌紊乱　　　　　D. 自身免疫
    E. 环境潮湿

11. 天疱疮的临床类型包括
    A. 萎缩型、肥厚型
    B. 皱襞状、海绵状、鳞片状
    C. 斑块状、颗粒状、皱纸状、疣状
    D. 光滑型、结节型
    E. 寻常型、增殖型、落叶型、红斑型

12. 将疱膜揭去时，常连同邻近正常的黏膜一并撕去，首先应考虑
    A. 扁平苔藓　　　　　　B. 白斑恶变
    C. 天疱疮　　　　　　　D. 复发性口腔溃疡
    E. 结核性溃疡

13. 天疱疮与类天疱疮在病理表现的鉴别要点为
    A. 有无上皮过度角化　　B. 有无棘层增生
    C. 有无上皮异常增生　　D. 有无棘层松解
    E. 有无上皮排列紊乱

14. 寻常型天疱疮的特点为
    A. 带状疱疹病毒侵犯面神经睫状神经节
    B. 尼氏征阳性
    C. 口、眼、会阴出现溃疡
    D. 口腔黏膜上皮出现过度角化及异常增生
    E. 幼儿舌系带两侧出现溃疡

15. 用免疫荧光法检查天疱疮，可见到荧光抗体出现在
    A. 粒层　　　　　　　　B. 角化层
    C. 棘细胞内　　　　　　D. 棘细胞间
    E. 基底膜区

16. 寻常型天疱疮发生在上皮的
    A. 粒层　　　　　　　　B. 棘层
    C. 基底层　　　　　　　D. 角化层

E. 角化层与粒层之间

**17.** 下述为类天疱疮的特征性改变的是
A. 大量淋巴细胞浸润
B. 大量浆细胞浸润
C. 大量嗜酸性细胞浸润
D. 上皮剥脱后，表面遗留基底细胞层
E. 上皮全层剥脱，表面为平滑的结缔组织

**18.** 上皮钉突不会出现在
A. 扁平苔藓
B. 盘状红斑狼疮
C. 口腔白斑病
D. 良性黏膜类天疱疮
E. 牙龈纤维瘤病

**19.** 棘层内疱可见于
A. 天疱疮和疱疹性口炎
B. 天疱疮和瘢痕性类天疱疮
C. 天疱疮和扁平苔藓
D. 疱疹性口炎和扁平苔藓
E. 扁平苔藓和瘢痕性类天疱疮

**20.** 关于天疱疮的描述，不正确的是
A. 棘层松解，上皮内疱形成
B. 黏膜固有层有炎症细胞浸润，主要为巨噬细胞和淋巴细胞
C. 直接荧光免疫可见鱼网状翠绿色荧光环
D. 荧光图形主要为 IgG、IgA 或 IgM 在棘细胞间的沉积
E. 口腔出现表现者多为寻常型天疱疮

**21.** 天疱疮的典型病理表现是
A. 上皮内疱，棘层松解，疱底可见不规则绒毛状突起
B. 上皮内疱，上皮细胞气球样变，可见多核巨细胞和核内包含体
C. 上皮下疱，结缔组织有大量嗜酸性粒细胞、淋巴细胞和浆细胞浸润
D. 上皮下疱，固有层紧靠上皮处淋巴细胞呈带状浸润
E. 上皮下疱，毛细血管内皮细胞肿胀，红细胞渗出

**22.** 有关天疱疮细胞的描述，不正确的是
A. 为松解的棘细胞
B. 可单个或数个排列成团
C. 细胞水肿变性呈圆形，胞核圆大而肿胀，核周有窄晕
D. 细胞胞浆透明，细胞膜深染有折叠
E. 用姬姆萨或苏木精－伊红染色，可观察到天疱疮细胞

**23.** 关于良性黏膜类天疱疮的描述，不正确的是
A. 为基底层下疱，基底细胞变性
B. 上皮层可全层剥脱
C. 组织愈合后可形成瘢痕
D. 上皮内出现棘层松解
E. 固有层有大量的淋巴细胞、浆细胞及嗜酸粒细胞浸润

**24.** 关于腭黏膜的描述，不正确的是
A. 硬腭黏膜属于咀嚼黏膜，软腭黏膜为被覆黏膜
B. 硬腭黏膜以正角化为主，软腭黏膜无角化层
C. 硬腭黏膜固有层乳头长而密，黏膜下层不含腺体
D. 软腭黏膜固有层乳头少而缺，黏膜下层疏松
E. 腭中缝处固有层内可见上皮珠，细胞呈同心圆排列

**25.** 下列疾病不属于感染性疾病的是
A. 带状疱疹
B. 复发性疱疹性口炎
C. 口腔结核
D. 鹅口疮
E. 天疱疮

**26.** 对于下列疾病，免疫荧光法具有重要诊断价值的是
A. 血管神经性水肿
B. 复发性阿弗他溃疡
C. 单纯疱疹
D. 天疱疮和类天疱疮
E. 带状疱疹

**27.** 患者，女性，30 岁。主诉下唇疼痛 2 天，进食刺激性食物可加剧疼痛。口腔检查：左下唇侧黏膜见一直径 1cm 的溃疡，上覆假膜，溃疡基底充血，触痛明显。主诉相似病史约 3 年，每年发作 4～6 次。溃疡可自行愈合。拟诊为
A. 盘状红斑狼疮
B. 疱疹性口炎
C. 轻型口疮
D. 重型口疮
E. 多形性红斑

**28.** 治疗天疱疮的首选药物是
A. 泼尼松
B. 硫唑嘌呤
C. 制霉菌素
D. 干扰素
E. 金霉素

**29.** 对寻常型天疱疮与落叶型天疱疮具有诊断价值的检查方法是
A. 味觉检查
B. 泪液检查
C. 尼氏征检查
D. 角膜反射
E. 针刺反应

**30.** 寻常型天疱疮的典型口腔表现是
A. 疱壁薄，半透明，水疱易破；若将疱壁撕去或提取，常连同邻近外观正常的黏膜一并无痛性地撕

去，并遗留一鲜红的创面；若在糜烂面的边缘处
将探针轻轻平行置入黏膜下方，探针可无痛性
伸入

B. 疱壁薄而透明，水疱易破；若将疱壁撕去或提取，
常连同邻近外观正常的黏膜一并撕去，有疼痛感，
遗留下一鲜红的创面；若在糜烂面的边缘处将探
针轻轻平行置入黏膜下方，探针可伸入但引起局
部疼痛

C. 疱壁薄而透明，水疱易破、出现不规则的糜烂面；
若将疱壁撕去或提取，常连同邻近外观正常的黏
膜一并无痛性地撕去，并遗留下一鲜红的创面；
若在糜烂面的边缘处将探针轻轻平行置入黏膜下
方，探针可无痛性伸入

D. 疱壁薄而透明，水疱易破，水疱破裂后可见创面
出血；若将疱壁撕去或提取，常连同邻近外观正
常的黏膜一并撕去，有疼痛感，遗留下一鲜红的
创面；若在糜烂面的边缘处将探针轻轻平行置入
黏膜下方，探针可伸入但引起局部疼痛

E. 疱壁薄而透明，水疱易破、出现不规则的糜烂面；
常可见揭皮试验阳性但棘层松解现象不常见

**31. 尼氏征阳性的表现正确的是**

A. 若将残留的疱壁撕去或提起，常连同邻近外观正
常的黏膜一并无痛性地揭起，并遗留下扩大的鲜
红创面

B. 在口腔糜烂面的边缘处可将探针无痛性地平行伸
入黏膜下方

C. 手指侧向推压外表正常的皮肤或黏膜，即可迅速
形成水疱；推赶水疱会使水疱破溃

D. 采用探针沿疱底向周围外观健康的黏膜上皮轻微
挑拨，出现剥离

E. 在口腔内，用舌舔舐黏膜，可使外观正常的黏膜
表层脱落或形成水疱

**32. 下列属于天疱疮的病理改变的是**

A. 基底细胞液化、变性，基底膜不清

B. 棘层细胞的细胞间桥消失

C. 黏膜固有层有密集的淋巴细胞浸润带

D. 钉突之间的乳头区棘细胞萎缩变薄

E. 棘层细胞增大，有些棘细胞有空泡性变，胞核固
缩或消失

**33. 患者，女性，40岁。口腔黏膜出现松弛透明的水疱，
临床检查，揭皮试验阳性，尼氏征阳性，探诊阳性。
诊断首先考虑**

A. 天疱疮　　　　　B. 瘢痕性类天疱疮

C. 多形性红斑　　　D. 扁平苔藓

E. 大疱类天疱疮

**二、多选题：每道试题由1个题干和5个备选答案组成，
题干在前，选项在后。选项A、B、C、D、E中至少
有2个正确答案。**

**34. 愈合后可形成明显瘢痕组织的是**

A. 带状疱疹　　　　B. 腺周口疮

C. 多形性红斑　　　D. 良性黏膜类天疱疮

E. 疱疹性口炎

**35. 醋酸地塞米松粘贴片可用于**

A. 真菌性口炎

B. 复发性口疮

C. 糜烂型扁平苔藓

D. 药物过敏性口炎

E. 青光眼合并口腔黏膜疾病患者

**36. 大疱是较大的疱样病变，其主要特征是**

A. 疱的直径0.5~5.0cm

B. 疱的直径小于0.5cm

C. 疱多成簇

D. 病理表现为上皮内疱

E. 病理表现为上皮下疱

**37. 患者，男性，46岁。因"口腔大面积糜烂6个月"
来诊。口腔检查：口腔大面积糜烂，双侧翼颌韧带、
软腭见鲜红色创面，尼氏征（＋），探针试验（＋）。
考虑诊断为**

A. 寻常型天疱疮　　B. 多形性红斑

C. 类天疱疮　　　　D. 副肿瘤性天疱疮

E. 大疱类疾病

**38. 患者，男性，45岁。因"牙龈糜烂2年，用药一直未
愈合"来诊。口腔检查：全口牙龈红肿伴轻度糜烂，
左下前庭沟黏膜糜烂，尼氏征（－），探针试验
（＋）。考虑诊断为**

A. 寻常型天疱疮　　B. 良性黏膜类天疱疮

C. 大疱类疾病　　　D. 多形性红斑

E. 疱疹性口炎

**39. 诊断大疱性类天疱疮需鉴别的疾病有**

A. 寻常型天疱疮

B. 良性黏膜类天疱疮

C. 大疱性表皮松解症

D. 多形性红斑

E. 贝赫切特综合征

**40. 以下可辅助诊断天疱疮的检查是**

A. 尼氏征试验　　　B. 探针试验

C. 针刺试验　　　　D. 揭皮试验

E. 甲苯胺蓝染色试验

**41. 可选用脱落细胞学辅助检查的疾病是**

- A. 黏膜梅毒斑
- B. 天疱疮
- C. 口腔白斑病
- D. 口腔红斑病
- E. 疱疹性口炎

三、共用题干单选题：以叙述一个以单一病人或家庭为中心的临床情景，提出 2～6 个相互独立的问题，问题可随病情的发展逐步增加部分新信息，每个问题只有 1 个正确答案，以考查临床综合能力。答题过程是不可逆的，即进入下一问后不能再返回修改所有前面的答案。

**(42～44 共用题干)**

某患者 1 年来口腔黏膜反复起疱、破溃，此起彼伏，伴有疼痛。检查发现：口腔黏膜广泛云雾状水肿，有多处鲜红糜烂面，周围有灰白色疱膜，撕取疱膜时可同时揭去周围正常黏膜。

**42. 若探针可探入糜烂周围黏膜下，称为**

- A. 针刺反应
- B. 棘层松解现象
- C. 刺激试验
- D. 吸墨试验
- E. 雷诺现象

**43. 患者最不可能出现的症状是**

- A. 皮损
- B. 吞咽困难
- C. 淋巴结肿大
- D. 指甲纵嵴
- E. 唾液增多

**44. 进一步检查，一般不采用的方法是**

- A. 甲苯胺蓝染色
- B. 活检
- C. 脱落细胞涂片
- D. 间接免疫荧光检查
- E. 血清抗核抗体检查

**(45～46 共用题干)**

患者，女性，62 岁。口腔黏膜反复起疱糜烂 7 个月。查体：上、下唇颊侧牙龈散在数个小水疱，直径 2～3mm，疱壁较厚，部分水疱已经破溃，可见残余灰白色疱壁，揭起疱膜可见红色溃疡面，探针不能探入溃疡面周围黏膜下，左颊部可见瘢痕形成。

**45. 根据上述临床表现，临床诊断最可能的是**

- A. 天疱疮
- B. 大疱性类天疱疮
- C. 瘢痕性类天疱疮
- D. 黏膜血疱
- E. 多形性红斑

**46. 除上述临床表现外，此类患者可能出现的症状或体征不包括**

- A. 结膜炎
- B. 睑球粘连
- C. 面部皮肤出现张力性水疱
- D. 胸腹部皮肤出现松弛性水疱
- E. 尼氏征阴性

**(47～48 共用题干)**

患者，女性，36 岁。因口腔黏膜反复起水疱 1 年余就诊，起疱与进食无关，水疱可破溃形成溃疡。检查：下唇内侧黏膜有直径 5mm 的水疱，探针无法伸入水疱周围的黏膜下方，涂片未见 Tzanck 细胞。

**47. 该患者的诊断可能是**

- A. 疱型扁平苔藓
- B. 天疱疮
- C. 黏液囊肿
- D. 单纯疱疹
- E. 类天疱疮

**48. 本病的组织病理学特点是**

- A. 基底细胞液化变性
- B. 上皮下疱
- C. 固有层淋巴细胞带状浸润
- D. 出现胶样小体
- E. 上皮过度角化或不全角化

**(49～51 共用题干)**

患者，女性，45 岁。因左侧面颊部皮肤及左侧舌部黏膜发红、起疱 3 天，伴剧痛来诊。查体：体温 38.5℃，左侧面部皮肤及左侧舌背、颊黏膜可见粟粒大小的密集成片的透明水疱，周围皮肤黏膜可见充血性红斑。检查：红细胞 $7.8 \times 10^9 / L$，中性粒细胞 62%，淋巴细胞 34%。拟诊断为带状疱疹。

**49. 本病例的主要病变部位在**

- A. 三叉神经第 I 支
- B. 三叉神经第 II 支
- C. 三叉神经第 III 支
- D. 面神经
- E. 颈神经

**50. 带状疱疹与单纯疱疹的最主要鉴别点在于**

- A. 病因不同
- B. 前驱症状不同
- C. 病程长短不同
- D. 临床表现不同
- E. 全身症状不同

**51. 本病例可发生的最严重的并发症为**

- A. 肺炎
- B. 脑炎
- C. 结膜炎
- D. 角膜炎
- E. 面瘫

**(52～54 共用题干)**

患者，男性，60 岁。因"口腔反复出现水疱、溃烂 6 个月，皮肤反复出现水疱 1 个月"来诊。口腔检查：软腭、舌腹较大面积糜烂，边界清晰，表面假膜光滑，尼氏征（＋），探针试验（＋）。胸部、背部皮肤见 2 个透明薄壁水疱及多处糜烂结痂面。

**52. 结合病史及损害特点，首先考虑的诊断是**

- A. 寻常型天疱疮
- B. 多形性红斑
- C. 大疱性类天疱疮

D. 大疱性表皮松解症

E. 良性黏膜类天疱疮

**53. 为明确诊断，应首先进行的实验室检查是**

    A. 真菌检查     B. 活体组织检查

    C. 血生化检查     D. 醋酸白试验

    E. 尿常规

**54. 治疗该类疾病的首选药物是**

    A. 青霉素类     B. 抗真菌药

    C. 抗病毒药     D. 免疫增强剂

    E. 免疫抑制剂

**(55 ~ 57 共用题干)**

    患者，男性，68 岁。因"口腔黏膜反复出现水疱 1 年余"来诊。口腔检查：软腭见 3 个厚壁水疱及多处圆形糜烂面，边界清晰，尼氏征（－）。腋窝、腹股沟见多个厚壁水疱，周围皮肤无明显异常。

**55. 结合病史及损害特点，考虑诊断为**

    A. 类天疱疮     B. 大疱性表皮松解症

    C. 多形性红斑     D. 天疱疮

    E. 疱疹性口炎

**56. 该类疾病的组织病理学特点是**

    A. 棘层松解     B. 上皮内疱

    C. 上皮下疱     D. 基底细胞液化变性

    E. 固有层淋巴细胞带状浸润

**57. 关于治疗和预后，叙述正确的是**

    A. 早期大剂量使用糖皮质激素

    B. 长期小剂量使用糖皮质激素

    C. 该病预后较差，可能危及生命

    D. 除病情严重者外，应尽量减少或避免全身大量使用糖皮质激素

    E. 早期使用抗生素有效

**(58 ~ 60 共用题干)**

    患儿，2 岁。感冒发热后上腭、舌缘、颊黏膜等多处口腔黏膜出现针头大小的小疱，部分破溃形成溃疡。

**58. 可能的诊断是**

    A. 口炎型口疮     B. 急性疱疹性龈口炎

    C. 疱疹性咽峡炎     D. 带状疱疹

    E. 复发性阿弗他溃疡

**59. 病理改变不包括**

    A. 出现核包涵体

    B. 上皮细胞气球样改变

    C. 上皮下疱

    D. 固有层淋巴细胞带状浸润

    E. 多核巨细胞出现

**60. 感染源是**

    A. 单纯疱疹病毒     B. 带状疱疹病毒

    C. 溶血性链球菌     D. 白念珠菌

    E. 以上都不是

**(61 ~ 64 共用题干)**

    患者，女性，42 岁。半年来牙龈溃疡伴水疱。临床检查：上、下颌牙龈充血红肿，局部可见糜烂面，表面覆盖黄色假膜。上颌前牙区透明水疱，未见破溃。

**61. 此患者无须进行的检查是**

    A. 尼氏征试验     B. 真菌涂片检查

    C. 揭皮试验     D. 探针试验

    E. 免疫荧光检查

**62. 根据题干，对该患者不恰当的检查操作是**

    A. 将患者调至检查椅位，调节灯光

    B. 用医用棉棒轻轻推赶原有的水疱，观察水疱是否在黏膜上移动

    C. 用医用棉棒稍用力摩擦外观正常的口腔黏膜，观察是否形成水疱或脱皮

    D. 在原水疱上进行探针试验

    E. 出现尼氏征阳性表现即停止试验

**63. 假设患者病损处水疱已破溃，可进行的检查是**

    A. 血常规检查     B. 唾液总流量测定

    C. 揭皮试验     D. 真菌涂片检查

    E. 口腔黏膜组织活检术

**64. 假设此患者尼氏征试验为阴性，且曾患有眼疾，还需进行的检查是**

    A. 血常规检查     B. 针刺试验

    C. 真菌涂片检查     D. 免疫荧光检查

    E. 肝功能检查

**(65 ~ 67 共用题干)**

    患者，男性，50 岁。口腔黏膜反复起疱 1 年余，伴疼痛。查体：软、硬腭黏膜交界处可见一直径约 8mm 鲜红糜烂面，表面渗出较少，边缘可见残留水疱壁。

**65. 根据上述临床表现，最不可能的诊断是**

    A. 天疱疮     B. 瘢痕性类天疱疮

    C. 大疱性类天疱疮     D. 多形性红斑

    E. 黏膜血疱

**66. 下列检查项目中，无助于鉴别诊断的是**

    A. 探针试验     B. 尼氏征试验

    C. 局部组织病理检查     D. 揭皮试验

    E. 内分泌检查

**67. 使用肾上腺皮质激素治疗天疱疮，不正确的是**

    A. 起始及控制阶段强调量大从速

    B. 减量与控制阶段强调渐减忌躁

C. 每次递减原量的 20% 为宜

D. 减量的间隔时间以 1~2 周为宜

E. 可联用免疫抑制剂，减少肾上腺皮质激素的用量，减轻副作用

# 答案和精选解析

## 一、单选题

**1. E**

**2. A**　类天疱疮好发于老年人，女性患者是男性的两倍，主要侵犯眼和口腔黏膜，鼻腔、咽喉、食道、尿道口、阴道、肛门黏膜也可波及。口腔黏膜受累表现：常见牙龈多发性水疱，很快形成疼痛性的糜烂，然后瘢痕愈合。

**3. C**　雪口病也叫鹅口疮，是白念珠菌感染的一种疾病。结核性溃疡为结核菌素感染。疱疹性口炎、带状疱疹均是病毒感染。这些疾病应慎用激素，激素可能引起原有疾病加重。腺周口疮为免疫相关疾病，可以用激素治疗。

**4. B**　类天疱疮主要包括大疱性类天疱疮和瘢痕性类天疱疮，是一种自身免疫性表皮下大疱病。瘢痕性类天疱疮也叫良性黏膜类天疱疮。

**5. B**

**6. D**　Tzanck 细胞即天疱疮细胞：上皮细胞没有细胞间桥，细胞肿胀呈圆形，核染色深，常有胞浆环绕着核周围。

**7. E**　唇疱疹是由单纯疱疹病毒引起的，通常发生于发烧、感冒、感染等免疫低下时，口唇及周围皮肤出现成簇的针头大小的小水疱，疼痛明显，破溃后结痂。

**8. C**　莱氏综合征的临床表现：属于重型药物过敏，患者可发生全身广泛性的大疱，并波及所有的体窍黏膜和内脏，也叫中毒性表皮坏死松解症。患者有以下症状：急性发病，全身症状重，出现高热、昏迷、皮肤大疱性损害、多窍性损害、肝肾功能障碍、内脏出血等。斯-约综合征的临床表现：药物在斯-约综合征的发生中起着重要作用，患者发病突然，病变常出现在手脚的背侧和前臂、腿、脚掌、足底的表面。毒性表皮坏死溶解型的特点是皮肤的受损面积超过 20%，口腔黏膜、唇黏膜、生殖器黏膜和结膜也可受累，还可伴发热、白细胞计数增多、肾功能衰竭、肺栓塞、胃肠道出血、脓毒血症等多窍性损害现象。综上，这两种疾病均发病急；全身症状较重，波及全身体窍黏膜；发病之前有可疑用药史（莱氏综合征属于重型药物过敏，药物在斯-约综合征发生中起着重要作用）。

**9. D**　天疱疮是一种自身免疫性疾病，上皮细胞间失去了连接，可以在正常的皮肤或黏膜上出现松弛性的水疱，为上皮内疱。

**10. D**

**11. E**　天疱疮分为四种类型：①寻常型天疱疮；②增殖型天疱疮；③落叶型天疱疮；④红斑型天疱疮。

**12. C**

**13. D**　天疱疮的病理学改变是以上皮内棘细胞层松解和上皮内疱形成为特征，而类天疱疮上皮完整，上皮与结缔组织之间有水疱或裂隙，形成上皮下疱，无棘层松解。

**14. B**　带状疱疹病毒侵犯面神经膝状神经节是带状疱疹病毒感染的表现；尼氏征阳性是天疱疮的临床典型表现；口、眼、会阴出现溃疡是白塞病的表现；口腔黏膜上皮出现过度角化及异常增生是白斑的病理表现；幼儿舌系带两侧出现溃疡是 Riga-Fede 溃疡的临床表现。

**15. D**　天疱疮直接免疫荧光法显示棘细胞层间的抗细胞黏接物质的抗体。

**16. B**　天疱疮的病理学改变是以上皮内棘细胞层松解和上皮内疱形成为特征。

**17. E**　类天疱疮的特征表现为：在正常或红斑皮肤上的水疱和大疱，伴有荨麻疹样和浸润性的丘疹和斑块，上皮全层剥脱，表面为平滑的结缔组织。

**18. D**　①牙龈纤维瘤病理变化的特点是牙龈上皮的棘层增厚，上皮钉突明显增长，结缔组织体积增大，充满粗大的胶原纤维束和大量成纤维细胞，血管相对较少，炎症不明显，仅见于龈沟附近。②口腔扁平苔藓典型病理表现为上皮过度不全角化、基底层液化变性以及固有层见密集的淋巴细胞呈带状浸润。颗粒层明显，棘层肥厚者居多；上皮钉突不规则延长。③盘状红斑狼疮的病理：上皮过度角化或不全角化，角化层可有剥脱，粒层明显。皮肤病损有时可见角质栓。上皮棘层萎缩变薄，有时也可见上皮钉突增生、伸长。基底细胞显著液化变性，上皮与固有层之间可形成裂隙和小水疱，基底膜不清晰。④口腔白斑病的典型病理表现为上皮增生，伴有过度正角化或过度不全角化；粒层明显，棘层增厚；上皮钉突伸长变粗，固有层和黏膜下层中有炎症细胞浸润。⑤良性黏膜类天疱疮又称瘢痕性类天疱疮，是一种以 IgG、IgA 或 C3 线性沉积于上皮基底膜带区为特征的慢性自身免疫性疾病。组织病理学特点为上皮完整，上皮与结缔组织之间有水疱或裂隙，即形成上皮下疱，并无棘层松解现象。

**19. A**　天疱疮的病理表现为棘层松解，上皮内疱形成，直接荧光免疫可见鱼网状翠绿色荧光环，荧光图形主要为 IgG、IgA 或 IgM 在棘细胞间的沉积。疱疹性口炎口腔黏膜任何部位均可受累，主要表现为成簇小水疱，易破，形成大面积糜烂面，可见棘层内疱。

**20. B**　天疱疮最常见的类型为寻常型天疱疮，口腔表现为其特征，口腔损害均好发于易受摩擦的部位，如上腭、颊、牙龈处。基本的损害为松弛性薄壁大疱，疱

易破溃，留下鲜红糜烂面。棘层松解，上皮内疱形成。皮肤基本病损亦为壁薄易破的松弛性大疱，疱破溃后遗留湿红糜烂面，继而结痂，愈合后有色素沉着。尼氏征阳性，揭皮试验阳性，探诊试验阳性。直接荧光免疫可见鱼网状翠绿色荧光环，病理检查发现 IgG、IgA 或 IgM 在棘细胞间的沉积。

**21. A**

**22. D** 天疱疮是一种自身免疫性疾病，上皮细胞间失去了连接，可以在正常的皮肤或黏膜上出现松弛性的水疱，天疱疮细胞是天疱疮的一种特征性细胞，也是一种松解的棘细胞，可单个或数个排列成团，典型的细胞水肿后呈圆形，胞核圆大而肿胀，核周有窄晕，姬姆萨或苏木精 - 伊红染色可见。

**23. D**

**24. C** 口腔上壁的前部是硬腭，其后部是软腭，在软腭的最后中央是悬雍垂（俗称小舌头），硬腭和软腭将口腔与鼻腔分隔开。硬腭黏膜下层前部含有少量脂肪，无腺体；后部则有较多的腭腺。硬腭的骨膜与黏膜下层附着紧密，而与骨面附着不太紧密，硬腭黏膜以正角化为主，软腭黏膜无角化层。硬腭黏膜不易移动，能耐受摩擦和咀嚼压力，软腭黏膜为被覆黏膜。软腭黏膜固有层乳头少而缺，黏膜下层疏松。腭中缝处固有层内可见上皮珠，细胞呈同心圆排列。

**25. E** 天疱疮是一种自身免疫性疾病，不属于感染性疾病。

**26. D** 天疱疮直接免疫荧光法显示棘细胞层间的抗细胞黏接物质的抗体，类天疱疮直接免疫荧光法可见基底膜区有一连续的细长的荧光带。

**27. D** 重型口疮其溃疡大而深，愈合后可形成瘢痕或组织缺损，也称复发性瘢痕性口疮、腺周口疮。溃疡大而深，似"弹坑"，可深达黏膜下层腺体及腺周组织，直径可 >1cm，周围组织红肿，微隆起，基底微硬，表面有灰黄色假膜或灰白色坏死组织。溃疡期持续时间较长，可达 1~2 个月或更长。通常是 1~2 个溃疡，但在愈合过程中又可出现 1 个或数个小溃疡。疼痛剧烈，愈合后可留有瘢痕。初始好发于口角，其后有向口腔后部移行的趋势，发生于舌腭弓、软硬腭交界处等口腔后部时可造成组织缺损，影响言语及吞咽。常伴低热、乏力等全身不适症状和腺周口疮病损局部区域的淋巴结肿痛。溃疡也可在先前愈合处再次复发，造成更大的瘢痕和组织缺损。

**28. A** 天疱疮为自身免疫性疾病，首选糖皮质激素治疗，可选择泼尼松。

**29. C** 天疱疮的诊断：根据典型临床表现、组织病理和免疫病理特征即可诊断。若口腔黏膜长期表现为起疱、上皮剥脱或不规则糜烂，尼氏征或揭皮试验检查为阳性结果时，均应考虑天疱疮的可能性，应及时进行组

织病理和免疫病理检查确诊。

**30. C**

**31. E** 尼氏征阳性：用手指侧向推压外观正常的皮肤，即可迅速形成水疱，推赶水疱能使其在皮肤上移动；在口腔内，用舌舔黏膜或用棉签摩擦黏膜表面，可使外观正常的黏膜表层脱落或形成水疱。揭皮试验阳性：若将残留疱壁揭起，常连同邻近外观正常的黏膜一并无痛性撕去，遗留鲜红的创面。探诊试验阳性：用探针沿疱边缘可无痛性地插入上皮内侧较深部位。

**32. B** 基底细胞液化、变性，基底膜不清是扁平苔藓、盘状红斑狼疮的病理改变；黏膜固有层有层密集的淋巴细胞浸润带是扁平苔藓的病理改变；钉突之间的乳头区棘细胞萎缩变薄是口腔红斑病的病理变化；棘层细胞增大，有些棘细胞有空泡性变，胞核固缩或消失是白色海绵状斑痣的病理改变。

**33. A**

## 二、多选题

**34. BD**

**35. BCD** 真菌性口炎应用激素会加重真菌感染，不可使用。青光眼患者长期局部或全身使用皮质类固醇激素后，易感者逐渐发生房水流出减少和眼压升高，甚至引起视神经损害，不宜使用。

**36. ADE** 大疱是较大的疱样病变，直径可为 0.5 ~ 5cm。疱样病变的上皮可以是薄的或厚的，紧张的或松弛的；病理表现按照疱样病变发生的部位可分为上皮内疱和上皮下疱。

**37. ADE**

**38. BC** 良性黏膜类天疱疮是一种皮肤和黏膜的慢性发疱类疾病，口腔黏膜多先受累，任何部位均可累及，包括牙龈、腭部、颊部、舌等，唇部较少累及。典型损害包括反复出现的厚壁张力性水疱或血疱，破溃后形成糜烂。累及牙龈主要表现为剥脱性龈炎样损害，龈缘及邻近附着龈处弥散性红斑，其上可形成水疱。累及翼颌韧带、软腭等部位的病损，糜烂愈合后易形成白色纤维网状瘢痕，甚至瘢痕粘连，从而导致张口受限，吞咽困难。水疱无缘扩展现象，疱壁不易被揭起，尼氏征、揭皮试验、探针试验均可为阴性。根据题干信息，需要考虑良性黏膜类天疱疮，本病属于口腔黏膜大疱类疾病，如进一步诊断需要病理检查。

**39. ABC**

**40. ABD** 针刺试验用于白塞病的鉴别，甲苯胺蓝染色用于判断病损是否属于口腔黏膜潜在恶性疾患。尼氏征试验、探针试验及揭皮试验均可作为天疱疮诊断的辅助检查。

**41. BCDE** 通过脱落细胞学检查，可以了解上皮细胞的种类和性质，可作为口腔潜在恶性疾患、病毒性疾

病和大疱性疾病的辅助诊断。

### 三、共用题干单选题

**42. B**

**43. D** 天疱疮的临床特征：①口腔损害。②皮肤损害：皮肤基本病损为壁薄易破的松弛性大疱，疱破溃后遗留湿红糜烂面，继而结痂，愈合后有色素沉着。③全身症状：全身可出现发热、无力、厌食等症状，严重者可出现恶病质，常合并继发感染；患者咀嚼、吞咽，甚至说话均有困难，有非特异性口臭，淋巴结肿大，唾液增多并带有血迹。扁平苔藓常出现甲板变薄、表面出现细鳞、纵沟、点隙、切削面，严重者形成纵裂。

**44. A** ①细胞学检查通过涂片镜检可见典型的棘层解体细胞，即天疱疮细胞；②活体组织检查有上皮内疱、棘层松解特征；③免疫学检查：直接免疫荧光法：棘细胞间有免疫球蛋白和补体沉积。间接免疫荧光法：患者血清学检测存在抗棘细胞层的循环抗体，抗体效价 >1∶50 时有确诊意义。甲苯胺蓝染色：肥大细胞胞质内含有肝素和组织胺等异色性物质遇到甲苯胺蓝可呈异染性紫红色，可用于尖锐湿疣的初筛及肥大细胞的检测，例如色素性荨麻疹。

**45. C** 瘢痕性类天疱疮口腔黏膜多先受累，典型损害包括反复出现的厚壁张力性水疱或血疱，破溃后形成糜烂，愈合后瘢痕形成。累及牙龈主要表现为剥脱性龈炎样损害，龈缘及邻近附着龈处弥散性红斑，其上可形成水疱。累及翼颌韧带、软腭等部位的病损，糜烂愈合后易形成白色纤维网状瘢痕，甚至瘢痕粘连，从而导致张口受限，吞咽困难。水疱无周缘扩展现象，疱壁不易被揭起，尼氏征、揭皮试验、探针试验均可为阴性。患者临床表现符合瘢痕性类天疱疮的诊断。

**46. D** 本病的临床特点：①口腔损害：口腔黏膜多先受累，任何部位均可累及，包括牙龈、腭部、颊部、舌部等，唇部较少累及。②眼部损害：早期表现为持续性单纯性结膜炎，而后可形成结膜瘢痕、纤维附着及睑球粘连，从而导致睑内翻和倒睫等，严重者可致失明。③皮肤损害：主要累及头皮、腋下、四肢屈侧等，病损主要为红斑和张力性水疱，疱壁厚而紧张，不易破溃，疱破溃后可形成糜烂、结痂，愈合后形成瘢痕和色素沉着，尼氏征阴性。

**47. E**

**48. B** 类天疱疮以皮肤病损为主，主要表现为厚壁的张力性大疱，疱液饱满，不易破溃，病理改变为上皮下疱。

**49. C** 带状疱疹损害沿三叉神经的三支分布，第Ⅰ支除额支外，可累及眼角黏膜，甚至失明；第Ⅱ支累及唇、腭及颧下部、颊部、眶下皮肤；第Ⅲ支累及舌、下唇、颊及颏部皮肤。

**50. D** **51. E** **52. A**

**53. B** 活体组织检查可见上皮内疱和棘层松解特征，是本病的确诊方法。

**54. E** **55. A**

**56. C** 本病组织病理学表现为上皮下疱，无棘层松解现象。

**57. D** 本病的治疗原则为：①病情较轻者，尤其是仅有口腔病损者，以局部用药为主，尽量减少或避免使用糖皮质激素；②皮肤损害严重者，可考虑全身使用糖皮质激素，必要时皮肤科就诊治疗；③年老体弱者，应注意全身支持治疗，防止继发感染。

**58. B** 急性疱疹性龈口炎儿童易发，伴有高热，常持续 5 ~ 7 天，口腔黏膜充血，口腔前部黏膜（包括舌面、唇内侧）、颊黏膜出现数个或数十个米粒大小甚至像绿豆大小的疱疹，疱疹周围皮肤发红，不久破裂成为外形不规则的溃疡，上面覆盖白膜。根据题干，可考虑诊断为急性疱疹性龈口炎。

**59. D** 急性疱疹性龈口炎可将疱疹的基底物直接涂片或做 HSV – DNA – PCR，可发现病毒损伤的细胞，如气球状变性、水肿的细胞，上皮下疱，以及多核巨细胞、核内包涵体等。

**60. A**

**61. B** 尼氏征试验、揭皮试验、探针试验、免疫荧光检查都是口腔黏膜大疱类疾病辅助诊断中常用的临床检查方法。而真菌涂片检查常用于真菌感染者的检查，如白念珠菌病等。

**62. D**

**63. C** 揭皮试验在破溃水疱皮的边缘进行操作，用镊子将已破溃的水疱壁边缘提起轻轻撕去，可连同邻近外观正常的口腔黏膜一并无痛性地撕去，并遗留鲜红色创面。

**64. D** 尼氏征试验为阴性，需用免疫荧光检查法进一步鉴别是否为黏膜类天疱疮。

**65. D** 多形性红斑是发生在黏膜、皮肤的原因不明的急性渗出性炎症性疾病。发病急，具有自限性和复发性，以黏膜大面积糜烂和皮肤多形性红斑损害为特点。因其糜烂表面带有大量纤维素性渗出物，又称为多形渗出性红斑。多形性红斑的发病率为 0.01% ~ 1%，任何年龄均可发病，以青壮年多见，男性稍多，常在春季和秋季发病。与患者症状不相符。

**66. E** 应详细询问患者的系统疾病史、过敏史，近期有无进食特殊食物及药物、有无特殊的日常接触物等。并进行探针试验、尼氏征试验、局部组织病理检查、揭皮试验等进一步确诊。

**67. C**

# 第五章　口腔斑纹类疾病

一、单选题：每道试题由 1 个题干和 5 个备选答案组成，题干在前，选项在后。选项 A、B、C、D、E 中只有 1 个为正确答案，其余均为干扰选项。

**1. 关于白斑的临床表现，下列错误的是**

A. 可有刺激痛

B. 斑块呈白色或灰白色

C. 可发生在口腔黏膜任何部位

D. 损害大小不一

E. 病损内散在白色斑点，红白相间

**2. 下列不是毛状白斑的临床表现的是**

A. 多为双侧发生

B. 主要在舌缘、舌腹

C. 表面有毛状突起

D. 可以擦掉

E. 一般无自觉症状

**3. 治疗口腔扁平苔藓（OLP）应考虑的因素不包括**

A. 有无胶样小体表现

B. 病损的临床分型

C. 有无皮损

D. 有无临床症状

E. 有无恶变可能

**4. 治疗盘状红斑狼疮可选用**

A. 利巴韦林

B. 氯喹

C. 维 A 酸

D. 氟康唑

E. 维生素 B₂

**5. 下列疾患不会造成舌乳头萎缩的是**

A. 扁平苔藓

B. 地图舌

C. 口腔念珠菌感染

D. B 族维生素缺乏

E. 盘状红斑狼疮

**6. OLP 的组织病理表现不包括**

A. 错角化或不典型增生

B. 上皮过度角化

C. 不全角化

D. 基底细胞液化变化

E. 固有层结缔组织中有密集的淋巴细胞浸润带

**7. 扁平苔藓的发病部位不包括**

A. 皮肤

B. 生殖器

C. 指甲

D. 眼结膜

E. 口腔黏膜

**8. 下列措施治疗白斑无效的是**

A. 激光治疗

B. 冷冻

C. 手术切除

D. 戒除烟酒

E. 雾化吸入

**9. 属于癌前期病变的是**

A. 白色水肿

B. 白色角化症

C. 白皱病

D. 结核性溃疡

E. 均质型白斑

**10. 流行病学统计，女性发病多于男性的有**

A. 白斑

B. 盘状红斑狼疮

C. 龋病

D. 地图舌

E. 牙龈癌

**11. 盘状红斑狼疮在口腔黏膜中的好发部位是**

A. 颊部

B. 舌背

C. 下唇唇红

D. 上唇唇红

E. 上腭

**12. 颗粒状白斑多见于**

A. 口角区黏膜

B. 软腭

C. 舌背

D. 口底舌腹

E. 牙龈

**13. 以下不属于白斑的临床类型的是**

A. 斑块状

B. 颗粒状

C. 水疱状

D. 皱纸状

E. 疣状

**14. 白斑的好发部位是**

A. 口底黏膜

B. 舌腹黏膜

C. 颊、舌黏膜

D. 软、硬腭黏膜

E. 唇红及唇黏膜

**15. 以下不属于口腔白色角化病的发生部位的是**

A. 硬腭

B. 颊部

C. 唇红

D. 口底

E. 舌背

**16. 口腔白色角化病的病因不包括**

A. 牙齿的残根、残冠

B. 长期大量吸烟

C. 自身免疫性疾病

D. 下意识地咬颊

E. 不良修复体

**17. 关于白斑的临床分型下列说法错误的是**

A. 分为均质型和非均质型

B. 非均质型又分为疣状、颗粒状和溃疡状

C. 均质型表现为均质斑块或表面有皱褶

D. 疣状属于非均质型

E. 非均质型包括疣状、颗粒状和萎缩状

**18. 下述变化肯定为异常增生改变的是**

A. 上皮过度正角化　　　B. 上皮过度不全角化

C. 上皮错角化　　　　　D. 粒层明显

E. 棘层增厚

**19. 口腔黏膜扁平苔藓临床诊断的主要依据是**

A. 口腔黏膜出现簇集针头大小的透明小疱疹

B. 口腔黏膜反复发作的散在圆形或椭圆形溃疡

C. 口腔黏膜有白色小丘疹，连成线条或网状

D. 口腔黏膜出现散在微凸软白小点及斑片

E. 口腔黏膜出现乳白色角化斑块，表面粗糙

**20. 毛状白斑最易发生的部位是**

A. 舌缘　　　　　　　　B. 舌背

C. 舌腹　　　　　　　　D. 颊部

E. 口底

**21. 对白斑的描述正确的是**

A. 口腔黏膜上发生的白色斑块都称为白斑

B. 白斑大小与癌变的可能性成正比

C. 皱纸状、疣状等表面形态象征癌前改变

D. 各型白斑发生溃疡是癌前损害已有了进一步发展的标志

E. 白斑在临床上只表现为单纯的白色损害

**22. 下述变化不属于扁平苔藓的病理表现的是**

A. 上皮钉突不规则伸长

B. 基底细胞液化变性

C. 基底膜界限不清

D. 棘细胞内疱形成

E. 胶样小体出现

**23. 组织学表现为恶性者所占比例很高的疾病是**

A. 白斑　　　　　　　　B. 红斑

C. 扁平苔藓　　　　　　D. 慢性盘状红斑狼疮

E. 口腔黏膜下纤维化

**24. 有关角化不良的描述，正确的是**

A. 为上皮的异常角化，指在上皮棘层或颗粒层内出现角化

B. 良性角化不良多在增生的上皮钉突中出现

C. 恶性角化不良时见不到细胞核

D. 可见粒层增厚

E. 以上均正确

**25. 基底细胞空泡性变及液化常见于**

A. 扁平苔藓、红斑狼疮

B. 扁平苔藓、白斑

C. 白斑、红斑

D. 红斑、良性黏膜类天疱疮

E. 红斑狼疮、天疱疮

**26. 有关黏膜下纤维化，以下错误的是**

A. 为一种癌前状态

B. 上皮萎缩

C. 主要变化为结缔组织纤维变性

D. 晚期胶原纤维全部玻璃样变

E. 临床上不会出现疱或溃疡

**27. 关于白斑的描述，不正确的是**

A. 女性多见

B. 癌变者甚少，为3%～5%

C. 可有上皮增生

D. 粒层明显、棘层增生

E. 固有层和黏膜下层有淋巴细胞和浆细胞浸润

**28. 关于红斑的描述，不正确的是**

A. 男性多见

B. 颗粒型易癌变

C. 恶变率较白斑低

D. 比白斑少见

E. 均质型内可见原位癌

**29. 与白斑的发生无关的是**

A. 吸烟　　　　　　　　B. 自身免疫因素

C. 维生素缺乏　　　　　D. 局部刺激

E. 遗传因素

**30. 白色水肿的主要病理变化为**

A. 上皮增厚、上皮细胞内水肿、胞核固缩或消失

B. 胶原纤维玻璃样变，轻度水肿，有淋巴细胞、浆细胞浸润

C. 上皮萎缩、上皮钉突伸长

D. 上皮过度角化，粒层明显，棘层增生

E. 上皮增厚，基底细胞增多，棘细胞有空泡性变，胞核固缩或消失

**31. 在扁平苔藓上皮的棘层、基底层的黏膜固有层可见到的圆形均质性嗜酸性物质叫作**

A. 希氏体　　　　　　　B. 伯贝克颗粒

C. 分泌颗粒　　　　　　D. 致密小体

E. 朗格汉斯颗粒

**32.** 下列人群所患白斑癌变倾向最小的是

   A. 60 岁以上患者

   B. 女性患者

   C. 有刺激痛或自发性痛的患者

   D. 伴有上皮异常增生的患者

   E. 病损呈斑块状的患者

**33.** 下列微量元素中与白斑发病最相关的是

   A. 银　　　　　　　　B. 铜

   C. 锰　　　　　　　　D. 钙

   E. 铁

**34.** 舌扁平苔藓区的损害常呈现

   A. 红斑　　　　　　　B. 充血

   C. 萎缩　　　　　　　D. 溃疡

   E. 水疱

**35.** 局限性黏膜颜色异常，不高出黏膜表面的是

   A. 斑　　　　　　　　B. 丘斑

   C. 大疱　　　　　　　D. 丘疹

   E. 小疱

**36.** 白斑的临床表现不包括

   A. 病损不易擦掉

   B. 斑块呈珠光白色

   C. 不规则，边缘突起于黏膜表面

   D. 损害大小不一

   E. 多为单一部位

**37.** 盘状红斑狼疮的病理变化不包括

   A. 过角化、角质栓

   B. 血管周围有炎症细胞浸润

   C. 上皮钉突增生、伸长

   D. 固有层有密集的淋巴细胞呈带状浸润

   E. 上皮变薄，棘层萎缩较显著

**38.** 白斑可采取的治疗方法和措施不包括

   A. 去除刺激因素

   B. 口服维生素 A、维生素 E

   C. 治疗过程中出现增生、溃疡时，及时手术切除并活检

   D. 冷冻治疗

   E. 抗生素治疗

**39.** 口服雷公藤用于治疗

   A. 药物过敏性口炎　　B. 复发性口腔溃疡

   C. 接触性口炎　　　　D. 扁平苔藓

   E. 白斑

**40.** 下列疾病与日光照射有关的是

   A. 白塞病　　　　　　B. 天疱疮

   C. 多形性红斑　　　　D. 盘状红斑狼疮

   E. 肉芽肿性唇炎

**41.** 口腔扁平苔藓的病理改变可概括为

   A. 角化过度与角化不全，伴粒层肥厚

   B. 基底细胞液化变性

   C. 固有层有大量淋巴细胞呈带状浸润

   D. 棘层、基底层或结缔组织内可见嗜酸性胶样小体

   E. 以上都是

**42.** 口腔黏膜出现白色斑块或白色网状条纹多由于

   A. 上皮表层过度角化

   B. 上皮萎缩

   C. 棘层松解

   D. 基底细胞液化变性

   E. 黏膜下层非特异性炎症

**43.** 白斑的临床类型为

   A. 寻常型、增殖型、落叶型、红斑型

   B. 光滑型、结节型

   C. 斑块状、颗粒状、皱纹纸状、疣状、溃疡状

   D. 皱纸状、海绵状、鳞片状

   E. 萎缩型、肥厚型

**44.** 白斑在镜下的典型表现不包括

   A. 上皮异常增生

   B. 粒层明显

   C. 棘层肥厚

   D. 上皮钉突伸长

   E. 棘层松解

**45.** 治疗白斑的首要措施是

   A. 手术切除

   B. 0.2% 维 A 酸溶液局部涂布

   C. 维生素 A 口服

   D. 除去刺激因素

   E. 增强机体免疫能力

**46.** 红斑是一种

   A. 良性的炎症性红斑

   B. 多形性红斑的一种表现形式

   C. 口腔黏膜癌前损害

   D. 红斑狼疮的主要表现

   E. 白念珠菌感染的表现

**47.** 下列口腔扁平苔藓的临床表现错误的是

   A. 中年女性患者较多

   B. 磨牙区、颊区、颊黏膜多见白色网状条纹

   C. 白色网状条纹稠密区域较多发生糜烂

   D. 损害多为单侧性

   E. 皮肤、指甲、生殖器黏膜均可发生

**48.** 唇部盘状红斑狼疮的白色放射状细纹位于

　　A. 盘状红斑的中央

　　B. 盘状红斑的黏膜侧

　　C. 盘状红斑的皮肤侧

　　D. 盘状红斑的四周

　　E. 盘状红斑的中央向皮肤蔓延

**49.** 盘状红斑狼疮的淋巴细胞浸润特点是

　　A. 淋巴细胞浸润见于扩张的毛细血管周围

　　B. 固有层淋巴样滤泡形成

　　C. 黏膜下层少量淋巴细胞浸润

　　D. 基底膜下大量淋巴细胞呈带状浸润

　　E. 固有层血管周围有密集的淋巴细胞浸润

**50.** 对口腔红斑病的描述正确的是

　　A. 包括局部感染性炎症所致的充血面

　　B. 腭部最多见

　　C. 口腔黏膜上鲜红色斑片，似天鹅绒样，边界清晰

　　D. 在临床和病理上与多种口腔黏膜病难以鉴别

　　E. 确诊后，首先应物理治疗

**51.** 患者，男性，40 岁。左颊出现白色均质型斑块，斑块表面有皲裂，稍高出黏膜表面，边界清楚，触之柔软，自觉有粗糙感。最可能的诊断是

　　A. 白斑　　　　　　　B. 扁平苔藓

　　C. 白色水肿　　　　　D. 白色角化病

　　E. 黏膜下纤维化

**二、多选题：** 每道试题由 1 个题干和 5 个备选答案组成，题干在前，选项在后。选项 A、B、C、D、E 中至少有 2 个正确答案。

**52.** 下列属于口腔黏膜斑纹类疾病的是

　　A. 口腔白斑病　　　　B. 多形性红斑

　　C. 口腔红斑病　　　　D. 白塞病

　　E. 盘状红斑狼疮

**53.** 与口腔白斑有关的因素有

　　A. 营养缺乏　　　　　B. 口腔菌群失调

　　C. 激素水平　　　　　D. 吸烟

　　E. 体内锰含量缺乏

**54.** 下列不属于口腔扁平苔藓的病理改变的是

　　A. 上皮钉突不规则延长

　　B. 上皮内疱形成

　　C. 棘层多数增生，少数萎缩

　　D. 棘层松解

　　E. 胶样小体出现

**55.** 慢性盘状红斑狼疮的病理改变有

　　A. 上皮过角化或不全角化

　　B. 上皮棘层变薄

　　C. 上皮棘层变厚

　　D. 血管扩张，周围有类纤维蛋白沉积

　　E. 基底膜尚清晰

**56.** 红斑呈红色的原因是

　　A. 红斑上皮由不全角化层覆盖

　　B. 毛细血管扩张

　　C. 钉突之间的上皮变薄

　　D. 炎症细胞浸润不明显

　　E. 红细胞聚集

**57.** 口腔红斑病的临床表型包括

　　A. 均质型红斑　　　　B. 间杂型红斑

　　C. 颗粒型红斑　　　　D. 溃疡型红斑

　　E. 疣状红斑

**58.** 口腔白斑病的鉴别诊断包括

　　A. 白色角化病　　　　B. 白色水肿

　　C. 白色海绵状痣　　　D. 梅毒黏膜斑

　　E. 口腔扁平苔藓

**59.** 口腔白斑病的患者中，易发生癌变的是

　　A. 病程较长者

　　B. 白斑病损面积大于 $200mm^2$ 的患者

　　C. 伴有上皮异常增生者，程度越重越易恶变

　　D. 疣状、颗粒状、溃疡状或糜烂型及伴有念珠菌感染、人类乳头状瘤病毒感染者

　　E. 白斑位于舌缘、舌腹、口底及口角者

**60.** 以下属于癌前状态的是

　　A. 口腔白斑病　　　　B. 口腔扁平苔藓

　　C. 口腔红斑病　　　　D. 盘状红斑狼疮

　　E. 口腔黏膜下纤维性变

**61.** 关于口腔扁平苔藓和口腔白斑病的异同点，下列说法正确的是

　　A. 前者病损多呈对称性，后者多为单侧发病

　　B. 两者均可伴有皮肤损害

　　C. 前者可见上皮下疱，后者无上皮下疱

　　D. 前者基底细胞无液化变性，后者常见基底细胞液化变性

　　E. 前者角化层较薄，后者角化层较厚

**62.** 口腔白色角化病与白斑的区别是

　　A. 去除刺激后，前者可自行消退，后者多不消退

　　B. 前者固有层无或有轻度炎症细胞浸润，后者固有层和黏膜下层有炎症细胞浸润

　　C. 前者损害大，后者小

　　D. 前者质软，后者质硬

　　E. 前者病理变化为单纯性的上皮增生，后者则为上

皮异常增生

三、共用题干单选题：以叙述一个以单一病人或家庭为中心的临床情景，提出 2 ~ 6 个相互独立的问题，问题可随病情的发展逐步增加部分新信息，每个问题只有 1 个正确答案，以考查临床综合能力。答题过程是不可逆的，即进入下一问后不能再返回修改所有前面的答案。

**(63 ~ 65 共用题干)**

患者，女性，47 岁。右颊白色斑纹 1 年，无疼痛。查体：右颊黏膜可见 2cm×2cm 大小白色珠光网纹，触之稍粗糙，周围黏膜未见明显异常。

**63. 最可能的诊断是**

 A. 口腔白斑病  B. 扁平苔藓

 C. 苔藓样反应  D. 盘状红斑狼疮

 E. 多形性红斑

**64. 其病理改变不包括**

 A. 上皮不全角化

 B. 基底层液化变性

 C. 固有层淋巴细胞带状浸润

 D. 上皮钉突呈不规则锯齿状

 E. 棘层松解

**65. 以下关于口腔扁平苔藓的说法错误的是**

 A. 易癌变

 B. 微循环障碍是可能病因之一

 C. 可伴皮肤病损

 D. 白色斑纹可擦掉

 E. 常见的口腔黏膜疾病

**(66 ~ 68 共用题干)**

患者，女性，40 岁。双颊糜烂、疼痛 3 个月，进食刺激性食物时疼痛加剧。查体：双颊可见大面积珠光白色条纹，条纹间及四周黏膜充血，可见 1cm×1cm 大小糜烂，覆盖灰白色假膜。

**66. 临床诊断最有可能是**

 A. 盘状红斑狼疮  B. 口腔扁平苔藓

 C. 颊癌     D. 多形性红斑

 E. 口腔梅毒

**67. 该病目前的治疗原则不包括**

 A. 根治

 B. 防止继发感染

 C. 缓解症状

 D. 密切观察，防止癌变

 E. 促进黏膜愈合

**68. 应嘱咐患者避免**

 A. 缓解精神压力  B. 充分休息

 C. 服用大量抗生素  D. 及时复诊

 E. 戒烟、戒酒

**(69 ~ 72 共用题干)**

患者，男性，36 岁。下唇糜烂半年。检查：下唇唇红部有 1cm×1cm 红色区，中央微凹陷，边缘隆起，内侧有放射状白色短条纹，口腔内未见病损。

**69. 该患者可能的诊断为**

 A. 扁平苔藓  B. 白斑

 C. 白色角化病  D. 盘状红斑狼疮

 E. 唇炎

**70. 如果患者同时患皮损，常见部位是**

 A. 前胸    B. 腰背

 C. 四肢    D. 头面部

 E. 躯干

**71. 对该患者所做的进一步检查不包括**

 A. 过敏试验  B. 组织病理检查

 C. 免疫病理检查  D. 皮肤病损检查

 E. 血清抗核抗体

**72. 下列不属于该病的病理表现的是**

 A. 出现上皮角质栓

 B. 棘层变薄

 C. 固有层淋巴细胞带状浸润

 D. 胶原纤维变性

 E. 出现胶样小体

**(73 ~ 76 共用题干)**

患者，女性，50 岁。以颊黏膜粗糙感，反复刺激性疼痛就诊。检查：双颊黏膜及下唇红有网状白纹，右颊及唇红损害区有少量充血区。

**73. 可作为本病的诊断依据的是**

 A. 眼结膜充血

 B. 鼻衄史

 C. 皮损有 Wickham 纹

 D. 皮肤靶形红斑

 E. 大疱形成

**74. 如需明确诊断，以下最可靠的是**

 A. 活检组织做病理检查

 B. 病损组织细胞培养

 C. 脱落细胞涂片检查

 D. 药物诊断性治疗

 E. 病损区甲苯胺蓝染色

**75. 诊病例最可能的诊断为**

 A. 盘状红斑狼疮  B. 多形性多斑

 C. 口腔黏膜扁平苔藓  D. 白色角化病

 E. 白色水肿

**76. 鉴别诊断时最需与该病鉴别的是**

    A. 盘状红斑狼疮　　　　B. 多形性红斑

    C. 口腔溃疡　　　　D. 白色海绵状斑痣

    E. 白色水肿

**(77 ~ 79 共用题干)**

    患者，女性，35 岁。下唇溃烂、出血、疼痛 6 个月。查体：下唇唇红黏膜中份可见直径 0.8cm 左右的糜烂区，覆盖血痂，周缘充血，外围黏膜侧可见放射状排列的白色短条纹，皮肤侧可见黑色素沉着，唇红与皮肤界限消失。双颊黏膜可见白色放射状短条纹，中央充血。

**77. 临床诊断最有可能是**

    A. 口腔扁平苔藓　　　　B. 盘状红斑狼疮

    C. 多形性红斑　　　　D. 糜烂性唇炎

    E. 唇癌

**78. 口腔扁平苔藓与盘状红斑狼疮的鉴别要点在于**

    A. 病损部位

    B. 病损是否超出唇红缘而累及皮肤

    C. 病损是否出血

    D. 疼痛程度

    E. 白色条纹的多少

**79. 关于该病临床表现的描述，不正确的是**

    A. 颧面部可有蝴蝶斑

    B. 皮肤可出现靶形红斑

    C. 患者对日光敏感

    D. 耳廓病损酷似冻疮

    E. 好发于女性

**(80 ~ 81 共用题干)**

    患者，女性，40 岁。下唇反复糜烂、渗血、结痂 5 年余。体检：下唇唇红椭圆形损害，被覆痂皮，损害外围见短白纹，呈放射状排列，唇红近皮肤侧黑色素沉着，与皮肤界限不清。口内黏膜及皮肤未见损害。

**80. 诊断可能是**

    A. 盘状红斑狼疮　　　　B. 多形性红斑

    C. 慢性非特异性唇炎　　　　D. 光化性唇炎

    E. 糜烂型扁平苔藓

**81. 当前最恰当的处理措施是**

    A. 确炎舒松 A 唇部局部封闭

    B. 大剂量激素冲击疗法

    C. 唇部活检

    D. 唇部湿敷

    E. 揭去痂皮，涂布抗生素软膏

**(82 ~ 83 共用题干)**

    患者，男性，55 岁。因"口腔黏膜溃疡、口干、烧灼样疼痛、味觉减退、吞咽困难"来诊。患者有咀嚼槟榔史。口腔检查：双颊、软腭及咽腭弓等多处黏膜有白色病损，散在小溃疡面；颊部、翼颌韧带等处可触及瘢痕样纤维素样物，伴张口受限。

**82. 根据临床表现，可诊断为**

    A. 口腔白斑病　　　　B. 口腔扁平苔藓

    C. 白色角化病　　　　D. 口腔黏膜下纤维化

    E. 良性黏膜类天疱疮

**83. 治疗方案不包括**

    A. 糖皮质激素局部封闭

    B. 黏膜下注射干扰素

    C. 手术治疗

    D. 中药治疗

    E. 激光治疗

**(84 ~ 85 共用题干)**

    患者，男性，50 岁。口底黏膜见白色斑块，表面高低起伏如皱纸，病理检查见上皮不典型增生。

**84. 诊断可能是**

    A. 盘状红斑狼疮　　　　B. 扁平苔藓

    C. 白斑　　　　D. 光化性唇炎

    E. 多形性红斑

**85. 关于防治错误的是**

    A. 去除刺激因素　　　　B. 维 A 酸软膏

    C. 激素治疗　　　　D. 内服维生素 A、D

    E. 定期严密检查

# 答案和精选解析

**一、单选题**

**1. E**　口腔白斑病可分为均质型与非均质型两大类。均质型口腔白斑病：①斑块状：白色或灰白色均质型斑块，边界清楚，触之柔软，平或稍高出黏膜表面，其表面可有皲裂，不粗糙或略粗糙，周围黏膜多正常。患者多无症状或有粗糙感。②皱纹纸状：病损呈灰白色或白垩色，边界清楚，表面粗糙，但触之柔软，周围黏膜正常。患者除粗糙不适外，亦可有刺激痛等症状。多发生于口底及舌腹。非均质型口腔白斑病：①颗粒状：白色损害呈颗粒状突起，导致黏膜表面不平整，病损间杂黏膜充血，似有小片状或点状糜烂，患者可有刺激痛。本型口腔白斑病多数可查到白念珠菌感染。颊黏膜口角区多见。②疣状：损害呈灰白色，表面粗糙呈刺状或绒毛状突起，明显高出黏膜，质稍硬，多发生于牙槽嵴、口底、唇、腭等部位。③溃疡状：在增厚的白色斑块上，有糜烂或溃疡。患者感到疼痛。

**2. D**　毛状白斑被认为是患者全身免疫严重抑制的征象之一，主要见于 HIV 感染者，少数可见于骨髓或器官移植后，其发生与 EB 病毒感染有关，最初多见于男性同性恋者。一般无自觉症状，双侧舌缘呈白色或灰白色斑块，可蔓延至舌腹和舌背，表面有毛状突起，在舌缘呈垂直皱褶外观，如过度增生则呈毛茸状，不能被擦去。

**3. A** 选择口腔扁平苔藓的治疗方案要考虑病损的临床分型、严重程度、病损部位、有无临床症状和恶变倾向等。胶样小体为扁平苔藓常见的组织病理学改变，与治疗方案的选择无关。

**4. B** 盘状红斑狼疮（DLE）是一种慢性皮肤 - 黏膜结缔组织疾病，病损特点为持久性红斑，中央萎缩凹陷呈盘状。主要累及头面部皮肤及口腔黏膜，皮肤病损表面有黏着性鳞屑，黏膜病损周边有呈放射状排列的细短白纹。氯喹是治疗 DLE 的一线药物。推荐治疗剂量为 1 次 100～200mg，每日 2 次。

**5. E** 扁平苔藓、地图舌、口腔念珠菌感染、B 族维生素缺乏均可造成舌乳头萎缩。盘状红斑狼疮是一种慢性皮肤 - 黏膜结缔组织疾病，可分为局限型和播散型。局限型损害仅限于颈部以上的皮肤和黏膜，而播散型则可累及颈部以下部位。其表现为：①黏膜损害，下唇唇红黏膜是 DLE 的好发部位；②皮肤损害，好发于头面部等暴露部位，初始为皮疹，呈持久性圆形或不规则的红色斑，稍隆起，边界清楚，表面有毛细血管扩张和灰褐色附着性鳞屑覆盖。不会导致舌萎缩。

**6. A** OLP 的典型病理表现为上皮过度不全角化、基底层液化变性以及固有层可见密集的淋巴细胞呈带状浸润。颗粒层明显，棘层肥厚者居多；上皮钉突不规则延长。基底细胞排列紊乱，基底膜界限不清，基底细胞液化变性明显者可形成上皮下疱。棘层、基底层或固有层内可见嗜酸性红染的胶样小体。

**7. D** 口腔扁平苔藓是一种常见的口腔黏膜慢性炎症性疾病，是口腔黏膜病中仅次于复发性阿弗他溃疡的常见疾病，患病率为 0.1%～0.4%。该病好发于中年人，女性多于男性，多数患者有疼痛、粗糙不适等症状。皮肤与黏膜可单独或同时发病，可发生在皮肤、生殖器、指甲、口腔黏膜。

**8. E**

**9. E** 均质型白斑：主要表现为白色斑块样损伤，纹理均匀，表面平整。白色斑块的表面可能有小波动和皱纹，类似皱纹纸或小凹槽，患者会有一种不明显的粗糙感，但其程度不如非均质型白斑明显。属于癌前期病变。

**10. B** 盘状红斑狼疮是结缔组织病的典型代表，发病率为 0.4%～0.5%，比其他结缔组织病高。女性患者约为男性的 2 倍，以 20～40 岁的中、青年人最多见。

**11. C** 下唇唇红黏膜是盘状红斑狼疮的好发部位。初起为暗红色丘疹或斑块，随后形成红斑样病损，片状糜烂，中心凹下呈盘状，周边有红晕或可见毛细血管扩张，在红晕外围是呈放射状排列的白色短条纹。病变区亦可超出唇红缘而累及皮肤，唇红与皮肤界限消失，此为 DLE 病损的特征性表现。

**12. A** 颗粒状白斑常对称分布于口角区黏膜，呈结节状或颗粒状增生，或为固着紧密的白色角化斑块，类似一般黏膜白斑。

**13. C**

**14. C** 白斑病好发于 40 岁以上的中、老年男性，可发生在口腔的任何部位，颊、舌黏膜为白斑高发部位。患者可无症状或自觉局部粗糙、木涩，较周围黏膜硬。伴有溃疡或癌变时可出现刺激痛或自发痛。

**15. D** 白色角化病可发生在硬腭、颊、唇红、舌背等部位，以颊、唇、舌部多见。为灰白、浅白或乳白色的边界不清的斑块或斑片，不高出或略高于黏膜表面，表面平滑、基底柔软无结节。发生在硬腭黏膜及牙龈，呈弥漫性分布的伴有散在红色点状的灰白色或浅白色病损，多是由于长期吸烟造成的，因而又称烟碱性（尼古丁性）白色角化病或烟碱性（尼古丁性）口炎，其上的红色点状物为腭腺开口。患者可有干涩、粗糙等自觉症状。

**16. C** 口腔白色角化症又称为口腔白角化病、良性角化病、前白斑。为长期机械性或化学性刺激所造成的口腔黏膜局部白色角化斑块或斑片。由长期的机械性或化学性刺激所引起，长期大量吸烟、下意识地咬颊、残根、残冠、不良修复体等刺激因素最为常见。刺激因素去除后，病损可逐渐变薄或消退。

**17. E** 白斑病好发于 40 岁以上的中、老年男性，可发生在口腔的任何部位，龈、舌、颊部为白斑高发部位。患者可无症状或自觉局部粗糙、木涩，较周围黏膜硬。伴有溃疡或癌变时可出现刺激痛或自发痛。口腔白斑病可分为均质型与非均质型两大类；前者有斑块状、皱纹纸状；而颗粒状、疣状及溃疡状等属于后者。

**18. C** 错角化：是指黏膜或皮肤的角化层过度增厚。在口腔黏膜指正常情况下有角化的区域角化层增厚或正常时无角化的区域出现角化，临床上为乳白色或灰白色，是异常增生改变。过度角化在组织学上分为过度正角化和过度不全角化两种。过度正角化是角化层增厚，细胞界限不清，细胞核消失，形成均匀性嗜伊红染色的角化物，伴有粒层增厚且透明角质颗粒异常明显；过度不全角化为增厚的角化层中尚见残留的细胞核，粒层不明显。

**19. C** 口腔黏膜扁平苔藓一般根据病史及典型的口腔黏膜白色损害即口腔黏膜有白色小丘疹，连成线条或网状可做出临床诊断。典型的皮肤或指（趾）甲损害可作为诊断依据之一。建议结合组织活检，必要时辅以免疫病理等实验室检查进行确诊。

**20. A** 毛状白斑被认为是患者全身免疫严重抑制的征象之一，主要见于 HIV 感染者，少数可见于骨髓或器官移植后，其发生与 EB 病毒感染有关，最初多见于男性同性恋者。最易发生的部位是舌缘，双侧舌缘呈白色或灰白色斑块，有的可蔓延至舌背和舌腹，在舌缘呈垂直皱褶外观，如过度增生则呈毛茸状，不能被擦去。

**21. D**

**22. D** 扁平苔藓的典型病理表现为上皮过度不全角化、基底层液化变性以及固有层见密集的淋巴细胞呈带状浸润。颗粒层明显，棘层肥厚者居多；上皮钉突不规则延长。基底细胞排列紊乱，基底膜界限不清，基底细胞液化变性明显者可形成上皮下疱。棘层、基底层或固有层内可见嗜酸性红染的胶样小体。

**23. B** 组织学表现为恶性者所占比例很高的疾病是红斑。口腔红斑病是指口腔黏膜上鲜红色斑片，似天鹅绒样，边界清晰，在临床和病理上不能诊断为其他疾病者。红斑属于癌前病变。口腔红斑的恶变风险是所有口腔癌前病变中最高的，恶变率为 20% ~68%。

**24. B** 角化不良指表皮或附属器个别角质形成细胞未至角质层即显示过早角化。良性疾病中可见于毛囊角化病、病毒感染等，恶性疾病中最常见于鳞状细胞癌。良性角化不良多在增生的上皮钉突中出现，其角化不良细胞可呈同心性排列，接近中心部逐渐出现角化，称角珠。

**25. A** 基底细胞空泡性变及液化常见于扁平苔藓、红斑狼疮。红斑狼疮的病理表现为上皮过度角化或不全角化，角化层可有剥脱，粒层明显。皮肤病损有时可见角质栓。上皮棘层萎缩变薄，有时也可见上皮钉突增生、伸长。基底细胞显著液化变性，上皮与固有层之间可形成裂隙和小水疱，基底膜不清晰。扁平苔藓的典型病理表现为上皮过度不全角化、基底层液化变性以及固有层见密集的淋巴细胞呈带状浸润。颗粒层明显，棘层肥厚者居多；上皮钉突不规则延长。基底细胞排列紊乱，基底膜界限不清，基底细胞液化变性明显者可形成上皮下疱。棘层、基底层或固有层内可见嗜酸性红染的胶样小体。

**26. E** 黏膜下纤维化（OSF）是一种慢性进行性具有癌变倾向的口腔黏膜疾病。临床上常表现为口干、灼痛、进食刺激性食物疼痛、进行性张口受限、吞咽困难等症状。主要病理表现为结缔组织胶原纤维变性，上皮萎缩，晚期胶原纤维全部玻璃样变。OSF 被列为癌前状态，可伴有口腔白斑、口腔扁平苔藓等多发性口腔癌前病损。

**27. A** 白斑病好发于 40 岁以上的中、老年男性，可发生在口腔的任何部位，龈、舌、颊部为白斑高发部位。患者可无症状或自觉局部粗糙、木涩，较周围黏膜硬。

伴有溃疡或癌变时可出现刺激痛或自发痛。癌变者甚少，为 3% ~5%，可有上皮增生，粒层明显、棘层增生，固有层和黏膜下层有淋巴细胞和浆细胞浸润。

**28. C** 口腔红斑病是指口腔黏膜上鲜红色斑片，似天鹅绒样，边界清晰，在临床和病理上不能诊断为其他疾病者。口腔红斑比口腔白斑少见，发病率为 0.02% ~0.1%。红斑属于癌前病变，男性多见。口腔红斑的恶变风险是所有口腔癌前病变中最高的，恶变率为 20% ~68%。临床上分为三种类型。①均质型红斑天鹅绒样鲜红色表面，光滑、发亮，状似"上皮缺失"，质软，边界清楚，为 0.5~2cm 大小，平伏或微隆起。均质型内可见原位癌。②间杂型红斑病损内散在白色斑点，红白相间。③颗粒型红斑病损内有红色或白色颗粒样微小结节，似桑椹或颗粒肉芽状，稍高于黏膜表面。有时其外周亦可见散在的点状或斑块状白色角化区（有学者认为，此型即颗粒型白斑），此型往往是原位癌或早期鳞癌。

**29. B**

**30. A** 白色水肿的主要病理表现为透明的灰白色光滑的"面纱样"膜，可部分刮去，晚期则表面粗糙有皱纹。白色水肿多见于前磨牙及磨牙的咬合线部位。组织病理变化为上皮增厚，上皮细胞内水肿，胞核固缩或消失，出现空泡性变。

**31. A** 扁平苔藓导致角化过度与角化不全，伴粒层肥厚，基底细胞坏死液化变性，以及基底膜下大量淋巴细胞浸润。此外，有时在棘层、基底层或结缔组织内可看到圆形的嗜酸性胶状体（希氏体），其体积小于棘细胞。胶状体也可见于盘状红斑狼疮等多种疾病。

**32. E** 口腔白斑病可分为均质型与非均质型两大类；前者有斑块状、皱纹纸状；而颗粒状、疣状及溃疡状等属于后者。其中癌变倾向最小的是病损呈斑块状的患者。其表现为白色或灰白色均质型斑块，边界清楚，触之柔软，平或稍高出黏膜表面，其表面可有皲裂，不粗糙或略粗糙，周围黏膜多正常。患者多无症状或有粗糙感。

**33. C** 口腔白斑病是发生于口腔黏膜上的损害，不能擦去，发病与微循环改变、微量元素、遗传因素、脂溶性维生素缺乏等有关，其中微量元素主要是锰。

**34. C** 舌扁平苔藓区：多发生在舌前 2/3 区域。常表现为萎缩型、斑块型损害。舌背丝状及菌状乳头萎缩，上皮变薄，红亮光滑，常伴有糜烂。糜烂愈合后，形成缺乏乳头的平滑表面。舌背病损亦可呈灰白色透蓝的丘疹斑点状，或圆形或椭圆形灰白色斑块状，常与舌背白斑难以区别。舌缘及腹部充血糜烂病损并伴有自发痛者，应注意观察并进行活体组织检查。

**35. A** 斑是局限性黏膜颜色异常，不高出黏膜表面。常见有雀斑、黑斑、黄褐斑和老年斑等，属于色素障碍性皮肤病。由于皮肤黑色素的增加而形成的一种常呈褐色或黑色素沉着性、损容性的皮肤疾病，多发于面颊和前额部位，日晒后加重，多见于女性，与妊娠、长期月经紊乱有关。

**36. B** 白斑的诊断需在完全去除各种局部刺激因素，至少观察4周后，经临床检查白色斑块不消失或未明显缩小者，才能初步确立。一般为珠垩色，不是珠光白色。

**37. D** 慢性盘状红斑狼疮的病理变化为上皮表面有过角化，粒层明显，角化层可有剥脱，可见角质栓；棘层萎缩，有时可见上皮钉突增生、伸长；基底细胞改变，基底膜不清晰；上皮下结缔组织内有淋巴细胞浸润，主要为T细胞；毛细血管扩张、管腔不整，血管内可见玻璃样血栓，血管周围有类纤维蛋白沉积，以及淋巴细胞浸润。不包括固有层有密集的淋巴细胞呈带状浸润。

**38. E**

**39. D** 雷公藤与昆明山海棠用于治疗扁平苔藓。雷公藤总苷片的剂量和疗程为 0.5～1mg/（kg·d），2 个月为 1 个疗程。昆明山海棠片不良反应小，可长期服用，每次 0.5g，每日 3 次。

**40. D** 盘状红斑狼疮与日晒有关，患者对日光敏感，在受到强烈日光暴晒后常引发 DLE 急性发作，糜烂加重。

**41. E** 口腔扁平苔藓的典型病理表现为上皮过度与不全角化、基底层液化变性以及固有层见密集的淋巴细胞呈带状浸润。颗粒层明显，棘层肥厚者居多；上皮钉突不规则延长。基底细胞排列紊乱，基底膜界限不清，基底细胞液化变性明显者可形成上皮下疱。棘层、基底层或固有层内可见嗜酸性红染的胶样小体。

**42. A** 长期受机械或化学刺激可引起黏膜白色斑块或白色网状条纹。表现为灰白色或白色的边界不清的斑块或斑片，不高于或微高于黏膜表面，平滑，柔软。去除刺激因素后，病损逐渐变薄，可完全消退。组织病理为上皮过度角化，固有层无炎症细胞或有轻度炎症细胞浸润。

**43. C** 口腔白斑病可分为均质型与非均质型两大类；前者有斑块状、皱纹纸状；而颗粒状、疣状及溃疡状等属于后者。

**44. E** 白斑的主要病理变化是上皮异常增生，可分为轻、中、重度；粒层明显，棘层增厚；上皮钉突伸长变粗，固有层和黏膜下层有炎症细胞浸润。

**45. D** 临床上将白斑分为临时性诊断和肯定性诊断两个阶段，发现白色斑块，又不能诊断为其他疾病时，即可做临时性诊断，这种临时性诊断可能包括白色角化病的一部分病例，如果除去刺激因素，观察 1～3 个月后损害仍持续存在，则可做肯定性诊断。故治疗白斑首先应除去刺激因素，排除白色角化病。

**46. C** 红斑是指口腔黏膜上边界清晰的天鹅绒样鲜红色斑块，在临床和病理上不能诊断为其他疾病者，属

于癌前病变。

**47. D** 扁平苔藓可发生在口腔黏膜任何部位，病损大多左右对称。

**48. B** 盘状红斑狼疮主要累及头面部皮肤及口腔黏膜，病损表面有黏着性鳞屑，黏膜病损周边有呈放射状排列的细短白纹。

**49. A** 盘状红斑狼疮的淋巴细胞浸润特点是淋巴细胞浸润见于扩张的毛细血管周围。血管周围有密集的淋巴细胞（T 细胞为主）及少量浆细胞浸润，血管周围可见类纤维蛋白沉积，苏木素－伊红染色标本呈粉红色，过碘酸希夫反应染成红色。

**50. C** 口腔红斑病是指口腔黏膜上鲜红色斑片，似天鹅绒样，边界清晰，在临床和病理上不能诊断为其他疾病者。口腔红斑不包括局部感染性炎症所致的充血面。以舌缘部最好发，龈、龈颊沟、口底、舌腹、腭部次之。通常无症状，有些患者有灼烧感或疼痛。一旦确诊，应立即做根治术。手术切除较冷冻治疗更为可靠。在临床和病理上与多种口腔黏膜病易于鉴别。

**51. A** 根据题干信息，此为白斑均质型中斑块状的典型临床表现。扁平苔藓多可见不规则白色线状花纹，病损变化快，伴有充血和糜烂；白色水肿呈透明灰白色光滑的"面纱样"；白色角化病则多存在刺激因素，边界多不清楚；黏膜下纤维化的病损可触及黏膜下纤维性条索，后期可出现张口困难。

**二、多选题**

**52. ACE** 多形性红斑是发生在黏膜、皮肤的一种原因不明的急性渗出性炎症性疾病。贝赫切特综合征又称白塞病，是全身性免疫系统疾病，属于血管炎的一种。

**53. DE** 口腔白斑病的发病与局部因素的长期刺激以及某些全身因素有关。目前仍有相当数量的白斑未能查及明显的病因。可能的原因有：①烟草等理化刺激因素：烟草是口腔白斑病发病的重要因素。喜饮烈酒、食过烫或酸辣食物、嚼槟榔等局部理化刺激也与口腔白斑病的发生有关。②念珠菌感染：除白色念珠菌外，星形念珠菌和热带念珠菌可能与口腔白斑病的发生有密切关系。③人类乳头瘤病毒（HPV）感染：多数学者发现口腔白斑组织中人类乳头瘤病毒 DNA 含量增高，认为 HPV 感染是其发病的危险因素。但也有相当一部分研究认为 HPV 与白斑发病无确切关联。④全身因素：包括微循环改变、微量元素、脂溶性维生素缺乏等。

**54. BD** 口腔扁平苔藓的典型病理表现为上皮过度不全角化、基底层液化变性以及固有层见密集的淋巴细胞呈带状浸润。颗粒层明显，棘层肥厚者居多；上皮钉突不规则延长。基底细胞排列紊乱，基底膜界限不清，基底细胞液化变性明显者可形成上皮下疱。棘层、基底层或固有层内可见嗜酸性红染的胶样小体。

**55. ABD**　慢性盘状红斑狼疮的病理改变为上皮过度角化或不全角化，角化层可有剥脱，粒层明显。皮肤病损有时可见角质栓。上皮棘层萎缩变薄，有时也可见上皮钉突增生、伸长。基底细胞显著液化变性，上皮与固有层之间可形成裂隙和小水疱，基底膜不清晰。固有层毛细血管扩张，血管内可见玻璃样血栓。血管周围有密集淋巴细胞（T 细胞为主）及少量浆细胞浸润，血管周围可见类纤维蛋白沉积，苏木素 - 伊红染色标本呈粉红色，过碘酸希夫反应（PAS）染成红色。结缔组织内胶原纤维玻璃样变、水肿、断裂。

**56. ABC**　口腔红斑病的病理改变为上皮不全角化或混合角化。上皮萎缩，角化层极薄甚至缺乏。上皮钉突增大、伸长。钉突之间的乳头区棘细胞萎缩变薄，使乳头层非常接近上皮表面，结缔组织乳头内的毛细血管明显扩张，故使病损表现为鲜红色。颗粒形成的机制是钉突增大处的表面形成凹陷，而高突的结缔组织乳头形成红色颗粒。上皮异常增生，有时可见角化珠形成。固有层内炎症细胞浸润明显，主要为淋巴细胞和浆细胞。

**57. ABC**　口腔红斑多见于中年患者，男性略多于女性。以舌缘部最好发，龈、龈颊沟、口底及舌腹、腭部次之。通常无症状，有些患者有灼烧感或疼痛。临床上分为三种类型：①均质型红斑；②间杂型红斑；③颗粒型红斑。

**58. ABCDE**　口腔白斑病的鉴别诊断：①白色角化病；②白色海绵状斑痣；③白色水肿；④口腔扁平苔藓；⑤皮脂腺异位症；⑥黏膜下纤维化；⑦梅毒黏膜斑。

**59. ABCDE**　白斑虽属癌前病变，但不一定会癌变。若有以下情况则应注意有癌变倾向，应定时复查。①年龄较大，60 岁以上者；②男性的患病率明显大于女性，但不吸烟的女性，特别是年轻患者，这种特发型白斑恶变的可能性大；③吸烟时间越长、烟量越大的可能性越大；④部位：位于舌缘、舌腹、口底以及口角等危险部位；⑤类型：疣状、颗粒状或糜烂型及溃疡状易恶变；⑥具有上皮异常增生者，程度越严重越易恶变；⑦有白念珠菌感染者；⑧病变时间较长者；⑨有刺激痛或自发痛者。

**60. BDE**　口腔白斑病和口腔红斑病属于癌前病变或潜在恶性疾患；扁平苔藓、盘状红斑狼疮、口腔黏膜下纤维性变属于癌前状态。

**61. ACE**

**62. ABE**　口腔白色角化病是长期受机械或化学刺激而引起的黏膜白色角化斑块。表现为灰白色或白色的边界不清的斑块或斑片，不高于或微高于黏膜表面，平滑，柔软。去除刺激因素后，病损逐渐变薄，可完全消退。组织病理为上皮过度角化，固有层无炎症细胞或有轻度炎症细胞浸润。口腔白斑病是发生于口腔黏膜上的损害，不能擦去，不包括吸烟、摩擦等局部因素去除后可以消退的单纯性过角化病。白斑的主要病理变化是上皮异常增生，固有层和黏膜下层有炎症细胞浸润。

**三、共用题干单选题**

**63. B**　扁平苔藓病损大多左右对称，可发生在口腔黏膜任何部位，以颊部最常见。病损为线状白色或灰白色花纹。该病好发于中年人，女性多于男性，多数患者有疼痛、粗糙不适等症状。根据题干，该患者右颊黏膜可见白色珠光网纹符合扁平苔藓的特征。

**64. E**　OLP 的典型病理表现为上皮过度不全角化、基底层液化变性以及固有层见密集的淋巴细胞呈带状浸润。颗粒层明显，棘层肥厚者居多；上皮钉突不规则延长。基底细胞排列紊乱，基底膜界限不清，基底细胞液化变性明显者可形成上皮下疱。棘层、基底层或固有层内可见嗜酸性红染的胶样小体。棘层松解是天疱疮的病理改变。

**65. D**　因口腔扁平苔藓长期糜烂病损可恶变，恶变率为 0.4%～2.0%，WHO 将其列为癌前状态。病因包括：免疫、感染、心理及微循环障碍等。是常见的口腔黏膜病损，可伴有皮肤病损及指（趾）甲病损。

**66. B**　临床诊断最有可能是口腔扁平苔藓。扁平苔藓大多左右对称，可发生在口腔黏膜任何部位，以颊部最常见（87.5%）。病损为小丘疹连成的线状白色或灰白色花纹，花纹可呈网状、树枝状、环状或半环状等，也可表现为斑块状。多样病损可交互共存，可伴充血、糜烂、溃疡、萎缩和水疱等。愈后可有色素沉着。患者自觉黏膜粗糙、木涩感、烧灼感、口干，偶有虫爬、痒感。遇辛辣、热、酸、咸味食物刺激时症状加重。

**67. A**　该病目前无法根治，治疗原则为缓解症状，促进黏膜愈合，防止继发感染，密切观察，防止癌变。

**68. C**　扁平苔藓治疗时应避免服用大量抗生素，可日服肾上腺皮质激素。对急性大面积或多灶糜烂型 OLP，可慎重考虑采用小剂量、短疗程方案。成人可每日口服泼尼松 20～30mg，服用 1～3 周。

**69. D**　该患者考虑为盘状红斑狼疮。盘状红斑狼疮是一种慢性皮肤 - 黏膜结缔组织疾病，病损特点为持久性红斑，中央萎缩凹下呈盘状。主要累及头面部皮肤及口腔黏膜，皮肤病损表面有黏着性鳞屑，黏膜病损周边有呈放射状排列的细短白纹。盘状红斑狼疮是结缔组织病的典型代表，发病率为 0.4%～0.5%，比其他结缔组织病高。

**70. D**　盘状红斑狼疮好发于头面部等暴露部位，初始为皮疹，呈持久性圆形或不规则的红斑，稍隆起，边界清楚，表面有毛细血管扩张和灰褐色附着性鳞屑覆盖。去除鳞屑可见扩张的毛囊孔，而取下的鳞屑状似"图钉"，即"角质栓"。其典型病损常发生在鼻梁和鼻侧以及双侧颧部皮肤构成的状似蝴蝶形的区域，故称为"蝴蝶斑"。

**71. A** 常规检查：有55%的患者出现红细胞沉降率加快、血清γ-球蛋白升高等。有时Coomb's试验可为阳性，血清中可检出冷球蛋白和冷凝集素。抗核抗体及其他免疫病理检查：20%~35%的患者出现抗核抗体，其中均质型抗核抗体出现的频率是斑点型的2倍。抗双链DNA抗体的发生率低。组织病理检查：上皮过度角化或不全角化，角化层可有剥脱，粒层明显。皮肤病损有时可见角质栓。上皮棘层萎缩变薄，有时也可见上皮钉突增生、伸长。基底细胞显著液化变性，上皮与固有层之间可形成裂隙和小水疱，基底膜不清晰。皮肤病损检查：皮肤病损表面有黏着性鳞屑，黏膜病损周边有放射状排列的细短白纹。

**72. E** 口腔扁平苔藓的棘层、基底层或固有层内可见嗜酸性红染的胶样小体。

**73. C** 本病的诊断依据为：病损为小丘疹连成的线状白色或灰白色花纹，类似皮肤损害的Wickham纹。花纹可呈网状、树枝状、环状或半环状等，也可表现为斑块状。

**74. A  75. C**

**76. A** 鉴别诊断时最需与该病鉴别的是盘状红斑狼疮。两者的区别是口腔黏膜扁平苔藓唇红部病损不会超出唇红缘，不累及唇周皮肤。

**77. B** 该患者考虑为盘状红斑狼疮（DLE），DLE是一种慢性皮肤-黏膜结缔组织疾病，病损特点为持久性红斑，中央萎缩凹下呈盘状。主要累及头面部皮肤及口腔黏膜，皮肤病损表面有黏着性鳞屑，黏膜病损周边有呈放射状排列的细短白纹。病变区亦可超出唇红缘而累及皮肤，唇红与皮肤界限消失，此为DLE病损的特征性表现。

**78. B**

**79. B** 盘状红斑狼疮的临床表现：活动性损害为红斑状圆形鳞屑性丘疹，直径5~10mm，伴有毛囊栓塞。皮损好发于双颊的突起部位、鼻梁、头皮和外耳道，颜面部可有蝴蝶斑，耳廓病损酷似冻疮；患者对日光敏感，

紫外线能诱发皮损或使原有皮损加剧，少数病例可诱发或加重系统性病变；本病女性显著多于男性，且多在生育期发病，故认为雌激素与本病发生有关。此外口服避孕药可诱发狼疮样综合征。

**80. A** 下唇唇红黏膜是DLE的好发部位，初起为暗红色丘疹或斑疹，随后形成红斑样病损，片状糜烂，中心凹下呈盘状，周边有红晕，在红晕外围有呈放射状排列的白色短条纹。病变区亦可超出唇红缘累及皮肤，唇红与皮肤界限消失。

**81. D** 下唇唇红有血痂或脓痂时，首先用0.2%呋喃西林湿敷，去除痂皮后，外涂糖皮质激素局部制剂。如为单纯糜烂无明显感染时，可用局部麻醉药物（如2%利多卡因）与曲安奈德等体积混合，行病损局灶封闭。

**82. D**

**83. E** 口腔黏膜下纤维化的治疗包括：①卫生宣教：加强人们对咀嚼槟榔的危害性的认识，对出现临床症状者，应尽早去专科医院检查。②去除致病因素：戒除嚼槟榔习惯，戒烟、酒，避免辛辣食物刺激。③糖皮质激素联合丹参局部注射：激素可通过抑制炎症反应和增加炎症细胞的凋亡发挥抗纤维化的作用；丹参能扩张血管，诱导病变区毛细血管增生，抑制成纤维细胞增殖和胶原合成，促进成纤维细胞凋亡和胶原降解。可黏膜下注射糖皮质激素和丹参注射液。④中药治疗：活血化瘀，主要为丹参、玄参、当归、生地黄、黄芪、红花等。⑤透明质酸酶：通过降解透明质酸基质来溶解纤维团块，从而减轻张口受限，可局部注射透明质酸酶。若将透明质酸酶与曲安奈德等中长效糖皮质激素联合局部注射，疗效更快、更好。⑥高压氧治疗：高压氧能提高血氧含量，促进病损区新生血管形成和侧支循环建立。⑦干扰素治疗：干扰素-γ能抑制成纤维细胞增殖和胶原合成。可黏膜下注射干扰素-γ。⑧手术治疗：适用于严重张口受限者。手术切除纤维条索，创面用带蒂颊脂垫、前臂游离皮瓣或人工生物膜修复，可取得较好疗效。⑨其他：口服维生素A、维生素B、维生素C、维生素E、铁剂、锌剂、叶酸等。

**84. C  85. C**

# 第六章　唇舌疾病

一、单选题：每道试题由 1 个题干和 5 个备选答案组成，题干在前，选项在后。选项 A、B、C、D、E 中只有 1 个为正确答案，其余均为干扰选项。

**1.** 患者，女性，59 岁。口腔黏膜反复起疱 6 月余。检查：牙龈唇颊侧有多个水疱或糜烂，探针无法探入疱损周围黏膜下，左侧舌腭弓有瘢痕挛缩。关于该疾病下列错误的是

   A. 水疱位于上皮下

   B. 直接免疫荧光检查有助于诊断

   C. 应检查皮肤和眼结膜

   D. 应取活检确诊

   E. 水疱位于上皮内

**2.** 梅－罗综合征的临床表现是

   A. 沟纹舌、面瘫、腺性唇炎

   B. 沟纹舌、面瘫、肉芽肿性唇炎

   C. 地图舌、面瘫、口角炎

   D. 地图舌、沟纹舌、肉芽肿性唇炎

   E. 口角炎、面瘫、腺性唇炎

**3.** 维生素 $B_2$ 缺乏症除有口角炎外，还表现为

   A. 鼻炎、唇炎　　　　B. 舌炎、咽炎

   C. 鼻炎、舌炎　　　　D. 舌炎、唇炎

   E. 咽炎、唇炎

**4.** 下列因素不会引起口角炎的是

   A. 营养不良　　　　　B. 细菌感染

   C. 真菌感染　　　　　D. 创伤

   E. 寒冷刺激

**5.** 游走性舌炎的病损常为

   A. 菱形　　　　　　　B. 盘形

   C. 蝶形　　　　　　　D. 地图形

   E. 长形

**6.** 人类退化的舌乳头是

   A. 轮廓乳头和叶状乳头　B. 丝状乳头

   C. 菌状乳头　　　　　D. 叶状乳头

   E. 轮廓乳头

**7.** 下列具有遮光作用的是

   A. 二氧化钛　　　　　B. 氟轻松

   C. 维 A 酸　　　　　D. 克霉唑

   E. 金霉素

**8.** 患者，男性，60 岁。鼻咽癌术后放疗，放疗两次后口腔黏膜大面积溃烂，疼痛明显。该患者可能的诊断为

   A. 白念珠菌感染　　　B. 放射性口炎

   C. 急性感染性口炎　　D. 过敏性口炎

   E. 接触性口炎

**9.** 游走性舌炎病损区典型的临床体征是

   A. 红色斑块　　　　　B. 光滑如镜

   C. 糜烂　　　　　　　D. 水疱

   E. 假膜

**10.** 游走性舌炎病损区突出的病理变化的是

   A. 丝状乳头萎缩　　　B. 菌状乳头增生

   C. 轮廓乳头增生　　　D. 叶状乳头增生

   E. 表面粗糙

**11.** 以下关于唇裂、腭裂的叙述错误的是

   A. 外科手术整复是主要的治疗方法

   B. 应采用综合序列治疗来达到功能与外形的恢复

   C. 唇裂患者无法形成"腭咽闭合"

   D. 腭裂患者术后应做语音训练

   E. 颌骨继发畸形的治疗常在 16 岁以后进行

**12.** 口角的正常位置约相当于

   A. 侧切牙与尖牙之间

   B. 尖牙与第一双尖牙之间

   C. 第二双尖牙与第一磨牙之间

   D. 第二双尖牙与第一双尖牙之间

   E. 第二磨牙与第一磨牙之间

**13.** 以下关于牙接触区的说法错误的是

   A. 前牙接触区靠近切缘部位

   B. 前牙接触区的唇舌径大于切颈径

   C. 前磨牙及第一磨牙近中接触区在邻面近殆 1/3 偏颊侧

   D. 第一磨牙远中与第二磨牙的接触区在邻面殆 1/3 的中 1/3 附近

   E. 后牙接触区的颊舌径大于殆颈径

**14.** 某患者单侧腮腺无痛性进行性肿大，有类风湿关节炎病史，γ 球蛋白升高。下唇腺活检有大量淋巴细胞。应诊断为

   A. 慢性化脓性腮腺炎　B. 舍格伦综合征

   C. 腮腺混合瘤　　　　D. 腮腺淋巴结核

E. 腺淋巴瘤

**15.** 急性坏死性龈口炎首选的漱口水是
　A. 0.05% 氯己定溶液
　B. 0.25% 金霉素溶液
　C. 0.1% 依沙吖啶溶液
　D. 3% 过氧化氢溶液或 0.05% 高锰酸钾溶液
　E. 1% ~2% 普鲁卡因溶液

**16.** 近年的统计显示，我国唇腭裂的患病率大约为
　A. 0.6:1000　　　B. 1.6:1000
　C. 2.6:1000　　　D. 1.0:1000
　E. 2.0:1000

**17.** 舌癌的远处转移最多见于
　A. 脑部　　　B. 肺部
　C. 肝部　　　D. 消化道
　E. 骨组织

**18.** 急性光化性唇炎是以
　A. 脱屑为主　　　B. 肿胀为主
　C. 淋巴细胞增生为主　　D. 糜烂为主
　E. 皲裂为主

**19.** 下列物质引起的接触性口炎不属于变态反应的是
　A. 强酸　　　B. 银汞合金
　C. 金属冠　　　D. 化妆唇膏
　E. 抗生素软膏

**20.** 患者，女性，42 岁。舌背进食刺激痛 3 个月。检查见：舌背有多条沟纹，黏膜略充血。应诊断为
　A. 梅－罗综合征　　B. 维生素 C 缺乏症
　C. 沟纹舌　　　D. 叶状乳头炎
　E. 正中菱形舌

**21.** 下列关于甲状舌管囊肿的描述，不正确的是
　A. 是甲状腺舌导管残余上皮发生的囊肿
　B. 胚胎第 10 周时，甲状舌管不消失或发育异常导致
　C. 可发生在舌盲孔与甲状腺之间
　D. 内容物为清亮液体，可含胆固醇结晶
　E. 上皮衬里为假复层柱状上皮

**22.** 下列关于舌下腺囊肿的描述，不正确的是
　A. 可以为外渗性囊肿
　B. 可以为潴留性囊肿
　C. 两者均可，以外渗性多见
　D. 两者均可，以潴留性多见
　E. 内容物呈蛋清样

**23.** 舍格伦综合征的症状不包括
　A. 眼干　　　B. 口干
　C. 涎腺肿大　　D. 甲状腺肿大

E. 泪腺肿大

**24.** 以下关于舍格伦综合征的叙述错误的是
　A. 多发生于中年妇女
　B. 属于慢性炎症性、自身免疫性疾病
　C. 可合并腮腺肿大和类风湿关节炎
　D. 唇腺活检主要表现为弥漫性淋巴细胞浸润
　E. 结节型患者可行保存面神经的腮腺腺叶及肿块切除术

**25.** 腺小叶内缺乏纤维修复可见于
　A. 急性涎腺炎
　B. 慢性涎腺炎
　C. 慢性复发性涎腺炎
　D. 流行性腮腺炎
　E. 舍格伦综合征

**26.** 舍格伦综合征与腺体内其他慢性炎症的区别主要在于
　A. 小叶腺泡全部消失，小叶轮廓保留
　B. 腺小叶内缺乏纤维组织修复
　C. 腺泡萎缩消失，为增生纤维组织代替
　D. 腺导管上皮增生，可形成鳞状化生
　E. 小叶内导管增生，导管上皮增生，形成上皮岛

**27.** 舍格伦综合征恶变成恶性淋巴瘤是由于
　A. 淋巴细胞、组织细胞异常增生
　B. 上皮异常增生
　C. 腺泡细胞增生
　D. 腺体组织玻璃样变，浸润性生长
　E. 上皮组织和间叶组织恶变

**28.** 纯浆液性的腺体是
　A. 舌后腺　　　B. 腭腺
　C. 腮腺　　　D. 唇腺
　E. 颊腺

**29.** 舌下腺和颌下腺导管位于
　A. 颌下区　　　B. 舌下区
　C. 颏下区　　　D. 腮腺嚼肌区
　E. 面侧深区

**30.** 有关舌前腺的描述正确的是
　A. 舌前腺位于舌腹面系带两侧的肌层中
　B. 舌前腺位于舌背面近舌尖处
　C. 舌前腺以黏液腺泡为主
　D. 舌前腺以浆液腺泡为主
　E. 舌前腺有大量的混合性腺泡

**31.** 大写字母 L 代表的是牙齿的
　A. 唇面　　　B. 舌面
　C. 腭面　　　D. 颊面

E. 远中面

**32. 唇红部组织的特征是**

A. 上皮无角化

B. 黏膜下层较薄

C. 固有层结缔组织乳头狭长，含有毛细血管祥

D. 含有丰富的黏液腺

E. 偶尔会有皮脂腺

**33. 唇裂的发生是由于**

A. 球状突与上颌突未联合

B. 上颌突与下颌突未联合

C. 两球状突未联合

D. 上颌突与侧鼻突未联合

E. 侧鼻突与中鼻突未联合

**34. 舌的发育始于**

A. 胚胎第二周　　　　B. 胚胎第三周

C. 胚胎第四周　　　　D. 胚胎第五周

E. 胚胎第七周

**35. 腭裂是由于**

A. 侧腭突和鼻中隔融合障碍导致

B. 侧腭突和前腭突融合障碍导致

C. 侧腭突和球状突融合障碍导致

D. 侧腭突和继发腭融合障碍导致

E. 上颌突和侧腭突融合障碍导致

**36. 舌的发育异常时可见**

A. 舌甲状腺

B. 甲状舌管囊肿

C. 菱形舌

D. 分叉舌

E. 以上均是

**37. 口底、下颌内侧牙龈和舌同时发生损伤伴有组织缺损时，不能封闭所有创面，应先关闭的创面是**

A. 口底　　　　　　　B. 下颌内侧牙龈

C. 舌　　　　　　　　D. 较小的创面

E. 较大的创面

**38. 患者，男性，54 岁。近 1 个月来始有左侧舌根、软腭及咽部阵发性剧烈疼痛，并向外耳道放射。吞咽、说话均可引起疼痛，甚至夜间有痛醒现象，临床检查以上部位未见明显肿胀，黏膜颜色正常无溃疡，服用卡马西平有效。最可能的原因是**

A. 非典型性口炎　　　B. 三叉神经痛

C. 蝶腭神经痛　　　　D. 舌咽神经痛

E. 鼻咽癌

**39. 患儿，男性，9 岁。舌背出现红斑 1 年，红斑有时消**

失，有时变换位置。检查见舌背有钱币大小的红色区域，边缘为弧形白线，有的呈椭圆形。本病诊断为

A. 舌扁平苔藓　　　　B. 舌乳头炎

C. 萎缩性舌炎　　　　D. 裂纹舌

E. 地图舌

**40. 双曲唇弓 U 形曲制作时，其顶部位于龈缘上方**

A. 0.5 ～ 1mm　　　　B. 1 ～ 2mm

C. 2 ～ 3mm　　　　　D. 3 ～ 4mm

E. 4 ～ 5mm

**41. Ⅱ度唇裂为**

A. 皮肤黏膜未裂开但其下方的肌层分开

B. 仅限于红唇部裂开

C. 上唇部分裂开，但未裂至鼻底

D. 整个上唇至鼻底完全裂开

E. 以上都不是

**42. 微笑时的唇高线位于上颌中切牙的**

A. 切缘　　　　　　　B. 切 1/3

C. 切 1/2　　　　　　D. 切 2/3

E. 龈缘

**43. 关于唇系带矫正术的描述正确的是**

A. 横向切断系带后将创面横向缝合

B. 横向切断系带后将创面纵向缝合

C. 纵向切断系带后将创面横向缝合

D. 纵向切断系带后将创面纵向缝合

E. 切断系带后不用缝合

**44. 下列关于唇的解剖层次的描述，错误的是**

A. 最外层为皮肤，富含毛囊、皮脂腺和汗腺

B. 皮肤下为浅筋膜

C. 中间为肌层，主要是口轮匝肌

D. 肌层内侧为黏膜

E. 黏膜上有黏液腺开口

**45. 地图舌的病损边缘表现为**

A. 丝状乳头片状剥脱　　B. 红色光滑区

C. 糜烂　　　　　　　D. 凹陷

E. 高起

**46. 以下关于舌癌的叙述，错误的是**

A. 以鳞癌多见

B. 多发生于舌缘，恶性度高

C. 常发生早期颈部淋巴结转移

D. 舌根部癌可向茎突后及咽后部的淋巴结转移

E. 转移途径多为直接浸润和种植转移

**47. 上颌切牙唇舌剖面髓腔最厚处为**

A. 牙冠切 1/3　　　　B. 牙冠颈 1/3

C. 牙冠中部　　　　　D. 颈缘附近

E. 牙根颈 1/3

**48. 舌损伤清创缝合中不应有的措施是**

A. 尽量保持舌的纵长度

B. 清除已大部分游离的舌体组织

C. 采用较粗的丝线

D. 进针点应离创缘稍远

E. 进针宜深并采用褥式加间断缝合的方法

**49. 由于舌乳头角化上皮剥落延缓，同时与食物残渣、唾液、细菌等混杂，附着在乳头表面形成舌苔的是**

A. 丝状乳头　　　　　B. 菌状乳头

C. 轮廓乳头　　　　　D. 叶状乳头

E. 次级乳头

**50. 以下最不宜行组织活检术的恶性肿瘤为**

A. 舌癌　　　　　　　B. 唇癌

C. 恶性淋巴瘤　　　　D. 恶性黑色素瘤

E. 肉瘤

**51. 舌癌的病理类型不包括**

A. 鳞癌　　　　　　　B. 腺癌

C. 肉瘤　　　　　　　D. 淋巴上皮癌

E. 未分化癌

**52. 下述对上颌尖牙牙冠舌面形态的描述，不正确的是**

A. 远中边缘嵴较近中边缘嵴短而突

B. 舌隆突显著

C. 由牙尖至舌面隆突有舌轴嵴

D. 近中舌窝较大

E. 外形高点在舌隆突处

**53. 上牙根唇面宽于舌面的生理意义是**

A. 与牙冠较宽的唇面相延续

B. 抵抗意外碰撞的外力

C. 抵抗向前的力

D. 与牙槽嵴形态相适应

E. 补偿牙弓较大的外径

**54. 畸形舌侧窝多见于**

A. 上颌双尖牙　　　　B. 下颌双尖牙

C. 上、下颌双尖牙　　D. 上颌侧切牙

E. 磨牙

**55. 舌前 2/3 的一般感觉神经为**

A. 舌前神经

B. 舌咽神经

C. 舌下神经

D. 参与舌神经的鼓索纤维

E. 舌神经

**56. 舌后 1/3 的一般感觉神经为**

A. 舌前神经

B. 舌咽神经

C. 舌下神经

D. 参与舌神经的鼓索纤维

E. 舌神经

**57. 舌的运动神经为**

A. 舌前神经

B. 舌咽神经

C. 舌下神经

D. 参与舌神经的鼓索纤维

E. 舌神经

**58. 舌的味觉支配神经为**

A. 舌前神经

B. 舌咽神经

C. 舌下神经

D. 参与舌神经的鼓索纤维

E. 舌神经

**59. 颌下三角内的有关重要结构在舌骨舌肌浅面自下而上依次排序为**

A. 舌下神经、下颌下腺导管、舌神经

B. 舌神经、下颌下腺导管、舌神经

C. 舌下神经、舌神经、下颌下腺导管

D. 舌神经、舌下神经

E. 下颌下腺导管、舌神经、舌下神经

**60. 颊神经、舌神经和下牙槽神经在翼下颌间隙内的关系是**

A. 颊神经居前外侧、下牙槽神经居中、舌神经居后

B. 下牙槽神经居前外侧、颊神经居中、舌神经居后

C. 舌神经居前外侧、颊神经居中、下牙槽神经居后

D. 颊神经居前外侧、舌神经居中、下牙槽神经居后

E. 下牙槽神经居前外侧、舌神经居中、颊神经居后

**61. 口角区的疖肿最易引起哪组淋巴结的肿痛**

A. 颏下淋巴结　　　　B. 颌上淋巴结

C. 颌下淋巴结　　　　D. 腮腺淋巴结

E. 颈浅淋巴结

**62. 下列不属于唇红缘的结构是**

A. 唇弓　　　　　　　B. 人中点

C. 唇峰　　　　　　　D. 唇珠

E. 唇缘

**63. 附着于下颌小舌的结构是**

A. 翼内肌　　　　　　B. 翼下颌韧带

C. 茎突下颌韧带　　　D. 颞下颌韧带

E. 蝶下颌韧带

**64.** 使下唇靠近牙龈并前伸下唇的表情肌是
- A. 三角肌
- B. 下唇方肌
- C. 上唇方肌下头
- D. 笑肌
- E. 颊肌

**65.** 关于唇部血管、淋巴管及神经的描述，错误的是
- A. 唇部血液供应来自颌外动脉
- B. 唇部的感觉神经和运动神经来自上、下颌神经
- C. 静脉血经面静脉回流
- D. 上唇的淋巴引流较为广泛
- E. 下唇中部的淋巴管可交叉到对侧

**66.** 沟纹舌患者应
- A. 清除牙菌斑
- B. 清理沟内食物残屑
- C. 去除残根、残冠
- D. 切除沟纹
- E. 服药治疗

**67.** 下列论述错误的是
- A. 口角位于口裂两端，正常位置相当于尖牙和第一前磨牙之间
- B. 唇红为上、下唇的游离缘，是皮肤黏膜的移行区
- C. 唇弓为全部唇红呈弓背状，故名唇弓
- D. 唇红缘为唇红和皮肤的交界处
- E. 唇峰为唇弓的最高点

**68.** 舌根部有许多卵圆形滤泡样突起，称为
- A. 舌根乳头
- B. 舌根淋巴结
- C. 舌根滤泡
- D. 舌扁桃体
- E. 腭扁桃体

**69.** 下唇中部的淋巴管先注入
- A. 耳前淋巴结
- B. 面淋巴结
- C. 颊淋巴结
- D. 颏下淋巴结
- E. 颌下淋巴结

**70.** 下列对于舌盲孔的描述，错误的是
- A. 位于舌背
- B. 位于界沟尖端
- C. 位于舌下面
- D. 位于舌体与舌根的交界处
- E. 是胚胎时期甲状舌管的遗迹

**71.** 一侧收缩使舌尖伸向对侧的舌肌为
- A. 舌横肌
- B. 颏舌肌
- C. 舌骨舌肌
- D. 茎突舌肌
- E. 上纵肌

**72.** 颌下腺导管及舌下腺导管的共同开口为
- A. 舌系带
- B. 伞襞
- C. 舌下肉阜
- D. 舌下襞
- E. 舌盲孔

**73.** 舌根部淋巴管引流至
- A. 颌下淋巴结
- B. 咽淋巴结
- C. 颏下淋巴结
- D. 颈深上淋巴结
- E. 颈深下淋巴结

**74.** 鼻、上唇、舌前 2/3 的边缘或外侧、牙龈淋巴一般引流至
- A. 颏下淋巴结
- B. 下颌下淋巴结
- C. 舌下淋巴结
- D. 咽后淋巴结
- E. 咽旁淋巴结

**75.** 大部分舌尖淋巴管汇入至
- A. 同侧颌下淋巴结
- B. 舌下淋巴结
- C. 颏下淋巴结
- D. 颈深上淋巴结
- E. 对侧颌下淋巴结

**76.** 下唇的主要感觉神经来自
- A. 舌下神经
- B. 面神经
- C. 下颌神经
- D. 上颌神经
- E. 舌咽神经

**77.** 下颌阻生的第三磨牙拔除后 2 周，患者仍感觉下唇麻木。常见的原因是
- A. 下牙槽神经损伤
- B. 注射针刺中了下牙槽神经
- C. 麻药中带有乙醇
- D. 麻药中带有杂质
- E. 患者感觉异常

**78.** 上颌中切牙的舌向角为
- A. 30°
- B. 40°
- C. 50°
- D. 60°～65°
- E. 70°

**79.** 关于慢性唇炎的临床表现，叙述错误的是
- A. 可分为慢性脱屑性唇炎和慢性糜烂性唇炎
- B. 慢性脱屑性唇炎表现为唇红部干燥、开裂、黄白色或褐色脱屑
- C. 慢性脱屑性唇炎常累及上下唇红部，下唇为重
- D. 慢性糜烂性唇炎表现为鳞屑下方鲜红的"无皮"样组织
- E. 慢性糜烂性唇炎患者可有暂时愈合，但常复发

**80.** 光化性唇炎的治疗不包括
- A. 局部治疗
- B. 全身治疗
- C. 物理疗法
- D. 放射治疗

E. 手术治疗

**81.** 嚼槟榔引起的口腔癌最好发于

    A. 唇              B. 牙龈

    C. 口底           D. 颊部

    E. 舌

**82.** 肉芽肿性唇炎的诊断依据为

    A. 发病迅速，消退迅速，反复发作，肿胀区微硬，无压痛

    B. 发生较缓慢，有牙痛史或口腔病灶，肿胀区可有波动感，有压痛

    C. 病情时轻时重，弥漫性反复肿胀，柔软而有弹性

    D. 发病急，组织肿胀明显，但局限，局部组织红肿热痛

    E. 发病急，组织肿胀明显，表面有坏死性溃疡形成

**83.** 下列关于地图舌的说法错误的是

    A. 儿童多见

    B. 好发于舌背、舌尖、舌缘部

    C. 舌背丝状乳头和菌状乳头萎缩导致舌背光滑色红，无舌苔

    D. 病变为丝状舌乳头增殖与萎缩

    E. 又名游走性舌炎

**84.** 慢性唇炎根据临床表现可分为

    A. 慢性脱屑性唇炎和慢性糜烂性唇炎

    B. 慢性脱屑性唇炎和慢性湿疹性唇炎

    C. 慢性湿疹性唇炎和慢性糜烂性唇炎

    D. 慢性增生性唇炎和慢性糜烂性唇炎

    E. 慢性脱屑性唇炎和慢性增生性唇炎

**85.** 牙中牙属于

    A. 畸形舌窝        B. 埋伏多生牙

    C. 牙瘤的一种      D. 双生牙

    E. 融合牙

**86.** 下列不符合原发性慢性肾上腺皮质功能减退症的口腔表现的是

    A. 口腔黏膜色素沉着一般早于皮肤

    B. 常发生在唇红、颊、牙龈、舌缘和舌尖等部位

    C. 色泽为蓝黑色或暗棕色

    D. 形状为斑块、斑点或斑纹

    E. 色素沉着区有烧灼感

**87.** 维生素 $B_2$ 缺乏症的口腔表现为

    A. 常为该病的早期损害，表现为口角炎、唇炎和舌炎

    B. 早期舌尖、舌缘充血发红，菌状乳头红肿，其后全舌、口腔黏膜咽部发红，有热痛感，可发生浅表溃疡

    C. 牙龈炎、牙龈出血是早期出现的突出表现

    D. 口腔黏膜苍白色，以唇、舌、龈明显

    E. 口腔黏膜和咽喉出现坏死性溃疡

**88.** 下列疾病的诊断主要根据活检的是

    A. 地图舌          B. 沟纹舌

    C. 毛舌             D. 正中菱形舌炎

    E. 舌淀粉样变性

**89.** 灼口综合征应与什么疾病相鉴别

    A. 三叉神经痛      B. 舌癌

    C. 舌部溃疡       D. 舌淀粉样变性

    E. 以上均是

**90.** 患者，男性，50 岁。因左侧鼻咽癌放疗，放疗结束后，自觉口干，进食刺激痛。检查：口腔黏膜干，唾液黏稠，双颊、上下唇内侧黏膜可见弥散不规则红斑，舌背乳头广泛萎缩，黏膜充血发红明显。其诊断首先应考虑

    A. 放射性口炎      B. 继发白念珠菌感染

    C. 口干综合征      D. 维生素 $B_2$ 缺乏症

    E. 糜烂型扁平苔藓

**91.** 患儿，女性，3 岁。家长近 2 周发现患儿舌背充血发红。检查见舌前 2/3 中央区丝状乳头萎缩、黏膜充血，表面光滑，周边区丝状乳头增厚、呈黄白色条带状分布，触之无疼痛。应诊断为

    A. 地图舌          B. 沟纹舌

    C. 舌乳头炎       D. 毛舌

    E. 正中菱形舌炎

**92.** 与口角炎发病无关的因素有

    A. B 族维生素缺乏，导致营养不良

    B. 感染因素

    C. 遗传因素

    D. 创伤因素

    E. 变态反应

**93.** 地图舌患者可能有的症状是

    A. 自发痛          B. 口干

    C. 冷热痛          D. 阵发性疼痛

    E. 烧灼、刺激痛

**94.** 沟纹舌伴有巨唇、面瘫者称为

    A. 梅 – 罗综合征     B. 莱氏综合征

    C. 斯 – 约综合征     D. Ramsay – Hunt 综合征

    E. Reiter 综合征

**95.** 一般情况下不需要治疗的疾病是

    A. 沟纹舌          B. 白斑

    C. 创伤性溃疡      D. 腺周口疮

E. 多形性红斑

96. 下列不属于毛舌的病因的是
   A. 口腔环境不佳
   B. 菌丛变化
   C. 缺乏舌运动
   D. 食物和唾液酸性增高
   E. 不良义齿刺激

97. 肉芽肿性唇炎的病理表现为
   A. 唇弥漫性肿大，腺体增生，导管扩张，有慢性炎症细胞浸润
   B. 若伴有感染，结缔组织有小脓肿形成
   C. 病变区棘层变薄，上皮有明显的白细胞移出，近表层有小脓肿形成
   D. 淋巴细胞、浆细胞等慢性炎症细胞浸润至肌层黏膜腺、血管、淋巴管周围
   E. 血管增生性肉芽肿组织，可见血管内皮增殖，大量新生毛细血管

98. 慢性非特异性唇炎的病因不包括
   A. 舔唇不良习惯
   B. 机械性长期刺激
   C. 寒冷干燥
   D. 精神因素
   E. 变态反应

99. 下列不属于口角炎常见临床表现的是
   A. 皮肤、黏膜充血　　　B. 黏膜丘疹
   C. 口角湿白　　　　　　D. 口角皲裂
   E. 口角糜烂

100. 患儿，男性，8个月。舌系带溃烂1个月。检查下颌中切牙萌出，边缘锐利，舌系带处可见面积10mm×8mm大小的溃疡，边缘高起外翻，表面有灰白色假膜，触之较硬。此患儿可能诊断为
   A. Riga病　　　　　　B. Bednar口疮
   C. 腺周口疮　　　　　D. 压疮性溃疡
   E. 鹅口疮

101. 患者，女性，65岁。糖尿病史15年，近2周口渴、口干加重，双侧口角开裂、出血，明显烧灼感。检查双侧口角皲裂，上、下颌见全口义齿修复，义齿承托区黏膜发红，发红范围与义齿吻合。义齿表面涂片镜检见大量菌丝。临床治疗最有效的方法是
   A. 3%~5%碳酸氢钠溶液含漱
   B. 保持良好的口腔卫生
   C. 改换或重衬义齿
   D. 口含制霉菌素或达克宁霜局部涂擦
   E. 补充铁、维生素$B_{12}$及叶酸

二、多选题：每道试题由1个题干和5个备选答案组成，题干在前，选项在后。选项A、B、C、D、E中至少有2个正确答案。

102. 下列属于舍格伦综合征的病理表现的是
   A. 导管扩张
   B. 小叶间隔破坏、消失
   C. 腺泡萎缩、变性、消失
   D. 导管细胞增生，形成上皮细胞岛
   E. 大量淋巴细胞浸润

103. 下列属于舌下区内容的为
   A. 舌下腺
   B. 颌下腺深部及颌下腺导管
   C. 舌神经
   D. 舌下神经及舌下动脉
   E. 颌下淋巴结

104. 腺性唇炎的临床表型包括
   A. 单纯型腺性唇炎
   B. 浅表化脓型腺性唇炎
   C. 深部化脓型腺性唇炎
   D. 脱屑性腺性唇炎
   E. 糜烂性腺性唇炎

105. 梅-罗综合征的三联征包括
   A. 发作性面自主神经功能障碍的症状
   B. 复发性口面部肿胀
   C. 复发性周围性面瘫
   D. 裂舌
   E. 口腔黏膜感觉异常

106. 关于游走性舌炎，叙述正确的是
   A. 是一种浅表性感染性的舌部炎症
   B. 其病损的形态和位置多变
   C. 儿童多发，尤以6个月~3岁多见
   D. 预后良好，无明显不适，一般不需要治疗
   E. 病损好发于舌背，可越过人字沟

107. 慢性唇炎可表现为
   A. 瓦楞样改变　　　　　B. 干燥、皲裂
   C. 黄白色鳞屑　　　　　D. 黄色薄痂
   E. 唇红肿胀

108. 口角炎可表现为
   A. 皮肤、黏膜充血
   B. 黏膜丘疹
   C. 口角区皮肤黏膜增厚呈灰白色，伴细小横纹或放射状裂纹
   D. 口角处水平状浅表皲裂
   E. 口角区局部充血、水肿、糜烂

**109. 以下属于口腔黏膜活体染色检查术适应证的有**

    A. 有癌变倾向的白斑病损

    B. 评估舌癌的手术边缘

    C. 辅助选择天疱疮的活检部位

    D. 辅助选择有癌变倾向的扁平苔藓的活检部位

    E. 复发性阿弗他溃疡的辅助检查

**110. 临床表现为萎缩性舌炎的疾病是**

    A. 缺铁性贫血      B. 巨幼细胞贫血

    C. 维生素 $B_2$ 缺乏症    D. 烟酸缺乏症

    E. 干燥综合征

三、共用题干单选题：以叙述一个以单一病人或家庭为中心的临床情景，提出 2~6 个相互独立的问题，问题可随病情的发展逐步增加部分新信息，每个问题只有 1 个正确答案，以考查临床综合能力。答题过程是不可逆的，即进入下一问后不能再返回修改所有前面的答案。

**(111~112 共用题干)**

    患者，男性，54 岁。主诉开口时口角疼痛。既往史：17 年前曾因胃溃疡行胃半切术。现病史：6 个月前自觉双侧口角部刺痛，当时未做治疗。约 1 周前症状加重。检查：双侧口角部可见糜烂面及表浅的皲裂，张口时疼痛。余检查无明显异常，无贫血。

**111. 本病可能的诊断为**

    A. 营养不良性口角炎    B. 球菌性口炎

    C. 黏膜血疱         D. 复发性口疮

    E. 坏死性龈口炎

**112. 本病可能的病因是**

    A. 细菌感染

    B. 营养不良或维生素缺乏

    C. 变态反应

    D. 创伤

    E. 病毒感染

**(113~114 共用题干)**

    患者，女性，63 岁。口腔黏膜烧灼痛半年，自行服用大量抗生素后，感觉病情加重。查体：舌背丝状乳头萎缩，舌背光滑绛红，唾液黏稠。

**113. 临床诊断最有可能是**

    A. 病毒性口炎      B. 萎缩性舌炎

    C. 口腔梅毒        D. 口腔红斑病

    E. 充血型口腔扁平苔藓

**114. 患者自述曾胃大部切除，则导致舌炎最可能的原因是缺乏**

    A. 叶酸            B. 维生素 $B_2$

    C. 维生素 $B_{12}$      D. 铁

    E. 烟酸

**(115~117 共用题干)**

    患者，男性，20 岁。右颌下区无痛性质软肿物，表面皮肤正常，口内检查亦未见异常。抽出黏稠而略带黄色蛋清样液体。肿物及颌下腺一并手术摘除，见肿物呈囊性，但术后不久囊肿复发。

**115. 最可能的诊断是**

    A. 颌下腺囊肿      B. 舌下腺囊肿

    C. 颌下区软组织囊肿    D. 鳃裂囊肿

    E. 以上都不是

**116. 术前对诊断最有帮助的检查是**

    A. 舌下腺造影      B. 颌下腺造影

    C. B 超检查        D. 囊肿穿刺检查

    E. 颌下腺侧位片

**117. 最合适的治疗方法是**

    A. 切除舌下腺及摘除囊壁

    B. 切除颌下腺及摘除囊壁

    C. 完整摘除囊壁，加压包扎

    D. 切除颌下腺，吸尽囊液，加压包扎

    E. 切除舌下腺，吸尽囊液，加压包扎

**(118~119 共用题干)**

    患者，男性，30 岁。左颌下区肿胀半年，有消长史。触及 2cm×2cm 大小囊性肿物，有波动感，用力时肿物突入口底，口腔黏膜呈淡蓝色。

**118. 该患者要明确诊断，首先应做**

    A. 细针吸细胞学检查    B. CT 检查

    C. 颌下腺造影      D. 颌下腺侧位片

    E. 穿刺检查

**119. 该患者最有可能的诊断为**

    A. 慢性颌下腺炎      B. 囊性水瘤

    C. 皮样囊肿         D. 舌下腺囊肿口外型

    E. 鳃裂囊肿

**(120~122 共用题干)**

    患儿，女性，10 岁。舌背反复出现红色斑片 1 年，病损形态时常变换，一般无疼痛。检查：舌背及舌缘有一红色区域，丝状乳头萎缩，周边为黄白色的围线，界限分明。

**120. 疾病的诊断可能的名称不包括**

    A. 游走性舌炎      B. 地图样口炎

    C. 地图舌          D. 剥脱性舌炎

    E. 萎缩性舌炎

**121. 以下不属于该病病因的是**

    A. 舔舌习惯      B. 消化不良

    C. 肠寄生虫      D. 病灶感染

E. 遗传因素

**122. 该病的治疗可采用的措施不包括**

A. 本病预后良好，一般不需治疗

B. 做好解释，消除患者恐惧心理

C. 伴发白念珠菌感染者，应用局部治疗

D. 冷冻或激光治疗

E. 保持口腔清洁，控制继发感染

**（123～124 共用题干）**

患者，女性，25 岁。下唇肿胀伴有硬结。取活检见镜下血管周围有上皮细胞、淋巴细胞、浆细胞聚集成结节样，偶见结节内有多核巨细胞，血管周围淋巴细胞和浆细胞浸润呈灶性，固有层水肿，并可见较多的肥大细胞。

**123. 该患者可诊断为**

A. 腺性唇炎　　　　　B. 肉芽肿性唇炎

C. 唇结核　　　　　　D. 唇慢性盘状红斑狼疮

E. 唇血管神经性水肿

**124. 其治疗方法不包括**

A. 口服泼尼松

B. 局部注射泼尼松龙混悬液

C. 局部注射抗生素

D. 放射治疗

E. 病情稳定后，手术整形

**（125～126 共用题干）**

患者，男性，30 岁。因"体检发现舌乳头萎缩"来诊。口腔检查：舌乳头萎缩区域位于舌背轮廓乳头前方，舌背正中后 1/3 处，呈前后为长轴的菱形，边界清楚，表面光滑，触之柔软，无自觉症状，无功能障碍，局部刺激后疼痛不适。

**125. 该病的诊断为**

A. 舌乳头炎　　　　　B. 萎缩性舌炎

C. 正中菱形舌炎　　　D. 游走性舌炎

E. 舌癌

**126. 下列治疗措施错误的是**

A. 病损区局部注射地塞米松，每周 1 次

B. 一般不需要治疗

C. 耐心解释，消除恐惧感

D. 结节型如基底变硬，应行活检或手术治疗

E. 可疑白念珠菌感染和糖尿病患者做相应检查和对因治疗

**（127～128 共用题干）**

患者，女性，40 岁。下唇肿胀。检查见下唇局部浸润性肥厚，触及大小不等的小结节。唇部黏膜见针头大小的小唾液腺导管口，中央凹陷，中心扩张，可见透明

的黏液排出。

**127. 该病可诊断为**

A. 腺性唇炎

B. 肉芽肿性唇炎

C. 唇结核

D. 良性淋巴组织增生性唇炎

E. 唇血管神经性水肿

**128. 其治疗方法不包括**

A. 局部注射皮质激素制剂

B. 放射性核素$^{32}$P 贴敷

C. 口服 10% 碘化钾溶液

D. 美容修复

E. 唇部湿敷

**（129～130 共用题干）**

患者，男性，26 岁。单侧口角处见水平状浅表皲裂，损害呈楔形，底在外，尖在内，裂口由黏膜连至皮肤。口角区皮肤可见糜烂。

**129. 本病可能的诊断为**

A. 营养不良性口角炎　　B. 球菌性口炎

C. 黏膜血疱　　　　　　D. 复发性口疮

E. 坏死性龈口炎

**130. 本病还可能伴有的全身症状不包括**

A. 鼻翼、鼻唇沟的脂溢性皮炎

B. 球结膜炎

C. 四肢皮肤的玫红色斑丘疹

D. 角膜睫状体充血

E. 视觉减退

**（131～132 共用题干）**

患者，男性，36 岁。双侧舌缘灰白斑块，呈垂直皱褶外观，不能被擦去。

**131. 对该病的诊断最有价值的检查是**

A. 梅毒螺旋体抗原血清试验

B. 细菌培养

C. CD4$^+$细胞计数

D. HIV 抗体检测

E. 组织活检

**132. 对该患者的治疗，描述正确的是**

A. 医护人员只需佩戴乳胶手套和眼罩

B. 严格执行各项消毒灭菌程序

C. 口腔局部可选用抗生素擦剂

D. 可用激光、冷冻等方法治疗

E. 早期诊断，及时治疗，首选药物为青霉素

**（133～136 共用题干）**

患者，男性，40 岁。因上唇右侧反复起疱就诊。患

者诉每次感冒口服"感冒药"后上唇右侧起疱。口腔检查：上唇右侧可见一局限性充血发红区，其间有糜烂结痂面，与皮肤交界处可见色素沉着。

**133. 对该病例，应重点采集的病史是**
A. 有无药物过敏史　　B. 患者体质情况
C. 家族史　　　　　　D. 不洁性接触史
E. 口腔卫生状况

**134. 结合病史和病损特点，最可能的诊断是**
A. 唇疱疹
B. 慢性盘状红斑狼疮
C. 固定型药疹
D. 结核性溃疡
E. 慢性唇炎

**135. 若此患者在感冒时未服用药物，仍出现上唇右侧淡黄色小水疱，灼热感，水疱可破裂遗留融合糜烂面。则首先考虑诊断为**
A. 唇疱疹　　　　　　B. 慢性盘状红斑狼疮
C. 固定型药疹　　　　D. 结核性溃疡
E. 慢性唇炎

**136. 对该病例采用的首要治疗措施，正确的是**
A. 局部使用抗真菌药物
B. 口服抗病毒药物
C. 停用"感冒药"，避免再次接触
D. 口服免疫增强剂
E. 口服维生素类

**四、案例分析：** 每道案例分析题有 3～12 问。每问的备选答案至少 6 个，最多 12 个，正确答案及错误答案的个数不定。考生每选对一个正确答案给 1 个得分点，选错一个扣 1 个得分点，直至扣至本问得分为 0，即不含得负分。案例分析题的答题过程是不可逆的，即进入下一问后不能再返回修改所有前面的答案。

**(137～140 共用题干)**
患者，男性，50 岁。舌根部烧灼样疼痛伴口干 2 个月。

**137. 询问病史时应注意的要点有**
A. 疼痛性质
B. 疼痛节律性
C. 全身系统病史
D. 用药史
E. 牙科治疗史
F. 近期是否经历重大生活事件

**138. 患者诉疼痛晨轻晚重节律性改变，空闲静息时加重，但工作、注意力分散时无疼痛加重。因有亲友患**

癌离世，每日伸舌自检多次，担心罹患癌症。检查见舌活动自如，舌体柔软，触诊反应正常，舌黏膜正常。该病的诊断为
A. 萎缩性舌炎　　　　B. 灼口综合征
C. 舌乳头炎　　　　　D. 舌癌
E. 地图舌　　　　　　F. 舌淀粉样变

**139. 该病的病因包括**
A. 局部刺激因素
B. 围绝经期综合征
C. 维生素和矿物质缺乏
D. 精神因素
E. 神经系统病变
F. 糖尿病
G. 医源性因素

**140. 该病的临床处理包括**
A. 消除局部刺激因素
B. 纠正患者伸舌自检的不良习惯
C. 伴有精神症状者可服用抗焦虑药物
D. 心理治疗
E. 口干、唾液黏稠者可用人工唾液
F. 放射治疗

**(141～144 共用题干)**
患者，男性，45 岁。下唇溃烂 1 周。患者 1 周前外出钓鱼，随后下唇溃烂、疼痛，妨碍进食，伴流血，经抗感染治疗后，症状减轻。临床检查见下唇唇红广泛充血糜烂，表面少量渗液，下唇肿胀、触痛，口内黏膜未见明显异常。

**141. 该病最可能的诊断是**
A. 慢性糜烂性唇炎　　B. 血管神经性水肿
C. 光化性唇炎　　　　D. 慢性盘状红斑狼疮
E. 浆细胞性唇炎　　　F. 坏死性口炎

**142. 应与本病相鉴别的是**
A. 慢性糜烂性唇炎　　B. 血管神经性水肿
C. 扁平苔藓　　　　　D. 慢性盘状红斑狼疮
E. 浆细胞性唇炎　　　F. 良性淋巴增生性唇炎

**143. 本病可能的转归有**
A. 自愈　　　　　　　B. 转成慢性
C. 唇部畸形　　　　　D. 反复发作
E. 癌变　　　　　　　F. 并发皮肤日光性湿疹

**144. 以下不是本病的处理方案的是**
A. 局部治疗　　　　　B. 全身治疗
C. 手术治疗　　　　　D. 免疫治疗
E. 物理治疗　　　　　F. 增加户外体育锻炼

## 答案和精选解析

### 一、单选题

**1. E** 该患者可考虑为 OLP。该病表现为左右对称，可发生在口腔黏膜任何部位，可伴充血、糜烂、溃疡、萎缩和水疱，水疱位于上皮下。愈后可留色素沉着。直接免疫荧光检查有助于诊断，同时应检查皮肤和眼结膜，一般应取活检确诊。

**2. B** 梅－罗综合征以复发性口面部肿胀、复发性面瘫、裂舌三联征为临床特征。肉芽肿性唇炎是其表现之一。临床表现为沟纹舌、面瘫、肉芽肿性唇炎。

**3. D** 维生素 $B_2$ 缺乏症的临床表现：口角炎、唇炎和舌炎常为该病的早期损害。口角炎：双侧对称性发生口角区皮肤湿白糜烂，出现皲裂、结痂。当过度张口或继发感染时，疼痛加重。唇炎：唇部从鲜红色、火红色到暗紫色变化。唇微肿胀，干燥脱屑，皲裂，有烧灼感或刺痛。舌炎：早期有舌干燥、烧灼感或刺痛感，舌体呈鲜红色。菌状乳头红肿。病程长者，丝状乳头、菌状乳头萎缩，舌面光滑、发亮，呈萎缩性舌炎。有时可呈地图样舌。舌面可出现沟纹或溃疡。黏膜其他部位可发生溃疡。

**4. E** 口角炎是发生于上、下唇两侧联合处口角区的炎症，好发于儿童，特点为口角区皮肤对称性的潮红、脱屑、糜烂及皲裂。引起口角炎的因素包括营养不良、细菌感染、真菌感染、创伤等。

**5. D** 地图舌又称地图样舌，是一种浅表性非感染性的舌部炎症。因其表现类似地图标示的蜿蜒国界，故名地图舌。其病损的形态和位置多变，又被称为游走性舌炎。

**6. D** 舌背黏膜表面有许多小突起，称为舌乳头。可将舌乳头分为丝状乳头、菌状乳头、轮廓乳头和叶状乳头。①丝状乳头数目最多，乳头表面有透明角化上皮细胞。上皮的浅层细胞经常有角化和剥脱现象。②菌状乳头数目较少，分散于丝状乳头之间，有的菌状乳头的上皮内可见少数味蕾，故亦有味觉感受作用。③轮廓乳头约为 10 个，沿界沟的前方排列成一行。在乳头的环沟侧壁上皮内，有许多染色浅淡的卵圆形小体，称味蕾，有感受味觉的功能。④叶状乳头位于舌侧缘的后部，人类此乳头已退化为 5~8 条平行的皱襞。

**7. A**

**8. B** 放射性口炎是口腔黏膜受到电离辐射超过该器官阈剂量 6 个月内引起的口腔黏膜反应。可出现黏膜溃疡、坏死、黏膜下的软组织和骨显露。

**9. A** 游走性舌炎好发于舌部，也可见于口腔其他部位。病损由周边区和中央区组成。病损区呈红色斑块，中央区表现为丝状乳头萎缩微凹、黏膜充血发红、表面光滑的剥脱样改变。

**10. A**　**11. C**

**12. B** 口角的正常位置约相当于尖牙与第一双尖牙之间，在口角裂的整容手术中关键的是确定正常的口角位置，以及对两侧口角对称的设计，这是恢复口角正常外形美观的基本条件。

**13. B**

**14. B** 舍格伦综合征，又称干燥综合征。是主要累及外分泌腺体的慢性进行性自身免疫性疾病。特征性表现有：眼干、口干、唾液腺肿大等。可有贫血、红细胞沉降率加快、γ球蛋白增高、血清 IgG 明显增高，IgA、IgM 可能增高，多项自身抗体阳性。唇腺病理活检示淋巴细胞浸润灶 $\geq 1$（指 $4mm^2$ 组织内至少有 50 个淋巴细胞聚集于唇腺间质者为 1 个灶）。根据题干考虑诊断为舍格伦综合征。

**15. D** 急性坏死性龈口炎可发生于营养不良或免疫力明显低下的儿童和成年人。早期龈缘组织坏死，形成溃疡，上覆灰白色假膜，疼痛，易出血，口臭。急性期如未能控制病情，坏死可蔓延到深层牙周组织或邻近的黏膜，而形成坏死性龈口炎。坏死区涂片和革兰染色可见大量螺旋体和梭形杆菌。应做到早期诊断，及时治疗。用药要规范，药物剂量要足够，在治疗时还要注意有无其他疾病如支原体、衣原体感染等。口腔局部可选用消炎含漱剂、抗生素擦剂等。首选的漱口水是 3% 过氧化氢溶液或 0.05% 高锰酸钾溶液。

**16. B** 唇腭裂是由于遗传和环境因素引起的胚胎早期胎儿口腔的唇部和腭部的中胚叶组织发育受阻所导致的新生儿面裂畸形，患儿可出现唇裂、腭裂或唇腭裂畸形，同时还可伴有其他畸形。唇腭裂是最常见的出生缺陷之一，其发生率为 1.6：1000。

**17. B** 舌癌可发生远处转移，多转移至肺部。

**18. D**

**19. A** 因接触的物质本身具有强烈的刺激作用，任何人接触后均可发生病变，如强酸、强碱、高温或刺激性食物及其他有毒物质，接触这些物质造成的口炎不属于过敏性口炎。

**20. C** 患者舌背进食刺激痛 3 个月。检查见舌背有多条沟纹，黏膜略充血。应诊断为沟纹舌。临床表现为舌背一条中心深沟纹和多条不规则的副沟，即以舌背形态、排列、深浅、长短、数目不一的沟纹或裂纹为特征，也可发生在舌侧缘。以舌尖抵于下前牙舌侧面将舌拱起，或用前牙轻咬舌体，可清晰见到张开的沟裂样损害。但沟底黏膜连续完整，无渗血。如伴发感染，沟底丝状乳头可缺如，黏膜可呈鲜红色。一般无生理功能改变，患者常无自觉症状，偶有食物刺激痛。继发感染时也可出现口臭和疼痛。

**21. D**　甲状舌管囊肿是一种颈部常见的先天畸形，由于胚胎发育期（胚胎第 10 周）甲状舌管未退化消失或退化不完全导致，是甲状腺舌导管残余上皮发生的囊肿，可发生在舌盲孔与甲状腺之间。上皮衬里为假复层柱状上皮。临床主要表现为颈部中线区质地柔软的肿块。本病一经确诊，除感染期外，均应尽早手术切除。甲状舌管囊肿一般无症状，少数患者可有吞咽不适、咽部异物感等。囊肿呈圆形，大小不一，表面光滑，边界清楚，与周围组织及皮肤无粘连，无压痛，中等硬度，有囊性感，可随吞咽上下运动，有些囊肿上部可摸到一条索样物。并发感染时，囊肿迅速增大，且伴有局部疼痛及压痛，有时还可引起甲状舌管瘘，部分患者还可能发生癌变。

**22. D**　**23. D**

**24. D**　舍格伦综合征属于全球性疾病，在中国人群的患病率为 0.3% ~ 0.7%，在老年人群中患病率为 3% ~ 4%。本病女性多见，男女比为 1 · 9 ~ 20。发病年龄多在 40 ~ 50 岁，也见于儿童。是主要累及外分泌腺体的慢性炎症性自身免疫病，又名自身免疫性外分泌腺体上皮细胞炎或自身免疫性外分泌病。可合并腮腺肿大和类风湿关节炎，结节型患者可行保存面神经的腮腺腺叶及肿块切除术。

**25. E**　腺小叶内缺乏纤维修复可见于舍格伦综合征。其临床除有唾液腺和泪腺受损功能下降而出现口干、眼干外，尚有其他外分泌腺及腺体外其他器官受累而出现多系统损害的症状。

**26. B**　舍格伦综合征与腺体内其他慢性炎症的区别主要在于舍格伦综合征腺小叶内缺乏纤维组织修复。

**27. A**　舍格伦综合征恶变成恶性淋巴瘤是由于淋巴细胞、组织细胞异常增生。本病可出现白细胞减少和（或）血小板减少，血小板低下严重者可伴出血现象。本病淋巴瘤的发生率约为正常人群的 44 倍。

**28. C**　纯浆液性的腺体是腮腺。唾液腺有 3 对，腮腺、舌下腺和颌下腺，其中最大的一对是腮腺。腮腺位于两侧面颊近耳垂处，腮腺炎时肿大的腮腺以耳垂为中心，向周围蔓延。

**29. B**　舌下腺和颌下腺导管位于舌下区，位于舌和口底黏膜之下，下颌舌骨肌和舌骨舌肌之上。前界及两侧界为下颌体的内侧面，后部止于舌根。

**30. C**　舌腺由浆液腺、黏液腺和混合腺三种腺泡组成。分为舌前腺、味腺和舌后腺三组。舌前腺以黏液腺为主，有少量混合性腺泡，位于舌腹前部舌系带两侧的黏膜下层。

**31. B**　大写 L 表示舌面（Lingual）。

**32. C**　唇红的上皮薄、有角化。固有层内乳头狭长，几乎接近上皮表面，乳头中含有许多毛细血管袢，血色

可透露于上皮表面，致使唇部呈朱红色。当贫血或缺氧时，唇红部表现为苍白或发绀。唇红部黏膜下层无黏液腺及皮脂腺，故易干裂。唇黏膜上皮为无角化复层扁平上皮，棘层较厚。固有层含致密的结缔组织，乳头短而不规则。黏膜下层较厚，内含混合性腺体即唇腺。

**33. A**　唇裂是先天性唇部组织裂开，唇裂的发生是由于球状突与上颌突未联合。常伴发牙槽嵴裂和腭裂，可发生在单侧或双侧。典型表现为上唇组织不同程度地裂开，裂隙侧鼻底塌陷或缺如，鼻翼塌陷，鼻孔扁平宽大，单侧唇裂的鼻小柱和鼻中线偏曲。

**34. C**　人类舌的发育始于胚胎第四周，由第一对鳃弓内面形成三个突起。位于中央的奇结节，体积较小；两侧的为舌隆突，体积较大，左右各一个。

**35. A**　先天性腭裂，是发生在腭部最常见的先天性畸形，由于侧腭突和鼻中隔融合障碍导致。是口面裂的一种；常伴发牙槽嵴裂和唇裂。腭裂不仅有软组织畸形，大部分腭裂患者还可伴有不同程度的骨组织缺损和畸形。先天性腭裂一般均需手术治疗。

**36. E**　在胚胎发育过程中甲状腺部分或全部未下降而停留在舌盲孔处，即成为舌甲状腺。甲状舌管囊肿是颈部最常见的先天性疾病，因其发生于颈中线，故又称先天性颈中线囊肿和瘘管，其发生与甲状舌管胚胎发育异常有关。菱形舌与分叉舌等异常舌型均与舌的发育异常有关。

**37. C**　根据题干描述，口底、下颌内侧牙龈和舌同时发生损伤伴有组织缺损时，不能封闭所有创面。因此，应先关闭舌的创面，以防止进一步的损伤和出血。舌是口腔内的重要器官，必须尽快处理创面，减少感染和其他并发症的风险。

**38. D**

**39. E**　该患儿可诊断为地图舌。地图舌好发于舌部，也可见于口腔其他部位。病损由周边区和中央区组成。中央区表现为丝状舌乳头萎缩微凹、黏膜充血发红、表面光滑的剥脱样改变。周边区表现为丝状舌乳头增厚、呈黄白色条带状或弧线状分布，宽约数毫米，与周围正常黏膜形成明晰的分界。病损多突然出现，初起为小点状，逐渐扩大为地图样，持续 1 周或数周内消退，同时又有新病损出现。新病损的位置及形态不断变化，似在舌背移动"游走"。病损多在舌前 2/3 游走，一般不越过人字沟。地图舌往往有自限性，可复发。患者一般无疼痛等不良感觉，但合并感染时，会有烧灼样疼痛或钝痛。

**40. A**　双曲唇弓 U 形曲制作时，其顶部位于龈缘上方 0.5 ~ 1mm。以保证唇弓应与 4 个切牙或 6 个前牙轻轻接触而无任何压力。

**41. C**　唇裂是常见的先天性口腔颌面部畸形，分为单侧和双侧，其临床表现为红唇至鼻底部分或全部裂开。

Ⅰ度唇裂仅为红唇裂开。Ⅱ度为裂隙超过红唇但未达鼻底。Ⅲ度为裂隙由红唇至鼻底全部裂开。前两者又称为不完全唇裂，后者又称为完全唇裂。

**42. D**　上下𬌗托在口中就位，嘱患者微笑，以蜡刀划出微笑时上唇下缘和下唇上缘的位置线，上唇下缘在上𬌗托唇面上形成凸向上的弧线为唇高线，下唇上缘在下𬌗托唇面上形成凸向下的弧线为唇下线。微笑时的唇高线位于上颌中切牙的切 2/3。

**43. B**　唇系带矫正术一般均采用局部浸润麻醉。横向切断系带后将创面纵向缝合，如缝合张力大，可将创面稍做潜行剥离。中切牙间有间隙者，应将中切牙间隙内的纤维结缔组织切除，待其创面自行愈合。颊系带的矫正方法与唇系带矫正术相同。

**44. D**　唇的层次结构由外向内分为五层：①皮肤：唇部的皮肤分为红唇和白唇。白唇部的皮肤较厚，与浅筋膜及表情肌结合紧密，并富有毛囊、皮脂腺和汗腺，是疖、痈的好发部位。②浅筋膜：较疏松，炎症时水肿明显。③肌层：唇肌主要为口轮匝肌。手术或外伤应将口轮匝肌对位缝合，以免愈合后形成较宽的瘢痕或隐裂。④黏膜下层：黏膜下层内含有上、下唇动、静脉及黏液腺，可发生黏液囊肿。⑤黏膜：黏膜有黏液腺开口，排出黏液，润滑黏膜。

**45. E**　地图舌好发于舌部，也可见于口腔其他部位。病损由周边区和中央区组成。中央区表现为丝状舌乳头萎缩微凹、黏膜充血发红、表面光滑的剥脱样改变。周边区表现为丝状舌乳头增厚、呈黄白色条带状或弧线状分布，宽约数毫米，高出周围正常黏膜，形成明晰的分界。

**46. E**　舌癌是口腔颌面部常见的恶性肿瘤，男性多于女性，多数为鳞状细胞癌，特别是在舌前 2/3 部位，腺癌比较少见，多发生于舌缘，恶性度高。由于舌体具有丰富的淋巴及血液循环，以及舌的机械运动频繁，故舌癌常易发生早期淋巴结转移，且转移率较高。舌癌常转移到同侧淋巴结；如发生于舌背或越过中线，则可转移到对侧颈部；位于舌缘的肿瘤，多向颌下、颈深上、中群转移；舌尖部癌可转移至颏下或直接至颈深中群。若发生远处转移，多转移到肺部。

**47. D**　上颌切牙剖面髓腔最厚处为颈缘附近。上颌侧切牙牙冠唇舌面的外形高点应在牙冠唇舌面颈 1/3 处。

**48. B**　舌损伤清创缝合中应尽量保持舌的纵长度，保证其最大功能；进针宜深并采用褥式加间断缝合的方法，采用较粗的丝线，进针点应离创缘稍远；清除已小部分游离的舌体组织，尽量保留舌的完整性。

**49. A**　舌体的舌背黏膜表面有许多小突起称舌乳头。舌乳头根据其形态、大小和分布可分为丝状乳头、菌状乳头、轮廓乳头和叶状乳头。每一乳头内部有一由固有层形成的轴心，称初级乳头，初级乳头的固有层继续向上皮伸入，形成更小的突起，称次级乳头。丝状乳头遍布舌背，上皮浅层细胞常有角化和剥落现象，如角化上皮剥落延迟，同时与食物残渣、唾液、细菌等混杂，附着于乳头表面即形成舌苔。菌状乳头较少，分散在丝状乳头之间，上皮较薄，无角化。轮廓乳头仅 8~12 个，沿界沟前方排列，上皮内含味蕾。叶状乳头位于舌缘后部，在人类已退化为 5~8 条平行皱襞。

**50. D**　恶性黑色素瘤：黑素细胞异常增生，在表皮内或表皮-真皮界处形成细胞巢。这些细胞巢大小不一，并可互相融合。巢内黑素细胞的大小与形状，以及核的形状存在着不同程度的变异。有丝分裂（包括异常的有丝分裂）较良性色素痣更为常见，肿瘤细胞胞质中有色素颗粒。在侵袭性恶性黑色素瘤中，肿瘤细胞向真皮或皮下组织浸润生长。检查时不宜行组织活检术。

**51. C**　舌癌是口腔颌面部常见的恶性肿瘤，男性多于女性，多数为鳞状细胞癌，特别是在舌前 2/3 部位；腺癌比较少见，多位于舌根部；舌根部有时亦可发生淋巴上皮癌及未分化癌。

**52. D**　**53. C**

**54. D**　畸形舌侧窝是牙内陷最轻的一种，多发生于上颌侧切牙。由于舌侧窝呈囊状深陷窝，容易滞留食物残渣，利于细菌滋生；再加上囊底存在发育上的缺陷，常引起牙髓的感染、坏死及根尖周病变。前牙畸形舌侧窝出现囊状深陷，窝壁常缺乏釉质，窝内易滞留食物残渣和菌斑，不易清洁，极易致龋，并导致牙髓及根尖周病。

**55. E**　舌神经在下牙槽神经的前方，向前下方走行，在舌骨舌肌外侧越过下颌下腺上方至舌尖。支配口腔底和舌前 2/3 黏膜的躯体感觉。舌神经在行进过程中有来自面神经的鼓索加入，故鼓索内的味觉纤维随着舌神经分布到舌前 2/3 司味觉，鼓索内的副交感纤维随舌神经到达下颌下神经节，换神经元后发出的节后纤维分布于下颌下腺及舌下腺，支配腺体的分泌。

**56. B**　舌咽神经为混合神经，是舌咽部重要的感觉传入神经，其运动支主要有提软腭功能，副交感纤维司腮腺分泌。是支配舌后 1/3 的一般感觉神经。舌咽神经属于后组颅神经，外伤受损多因骨折线波及颈静脉孔所致，颅后窝颈静脉孔区病变极易引起舌咽神经损害。舌咽神经的损害常与后组颅神经同时受累，单独的舌咽神经损伤临床极为少见。其表现为患侧舌后 1/3 的味觉减低或消失，咽上部一般感觉减低或丧失，软腭下垂。

**57. C**　舌的运动神经为舌下神经，由舌下神经核发出，自延髓的前外侧沟出脑，经舌下神经管出颅，下行于颈内动、静脉之间，弓形向前达舌骨舌肌的浅面，在舌神经和下颌下腺管的下方穿颏舌肌入舌，支配全部舌内肌和舌外肌。舌下神经只受对侧皮质脑干束支配。

**58. D**　舌的味觉支配神经为参与舌神经的鼓索纤维。舌神经在行进过程中有来自面神经的鼓索加入，故鼓索内的味觉纤维随着舌神经分布到舌前2/3司味觉，鼓索内的副交感纤维随舌神经到达下颌下神经节，换神经元后发出的节后纤维分布于下颌下腺及舌下腺，支配腺体的分泌。

**59. A**　舌神经、下颌下腺导管及舌下神经均位于下颌下腺的深面，在舌骨舌肌浅面，自后向前经下颌舌骨肌的后缘进入舌下区。在舌骨舌肌浅面，自上而下依次排列：舌神经、下颌下腺导管及舌下神经。

**60. D**　翼下颌间隙位于下颌支内侧骨壁与翼内肌外侧面之间。前界为颊肌及颊肌；后为腮腺鞘；上为翼外肌的下缘；下为翼内肌附着于下颌支处；呈底在上、尖向下的三角形。此间隙中有从颅底卵圆孔出颅之下颌神经分支及下牙槽神经、颊神经、舌神经穿过，颊神经居前外侧、舌神经居中、下牙槽神经居后。

**61. C**　口角区的疖肿最易引起颌下淋巴结肿大和疼痛，时大时小，淋巴结肿大不明显，但疼痛、压痛明显。

**62. B**　唇红缘，从医学的角度来看，就是口唇周围一圈发红的区域，它的构造与口腔黏膜几乎没有区别，唇红缘也富含毛细血管，因而外观呈红色。由于唇红缘没有汗腺和唾液腺，所以它的湿润度全靠局部丰富的毛细血管和少量发育不全的皮脂腺来维持。其结构有唇弓、唇峰、唇珠、唇缘。

**63. E**　附着于下颌小舌的结构是蝶下颌韧带，是关节囊内侧扁而薄的韧带。连于蝶骨棘与下颌小舌之间。

**64. E**　颏肌属于舌肌，在临床上较为重要，是一对强有力的肌，起自下颌体后面的颏棘，肌纤维呈扇形向后上方分散，止于舌中线两侧。两侧颏舌肌同时收缩，拉舌向前下方，即伸舌。是使下唇靠近牙龈并前伸下唇的表情肌。单侧收缩使舌伸向对侧。当一侧颏舌肌瘫痪时，舌尖偏向瘫痪侧。

**65. B**

**66. B**　沟纹舌无症状者一般不需治疗，但应向患者解释该病为良性，消除患者恐惧心理。保持口腔卫生，清除滞留于沟内的食物残渣，可用清水或含漱液漱口，避免继发感染。

**67. C**

**68. D**　舌扁桃体在哺乳动物的舌中。由淋巴细胞聚集而成的小结形成的部分即舌根部，与其前方的舌体部比较，构造上完全不同，它与味觉完全无关，其整个表层形成淋巴器官。这一区域比腭扁桃体的构造简单，称舌扁桃体。

**69. D**　下唇中部的淋巴管先注入颏下淋巴结，其主要收集口腔、颌面部的淋巴回流，该区域有感染、炎症时常引起该处淋巴结肿大，如牙龈炎、口腔溃疡、牙根尖周炎、头面部皮肤感染等。出现颏下淋巴结肿大时，需注意该区域有无感染存在，肿大淋巴结有无压痛等，一般可抗炎治疗，若肿大淋巴结减小，局部疼痛好转，则由炎症引起的可能性大。

**70. C**　舌盲孔指舌的背面，"V"字形界沟的尖端处的小凹，位于舌体与舌根的交界处，是胚胎时期甲状舌管的遗迹。

**71. B**　颏舌肌属于舌肌，在临床上较为重要，是一对强有力的肌，起自下颌体后面的颏棘，肌纤维呈扇形向后上方分散，止于舌中线两侧。两侧颏舌肌同时收缩，拉舌向前下方，即伸舌。是使下唇靠近牙龈并前伸下唇的表情肌。单侧收缩使舌伸向对侧。当一侧颏舌肌瘫痪时，舌尖偏向瘫痪侧。

**72. C**　舌下肉阜位于舌下，舌系带两侧，是颌下腺导管以及舌下腺导管的共同开口位置，它的两侧可能会有斜向后外的皱襞，是小导管的开口，也是颌下腺导管走行的标志。

**73. D**　颈深上淋巴结：颅底至肩胛舌骨肌与颈内静脉交界处。收集：枕淋巴结、耳后、腮腺、舌根部淋巴、下颌下淋巴结的输出管；输出：颈深下淋巴结或颈淋巴干。

**74. B**　口腔颌面部的大部分淋巴引流至下颌下淋巴结，该淋巴结不仅接纳颏下淋巴结和面淋巴结的输出管，还引流下颌下腺、舌下腺、上唇、下唇的外侧、颊部、鼻、牙龈、上下颌牙（下颌切牙除外）、眼睑内侧部、软腭和舌前2/3等处的淋巴。

**75. C**　舌的淋巴管极丰富，主要起于黏膜下层及肌层内，舌尖淋巴管大部分汇入颏下淋巴结，另一部分汇入颈肩胛舌骨肌淋巴结。

**76. C**

**77. A**　下牙槽神经损伤的病因：拔牙时的神经损伤。拔除下颌阻生第三磨牙时，因牙位过低，牙根接近下牙槽神经；或手术过于粗暴，导致神经的损伤。拔牙时神经损伤的临床表现：①下颌双尖牙及磨牙拔除时可能损伤颏神经，如仅因翻瓣或其他操作牵拉损伤颏神经而未将其切断时，神经功能可在数月内恢复；如在其出颏孔处被切断，则产生下唇及颏部麻木或感觉异常，恢复不易。②下颌磨牙拔除时可能损伤颊神经，出现同侧面颊部麻木感。③下颌阻生智齿拔除时可能损伤下牙槽神经、舌神经、颊神经，出现同侧下唇、面颊部或舌半侧麻木。

**78. D**　上颌中切牙是切牙体积最大、近远中径最宽的牙，位于中线两侧，左右中切牙近中面彼此相对，其舌向角为60°~65°。

**79. D**　①慢性脱屑性唇炎：唇红部干燥、皲裂，表面有黄白色的脱屑，脱屑可没有疼痛地撕下，下面是鲜红的"无皮"样组织。口周皮肤和口腔内的黏膜组织常不会被累及。患者一般无症状，如果继发感染会出现局部肿胀、疼痛等表现。②慢性糜烂性唇炎：唇红部反复糜烂，有炎性渗出物，形成黄色结痂，如有出血可形成血痂。痂皮脱落可形成糜烂面，疼痛明显。患者可有发胀、发痒的症状。

**80. D** 光化性唇炎的治疗包括局部治疗、全身治疗、物理疗法、手术治疗，不包括放射治疗。

**81. D** 口腔癌的发生与嚼槟榔的时间、槟榔滞留口内的时间呈正相关，最常发生癌的部位是颊部，患颊癌的危险性是不嚼槟榔者的 7 倍。

**82. C　83. C**

**84. A** 慢性唇炎病程反复，寒冷干燥季节好发。根据临床表现特点可分为：①以脱屑为主的慢性脱屑性唇炎，多见于 30 岁以下的女性，以下唇较常见。唇红部干燥、皲裂，有黄白色或褐色鳞屑。轻者为单层散在脱屑，重者鳞屑密集成片，可轻易无痛地撕下，暴露鳞屑下方鲜红的"无皮"样组织。邻近的皮肤及颊黏膜常不累及。有继发感染时呈轻度水肿充血，局部干胀、发痒、刺痛或灼痛。病情反复，可持续数月至数年不愈。②以渗出糜烂为主的慢性糜烂性唇炎，上下唇红部反复糜烂，渗出，结痂，剥脱。有炎性渗出时会形成黄色薄痂，也可形成血痂或脓痂。痂皮脱落后形成出血性创面，灼热、疼痛，或发胀、发痒。患者常不自觉咬唇、舔唇或用手揉擦，以致病损部位皲裂、疼痛，渗出更明显，继而又结痂。如此反复，致使唇红部肿胀或慢性轻度增生，下颌下淋巴结肿大。

**85. A** 牙中牙是畸形舌窝较严重的一种，由于釉质内陷深入的部位有釉质和牙本质，在 X 线片上可以看到牙冠中央内陷的囊腔，好似包含在牙中的一个小牙，故称牙中牙。

**86. E** 患者色素沉着区常无自觉症状。

**87. A** 早期舌尖、舌缘充血发红，菌状乳头红肿，其后全舌、口腔黏膜咽部发红，有热痛感，可发生浅表溃疡为烟酸缺乏症的口腔表现；早期出现牙龈炎、牙龈出血为维生素 C 缺乏症的口腔表现；口腔黏膜苍白色，以唇、舌、龈明显是缺铁性贫血的口腔表现；口腔黏膜和咽喉出现坏死性溃疡为粒细胞缺乏症的口腔表现。

**88. E** 淀粉样变性是一种罕见的蛋白质代谢障碍性疾病，指身体一些组织内有特殊的蛋白物质沉积，因球蛋白与黏多糖复合物对碘反应类似于淀粉，因而得名。舌淀粉样变性是指舌部的特殊蛋白物质沉积，它不是一种独立的疾病，而是全身淀粉样变性的口腔表征。根据临床表现以及病理学、免疫组化等检查结果可初步诊断，主要根据活检确诊。

**89. E** 灼口综合征（BMS）是以舌部为主要发病部位，以烧灼样疼痛为主要表现的一组综合征，又称舌痛症、舌感觉异常、口腔黏膜感觉异常等。BMS 常不伴有明显的临床损害体征，无特征性的组织病理变化，但常有明显的精神因素。在绝经期妇女中发病率较高。应与舌部溃疡、舌癌、舌淀粉样变性、三叉神经痛、舌乳头炎等鉴别。以上病损均有明显体征，且与临床症状相符。

**90. A** 放射性口炎是因放射线电离辐射引起的口腔黏膜损伤，可发生溃疡和黏膜炎，根据病情和病程不同，分为急性损害和慢性损害。发生于特殊人群包括接受头面部放射线治疗的患者和长期从事放射线工作而又无良好安全防护措施的人员。

**91. A** 患儿应诊断为地图舌，地图舌好发于舌部，也可见于口腔其他部位。病损由周边区和中央区组成。中央区表现为丝状乳头萎缩微凹、黏膜充血发红、表面光滑的剥脱样改变。周边区表现为丝状乳头增厚、呈黄白色条带状或弧线状分布，宽约数毫米，与周围正常黏膜形成明晰的分界。病损多突然出现，初起为小点状，逐渐扩大为地图样，持续 1 周或数周内消退，同时又有新病损出现。新病损的位置及形态不断变化，似在舌背移动"游走"。病损多在舌前 2/3 游走，一般不越过人字沟。地图舌往往有自限性，可复发。

**92. C** 口角炎是发生于上、下唇两侧联合处口角区的炎症的总称，又称口角唇炎、口角糜烂。临床以皲裂、糜烂和结痂为主要症状。发病因素包括营养不良、维生素缺乏，或继发于全身疾病引起的营养不良，以及感染因素、创伤因素、变态反应。根据发病原因可分为营养不良性口角炎、感染性口角炎、接触性口角炎和创伤性口角炎。

**93. E** 地图舌的病损部位为舌背、舌尖、舌缘部。一般无疼痛等不良感觉。但合并真菌、细菌感染时，有烧灼样疼痛或钝痛。

**94. A** 沟纹舌伴有巨唇、面瘫者称为梅 – 罗综合征（MRS）。以复发性口面部肿胀、复发性面瘫、裂舌三联征为临床特征。肉芽肿性唇炎是其表现之一。

**95. A** 沟纹舌无症状者一般不需要治疗。局部治疗以抗感染为主，可用含漱剂漱口，起到局部清洗和消炎的作用；对于正中纵深沟裂疼痛难忍者，可考虑手术切除沟裂部位后拉拢缝合，恢复外形。

**96. E**

**97. D** 肉芽肿性唇炎的病理表现以非干酪样类上皮细胞肉芽肿为特征，多位于固有层和黏膜下，有时可见于腺体及肌层内。此外还有淋巴细胞、浆细胞等慢性炎症细胞浸润至肌层黏膜腺、血管、淋巴管周围；以及胶原肿胀，基质水肿，血管扩张增厚等镜下表现。但有的标本可无特征性肉芽肿，仅有间质和血管改变。

**98. E　99. B**

**100. A**　Riga 病专指儿童舌腹的溃疡。过短的舌系带和过锐的新萌中切牙长期摩擦，引起舌系带处充血、肿胀、溃疡。

**101. D**　本病例考虑为义齿性口炎和感染性口角炎，针对菌丝检出结果，可判断为念珠菌感染。制霉菌素是抗菌药物，应为治疗首选药物；3% ~ 5% 碳酸氢钠溶液有辅助治疗作用。

## 二、多选题

**102. ACDE**　舍格伦综合征的病理特点包括腺实质萎缩、淋巴细胞浸润和肌上皮岛形成。早期为导管周围淋巴细胞浸润，局灶性腺泡萎缩。中期淋巴细胞浸润及腺实质萎缩更为明显，导管系统出现上皮化生及肌上皮细胞增殖。肌上皮岛形成：开始时上皮岛内遗留导管腔，随着淋巴细胞浸润增加，残留的导管腔消失，上皮岛出现玻璃样变，外层的基底膜逐渐破坏，即为末期病变。除大唾液腺外，小唾液腺也出现类似的组织学改变：导管扩张、淋巴细胞浸润、腺泡萎缩、腺小叶破坏、腺体明显硬化。

**103. ABCD**　舌下区内容包括：舌下腺、颌下腺深部及颌下腺导管、舌神经、舌下神经及舌下动脉。颌下淋巴结属于颌下区的内容。

**104. ABC**　腺性唇炎好发于中年人，可分为三型：①单纯型腺性唇炎；②浅表化脓型腺性唇炎；③深部化脓型腺性唇炎。

**105. BCD**　梅 - 罗综合征以复发性口面部肿胀、复发性面瘫、裂舌三联征为临床特征。肉芽肿性唇炎是其表现之一。

**106. BCD**　游走性舌炎也叫地图舌，是一种浅表性非感染性的舌部炎症。儿童多发，尤以 6 个月 ~ 3 岁多见，其临床表现是在舌表面黏膜出现部分丝状乳头萎缩消失，而其周围的丝状乳头角化增生，呈现增厚稍隆起的黄白色边缘，因此舌面正常黏膜与病变区黏膜之间轮廓清晰，病损一般不越过人字沟，形似地图，故称为地图舌。由于丝状乳头可以边剥脱边修复，故剥脱区的大小、形状可能经常变化。地图舌一般没有明显的自觉症状，有一定的自限性，但仍可间歇性发作，有的病程可长达数年，但大多数患儿可随着年龄的增长而自愈，一般不需要治疗。

**107. BCDE**　慢性唇炎临床可分为慢性脱屑性唇炎和慢性糜烂性唇炎。慢性脱屑性唇炎表现为唇红部干燥、皲裂，有黄白色或褐色鳞屑，有继发感染时呈轻度水肿充血。慢性糜烂性唇炎表现为上、下唇红部反复糜烂、渗出、结痂、剥脱。有炎性渗出时会形成黄色薄痂，也可形成血痂或脓痂。患者常不自觉咬唇、舔唇或用手揉擦，以致病损部位皲裂、疼痛、渗出更明显，继而又结

痂。如此反复，致使唇红部肿胀或慢性轻度增生。

**108. ACDE**　口角炎发生在上下唇结合处口角区，以皲裂、口角糜烂和结痂为主要症状，可伴有口角区充血、红肿，或因长期慢性感染使口角区皮肤、黏膜增厚呈灰白色，伴细小横纹或放射状裂纹。营养不良性口角炎也可表现为口角处水平状浅表皲裂。

**109. ABD**

**110. ABCDE**　萎缩性舌炎是舌背黏膜的萎缩性改变，由于丝状乳头、菌状乳头萎缩，导致舌光滑色红。该病常由全身疾病引起，主要原因是营养缺乏（例如铁、叶酸、烟酸、维生素 $B_2$、维生素 $B_{12}$ 等）造成的贫血，还包括干燥综合征、真菌感染、肝硬化、卵巢功能减退等。

## 三、共用题干单选题

**111. A**　患者临床表现为口角部位的糜烂以及皲裂，且有消化道病史，各项检查无明显异常，无贫血，考虑是营养摄入不足引起的营养不良性口角炎。

**112. B**

**113. B**　患者临床表现为舌背丝状乳头萎缩，光滑绛红，且伴有烧灼感，符合萎缩性舌炎的症状。

**114. C**　维生素 $B_{12}$ 多用于胃切除或吸收不良综合征，舌、口腔、消化道的黏膜炎症的治疗。胃切除后的口炎很有可能是缺乏维生素 $B_{12}$ 所致。

**115. B**　舌下腺囊肿的典型特征为发生在下颌舌骨肌以上的舌下区或下颌下区的无痛性肿物，其内容物为黏稠而略带黄色或蛋清样液体。颌下腺囊肿通常是颌下腺导管结石堵塞产生炎症以及出现外伤性刺激而引起的囊性病变。鳃裂囊肿好发于面颈部侧方，囊肿内容物为黄色或棕色、清亮的、含或不含胆固醇的液体。颌下区软组织囊肿有皮脂腺囊肿、皮样或表皮样囊肿、甲状舌管囊肿以及鳃裂囊肿。

**116. D**　舌下腺囊肿可通过穿刺检查辨别其内容物的颜色、性状以帮助诊断。

**117. E**　根治舌下腺囊肿的方法是切除舌下腺，残留部分囊壁不会造成复发。对于口外型舌下腺囊肿可全部切除舌下腺后，将囊腔内的囊液吸净，在下颌下区加压包扎，而不必在下颌下区做切口摘除囊肿。

**118. E**　穿刺检查主要针对有内容物存在的肿块，尤其是囊性的肿块，通过穿刺抽出肿块的内容物，可以了解内容物的颜色、透明度、黏稠度等性质，可进一步协助诊断。它的优点是简便，直观，有时在临床上甚至可以起到确诊的作用。

**119. D**　舌下腺囊肿口外型又称潜突型。囊肿主要表现为下颌下区肿物而口底囊肿表现不明显，触诊柔软与皮肤无粘连，不可压缩，低头时因重力关系肿物稍有增大，穿刺可抽出蛋清样黏液。

**120. E**　地图舌是一种浅层的慢性剥脱性舌炎，主要

出现在舌背，有时也见于舌缘、舌腹、舌尖。病损的形态表现为圆形或椭圆形的红斑，可单个或多个，并能很快扩大或融合，融合后常类似地图的边界，故称地图舌。由于其形态和位置多变，故又称游走性舌炎。其临床表现以舌部为主，唇、颊、口底、牙龈也可见，常见特征为地图样口炎。

**121. A**

**122. D** 地图舌一般不需要特殊治疗，进行定期观察；消除不良刺激因素及口腔病灶；保持口腔卫生；病损的发作规律与药物、食物、消化不良有关，可以在医生的指导下做相应的治疗；有麻刺感和烧灼感的患者，可以用一些弱碱性含漱剂。

**123. B** 肉芽肿性唇炎是一种变态反应性疾病，可单独发生在上唇或下唇，也可发生在双唇，其病理以非干酪样类上皮细胞肉芽肿为特征，多位于固有层和黏膜下，有时可见于腺体及肌层内，慢性炎症细胞如淋巴细胞、浆细胞等浸润至肌层黏膜腺、血管、淋巴管周围，胶原肿胀，基质水肿，血管扩张增厚。

**124. D** 肉芽肿性唇炎为变态反应性疾病，其治疗可以使用激素如泼尼松、可的松、泼尼松龙、曲安奈德等。抗生素可以使用米诺环素、甲硝唑等。长期反复发作的肉芽肿性唇炎有可能会诱发巨唇症，必要时可进行唇部外形的修整。

**125. C** 正中菱形舌炎：在舌背正中的人字沟的前方，有大约 $2cm \times 1.5cm$ 的界限清楚的磨损区，呈菱形或椭圆形粉红色斑块。菱形区损害常见的形态有：①光滑型：损害区丝状乳头萎缩，表面光滑红嫩，质软无硬结。②结节型：损害区有大小不等的暗红色结节高出舌背，触诊时结节表面略硬，基底柔软。一般无自觉症状及功能障碍。根据患者的临床表现可诊断为正中菱形舌炎。

**126. A** 正中菱形舌炎一般不需治疗，但详细和耐心的解释可起到良好的心理作用，有助于患者消除恐惧感。怀疑有白念珠菌感染和糖尿病者应做相应检查和对因治疗。定期检查，如基底部出现硬结，应做活检排除恶变或用冷冻或激光治疗。

**127. A** 腺性唇炎的特征为腺体肿大硬韧，有粟粒样结节，唇内侧导管开口有液体流出。

**128. E** 腺性唇炎的治疗方法：应先去除病因；可以在局部注射泼尼松龙混悬液；也可以进行放射治疗，如用同位素$^{32}$P进行贴敷；或口服10%碘化钾溶液，但应注意碘过敏患者禁用；也可以手术治疗，主要适用于唇部肿胀明显，分泌物黏性较强的患者，切除下唇部增生的小唾液腺，再进行唇部切除术以及美容修复。慢性糜烂性唇炎以唇部湿敷为主要治疗手段。

**129. A** 营养不良性口角炎，最主要、最典型的症状是发生在口角区黏膜与皮肤联合处的向皮肤或内侧黏膜

延伸的皲裂。早期患者口角区会发红，潮红部位会逐渐破皮，出现糜烂，随着病情发展，口角区皮损会结痂、皲裂。

**130. C** 营养不良性口角炎一般是由 B 族维生素缺乏引起，尤其是维生素 $B_2$（核黄素）缺乏。可伴发唇炎和内外眦、鼻翼、鼻唇沟等处的脂溢性皮炎等。病情进一步发展，除口角炎外，还可有球结膜炎、角膜睫状体充血、视力减退等眼部症状，阴囊对称性红斑、瘙痒等生殖器症状。急性 HIV 感染时，发生在身体躯干部位的皮损改变为玫红色斑丘疹。

**131. D** 毛状白斑主要在舌缘、舌腹，多为双侧性，表现为舌黏膜上皮增厚而凸起的一片白色斑块，表面上有毛状突起，擦不掉，一般无自觉症状。镜下见上皮突起，细如毛发，伴有不同程度的不完全角化与棘层肥厚。毛状白斑是艾滋病口腔表现最典型的病损。根据题干"双侧舌缘灰白斑块，呈垂直皱褶外观，不能被擦去"考虑为毛状白斑，故应做 HIV 抗体检测。

**132. B** 由于艾滋病为传染病，医护人员应当穿好防护衣、戴口罩、眼罩以及乳胶手套等防护用具，尽量避免接触到患者的体液或血液，同时严格执行各项消毒灭菌程序。对于毛状白斑的治疗应当采用高效抗逆转录病毒治疗，以及口腔局部的抗真菌治疗。青霉素为抗细菌类抗生素。激光冷冻等方法用于治疗卡波西肉瘤。

**133. A** 本病例强调感冒用药后引起唇部起疱，因此高度提示为药物过敏引起。应重点采集药物过敏史。

**134. C** 因每次发病部位固定，因此最有可能的诊断为固定型药疹。

**135. A** 若未用药，感冒时仍起淡黄色小水疱，且可破溃融合，应考虑单纯疱疹病毒感染所致的唇疱疹。

**136. C** 首要治疗措施应为避免过敏原，即停用该感冒药。

**四、案例分析题**

**137. ABCDEF** 口腔烧灼样疼痛应首先考虑灼口综合征，问诊时应注意询问疼痛性质、疼痛节律性、患者全身系统病史和用药史、日常生活习惯等，评估患者精神心理状态等。

**138. B** 灼口综合征以舌烧灼样疼痛为最常见的临床症状，舌痛呈现晨轻晚重的时间节律性改变，空闲静息时加重，但注意力分散时（如工作、熟睡、饮食）无疼痛加重；灼口综合征患者临床症状与体征明显不协调，口腔检查无明显阳性体征。

**139. ABCDEFG** 灼口综合征的病因包括：(1) 局部刺激因素：包括牙石、残根残冠、不良修复体等。(2) 系统性因素：①围绝经期综合征；②系统性疾病，如甲状腺功能异常、类风湿等免疫性疾病，消化道疾病，激素水平改变等；③维生素和矿物质缺乏：维生素 $B_1$、

$B_2$、$B_6$ 等缺乏；④医源性：长期滥用抗生素引起菌群失调。（3）精神因素。（4）神经系统病变等。

**140. ABCDE** 灼口综合征的治疗包括：①局部治疗：去除局部刺激因素，如牙石、残根残冠、不良修复体等；纠正患者伸舌自检等不良习惯。②系统治疗。③对症处理：伴有失眠、抑郁等精神症状者可服用抗焦虑药物、抗精神病药物、镇痛药物；口干、唾液黏稠者可使用人工唾液。④心理治疗等。

**141. C** 急性光化性唇炎起病急，发作前常有暴晒史，表现为糜烂性唇炎。唇红区广泛水肿、充血、糜烂，表面覆以黄棕色血痂或形成溃疡，灼热感明显，伴有剧烈的瘙痒。常累及整个下唇，影响进食和说话。一般全身症状较轻，2~4周内可自愈，也可转为亚急性或慢性。

**142. ACDF**

**143. ABDEF** 急性光化性唇炎一般全身症状较轻，2~4周内可自愈，也可转为亚急性或慢性。该病有明显的季节性，往往春末起病，夏季加重，秋季减轻或消退。长期不愈易演变成鳞癌。此外，可并发皮肤的日光性湿疹。

**144. DF** 光化性唇炎应尽可能避免日光暴晒，停用可疑的药物及食物，治疗影响卟啉代谢的其他疾病。可有针对性地进行局部治疗、全身治疗。也可使用二氧化碳激光等物理方法进行治疗。对怀疑癌变或已经癌变的患者应尽早手术。

# 第七章 韦格纳肉芽肿病

一、单选题：每道试题由 1 个题干和 5 个备选答案组成，题干在前，选项在后。选项 A、B、C、D、E 中只有 1 个为正确答案，其余均为干扰选项。

1. 关于韦格纳肉芽肿的病理表现，叙述错误的是
   A. 病损由中性粒细胞、单核细胞、淋巴细胞及上皮样细胞组成
   B. 血管呈现以坏死为主的炎症，血管壁类纤维蛋白性变，基层及弹性纤维破坏，管腔中血栓形成
   C. 大片组织坏死
   D. 固有层见密集的淋巴细胞呈带状浸润
   E. 电镜下可见上皮基底膜处有上皮下沉积物存在

2. 关于韦格纳肉芽肿的临床表现，叙述错误的是
   A. 典型的三联征：上呼吸道、肺和肾病变
   B. 临床表现为鼻和鼻窦炎、肺病变和进行性肾衰竭
   C. 口腔黏膜肿胀增生、表现为分叶状或增厚肿大，增厚黏膜易被咬伤形成创伤性溃疡
   D. 皮肤可有瘀点、红斑、坏死性结节、丘疹、浸润块及溃疡等
   E. 颅脑 X 线片检查可见骨组织破坏

二、多选题：每道试题由 1 个题干和 5 个备选答案组成，题干在前，选项在后。选项 A、B、C、D、E 中至少有 2 个正确答案。

3. 韦格纳肉芽肿的鉴别诊断包括
   A. 复发性坏死性黏膜腺周围炎
   B. 口腔结核性溃疡
   C. 结节病
   D. 嗜酸性肉芽肿
   E. 恶性肉芽肿

4. 典型的韦格纳肉芽肿病的三联征为
   A. 上呼吸道病变
   B. 下呼吸道病变
   C. 肺病变
   D. 皮肤病变
   E. 肾病变

三、共用题干单选题：以叙述一个以单一病人或家庭为中心的临床情景，提出 2～6 个相互独立的问题，问题可随病情的发展逐步增加部分新信息，每个问题只有 1 个正确答案，以考查临床综合能力。答题过程是不可逆的，即进入下一问后不能再返回修改所有前面的答案。

(5～6 共用题干)

患者，女性，30 岁。因"上唇反复肿胀"来诊。口腔检查：上唇无疼痛、无瘙痒，有垫褥感，压之无压凹性水肿；上唇红肿，出现左右对称的瓦楞状纵行裂沟，有渗出，唇红区呈紫红色。

5. 根据临床表现，可诊断为
   A. 浆细胞性唇炎
   B. 肉芽肿性唇炎
   C. 良性淋巴组织增生性唇炎
   D. 腺性唇炎
   E. 光化性唇炎

6. 该病的治疗方法不包括
   A. 糖皮质激素局部封闭
   B. 抗组胺药
   C. 中医中药治疗
   D. 激光
   E. 手术切除

## 答案和精选解析

一、单选题

**1. D** 韦格纳肉芽肿的病理以血管壁的炎症为特征，表现为坏死性肉芽肿。病损由中性粒细胞、单核细胞、淋巴细胞及上皮样细胞组成；血管呈现以坏死为主的炎症，血管壁类纤维蛋白性变，基层及弹力纤维破坏，管腔中血栓形成，大片组织坏死。直接免疫荧光检查可见补体和免疫球蛋白 IgG 散在沉积，电镜下可见上皮基底膜处有上皮下沉积物存在。

**2. C** 典型的韦格纳肉芽肿病有三联征：上呼吸道、肺和肾病变。无肾受累者被称为局限性韦格纳肉芽肿。临床常表现为鼻和鼻旁窦炎、肺病变和进行性肾衰竭。还可累及关节、眼、耳、皮肤等。起初为呼吸道感染症状，出现鼻出血、脓性鼻涕、鼻孔痂皮与肉芽肿、鼻窦炎症状，咳嗽、咯血等肺部感染症状，可因鼻中隔、咽喉和气管处病变而有呼吸困难。数周或数月后病损可发展到全身各个器官，肾发生肾小球肾炎，出现蛋白尿、血尿等。最后形成尿毒症、肾衰竭致死。口腔黏膜出现坏死性肉芽肿性溃疡，好发于软腭及咽部，牙龈和其他

部位也可发生。溃疡深大，扩展较快，有特异性口臭，无明显疼痛。溃疡坏死组织脱落后骨面暴露，并继续破坏骨组织使口鼻穿通，抵达颜面；破坏牙槽骨，使牙齿松动、拔牙创面不愈合。皮肤可有瘀点、红斑、坏死性结节、丘疹、浸润块及溃疡等。头部 X 线检查可见骨组织破坏；胸部 X 线检查可见双肺广泛浸润，有时有空洞形成。

### 二、多选题

**3. ABCE** 韦格纳肉芽肿（WG）主要与以下几种疾病鉴别：复发性坏死性黏膜腺周围炎、口腔结核性溃疡、结节病、恶性肉芽肿等。

**4. ACE** 韦格纳肉芽肿是一种慢性系统性血管炎，病变主要累及中、小血管。韦格纳肉芽肿病的三联征：上呼吸道、肺和肾病变。

### 三、共用题干单选题

**5. B** 浆细胞性唇炎的临床表现：以侵犯下唇为主。开始在唇黏膜出现小水疱，很快破溃。黏膜潮红，糜烂肿胀，可见细小的出血点，部分唇黏膜表面形成明显的痂皮。若表面不糜烂，则可见境界清楚的局限性暗红色水肿性斑块，表面有涂漆样光泽。肉芽肿性唇炎的临床表现：以上唇发病较多。一般先从唇的一侧开始，肿胀局部柔软，有垫褥感。肿胀以无痛、无瘙痒、压之无凹陷性水肿为特征。病初肿胀可以完全消退，但多次复发后则不会完全消退。良性淋巴组织增生性唇炎的临床表现：下唇多见，临床表现为唇肿胀、瘙痒难耐、潮红、干燥、脱屑、糜烂，病程迁延，损害长期反复发作。腺性唇炎的临床表现：最常见的表现是唇部可见扩张的腺导管口，常有黏液样物质从管口排出。急性光化性唇炎的临床表现：起病急，有暴晒史。唇红部广泛水肿、充血、糜烂，表面覆盖有血痂或者形成糜烂面。有剧烈瘙痒，灼热感明显。慢性光化性唇炎的临床表现：下唇干燥、脱屑为主，不断出现白色细小秕糠样鳞屑。

**6. D** 肉芽肿性唇炎的治疗主要采用病变部位皮质类激素局部封闭，并加上抗炎、抗过敏和中医中药等全身处理。如果唇部肿胀明显，必要时可采用手术治疗，恢复唇部外形。

# 第八章　性传播疾病的口腔表征

**一、单选题：** 每道试题由 1 个题干和 5 个备选答案组成，题干在前，选项在后。选项 A、B、C、D、E 中只有 1 个为正确答案，其余均为干扰选项。

1. 对诊断梅毒无特异性的检查是
   A. 螺旋体检查
   B. 华氏试验
   C. 康氏试验
   D. 絮状沉淀玻片法
   E. 外周血常规白细胞计数

2. 梅毒黏膜斑表现为
   A. 灰白色光亮斑块
   B. 白色角化斑块
   C. 红色斑块
   D. 棕色斑块
   E. 黄色斑块

3. 梅毒树胶肿是
   A. 结缔组织
   B. 淋巴组织
   C. 血管组织
   D. 间叶组织
   E. 肉芽组织

4. 梅毒下疳自行愈合的时间为
   A. 感染后第 3~8 周
   B. 感染后第 5~9 周
   C. 感染后第 5~10 周
   D. 感染后第 6~10 周
   E. 感染后第 7~10 周

5. 淋病的病原菌为
   A. 溶血性链球菌
   B. 梭形杆菌
   C. 金黄色葡萄球菌
   D. 淋病奈瑟菌
   E. 螺旋体

6. 以下不属于梅毒的临床分型的是
   A. 三期梅毒
   B. 先天性梅毒
   C. 梅毒下疳
   D. 一期梅毒
   E. 二期梅毒

7. 有关淋病的描述下列错误的是
   A. 为一种急性或慢性传染病
   B. 女性较男性易感染
   C. 主要通过性交传染
   D. 诊断主要依赖活体组织检查
   E. 临床表现为尿道炎、膀胱炎

8. 治疗梅毒首选
   A. 红霉素
   B. 氯霉素
   C. 金霉素
   D. 青霉素
   E. 链霉素

9. 下列口腔黏膜损害不会出现在梅毒的病程中的是
   A. 唇、舌下疳
   B. 梅毒黏膜斑
   C. 舌、腭树胶肿
   D. 乳头状增生
   E. 间质性舌炎

10. 二期梅毒的损害不包括
    A. 皮肤梅毒疹
    B. 梅毒黏膜斑
    C. 结节性梅毒疹
    D. 梅毒性舌炎
    E. 树胶肿

11. 当前性传播疾病的重点且发病率居性病首位的是
    A. 梅毒
    B. 尖锐湿疣
    C. 淋病
    D. 艾滋病
    E. 非淋菌性尿道炎

12. 尖锐湿疣的致病微生物是
    A. 人类乳头瘤病毒
    B. 人类免疫缺陷病毒（HIV）
    C. 单纯疱疹病毒（HSV）
    D. 细菌
    E. 真菌

13. 淋病的口腔表现特征为
    A. 硬下疳
    B. 充血、水肿、糜烂、溃疡
    C. 白色斑块
    D. 大疱
    E. 肉芽肿形成

14. 先天性梅毒的标志性病损不包括
    A. 半月形切牙
    B. 桑椹牙
    C. 硬下疳
    D. 间质性角膜炎
    E. 神经性耳聋

15. 梅毒下疳发生在
    A. 感染后第 1 周
    B. 感染后第 3 或 4 周
    C. 感染后第 7~10 周
    D. 感染后 6 个月
    E. 感染后 2 年

16. 二期梅毒的典型临床表现是
    A. 硬下疳
    B. 梅毒黏膜斑
    C. 口腔溃疡
    D. 树胶肿
    E. 结节性梅毒疹

17. 引起尖锐湿疣的病毒通常不包括
    A. HPV 1 型

B. HPV 6 型

C. HPV 11 型

D. HPV 16 型

E. HPV 18 型

**18. 下列关于先天性梅毒的说法正确的是**

A. 其发病经过与后天性梅毒相同

B. 晚期先天性梅毒多在 2 岁后症状相继出现

C. 心血管梅毒多见

D. 桑椹牙是哈钦森三联征的表现之一

E. 可分为早期、晚期、先天潜伏梅毒

**19. 关于一期梅毒的诊断标准，下列不正确的是**

A. 有不洁性交史

B. 潜伏期 3 周左右

C. 典型症状为外生殖器硬下疳

D. 梅毒血清试验强阳性

E. 病变部位可检查出苍白密螺旋体

**20. 下列关于淋病的治疗不正确的是**

A. 早期诊断，及时治疗

B. 用药规范，剂量足够

C. 注意有无其他性病、病原体感染

D. 青霉素作为首选药物

E. 局部选用消炎含漱剂、抗生素搽剂

**21. 下列关于尖锐湿疣的说法不正确的是**

A. 病原体是人类乳头瘤病毒

B. 可通过间接接触传播

C. 醋酸白试验阳性

D. 活检可见感染特征性空泡细胞

E. 大多数患者自觉瘙痒灼痛

**二、多选题：每道试题由 1 个题干和 5 个备选答案组成，题干在前，选项在后。选项 A、B、C、D、E 中至少有 2 个正确答案。**

**22. 艾滋病患者的下列分泌物中，可分离出具有感染性的 HIV 的是**

A. 唾液

B. 眼泪

C. 尿液

D. 汗液

E. 血液

**23. 关于梅毒的叙述，正确的有**

A. 梅毒的致病菌是梅毒螺旋体

B. 人类是梅毒致病菌的唯一自然宿主

C. 梅毒传播途径包括性接触传播、母婴传播及非性接触传播

D. 治疗梅毒的首选药为红霉素

E. 哈钦森三联征包括哈钦森牙、间质性角膜炎和神经性耳聋

**24. 需与淋菌性口炎鉴别的疾病有**

A. 球菌性口炎

B. 假膜型真菌性口炎

C. 急性坏死性龈口炎

D. 白喉

E. 超敏反应性口炎

**25. 关于尖锐湿疣的临床特点，叙述正确的是**

A. 潜伏期长短不一，平均为 3 个月

B. 该病好发于生殖器、尿道、肛周

C. 该病多为单发病损

D. 病损呈乳头状瘤样赘生物，质地柔软

E. 该病经治疗后不易复发

**三、共用题干单选题：以叙述一个以单一病人或家庭为中心的临床情景，提出 2～6 个相互独立的问题，问题可随病情的发展逐步增加部分新信息，每个问题只有 1 个正确答案，以考查临床综合能力。答题过程是不可逆的，即进入下一问后不能再返回修改所有前面的答案。**

**（26～28 共用题干）**

患者，男性，45 岁。因"下唇溃疡 1 个月"来诊。患者自行使用红霉素软膏无明显效果，曾有不洁性接触史。口腔检查：下唇右侧可见一直径约 1cm 的溃疡，表面覆盖褐色血痂，周缘稍隆起，触诊基底无浸润感，口腔其他部位黏膜未见明显异常。

**26. 结合病史及病损特点，考虑诊断为**

A. 一期梅毒　　　　B. 二期梅毒

C. 三期梅毒　　　　D. 创伤性溃疡

E. 结核性溃疡

**27. 为了明确诊断，首先考虑进行的实验室检查为**

A. 组织病理检查　　B. 血生化检查

C. 梅毒血清学检查　D. 血常规

E. 细菌培养

**28. 该溃疡的临床症状多为**

A. 烧灼样痛　　　　B. 电击样痛

C. 撕裂样痛　　　　D. 无痛

E. 麻木感

**（29～30 共用题干）**

患者，男性，41 岁。因"发现口腔增生物 2 月余"来诊。口腔检查：舌系带、口底黏膜可见 3 个大小不等的乳头状增生物，粉红色，质软。

**29. 在收集患者病史时，主要应注意询问**

A. 有无不洁性接触史　B. 发病前用药史

C. 牙周情况　　　　　D. 有无淋巴结肿大

E. 糖尿病病史

**30. 该病的实验室检查方法包括**

    A. 揭皮试验        B. 醋酸白试验

    C. 甲苯胺蓝染色试验    D. 针刺试验

    E. 探诊

**（31～34 共用题干）**

    患者，男性，45 岁。因口腔黏膜出现多个白色斑块 2 周就诊。检查：唇部、舌腹及颊部散在分布 3 个灰白色、光亮、微微隆起的椭圆形斑块，边界清楚，直径 1～1.5cm 不等。自述常有冶游史。

**31. 该患者最可能的诊断是**

    A. 淋菌性口炎        B. 梅毒黏膜斑

    C. 毛状白斑           D. 口腔白斑病

    E. 口腔白色角化病

**32. 下列选项中，需进行的首要检查是**

    A. 淋球菌培养

    B. 病毒分离

    C. 血清不加热反应素试验

    D. 活检

    E. 免疫功能检测

**33. 不属于该病临床表现的是**

    A. 软下疳           B. 黏膜斑

    C. 哈钦森牙        D. 树胶肿

    E. 皮疹

**34. 治疗该病的首选药物是**

    A. 甲硝唑           B. 红霉素

    C. 异烟肼           D. 诺氟沙星

    E. 青霉素

# 答案和精选解析

### 一、单选题

**1. E** 梅毒的实验室检查包括梅毒螺旋体检查、梅毒血清学试验（包括华氏试验、康氏试验、絮状沉淀玻片法等）及脑脊液检查。急性淋巴细胞白血病患者、慢性粒细胞白血病患者等外周血常规白细胞计数明显增多。因此外周血常规白细胞计数不是诊断梅毒的特异性检查。

**2. A** 梅毒黏膜斑是二期梅毒最常见的口腔损害。可发生在口腔黏膜的任何部位，以舌最多见，损害呈灰白色、光亮而微隆的斑块，圆形或椭圆形，边界清楚。

**3. E** 梅毒树胶肿又称梅毒瘤，是一种类似结核的肉芽肿，也是三期梅毒的标志及破坏性最大的损害，损害迁延数月、数年，愈后留下萎缩性瘢痕，可发生于全身各处，以小腿多见，常单发。

**4. A** 硬下疳是梅毒螺旋体在侵入部位引起的无痛性炎症反应。潜伏期为 1 周～2 个月，平均 2～4 周。硬下

疳经 3～8 周可自愈，不留痕迹或遗留暗红色表浅性瘢痕或色素沉着。

**5. D** 淋病是由淋病奈瑟菌感染引起的泌尿生殖系统感染，淋病奈瑟菌是一种革兰阴性双球菌，潜伏期短，传染性强。

**6. C** 根据传染途径的不同，梅毒可分为获得性（后天性）梅毒和胎传（先天性）梅毒。根据病程的长短，分为早期梅毒（病程＜2 年）和晚期梅毒（病程＞2 年）。其中获得性梅毒又包含一期梅毒、二期梅毒及三期梅毒。梅毒下疳不是梅毒的临床分型。

**7. D** 淋病为一种急性或慢性传染病，主要通过性接触传播，女性较男性易感染。男性淋病的主要临床表现为淋菌性尿道炎，女性淋病最常累及的部位是宫颈内膜、尿道。目前淋病的实验室诊断有以下两种方法：①直接涂片；②细菌培养。

**8. D** 治疗梅毒首选苄星青霉素（青霉素类）。针对早期梅毒且对青霉素过敏者，选用头孢曲松钠静脉滴注或盐酸四环素/多西环素口服，针对晚期梅毒且对青霉素过敏者，选用盐酸四环素/多西环素口服。

**9. D** 唇、舌下疳为一期梅毒的常见口腔损害；梅毒黏膜炎、黏膜斑为二期梅毒的常见口腔损害；弥散性间质性舌炎，腭、舌树胶肿为三期梅毒的常见口腔损害。

**10. E** 树胶肿的形成可能与迟发型超敏反应有关。病灶呈灰白色，大小不一，小者仅见于镜下，大者达数厘米。因其质韧而有弹性，似树胶状，故称树胶肿。镜下结构颇似结核结节。中央为凝固性坏死，类似干酪样坏死，但坏死不彻底，弹力纤维染色可见组织内原有的血管壁轮廓，上皮样细胞和朗格汉斯细胞较少，而有大量淋巴细胞和浆细胞浸润；外围有致密的纤维组织。后期树胶肿可被吸收、纤维化，最后瘢痕收缩导致器官变形，但很少钙化。这些特点有别于结核结节。该病变可发生于任何器官，最常见于皮肤、黏膜、肝、骨和睾丸，仅见于三期梅毒。

**11. C** 梅毒、尖锐湿疣、淋病、艾滋病、非淋菌性尿道炎均可通过性接触传播，其中性接触传播疾病的重点且发病率居性病首位的是淋病。

**12. A** 尖锐湿疣又称生殖器疣，是由人类乳头瘤病毒（HPV）导致的皮肤黏膜良性赘生物。人类免疫缺陷病毒（HIV）是艾滋病的致病微生物。单纯疱疹病毒（HSV）是单纯疱疹的致病微生物。细菌可以感染不同部位而引起不同疾病，例如金黄菌可以引起皮肤、软组织感染，也可引起肺炎、骨髓炎、脑膜炎、败血症或心内膜炎等。真菌可引起皮肤癣菌病、浅表性念珠菌病及病原真菌侵犯皮下组织、黏膜和内脏引起的感染性疾病。

**13. B** 淋病的口腔表现：①淋菌性口炎：主要发生

在有口交史的患者。表现为口腔黏膜充血、发红，可有糜烂或浅表溃疡，覆有黄白色假膜，假膜易于擦去，呈现出血性创面。②淋菌性咽炎：多见于口交者。咽部淋球菌的感染率约为20%，但此类感染中有80%无症状，只有少数患者有轻微咽痛和红肿，咽后壁或扁桃体隐窝淋菌培养阳性。

**14. C**　先天性梅毒的表现：哈钦森牙、桑椹状磨牙、胸锁关节增厚、间质性角膜炎、损害第Ⅷ对脑神经的神经性耳聋，其中哈钦森牙、损害第Ⅷ对脑神经的神经性耳聋和间质性角膜炎称哈钦森三联征。

**15. B**

**16. B**　二期梅毒的典型临床表现是梅毒黏膜斑，可在口腔黏膜的任何部位发生，但好发于颊、舌、牙龈。损害呈灰白色、光亮而微隆的斑块，界清，周围有暗红色浸润。无症状，形成溃疡则有疼痛。三期梅毒的临床表现为结节性梅毒疹、树胶肿、心血管系统受累，梅毒性脑膜炎和麻痹性痴呆多见。一期梅毒主要表现为硬下疳和淋巴结肿大，一般无全身症状。

**17. A**　尖锐湿疣又称生殖器疣，是由人类乳头瘤病毒（HPV）导致的皮肤黏膜良性赘生物，和尖锐湿疣高度相关的病毒有HPV 6、HPV 11，其他还有HPV 16、HPV 18、HPV 30、HPV 31、HPV 33、HPV 42、HPV 43、HPV 54、HPV 55等。

**18. E**　先天性梅毒根据发病时间不同，可分为早期先天性梅毒、晚期先天性梅毒和先天潜伏梅毒。其经过与后天性梅毒相似，但不发生硬下疳。晚期先天性梅毒多在2岁以后发病，13～14岁才有多种症状相继出现，绝大部分为无症状感染，其中以角膜炎、骨和神经系统损害最为常见，心血管梅毒罕见。哈钦森三联征是指哈钦森牙、神经性耳聋和间质性角膜炎。

**19. D**　一期梅毒血清试验阳性，部分患者也可能是阴性。

**20. D**　由于耐药菌株的产生，青霉素已不再作为首选药物，可选用头孢菌素类或喹诺酮类抗菌药物。

**21. E**

**二、多选题**

**22. ABCE**　AIDS患者、HIV携带者是本病的传染源。病毒可存在于患者的血液、精液、子宫和阴道分泌物、唾液、泪液、乳汁、尿液、脑脊液、羊水中。因此从艾滋病患者的唾液、眼泪、尿液、血液中分离出的HIV具有感染性。

**23. ABCE**　梅毒是由梅毒螺旋体引起的一种慢性性传播疾病，人类是其致病菌的唯一自然宿主，梅毒螺旋体可侵犯人体几乎所有的器官，梅毒传播途径包括性接触传播、母婴传播及非性接触传播。治疗梅毒首选苄星青霉素（青霉素类）。哈钦森牙、神经性耳聋和间质性角膜炎合称哈钦森三联征。

**24. ABC**　**25. ABD**

**三、共用题干单选题**

**26. A**　根据题干信息，患者考虑是一期梅毒。一期梅毒主要表现为硬下疳和淋巴结肿大，一般无全身症状。硬下疳初起为小片红斑，表面发生坏死，形成圆形或椭圆形的单个无痛性溃疡，直径为0.3～3cm，边界清楚，周边微隆起，基底平坦，呈肉红色。

**27. C**　一期梅毒首先考虑进行的实验室检查为梅毒血清学检查。梅毒血清学试验为诊断梅毒必要的检查方法。对于潜伏梅毒，血清学诊断尤为重要，分为非梅毒螺旋体抗原血清试验与梅毒螺旋体抗原血清试验。

**28. D**　一期梅毒主要表现为硬下疳和淋巴结肿大，一般无全身症状。硬下疳是梅毒螺旋体在侵入部位引起的无痛性炎症反应，潜伏期1周～2个月，平均2～4周。因此该溃疡的临床症状多为无痛。

**29. A**　根据题干信息，舌系带、口底黏膜可见3个大小不等的乳头状增生物，粉红色，质软，考虑患者可能是尖锐湿疣。尖锐湿疣主要通过性接触传染，少数通过间接接触传播，因此在收集患者病史时，主要应询问有无不洁性接触史。

**30. B**　尖锐湿疣的实验室检查为醋酸白试验，活检具有HPV感染特征性空泡细胞的病理学特点。

**31. B**　**32. C**　**33. A**　**34. E**

# 第九章　艾滋病的口腔表征

**1.** 以下不属于艾滋病的传播方式的是

　　A. 性接触传播　　　　　　B. 母婴垂直传播

　　C. 静脉吸毒传播　　　　　D. 输血传播

　　E. 口腔飞沫传播

**2.** 以下关于艾滋病的预防措施，错误的是

　　A. 避免性关系混乱

　　B. 严格检疫，防止传入

　　C. 严格筛查供血人员和血液制品

　　D. 加强高危人群的监测

　　E. 避免与艾滋病患者的日常接触

**3.** HIV 感染最常见的口腔表现是

　　A. 单纯疱疹　　　　　　　B. 带状疱疹

　　C. 毛状白斑　　　　　　　D. 念珠菌病

　　E. 卡波西肉瘤

**4.** HIV 的受体是免疫细胞表面分子

　　A. CD28　　　　　　　　　B. CD4

　　C. CD8　　　　　　　　　　D. CD40

　　E. CD3

**5.** 艾滋病的口腔症状不包括

　　A. 毛状白斑　　　　　　　B. 牙龈炎

　　C. 牙周炎　　　　　　　　D. 非霍奇金淋巴瘤

　　E. 韦格纳肉芽肿

**6.** HIV 的主要传播途径包括

　　A. 空气传播　　　　　　　B. 血液传播

　　C. 母婴传播　　　　　　　D. 物品传播

　　E. 性接触传播

**7.** HIV 感染者的口腔损害包括

　　A. 口腔念珠菌病　　　　　B. 毛状白斑

　　C. 卡波西肉瘤　　　　　　D. 牙龈线形红斑

　　E. 坏死性牙周炎

**(8 ~ 9 共用题干)**

　　患者，男性，54 岁。软腭发白反复出现 2 月余，曾有外伤后输血史，发病前无明显用药史。平日身体健康，近几个月常感疲惫无力。检查：软腭 1.5cm×3cm 大小白色假膜，可擦去，留下稍充血的黏膜。

**8.** 该患者出现的症状可能是哪种疾病的口腔表征

　　A. 贫血　　　　　　　　　B. 维生素缺乏症

　　C. 皮质醇增多症　　　　　D. 艾滋病

　　E. 以上都可能

**9.** 该患者可能的病因不正确的是

　　A. HIV 病毒感染　　　　　B. 白念珠菌感染

　　C. 不安全的输血史　　　　D. 肾上腺皮质功能异常

　　E. 免疫功能低下

**(10 ~ 12 共用题干)**

　　患者，女性，45 岁。因"口腔白膜 5 月余"来诊。患者于 5 个月前因支气管炎曾大量使用抗生素，随后口腔出现白膜，近期出现腹泻、低热、消瘦，体重减轻 10kg。口腔检查：上、下唇内侧、舌背、上腭咽部、双颊黏膜见广泛的白色假膜，可拭去。

**10.** 结合患者病史、全身情况及口腔损害特点，考虑的诊断是

　　A. 营养不良性口炎

　　B. 真菌性口炎

　　C. 获得性免疫缺陷综合征

　　D. 体内恶性肿瘤

　　E. 真菌性口炎、获得性免疫缺陷综合征

**11.** 为明确诊断，首选的实验室检查是

　　A. 血生化检查

　　B. 人类免疫缺陷病毒（HIV）检测

　　C. 活体组织检查

　　D. 梅毒血清学检测

　　E. 醋酸白试验

**12. 口腔损害的治疗不宜使用的药物是**

　　A. 碳酸氢钠溶液　　　B. 制霉菌素糊剂

　　C. 维生素类　　　　　D. 免疫增强剂

　　E. 抗生素类

# 答案和精选解析

### 一、单选题

**1. E**　AIDS 患者、HIV 携带者是本病的传染源。艾滋病可通过性接触传播、血液传播（包括含 HIV 的血液或制品，或使用被 HIV 污染的注射器、针头及医疗器械等）、母婴传播，但日常生活的一般接触，如握手、礼节性接吻不造成传播。因此口腔飞沫传播不是艾滋病的传播方式。

**2. E**

**3. D**　HIV 感染的口腔表现为真菌感染（口腔念珠菌病、组织胞浆菌病）、病毒感染（毛状白斑、单纯疱疹、带状疱疹、巨细胞病毒感染、乳头状瘤、局灶性上皮增生）及卡波西肉瘤等，其中口腔念珠菌病在 HIV 感染者的口腔损害中最为常见。

**4. B**　艾滋病是获得性免疫缺陷综合征的简称，是由人类免疫缺陷病毒感染引起的以 $CD4^+$ T 淋巴细胞减少为特征的进行性免疫功能缺陷，继发各种机会性感染、恶性肿瘤和中枢神经系统病变的综合性疾病。因此 HIV 的受体是免疫细胞表面分子 CD4。

**5. E**　HIV 感染的口腔表现为真菌感染、病毒感染（毛状白斑等）、卡波西肉瘤、HIV 相关性牙周病（HIV 相关性牙周炎、急性坏死性溃疡性龈炎等）及非霍奇金淋巴瘤等。韦格纳肉芽肿是一种病因不明的血管性、系统性、炎症性疾病，具有多种多样的临床表现，以上、下呼吸道的坏死性肉芽肿性炎症、血管炎和肾小球肾炎为特征，不是艾滋病的口腔表现。

### 二、多选题

**6. BCE**　AIDS 患者、HIV 携带者是本病的传染源。艾滋病可通过性接触传播、血液传播、母婴传播，但日

常生活的一般接触，如握手、礼节性接吻、共同进餐等不造成传播。

**7. ABCDE**　HIV 感染者的口腔损害主要为机会性感染，包括口腔真菌感染（口腔念珠菌病、组织胞浆菌病）、病毒感染（毛状白斑、单纯疱疹、带状疱疹、巨细胞病毒感染）、卡波西肉瘤、HIV 相关性牙周病（牙龈线形红斑、HIV 相关性牙周炎、坏死性牙周炎）、非特异性溃疡、唾液腺疾病、非霍奇金淋巴瘤等。

### 三、共用题干单选题

**8. D**　根据题干信息，患者是白念珠菌感染。患者有输血史，且出现反复、严重的白念珠菌感染，考虑为艾滋病。白念珠菌感染不是贫血、维生素缺乏症及皮质醇增多症的口腔表征。

**9. D**　根据题干信息，患者是白念珠菌感染，无任何诱因的健康成人出现反复严重的白念珠菌感染，要考虑艾滋病病毒感染及感染艾滋病病毒后导致的免疫力低下。由于患者曾有外伤后输血史，可考虑由于输血不安全导致的艾滋病病毒感染。肾上腺皮质功能异常不导致白念珠菌感染。

**10. E**　真菌性口炎、获得性免疫缺陷综合征的假膜型临床表现为黏膜上白色的膜状物，可擦去，常累及咽部、软腭、悬雍垂、舌、口底等部位。本题患者上、下唇内侧、舌背、上腭咽部、双颊黏膜见广泛的白色假膜，可拭去，因此要考虑患者是真菌性口炎、获得性免疫缺陷综合征。

**11. B**　考虑患者是真菌性口炎，获得性免疫缺陷综合征。该病首选的实验室检查是人类免疫缺陷病毒（HIV）检测。

**12. E**　针对 HIV 感染的治疗：①免疫调节治疗：如 $IFN-\alpha$ 和 $IL-2$ 等；②输血、静脉高营养及多种维生素等；③局部和全身使用抗真菌药物，如制霉菌素局部涂抹、碳酸氢钠溶液含漱。真菌性口炎、获得性免疫缺陷综合征不宜使用抗生素类进行治疗。

# 第十章 系统疾病的口腔表征

一、单选题：每道试题由 1 个题干和 5 个备选答案组成，题干在前，选项在后。选项 A、B、C、D、E 中只有 1 个为正确答案，其余均为干扰选项。

**1. 白血病的牙龈肿大的特点为**
  A. 可波及牙间边缘龈、附着龈和牙间乳头
  B. 牙龈暗红发绀或苍白色
  C. 自发性出血
  D. 牙龈坏死、疼痛
  E. 以上全是

**2. 寻常狼疮组织缺损的特点为**
  A. 弹坑状
  B. 菜花状
  C. 鼠啮状
  D. 狼啮状
  E. 乳头状

**3. 单纯性高血压无其他并发症，血压高于多少时应进行治疗后再拔牙**
  A. 160/95mmHg
  B. 170/95mmHg
  C. 180/100mmHg
  D. 190/100mmHg
  E. 190/105mmHg

**4. 以下不符合海绵型血管瘤的症状的是**
  A. 由大小形状不一的血窦组成
  B. 肿瘤边界不清
  C. 有钙化结石
  D. 呈杨梅样突出于皮肤
  E. 体位移动试验阳性

**5. 如甲状腺功能亢进患者拔牙，应在甲状腺功能亢进症状得到控制后进行，并且基础代谢率在 +20% 以下，脉搏不超过**
  A. 85 次/分
  B. 90 次/分
  C. 95 次/分
  D. 100 次/分
  E. 105 次/分

**6. 一舌癌患者术后放疗导致左下颌骨放射性骨髓炎，下述治疗方法不适当的是**
  A. 全身抗炎和支持疗法
  B. 局部低浓度 $H_2O_2$ 或抗生素冲洗
  C. 必须待死骨分离才能施行死骨切除术
  D. 必须在健康骨质范围内施行死骨切除术

  E. 高压氧舱治疗

**7. 下列脉管瘤听诊可有吹风样杂音的是**
  A. 毛细血管瘤
  B. 海绵状血管瘤
  C. 蔓状血管瘤
  D. 淋巴血管瘤
  E. 淋巴管瘤

**8. 糖尿病患者的糖化血红蛋白试验（HbA1c）结果超过多少时，牙周洁、刮治后需全身使用抗生素预防感染**
  A. 7%
  B. 8%
  C. 9%
  D. 10%
  E. 11%

**9. 以下关于良性肿瘤特点的叙述，错误的是**
  A. 永不威胁生命
  B. 细胞分化程度高
  C. 多呈膨胀性生长，不发生转移
  D. 有包膜，界限清，少数可恶变
  E. 肿瘤细胞与来源组织细胞相似

**10. 下列属于真性肿瘤的是**
  A. 牙瘤
  B. 蔓状血管瘤
  C. 牙龈瘤
  D. 牙源性钙化上皮瘤
  E. 侵袭性纤维瘤病

**11. 下列关于牙源性腺样瘤的描述，不正确的是**
  A. 肿瘤小，包膜完整
  B. 肿瘤的小结节内细胞间可以见到细胞间桥、钙化团块及淀粉样物质沉着
  C. 腺管样结构中可见嗜伊红物质和细胞碎屑
  D. 肿瘤内可见发育不良的牙本质、釉基质及牙骨质样物质
  E. 为良性病损，但摘除后易复发

**12. 下列不属于浆细胞性肉芽肿诊断的是**
  A. 病理表现为浆细胞浸润的肉芽肿性病变
  B. X 线检查无异常
  C. 临床侵犯骨组织
  D. 实验室检查无异常
  E. 临床表现为牙龈增生肿大，呈红色，易出血

**13. 以下属于牙源性上皮肿瘤的为**
  A. 牙源性钙化上皮瘤、牙源性腺样瘤、牙源性纤

维瘤

B. 牙源性钙化上皮瘤、成釉细胞瘤、牙源性纤维瘤

C. 牙源性钙化上皮瘤、成釉细胞瘤、牙源性透明细胞瘤

D. 牙瘤、成釉细胞瘤、牙源性透明细胞瘤

E. 牙源性鳞状细胞瘤、牙源性腺样瘤、牙源性纤维瘤

**14. 不属于真性牙源性肿瘤的为**

A. 牙瘤　　　　　　B. 成釉细胞纤维瘤

C. 成釉细胞瘤　　　D. 牙源性纤维瘤

E. 牙源性钙化上皮瘤

**15. 牙源性腺样瘤的肿瘤结构中不含**

A. 玫瑰花样结构

B. 腺管样结构

C. 小结节

D. 梁状或筛状结构

E. 黏液性软骨性组织

**16. 慢性增生性骨髓炎的表现不包括**

A. 死骨形成

B. 淋巴细胞、浆细胞浸润

C. 形成双层骨皮质

D. 骨膜下骨质增生

E. 反应性新骨形成

**17. 下列有关颌骨骨髓炎的描述，不正确的是**

A. 感染的初期，骨髓腔内血管扩张充血，大量中性粒细胞浸润，组织溶解形成脓肿

B. 慢性感染中可见骨细胞消失，骨陷窝空虚，呈无结构的死骨

C. 慢性骨髓炎，若伴增生性骨膜炎，可见反应性新骨形成

D. 致密性骨炎骨髓腔窄小，腔内有纤维组织及少量淋巴细胞浸润

E. 临床上以单纯金黄色葡萄球菌感染多见

**18. 对结核性骨髓炎的描述不正确的是**

A. 骨髓腔内可形成结核性肉芽肿

B. 可见上皮样细胞和朗格汉斯细胞

C. 可见到干酪样坏死物质及死骨形成

D. 可伴发继发感染，此时可见大量中性粒细胞聚集

E. 多见于儿童，上、下颌骨均可发生

**19. 临床上最常见的骨髓炎为**

A. 化脓性颌骨骨髓炎

B. Garre 骨髓炎

C. 慢性局灶性硬化型骨髓炎

D. 结核性骨髓炎

E. 放射性骨髓炎

**20. Garré 骨髓炎又称**

A. 慢性化脓性骨髓炎

B. 慢性局灶性骨髓炎

C. 致密性骨炎

D. 慢性骨髓炎伴增生性骨膜炎

E. 结核性牙髓炎

**21. 多形性腺瘤最常见于**

A. 腭腺　　　　　　B. 颌下腺

C. 腮腺　　　　　　D. 舌下腺

E. 唇腺

**22. 婴幼儿颌骨骨髓炎的好发部位是**

A. 下颌骨升支　　　B. 髁状突

C. 上颌骨　　　　　D. 颧骨

E. 下颌骨体部

**23. 白血病的口腔损害最易累及的部位是**

A. 牙龈　　　　　　B. 舌部

C. 唇部　　　　　　D. 上腭

E. 牙槽骨

**24. 颜面部疖痈受到不恰当处理常并发的严重并发症不包括**

A. 脓毒血症　　　　B. 脑膜炎

C. 颅内出血　　　　D. 败血症

E. 脑脓肿

**25. 边缘性骨髓炎好发于**

A. 下颌骨升支　　　B. 下颌骨体部

C. 上颌骨体部　　　D. 下颌骨牙槽突

E. 下颌骨髁状突

**26. 下列有关颌骨骨髓炎的论述，正确的是**

A. 颌周间隙感染导致的中央性颌骨骨髓炎最为常见

B. 幼儿患者边缘性骨髓炎死骨刮除时切勿损伤牙胚

C. 急性弥漫性中央性颌骨骨髓炎可导致多数牙松动

D. 慢性颌骨骨髓炎不适合手术治疗，应以保守为主

E. 下唇麻木是边缘性颌骨骨髓炎重要的诊断依据

**27. 急性化脓性骨髓炎的表现不包括**

A. 坏死的粒细胞和液化的组织共同形成脓液

B. 新骨形成

C. 死骨形成

D. 大量的粒细胞浸润

E. 窦道流脓，经久不愈

**28. 关于缺铁性贫血，叙述错误的是**

A. 病因主要是铁的摄入不足和吸收不全

B. 属于低血红蛋白小细胞贫血

C. 严重者可出现皮肤、黏膜损害

D. 好发于中老年女性

E. 口腔损害特点为白色斑纹

**29. 巨幼细胞贫血的病因主要是**

A. 铁剂缺乏

B. 维生素 C 缺乏

C. 维生素 $B_{12}$ 和叶酸缺乏

D. 白细胞降低

E. 血小板降低

**30. 关于缺血性心脏病，下列选项正确的是**

A. 心绞痛发作无规律的患者可以接受牙周洁、刮治

B. 心绞痛发作不频繁，有明显诱因如应激、劳累等，休息后症状即可缓解，易于药物控制的患者可以接受牙周非手术治疗

C. 心肌梗死后 3 个月内常规不做口腔治疗，超过 3 个月可以接受牙周洁、刮治

D. 心绞痛患者不可使用含肾上腺素的局部麻醉剂

E. 上述说法都不正确

**31. 下列疾病以口腔表现为早期表现的是**

A. 缺铁性贫血

B. 巨幼细胞贫血

C. 再生障碍性贫血

D. 粒细胞缺乏症

E. 急性白血病

**二、多选题：** 每道试题由 1 个题干和 5 个备选答案组成，题干在前，选项在后。选项 A、B、C、D、E 中至少有 2 个正确答案。

**32. 多形性腺瘤的病理特征有**

A. 腺管的外周为梭形的肌上皮细胞或柱状基底细胞

B. 肌上皮结构有时为多形性腺瘤的主要结构成分

C. 腺管及上皮条索周围常见到上皮细胞疏松排列

D. 软骨样组织似透明软骨，胞浆呈空泡状

E. 瘤细胞可见明显的异形性

**33. 显微镜下腺淋巴瘤的组成成分有**

A. 上皮成分

B. 软骨细胞

C. 成釉细胞

D. 淋巴样组织

E. 成纤维细胞

**34. 缺铁性贫血可能引起的口腔症状或体征有**

A. 舌灼痛

B. 口腔黏膜色泽苍白

C. 萎缩性舌炎

D. 口角炎

E. 味觉迟钝

**35. 白血病患者在急性期不宜进行的口腔操作有**

A. 刷牙

B. 洁治、刮治

C. 浅龋治疗

D. 牙周冲洗

E. 拔牙

**36. 巨幼细胞贫血可能引起的口腔症状或体征包括**

A. 舌尖、舌缘发红伴剧痛

B. 舌背乳头萎缩

C. 口角皮肤湿白糜烂

D. 味觉功能迟钝

E. 唇部肿胀、干燥脱屑

**37. 川崎病的临床表现包括**

A. 持续发热

B. 皮肤向心性、多形性皮疹

C. 结膜充血

D. 杨梅舌

E. 手足硬肿、掌趾红斑

**三、共用题干单选题：** 以叙述一个以单一病人或家庭为中心的临床情景，提出 2～6 个相互独立的问题，问题可随病情的发展逐步增加部分新信息，每个问题只有 1 个正确答案，以考查临床综合能力。答题过程是不可逆的，即进入下一问后不能再返回修改所有前面的答案。

**(38～40 共用题干)**

患者，女性，57 岁。主诉：牙龈反复肿痛 2 个月。检查：多数牙的牙龈肥大增生，牙周溢脓，牙齿松动、移位，全身患有高血压、心脏病、神经衰弱。

**38. 下列最可能引起牙周病患者的牙龈反复肿胀的疾病是**

A. 高血压

B. 心脏病

C. 糖尿病

D. 神经衰弱

E. 胃炎

**39. 如果怀疑此患者有糖尿病，为了确诊，最应做的一项检查是**

A. 血、尿糖水平

B. 胃镜检验

C. 心电图

D. 骨髓细胞学检查

E. 活检

**40. 若已排除糖尿病，最佳的治疗方案是**

A. 牙周基础治疗

B. 口腔卫生宣教

C. 含漱剂控制菌斑

D. 最好更换降压药

E. 上述都对

**(41～44 共用题干)**

患者，男性，52 岁。右下后牙反复疼痛半年，口服消炎药后可缓解但反复发作，近 1 周疼痛加重，同侧耳颞区放射痛，自觉牙伸长不能咀嚼，右侧下唇发麻，并出现高热、畏寒、饮食不振。查体：T 39.2℃，P 108 次/分，R 24 次/分，急性病容。右面部轻微肿胀，右下颌第一磨牙残冠，探诊死髓，7654⎤牙松动Ⅱ～Ⅲ度、叩痛，

冠周溢脓。白细胞总数为 $10.3 \times 10^9/L$，中性粒细胞分类为89%。

**41. 该患者最可能的诊断为**
- A. 根尖周炎伴骨膜下脓肿
- B. 右下颌急性中央性颌骨骨髓炎
- C. 右下颌牙槽脓肿
- D. 下颌骨肿瘤伴感染
- E. 右下颌牙根尖周炎伴咬肌间隙感染

**42. 此时该病例颌骨 X 线显示**
- A. 有明显的骨质破坏
- B. 骨质游散性破坏
- C. 骨质未见明显破坏，但病灶牙根尖周病变
- D. 颌骨有明显死骨形成
- E. 颌骨形态改变，有新骨形成

**43. 该疾病的治疗应为**
- A. 全身支持疗法 + 小量输血
- B. 全身应用抗生素
- C. 全身应用抗生素 + 拔除患牙
- D. 脓肿切开引流 + 拔除患牙
- E. 牙周治疗 + 开髓引流

**44. 若延误治疗可能发展为**
- A. 慢性中央性颌骨骨髓炎
- B. 慢性边缘性颌骨骨髓炎
- C. 慢性牙周炎
- D. 牙槽骨慢性炎症
- E. 下颌慢性根尖周炎

## 答案和精选解析

### 一、单选题

**1. E**

**2. D** 寻常狼疮早期损害表现为一个或数个绿豆大小的结节，质稍软而略高出皮肤表面，边界清楚，常无明显自觉症状。这种结节性病变若以透明玻璃片做压诊检查，可见结节中央呈圆形的苹果酱色，周围的正常皮肤为苍白色，若合并继发感染，则可发生坏死，造成组织缺陷，形似狼噬，故名狼疮。

**3. C** 如果是单纯性的高血压，没有心、脑的并发症，一般可以进行普通的拔牙。拔牙手术会造成血压升高，如果在拔牙术前，血压高于180/100mmHg，则需要控制血压后进行拔牙。

**4. D** 海绵状血管瘤不同于毛细血管瘤，由大小形状不一的血窦组成，在它的表皮没有或只有极少毛细血管瘤组织，多生长在皮下组织内，而且往往侵入深部肌肉。海绵状血管瘤特征明显，边界不清楚，触之柔软，可被

压缩。海绵状血管瘤颜色视肿瘤的部位与深浅而定。如内脏海绵状血管瘤大多表面皮肤无变化或者呈轻微青紫色；位置较表浅的海绵状血管瘤，局部皮肤膨隆，高低错落，起伏不平，皮面微现蓝色或浅紫色，曲张盘旋的血管隐约可见。肿物有压缩性，其体积大小可随体位改变而发生变化，体位移动试验阳性。触诊检查有似蠕虫盘绕聚集之感，或可触出颗粒状静脉石存在，X线片也可显现静脉石，此乃血栓机化钙盐沉着而形成。

**5. D** 甲亢患者的基础代谢率高，若在患病期间拔牙，很可能引起感染。因此，甲亢患者需在甲状腺功能亢进症状得到控制后，基础代谢率在 + 20% 以下，脉搏不超过 100 次/分的条件下拔牙。

**6. C**

**7. C** 蔓状血管瘤的特点之一是肿瘤高起呈念珠状，皮肤表面温度较正常皮肤高，有搏动感，触诊有震颤感，听诊有吹风样杂音。若在近心端压迫供血支，则肿瘤的搏动和杂音消失。

**8. D** 糖化血红蛋白（HbA1c）是红细胞中的血红蛋白与血清中的糖类（主要指葡萄糖）通过非酶反应相结合的产物。临床上常用作糖尿病控制的监测指标，糖化血红蛋白水平可作为糖尿病的诊断检测手段。$\geq 6.5\%$ 可作为确诊糖尿病的依据。若 $> 9.0\%$，说明患者持续存在高血糖，糖尿病患者的糖化血红蛋白试验结果超过10%，行牙周洁、刮治后需全身使用抗生素预防感染。

**9. A** 良性肿瘤是指机体内某些组织的细胞发生异常增殖，呈膨胀性生长，似吹气球样逐渐膨大，生长比较缓慢。由于瘤体不断增大，可挤压周围组织，但并不侵入邻近的正常组织内，瘤体多呈球形、结节状。良性肿瘤多数不存在生命威胁。

**10. D** 牙源性钙化上皮瘤为较少见的牙源性肿瘤，是一种真性肿瘤。以往认为是成釉细胞瘤或牙瘤的一种，但其肿瘤细胞与成釉细胞不相似，肿瘤内的钙化物质与牙齿硬组织和骨组织也不相同。

**11. E** 牙源性腺样瘤是一种良性的肿瘤，是成釉细胞瘤和牙源性黏液瘤等类型的肿瘤。对周围组织有一定的侵袭性，且术后容易复发，但是采用正确的手术方法复发率也较低。

**12. C** 浆细胞性肉芽肿的基本结构为肉芽肿，其中有大量密集的成熟浆细胞及少量淋巴细胞，并有浆细胞退化而形成的鲁塞尔（Russell）小体，无异常浆细胞及分裂象。诊断：①牙龈增生肿大，红色，易出血。②病理表现为浆细胞浸润的肉芽肿性病变。③X线检查及实验室检查均无异常。

**13. C** 牙源性上皮肿瘤一般是指成牙组织发生的肿瘤，如牙源性钙化上皮瘤、成釉细胞瘤、牙源性透明细胞瘤。牙源性肿瘤绝大部分是良性的肿瘤，少数是恶性

的肿瘤。

**14. A**　牙瘤是一种牙源性的组织增生，一般肿瘤生长于颌骨内，由多个牙胚组织发育异常而形成，瘤体内可含有不同发育阶段的各种牙胚组织，数目、大小不等，形状不规则，可近似于正常的牙齿，也可以没有牙齿的形状，由一团紊乱的硬组织组成，属于良性的组织增生，不属于真性牙源性肿瘤。

**15. E**　牙源性腺样瘤的肿瘤上皮形成不同的结构：①结节状实性细胞巢：细胞为梭形或立方形，形成玫瑰花样结构，中心有嗜酸性物质；②腺管状结构：立方状或柱状细胞，胞核远离腔面，腔内可有嗜酸性物质和细胞碎屑；③小结节：多边形嗜酸性鳞状细胞，细胞间有细胞间桥和钙化团块以及淀粉样物质（又称牙源性钙化上皮瘤样区）；④梁状或筛状结构：见于肿瘤的周边或实性细胞巢之间，细胞圆形或梭形，核色深；⑤可见发育不良的牙本质、釉基质和牙骨质样物，肿瘤间质少。

**16. A**　慢性增生性骨髓炎的表现：骨膜下骨密质表面有许多反应性新骨形成，这些骨小梁周围有许多类骨质和成骨细胞，新生的骨小梁之间为纤维结缔组织，形成双层骨皮质，其间有少量淋巴细胞和浆细胞浸润。

**17. E**　颌骨骨髓炎是由细菌感染及物理或化学因素引起的包括骨膜、骨密质、骨髓及骨髓腔内的血管、神经等整个骨组织成分发生的炎性病变。可分为化脓性与特异性。另外，还包括物理性及化学性因素引起的颌骨骨坏死而继发感染的骨髓炎。病原菌主要为金黄色葡萄球菌，其次是溶血性链球菌，以及肺炎双球菌等。临床上多为混合性细菌感染。①急性化脓性颌骨骨髓炎：感染初期，骨髓腔内血管扩张、充盈，大量中性粒细胞浸润。②慢性化脓性颌骨骨髓炎：组织及骨髓腔内有大量淋巴细胞及浆细胞浸润，有时可见增生的成纤维细胞及扩张、充血的毛细血管，形成肉芽组织。骨陷窝空虚，形成无结构的死骨，死骨周围的骨小梁缺乏成骨细胞。死骨周围有炎性肉芽组织存在。③慢性骨髓炎伴增生性骨膜炎：又称 Garré 骨髓炎，骨膜下骨密质表面有许多反应性新骨形成，这些骨小梁周围有许多类骨质和成骨细胞，新生的骨小梁之间为纤维结缔组织，其间有少量淋巴细胞和浆细胞浸润。④慢性局灶性硬化性骨髓炎：又称致密性骨炎，轻度感染导致骨的局灶性反应。病变区骨小梁比周围的正常骨组织致密，骨髓腔窄小，腔内有纤维组织及少量淋巴细胞浸润。

**18. E**　结核性骨髓炎是指由骨内结核杆菌感染产生的一种炎症，在临床上较为少见，好发于青少年，多继发于身体其他部位的结核病源，感染路径几乎都是通过血行感染。结核性骨髓炎好发于下颌角。

**19. A**　由细菌感染以及物理或化学因素刺激，使颌骨产生的炎症性病变，称为颌骨骨髓炎。累及范围包括骨膜、骨密质、骨髓以及骨髓腔内的血管、神经等整个骨组织成分。根据临床病理特点和致病因素不同，分为化脓性颌骨骨髓炎、婴幼儿骨髓炎，以及由物理、化学因素引起颌骨坏死继发感染的骨髓炎，和因结核杆菌、梅毒螺旋体、放线菌等感染引起的特异性颌骨骨髓炎等。化脓性颌骨骨髓炎占各型颌骨骨髓炎的90%以上，是临床上最常见的骨髓炎。

**20. D**　慢性骨髓炎伴增生性骨膜炎又称 Garré 骨髓炎，骨膜下骨密质表面有许多反应性新骨形成，这些骨小梁周围有许多类骨质和成骨细胞，新生的骨小梁之间为纤维结缔组织，其间有少量淋巴细胞和浆细胞浸润。

**21. C**　多形性腺瘤一般指腮腺混合瘤。腮腺混合瘤是一种含有腮腺组织、黏液和软骨样组织的腮腺肿瘤，故称"混合瘤"。腮腺混合瘤为口腔颌面部最常见的肿瘤之一，好发于腮腺。

**22. C**　颌骨骨髓炎是因颌骨受感染而引起的一种疾病，累及范围常包括骨膜、骨皮质以及骨髓组织，常见的有化脓性颌骨骨髓炎、婴幼儿颌骨骨髓炎以及放射性骨髓炎，临床上以化脓性颌骨骨髓炎最为多见。颌骨骨髓炎的感染来源主要有三种途径，即牙源性、损伤性及血源性。婴幼儿颌骨骨髓炎的好发部位为上颌骨。

**23. A**

**24. C**　疖痈若经挤压、搔抓等不正确处理，感染可扩散入血液循环引起败血症、脓毒症等全身性感染，或感染进入颅内导致海绵窦血栓性静脉炎、脑膜炎甚至脑脓肿。

**25. A**

**26. C**　急性颌骨骨髓炎发病急剧，全身症状明显。局部先感觉病源牙疼痛，迅速延及邻牙，导致整个患侧疼痛并放散至颞部。面部相应部位肿胀，牙龈及前庭沟红肿，患区多个牙齿松动。常有脓液自牙周溢出。

**27. E**　急性化脓性骨髓炎是由于骨髓腔内或者骨质感染，髓腔内形成脓液及分泌物。感染细菌为金黄色葡萄球菌，出现感染之后形成大量的脓液。对大多数病例，通过妥善的计划治疗，短期内可以治愈。

**28. E**　缺铁性贫血的口腔表现为：口腔黏膜苍白，以唇、舌、牙龈尤为明显。黏膜对外界刺激的敏感性增高，常有异物感、口干、舌灼痛等。可出现舌炎，舌背丝状乳头和菌状乳头萎缩消失，导致舌背光滑红绛，还可出现口角炎或口炎，严重者口咽黏膜萎缩，造成吞咽困难。不出现白色斑纹。

**29. C**　巨幼红细胞贫血主要是由于维生素 $B_{12}$ 和叶酸缺乏所致。在我国，以叶酸缺乏所致的巨幼细胞贫血较为多见。

**30. B**

**31. E**　急性白血病患者常因牙龈自发性出血而首先

到口腔科就诊。牙龈出血常为自发性，且不易止住，这种不能找到其他原因的出血，可能是白血病的早期症状。

**二、多选题**

**32. ABCD** 多形性腺瘤又称混合瘤，在唾液腺肿瘤中最常见。肿物生长缓慢，大小不定，圆形或不规则形，表面光滑，常呈结节状，无侵蚀现象。为良性肿瘤，易复发。肉眼观察：多呈不规则结节状。剖面为实性，灰白色或黄色，可见囊腔形成，内含透明黏液，有时可见浅蓝色透明的软骨样组织或黄色角化物，偶见出血或钙化。包膜多完整，厚薄不一。镜下观察：基本结构为腺上皮、肌上皮、黏液、黏液样组织和软骨样组织。①腺管样结构：腺上皮呈立方形或矮柱状，核圆形或卵圆形，空泡状，含 1～2 个核，腺管的外周为梭形的肌上皮细胞或柱状基底细胞，胞浆少，核染色深。管腔内有粉染的均质性黏液，PAS 染色阳性。②肌上皮结构：有时为多形性腺瘤的主要结构成分。根据细胞形态，肿瘤性肌上皮细胞区分为浆细胞样细胞、梭形细胞、透明肌上皮细胞及上皮样细胞四种形态，其中浆细胞样细胞多见。③黏液样组织和软骨样组织：腺管及上皮条索周围常见到上皮细胞疏松排列，逐渐移行为黏液样组织和软骨样组织。黏液样组织细胞呈星形或梭形，疏松排列，胞浆突彼此相连成网状，胞浆中含有嗜酸性颗粒。软骨样组织似透明软骨，胞浆呈空泡状。肿瘤间质较少，纤维结缔组织常发生玻璃样变。

**33. AD** 腺淋巴瘤又称乳头状淋巴囊腺瘤或 Warthin 瘤。腺淋巴瘤绝大多数发生在腮腺，这是腺淋巴瘤所特有的。显微镜下腺淋巴瘤的组成成分有上皮成分、淋巴样组织。

**34. ABCDE** 缺铁性贫血的临床表现：口腔黏膜呈苍白色，以唇、舌、牙龈黏膜表现明显；口腔黏膜对外界刺激敏感，常有异物感，口干，舌灼痛等；舌部味觉迟钝、舌乳头萎缩，可导致萎缩性舌炎、口角炎等。

**35. BE**

**36. ABD** 巨幼细胞贫血是由维生素 $B_{12}$、叶酸缺乏所致的一种贫血，其口腔常出现明显的舌炎。急性期舌尖、舌缘或舌背广泛发红伴剧痛，后可演变为舌乳头萎

缩，舌质红，称为"牛肉舌"，可伴有味觉功能减退或丧失。

**37. ABCDE** 黏膜皮肤淋巴结综合征（MCLS）又称川崎病，是一种病因未明的血管炎综合征，幼儿高发。日本 MCLS 研究会的诊断标准为：①持续发热 5 天以上；②结膜充血；③口唇鲜红、皲裂和杨梅舌；④手足硬肿、掌趾红斑、指趾脱皮；⑤多形性红斑样皮疹；⑥颈淋巴结肿大。6 条中具备包括发热在内的 5 条即可确诊。

**三、共用题干单选题**

**38. C  39. A  40. E**

**41. B** 中央性骨髓炎的临床特征：颌骨骨髓炎急性期，全身寒战、发热，体温可达 39～40℃；白细胞计数升高；食欲减退，嗜睡；炎症常局限于牙槽骨或颌骨体部的骨髓腔内。病变区牙有剧烈疼痛，疼痛可向半侧颌骨或三叉神经分支区放射。受累区牙松动，有伸长感，不能咀嚼。下颌中央性颌骨骨髓炎可沿下牙槽神经管扩散，波及一侧下颌骨，甚至越过中线累及对侧下颌骨，下牙槽神经受到损害时，可出现下唇麻木等症状。结合题干，该患者符合急性中央性骨髓炎的诊断。

**42. C** 结合题干患者诊断为急性中央性颌骨骨髓炎，该病 X 线片检查的特征：骨质未见明显破坏及增生，但可见病灶牙根尖周病变。

**43. C** 急性颌骨骨髓炎的治疗：①药物治疗：全身给予足量、有效的抗生素，同时注意全身必要的支持疗法。②外科治疗：应及时引流排脓及除去病灶。急性中央性颌骨骨髓炎，一旦判定骨髓腔内有化脓性病灶，即应及早拔除病灶牙及相邻的松动牙。必要时考虑凿去部分骨外板，充分排脓引流。如形成骨膜下脓肿或颌周间隙蜂窝织炎，可从低位切开引流。

**44. A** 急性中央性颌骨骨髓炎阶段治疗不及时、方法不正确、治疗不彻底可发展为慢性中央性颌骨骨髓炎。颌骨骨髓炎常在发病 2 周以后由急性期转为慢性期。炎症逐渐向慢性期过渡，并逐步进入死骨形成及分离阶段。此阶段患者体温正常，或可仍有低热；局部肿胀及疼痛症状也明显减轻；饮食、睡眠逐渐恢复正常，但脓肿切开部位或自溃形成瘘孔处仍时有脓液溢出。

# 第十一章　口腔黏膜色素异常

一、单选题：每道试题由 1 个题干和 5 个备选答案组成，题干在前，选项在后。选项 A、B、C、D、E 中只有 1 个为正确答案，其余均为干扰选项。

**1.** 下列对骨纤维异常增殖症的描述，不正确的是

  A. 病变内大量纤维组织

  B. 病变内大量成纤维细胞

  C. 病变内形成囊腔

  D. 病变内新骨形成

  E. 病变包膜完整

**2.** 患者，女性，32 岁。上颌右前磨牙区肿胀 1 年。X 线片见界限清楚的放射透光区，内含大小不等的钙化物质。病检见肿物呈囊性，内衬上皮部分类似缩余釉上皮，部分类似成釉细胞瘤，灶性影细胞团块见于衬里上皮内或纤维囊壁内，部分影细胞可发生钙化。最可能的病理诊断是

  A. 单囊型成釉细胞瘤　　B. 牙源性钙化囊肿

  C. 牙源性钙化上皮瘤　　D. 牙源性角化囊肿

  E. 牙源性腺样瘤

**3.** 以下关于成釉细胞瘤的叙述，错误的是

  A. 以下颌骨体及下颌角部常见

  B. 可使牙齿松动、移位或脱落

  C. 多呈多房性，并有一定程度的局部浸润性

  D. 不会造成下唇及颊部麻木

  E. 可造成下颌骨病理性骨折

**4.** 以下关于骨纤维异常增殖症的描述，不正确的是

  A. 正常骨结构消失

  B. 纤维组织中骨小梁形态不一

  C. 可见成排的成骨细胞

  D. 增生的纤维组织富含血管

  E. 有纤维化骨出现

**5.** 下列产生恶臭味及不发酵碳水化合物的为

  A. 卟啉单胞菌属　　　　B. 普氏菌属

  C. 密螺旋体　　　　　　D. 梭杆菌属

  E. 放线菌属

**6.** 下列关于恶性黑色素瘤的生物学特性，描述不正确的是

  A. 呈浸润性生长

  B. 早期淋巴结转移

  C. 可见血道转移

  D. 可形成子瘤

  E. 发生于口腔黏膜者预后较发生于皮肤者好

**7.** 患者，男性，52 岁。从事焊接工作 30 年，因牙龈缘发黑就诊。检查发现左侧颊黏膜有棕黑色色素沉着斑，患者长期神经衰弱，伴有肌肉和关节酸痛。诊断可能是

  A. 汞中毒　　　　　　　B. 铋中毒

  C. 铅中毒　　　　　　　D. 磷中毒

  E. 砷中毒

二、多选题：每道试题由 1 个题干和 5 个备选答案组成，题干在前，选项在后。选项 A、B、C、D、E 中至少有 2 个正确答案。

**8.** 以下疾病可引起口腔黏膜色素沉着的有

  A. 缺铁性贫血

  B. 血小板减少性紫癜

  C. 原发性慢性肾上腺皮质功能减退

  D. 维生素 C 缺乏症

  E. Albright 综合征

**9.** 患者，女性，中年。因"下唇唇红黏膜有黑点"就诊。仔细检查后诊断为"口腔黏膜黑斑"。下列选项对口腔黏膜黑斑描述错误的是

  A. 镜下可表现为上皮基底层的黑色素细胞增多

  B. 含铁血黄素沉积是造成黏膜黑斑的原因之一

  C. 颜色越深，则发生恶变的可能性越大

  D. 后代也可能存在口腔黏膜黑斑

  E. 该病不需治疗，终身无任何症状及体征

## 答案和精选解析

### 一、单选题

**1. E**　骨纤维异常增殖症的病理表现：镜下见网状骨小梁无规律地疏埋于质地疏松或致密的富含细胞和血管的纤维结缔组织中，病变内可见大量成纤维细胞。骨小梁形态变异较大，多呈球形，在横切面呈曲线形、C 形或弓形，边缘不规则，骨细胞腔隙宽阔。骨小梁紧密排列，形成骨网。骨小梁由粗纤维的原骨构成，有时可见病变内出现成骨细胞，产生新骨。多数骨小梁缺乏成骨细胞构成的轮廓。其 X 线片上表现为颌面骨广泛性或局限性沿骨长轴方向发展，呈弥散性膨胀，病变与正常骨之间

无明显界限，无明显包膜。其密度根据病变中含骨量多少而异，有的呈密度高低不等阴影，有的呈毛玻璃状，少数表现为多房性囊状阴影。

2. B 成釉细胞瘤 X 线表现多样化，可分为 4 型：①多房型：各房大小相差悬殊，呈圆形或椭圆形密度减低影，分隔清晰锐利。骨质膨胀，以向颊舌侧为甚。肿瘤可含牙或不含牙，邻牙可被肿瘤推压而移位，也可被侵蚀呈锯齿状或截断状。肿瘤部分边缘增生硬化。肿瘤可向牙根之间的牙槽骨生长或突入其间。②单房型：呈单房状密度减低影像，边缘分叶状，有切迹。③蜂窝型：呈基本相同的小分隔，间隔粗糙。④局部恶性征型：颌骨膨胀不明显，牙槽侧密质骨消失。牙源性钙化上皮瘤，X 线片示颌骨内有不规则低密度透射区，其内含有不同形态的钙化物。肿瘤内常有未萌的埋伏牙，钙化物常位于未萌牙的牙冠附近。牙源性腺样瘤好发于女性，上颌尖牙区为好发部位。X 线表现为低密度单囊病损，边缘光滑。瘤内有未萌出牙，以单尖牙最多见。肿瘤内可见许多粟粒状的钙化点。牙源性钙化囊肿，X 线表现有单房和多房两种。病变形态不规则，境界清楚。肿瘤内可含牙并可见大小不等的钙化点和团块。牙根可有吸收。病变呈囊性，衬里上皮的基底层呈立方状或柱状，胞核远离基底膜，其浅层由排列疏松的星形细胞构成。在衬里上皮和纤维囊壁内可见数量不等的影细胞灶，并有不同程度的钙化。根据题干"X 线见界限清楚的放射透光区，内含大小不等的钙化物质，病检见肿物呈囊性，内衬上皮部分类似缩余釉上皮，部分类似成釉细胞瘤，灶性影细胞团块见于衬里上皮内或纤维囊壁内，部分影细胞可发生钙化"，考虑诊断为牙源性钙化囊肿。

3. D 成釉细胞瘤的临床表现：多发生于青壮年，好发部位为下颌骨体及下颌角部。生长缓慢，初期无症状，表现为圆形或卵圆形的骨性膨隆，多于唇颊侧。肿物逐渐生长可引起面部畸形及相应的功能障碍。肿物可被对颌牙咬伤而继发感染，压迫下牙槽神经，患者可感下唇麻木。肿物侵犯牙槽突时，可引起牙的松动、移位或脱落。骨质破坏较多时可引起病理性骨折。穿刺检查可抽出黄褐色或褐色液体。X 线表现以多房的囊性阴影多见，囊壁边缘不整齐，呈半月形切迹。肿瘤侵及牙根部，牙根常有锯齿状吸收的截根现象。

4. C 骨纤维异常增殖症又称骨纤维结构不良。若病变区纤维成分较多，则 X 线显示囊性透影区；若细的骨小梁较多，则 X 线呈现磨砂玻璃样；纤维组织转变为骨样组织，但钙化程度不同，则 X 线呈斑块状的密度增高区。纤维组织代替正常骨组织，成纤维细胞分化较好，细胞呈梭

形，大小一致，胶原纤维排列疏松或呈漩涡状，骨小梁形态不一，粗细不等，大多数细长、弯曲，排列紊乱无定向，呈 C 形、O 形或 V 形。骨小梁周围缺乏成骨细胞，可见纤维组织直接化骨。增生的纤维组织中富含血管，有时可见骨样组织、新生的骨小梁、软骨岛及破骨细胞。

5. A 卟啉单胞菌属在血平板上可形成特征性的黑色菌落，以前人们认为它能产生黑色素，现在已明确黑色是由于吸收血红蛋白和聚集血红素所致。它不能降解糖作为生命活动所需的能量来源，也不能利用氨基酸作为生命合成所需的前体。由于它能产生许多蛋白水解酶，将蛋白质降解，因此，可产生恶臭味。普氏菌属包括产黑色素的菌种和不产黑色素的菌种。密螺旋体、梭杆菌属不产生黑色素、恶臭味及不发酵碳水化合物，放线菌属不产生黑色素、恶臭味，但可发酵碳水化合物。

6. E 恶性黑色素瘤早期多表现为皮肤黑色损害，或原有的黑痣（交界痣）突然变黑、增大，随病程发展，病损隆起呈斑块或结节状，也可呈菜花状，基底呈浸润性生长，表面易破溃、出血，周围可有不规则的色素晕或色素脱失，亦可在皮下生长呈结节状，有时可见子瘤形成。恶性黑色素瘤早期可处于原位，后呈侵袭性发展，早期出现淋巴转移，晚期发生血道转移。口腔内的恶性黑色素瘤生长迅速，常发生广泛转移，预后较皮肤上的恶性黑色素瘤差。

7. C 金属性色素沉着多见于职业暴露者，焊接过程中，会产生挥发性的氧化铅，长期吸入会导致慢性铅中毒，表现为牙龈边缘形成蓝黑色的铅线，唇、舌、颊黏膜可见棕黑色色素沉着斑。出现的全身症状包括：神经衰弱、多发性神经病、头晕、头痛、恶心呕吐、食欲不振、腹隐痛、便秘、贫血等。

**二、多选题**

8. CE Albright 综合征即多发性骨性纤维发育异常，可在唇周、背部、腰臀部及下肢等处出现黄褐色或黑褐色斑块。原发性慢性肾上腺皮质功能减退症又称 Addison 病，可在唇红、颊、牙龈、舌缘等处表现为大小不一的点状、片状的蓝黑色或暗棕色色素沉着。

9. BCE 口腔黏膜黑斑是由于黑色素细胞分泌黑色素的数量异常等造成，是与种族性黑色素沉着、系统性疾病、外源性物质所致的口腔黏膜色素沉着无关的黑色素沉着斑。病理可表现为上皮基底层的黑色素细胞增多；该疾病可能存在家族病史；患者病损的颜色可能与黑色素在上皮中沉积的深浅有关，黑色素沉积的越浅，则颜色越深，这种情况与恶变无明显相关性；该疾病一般不需治疗，但必须定期复查，有发生恶变的可能。

# 第四篇  儿童口腔医学

## 第一章  儿童口腔疾病病史的采集、口腔检查及治疗计划的制订

一、单选题：每道试题由 **1** 个题干和 **5** 个备选答案组成，题干在前，选项在后。选项 **A、B、C、D、E** 中只有 **1** 个为正确答案，其余均为干扰选项。

**1.** 头影测量中与地面平行的平面是

  A. Bolton 平面        B. 前颅底平面

  C. 𬌗平面              D. 眼耳平面

  E. 腭平面

**2.** 关于无牙颌印模范围的要求，不正确的是

  A. 包括整个牙槽嵴

  B. 边缘伸展到唇、颊、舌沟处

  C. 上颌后缘取到腭小凹处

  D. 下颌后缘盖过磨牙后垫

  E. 上颌两侧后缘伸至翼上颌切迹，并盖过上颌结节

**3.** 琼脂复制模型时的灌注温度是

  A. 40℃             B. 42~46℃

  C. 52~55℃      D. 60℃

  E. 65~70℃

**4.** 石膏模型材料的性能特点是

  A. 混水率越大，凝固时间越长，最后的生成物强度越低

  B. 混水率越大，凝固时间越短，最后的生成物强度越低

  C. 混水率越大，凝固时间越长，最后的生成物强度越高

  D. 混水率越大，凝固时间越短，最后的生成物强度越高

  E. 混水率与凝固时间及最后的生成物强度无关

**5.** 下列与模型材料性能要求无关的是

  A. 有良好的流动性、可塑性

  B. 有适当的凝固时间，以 3~5 分钟为宜

  C. 精确度高

  D. 抗压强度大，表面硬度高

  E. 与印模材料不发生化学变化

**6.** 正常开口度是

  A. 30mm         B. 30~39mm

  C. 40mm         D. >40mm

  E. >50mm

**7.** 下颌关闭运动，最大开口度为

  A. 20~30mm    B. 30~40mm

  C. 40~60mm    D. 50~60mm

  E. 30~50mm

二、多选题：每道试题由 **1** 个题干和 **5** 个备选答案组成，题干在前，选项在后。选项 **A、B、C、D、E** 中至少有 **2** 个正确答案。

**8.** 儿童口腔科的临床资料有

  A. 病历           B. 化验单

  C. 记存模型      D. X 线片

  E. 口内像

**9.** 关于不同年龄阶段儿童的检查与治疗计划，叙述错误的是

  A. 儿童第 1 次口腔检查应在 3 岁之前

  B. 如发现婴幼儿有不良吮咬习惯应及时予以纠正，以免导致错𬌗畸形的发生

  C. 对乳牙列有患龋风险的乳磨牙，可以做窝沟封闭

  D. 对混合牙列阶段儿童，第一恒磨牙是防龋重点

  E. 青少年时期由于激素水平的变化，应注意牙周疾病的防治

三、共用题干单选题：以叙述一个以单一病人或家庭为中心的临床情景，提出 **2~6** 个相互独立的问题，问题可随病情的发展逐步增加部分新信息，每个问题只有 **1** 个正确答案，以考查临床综合能力。答题过程是不可逆的，即进入下一问后不能再返回修改所有

前面的答案。

**（10～11 共用题干）**

患儿，男性，5岁。因"进食时右下后牙疼痛3天"来诊。口腔检查：右下第二乳磨牙近中殆面深大龋洞，不松动，牙龈无红肿，叩痛（±）。

**10. 最有助于诊断的问诊是**

A. 有无自发痛

B. 是否曾有牙龈肿痛

C. 是否曾于外院治疗

D. 有无食物嵌塞痛

E. 有无发热

**11. 最有助于诊断的检查是**

A. 牙髓活力冷、热测试

B. 牙髓活力电测试

C. 根尖 X 线片

D. 殆翼 X 线片

E. 咬诊

**（12～13 共用题干）**

患儿，男性，8岁。因"跌倒致上前牙松动2小时"来诊。

**12. 问诊内容不包括**

A. 有无头晕、恶心

B. 有无身体其他部位损伤

C. 是否曾于外院治疗

D. 有无牙痛史

E. 有无出血

**13. 应进行的影像学检查是**

A. 全口曲面体层 X 线片

B. 根尖 X 线片

C. 殆翼 X 线片

D. 锥形束计算机体层摄影（CBCT）

E. 上颌前部殆 X 线片

# 答案和精选解析

## 一、单选题

**1. D**

**2. C** 适度的伸展范围属于无牙颌印模范围的要求之一，印模范围的大小，决定全口义齿基托的大小。在不妨碍黏膜皱襞、系带以及软腭等功能活动的条件下，应充分伸展印模边缘，以便充分扩大基托的接触面积。无牙颌印模的边缘要与运动时的唇、颊和舌侧黏膜皱襞相贴合，还要充分让开系带，不妨碍唇、颊和舌系带的功能运动。印模边缘应圆钝，有一定的厚度，其厚度与牙槽骨吸收的量有关。上颌后缘的两侧要盖过上颌结节到

翼上颌切迹，后缘的伸展与后颤动线（或腭小凹后2mm）一致。下颌后缘盖过磨牙后垫的1/2或全部，远中舌侧边缘向远中伸展到下颌舌骨后间隙，下缘跨过下颌舌骨嵴，不应妨碍口底和舌运动。

**3. C** 琼脂复制模型的方法是将复模材料放在容器中加热，使之成为溶胶，再将复制的模型平放于玻璃板上，在其周围安放复模盒，通常是在52～55℃时，即溶胶接近胶凝温度时注入复模盒内。当材料凝固后及时取出需复制的模型，再灌注第二副模型。

**4. A** 混水率大，材料的结构疏松，水量增加，二水硫酸钙的结晶核减少，结晶体间的相互交结现象也少，使材料强度降低。同时当多余的水挥发后，会形成一些微小的孔隙，即石膏的多孔性。混水率越大，孔隙越多，材料强度越低。

**5. B** 模型材料应有良好的流动性和可塑性，精确度高，能清晰复制出口腔组织的模型。要求抗压强度大，表面硬度高，能耐受修复体制作的磨损，且与印模材料不发生化学反应而易脱模。应有适当的凝固时间，包括灌注到取出模型的时间，故以30～60分钟为宜。

**6. C　7. C**

## 二、多选题

**8. ACDE** 病历记录、记存模型和影像记录是儿童口腔科主要的临床资料。根据选项，X线片和口内像属于影像记录。

**9. AB** 不同年龄阶段的儿童，口腔检查与治疗计划存在差异。3岁以下的阶段：第一次口腔检查，建议在婴儿长出第一个乳牙后的6个月内进行，最迟不超过12个月龄。3岁以内的婴幼儿由于心理和生理的需求常有各种吮咬习惯，不必强行破除，因此发现婴幼儿有不良吮咬习惯就及时予以纠正是不准确的，如果持续到3岁以后，则属于口腔不良习惯，可以导致不同的错殆畸形。3～6岁的阶段：3～4岁，乳磨牙的窝沟好发龋坏，有患龋风险的乳磨牙，可以做窝沟封闭，定期复查。6～12岁的阶段：属于混合牙列阶段，第一磨牙在萌出阶段和萌出后的成熟阶段，具有患龋高危性，因此要对刚萌出的恒磨牙仔细检查，并做窝沟封闭以减少窝沟龋的发生。12岁以上的阶段：由于性激素水平的变化，青春期牙龈组织对菌斑等局部刺激的反应性增强，易患牙龈炎，牙周疾病的发病率上升，因此，该时期更加强调牙周检查。

## 三、共用题干单选题

**10. A**

**11. C** 根据题干，需要进一步问诊和检查，在上述问诊之后，可以将诊断局限在深龋和可复性牙髓炎，接下来需要进一步检查以确诊，如X线片和温度测试。牙髓活力冷、热测试：深龋患牙经冷、热测试，尤其是刺激进入龋洞，会出现明显激发痛，以冷刺激敏感。牙髓

炎也会出现激发痛，但疼痛会持续一段时间。本题病例为深大龋洞，冷刺激容易进入龋洞，引起假阳性，因此，还需要 X 线片检查。根尖片不仅能看到冠方龋坏的深度、龋坏与牙髓腔距离，还能看到根尖牙周膜、牙槽骨的情况，最有助于诊断。粭翼片只能观察到冠部龋坏的情况，牙根、根方的牙槽骨、牙周膜的情况不可见。牙髓活力电测试可判断牙髓生死的状态，并不是最有帮助诊断的检查。咬诊可检查咬合的情况，以判断有无咬合创伤。

**12. D**　根据题干，患儿因跌倒致上前牙松动 2 小时来诊。应问诊有无头晕、恶心，排除颅脑损伤；有无身体其他部位损伤以做出全面诊断和拟定治疗方案；是否曾于外院治疗，以了解外院治疗情况；有无出血，以判断跌倒损伤的严重情况；有无牙痛史不属于问诊内容，如有牙痛，应为患者首要主诉。

**13. B**

# 第二章　乳牙及年轻恒牙的解剖形态与组织结构特点

一、单选题：每道试题由 **1** 个题干和 **5** 个备选答案组成，题干在前，选项在后。选项 **A、B、C、D、E** 中只有 **1** 个为正确答案，其余均为干扰选项。

**1.** 意外露髓的牙髓组织经盖髓治疗后继发性牙本质形成，封闭露髓孔，一般在术后几个月左右完成
- A. 1
- B. 2
- C. 3
- D. 4
- E. 5

**2.** 下列哪一项是年轻恒牙的特征
- A. 牙本质小管粗大
- B. 髓角低、髓腔小
- C. 神经丰富
- D. 血管丰富、修复能力弱
- E. 以上都是

**3.** 人体中最硬的组织是
- A. 牙骨质
- B. 牙本质
- C. 牙釉质
- D. 头颅骨
- E. 颌骨

**4.** 当第二乳磨牙破坏严重不能充填时，采取截冠法保留牙根的主要理由是
- A. 保持乳牙列完整性
- B. 维护第二乳磨牙功能
- C. 操作简便
- D. 既简便又可防止第一恒磨牙向近中移位
- E. 防止牙槽骨萎缩

**5.** 牙冠折引起牙本质暴露的正确处理是
- A. 观察
- B. 只需将锐利的边缘磨除
- C. 间接盖髓术
- D. 脱敏处理
- E. 局麻下活髓切断术

**6.** 年轻恒牙硬组织比成年恒牙薄主要是由于
- A. 钙化程度低
- B. 牙本质小管粗
- C. 没有继发性牙本质
- D. 牙本质尚未完全形成
- E. 牙釉质薄

**7.** 有关乳牙滞留的描述，正确的是
- A. 继承恒牙已萌出，按时脱落的乳牙
- B. 乳牙牙根大部分吸收，未能脱落的乳牙
- C. 乳牙牙根少量吸收，未能脱落的乳牙
- D. 恒牙未萌出，保留在恒牙列的乳牙
- E. 继承恒牙缺失，未能脱落的乳牙

**8.** 人的一生中拥有的两副牙是
- A. 前牙、后牙
- B. 切牙、磨牙
- C. 大牙、小牙
- D. 尖牙、磨牙
- E. 乳牙、恒牙

**9.** 牙釉质为覆盖于牙冠部表面的一层硬组织，其厚度为
- A. 均匀地覆盖于整个牙冠部
- B. 从牙冠部向牙颈部逐渐变薄
- C. 从牙冠部向牙颈部逐渐变厚
- D. 从近中向远中逐渐变薄
- E. 从近中向远中逐渐变厚

**10.** 下颌磨牙牙尖斜面中在正中𬌗时无𬌗接触的是
- A. 组成三角嵴的两个斜面
- B. 颊尖的舌斜面
- C. 颊尖的颊斜面
- D. 舌尖的颊斜面
- E. 舌尖的舌斜面

**11.** 恒牙列期，临床最常用的矫治器是
- A. 活动矫治器
- B. 功能矫治器
- C. 固定矫治器
- D. 舌侧矫治器
- E. 以上所有类型的矫治器

**12.** 解剖式人工牙的牙尖斜度是
- A. 10°
- B. 20°
- C. 30°
- D. 40°
- E. 50°

**13.** 釉牙本质界弧形的凹面应
- A. 与釉质生长线平行
- B. 朝向牙本质
- C. 朝向釉质
- D. 与施雷格板平行
- E. 与釉板长轴平行

**14.** 有关上颌第一恒磨牙髓室的形态特征，叙述正确的是
- A. 龈𬌗径最大
- B. 近远中径大于颊舌径
- C. 近远中径最小
- D. 颊舌径大于近远中径
- E. 龈𬌗径大于颊舌径

**15.** 引起乳牙牙根吸收时，增多的细胞是
- A. 破骨细胞
- B. 破牙细胞
- C. 巨噬细胞
- D. 多形核白细胞

E. 中性粒细胞

**16. 下列关于牙髓腔的描述正确的是**

A. 髓腔朝向牙冠的一端扩大成室称为髓室

B. 牙髓腔的形态与牙冠外形基本相似

C. 牙髓腔的形态随着年龄变化而变化

D. 牙髓腔的壁由牙本质构成

E. 以上描述都正确

**17. 牙本质的增龄性改变为**

A. 透明牙本质形成

B. 出现修复性牙本质

C. 不断形成继发性牙本质

D. 牙本质死区出现

E. 前期牙本质变厚

**18. 关于上颌尖牙外形的描述，正确的是**

A. 唇面似圆四边形

B. 未磨耗的尖牙两条尖牙嵴的交角为60°

C. 唇面外形高点在颈1/3处

D. 舌轴嵴明显，将舌窝分成近中和远中两个舌窝

E. 根尖略向近中弯曲

**19. 乳牙经常在出生后多长时间就可萌出**

A. 2个月      B. 6个月

C. 1岁半      D. 2岁

E. 2岁半

**20. 第一恒磨牙牙胚开始形成的时间是**

A. 出生后1~3个月

B. 胚胎5~6个月

C. 出生后1年

D. 胚胎3~4个月

E. 出生后半年

**21. 成牙本质细胞瘤属于**

A. 牙源性钙化上皮瘤

B. 牙源性腺样瘤

C. 良性成牙本质细胞瘤

D. 牙源性钙化囊肿

E. 成牙本质细胞坏死

**22. 俗称"马牙子"的上皮珠是**

A. 剩余牙板上皮

B. 剩余牙龈上皮

C. 缩余釉上皮

D. 剩余唾液腺导管上皮

E. 口腔黏膜上皮

**23. 牙釉质表面主要的无机物为**

A. 铁和锌      B. 钙和磷

C. 镁和钠      D. 氟和氯

E. 碳和磷酸钙矿物质

**24. 组成牙本质主要的无机物为**

A. 铁和锌      B. 钙和磷

C. 镁和钠      D. 氟和氯

E. 碳和磷酸钙矿物质

**25. 关于牙冠的论述，正确的是**

A. 牙齿显露于口腔的部分称为牙冠

B. 牙发挥咀嚼功能的部分称为牙冠

C. 牙龈缘以上的部分称为牙冠

D. 由牙釉质覆盖的部分称为牙冠

E. 以上都不正确

**26. 牙本质中无机物的含量为**

A. 50%      B. 60%

C. 80%      D. 70%

E. 90%

**27. 牙髓中不含有的细胞是**

A. 成纤维细胞      B. 成釉细胞

C. 成牙本质细胞      D. 未分化的间充质细胞

E. 巨噬细胞

**28. 在近髓端和近表面牙本质小管的数目比约为**

A. 1∶1      B. 1∶4

C. 4∶1      D. 1∶8

E. 8∶1

**29. 下述关于牙冠轴面突度的生理意义，不正确的是**

A. 轴面突度使食物滑下时对牙龈起按摩作用

B. 邻面的突度有防止食物嵌塞的作用

C. 唇（颊）、舌面突度过小时牙龈会受到食物过度冲击创伤

D. 唇（颊）、舌面突度过大时牙龈会因失去食物按摩而萎缩

E. 适当的轴面突度能提高咀嚼效能

**30. 下列关于乳磨牙髓腔的描述，错误的是**

A. 乳磨牙髓室颊舌径大于近远中径

B. 乳磨牙通常有三个根管

C. 上颌乳磨牙根管分为颊侧近、远中根管和舌侧根管

D. 下颌乳磨牙根管分为近中颊、舌侧根管和远中根管

E. 下颌第二乳磨牙有时出现4个根管

**31. 牙釉质的基本结构是**

A. 绞釉      B. 釉基质

C. 釉柱      D. 釉丛

E. 釉板

**32. 牙本质的反应性变化不包括**

A. 继发性牙本质　　　B. 修复性牙本质

C. 牙本质死区　　　　D. 透明牙本质

E. 罩牙本质

**33. 下述关于髓腔形态的生理病理变化，不正确的是**

A. 髓腔体积随年龄增长而不断缩小

B. 乳牙髓腔比恒牙的相对大

C. 青少年恒牙的髓腔比老年者大

D. 随着磨耗，髓室顶、髓角都不断降低

E. 外伤、龋病的刺激使髓腔缩小加快

**34. 髓周牙本质是指**

A. 成牙本质细胞突起周围的牙本质

B. 罩牙本质

C. 根部牙本质的透明层

D. 罩牙本质和透明层以内的牙本质

E. 小管间牙本质

**35. 牙釉质的无机化合物的主要成分是**

A. 磷酸镁　　　　　　B. 磷酸钙

C. 碳酸镁　　　　　　D. 碳酸钙

E. 氟化钙

**36. 钙化程度最高的牙本质是**

A. 球间牙本质　　　　B. 生长线

C. 前期牙本质　　　　D. 管周牙本质

E. 管间牙本质

**37. 新生线可见于**

A. 乳牙和第一恒磨牙

B. 乳牙和中切牙

C. 中切牙和第一恒磨牙

D. 乳牙

E. 恒牙

**38. 有关牙本质小管的说法正确的是**

A. 牙尖部及切缘较弯曲

B. 牙颈部稍弯呈"～"状，近髓端突向冠方

C. 近髓端和近表面者单位面积小管数为 1:4

D. 牙冠部牙本质小管分支数目比根部多

E. 小管近牙髓端较粗，直径 3～4μm，越向表面越细

**39. 有关牙本质的描述，正确的是**

A. 管周牙本质矿化程度高，胶原纤维极少

B. 管间牙本质较管周牙本质矿化程度高

C. 发育完成的牙较正发育的牙前期牙本质厚

D. 球间牙本质主要见于牙根部牙本质牙骨界

E. 生长线又叫芮氏线，是与牙本质小管垂直的间歇线

**40. 牙髓间质的纤维主要是**

A. 胶原纤维和嗜银纤维

B. 嗜银纤维和科尔夫纤维

C. 科尔夫纤维和弹力纤维

D. 弹力纤维和胶原纤维

E. 弹力纤维和嗜银纤维

**41. 牙髓内的神经受到外界刺激后，常反应为**

A. 冷　　　　　　　　B. 痛

C. 压力感　　　　　　D. 热

E. 化学刺激

**42. 关于牙髓的描述，错误的是**

A. 外界刺激传到牙髓后，表现为痛觉

B. 牙髓内的神经能区分冷、热、压力及化学刺激

C. 牙髓神经缺乏定位能力

D. 牙髓是一种疏松结缔组织

E. 牙髓有修复再生的能力

**43. 牙釉质中无机盐占总重量的**

A. 3%　　　　　　　　B. 97%

C. 70%　　　　　　　D. 30%

E. 45%～50%

**44. 牙釉质中有机成分占总重量的**

A. 3%　　　　　　　　B. 97%

C. 70%　　　　　　　D. 30%

E. 45%～50%

**45. 由于外界刺激可诱发牙髓形成的物质是**

A. 原发性牙本质　　　B. 继发性牙本质

C. 功能性牙本质　　　D. 修复性牙本质

E. 以上都不对

**46. 牙釉质的无机化合物主要是磷酸钙，约占总量的**

A. 60%　　　　　　　B. 70%

C. 75%　　　　　　　D. 80%

E. 90%

**47. 以下关于牙髓组织形成牙本质功能的叙述，不正确的是**

A. 牙髓组织在一生中，不断形成继发性牙本质

B. 受某些刺激后，牙髓可形成修复性牙本质

C. 牙髓坏死后，形成牙本质的功能丧失

D. 继发性牙本质的形成可使髓腔闭锁

E. 牙髓形成修复性牙本质可以阻断外界的刺激

**48. 牙釉质酸蚀后脱矿的模式有**

A. 一种　　　　　　　B. 二种

C. 三种　　　　　　　D. 四种

E. 五种

**49.** 牙釉质酸蚀的常用方法是

A. 5% ~10% 硝酸处理 1 分钟

B. 5% ~10% 硝酸处理 30 秒

C. 30% ~50% 磷酸处理 30 秒 ~1 分钟

D. 30% ~50% 磷酸处理 1 ~2 分钟

E. 5% ~10% 磷酸处理 1 分钟

**50.** 以下乳牙萌出的先后顺序正确的是

A. Ⅰ Ⅱ Ⅴ Ⅳ Ⅲ

B. Ⅰ Ⅱ Ⅲ Ⅴ Ⅳ

C. Ⅰ Ⅱ Ⅳ Ⅲ Ⅴ

D. Ⅴ Ⅰ Ⅱ Ⅲ Ⅳ

E. Ⅰ Ⅱ Ⅴ Ⅲ Ⅳ

**51.** 年轻恒牙萌出后，牙根完全形成的时间为

A. 半年 　　　　　　B. 1 ~2 年

C. 2 ~3 年 　　　　　D. 3 ~5 年

E. 5 ~6 年

**52.** 乳中切牙的脱落期在

A. 5 ~6 岁 　　　　　B. 4 ~5 岁

C. 6.5 ~7 岁 　　　　D. 6 ~7 岁

E. 7 ~8 岁

**53.** 下列不属于牙髓的基本功能的是

A. 牙本质细胞形成牙本质

B. 丰富的侧支循环使牙髓损伤后能很快恢复

C. 有感觉神经纤维传导痛觉

D. 成牙本质细胞及结缔组织成分对外界刺激的保护性反应

E. 血管系统向牙髓 – 牙本质复合体提供营养成分

**54.** 牙髓易产生疼痛的原因中，不正确的是

A. 被无让性的牙本质包围

B. 基质富含纤维且具有黏性

C. 无有效的侧支血液循环

D. 仅借狭窄的根尖孔与根尖周组织相连

E. 牙髓所含的细胞、血管、神经对环境变化反应敏感

**55.** 患者主诉右上第一恒磨牙阵发性自发痛，医生检查做温度测验时应

A. 先测患病的右上第一磨牙

B. 先测正常的右上前磨牙

C. 先测正常的左上第一磨牙

D. 先测正常的右下第一磨牙

E. 先测正常的右下第一前磨牙

**56.** 牙釉质中无机盐钙、磷的存在形式主要为

A. 氟磷灰石 　　　　B. 磷酸氢钙

C. 羟基磷灰石 　　　D. 釉柱

E. 釉原蛋白

**57.** 由中国科学家首先定位致病基因的遗传性疾病是

A. 掌跖角化 – 牙周破坏综合征

B. Down 综合征

C. 遗传性乳光牙本质

D. 假性肥大性肌营养不良症

E. 肾性糖尿病

**58.** 乳牙萌出完成的时间是

A. 1 岁半左右 　　　　B. 2 岁左右

C. 2 岁半左右 　　　　D. 3 岁左右

E. 4 岁左右

**59.** 第三恒磨牙的牙胚形成的时间是

A. 胚胎的第 10 个月 　B. 出生后第 6 个月

C. 2 ~3 岁 　　　　　　D. 4 ~5 岁

E. 1 岁左右

**60.** 可进一步分化形成成牙本质细胞的结构是

A. 成釉器 　　　　　B. 牙囊

C. 牙板 　　　　　　D. 牙乳头

E. 前庭板

**61.** 恒切牙及尖牙的牙胚发生时间是

A. 胚胎 2 个月 　　　B. 胚胎 4 个月

C. 胚胎 5 个月 　　　D. 胚胎 10 个月

E. 6 岁

**62.** 人类建𬌗的过程是从

A. 恒切牙萌出时开始直到第三磨牙萌出才完成

B. 乳牙萌出时开始直到第三磨牙萌出才完成

C. 乳牙萌出时开始直到第二乳磨牙萌出才完成

D. 恒牙萌出时开始直到 18 岁才完成

E. 乳牙萌出时开始直到 18 岁才完成

**63.** 国际牙科联合会系统用两位数记录牙位。左下区乳牙用几表示

A. 4 　　　　　　　　B. 5

C. 6 　　　　　　　　D. 7

E. 8

**64.** 乳牙的建𬌗，大约的时间为

A. 婴儿第 5 个月直到第 24 个月

B. 婴儿第 6 个月直到第 24 个月

C. 婴儿第 6 个月直到第 30 个月

D. 婴儿第 5 个月直到第 30 个月

E. 婴儿第 7 个月直到第 24 个月

**65.** 最早萌出的乳牙是

A. 上颌乳中切牙 　　　B. 下颌乳中切牙

C. 下颌第一乳磨牙 　　D. 上颌第二乳磨牙

E. 下颌第二乳磨牙

**66. 与下颌第一乳磨牙相似的恒牙是**

A. 下颌第一恒磨牙      B. 下颌第二恒磨牙

C. 下颌第一双尖牙      D. 下颌第二双尖牙

E. 没有恒牙与其相似

**67. 牙本质中胶原主要为**

A. Ⅰ型      B. Ⅱ型

C. Ⅲ型      D. Ⅳ型

E. Ⅴ型

**68. 关于味蕾的描述，不正确的是**

A. 上皮分化形成的特殊结构

B. 味蕾位于基底膜之下

C. 光镜下味蕾由亮细胞和暗细胞组成

D. 味蕾的功能是感受味觉

E. 除位于乳头外还可分布于软腭、会厌

**69. 下列对下颌尖牙的牙冠形态的描述，错误的是**

A. 近中缘长而直、远中缘短而突

B. 两条牙尖嵴相交成钝角

C. 邻面呈三角形

D. 牙冠倾向舌侧

E. 近、远中牙尖嵴的长度比约为 2∶1

**70. 下述对上颌第一双尖牙的双根率的统计，正确的是**

A. 80%      B. 60%

C. 50%      D. 95%

E. 87%

**71. 下述对上颌第一双尖牙牙面形态的描述，正确的是**

A. 𬌗面呈方圆形

B. 𬌗面远中边缘嵴长于近中边缘嵴

C. 颊尖较舌尖小而圆

D. 颊舌尖相连成一横嵴，横过𬌗面

E. 𬌗面上有一远中舌沟

**72. 上颌第二前磨牙近中面邻接处位于**

A. 中 1/3 近缘处

B. 颊 1/3 近缘处

C. 舌 1/3 近缘处

D. 颊 1/3 与中 1/3 交界处

E. 舌 1/3 与中 1/3 交界处

**73. 牙冠上的发育沟是指**

A. 牙冠𬌗面上的浅沟

B. 钙化不全的缺陷部分

C. 牙发育不全所形成的沟

D. 牙冠上细长凹陷的部分

E. 牙生长发育时，两生长叶相连所形成的浅沟

**74. 上、下颌前磨牙的区别不包括**

A. 上颌牙冠较下颌大

B. 上颌牙冠较直

C. 下颌的牙冠向舌侧倾斜

D. 上颌前磨牙牙冠颊舌径与近远中径约相等

E. 下颌牙冠方圆

**75. 下列关于上颌第一磨牙𬌗面特征的描述，正确的是**

A. 呈斜方形，远中舌尖最大，为主要功能尖

B. 呈菱形，远中颊尖是最小的牙尖

C. 远中颊尖与远中舌尖三角嵴相连构成斜嵴

D. 远中舌尖与近中颊尖三角嵴相连构成斜嵴

E. 近中舌尖与近中颊尖三角嵴相连构成横嵴

**76. 上颌第二磨牙最小的牙尖是**

A. 远中舌尖      B. 近中舌尖

C. 远中尖      D. 远中颊尖

E. 近中颊尖

**77. 下列关于继发性牙本质的描述，错误的是**

A. 是牙发育至根尖孔形成后继续形成的牙本质

B. 牙本质小管的方向与原发性牙本质一致

C. 与原发性牙本质之间有明显的分界线

D. 在整个髓腔表面分布不均匀

E. 形成速率一般较原发性牙本质慢

**78. 银化合物与碘酊作用后治疗牙本质过敏症的原理是发挥其**

A. 抗菌作用      B. 抗牙菌斑作用

C. 机械性阻塞作用      D. 抑制黏附作用

E. 减少酸产生作用

**79. 不需要拔除的乳牙是**

A. 乳牙滞留，影响恒牙正常萌出

B. 乳牙龋坏，根尖外露造成口腔溃疡

C. 乳牙不松动，恒牙先天缺失

D. 乳牙为残根，牙根有瘘管

E. 乳切牙唇侧位，恒切牙已舌侧萌出

**80. 下述关于年轻上颌恒切牙髓室形态特征的描述，正确的是**

A. 近切嵴处近远中径最大

B. 近颈缘处近远中径最大

C. 近远中径等于唇舌径

D. 唇舌径大于近远中径

E. 唇舌径大于切龈径

**81. 下述不属于判断乳牙接近替换期的表现的是**

A. 牙冠破坏大

B. 临床Ⅲ°松动

C. 恒牙胚牙根已形成一半

D. 恒牙胚位置已接近乳牙根分叉

E. 乳牙根吸收已达 1/2

**82.** 乳牙釉质与恒牙釉质相比，正确的是

A. 乳牙釉质有机物质的含量较低

B. 乳牙釉质的化学反应更活泼

C. 乳牙釉质的硬度更大

D. 乳牙釉质厚度更厚

E. 乳牙釉质的气孔率和吸水率较小

**83.** 不属于年轻恒牙牙髓特点的是

A. 组织疏松              B. 血运丰富

C. 防御修复能力强        D. 渗出作用强

E. 增生现象显著

**84.** 下列有关年轻恒牙的叙述，错误的是

A. 年轻恒牙牙髓组织增生明显

B. 轻度炎症易局限，重度炎症易扩散

C. 牙乳头对感染的抵抗力弱、恢复力弱

D. 髓室内有感染坏死时部分牙髓或根髓仍有活性

E. 年轻恒牙牙根的发育有赖于牙乳头及上皮根鞘的正常生理功能

**85.** 年轻恒牙（如第一恒磨牙）在治疗时，必须遵循的要求不包括

A. 制备洞形时，宜用金刚砂车针减速切削，避免龈裂

B. 深部软化牙本质用挖匙去龋

C. 注意恢复与邻牙之间的接触点

D. 修复时要注意保护牙髓

E. 恢复牙冠的正常形态

**86.** 口腔颌面部的解剖分区共有

A. 3 个                  B. 5 个

C. 10 个                 D. 11 个

E. 15 个

**87.** 支配下颌牙牙髓的神经为

A. 下牙槽神经            B. 舌神经

C. 颊神经               D. 舌咽神经

E. 舌下神经

**88.** 不属于口腔前庭表面解剖标志的是

A. 上唇系带             B. 颊系带

C. 腮腺导管开口         D. 颊脂垫尖

E. 翼下颌韧带

**89.** 属于面侧深区的解剖结构是

A. 翼丛、颌外动脉、翼外肌

B. 颌外动脉、翼内肌、下颌神经

C. 翼丛、翼外肌、下颌神经

D. 颌外动脉、翼外肌、翼内肌

E. 翼丛、翼内肌、下颌神经

**90.** 牙排列时对上颌第一磨牙的牙长轴倾斜的要求为

A. 牙长轴与中线相交呈 5°~10° 的锐角

B. 牙长轴与中线相交呈 10°~15° 的锐角

C. 牙长轴与中线平行

D. 牙长轴与中线相交呈 10°~20° 的锐角

E. 牙长轴与中线相交呈 30° 角

**91.** 尖牙保护的特点为

A. 侧运动时，工作侧只有尖牙形成接触

B. 侧运动时，工作侧只有尖牙脱离接触

C. 侧运动时，非工作侧只有尖牙形成接触

D. 侧运动时，非工作侧只有尖牙脱离接触

E. 非正中时，双侧尖牙形成均匀接触

**92.** 建𬌗初期上、下颌第一磨牙的关系为

A. 中性                  B. 近中

C. 远中                  D. 正中

E. 以上都不是

**93.** 前磨牙釉质发育不全，其致病因素大约发生在

A. 出生后第 1 年

B. 出生后第 2 年

C. 出生后第 3 年

D. 出生后第 4 年

E. 出生后第 5 年

**94.** 细菌侵入牙本质，距牙髓的距离为多少时，牙髓内可找到细菌

A. ≤2mm                 B. ≤1.1mm

C. ≤0.3mm               D. ≤0.2mm

E. ≤0.1mm

**95.** 上颌第一恒磨牙硬组织开始形成的时间是

A. 10~12 个月           B. 出生时

C. 2~3 岁               D. 胚胎 4 个月

E. 7~9 岁

**96.** 乳牙牙根吸收的特点不包括

A. 分活动期和静止期

B. 乳前牙牙根吸收开始于根尖 1/3 的舌侧面

C. 乳后牙牙根吸收开始于根尖区

D. 根尖周炎症加速乳牙牙根吸收

E. 先天继承恒牙缺失影响乳牙牙根的吸收

**97.** 下列不是年轻恒牙特点的是

A. 矿化程度低

B. 髓腔宽大，髓角高

C. 牙根未发育完成，呈喇叭口状

D. 牙根形成 1/2 时开始萌出

E. 萌出后 2~3 年内根尖发育完成

**98. 乳牙与恒牙相比，错误的是**

A. 矿化程度较低

B. 更易形成修复性牙本质

C. 牙根分叉角度大

D. 乳磨牙的近远中径小于继承前磨牙的近远中径

E. 大小较同名的恒牙小

**99. 儿童最容易受外伤的牙齿是**

A. 乳切牙　　　　　　B. 乳尖牙

C. 恒切牙　　　　　　D. 乳尖牙和恒尖牙

E. 乳切牙和恒切牙

**100. 乳、恒牙的形态特征存在差异，下列描述中属于乳牙特点的是**

A. 微黄，有光泽

B. 牙冠高度短，近远中径较大

C. 可见明显的切嵴结节

D. 颈部收缩不明显

E. 不存在生理性吸收

**101. 牙本质发育不全的遗传方式为**

A. 常染色体显性遗传

B. 常染色体隐性遗传

C. X 连锁

D. Y 连锁

E. 性染色体显性遗传

**二、多选题：每道试题由 1 个题干和 5 个备选答案组成，题干在前，选项在后。选项 A、B、C、D、E 中至少有 2 个正确答案。**

**102. 牙釉质中的有机物成分主要是**

A. 蛋白质　　　　　　B. 微量元素

C. 脂类　　　　　　　D. 维生素

E. 糖类

**103. 正常恒牙的萌出顺序为**

A. 上颌 6→1→2→4→5→3→7

B. 上颌 6→1→2→4→3→5→7

C. 下颌 6→1→2→3→4→5→7

D. 下颌 6→1→2→4→5→7→3

E. 下颌 6→1→2→4→3→5→7

**104. 关于乳牙牙髓的特点，叙述正确的是**

A. 随着乳牙牙根的吸收，牙髓细胞减少，纤维增多，成牙本质细胞变性、消失

B. 乳牙牙髓细胞丰富，胶原纤维较少且细

C. 乳牙胶原纤维丰富，牙髓细胞较少

D. 神经分布比恒牙稀疏，边缘神经丛少

E. 神经分布比恒牙密，边缘神经丛较多

**105. 年轻恒牙的特点包括**

A. 髓腔大　　　　　　B. 根管壁薄

C. 根尖孔呈开放状　　D. 釉质渗透性强

E. 𬌗面比成熟恒牙易自洁

**三、共用题干单选题：以叙述一个以单一病人或家庭为中心的临床情景，提出 2~6 个相互独立的问题，问题可随病情的发展逐步增加部分新信息，每个问题只有 1 个正确答案，以考查临床综合能力。答题过程是不可逆的，即进入下一问后不能再返回修改所有前面的答案。**

**(106~107 共用题干)**

乳牙期及替牙期的局部障碍是形成错𬌗畸形的局部因素。

**106. 在第一恒磨牙萌出之前，多数乳磨牙缺失，迫使患儿采用前牙咀嚼时，会出现**

A. 下颌逐渐后移

B. 日久形成假性远中错𬌗

C. 上颌切牙前突

D. 开唇露齿

E. 日久形成真性下颌前突

**107. 上颌乳磨牙多数早失时，应选择**

A. 丝圈式间隙保持器　　B. 恒磨牙导萌

C. 助萌　　　　　　　　D. 功能性间隙保持器

E. 丝圈阻萌器

**(108~110 共用题干)**

患者，女性，20 岁。诉自幼牙齿不好，要求牙体美容。检查：全口牙齿均有Ⅰ~Ⅱ度磨耗，牙冠均呈微黄色，釉质缺损较严重，牙本质暴露，探诊、温度测试均无明显反应。患者诉外祖母和母亲的牙齿也有类似的情况。

**108. 拟诊为**

A. 釉质发育不全　　　　B. 四环素牙

C. 遗传性乳光牙本质　　D. 牙本质过敏症

E. 磨耗

**109. 最有可能的病因是**

A. 遗传性疾病

B. 幼时严重营养障碍

C. 婴儿或母体疾病

D. 幼时长期服用四环素类药物

E. 夜磨牙

**110. 治疗方案可选择**

A. 脱敏治疗

B. 咬合夹板改善咬合关系后冠修复

C. 漂白治疗

D. 直接树脂充填

E. RCT 后冠修复

# 答案和精选解析

## 一、单选题

**1. B** 意外露髓的牙髓组织经盖髓治疗后，在露髓孔处形成血凝块，其下方的牙髓组织充血，出现暂时性炎症反应，然后血凝块机化，成牙本质细胞样细胞形成修复性牙本质，封闭穿髓孔，这种修复在术后 2 个月左右完成。

**2. A** 年轻恒牙的髓腔大、髓角尖高，牙本质小管粗大，病变快，容易引起牙髓感染和根尖周组织的炎症。年轻恒牙的牙髓组织血管丰富，生活力旺盛，其抗病能力及修复功能都较强，有利于控制感染和消除炎症。

**3. C** 牙釉质是人体最硬的组织，其硬度约为洛氏硬度值 296，相当于牙本质硬度的 5 倍。牙本质的硬度比牙釉质低，比骨质稍高，其硬度约为洛氏硬度值 68，硬化牙本质为 80。牙骨质的硬度较骨和牙本质低。头颅骨和颌骨均为骨的一部分。综上，组织硬度为：牙釉质 > 牙本质 > 骨 > 牙骨质。

**4. D** 乳牙从牙根形成至牙根开始吸收这一时期，是牙根处于稳定的时期，第二乳磨牙牙根开始吸收的年龄为 8 岁，在 10 至 12 岁脱落。6 岁时，第二乳磨牙远中出现第一颗恒牙（第一磨牙），第一磨牙远中下方还存在第二磨牙牙胚。当第二乳磨牙破坏严重，而患儿的年龄又不是第二乳磨牙生理性脱落的年龄时，如果不加干预，保留第二乳磨牙，则第一恒磨牙会向近中移位，影响前磨牙的萌出。因此，当第二乳磨牙出现牙体 - 牙髓疾病时，需要充填治疗或者根管治疗，以延缓其脱落时间；如果破坏严重不能充填时，采取截冠法保留牙根，不但简便，还可以防止第一恒磨牙向近中移位。

**5. C** 牙冠折引起牙本质暴露，轻者会出现牙本质过敏症，暴露明显者，会引起牙髓 - 牙本质反应。因此，观察不是合理的处理措施。将锐利的边缘磨除过程中，存在机械刺激、冷水刺激以及温度刺激，反而会加重牙髓 - 牙本质反应。对于冠折较轻者，牙本质暴露不多，脱敏处理有一定疗效，但是冠折明显者，脱敏不是正确处理。根据题干，牙冠折引起牙本质暴露，而不是牙髓暴露，因此活髓切断术不可取。间接盖髓术的适应证：深龋、外伤等造成近髓的患牙；深龋引起的可复性牙髓炎，牙髓活力测试在正常范围，X 线片显示根尖周组织正常的恒牙；无明显自发痛，去除腐质未见穿髓却难以判断是慢性牙髓炎或可复性牙髓炎时，可采用间接盖髓术

作为诊断性治疗。因此，牙冠折引起牙本质暴露，进行间接盖髓术，会促进修复性牙本质形成，此为正确的处理措施。

**6. C** 年轻恒牙虽然已经萌出，但是在形态和结构上尚未成熟。牙髓腔大，髓角高，根管壁薄，根尖孔未发育完全。年轻恒牙牙体硬组织硬度差，弹性、抗压力较低，牙本质小管粗大。随着年龄的增加，继发性牙本质不断沉积在硬组织中，在形态和结构上达到成熟，因此年轻恒牙硬组织比成年恒牙薄主要由于没有继发性牙本质。

**7. D** 乳牙滞留是指继承恒牙已萌出，未能按时脱落的乳牙，或恒牙未萌出，保留在恒牙列中的乳牙。

**8. E** 根据位于牙列前后的位置不同，将牙分为前牙和后牙。依据牙的形状和作用不同，分为切牙、前磨牙、磨牙。根据牙齿的大小，分为大牙和小牙。依据牙在口腔内存在的时间分成乳牙和恒牙，即人的一生中的两副牙。

**9. B** **10. E**

**11. C** 恒牙列期，错𬌗畸形较为复杂。固定矫治器存在以下优点：能控制矫治牙在各个方向移动；有足够的支抗；能矫治各种疑难错𬌗畸形；临床复诊间隔时间较长；矫治疗程较短。因此，恒牙列期临床最常用的矫治器是固定矫治器。活动矫治器作用力单一，控制牙移动能力不如固定矫治器，牙齿移动方式多为倾斜移动，整体移动难。功能矫治器多用于具有生长发育空间的人群。舌侧矫治器由于托槽、金属丝都在口内，因此必然影响舌头活动，对进食、说话的妨碍比常规正畸方法大，患者比较难适应。

**12. C** 解剖式牙：人工牙的𬌗面形态与初萌出的天然𬌗面相似，牙尖斜度为 33° 或 30°，优点是咀嚼效率高，缺点是侧向力大。半解剖式牙：人工牙的牙尖斜度约为 20°，上、下颌牙间有一定的锁结关系。侧向𬌗力较解剖式牙小。非解剖式牙：人工牙的颊、舌轴面与解剖式牙类似，但咬合面仅有溢出沟，而没有牙尖，或牙尖斜度为 0°，又称无尖牙。无尖牙咀嚼效率较低，但侧向力小，有利于义齿稳定，对牙槽骨的损害小。

**13. C** 釉质和牙本质的交界面称釉牙本质界，釉质和牙本质相交不是一条直线，而是由许多小弧形线相连而成。从三维的角度来看，整个釉牙本质界是由许多小弧形线相连而成，圆弧形的凹面朝向牙釉质。

**14. D**

**15. B** 破骨细胞引起骨吸收。中性粒细胞、多形核白细胞、巨噬细胞在炎症或免疫反应中扮演重要角色。破牙细胞与牙根吸收有关，当乳牙牙根吸收时，该细胞数目会增加。

**16. E**

**17. C**　继发性牙本质是指牙发育至根尖孔形成后，在一生中仍继续不断形成的牙本质。由于髓周牙本质的不断增厚，髓腔缩小，形成的继发性牙本质小管方向稍呈水平，与原发性牙本质之间有一明显的分界线。因此，牙本质的增龄性改变为不断形成继发性牙本质。透明牙本质、修复性牙本质和死区属于牙本质的反应性改变。前期牙本质的形成是一个有序的过程，即成牙本质细胞分泌基质并进一步发生矿化。成牙本质细胞和矿化牙本质之间总有一层尚未矿化的牙本质，称前期牙本质，一般厚 10 ~ 12μm，发育完成的牙比正在发育的牙的前期牙本质薄。

**18. D**　上颌尖牙是全口牙中牙体和牙根最长的牙。唇面：似圆五边形，颈缘呈弧形，近中缘长，近中斜缘短，远中斜缘长，远中缘短。近、远中斜缘在牙尖顶端相交成的角约为90°。唇面中部由牙尖顶伸至颈 1/3 的突起形成唇轴嵴。唇面的外形高点在中 1/3 与颈 1/3 交界处的唇轴嵴上。舌面：似唇面，但略小。舌窝被舌轴嵴分成较小的近中舌窝和较大的远中舌窝。邻面：远中面比近中面更突且短小。牙尖：牙尖由四条嵴和四个斜面组成。四条嵴为近、远中牙尖嵴和唇、舌轴嵴，其中远中牙尖嵴大于近中牙尖嵴，牙尖顶偏近中。四斜面为近、远中唇斜面和近、远中舌斜面。牙根：单根，直且粗壮，唇舌径大于近远中径，根颈横切面呈卵圆三角形。根长约为冠长的 2 倍，根尖略偏远中。

**19. B**　乳牙在出生后 6 个月开始萌出，至 2 岁到 2 岁半时全部萌出。

**20. D**　第一恒磨牙是恒牙列最早萌出的牙齿，胚胎 3 ~ 4 个月第一恒磨牙牙胚开始形成，出生时开始钙化，2 ~ 3 岁牙冠钙化完成，6 ~ 7 岁萌出于口腔内。

**21. D**

**22. A**　上皮珠是新生儿牙槽嵴黏膜上出现的角质珠，是类似牙齿的灰白色的球状物，米粒大小，数量不等。上皮珠是牙板残余所形成的角化物，并非真正的牙齿，一般不需治疗，出生后数周可自行脱落。俗称马牙子，医学称之为上皮珠，是剩余牙板上皮。

**23. B**

**24. E**　牙本质内的无机物主要是碳和磷酸钙矿物质组成的羟基磷灰石晶体，另外还有少量无定形磷酸钙，主要见于新形成的牙本质。牙本质的磷灰石晶体体积较小。

**25. D**　临床牙冠是指显露于口腔的部分，以牙釉质包裹的部分称为解剖牙冠，它是牙齿发挥咀嚼功能的主要部分，一般所说的牙冠指的是解剖牙冠。

**26. D**　牙本质的化学组成：①无机物含量为 70%，主要为羟基磷灰石晶体，但其晶体比釉质中的小。②有机物含量为 20%，主要为胶原蛋白，为 I 型胶原；非胶原大分子物质中最主要的为牙本质磷蛋白，在牙本质矿化中起重要作用。③水的含量为 10% 。

**27. B**　牙髓中的细胞有：①成牙本质细胞，是牙髓－牙本质复合体特征性细胞，其功能为在牙齿发育期间和成熟牙齿内生成牙本质。②成纤维细胞，是牙髓中的主体细胞，适当刺激可分化为成牙本质细胞样细胞，被认为成牙本质前体细胞；该细胞呈细长纺锤状，可有多个星状短突起，分布整个牙髓，多细胞层内丰富，故又称为牙髓细胞。③防御细胞：如巨噬细胞、树突细胞。④储备细胞，为原始未分化的间充质细胞，是牙髓细胞的储备库，牙髓损伤时，分化为成纤维细胞、成牙本质细胞、巨噬细胞、破牙本质细胞等。淋巴细胞多见于牙髓炎症时。成釉细胞是在釉质即将开始形成时，由成釉器内釉上皮在相邻牙乳头间充质的作用之下分化而成。

**28. C**　牙本质小管是贯穿牙本质全层的管状空间，充满组织液和一定量的成牙本质细胞突起。自牙髓表面向外呈放射状排列，在牙尖部及根尖部小管较直，在牙颈部则呈 " ~ " 形弯曲，靠近牙髓的一端凸面向着根尖方向。近牙髓端的牙本质小管较粗，直径为 3 ~ 4μm，越近表面越细，近表面处直径约为 1μm。近髓端数量是近表面端的 2.5 倍（近髓端和近表面牙本质小管的数目比约为 4：1），牙本质小管在整个行程中有许多分支，并与邻近小管的分支相吻合。

**29. E**　牙冠唇（颊）、舌面突度的生理意义：咀嚼时，排溢的食物顺着正常的牙冠突度滑至口腔，擦过牙龈表面时对牙龈起按摩作用，可促进血液循环，有利于牙龈的健康。若牙冠突度过小或无突度，牙龈将会受食物直接撞击而受伤；反之，若牙冠突度过大，牙龈会失去食物对其的按摩作用，可能产生废用性萎缩。牙冠颈 1/3 的突度，还可起到扩展龈缘的作用，使其紧张而有力。牙冠邻面突度的生理意义：正常的邻面突度形成良好的邻面接触关系，不仅可防止食物嵌塞，还可防止龈乳头受压萎缩及牙槽突吸收降低；正常的邻面接触关系可维持牙弓完整稳定，利于分散咬合力，对牙、牙周组织、咀嚼肌和颞下颌关节的健康均具有重要意义。咀嚼效能与牙齿的功能性接触面积、牙齿支持组织等有关，与适当的轴面突度无关。

**30. A**

**31. C**　釉柱是细长的柱状结构，起自釉牙本质界，贯穿釉质全层而达牙表面，它是牙釉质的基本结构。釉柱的直径在表面者较深部的稍大，釉柱近表面 1/3 较直，而内 2/3 弯曲，在牙切缘及牙尖处绞绕弯曲更为明显，称为绞釉。釉丛起自釉牙本质界，向牙表面方向散开，呈草丛状，其高度为釉质厚度的 1/5 ~ 1/4，由于其有机物含量高，是釉质中的薄弱区。釉板是垂直于牙面的薄层片状结构，可贯穿整个釉质的厚度，是龋齿侵入途径，但大多无害。釉基质主要由多种蛋白质和酶组成，釉原蛋白是釉基质的主要成分，约占90%。

**32. E** 反应性变化：①原发性牙本质和继发性牙本质：牙发育过程中形成的牙本质为原发性牙本质，构成牙本质的主体；牙根发育完成后，牙本质仍持续形成，此时形成的牙本质为继发性牙本质，继发性牙本质的形成使髓室体积缩小，但形成速度减慢。由于对来自𬌗面的轻、中度刺激产生反应，继发性牙本质更多沉积在髓角、髓室顶、髓室底，所以随着年龄的增长，髓室的顶底径变得很小，临床应根据患者的具体情况，了解髓室的大小和位置，因为它们往往是洞形预备的决定因素。另外一种生理性或增龄性变化是牙本质小管壁的继续矿化，这可能是由成牙本质细胞突介导。此种矿化造成牙本质小管壁增厚，牙本质小管变窄。继发性牙本质和管间牙本质的矿化是一种生理性过程。②修复性牙本质：当牙表面因磨损、酸蚀、龋病或牙体手术等，使其深部成牙本质细胞突暴露、受损或受到刺激时，牙髓中的成纤维细胞或间充质细胞能转变为具有成牙本质细胞功能的细胞分泌基质，产生矿化作用，在受损伤处相对的髓腔壁上形成修复性牙本质。其形成的速度、厚度与外界刺激的强度和持续时间有关。修复性牙本质的小管数目减少，同时与原有的牙本质小管不连续相通，修复性牙本质对牙髓的保护十分有效，但如果损害没能停止或去除，可造成牙髓的严重炎症，最终导致牙髓坏死。③硬化性牙本质：牙本质受到外界刺激后，相应部位的成牙本质细胞突发生变性，变性后矿物盐沉积并封闭牙本质小管，这种矿化的牙本质在磨片上呈透明状，称为透明牙本质，又称为硬化性牙本质。它的形成是牙髓-牙本质复合体对外界刺激的防御反应。④死区：牙因磨损、酸蚀或龋病而使牙本质小管暴露，小管内的成牙本质细胞突逐渐变性、分解，小管内充满空气，在透射光下观察，这部分牙本质呈黑色，称为死区。死区常见于狭窄的髓角，其近髓端常有修复性牙本质形成。

**33. D** 牙髓腔的形态随年龄增长不断变化。乳牙的髓腔相对较恒牙的大，青少年恒牙的髓腔又比老年者大，其髓室大，髓角高，根尖孔也大。随着年龄的增长，髓腔内壁有继发性牙本质沉积，使髓腔的体积逐渐减小，髓角变低，根管变细，根尖孔窄小，有的髓腔部分或全部钙化阻塞。上颌前牙继发性牙本质主要沉积在髓室舌侧壁，其次为髓室顶。磨牙主要沉积在髓室底，其次髓室顶和侧壁。因此，老年人恒牙髓室底常为凸起形，而年轻人多为扁平状。不同的牙位，继发性牙本质的沉积部位有所差异，所以"随着磨耗，髓室顶、髓角都不断降低"这一说法不正确。此外，髓腔的病理性变化，如外伤、酸腐、龋病等导致牙本质暴露，在受伤处相对应的髓腔壁上形成修复性牙本质，使之缩小。

**34. D** 最先形成的一层原发性牙本质位于牙冠部者称罩牙本质。最先形成的一层原发性牙本质位于根部者称透明层，厚5~10μm。在罩牙本质和透明层内侧的牙本质称髓周牙本质。成牙本质细胞突起周围的牙本质是管周牙本质。

**35. B** 牙釉质的无机物的主要成分是磷酸钙，约占总量的90%，其余为碳酸钙、磷酸镁和氟化钙。另外，还有少量钠、钾、铁、铅、锰等，这些矿物盐的存在形式主要是羟基磷灰石结晶。

**36. D** 管周牙本质在镜下观察，牙本质的横剖磨片中围绕成牙本质细胞突起的间质与其余部分不同，呈环形透明带，构成小管的壁，矿化程度高，含胶原极少。管间牙本质位于管周牙本质之间，胶原纤维较多，围绕小管呈网状交织排列，并与小管垂直，其矿化较管周牙本质低。成牙本质细胞和矿化牙本质之间总有一层尚未矿化的牙本质，称前期牙本质。球间牙本质的钙化主要是球形钙化，由很多钙质小球融合而成，在钙化不良时，钙质小球之间遗留一些未被钙化的区域。牙本质的生长线是一些与牙本质小管垂直的间歇线纹，表示牙本质的发育和形成速率是周期性变化的。综上，钙化程度最高的牙本质是管周牙本质。

**37. A** 在乳牙和第一恒磨牙的磨片上可以看到新生线，是一条比较明显的间歇线，主要是由于乳牙和第一恒磨牙的釉质，一部分形成于胎儿期，另一部分形成于出生以后，出生以后由于营养和环境发生了变化，所以这部分的釉质受到一部分的干扰，形成新生线。

**38. E** 牙本质小管为贯穿于牙本质全层的管状空间，充满了组织液和一定量的成牙本质细胞突起。呈放射状排列，在牙尖和根尖部小管较直，颈部弯曲呈"～"形，近牙髓端的凸面弯向根尖方向。牙本质小管近髓端较粗，直径3~4μm，越向表面越细，近表面处约为1μm，且排列稀疏。近髓端和近表面每单位面积内小管数目之比约为4:1。小管自牙髓端伸向表面，沿途分出许多侧支，并与邻近小管的侧支互相吻合，根部侧支比冠部多。

**39. A** ①管周牙本质在镜下观察，牙本质的横剖磨片中围绕成牙本质细胞突起的间质与其余部分不同，呈环形透明带，构成小管的壁，矿化程度高，含胶原极少，脱矿切片中为一环形空隙。②管间牙本质位于管周牙本质之间，胶原纤维较多，基本为Ⅰ型胶原蛋白，围绕小管呈网状交织排列，并与小管垂直，其矿化较管周牙本质低。③前期牙本质的形成是一个有序的过程，即成牙本质细胞分泌基质并进一步发生矿化，成牙本质细胞和矿化牙本质之间总有一层尚未矿化的牙本质，称前期牙本质，一般厚10~12μm，发育完成的牙比正在发育的牙的前期牙本质薄。④球间牙本质的钙化主要是球形钙化，由很多钙质小球融合而成，在钙化不良时，钙质小球之间遗留一些未被钙化的区域。主要位于牙冠部近釉牙本质界处，沿着牙的生长线分布，大小形态不规则，其边缘呈凹形，很像许多相接球体之间的空隙。⑤牙本质的生长线又称埃布纳线，是一些与牙本质小管垂直的间歇线纹，表示牙本质的发育和形成速率是周期性变化的。牙本质的形成从牙尖的釉牙本质界开始，有规律地成层进行。生长线有节律性的间隔即每天牙本质沉积的厚度，为4～8μm。如发育期间受到障碍，则形成加重的生长线，称欧文线。⑥新生线为在乳牙和第一恒磨牙，牙本质部分形成于出生前，部分形成于出生后，两者之间有一条明显的生长线。⑦芮氏线代表5～10天的釉质沉积速度，是研究釉质发育的一个标志。

**40. A** 牙髓间质内主要有胶原纤维和嗜银纤维。胶原纤维主要由Ⅰ型和Ⅲ型纤维按一定比例交织成网状而形成的，量随着年龄增加但是构成比例基本不变。嗜银纤维即网状纤维，纤维较细，分布在牙髓细胞间，主要由Ⅲ型胶原蛋白构成。科尔夫纤维是牙本质形成早期，在牙髓边缘聚集成粗大的纤维束。弹力纤维和胶原纤维为牙周膜中的主要纤维成分。

**41. B** 牙髓神经组织来自三叉神经的第Ⅱ支（分布在上颌牙齿）和第Ⅲ支（分布在下颌牙齿），经根尖孔进入根管腔和牙髓腔。牙髓内的神经是一种脱髓鞘的游离的神经末梢，只能接受痛觉，不能定位。牙髓内的神经无法区分冷、热、压力及化学刺激。因此，当牙髓内的神经受到外界刺激后，常反应为痛觉。

**42. B** 牙髓是位于牙髓腔和根管腔的疏松结缔组织，在疏松结缔组织内包含着动脉和静脉血管、淋巴管和神经纤维。由于牙髓组织处于四壁坚硬缺乏弹性的牙髓腔中，其血液循环只能通过细小的根尖孔，缺乏侧支循环，一旦牙髓发生炎症，炎症渗出物不易引流，髓腔内压很快增高，产生剧烈疼痛。牙髓内的神经是一种脱髓鞘的游离的神经末梢，只能接受痛觉，缺乏定位能力。牙髓内的神经无法区分冷、热、压力及化学刺激。牙髓有修复再生的能力，但修复再生能力有限。对于新鲜暴露的牙髓，经适当的临床治疗后，可形成牙本质桥而封闭穿髓孔。在成牙本质细胞遭到损伤后，相应部位牙髓内的未分化间充质细胞可分化为成牙本质细胞而形成牙本质桥。当牙髓由于感染而发生炎症时，完全的修复性再生是困难的。当牙髓病变严重，出现坏死后，形成牙本质的功能丧失。

**43. B**

**44. A** 牙釉质中的有机成分为蛋白质。目前认为釉质内含有两种蛋白质，一种是成釉蛋白（水溶性），分子量小，含有较多脯氨酸和组氨酸。另一种是釉蛋白（非水溶性），分子量较大，含有较多精氨酸、甘氨酸和天冬氨酸。釉质中有机物虽然很少，占总重量的3%，但对维

持釉质的生物学特性有着重要作用。

**45. D** 牙本质受到刺激时，相对应的牙髓组织也会发生反应。若受到慢性的、较弱的刺激，可在相对应的髓腔壁上，新形成一些牙本质，即修复性牙本质，又称反应性牙本质、第三期牙本质、骨样牙本质，可阻挡外界刺激的继续深入，起到保护牙髓的作用。若受到强烈的刺激，则牙髓可发生炎症反应。

**46. E** 牙釉质的化学组成：①无机盐（成熟牙釉质：质量分数96%～97%，体积分数约86%），无机物主要成分是磷酸钙，约占总量的90%，其余为碳酸钙、磷酸镁和氟化钙。另外，还有少量钠、钾、铁、铅、锰等。这些矿物盐的存在形式主要是羟基磷灰石结晶。②有机物（成熟牙釉质：质量分数不足1%，体积分数约2%）。蛋白质和脂类，如釉原蛋白、非釉原蛋白等。③水（成熟牙釉质：质量分数2%～4%，体积分数约12%），大部分是结合水，少数为游离水。

**47. E**

**48. C** 牙釉质酸蚀的模式有釉柱中心脱矿、釉柱周围脱矿、釉柱中心和釉柱周围均有脱矿三种。

**49. C** 牙釉质酸蚀是用酸蚀刻的方法使釉质表面脱矿，以提供一个适宜的粘接界面。用磷酸进行酸蚀刻的效果最优，30%～50%磷酸酸蚀刻釉质30～60秒为宜（恒牙30秒，乳牙60秒），这会导致釉质表面形成5～50μm深的微孔层，粘结树脂渗入微孔中并发生聚合，形成树脂突。大量的微树脂突互相交联形成了一个网状结构，是产生微机械固位的主要因素。

**50. C** 乳牙的萌出顺序为：乳中切牙（Ⅰ）→乳侧切牙（Ⅱ）→第一乳磨牙（Ⅳ）→乳尖牙（Ⅲ）→第二乳磨牙（Ⅴ）。在6～8个月下颌的乳切牙萌出，8～12个月上颌的乳切牙萌出，12～16个月第一乳磨牙萌出，16个月之后尖牙和第二乳磨牙萌出。乳牙的萌出顺序，通常遵循下牙早于上牙，左右同名牙大概在同样时间萌出，尖牙在第一乳磨牙之后萌出。但因为孩童发育的早晚不同，牙齿的萌出时间也会有所差异，个体差异如果维持在半年内，则为正常现象。

**51. D**

**52. D** 自乳牙牙根形成至牙根开始吸收的时期，是牙根的稳定期，这一时期也是临床上治疗牙髓病和根尖周病的最佳时期。乳中切牙牙根形成于1.5岁，4岁时牙根开始吸收，6～7岁属于脱落期，牙根稳定期为2～4岁（约2年）。

**53. B** 牙髓的基本功能：①形成功能：成牙本质细胞形成牙本质；②营养功能：上、下牙槽动脉血管系统向牙髓－牙本质复合体提供营养；③感觉功能：牙髓感觉神经纤维传导痛觉；④防御功能：牙髓炎症时出现疼痛和修复性牙本质形成，作为应对外界刺激的保护性反

应。牙髓组织无有效的侧支血液循环，仅借狭窄的根尖孔与根尖周组织相连，因此，牙髓的损伤一般都难以恢复，且易产生疼痛。

**54. E**　牙髓的组织学特点有三个方面：被无让性牙本质包围；基质富含纤维且具有黏性；无有效的侧支血液循环，仅借狭窄的根尖孔与根尖周组织相连。这些特点使牙髓的损伤一般都难以恢复，且易产生疼痛。正常的牙髓遇见低于 10℃ 的冷刺激或者高于 60℃ 的热刺激，不存在疼痛反应，因此，"牙髓所含的细胞、血管、神经对环境变化反应敏感"说法不正确。

**55. C**

**56. C**　牙釉质是人体骨质中最坚硬的部分，包绕在牙冠表面，厚 $2 \sim 2.5mm$，呈半透明状，质坚而脆。主要由无机物质构成，包含羟基磷灰石的结晶体和少量的氟磷灰石和钠、钾、镁的碳酸盐等化学成分。无机盐钙、磷的存在形式主要为羟基磷灰石的结晶体。氟磷灰石是牙釉质经氟元素处理后，羟基被氟替代，形成氟磷灰石，抗酸能力更强。釉柱是牙釉质的基本结构，是细长的柱状结构，起自釉牙本质界，贯穿全层达牙的表面。釉原蛋白是釉基质蛋白的主要成分。

**57. C**

**58. C**　正常的乳牙列中，乳牙在出生后 6 个月到 2 岁半左右全部萌出。

**59. D**　牙胚的活动期从胚胎发育的第 6 周开始，持续到出生后第 4 年，整个活动期共约 5 年。第一恒磨牙的牙胚是在胚胎的第 4 个月时形成，第二恒磨牙的牙胚是在出生后 1 岁时形成，而第三恒磨牙的牙胚的形成是在出生后 $4 \sim 5$ 岁时。

**60. D**　前庭板将来参与口腔前庭的形成，而牙板向深层的结缔组织内伸延，在其末端细胞不断增生，进而发育形成牙胚。牙胚由三部分组成：①成釉器，起源于口腔外胚层，形成釉质；②牙乳头，起源于外胚层间充质，形成牙髓和牙本质；③牙囊，起源于外胚层间充质，形成牙骨质、牙周膜和固有牙槽骨。因此，可进一步分化形成成牙本质细胞的结构是牙乳头。

**61. C**　胚胎 4 个月，第一恒磨牙牙胚开始形成，它是恒牙中最早发生的牙胚。胚胎 $5 \sim 6$ 个月，恒切牙及尖牙的牙胚开始形成。胚胎 10 个月，前磨牙的牙胚开始形成，新生儿第一恒磨牙牙胚已钙化。$3 \sim 4$ 个月切牙胚已钙化。$16 \sim 18$ 个月第一前磨牙牙胚钙化。$20 \sim 24$ 个月第二前磨牙牙胚钙化。5 岁以前，尖牙胚及第二磨牙牙胚均已钙化，第三磨牙牙胚开始形成。

**62. B**　新生儿口腔内没有牙齿，故无𬌗关系可言。乳牙陆续萌出后，逐渐建立乳牙𬌗关系，之后从 6 岁至 12 岁为混合牙列期，至 12 岁左右，乳牙全部被恒牙替换，恒牙基本建成，直到第三磨牙萌出，完成建𬌗过程。

**63. D**　国际牙科联合会系统采用两位数字记录牙位，十位数表示牙所在的区域象限以及是乳牙或恒牙，如 1、2、3、4 表示恒牙牙弓分区；5、6、7、8 表示乳牙牙弓分区。"1"表示恒牙右上区，"2"表示恒牙左上区，"3"表示恒牙左下区，"4"表示恒牙右下区；"5"表示乳牙右上区，"6"表示乳牙左上区，"7"表示乳牙左下区，"8"表示乳牙右下区。每区个位以阿拉伯数字表示牙的排列顺序，愈近中线牙数字愈小。根据题干，左下区乳牙用 7 表示。

**64. C**

**65. B**　乳牙在出生后 6 个月到 2 岁半左右全部萌出。乳牙的萌出顺序为：乳中切牙（Ⅰ）→乳侧切牙（Ⅱ）→第一乳磨牙（Ⅳ）→乳尖牙（Ⅲ）→第二乳磨牙（Ⅴ）。根据乳牙萌出规律，下颌乳牙要比同龄的上颌乳牙先萌出，因此最早萌出的是下颌乳中切牙。

**66. E**　下颌第一乳磨牙牙冠：形态不同于任何恒牙。颊面虽为四边形，但近中缘长直、远中缘特短且突。近中颊尖大于远中颊尖，近中颊颈嵴最突。两颊尖之间有沟。舌面可见长而尖的近中舌尖和短小而圆的远中舌尖，近远中缘的长度约相等。两舌尖之间有沟。咬合面为不规则的四边形，近中边缘嵴特短，近中颊、舌尖相距较近，三角嵴相连，将咬合面分成较小的近中窝及较大的远中窝。

**67. A**　牙本质大约含有 30% 的有机物和水，70% 的无机物，牙本质的有机物中胶原蛋白约占 18%，为所有有机物的 85% ~ 90%。主要为 Ⅰ 型胶原，还有少量 Ⅴ 型和 Ⅵ 型胶原。在发育中的前期牙本质中可见 Ⅲ 型胶原。牙本质中非胶原大分子物质有几大类：磷蛋白、含羧基谷氨酸蛋白、混合性酸性糖蛋白、生长因子、血清蛋白、脂类和蛋白多糖。其中最主要的是牙本质磷蛋白，约占所有非胶原有机成分的 50%，与胶原纤维关系密切，可结合钙，有利于牙本质的矿化。牙本质中还有一种由成纤维细胞形成的特殊的骨形成蛋白，有人称之为牙本质骨形成蛋白或牙本质基质蛋白。生长因子可能在诱导新的成牙本质细胞形成、创伤修复中起重要作用。

**68. B**　味蕾是味觉感受器，为位于上皮内的卵圆形小体，长约 $80\mu m$，厚约 $40\mu m$。主要分布于轮廓乳头靠近轮廓沟的侧壁上皮。其他如菌状乳头、软腭、会厌等上皮内亦可见味蕾分布。味蕾是上皮分化成的特殊器官，其基底部位于基底膜之上，表面由角质细胞覆盖，中央形成圆孔即味孔通于口腔。光镜下，构成味蕾的细胞有两种，即亮细胞和暗细胞，前者较粗大，后者较细长。细胞长轴与上皮表面垂直。近味孔处的细胞顶部有指状细胞质突起称味毛。电镜下味蕾由 4 种细胞构成：Ⅰ 型为暗细胞，胞质电子密度大，顶端胞质含致密颗粒，约占味蕾细胞的 60%，胞质顶端有 30 ~ 40 个微绒毛；Ⅱ 型细胞为亮胞质细胞，微绒毛少，顶端胞质终止在味孔内，占味蕾细胞的30%左右；Ⅲ型细胞约占味蕾细胞的7%，形态似Ⅱ型细胞，但无微绒毛，细胞顶端圆钝，近味孔；Ⅳ型细胞位于味蕾基底部，称基底细胞，占味蕾细胞的3%左右，神经末梢从味蕾基底部进入味蕾，可一直分布到近味孔处，与Ⅲ型细胞有化学突触形成，与其他细胞无化学突触形成，因此Ⅲ型细胞可能是味细胞。味蕾细胞与周围上皮细胞之间有连接复合体封闭。味蕾的功能是感受味觉。其中舌体的菌状乳头主要感受甜、咸味；叶状乳头处味蕾主要感受酸味；轮廓乳头、软腭及会厌处味蕾主要感受苦味。

**69. E** 下颌尖牙牙冠的解剖形态与上颌尖牙形态相似，较上颌尖牙窄而薄，故牙体显得细长。①唇面：为窄长五边形，切缘径明显大于近远中径，较平坦，颈峰、唇轴峰及发育沟不如上颌尖牙明显。近中缘最长，且直，与牙体长轴接近平行，远中缘较短、突，近中斜缘短，远中斜缘长，两者长度之比约为1：2，近、远中牙尖嵴的交角大于90°。唇面观察下颌尖牙，冠与根的近中缘相连约成直线。②舌面：小于唇面，略凹，舌轴峰不如上颌尖牙明显，外形高点在舌隆突。③邻面：似三角形，邻面观察下颌尖牙，冠与根两者的唇缘相连约成弧线，略向舌倾。④牙尖：不如上颌尖牙明显，牙尖顶偏近中更明显。⑤牙根：为扁圆细长的单根，根颈1/3处横切面为扁圆形。近、远中根面有浅的长形凹陷。根尖略偏远中。

**70. C** 根据上颌第一前磨牙（上颌第一双尖牙）牙根的解剖形态，多数在根中部或根尖1/3处分叉为颊、舌两根，根尖略偏远中。据统计，上颌第一双尖牙的双根率为50%。

**71. B** 上颌第一前磨牙（上颌第一双尖牙），为前磨牙中体积最大的牙。它的解剖形态特点如下：①颊面：近中斜缘长于远中斜缘，颊尖偏远中，是前磨牙中唯一的颊尖偏向远中者。②舌面：舌尖短小、圆钝，偏向近中，外形高点在舌面中1/3处。③邻面：有近中沟从咬合面跨过近中边缘嵴至近中面的𬌗1/3处，近远中接触区均靠𬌗缘偏颊侧。④𬌗面：外形为轮廓明显的六边形，颊侧宽于舌侧，颊舌径大于近远中径。近中颊尖牙尖嵴与近中边缘嵴之间形成的角度约为90°，远中颊尖牙尖嵴与远中边缘嵴之间形成的角度为锐角，舌尖近、远中牙尖嵴与近、远中边缘嵴之间几乎成半圆形弧形相连。⑤牙根：多数在根中部或根尖1/3处分叉为颊、舌两根，根尖略偏远中。上颌第一前磨牙的𬌗面呈长六边形，远中边缘嵴长于近中边缘嵴，舌尖短小、圆钝，较颊尖大。颊舌尖相连成一横嵴，横过𬌗面，是下颌第一前磨牙的特征；上颌第一前磨牙咬合面上没有远中舌沟。

**72. B** 上颌第二前磨牙的解剖形态与上颌第一前磨牙相似，区别如下：①牙冠小而圆突，轮廓不如上颌第一前磨牙明显；②颊面颈部较上颌第一前磨牙宽，发育沟和轴峰均不明显，颊尖圆钝，偏近中；③舌面与颊面大小相似或略小，差异不如上颌第一前磨牙明显，舌尖圆钝，偏近中；④邻面似四边形，近中面颈部少有凹陷，少见有沟越过近中边缘嵴至近中面，近远中接触区均在近颊1/3近缘处；⑤𬌗面轮廓不如上颌第一前磨牙明显，各角较圆钝，颊𬌗边缘与舌𬌗边缘宽度相近，牙尖较圆钝，颊舌尖的高度、大小相近，颊、舌二尖均偏近中，中央窝较浅，中央沟短，近远中点隙相距较近，无沟跨过近中边缘嵴至近中面；⑥上颌第二前磨牙牙根多不分叉，为扁形单根。

**73. E**

**74. D** 上、下颌前磨牙的区别：①上颌前磨牙的牙冠较直，略偏牙体长轴的颊侧；下颌前磨牙的牙冠向舌侧倾斜。②上颌前磨牙的牙冠颊舌径大于近远中径，牙冠较狭长，上颌牙冠体积较下颌大；下颌前磨牙的牙冠，颊舌径与近远中径相近，牙冠方圆。

**75. C**

**76. A** 上颌第二磨牙解剖形态与上颌第一磨牙相似，但有以下特点：①牙冠：较上颌第一磨牙近远中宽度窄；②颊面：自近中向远中面舌侧的倾斜度大于第一磨牙；③舌面：近中舌尖占舌面大部分，远中舌尖更小，极少有第五牙尖；④咬合面：斜嵴不如上颌第一磨牙明显，有远中沟越过，有的上颌第二磨牙𬌗面无斜嵴，远中舌尖不显著，最小，近中舌尖特大，舌面明显小于颊面；⑤牙根：数目与上颌第一磨牙相同，但三分叉比较靠近，向远中偏斜。少数牙根愈合为两根。即近中颊根或远中颊根与舌根愈合，或近、远中颊根愈合，使原有的三根愈合成两根，极少数为近、远中颊根和舌根相互愈合。

**77. B** 继发性牙本质是指牙发育至根尖孔形成后，仍继续不断形成的牙本质，其形成的速度较慢，牙本质小管方向呈水平，使其与原发性牙本质之间有一明显的分界线。继发性牙本质形成于牙本质的整个髓腔表面，但在各部位分布并不均匀，一般在髓腔顶部和底部较厚。

**78. C**

**79. C** 乳牙拔除的适应证是：（1）不能保留的病灶牙：①牙冠破坏严重，已无法再修复的乳牙，或因龋已形成残冠、残根状（形成瘘管），只能拔除；②近生理性替换时露髓牙，乳牙因根管感染，牙根吸收1/3以上，不能做根管治疗者；③根尖周炎的乳牙，根尖及根分叉区骨质破坏范围广，尤其是骨质破坏、炎症已波及继承恒牙牙胚，或后者的牙根已大部分形成，或位置已接近乳牙根分叉处，乳牙松动明显，该乳牙更应拔除；④乳牙牙根因感染而吸收，受继承恒牙萌出力的推压，使根尖露于龈外，常致局部黏膜发生创伤溃疡者，应及时拔除；⑤乳牙因创伤，牙根在近颈部 1/2 区折断者，或在骨折线上不能治愈的乳牙也应拔除；⑥有病灶感染迹象不能彻底治愈的乳牙。（2）因咬合诱导需拔除的乳牙：①替换期的继承恒牙即将萌出或已萌出，乳牙松动明显或已成滞留的乳牙；②影响恒牙正常萌出的乳牙；③影响正常恒牙列形成的乳牙。乳牙不松动、恒牙先天缺失，如果牙根未吸收或少量吸收，临床上无松动和其他症状，可以暂时观察，保留乳牙。

**80. A**　年轻上颌恒切牙髓室较大，髓室和根管之间没有明显界限，多为单根管。纵剖面观，髓室的唇舌径明显小于切龈径；横剖面观，髓室的唇舌径也小于近远中径，牙根中部横剖面的根管比牙颈部横剖面的根管约小一半，近切嵴处髓室近远中径最大，近颈缘处髓室近远中径最小。

**81. A**　乳牙接近替换期，将被继承恒牙所替代的表现：①乳牙Ⅲ°松动；②恒牙胚牙根已形成一半；③恒牙胚位置已接近乳牙根分叉；④乳牙根吸收已达 1/2，替换的继承恒牙即将萌出。乳牙牙冠破坏大，属于外源性因素造成的结果，如果此时乳牙牙根未吸收，可以进行治疗、再修复，以防止其继续形成残冠、残根状，严重者可能影响恒牙胚，只能拔除。

**82. B**

**83. D**　年轻恒牙牙髓的组织学特点：硬组织薄，牙本质小管粗大，易露髓，敏感。牙髓组织疏松，未分化的间叶细胞成分多，纤维少，血运丰富，牙髓组织增生明显，具有较强的防御修复能力，及时治疗可保留活髓。

**84. C**

**85. C**　由于年轻恒牙的牙体硬组织比成熟恒牙差，弹性、抗压力及抗曲挠力亦低，故制备洞形时，宜用金刚砂车针减速切削，避免皲裂。年轻恒牙的龋坏多为急性，龋蚀组织染色淡、分界不清，故在去龋时应小心操作，在去除深部软化牙本质时可选用挖匙挖除，避免造成不必要的露髓。年轻恒牙有活跃的垂直向和水平向的移动度，所以在修复时以恢复牙冠的解剖形态为目的，不强调恢复牙齿间的接触点。

**86. D**　口腔颌面部的解剖分区包括眶、鼻、唇、眶下、颏、颊、颧、额面、颞面、腮腺咬肌、颌下共 11 个分区。

**87. A**　下牙槽神经是下颌神经的分支，于舌神经后方 1cm 处，经下颌孔入下颌管，在下颌骨内分支构成下牙丛，终支自颏孔移出后，改称颏神经。其感觉纤维布于下颌牙（支配下颌牙牙髓）、牙龈、颏部及下唇皮肤和黏膜；运动纤维在入下颌孔前分出，称下颌舌骨肌神经，支配同名肌及二腹肌前腹。舌神经管控同侧舌的感觉。颊神经管控同侧颊部的感觉。舌咽神经主要控制茎突咽

肌、腮腺体、部分味蕾和收集来自耳后部的感觉等。舌下神经支配茎突舌肌、舌骨舌肌、颏舌肌和全部舌内肌。一侧舌下神经完全损伤，同侧舌肌瘫痪，继而舌肌萎缩，伸舌时舌尖偏向患侧。

**88. E**　口腔前庭位于牙槽嵴与黏膜之间，为一潜在的间隙。黏膜下为疏松的结缔组织，全口义齿的唇颊侧基托在此区内。此区内从前向后有下列解剖标志：口腔前庭沟（唇颊龈沟）、上下唇系带、颊系带、腮腺管乳头（腮腺导管开口）、磨牙后区、颊脂垫尖、翼下颌皱襞。翼下颌韧带在翼下颌皱襞深面，不属于表面解剖标志。

**89. C**　面侧深区的内容：翼丛位于颞肌与翼外肌之间及翼内、外肌之间。颌内动脉伴随其下方的颌内静脉，贴下颌骨髁状突颈部的深面向前走行。颌内动脉周围有面深淋巴结。下颌神经及其分支于翼外肌深面发出分支。翼外肌与翼丛、颌内动脉、下颌神经等关系密切，故将翼外肌视为面侧深区的解剖关键。颌外动脉和翼内肌不属于面侧深区的内容。

**90. C**　从牙弓的唇侧或颊侧方向观察，前、后牙具有不同的倾斜表现，这种倾斜称之为近、远中向倾斜。一般以牙冠的倾斜方向表示牙长轴的倾斜方向，以牙长轴与垂线的交角，表示牙倾斜程度的大小。正常情况下，上颌中切牙较正或稍向近中倾斜，上颌尖牙略向近中倾斜，上颌侧切牙是上前牙中向近中倾斜程度最大者。下颌切牙和尖牙的近、远中倾斜程度均比较小。上、下颌前磨牙及第一磨牙在近、远中方向上的倾斜度均相对较小，牙长轴较正。上、下颌第二、第三磨牙向近中倾斜的程度依次增大。由于上颌第一磨牙的牙长轴较正，因此，牙排列时，上颌第一磨牙的牙长轴与中线平行。

**91. A**　尖牙保护是以尖牙作支撑，对其他牙齿起到保护作用。特点：正中关系𬌗与正中𬌗协调；侧方咬合运动时，工作侧只有尖牙保持接触非工作侧牙齿不接触；在做前伸咬合运动时，上、下颌前牙切缘相对接触，后牙不接触。

**92. C**　建𬌗初期，上、下颌第一磨牙的关系为远中，到第二乳磨牙脱落后，下颌第一磨牙逐渐向近中移动，成为中性。

**93. C**　牙釉质发育不全的临床表现：牙釉质表面可呈白垩状斑点，严重时可出现点状、线状、带状或凹陷状缺损，缺损处常有颜色的改变。但缺损表面一般光滑、坚硬。同一时间发育的牙都会累及，故受累牙多呈对称性。根据受累牙的情况，可以推断致病因素发生的时间。全身性疾患更易出现在出生后第一年之内，这一时期的患牙主要包括切牙、尖牙和第一磨牙的切缘或牙尖。侧切牙的牙尖发育稍晚，当侧切牙牙尖受累时，致病因素多发生在出生后第 2 年。前磨牙和第二磨牙的牙釉质一般在出生后的第 3 年开始发育，当前磨牙出现釉质发育不

全，致病因素一般发生在出生后第 3 年左右。

**94. D**　细菌在进入牙髓腔之前，其毒性产物就可通过牙本质小管引起牙髓的炎症反应。细菌侵入牙本质内距牙髓 < 1.1mm 时，牙髓可出现轻度炎症；距牙髓 < 0.5mm 时，牙髓可发生明显的炎症；距牙髓 ≤ 0.2mm 时，牙髓内可找到细菌。

**95. B**　上颌第一恒磨牙的发育过程：胚胎 3 ~ 4 个月，牙胚开始形成。出生时，牙胚开始钙化，硬组织开始形成。2 ~ 3 岁，牙冠钙化完成。6 ~ 7 岁萌出于口腔内，又称为"六龄牙"。9 ~ 10 岁牙根发育完成。

**96. C**　乳后牙牙根吸收开始于根分歧处。

**97. D**　年轻恒牙的组织学特征包括：①牙髓腔宽大；②根尖的牙本质层菲薄，牙本质小管粗大，前期牙本质厚，根尖部的牙本质小管数量少；③没有继发性牙本质形成；④牙髓内部的胶原纤维成分比较少，细胞成分较多；⑤牙冠部的成牙本质细胞呈圆柱状多层排列，牙根部的成牙本质细胞呈扁平状单层排列，⑥牙髓组织呈乳头状突入根尖周组织中，二者之间有上皮性的隔膜分隔；⑦在宽大的根尖孔附近有丰富的细动脉、细静脉形成的血管网，血运丰富；⑧矿化程度较成熟恒牙低。年轻恒前牙从萌出至牙根发育完成需要 2 ~ 3 年，恒后牙需要 3 ~ 5 年。

**98. D**　乳磨牙的近远中径较继承前磨牙的近远中径大。

**99. E　100. B　101. A**

**二、多选题**

**102. AC**　牙釉质的化学成分：①无机盐：几乎全部为含钙和磷的羟基磷灰石晶体和少量的其他磷酸盐晶体等；②有机物：蛋白质和脂类；③水：大部分是结合水，

少数为游离水。

**103. ABCE**　恒牙的萌出顺序为：上颌多为 6→1→2→4→3→5→7 或 6→1→2→4→5→3→7；下颌多为 6→1→2→3→4→5→7 或 6→1→2→4→3→5→7。第三磨牙萌出较晚，20 岁左右才萌出，故俗称智齿。

**104. ABD**　乳牙牙髓的特点：乳牙髓腔大、髓角高，以近中颊角尤为明显。乳牙髓室底薄、侧副根管多，牙髓感染后易侵犯根分歧，而此时牙髓可为活髓。乳牙牙髓细胞丰富，活力旺盛，但是胶原纤维少、细。随着替牙期乳牙牙根的吸收，牙髓细胞减少，纤维增多，成牙本质细胞变性、消失。牙髓神经纤维不成熟，分布比恒牙稀疏，边缘神经丛少，感觉不敏感。根尖周组织活力旺盛，修复能力强。

**105. ABC**　年轻恒牙的特点：根管粗大，根管壁硬组织菲薄，因为根管壁的牙本质处于形成过程中，所以根管粗大，牙本质层薄，并且越向根尖根管越薄。牙髓腔宽大。根尖孔呈喇叭口状，根管向根尖处形成喇叭口状扩大，根髓的尖端形成球状膨大。

**三、共用题干单选题**

**106. E　107. D**

**108. C**　该病例有遗传倾向，牙冠呈微黄色，釉质缺损，牙本质暴露，伴牙齿轻、中度磨耗，符合遗传性乳光牙本质的临床特点。

**109. A**　遗传性乳光牙本质属于常染色体显性遗传病。

**110. B**　因牙齿有轻、中度磨耗，故需用覆盖咬合面和切缘的咬合夹板先改善咬合关系，为防止进一步过度的磨耗和改善咬合功能，可行冠修复。

# 第三章　儿童颅面部与牙列的生长发育

**一、单选题**：每道试题由 1 个题干和 5 个备选答案组成，题干在前，选项在后。选项 A、B、C、D、E 中只有 1 个为正确答案，其余均为干扰选项。

1. 前腭突来自
   - A. 上颌突
   - B. 额鼻突
   - C. 鼻中隔
   - D. 中鼻突的球状突
   - E. 以上都不是

2. 位于上颌骨的是
   - A. 圆孔
   - B. 卵圆孔
   - C. 眶下孔
   - D. 下颌孔
   - E. 颏孔

3. 九岁儿童口腔中的牙列为
   - A. 混合牙列
   - B. 乳牙列
   - C. 恒牙列
   - D. 无牙颌
   - E. 以上都不是

4. 对错𬌗畸形种族演化的叙述，正确的是
   - A. 颌骨逐渐增大
   - B. 颅骨逐渐减小
   - C. 咀嚼器官进化增强
   - D. 出现牙列拥挤
   - E. 以上都不是

5. 生长发育完成后的严重骨性错𬌗畸形通常采取的矫治方法是
   - A. 预防性矫治
   - B. 阻断性矫治
   - C. 一般矫治
   - D. 外科矫治
   - E. 以上都不是

6. 上颌第二恒磨牙比前磨牙早萌出，易形成
   - A. 远中错𬌗
   - B. 近中错𬌗
   - C. 牙列拥挤
   - D. 牙列间隙
   - E. 开𬌗

7. 发育期的上颌正中间隙，在哪个牙萌出后关闭
   - A. 上颌中切牙
   - B. 下颌尖牙
   - C. 上颌第一前磨牙
   - D. 上颌尖牙
   - E. 上颌第二前磨牙

8. 上颌第二恒磨牙萌出的时间是
   - A. 2~3 岁
   - B. 6~7 岁
   - C. 5~6 岁
   - D. 12~13 岁
   - E. 18~21 岁

9. 患儿，女性，7 岁。上颌中切牙替换后有缝隙，原因不可能是
   - A. 切牙萌出时冠方远中倾斜
   - B. 上唇系带附着过低
   - C. 有多生牙
   - D. 正常的生理间隙
   - E. 骨量小于牙量

10. 下列属于面裂囊肿的是
    - A. 球上颌囊肿、鳃裂囊肿、鼻腭囊肿、甲状舌管囊肿
    - B. 球上颌囊肿、鼻唇囊肿、鼻腭囊肿、腭正中囊肿
    - C. 球上颌囊肿、鼻唇囊肿、鼻腭囊肿、鳃裂囊肿
    - D. 腭正中囊肿、鳃裂囊肿、鼻腭囊肿、皮样囊肿
    - E. 腭正中囊肿、始基囊肿、畸胎样囊肿、下颌正中囊肿

11. 含牙囊肿的发生是由于
    - A. 缩余釉上皮与牙釉质表面之间液体积聚
    - B. 成釉器呈网状退变，液体潴留
    - C. 炎症刺激未萌牙冠部缩余釉上皮
    - D. 未萌牙或萌出牙附近口腔黏膜异常增生种植
    - E. 黏液腺导管系统破裂或排出管阻塞

12. 下颌处于休息状态时，上、下牙弓自然分开成一楔形间隙称
    - A. 颌间隙
    - B. 息止间隙
    - C. 牙列间隙
    - D. 颌间距离
    - E. 垂直距离

13. 患儿，男性，1 岁半。口内检查发现，上、下颌乳切牙和乳侧切牙均已萌出，按照一般乳牙萌出顺序在其口内萌出的下一颗牙为
    - A. 上颌乳尖牙
    - B. 下颌乳尖牙
    - C. 上颌第一乳磨牙
    - D. 下颌第一乳磨牙
    - E. 下颌第二乳磨牙

14. 乳牙列阶段是
    - A. 6~12 岁
    - B. 6 个月~6 岁
    - C. 3~5 岁
    - D. 13~15 岁
    - E. 6~7 岁

15. 第二乳磨牙牙根开始吸收的时间通常是
    - A. 6 岁
    - B. 7 岁
    - C. 8 岁
    - D. 9 岁

E. 10 岁

**16. 下面对邻间隙的叙述,错误的是**

A. 为邻接点之下的龈外展隙

B. 正常情况下为龈乳头所充满

C. 可防止水平性食物嵌塞

D. 邻间隙过大可引起并发症

E. 重度牙周病邻间隙丧失

**17. 面部的发育畸形主要发生在胚胎第**

A. 2~3 周　　　　　　B. 4~5 周

C. 6~7 周　　　　　　D. 8~9 周

E. 10~12 周

**18. 面部各突起完成联合的时间为胚胎第**

A. 7~8 周　　　　　　B. 3~4 周

C. 5~6 周　　　　　　D. 9~10 周

E. 11~12 周

**19. 第一对鳃弓衍化出的面突是**

A. 上颌突　　　　　　B. 下颌突

C. 中鼻突　　　　　　D. 球状突

E. 上颌突和下颌突

**20. 口腔颌面部发育中唯一发生融合的部位是**

A. 左、右侧腭突与鼻中隔

B. 两下颌突

C. 下颌突与上颌突

D. 侧腭突与前腭突

E. 球状突和上颌突

**21. 关于牙齿发育,下列错误的是**

A. 牙胚由牙板及邻近的外胚间充质发育而来

B. 帽状期成釉器细胞分化为三层

C. 多生牙的形成是由上皮隔的发育决定的

D. 最早形成的牙体组织为釉基质

E. 成釉器依次分为蕾状期、帽状期、钟状期

**22. 关于牙的萌出,描述正确的是**

A. 牙冠出龈至上、下颌牙达到咬合接触的过程

B. 牙根形成至牙进入口腔

C. 牙胚破龈而出

D. 牙冠形成至牙尖进入口腔

E. 牙根形成至牙尖进入口腔到功能位

**23. 决定牙形状的重要因素是**

A. 成釉器　　　　　　B. 牙乳头

C. 牙囊　　　　　　　D. 牙板

E. 萌出时间

**24. 牙胚的组成是**

A. 口腔外胚层、外胚间质、口腔内胚层三部分

B. 成釉器、牙乳头、牙囊三部分

C. 蕾状期、帽状期、钟状期三部分

D. 牙釉质、牙本质、牙骨质三部分

E. 以上均不正确

**25. 颅骨的生长发育所属的器官生长发育曲线类型是**

A. 淋巴系统型　　　　B. 神经系统型

C. 体格生长型　　　　D. 生殖系统型

E. 骨骼生长型

**26. 可致恒牙萌出过迟的情况不包括**

A. 乳牙早失　　　　　B. 乳牙根管治疗

C. 含牙囊肿　　　　　D. 多生牙、牙瘤

E. 恒牙牙根发育异常

**27. 翼突支柱将咀嚼压力传导至颅底是通过**

A. 蝶骨翼突,上颌骨牙槽突的后端

B. 上颌骨腭突,腭骨垂直部

C. 颧牙槽嵴,上颌骨牙槽突的后端

D. 腭骨垂直部,颧牙槽嵴

E. 蝶骨翼突,上颌骨腭突

**28. 口腔颌面部损伤最有效的防止感染的措施是**

A. 尽早进行清创缝合术

B. 使用大剂量抗生素

C. 使用大剂量磺胺类药物

D. 包扎伤口,防止细菌继续侵入

E. 及时注射破伤风毒素

**29. 患儿,男性,12 岁,出生时经产钳娩出。逐渐出现张口困难,左侧面部丰满,右侧面部狭长,下颌切牙呈扇形散开,上颌前突,下颌小颌畸形。此时应诊断为**

A. 急性关节前脱位　　B. 破伤风

C. 髁状突骨折　　　　D. 右侧关节内强直

E. 左侧关节内强直

**30. 关于绷带包扎的注意事项,不正确的是**

A. 包扎颌下区及颈部时,应注意保持呼吸道畅通

B. 所施压力适度,防止组织受压坏死

C. 腮腺区包扎不应有压力,以免发生面神经损伤

D. 脓肿切开引流后,首先应加压包扎

E. 骨折复位后,包扎时应注意防止错位

**31. 以下关于面神经的论述,错误的是**

A. 为混合神经　　　　B. 含运动纤维

C. 含交感纤维　　　　D. 含副交感纤维

E. 含味觉纤维

**32. 下列结构与颞下颌关节盘无关的是**

A. 前带　　　　　　　B. 中间带

C. 后带　　　　　　　D. 翼外肌下头肌腱

E. 双板区

**33.** 开口运动时参与的主要咀嚼肌为
A. 翼内肌　　　　　　　B. 嚼肌
C. 颞肌　　　　　　　　D. 二腹肌
E. 下颌舌骨肌

**34.** 乳磨牙早失最常见的原因是
A. 外伤　　　　　　　　B. 牙髓炎
C. 根尖周炎　　　　　　D. 晚期龋被拔除
E. 牙齿固连

**35.** 患儿，女性，6 岁。下颌恒中切牙舌侧萌出 2/3，下颌乳中切牙 Ⅱ 度松动。诊断为
A. 下颌多余牙　　　　　B. 下前牙拥挤
C. 下颌乳中切牙滞留　　D. 下颌恒中切牙早萌
E. 下颌乳中切牙慢性根尖周炎

**36.** 患儿，女性，7 岁。右下第一乳磨牙残冠，反复溢脓。考虑拔除该患牙，下面情况需要做间隙维持器的是
A. X 线片示右下 4 恒牙胚上覆盖有骨质
B. X 线片示右下 4 恒牙胚上无骨质覆盖
C. 右下 4 乳牙对应颊侧黏膜可以看到恒牙牙尖
D. 拔除右下 4 乳牙后探不到恒牙胚
E. 以上都不是

**37.** 第二乳磨牙牙根稳定期为
A. 2～4 岁　　　　　　B. 3～8 岁
C. 2～5 岁　　　　　　D. 4～7 岁
E. 3～6 岁

**38.** 牙齿萌出顺序变异最常见于
A. 下颌侧切牙及下颌第一恒磨牙
B. 下颌尖牙
C. 上颌侧切牙
D. 下颌第一前磨牙及第二前磨牙
E. 下颌第一前磨牙及尖牙

**39.** 在上颌体外面可看到的结构不包括
A. 内斜线　　　　　　　B. 颏结节
C. 上、下颏棘　　　　　D. 舌下腺窝
E. 颌下腺窝

**40.** 颌面部中 1/3 的表面形态标志不包括
A. 鼻根　　　　　　　　B. 鼻唇沟
C. 颏唇沟　　　　　　　D. 唇珠
E. 耳屏

**41.** 被称为面侧深区钥匙的是
A. 翼丛　　　　　　　　B. 颌内动脉
C. 下颌神经　　　　　　D. 翼外肌
E. 面深淋巴结

**42.** 下列颌面部骨不成对排列的是
A. 上颌骨　　　　　　　B. 下颌骨
C. 腭骨　　　　　　　　D. 泪骨
E. 鼻骨

**43.** 颜面部中 1/3 最大的骨块是
A. 上颌骨　　　　　　　B. 腭骨
C. 额骨　　　　　　　　D. 鼻骨
E. 以上都不是

**44.** 下颌平面是
A. 下颌角点与下颌颏前点间的连线
B. 下颌角点与下颌颏下点间的连线
C. 下颌颏前点与下颌角下缘相切的线
D. 颏下点与下颌角下缘相切的线
E. 下颌颏顶点与下颌角下缘相切的线

**45.** 下面不属于下颌骨薄弱部位的是
A. 正中联合　　　　　　B. 颏孔区
C. 喙状突颈部　　　　　D. 髁状突颈部
E. 下颌角

**46.** 咀嚼肌的运动神经发自
A. 上颌神经　　　　　　B. 面神经
C. 舌咽神经　　　　　　D. 舌下神经
E. 下颌神经

**47.** 颞下间隙与翼颌间隙的分界为
A. 翼外肌上缘　　　　　B. 翼外肌下缘
C. 翼内肌上缘　　　　　D. 翼内肌下缘
E. 翼外板的外侧面

**48.** 面部危险三角位于
A. 两眼裂、两口裂之间
B. 鼻根至两侧口角之间
C. 两眼裂至颏部
D. 两耳垂至颏部
E. 两眼裂至人中之间

**49.** 咀嚼肌所能发挥的最大力量为
A. 最大𬌗力　　　　　　B. 牙周耐力
C. 咀嚼压力　　　　　　D. 咀嚼力
E. 咬合力

**50.** 咀嚼时，牙齿实际承受的咀嚼力量为
A. 咀嚼力　　　　　　　B. 咀嚼肌力
C. 咀嚼压力　　　　　　D. 牙周潜力
E. 最大潜力

**51.** 咀嚼肌的神经支配来自
A. 面神经颊支　　　　　B. 面神经颞支
C. 上颌神经　　　　　　D. 下颌神经前股纤维

E. 下颌神经后股纤维

**52. 咀嚼肌功能紊乱，临床上有多种类型，但最常见的为**
- A. 肌炎
- B. 肌筋膜疼痛
- C. 肌痉挛
- D. 不能分类的局部肌痛
- E. 间歇性疼痛

**53. 狭义的咀嚼肌范畴不包括**
- A. 咬肌
- B. 颞肌
- C. 茎突舌骨肌
- D. 翼外肌
- E. 翼内肌

**54. 咀嚼运动的动力来自**
- A. 牙齿
- B. 咀嚼肌
- C. 下颌骨
- D. 双侧颞颌关节
- E. 上颌骨

**55. 横曲线是指**
- A. 左右两侧磨牙舌尖的连线
- B. 左右两侧前磨牙的颊、舌尖的连线
- C. 左右两侧磨牙颊、舌尖的连线
- D. 左右两侧磨牙颊尖的连线
- E. 左右两侧前磨牙舌尖的连线

**56. 混合牙列的时期为**
- A. 6~12岁
- B. 8~13岁
- C. 8~15岁
- D. 6个月~2.5岁
- E. 2.5~7岁

**57. 乳牙列存在着生理间隙，其中灵长间隙位于**
- A. 上颌的C与D之间
- B. 下颌的B与C之间
- C. 上颌的B与C之间
- D. 下颌的D与E之间
- E. 上颌的D与E之间

**58. 对于剩余间隙，描述正确的是**
- A. 牙萌出时刺激三叉神经引起的唾液分泌增加现象
- B. 上颌乳尖牙与乳侧切牙之间的间隙
- C. 乳牙侧方牙群近远中径大于恒牙侧方牙群
- D. 下颌乳尖牙与第一乳磨牙之间的间隙
- E. 3~4岁乳牙列中出现的生理性间隙

**59. 第一恒磨牙正常萌出的影响因素不包括**
- A. 第一恒磨牙的位置
- B. 下颌骨的大小
- C. 第二恒磨牙的方向
- D. 第二乳磨牙的末端平面
- E. 第二乳磨牙严重龋坏

**60. 下颌第二恒磨牙萌出的时间是**
- A. 6~7岁
- B. 7~8岁
- C. 8~9岁
- D. 9~10岁
- E. 11~13岁

**61. 下颌第二乳磨牙与第一恒磨牙的鉴别要点不包括**
- A. 下颌第二乳磨牙近中颊尖、远中颊尖和远中尖差别不大
- B. 下颌第二乳磨牙舌面高度大于颊面
- C. 下颌第二乳磨牙颊面在近中颈部可见磨牙结节，故牙颈缩窄特别明显
- D. 下颌第二乳磨牙舌侧两牙尖大小差异不明显
- E. 下颌第二乳磨牙近中面较平坦，高度低于远中面

**62. 患儿，女性，7岁。上中切牙之间间隙达4~5mm。最不可能的原因是**
- A. 上唇系带附着低
- B. 出现剩余间隙
- C. 多生牙的存在
- D. 牙瘤
- E. 侧切牙牙胚压迫中切牙牙根

**63. 患儿，女性，6岁。主诉上中切牙萌出2/3，牙冠远中倾斜，中间2mm的间隙。下列错误的是**
- A. 侧切牙牙胚挤压中切牙牙根形成间隙
- B. 因多生牙、牙瘤的存在导致
- C. 唇系带附着过低形成间隙
- D. 侧切牙先天缺失使中切牙出现间隙
- E. 吮指习惯使前牙出现间隙

**64. 患儿，女性，10岁。左下5已萌出，左下E颊侧滞留。下列情况不能拔牙的是**
- A. 伴有肾功能不全者
- B. 伴有急性广泛性牙龈炎
- C. 伴有血小板减少症
- D. 伴有急性感染、发热
- E. 以上均是

**二、多选题：每道试题由1个题干和5个备选答案组成，题干在前，选项在后。选项A、B、C、D、E中至少有2个正确答案。**

**65. 关于面部"危险三角区"的叙述，正确的是**
- A. 由鼻根至两侧口角区域
- B. 此区域静脉无瓣膜
- C. 此区域感染挤压后可向颅内扩散
- D. 上唇部痈形成脓肿应尽早切开减压
- E. 唇痈处理不当可引起海绵窦血栓性静脉炎

**66. 检查、描述颜面部外形应包括**
- A. 是否左右对称
- B. 是否比例协调
- C. 有无突出和凹陷
- D. 表情
- E. 意识神态

**67. Angle分类的不足之处包括**
- A. 没有考虑到上下牙弓位置的异常
- B. 对临床诊断意义不大

C. 没有考虑到牙列与颅面间的三维关系

D. 难以反映牙量与骨量不调的机制

E. 将上颌第一恒磨牙视为恒定不变的

**68. 错𬌗畸形的局部危害性包括**

A. 影响𬌗、颌、面的生长发育

B. 影响口腔功能

C. 影响口腔健康

D. 影响容貌外观

E. 引起胃肠疾病

**69. 需要做间隙保持器的情况有**

A. 第一恒磨牙早失　　B. 恒前牙早失

C. 乳尖牙早失　　　　D. 乳磨牙早失

E. 乳牙接近脱落拔除时

**70. 第一恒磨牙萌出后,有助于建立安氏Ⅰ类关系的情况包括**

A. 乳磨牙末端平面为近中台阶型

B. 乳磨牙末端平面为远中台阶型

C. 灵长间隙和发育间隙

D. 乳磨牙末端平面为垂直型

E. 剩余间隙

**71. 乳牙列中的生理间隙是**

A. 灵长间隙　　　　　B. 发育间隙

C. 剩余间隙　　　　　D. 颌间间隙

E. 替牙间隙

三、共用题干单选题:以叙述一个以单一病人或家庭为中心的临床情景,提出2~6个相互独立的问题,问题可随病情的发展逐步增加部分新信息,每个问题只有1个正确答案,以考查临床综合能力。答题过程是不可逆的,即进入下一问后不能再返回修改所有前面的答案。

**(72~76 共用题干)**

患者,男性,15岁。凸面型,鼻唇角正常,面下1/3短,磨牙远中关系,尖牙远中关系,前牙Ⅲ度深覆𬌗,覆盖1mm,上前牙直立,上颌拥挤5mm,下颌拥挤7mm,ANB 5度,左侧上、下第二磨牙锁𬌗。

**72. 该患者可能的诊断为**

A. 安氏Ⅰ类错𬌗,牙列拥挤

B. 安氏Ⅱ类1分类错𬌗,平均生长型

C. 安氏Ⅱ类1分类错𬌗,水平生长型

D. 安氏Ⅱ类2分类错𬌗

E. 安氏Ⅲ类错𬌗,牙列拥挤

**73. ANB 大于正常的可能原因不包括**

A. 上颌发育过度　　　B. 下颌发育不足

C. 下颌后下旋转　　　D. 下颌后缩

E. 上牙弓前移

**74. 若该患者测量值显示允许下前牙唇向移动,正畸治疗计划可能为**

A. 不拔牙矫治

B. 拔除两个上颌第一双尖牙

C. 拔除双侧上颌第一双尖牙和下颌第一双尖牙

D. 拔除双侧上颌第一双尖牙和双侧下颌第二双尖牙

E. 正畸治疗加正颌外科手术

**75. 改正后牙锁𬌗可采取**

A. 水平牵引　　　　　B. 交互牵引

C. Ⅱ类牵引　　　　　D. Ⅲ类牵引

E. 垂直牵引

**76. 该患者在治疗中应避免**

A. 后牙垂直向压入　　B. 后牙垂直向伸出

C. 前牙垂直向压入　　D. 下颌顺时针旋转

E. 上前牙唇倾

**(77~79 共用题干)**

患儿,男性,13岁。上前牙内倾,下牙弓前段拥挤,造成下牙弓前段缩短。磨牙关系:中性𬌗。

**77. 该患儿诊断为安氏几类错𬌗畸形**

A. Ⅰ类　　　　　　　B. Ⅱ类1分类

C. Ⅱ类2分类　　　　D. Ⅲ类

E. Ⅲ类亚类

**78. 矫正此类畸形前期可选择**

A. 斜面导板导下颌向前

B. 前牙平面导板下加双曲舌簧+单曲舌卡+活动矫治器

C. 分裂簧分裂基托矫治器

D. 双侧后牙𬌗垫式矫治器

E. 单侧后牙𬌗垫式矫治器

**79. 该患者矫治的最佳年龄为**

A. 9岁左右　　　　　B. 10岁左右

C. 11岁左右　　　　　D. 12岁左右

E. 13岁左右

**(80~81 共用题干)**

患儿,7岁。替牙𬌗,磨牙关系Ⅰ类,上前牙唇倾,下前牙舌倾,覆𬌗、覆盖大。

**80. 错𬌗的病因可能是**

A. 上颌乳磨牙早失　　B. 舔牙

C. 伸舌　　　　　　　D. 吮吸拇指

E. 咬上唇

**81. 患者若有不良习惯应该**

A. 观察

B. 破除不良习惯，然后观察

C. 矫正错𬌗畸形，然后观察

D. 错𬌗矫正后破除不良习惯

E. 破除不良习惯，然后矫正错𬌗畸形

**(82~86 共用题干)**

患儿，女性，4岁。前牙反𬌗，家族无类似畸形。有咬上唇习惯。上前牙略舌倾，下前牙直立，可退至切𬌗。

**82. 该患者反𬌗形成的可能机制是**

A. 遗传

B. 上颌骨发育不足

C. 下颌骨发育过度

D. 上颌骨发育不足，下颌骨发育过度

E. 功能性前牙反𬌗

**83. 该患者治疗的最佳选择是**

A. 上颌𬌗垫加双曲舌簧

D. 丁颌颏兜

C. 下前牙联冠斜面导板

D. 固定矫治器

E. 功能矫治器

**84. 该患者的治疗时间可能为**

A. 2~3个月　　　　B. 4~6个月

C. 8~10个月　　　　D. 12个月

E. 15个月

**85. 通常该患者的复诊时间间隔为**

A. 3天　　　　B. 5天

C. 7天　　　　D. 15天

E. 30天

**86. 治疗结束后应**

A. Hawley 式保持器　　B. 功能矫治保持

C. 固定保持　　　　D. 不需戴保持器

E. 以上都不是

**(87~89 共用题干)**

患儿，女性，7岁。下前中切牙替换，六龄牙萌出，家长带其来医院做常规检查。

**87. 此儿童的牙列分期是**

A. 乳牙列形成期　　B. 乳牙列期

C. 混合牙列期　　　D. 年轻恒牙列期

E. 恒牙列期

**88. 此阶段应重点保护**

A. 乳磨牙，使其不龋坏

B. 第一恒磨牙

C. 下前恒牙的正常萌出

D. 上前恒牙的正常萌出

E. 使前牙萌出后不拥挤

**89. 此儿童的第一恒磨牙出现窝沟可疑龋，应给予的治疗是**

A. 不用治疗

B. 行窝沟封闭

C. 预防性充填治疗

D. 充填治疗

E. 待出现明显龋损后再行治疗

# 答案和精选解析

一、单选题

**1. D**

**2. C** ①蝶骨近蝶骨体处的前内侧有圆孔，向前通翼腭窝，三叉神经的分支上颌神经由此出颅；圆孔的后外侧为卵圆孔，向下通颞下窝，三叉神经的分支下颌神经由此出颅。②下颌骨下颌支内面：其中央略偏后上方处有下颌孔，呈漏斗状，开口朝向后上方。颏孔位于下颌体上、下缘中部，下颌管几乎与内斜线平行。③上颌骨上颌体在眶下缘中点下方约0.5cm处有椭圆形的眶下孔，孔内有眶下神经、血管通过。

**3. A 4. D 5. D**

**6. D** 第二恒磨牙在11岁半左右开始萌出，13岁完全萌出。此时乳牙全部脱落，颜面和颌骨发生明显的生长发育变化。随着第二恒磨牙萌出，牙弓长径明显缩短，这种情况在下颌更为明显。如果第二恒磨牙在乳牙全部脱落，继承恒牙全部萌出后萌出则影响不大。如果乳牙滞留或继承恒牙萌出过缓，第二恒磨牙萌出会使剩余间隙缩小，造成前牙拥挤。如果第二恒磨牙比前磨牙早萌出，易形成牙列间隙。

**7. D** 上颌侧切牙和尖牙萌出时挤压牙根，上颌正中间隙会自行消失。

**8. D**

**9. E** 乳尖牙及第一、第二乳磨牙的牙冠宽度总和，比替换后的恒尖牙和第一、第二前磨牙大，此为替牙间隙。替牙间隙有可能是正常的生理间隙，只需随时观察。切牙萌出时冠方远中倾斜、上唇系带附着过低、有多生牙、骨量明显大于牙量均可能造成替牙间隙。

**10. B** 面裂囊肿是一种非牙源性的发育性囊肿，按囊肿发生的部位不同，可分为腭及下颌正中囊肿、鼻腭囊肿、球上腭囊肿、鼻唇囊肿等。

**11. A** 儿童的含牙囊肿是颌骨牙源性囊肿的一种，又称滤泡囊肿，多发生于恒牙萌出之前。此时恒牙的牙冠已完全形成，因在缩余釉上皮和牙冠之间有液体渗出而形成囊肿。

**12. B** 下颌处于完全休息时的静止状态，上、下牙列自然分开，上、下颌牙齿𬌗面之间保持一定的间隙，此间隙由前向后逐渐变小，称为息止间隙。此间隙前牙一般为 2~4mm。息止间隙靠咀嚼肌的平衡张力维持，与有无牙齿没有关系。

**13. D**

**14. B** 儿童时期的三个牙列阶段：①乳牙列阶段（6个月至6岁）：乳牙开始萌出到恒牙萌出之前。任务：保护乳牙，加强卫生宣教，防止乳牙早失造成错𬌗畸形。②混合牙列阶段（6~12岁）：乳牙开始脱落，恒牙依次萌出，直到全部乳牙被替换完毕。任务：预防错𬌗畸形，早期矫治，诱导建立正常咬合关系，防龋。③年轻恒牙列阶段（12~15岁）：全部乳牙被替换完毕，除第三磨牙外，全部恒牙均已萌出。任务：尽可能保存第一、第二恒磨牙完好。

**15. C**

**16. D** 邻间隙又称邻接点之下的龈外展隙，正常时为龈乳头所充满，有保护牙槽骨和防止水平性食物嵌塞的作用。重度牙周病主要表现为牙龈红肿出血、牙龈萎缩，邻间隙丧失，牙骨质界至龈缘的长度≥牙根长度的2/3，牙根暴露，可见大量牙石覆盖牙根面，牙周袋形成溢脓，牙齿松动甚至脱落，造成牙列缺损甚至缺失。

**17. C  18. A**

**19. E** 口腔颌面部的发育始于胚胎发育的第3周，此时胚胎长约3mm，前脑的下端及腹面膨大，形成一个圆形的突起，称为额鼻突；同时由第一对鳃弓分叉发育而形成上、下颌突。

**20. A**

**21. D** 最早形成的牙体组织是牙本质。胚胎5~7周，外胚间叶组织诱导上皮增生，形成原发性上皮板。上皮板生长并分叉为颊侧的前庭板和舌侧的牙板。牙板进一步发育为牙胚。在牙胚发育中，成釉器首先形成，依次分为蕾状期、帽状期、钟状期。帽状期成釉器细胞分化为三层：内釉上皮层、外釉上皮层及星网状层。多生牙是一种牙齿发育不良的产物，是由上皮隔的发育所决定的，虽然不会对牙齿的咀嚼功能造成影响，但是会影响口腔卫生，引发龋齿、牙龈炎、牙周炎等疾病。

**22. A** 牙胚破龈而出的现象称为出龈。从牙冠出龈至上、下颌牙达到咬合接触的全过程称为萌出。

**23. B  24. B**

**25. B** 根据器官或组织系统发育过程的生长特点，器官生长发育曲线可分为以下四型：①一般型：包括肌肉、骨骼、身高、体重、颌面部等均循此型进行生长发育，其生长发育曲线呈S状。②神经系统型：脑、脊神经系统的生长发育，颅骨的生长发育也属此型。此型在6岁左右发育已达到成人的90%，以后逐步完成。③性器官型：以睾丸、卵巢等生殖器官的生长发育为代表，与神经系统相反，青春期以后才显示明显的生长发育。④淋

巴系统型：以胸腺、淋巴等组织为代表，12岁左右达到顶峰，以后下降，20岁左右达到正常人的数值。体格生长型与骨骼生长型属于一般型的内容。

**26. B** 恒牙萌出过迟的原因：①乳牙过早脱落，儿童习惯牙龈咀嚼，使局部牙龈角化增生，坚韧肥厚，使恒牙萌出过迟。乳牙早失的常见原因为龋坏，若未及时处理可造成牙髓病、根尖周病等，需及时行根管治疗，以保留患牙，引导恒牙正常萌出。②乳磨牙、乳尖牙早失等各种原因造成间隙缩窄使恒牙萌出困难而萌出过迟。③多生牙、牙瘤和含牙囊肿的阻碍。④恒牙发育异常：如牙根弯曲等。⑤遗传因素，如颅骨锁骨发育不全、先天性甲状腺分泌减少症等也可引起牙齿萌出过迟。

**27. A** 上颌骨与咀嚼功能关系密切，形成三对支柱均下起于上颌骨牙槽突，上达颅底，翼突支柱主要传导磨牙区的咀嚼压力，该支柱由蝶骨翼突与上颌骨牙槽突的后端相互连接而构成，将咀嚼压力传至颅底。

**28. A** 口腔颌面部损伤应从以下几个方面来防治感染：①口腔颌面部清创缝合术是预防感染的最有效的方法，口腔颌面部损伤的创面常被细菌、尘土等污染，因此，在有条件时应尽快行清创缝合术，在实行清创术时应彻底去除创面内的泥沙等异物，清除确已坏死的组织。②如估计创口有可能发生感染，施行清创术时不应严密缝合，应放置引流。③如创口已经发生感染，应进行湿敷等处理后，再行处理，不应缝合伤口。④由于口腔颌面部腔窦众多，而腔窦内有细菌存在，因此处理贯通伤时，因先缝合腔窦内侧的创口，然后充分冲洗后，再缝合肌层和皮肤创面。⑤如伤后没有清创条件，如在野外等，应早期包扎创口，以免继续污染。⑥伤后应尽早应用抗菌药物进行治疗，预防感染发生，用药应遵循足量、足时间、协同等原则；由于口腔内存在大量厌氧菌，应常规使用抗厌氧菌药物，如甲硝唑等。⑦清创术后应保持创口清洁，如有皮肤创口，应采用消毒纱布包扎；如有口内创口，应定期进行口腔冲洗和使用含漱剂（如1%~2%碳酸氢钠溶液、0.5%氯己定等）。⑧口腔颌面部创伤有可能发生破伤风杆菌感染，因此应常规肌注破伤风抗毒素1500U。

**29. E** 关节内强直的表现：①进行性开口困难。②面下部发育障碍畸形，颏部偏向患侧，患侧下颌体、下颌支短小，相应面部反而丰满。双侧强直者，下颌内缩、后退。年龄愈小，发育愈畸形，形成小颌畸形和下颌后缩。③咬合关系错乱：下颌磨牙常倾向舌侧，下颌牙的颊尖咬于上颌牙的舌尖，甚至无接触。下颌切牙向唇侧倾斜呈扇形分离。④髁突活动减弱或消失，关节内强直侧没有动度或动度极小。⑤X线检查：正常关节解剖形态消失，关节间隙模糊或消失，可见髁突和关节窝融合成很大的致密团块，呈骨球状。根据题干，患者出生

时由产钳娩出，逐渐出现张口困难，左侧面部丰满（患侧），右侧面部狭长，下颌切牙呈扇形散开，上颌前突，下颌小颌畸形（咬合错乱）。符合左侧关节内强直的诊断。双侧急性关节前脱位：下颌运动异常，患者呈开口状，说话、咀嚼和吞咽均有困难；检查时可见前牙开𬌗、反𬌗；下颌前伸，两颊变平；触诊耳屏前方有凹陷，在颧弓下可触到脱位的髁突；X线片可见髁突脱位于关节结节前上方；单侧急性前脱位者，颏部中线及下前牙中线偏向健侧。破伤风的典型症状：张口困难、蹙眉、口角下缩、颈部强直、头后仰；角弓反张或侧弓反张；膈肌受影响则面唇发绀，通气困难，呼吸暂停。单侧髁突颈部骨折：患侧下颌向外侧及后方移位，不能向对侧做侧𬌗运动；由于下颌支变短以及升颌肌群的牵拉而使后牙早接触，前牙及对侧牙可出现开𬌗。双侧髁突颈部骨折：下颌不能做前伸运动，下颌升支向后上移位，后牙早接触，前牙开𬌗更明显，侧𬌗运动受限。

**30. C　31. C　32. D　33. D**

**34. D**　乳磨牙早失的原因：因严重的龋病被拔除，这是最常见的原因；恒牙异位萌出，造成乳牙牙根过早吸收脱落；牙齿因外伤脱落；先天性的牙齿缺失。牙髓炎和根尖周炎可以行根管治疗保留。牙齿固连是乳牙滞留的原因之一。因外伤脱落，多见于前牙。

**35. C**　下颌恒中切牙在6~7岁萌出，患儿下颌恒中切牙在正常时间萌出2/3，下颌乳中切牙仍未脱落，可诊断为下颌乳中切牙滞留。

**36. A**　根据题干，判断是否做间隙维持器的原则是乳牙拔除后，继承恒牙能否及时萌出。若拍摄X线片显示继承恒牙的牙胚上覆盖骨质、牙根未形成或牙根形成的长度小于1/2，说明继承恒牙萌出需要较长的时间，在此时间内，邻牙倾斜或者移位，会出现间隙减小，需及时戴上间隙维持器，以维持间隙宽度。右下乳4对应颊侧黏膜可以看到恒牙牙尖，说明恒牙正在萌出，可不用做间隙维持器。拔除乳牙后不能探恒牙胚，也不能搔刮，以免损伤恒牙胚。

**37. B**　第二乳磨牙牙根大约在3岁时发育完成，至8岁第二前磨牙牙冠形成，第二乳磨牙牙根开始吸收，这段时间为第二乳磨牙牙根稳定期。

**38. E**　牙齿萌出顺序常会出现变异，在正常情况下，最常见的是下颌第一前磨牙和下颌尖牙，约有40%的儿童第一前磨牙先于尖牙萌出。

**39. B**

**40. C**　颌面部中1/3的表面形态标志：①鼻根、鼻尖和鼻背：外鼻上端连于额部者称为鼻根；前下端隆起处称为鼻尖；鼻根和鼻尖之间称为鼻背。②鼻唇沟：鼻面沟与唇面沟合称为鼻唇沟。③唇珠：上唇正中唇红呈珠状突起。④耳屏：位于外耳门的前方，呈结节状突起，作为耳门前方的屏障。颏唇沟是面下1/3的区域。

**41. D**　面侧深区的境界：前界为上颌骨后面；后界为腮腺鞘；内为翼外板；外以下颌支为界。面侧深区的内容：①翼丛：位于颞肌与翼外肌之间及翼内、外肌之间。②上颌动脉：伴随其下方的上颌静脉，经下颌骨髁突颈部的深面向前走行。上颌动脉周围有面深淋巴结。③翼外肌：与翼丛、上颌动脉、下颌神经等关系密切，故将翼外肌视为面侧深区的钥匙。④下颌神经及其分支：于翼外肌深面发出分支。颌内动脉不属于面侧深区的内容。

**42. B　43. A　44. D**

**45. C**　下颌骨易发生骨折的薄弱部位：①正中联合：位置最突出，亦是胚胎发育时两侧下颌突的连接处。②颏孔区：此处有颏孔，又有下颌前磨牙槽窝。③下颌角：为下颌骨的转折处，骨质较薄，且有下颌第三磨牙牙槽窝位于其间。④髁突颈部：此处较细小，其上下均较为粗大。喙状突颈部不属于下颌骨的薄弱部位。

**46. E**　咀嚼肌的运动神经发自三叉神经的下颌神经分支，下颌神经前股分支包括：颞深神经（支配颞肌）、咬肌神经（支配咬肌）、翼外肌神经（支配翼外肌）、颊神经。面神经支配面部的表情肌。上颌神经为感觉神经，不参与肌肉运动。舌咽神经主要控制茎突咽肌、腮腺体、部分味蕾和收集来自耳部后部的感觉等。舌下神经支配茎突舌肌、舌骨舌肌、颏舌肌和全部舌内肌。

**47. B**　颞下间隙的前界为上颌骨的后面；后界为茎突及茎突诸肌；内侧为蝶骨翼突外侧板；外侧为下颌支上份及颧弓；上界抵蝶骨大翼的颞下嵴及颞下面；下界为翼外肌的下缘。翼颌间隙的前界为颊肌及颊肌；后为腮腺鞘；上为翼外肌的下缘；下为翼内肌附着于下颌支处。因此二者的分界在翼外肌的下缘。颞下间隙的蜂窝组织炎很少单独存在，常与相邻间隙特别是翼颌间隙的感染同时存在。

**48. B**

**49. D**　咀嚼力：为咀嚼肌所能发挥的最大力，也称咀嚼肌力。咀嚼压力：咀嚼时，咀嚼肌仅发挥部分力量，一般不发挥其全力而留有潜力，是牙齿实际所承受的咀嚼力量。最大𬌗力为牙周组织所能耐受的最大𬌗力。牙周耐力是指牙周组织的生理极限应力。咬合力是指当上、下颌牙齿发生接触时，咀嚼肌收缩产生的咀嚼压力。

**50. C　51. D**

**52. B**　咀嚼肌功能紊乱包括肌筋膜疼痛、肌炎、肌痉挛、不能分类的局部肌痛以及肌纤维变形挛缩等，以肌筋膜疼痛最为多见。肌筋膜疼痛又称肌筋膜疼痛功能紊乱综合征，是指原发性咀嚼疼痛，以面部肌筋膜扳机点疼痛为主要特征，并有肌压痛、颞下颌关节运动受限等症状。

**53. C** 咀嚼肌是位于颌面部与咀嚼运动密切相关的一组肌群。狭义的咀嚼肌仅指咬肌、颞肌、翼内肌和翼外肌，广义的咀嚼肌又称颌骨肌，尚包括与下颌骨运动相关的舌骨上肌群。

**54. B** 咀嚼运动是在神经系统的支配下，通过咀嚼肌的收缩，使颞下颌关节、颌骨、牙齿及牙周组织产生节律性的运动。在咀嚼运动中，牙是直接承受咬合力的器官。

**55. C** 上颌两侧磨牙在牙槽中的位置均略向颊侧倾斜，使舌尖的位置低于颊尖。因此，连接一侧磨牙的颊尖、舌尖与对侧同名牙的舌尖、颊尖，形成一条突向下方的曲线，称上颌牙列的横曲线；同样连接下颌一侧磨牙的颊尖、舌尖与对侧同名牙的舌尖、颊尖，形成一条凹向上方的曲线，称下颌牙列的横曲线。

**56. A**

**57. C** 牙排列稀疏，切牙区及尖牙区出现散在间隙，其中上颌尖牙近中和下颌尖牙远中的间隙称为灵长类间隙。灵长间隙位于上颌的 B 与 C 之间，或下颌的 C 与 D 之间。

**58. C** 剩余间隙也称替牙间隙，由于乳牙侧方牙群近远中径大于恒牙侧方牙群，乳尖牙及第一、第二乳磨牙的牙冠近远中宽度总和与替换后的恒尖牙及第一、第二前磨牙牙冠近远中宽度总和之差为剩余间隙。下颌单侧剩余间隙一般为 1.7～2.0mm，上颌单侧剩余间隙一般为 0.9～1.0mm。灵长间隙：上颌乳尖牙与乳侧切牙之间的间隙。发育间隙：3～4 岁乳牙列中出现的生理性间隙。下颌乳尖牙与第一乳磨牙之间的间隙属于异常间隙。牙萌出时刺激三叉神经引起的唾液分泌增加现象，与剩余间隙无关。

**59. C  60. E  61. E**

**62. B** 剩余间隙为乳牙侧方牙群牙冠近远中径大于恒牙侧方牙群的所差间隙。患者上中切牙之间的间隙不可能是剩余间隙。

**63. E**

**64. E** 乳牙拔除禁忌证：(1) 全身状况：①患血液病：如白血病、血友病、贫血、血小板减少症等血液病的活动期，不能随意拔牙；必要时可在儿科医师的检查、监护下进行拔牙。②患内分泌疾病：肾上腺皮质功能低下、甲状腺功能亢进症，以及糖尿病患者等，应避免拔牙。③患心脏、肾脏等疾病：有严重代谢障碍的心脏病患者，严禁拔牙；症状轻的患者，可在儿科医师的检查、监护下行拔牙术；有肾炎病史的患者，应检查肾功能后酌情处理；肾功能不全者，拔牙会使疾病恶化。④急性感染、发热时也应避免拔牙。(2) 局部因素：①虽为病灶牙，但局部根尖周组织和牙槽骨有急性化脓性炎症时，应在药物控制后再拔除，以免炎症扩散。②同时伴有急

性广泛性牙龈炎或严重的口腔黏膜疾病时，应消炎、控制症状后再拔牙。

**二、多选题**

**65. ABCE** 由口角两侧至鼻根的三角区，称为面部的危险三角区。面部的血液循环十分丰富，纵横交错的血管在面部肌肉中穿梭。浅静脉又与深静脉相连并直接进入颅内的静脉海绵窦，且面部的静脉内没有阻止血液反流的静脉瓣，当肌肉收缩时，血液可以反流进入颅内。面部如发生感染，特别是在口角两侧至鼻根三角区内发生疖肿时，应及时治疗，千万不能用手去挤，否则疖肿内的细菌可以逆行向颅腔内的海绵窦扩散，形成严重的脑部并发症，发病急，病情重，可危及生命，不可小视。

**66. ABC**

**67. CDE** Angle 分类存在着以下不足之处：①Angle 错𬌗分类法是在"上颌第一恒磨牙的位置恒定不变"这一前提下定义错𬌗类别的。而实践研究表明，上颌第一恒磨牙的位置并非绝对稳定，它会随着牙弓内、外因素的变化而发生改变，如上颌第二乳磨牙早失会引起上颌第一恒磨牙的近中移动。因此，对于某些远中错𬌗或近中错𬌗，很可能是由于上颌第一恒磨牙或上颌牙弓整体的位置发生了变化，而非下颌牙弓或下颌骨位置异常引起。②该分类法没有考虑到牙、颌、面结构在长、宽、高三维方向上形成错𬌗畸形的综合机制。任何错𬌗畸形的形成，不仅包括牙、牙弓、颌骨与颅部结构在矢状方向上的异常，还常伴有垂直向及横向关系的异常，因此，错𬌗畸形的分类也应从长、宽、高三方面来考虑。③对于现代人类来说，牙量与骨量的不调是错𬌗畸形形成的重要机制之一，但 Angle 分类法未将此因素反映出来，忽略了牙量、骨量不调导致错𬌗畸形的重要机制。

**68. ABCD  69. ABCD**

**70. ACDE** 第一恒磨牙萌出后，不仅使咀嚼面积大为增加，还建立了支持颌间高度和保持上、下牙弓近远中关系的主要支柱。由于乳磨牙的末端平面以垂直型为多，所以第一恒磨牙建𬌗初期是尖对尖的远中咬合关系。有助于建立安氏Ⅰ类关系的情况如下：①乳磨牙的末端平面呈近中台阶型，第一恒磨牙萌出后即直接达到安氏Ⅰ类关系。②末端平面为垂直型，有灵长间隙的乳牙列，第一恒磨牙萌出时推下颌乳磨牙向前，利用灵长间隙向前移动，下颌较上颌近中移位大，使末端平面成为近中阶梯型，然后第一恒磨牙可以转为安氏Ⅰ类关系。③在无生理间隙的闭锁型乳牙列，上、下第一恒磨牙呈尖对尖的𬌗关系，一直维持到第二乳磨牙脱落，第一恒磨牙利用剩余间隙向前移动而达到安氏Ⅰ类关系。乳磨牙末端平面为远中台阶型，则不能建立安氏Ⅰ类关系。

**71. AB** 乳牙列中的生理间隙为发育间隙和灵长间隙。发育间隙是 3～6 岁乳牙列中出现的前牙之间的间

隙，随着年龄增长，颌骨和牙弓生长发育，乳前牙间的间隙变大。灵长间隙是出现在上颌乳侧切牙与乳尖牙之间、下颌乳尖牙与第一乳磨牙之间的间隙，是人类和猿猴等灵长类动物所特有的特征。剩余间隙也称替牙间隙，由于乳牙侧方牙群近远中径大于恒牙侧方牙群，乳尖牙及第一、第二乳磨牙的牙冠近远中宽度总和与替换后的恒尖牙及第一、第二前磨牙牙冠近远中宽度总和之差为剩余间隙。颌间间隙是指婴儿乳牙未萌出，上、下颌咬合时，上下颌牙龈之间存在间隙。

### 三、共用题干单选题

**72. D** 安氏Ⅱ类错𬌗：下牙弓处于远中位置，上颌第一恒磨牙的近中颊尖咬合于下颌第一恒磨牙与第二双尖牙之间。根据上颌切牙唇舌向倾斜的情况再分为两个小类：第一分类为上颌切牙唇倾；第二分类为上颌切牙舌倾。根据题干，患者凸面型，面下1/3短，磨牙远中关系，覆盖1mm（上颌切牙内倾）。符合安氏Ⅱ类2分类错𬌗。上下牙弓的近、远中关系正常，即当正中𬌗时，上颌第一恒磨牙的近中颊尖咬合于下颌第一恒磨牙的近中颊沟内。若有错位者，如牙列拥挤，则称为安氏Ⅰ类错𬌗。安氏Ⅲ类错𬌗：下牙弓处于近中位置，即上颌第一恒磨牙的近中颊尖咬合于下颌第一、第二恒磨牙之间。

**73. C** ANB角（正常值为4°）：表示上颌骨和下颌骨的相对前后位置，该角越大时表示上颌发育过度（引起上颌前突或上牙弓前移）或者下颌发育不足（引起下颌后缩）。下颌后下旋转与下颌后缩概念不同，下颌后缩指下颌相对于整个颅骨处于后方的位置，外观上常表现为面下1/3短，下颌颏部较小。而下颌后下旋指下颌平面的角度向下、向后旋转，侧面咬合平面较陡峭。

**74. A** 若FMIA测量值显示测量值允许下前牙唇向移动，说明可以达到FMIA的矫治目标。本病例可以采用不拔牙矫治，通过下前牙唇向移动改善下颌拥挤程度、下颌后缩、深覆𬌗。正畸治疗加正颌外科手术一般在生长发育结束后考虑进行。

**75. B** 交互牵引：上牙如果橡皮筋挂舌侧，则下牙挂颊侧，上牙如果挂颊侧，则下牙挂舌侧，减小上、下牙的覆盖获得正常的咬合覆盖关系，用来矫正后牙锁𬌗。Ⅱ类牵引：橡皮筋在上牙列挂前牙，下牙列挂后牙，解决Ⅱ类磨牙或尖牙关系。Ⅲ类牵引：橡皮筋在上牙列挂后牙，下牙列挂前牙，解决Ⅲ类磨牙或尖牙关系。垂直牵引：橡皮筋在上、下牙列都挂前牙，或者上、下牙列都挂后牙，伸长牙齿或轻度水平移动牙齿获得良好的咬合接触。水平牵引用于纠正上、下牙列中线。

**76. A** 本题患者诊断为安氏Ⅱ类2分类错𬌗，即磨牙远中关系，上颌切牙内倾，矫治过程中需要使上前牙唇倾。矫治过程中使前牙垂直向压入、后牙垂直向伸出，改善患者的深覆𬌗。矫治过程中使下颌顺时针旋转，以

改善下颌后缩。

**77. A**

**78. B** 根据题干，患者上前牙内倾，下牙弓前段拥挤，造成下牙弓前段缩短。磨牙关系中性，属于安氏Ⅰ类错𬌗。可选择前牙平面导板下加双曲舌簧＋单曲舌卡＋活动矫治器。前牙平面导板下加双曲舌簧用于打开咬合，矫正上前牙内倾；单曲舌卡多与前牙平面导板矫治器合用，用于改善前牙覆𬌗、覆盖关系；活动矫治器可用于改善牙列拥挤。斜面导板导下颌向前属于安氏Ⅱ类错𬌗的治疗方式。分裂簧分裂基托矫治器用于扩弓。双侧后牙𬌗垫式矫治器用于双侧后牙反𬌗的病例。单侧后牙𬌗垫式矫治器用于单侧后牙反𬌗的病例。

**79. E 80. D 81. B**

**82. E** 反𬌗的病因：①遗传因素：错𬌗畸形是一种多因素遗传病，受到遗传因素和环境因素两方面的影响。②后天因素：全身性疾病，如垂体功能亢进、佝偻病等；口腔不良习惯，如咬上唇、下颌前伸习惯等；乳牙及替牙期局部障碍，如多数乳磨牙早失、上颌乳切牙滞留、乳尖牙磨耗不足造成的功能性前反𬌗等；呼吸道疾病。根据题干，患儿前牙反𬌗，家族无类似畸形，有咬上唇习惯，上前牙略舌倾，下前牙直立，可退至切𬌗。患儿4岁，此时期儿童多见口腔不良习惯，由于患儿有长期咬上唇习惯，出现假性的下颌前突，从而引起功能性反𬌗。

**83. A** 上颌𬌗垫加双曲舌簧矫治器，可用于任何前牙反𬌗的矫治。下颌颏兜适用于早期骨骼型前牙反𬌗并下颌前突的患者，可在乳牙晚期、替牙期或恒牙初期使用。功能性矫治器，适用于早期骨骼型前牙反𬌗和功能性前牙反𬌗，可在替牙期，特别是替牙晚期使用。固定矫治器多于恒牙列时期使用。下前牙联冠斜面导板矫治器适用于反覆𬌗深且反覆盖小者，题干中患儿反覆𬌗浅（下前牙直立，可退至切𬌗）。

**84. A** 乳牙列期前牙反𬌗最佳的治疗时间为3~5岁，题干中患儿为4岁，此阶段处于乳前牙牙根稳定期，患儿依从性较好，治疗的疗程为2~3个月。

**85. C** 上颌𬌗垫加双曲舌簧矫治器一般在1周左右加力，所以复诊时间间隔为7天。长时间未复诊，会影响治疗疗程和治疗效果。

**86. D** 乳前牙反𬌗治疗完成后不用佩戴保持器。原因如下：根据正常的覆𬌗、覆盖，利用咬合关系进行天然保持，但前提是已破除口腔不良习惯。此外，患者年龄较小，不适合佩戴活动性保持器，易造成误吞。固定保持适用于错𬌗畸形严重的患者，佩戴的时间较长。

**87. C** 无牙期：出生至6~8个月，乳牙未萌出；乳牙列形成期：6~8个月至3岁，乳牙开始萌出至20个乳牙全部萌出；乳牙列期：3~6岁，乳牙列完成至第一个恒牙萌出；混合牙列期：6~12岁，乳恒牙替换时期；恒

牙列期：12 岁以后，全部乳牙被替换进入恒牙列期。根据题干，患儿 7 岁，属于混合牙列期。年轻恒牙列阶段（12~15 岁）：乳牙被替换完毕，除第三磨牙外，全部恒牙均已萌出。

**88. B** 混合牙列期，口腔内既有乳牙，也有恒牙，是儿童颌骨和牙弓生长发育的主要时期，也是恒牙咬合建立的关键时期。在这个时期，第一颗恒牙（第一磨牙）萌出，咬合面窝沟多、深，易龋坏。而且，该时期也是恒牙开始患龋的时期，应注意早期防治。因此，此阶段应重点保护第一磨牙，它是建𬌯的关键，必要时窝沟封闭，以防止第一磨牙龋坏。此外，该时期还需要预防咬合紊乱，早期矫治、诱导建立正常咬合是这一时期的任务之一。防止乳磨牙龋坏是乳牙列期的重点任务之一。混合牙列期存在暂时性拥挤的现象。使上、下恒前牙正常萌出，也是该阶段的任务，但不属于重点保护对象。

**89. B**

# 第四章　牙发育异常和着色牙

一、单选题：每道试题由 1 个题干和 5 个备选答案组成，题干在前，选项在后。选项 A、B、C、D、E 中只有 1 个为正确答案，其余均为干扰选项。

1. 第一恒磨牙有釉质发育不全，说明受累年龄在出生
   - A. 五年内
   - B. 三年内
   - C. 二年后
   - D. 二年内
   - E. 一年内

2. 釉质发育不全是因为
   - A. 牙萌出后患儿缺钙所致
   - B. 牙发育期间，全身或局部因素所致
   - C. 牙萌出后患儿高热所致
   - D. 牙萌出后患儿缺少维生素所致
   - E. 牙萌出后患儿营养不良所致

3. 下列关于乳前牙反𬌗的病因不包括
   - A. 咬上唇
   - B. 咬下唇
   - C. 乳尖牙磨耗不足
   - D. 多数乳磨牙早失
   - E. 下颌前伸习惯

4. 正常乳牙牙冠的色泽为
   - A. 淡黄色
   - B. 黄白色
   - C. 微青紫色
   - D. 乳白色
   - E. 白色

5. 牙列缺损不会引起的不良影响是
   - A. 咬合关系紊乱
   - B. 咀嚼效能降低
   - C. 发音障碍
   - D. 面瘫
   - E. 颞下颌关节病变

6. 在釉质发育中启动釉质矿化的是
   - A. 成釉细胞
   - B. 釉基质
   - C. 酶
   - D. 釉基质蛋白
   - E. 以上都不是

7. 乳牙中最早脱落的是
   - A. 上颌乳中切牙
   - B. 下颌乳中切牙
   - C. 上颌乳侧切牙
   - D. 下颌乳侧切牙
   - E. 下颌乳尖牙

8. 牙未萌出时引起牙内源性着色的主要原因是
   - A. 造血系统疾病
   - B. 肝疾病
   - C. 严重营养障碍或母婴疾病
   - D. 釉质发育不全

E. 以上均是

9. 患儿，女性，7 岁。右上后牙疼痛 1 周，右上第一磨牙萌出，近中倾斜，右上第二乳磨牙完整，无龋坏，叩痛（+），颊侧瘘管，X 线片显示右上第二乳磨牙远中颊根严重吸收。最可能的原因是
   - A. 右上第二乳磨牙𬌗创伤
   - B. 右上第二乳磨牙牙根生理性吸收
   - C. 右上第二乳磨牙牙周病
   - D. 右上第一磨牙异位萌出
   - E. 右上第一磨牙迟萌

10. 成釉细胞瘤易复发的类型有
    - A. 滤泡型、丛状型、棘皮瘤型
    - B. 丛状型、棘皮瘤型、基底细胞型
    - C. 棘皮瘤型、基底细胞型、颗粒型
    - D. 基底细胞型、颗粒型、滤泡型
    - E. 颗粒型、滤泡型、丛状型

11. 下列有关典型的成釉细胞瘤的叙述，正确的是
    - A. 组织发生自牙源性上皮
    - B. 下颌前部好发
    - C. 双侧多见
    - D. 可形成釉质
    - E. 生长快，早期出现症状

12. 下列有关成釉细胞瘤的生物学特点的描述，正确的是
    - A. 为良性肿瘤，但有局部浸润性生长，治疗不彻底易复发
    - B. 为良性肿瘤，无局部浸润性生长，治疗不彻底易复发
    - C. 为良性肿瘤，有局部浸润性生长，易发生转移
    - D. 为良性肿瘤，无局部浸润性生长，不易复发
    - E. 为良性肿瘤，有局部浸润性生长，不易复发

13. 釉质和牙骨质在牙颈部相连的方式是
    - A. 约30%牙骨质少许覆盖在釉质上
    - B. 约70%釉质和牙骨质端端相连
    - C. 约10%釉质和牙骨质并不相连
    - D. 全部为釉质和牙骨质端端相连
    - E. 约30%釉质少许覆盖在牙骨质上

14. 釉梭多见于
    - A. 乳牙和第一恒磨牙
    - B. 牙尖部

C. 恒牙牙尖部　　　　　D. 釉牙骨质界

E. 新生线周围

**15. 釉质和牙本质相交的釉牙本质界是**

　A. 一条直线分隔釉质和牙本质

　B. 一条曲线，形状不规则

　C. 一条弧线，凹面向牙本质

　D. 若干短弧线，凹面向牙本质

　E. 若干短弧线，凹面向釉质

**16. 釉质中有机物的聚集处不包括**

　A. 釉质生长线　　　　　B. 釉板

　C. 釉丛　　　　　　　　D. 釉梭

　E. 无釉柱釉质

**17. 釉质与牙骨质在牙颈部最常见的连接方式是**

　A. 牙釉质少许覆盖牙骨质

　B. 牙骨质少许覆盖牙釉质

　C. 端端相连

　D. 不相连，牙本质暴露

　E. 上述四者概率相同

**18. 釉质呈淡黄色的原因是**

　A. 釉质钙化不良

　B. 釉质缺损

　C. 釉质本身的颜色

　D. 因釉质钙化程度高而不能透过牙本质的颜色

　E. 因釉质钙化程度高而透过的牙本质颜色

**19. 釉质成形术磨去的釉质部分应**

　A. 大于釉质厚度的 1/2

　B. 小于釉质厚度的 1/3

　C. 小于釉质厚度的 2/3

　D. 大于釉质厚度的 1/3

　E. 大于釉质厚度的 2/3

**20. 较易发生先天缺失的恒牙是**

　A. 上、下中切牙　　　　B. 上、下侧切牙

　C. 上、下尖牙　　　　　D. 上、下第一磨牙

　E. 上、下第二磨牙

**21. 关于釉质发育不全的描述，错误的是**

　A. 釉质表面呈带状或小蜂窝状缺损

　B. 黄褐色色素沉着

　C. 釉柱横纹及生长线明显

　D. 牙本质小管排列紊乱

　E. 釉丛、釉梭数目增多

**22. 成釉细胞来源于**

　A. 外釉上皮　　　　　　B. 星网状层

　C. 中间层　　　　　　　D. 内釉上皮

E. 以上都不是

**23. 乳牙釉质出现发育停止线的阶段是**

　A. 胚芽期　　　　　　　B. 新生儿期

　C. 婴儿期　　　　　　　D. 幼儿期

　E. 胎儿期

**24. 氟牙症多见于恒牙，乳牙者甚少，是因为**

　A. 胎盘屏障

　B. 8 岁以后生活在高氟区

　C. 刷牙时吞服含氟牙膏

　D. 氟骨症的表现

　E. 以上都不对

**25. 颞下颌关节紊乱综合征的三大主要症状不包括**

　A. 开口度和开口型异常

　B. 如症状严重或发展到器质性破坏阶段可出现关节区或关节周围肌群自发痛

　C. 开口运动中常有异常音如弹响音、破碎音和摩擦音

　D. 下颌运动时关节区或关节周围肌群疼痛，有的可有扳机点

　E. 开、闭口运动出现关节绞锁

**26. 先天性缺牙最少见于**

　A. 下颌第二前磨牙　　　B. 上颌侧切牙

　C. 上颌第三磨牙　　　　D. 下颌第三磨牙

　E. 中切牙

**27. 牙齿先天性缺失的主要原因是**

　A. 患者的饮食习惯

　B. 妊娠时母亲的营养健康状况

　C. 感染因素

　D. 遗传因素

　E. 家庭社会经济状况

**28. 弯曲牙形成最常见的原因是**

　A. 遗传

　B. 营养不良

　C. 乳牙外伤

　D. 乳牙慢性根尖周炎伤及恒牙胚

　E. 多生牙

**29. 关于乳牙早失，说法错误的是**

　A. 乳牙早失对恒牙列的影响不大

　B. 第一乳磨牙早失，如第一恒磨牙已建立中性咬合关系，则牙弓长度不会缩小

　C. 乳牙早失，继承恒牙 6 个月之内萌出则影响不大

　D. 乳牙早失越早，错𬌗发生的可能性越高

　E. 单纯上颌尖牙或下颌第二前磨牙错位常与第二乳磨牙早失有关

**30.** 额外牙的发生率为

A. 小于 1%　　　　　B. 1% ~3% 之间

C. 大于 3%　　　　　D. 大于 5%

E. 大于 10%

**31.** 患儿，12 岁。因上前牙呈黄褐色就诊。检查：上前牙呈黄褐色，釉质点状缺损。6 岁前生活于高氟区。该患儿所患疾病为

A. 牙髓坏死　　　　　B. 色素沉着

C. 四环素牙　　　　　D. 氟牙症

E. 遗传性乳光牙本质

**32.** 患儿，3 岁。因乳牙呈棕黄色就诊。检查：全口乳牙呈半透明棕黄色，磨损严重，X 线片示牙髓腔明显缩小，根管呈细线状。其父亲的恒牙列有相似症状。该患儿所患疾病为

A. 牙髓坏死　　　　　B. 色素沉着

C. 四环素牙　　　　　D. 氟牙症

E. 遗传性乳光牙本质

**33.** 低位乳牙好发于

A. 下颌乳侧切牙　　　B. 上颌第一乳磨牙

C. 上颌第二乳磨牙　　D. 下颌第二乳磨牙

E. 下颌第一乳磨牙

**34.** 对釉质发育不全的处理中，**不必要**的是

A. 修复缺损部分　　　B. 牙面美观修复

C. 口服钙片　　　　　D. 全冠修复

E. 防龋处理

**35.** Turner 牙是指

A. 先天性梅毒的半月形切牙

B. 氟斑牙

C. 牙中牙

D. 因乳牙根尖周严重感染导致其继承恒牙釉质发育不全

E. 多生牙

**36.** Hutchinson 牙是指

A. 遗传性乳光牙本质

B. 结合牙

C. 先天性梅毒的半月形切牙

D. 畸形舌侧沟

E. 牙本质过敏症

**37.** 下列关于双生牙的描述正确的是

A. 由两个正常牙胚融合而成

B. 由两个牙的牙根发育完全后发生粘连而成

C. 只发生在乳牙列

D. 由一个向内的凹陷将一个牙胚不完全分开而成

E. 双生乳牙不会影响其继承恒牙的萌出

**38.** 过小牙多见于

A. 下颌切牙和第三磨牙

B. 下颌侧切牙和多生牙

C. 上颌侧切牙和尖牙

D. 下颌侧切牙和尖牙

E. 上颌侧切牙和第三磨牙

**39.** 多生牙常发生在

A. 下中切牙之间　　　B. 上中切牙之间

C. 下颌前磨牙之间　　D. 上颌侧切牙远中

E. 第三磨牙远中

**40.** 关于氟牙症的临床表现下列描述正确的是

A. 恒牙、乳牙均多见

B. 全口牙均受累

C. 15 岁以前居住在高氟区可患氟牙症

D. 患牙釉质形态表现为白垩釉、棕黄色色素沉着斑块和带状釉实质缺损

E. 患牙耐磨性差，但对酸蚀的抵抗力强

**41.** 牙固连的诊断指征**不包括**

A. 患牙边缘嵴平或低于邻牙接触点

B. 患牙呈实性叩诊音

C. 患牙正常的生理动度消失

D. X 线检查显示，牙周膜消失，根骨连接处不清

E. X 线检查显示，牙冠部牙本质内邻近釉牙本质界的透射影

**42.** 患儿，男性，7 岁。自述左上后牙松动，咬合不适，影响进食。口内检查，左上第二乳磨牙近中龋损，探诊无不适，叩诊（-），牙龈正常，松动Ⅲ度。左上第一恒磨牙远中颊尖已萌，近中未萌。左上第二乳磨牙松动的主要原因是

A. 外伤　　　　　　　B. 牙周病

C. 根尖周炎　　　　　D. 替牙期正常松动

E. 左上第一恒磨牙异位萌出

**43.** 患儿，女性，4 岁。右上颌见：51、53、54、55 牙，且 51 牙明显大于对侧同名牙齿，其切端发育沟将该牙分为近中大、远中小的两部分，探诊时卡探针。正确的诊断是

A. 先天性牙齿缺失　　B. 融合牙

C. 过大牙　　　　　　D. 乳牙早失

E. 牙中牙

**44.** 患儿，女性，8 岁。11 牙已萌出，61 牙缺失，21 牙未萌，CBCT 示 21 牙埋藏，冠根呈一定角度。正确的诊断是

A. 牙齿迟萌　　　　　B. 弯曲牙

C. 乳牙滞留　　　　　D. 过大牙

E. 过小牙

二、多选题：每道试题由 1 个题干和 5 个备选答案组成，题干在前，选项在后。选项 A、B、C、D、E 中至少有 2 个正确答案。

**45.** 牙萌出的生理特点有

A. 同颌同名牙同时萌出

B. 在一定时间内，按一定顺序先后萌出

C. 下颌牙早于上颌牙

D. 男性早于女性

E. 乳牙早于恒牙

**46.** 下列有关牙的演化的描述，正确的是

A. 侧生牙→端生牙→槽生牙

B. 无根牙→有根牙

C. 同形牙→异形牙

D. 多牙列→双牙列

E. 端生牙→侧生牙→槽生牙

**47.** 牙齿发育异常包括

A. 牙齿数目异常　　　　B. 牙齿形态异常

C. 牙齿结构异常　　　　D. 牙齿萌出异常

E. 牙齿脱落异常

**48.** 双牙畸形包括

A. 融合牙　　　　　　　B. 弯曲牙

C. 结合牙　　　　　　　D. 牙中牙

E. 双生牙

**49.** Turner 牙的定义包括

A. 与乳牙感染有关

B. 感染引起继承恒牙成釉细胞损伤

C. 感染引起继承恒牙釉质形成不全

D. 感染引起继承恒牙矿化不全

E. 创伤引起乳牙断裂

**50.** 畸形中央尖可发生于

A. 下颌第一前磨牙　　　B. 下颌第二前磨牙

C. 上颌第一前磨牙　　　D. 上颌第二前磨牙

E. 上颌侧切牙

三、共用题干单选题：以叙述一个以单一病人或家庭为中心的临床情景，提出 2～6 个相互独立的问题，问题可随病情的发展逐步增加部分新信息，每个问题只有 1 个正确答案，以考查临床综合能力。答题过程是不可逆的，即进入下一问后不能再返回修改所有前面的答案。

**（51～52 共用题干）**

患儿，男性，出生 25 天。因"下颌萌出 1 颗牙"来诊。

**51.** 最准确的诊断是

A. 诞生牙　　　　　　　B. 新生牙

C. 乳牙结构异常　　　　D. 乳牙异位萌出

E. 畸形牙

**52.** 临床表现不可能是

A. 多生牙　　　　　　　B. 正常牙

C. 牙根尚未发育　　　　D. 极度松动

E. 上皮珠

**（53～54 共用题干）**

患儿，男性，1 岁 2 个月。因"乳牙迟萌"来诊。患者未见第 1 颗乳牙萌出，已排除"无牙畸形"。

**53.** 最可能的诊断是

A. 乳牙萌出过迟

B. 先天性个别牙缺失

C. 仍属牙齿的正常萌出范围

D. 乳牙阻生

E. 牙胚移动不足

**54.** 发育异常的病因不可能是

A. 佝偻病　　　　　　　B. 甲状腺功能减低

C. 营养缺乏　　　　　　D. 全身性骨硬化症

E. 种族特异性萌出

**（55～56 共用题干）**

患儿，男性，12 岁。因上前牙未换牙就诊。检查：双上侧乳侧切牙滞留，其他牙基本萌出，未见明显异常。

**55.** 进一步诊断需做的检查是

A. X 线检查　　　　　　B. 切龈探查

C. 拔除乳牙后探查　　　D. 牙髓活力测试

E. 叩诊

**56.** 若 X 线片未见双上侧 2 牙牙胚，则诊断为双上侧 2 牙

A. 先天性缺失　　　　　B. 迟萌

C. 早萌　　　　　　　　D. 异位萌出

E. 多生牙

**（57～59 共用题干）**

患儿，9 岁。左上侧切牙牙齿变色就诊。检查：冠折，牙本质暴露，牙齿变色，冷、热测无反应。

**57.** 对诊断左上侧切牙最有价值的检查项目是

A. 电活力测验　　　　　B. 试验性备洞

C. 透照法　　　　　　　D. X 线片

E. 咬诊

**58.** 如果 X 线片示左上侧切牙根尖喇叭口状，硬骨板不连续。治疗方案应为

A. 根管治疗术　　　　　B. 拔牙术

C. 根尖诱导成形术　　　D. 活髓切断术

E. 直接盖髓术

59. 经过第一阶段的治疗后，若 X 线片显示根尖有钙化组织沉积，根管内探查根尖有钙化屏障形成。应进行的处理是

    A. 永久性根管充填

    B. 根尖屏障术

    C. 根尖诱导成形术

    D. 牙髓血管再生治疗

    E. 继续随访观察

四、案例分析题：每道案例分析题有 3~12 问。每问的备选答案至少 6 个，最多 12 个，正确答案及错误答案的个数不定。考生每选对一个正确答案给 1 个得分点，选错一个扣 1 个得分点，直至扣至本问得分为 0，即不含负分。案例分析题的答题过程是不可逆的，即进入下一问后不能再返回修改所有前面的答案。

（60　63 共用题干）

患儿，男性，5 岁。上前牙区萌出形态异常牙齿 1 枚。检查：61 牙舌侧锥形牙 1 枚，61 牙唇倾，松动Ⅲ度，余未见明显异常。

60. 该患儿首先需要进行的辅助检查是

    A. 根尖片

    B. 全口牙位曲面体层 X 线片

    C. 头颅定位侧位片

    D. 𬌗翼片

    E. 面像及口内像

    F. CBCT

61. 多生牙形成的原因可能有

    A. 进化过程中的返祖现象

    B. 牙胚的分裂

    C. 牙板局部的活性亢进

    D. 遗传因素

    E. 综合征疾病

    F. 牙板形成不足

62. 若患儿同时伴有头大、面小、有怪样表情，锁骨发育不全等表现。可能的诊断为

    A. 遗传性外胚叶发育不全

    B. 低磷酸酯酶症

    C. Axenfeld 综合征

    D. 掌跖角化 – 牙周破坏综合征

    E. Gardner 综合征

    F. 锁骨颅骨发育不全综合征

63. 可能有多生牙的综合征疾病为

    A. 低磷酸酯酶症

    B. 唇腭裂

    C. 锁骨颅骨发育不全综合征

    D. 掌跖角化 – 牙周破坏综合征

    E. Gardner 综合征

    F. Axenfeld 综合征

## 答案和精选解析

一、单选题

**1. E**　造成恒牙釉质发育不全的病因，可以分为母体因素和患儿因素。母体因素包括母体患有某种全身疾病，如孕期感染风疹、毒血症等。患儿因素包括全身疾病、营养不良、维生素及钙缺乏、乳牙严重根尖周感染。各种因素导致釉质基质形成异常，基质分泌减少，最终表现为釉质发育不全。轻者仅有色泽的改变，牙齿表面可见与釉质生长发育线相平行的白垩色斑块，严重者釉质表面有小的点状凹陷；重度釉质发育不全，可能会有釉质表面的实质缺损。第一恒磨牙有釉质发育不全，说明受累年龄在出生后一年内。

**2. B　3. B**

**4. D**　乳牙于婴儿出生后 6、7 个月左右开始陆续萌出，至 2 岁半和 3 岁，全部乳牙均已萌出。乳牙牙冠的色泽与恒牙的微白黄色相比，呈乳白色或近白色。

**5. D**　牙列缺损可造成：①咀嚼效能降低；②辅助发音功能障碍；③影响美观；④对口颌系统的影响，可导致颞下颌关节病变，咬合关系紊乱；⑤对全身健康的影响，咀嚼功能障碍影响胃肠消化功能和营养的摄入。牙列缺损不会引起面瘫。

**6. D**　成釉细胞合成分泌釉基质蛋白，主要分布于釉牙本质界，为磷酸化的酸性蛋白，能够螯合钙离子，在釉质形成中启动釉质矿化。

**7. B**　乳牙中最早脱落的是下颌乳中切牙。一般乳牙开始脱落的时间在 5~6 周岁，一般脱落从下颌乳中切牙开始，过半年左右则是下颌乳中切牙旁边的侧切牙，或者上面的乳中切牙。第一乳磨牙的替换时间是 8~10 周岁，第二乳磨牙的替换时间为 10~12 岁。

**8. E**　内源性着色是在牙齿的发育过程中形成的，一部分为遗传因素，一部分为药物因素。如四环素沉积在牙本质内会使牙齿变黄色、棕色或者暗黑色称为四环素牙。如果饮用水中含氟过多也可能会导致氟斑牙，牙面呈白垩色、棕褐色的斑块。牙神经坏死后血色素与细菌分解产物结合也可以使牙齿变黑。牙未萌出时引起牙内源性着色的主要原因包括：①造血系统疾病；②肝疾病；③严重营养障碍或母婴疾病；④釉质发育不全。

**9. D**　右上第一磨牙近中倾斜萌出，使右上第二乳磨

牙远中颊根严重吸收。因此最可能是右上第一磨牙的萌出位置较正常位置偏近中，异位萌出，导致病变。

**10. C** 成釉细胞瘤是常见的牙源性上皮性良性肿瘤之一，生长缓慢，但有局部侵袭性，如切除不彻底，复发率很高，但基本上无转移倾向。肿瘤来源于成釉器或牙板的残余上皮，或牙周组织中的上皮剩余，发生于颌骨以外的成釉细胞瘤可能由于口腔黏膜基底细胞或上皮异位发展而来。成釉细胞瘤组织分型有滤泡型、丛状型、棘皮瘤型、颗粒型、基底细胞型、角化成釉细胞瘤。其中棘皮瘤型、基底细胞型、颗粒型容易复发。

**11. A** 成釉细胞瘤是常见的牙源性上皮性良性肿瘤之一，生长缓慢，但有局部侵袭性，如切除不彻底，复发率很高，但基本上无转移倾向。肿瘤来源于成釉器或牙板的残余上皮，或牙周组织中的上皮剩余，发生于颌骨以外的成釉细胞瘤可能由于口腔黏膜基底细胞或上皮异位发展而来。成釉细胞瘤组织发生自牙源性上皮，下颌磨牙区和下颌升支部为最常见的发病部位。单侧多见，不形成釉质，生长慢，晚期出现症状。

**12. A** 成釉细胞瘤是常见的牙源性上皮性良性肿瘤之一，生长缓慢，但有局部侵袭性，如切除不彻底，复发率很高，但基本上无转移倾向。

**13. C** 牙骨质与牙釉质在牙颈部的交界处称釉牙骨质界，有3种交界形式：60%～65%的牙为牙骨质覆盖牙釉质；约30%为两者端端相接；另5%～10%为两者不相连接。

**14. B** 釉梭是位于釉牙本质界交界处的纺锤状结构，在牙尖部位较多见。目前认为它与成牙本质细胞浆突起的末端膨大并穿过釉牙本质界包埋在釉质中有关。

**15. E** 釉牙本质界是釉质与牙本质交界的一条界线，在显微镜下观察见若干短弧线凹面向釉质。在这个界线的两侧，有机物的含量较多，在釉质一侧有许多矿化不全的结构，如釉丛、釉板、釉梭。釉丛是矿化不全的釉柱，釉梭则是牙本质小管伸入釉质内的延长部分，是未矿化的结构。

**16. E  17. B**

**18. E** 因釉质钙化程度高而透过的牙本质颜色，使釉质呈淡黄色。因各种原因导致釉质相关疾病可引起釉质颜色变化。

**19. B** 釉质成形术，指釉质表面的再成形。用火焰状金刚砂针磨去浅的沟裂（沟裂的深度小于釉质厚度的1/4～1/3）或将未完成融合的釉质磨圆钝，形成一光滑、蝶形的表面，以利于清洁。磨去部分应小于釉质厚度的1/3。

**20. B** 先天性缺牙是在牙胚形成过程中未能发育和形成的牙。易发生先天缺失的恒牙为上、下侧切牙。

**21. D** 釉质发育不全可分为釉质形成不全和釉质矿化不全。釉质形成不全表现为釉质表面出现窝状、沟状凹陷；釉质矿化不全表现为白色不透光，由于色素沉着变为浅黄色、橘黄色、棕色。釉质发育不全根据病损程度还可分为轻症和重症，即使是重症，病变深度也仅限于釉质，不越过釉牙本质界。镜下可见釉质变薄，表面高低不平，柱间质增宽，釉柱横纹及生长线明显，釉丛、釉梭数目增多，严重者不见釉质结构。

**22. D**

**23. B** 新生儿期是胎儿在母体内寄生的结束。胎儿离开母体后，在乳牙冠部同一时期发育的釉质上，出现较明显的横线，称发育停止线，又称新生线。

**24. A** 氟牙症多见于恒牙而发生在乳牙者甚少，程度亦较轻。这是由于乳牙的发生分别在胚胎期和乳婴期，而胎盘对氟有一定的屏障作用。

**25. B** 颞下颌关节紊乱综合征的三个主要特征：①下颌运动异常，包括开口度异常（过大或过小）；开口型异常（偏斜或歪曲）；开、闭口运动出现关节绞锁等。②疼痛，主要表现在开口和咀嚼运动时关节区或关节周围肌群的疼痛，一般无自发痛。③弹响和杂音，正常关节在下颌运动时无明显弹响和杂音，本病常见的异常声音有：弹响音、破碎音、摩擦音。

**26. E**

**27. D** 牙齿先天缺失的原因有遗传因素、代谢障碍、营养障碍、内分泌失调、射线影响、感染因素、全身性疾病等。其主要原因为遗传。

**28. C**

**29. A** 乳牙在引导恒牙萌出、保持牙弓长度、促进颌骨发育及维持正常𬌗关系上起重要作用。乳牙早失是引起错𬌗的常见局部原因。例如，下颌乳尖牙早失可导致下切牙舌向移动，下牙弓前端缩短，常造成深覆盖。

**30. B** 正常情况下乳牙20个，恒牙32个，超出这些数目的牙齿即为额外牙。其发生率在1%～3%之间。

**31. D** 氟牙症临床表现的特点是在同一时期萌出的牙釉质上有白垩色到褐色的斑块，严重者还并发有釉质的实质缺损。该患儿上前牙呈黄褐色，釉质点状缺损，6岁前生活于高氟区，符合氟牙症的临床表现。

**32. E** 遗传性乳光牙本质的表现为：牙冠呈微黄色半透明，光照下呈现乳光，牙釉质易从牙本质表面分裂脱落使牙本质暴露，从而发生严重的咀嚼磨损。在乳牙列，全部牙冠可被磨损至龈缘，X线片可见牙根短。牙萌出后不久,髓室和根管完全闭锁。此病有遗传倾向。该患儿全口乳牙呈半透明棕黄色,磨损严重,X线片示牙髓腔明显缩小,根管呈细线状,其父亲的恒牙列有相似症状,符合遗传性乳光牙本质的表现。

**33. D**

**34. C** 釉质发育不全是牙在颌骨内发育矿化期间留下的缺陷,而在萌出以后被发现,并非牙萌出后机体健康状况的反映。所以,对这类患牙再补充维生素 D 和矿物质是毫无意义的。由于这类牙发育矿化较差,往往容易磨耗。患龋后发展较快,应进行防龋处理。牙发生着色、缺陷者可通过光固化复合树脂修复、烤瓷冠修复等方法进行治疗。

**35. D** 由于乳牙的慢性根尖周炎导致的继承恒牙釉质发育不全称为 Turner 牙。

**36. C** 半月形切牙亦称哈钦森牙,指先天性梅毒的半月形切牙。先天性梅毒患者有 3 项特征:①间质性角膜炎;②中耳炎或耳聋;③半月形切牙。这种切牙的切缘比牙颈部狭窄,切缘中央有半月形缺陷,切牙之间有较大空隙。

**37. D** 双生牙系由一个内向的凹陷将一个牙胚不完全分开而形成。通常双生牙为完全或不完全分开的牙冠,有一个共同的牙根和根管。双生牙在乳牙列与恒牙列皆可发生。双生乳牙常伴有其继承恒牙的先天性缺失。

**38. E 39. B**

**40. E** 氟牙症的临床表现特点:是在同一时期萌出牙的釉质上出现白垩釉、棕黄色色素沉着斑块和蜂窝状或云雾状釉实质缺损;患牙耐磨性差,但对酸蚀的抵抗力强;在 6～7 岁之前长期居住在高氟区者,即使日后迁往他处也不能避免发生氟牙症,但 7 岁后迁入高氟区者不出现氟牙症;多见于恒牙,由于胎盘对氟有一定的屏障作用,发生在乳牙者甚少。带状釉质缺损一般见于釉质发育不全。

**41. E** 牙固连的诊断指征:(1)牙下沉,患牙的殆面低于正常殆平面。根据下沉的程度可以分为 3 度:①轻度,患牙殆面低于殆平面,位于邻牙接触点上方。②中度,患牙边缘嵴平或低于邻牙接触点。③重度,患牙整个平面平或低于邻面牙根。(2)叩诊,因牙周膜缓冲作用减少,患牙呈实性叩诊音。(3)患牙正常的生理动度消失。(4)X线检查显示,牙周膜消失,根骨连接处不清。

**42. E**

**43. B** 融合牙是指两个正常牙胚的釉质或牙本质融合在一起。根据融合时间的早晚,可以形成冠根完全融合,也可以形成冠部融合而根部分离,或冠部分离而根部融合。

**44. B** 弯曲牙是牙冠和牙根形成一定角度,萌出困难或不能自动萌出,多见于上颌中切牙。

**二、多选题**

**45. ABCE**

**46. BCDE** 牙演化的特点:①牙数从多变少。②牙根从无到有。③牙列从多牙列向双牙列演变。④牙形从同形牙向异形牙演化。⑤从分散到集中(牙的生长部位从全口散在分布到集中于上、下颌骨)。⑥牙附着方法由端生牙至侧生牙,最后向槽生牙演化。

**47. ABCDE**

**48. ACE** 双牙畸形是指牙在发育时期,由于机械压力因素的影响,使 2 个正在发育的牙胚融合或结合为一体的牙形态异常。根据形态和来源,可分为融合牙、结合牙和双生牙。

**49. ABCD**

**50. ABCD** 畸形中央尖是指在前磨牙的中央窝处,或接近中央窝的颊尖三角嵴上,突起一个圆锥形的牙尖,其最多出现于下颌第二前磨牙,其次为下颌第一前磨牙、上颌第二前磨牙、上颌第一前磨牙。

**三、共用题干单选题**

**51. B**

**52. E** 上皮珠是新生儿出生时,有时在牙龈上可见针头大小的白色突起,俗称"马牙",它是由牙齿发育过程中牙板的残留上皮角化形成,体积小且可自行脱落,无需任何处理。上皮珠不是新生牙。

**53. A**

**54. E** 牙萌出过迟又称牙迟萌,牙萌出期显著晚于正常萌出期。牙萌出过迟主要由局部和全身因素决定。局部因素主要包括龋病、外伤和口腔不良习惯;全身因素主要包括营养缺乏、佝偻病、甲状腺功能减低、全身性骨硬化症和遗传性疾病。

**55. A** 双上侧乳侧切牙滞留,应先拍 X 线片观察其对应恒牙胚是否存在后诊断。若为恒牙先天缺失,乳牙不松动者可保留滞留的乳牙。

**56. A** X线片显示对应恒牙胚不存在,故可诊断为先天性缺失。

**57. D**

**58. C** 如果 X 线片示左上侧切牙根尖喇叭口,硬骨板不连续,应进行根尖诱导成形术。根尖诱导成形术的原理:(1)牙根未发育完全的年轻恒牙根端形态:根管壁喇叭口状、根管壁平行状、根管壁内聚状,治疗时的根端状态取决于牙髓病变或发生坏死时的牙根发育。(2)根尖诱导成形术所依赖的组织:①根尖部残留的生活牙髓。通过生活牙髓的分化或去分化产生成牙本质样细胞，沉积牙本质，促使牙根继续发育，形成的牙根近似正常牙根。②根尖部的牙乳头。根尖存活的牙乳头可分化为成牙本质样细胞，使牙继续发育。③根尖周组织的上皮根鞘。当感染控制，炎症消除后，部分上皮根鞘功能得以恢复，使根端闭合。

**59. A**

**四、案例分析题**

**60. B** 应拍摄全口牙位曲面体层 X 线片确诊是否为多生牙。

**61. ABCDE** 多生牙的病因至今仍未认定，有数种推测：进化过程中的返祖现象，牙胚的分裂，牙板局部的活性亢进，遗传因素，综合征疾病的一种表现。

**62. F** 锁骨颅骨发育不全综合征的典型体征是头大、面小、有怪样表情，锁骨有不同程度的发育不全，口腔表现为多生牙、牙齿发育不良、萌牙或脱牙不正常。

**63. BCE** 多生牙可以是综合征疾病的一种表现，最常见的两种疾病是唇腭裂和锁骨颅骨发育不全综合征，其次为 Gardner 综合征。

# 第五章　儿童口腔诊疗行为管理

一、单选题：每道试题由1个题干和5个备选答案组成，题干在前，选项在后。选项A、B、C、D、E中只有1个为正确答案，其余均为干扰选项。

**1.** 笑气－氧气吸入镇静的优点不包括

　A. 起效快　　　　　B. 需要患者配合

　C. 不良反应小　　　D. 可快速恢复

　E. 有一定的镇痛作用

**2.** 儿童口腔行为管理的主要参与者不包括

　A. 医师　　　　　　B. 护士

　C. 家长　　　　　　D. 儿童本人

　E. 幼儿园老师

二、多选题：每道试题由1个题干和5个备选答案组成，题干在前，选项在后。选项A、B、C、D、E中至少有2个正确答案。

**3.** 药物性行为管理方法包括

　A. 口服药物镇静

　B. 静脉给药镇静

　C. 笑气－氧气吸入镇静

　D. 催眠

　E. 局部麻醉

**4.** 全身麻醉下口腔治疗的适应证是

　A. 患儿有智力或全身疾病等方面的问题，无法配合常规治疗

　B. 非常不合作、恐惧、焦虑、抵抗或不能交流的儿童或青少年，多数牙需要治疗，并且在短期内其行为不能改善者

　C. 患儿有多数牙需要治疗，患儿和（或）监护人无多次就诊条件

　D. 因急性感染、解剖变异或过敏等，患儿进行充填治疗或外科手术时局部麻醉无效

　E. 为避免束缚下牙齿治疗可能对患儿心理造成的伤害，使用全身麻醉可以保护其心理免受伤害并避免医疗危险

三、共用题干单选题：以叙述一个以单一病人或家庭为中心的临床情景，提出2～6个相互独立的问题，问题可随病情的发展逐步增加部分新信息，每个问题只有1个正确答案，以考查临床综合能力。答题过程是不可逆的，即进入下一问后不能再返回修改所有前面的答案。

**（5～7 共用题干）**

患儿，女性，3岁。因"多个牙齿龋损，伴右下后牙肿痛"来诊。口腔检查：乳牙右下4残冠，大量腐质，松动Ⅱ度，牙龈充血脓肿。X线片：乳牙右下4深龋及髓，根分叉区骨质密度下降；乳牙右上1和左上1深龋露髓；乳牙右上2、左上2、右上5、右上4、左上5、左上4、左下4深大龋洞；左下5、右下5窝沟探诊质软，有着色。患儿不配合治疗。

**5.** 乳牙右下4的诊断是

　A. 深龋

　B. 牙髓炎

　C. 慢性根尖周炎

　D. 慢性根尖周炎急性发作

　E. 残冠

**6.** 对该患者最有效的行为管理方法是

　A. 笑气－氧气吸入镇静

　B. 口服药物镇静

　C. 全身麻醉下牙齿治疗

　D. 告知－演示－操作（TSD）技术

　E. 语音语调控制

**7.** 在问诊过程中不需要了解的信息是

　A. 患儿的口腔清洁习惯

　B. 患儿的进食习惯

　C. 患儿在幼儿园和小朋友相处情况

　D. 患儿饮用饮料的情况

　E. 患儿监护人的口腔卫生习惯

## 答案和精选解析

**一、单选题**

**1. B**　笑气用于口腔科镇静，有以下特点：①止痛作用：吸入笑气可提高痛阈，减轻疼痛但不阻断疼痛。②抗焦虑作用：减轻或消除有牙科焦虑的患者的焦虑程度，对无牙科焦虑的患者可预防牙科焦虑。③操作简便，易于控制：起效和恢复迅速，一般在应用后30秒可产生效果，5分钟可达到最佳效果，停用笑气吸入纯氧5分钟后可达到完全复苏。在适量用药和操作正确的情况下几乎没有任何副作用，安全性大。整个过程中，患者保持清醒，没有丧失意识，保护性反射活跃，并能配合治疗。

**2. E** 儿童口腔行为管理的主要参与者包括医师、护士、家长、儿童本人，不包括幼儿园老师。

**二、多选题**

**3. ABC** 药物性行为管理方法包括口服药物镇静、静脉给药镇静、笑气 – 氧气吸入镇静。

**4. ABCDE** 有下列情况的患儿可以选择全身麻醉下治疗：①患儿有智力或全身疾病等方面的问题，无法配合常规治疗；②3岁以下需要立即治疗的低龄患儿，且治疗需求较大；③非常不合作、恐惧、焦虑、抵抗或不能交流的儿童或青少年，多数牙需要治疗，并且在短期内其行为不能改善者；④患儿有多数牙需要治疗，患儿和（或）监护人无多次就诊条件；⑤因急性感染、解剖变异或过敏等原因使患儿进行充填治疗或外科手术时局部麻醉无效；⑥为避免束缚下牙齿治疗可能对患儿心理造成的伤害，使用全身麻醉可以保护其心理免受伤害并避免医疗危险。

**三、共用题干单选题**

**5. D** 慢性根尖周炎急性发作时，从X线片上可见根尖部有不同程度的牙槽骨破坏所形成的透影区，患儿X线片显示乳牙右下4深龋及髓，根分叉区骨质密度下降，考虑慢性根尖周炎急性发作的可能。深龋X线检查龋坏处可见黑色阴影，与患儿X线检查不符。牙髓炎的主要症状是剧烈疼痛，自发性、阵发性痛，夜间痛且温度刺激会加剧疼痛，患儿无此症状。慢性根尖周炎无明显的自觉症状，与患儿右下后牙肿痛症状不符。残冠不会导致根分叉区骨质密度下降，与患儿X线检查不符。

**6. C** 有下列情况的患儿可以选择全身麻醉下治疗：①患儿有智力或全身疾病等方面的问题，无法配合常规治疗；②3岁以下需要立即治疗的低龄患儿，且治疗需求较大；③非常不合作、恐惧、焦虑、抵抗或不能交流的儿童或青少年，多数牙需要治疗，并且在短期内其行为不能改善者；④患儿有多数牙需要治疗，患儿和（或）监护人无多次就诊条件；⑤因急性感染、解剖变异或过敏等原因使患儿进行充填治疗或外科手术时局部麻醉无效；⑥为避免束缚下牙齿治疗可能对患儿心理造成的伤害，使用全身麻醉可以保护其心理免受伤害并避免医疗危险。本题患儿年龄3岁，多个牙齿龋损，且不配合治疗，因此对患儿治疗时最有效的行为管理方法是全身麻醉下牙齿治疗。

**7. C** 问诊患儿的既往史时，应包括患儿过去的口腔健康状况、口腔卫生习惯、喂养方式、饮食习惯、口腔不良习惯、饮用饮料的情况、接受口腔疾病预防保健措施的状况以及口腔治疗史，此外还需问诊患儿的家族史，包括患儿监护人的口腔卫生习惯等。

# 第六章 儿童龋病

**一、单选题**：每道试题由 1 个题干和 5 个备选答案组成，题干在前，选项在后。选项 A、B、C、D、E 中只有 1 个为正确答案，其余均为干扰选项。

**1.** 氨硝酸银溶液的治疗作用是

A. 直接杀菌作用

B. 较强的渗透性

C. 堵塞牙本质小管

D. 氧化作用

E. 还原作用

**2.** 乳牙制备洞形应考虑到乳牙的解剖组织特点，下列说法不正确的是

A. 釉牙本质薄

B. 髓腔大，髓角高

C. 易磨耗

D. 乳磨牙骀面颊舌径小

E. 恢复外形应尽量恢复接触点

**3.** 乳牙患龋的年龄最早为

A. 3 岁    B. 2 岁 6 个月

C. 2 岁    D. 1 岁

E. 6 个月

**4.** 患儿，女性，3 岁。因 "上前牙牙冠折断要求治疗" 来诊。有长期奶瓶喂养史。口腔检查：上颌乳前牙颈部环形龋。其诊断是

A. 静止龋    B. 喂养龋

C. 湿性龋    D. 猛性龋

E. 干性龋

**5.** 患儿，男性，5 岁。因牙痛就诊。口内检查见完全乳牙列，半数以上的牙齿有龋损，菌斑Ⅲ度，龈缘红肿，双下侧第二乳磨牙为残冠。对该儿童经系统治疗后还应做的处理不包括

A. 饮食管理    B. 定期每年检查一次

C. 氟化物应用    D. 对家长的教育

E. 正确刷牙

**6.** 患儿，男性，7 岁。口腔检查见左下乳中切牙缺失，左下中切牙于舌侧萌出，并有扭转。右下乳中切牙不松动，右下中切牙于舌侧萌出切缘。左下乳侧切牙松动Ⅱ度。左上乳中切牙大面积龋蚀，松动Ⅰ度。其腭侧见一多生牙，牙尖刚破龈。右下第二乳磨牙大面积充

填物，颊侧龈有瘘管，松动Ⅲ度。仅凭以上条件需即刻拔除的是

A. 右下乳中切牙    B. 左下乳侧切牙

C. 左上乳中切牙    D. 多生牙

E. 右下第二乳磨牙

**7.** 患儿，男性，14 岁。正畸治疗刚完成，拆除托槽后见多数牙颈部釉质呈白垩色，部分有少量釉质剥脱。最佳的治疗方式是

A. 药物局部涂布治疗

B. 树脂材料充填治疗

C. 玻璃离子类材料充填治疗

D. 金属类材料充填治疗

E. 观察暂不治疗

**8.** 患儿，男性，2 岁。由父母陪同去口腔科就诊，母亲要求医生为该儿童做乳牙窝沟封闭，医生认为该儿童目前不需做窝沟封闭，其主要原因是

A. 乳牙不需做窝沟封闭

B. 现阶段儿童不易患龋

C. 封闭剂的氟释放，儿童易误吞造成氟中毒

D. 乳牙窝沟封闭年龄应为 3~4 岁

E. 乳牙有机物质多，封闭剂易脱落

**9.** 患儿，5 岁。因左下后牙自发痛 3 天就诊，检查可见 75 深大龋坏，叩痛（+），无松动，牙龈未见异常，X 线检查发现 75 龋坏近髓，根尖周未见病变。对 75 进行治疗时适宜的麻醉方式为

A. 表面麻醉    B. 牙周膜麻醉

C. 下颌神经阻滞麻醉    D. 局部浸润麻醉

E. 全身麻醉

**二、多选题**：每道试题由 1 个题干和 5 个备选答案组成，题干在前，选项在后。选项 A、B、C、D、E 中至少有 2 个正确答案。

**10.** 关于重度低龄儿童龋（SECC），叙述正确的是

A. 3 岁以下的儿童发生乳牙光滑面的龋损

B. 3~5 岁的儿童发生 1 个以上的上颌乳前牙的光滑面龋损

C. 3 岁的儿童龋失补牙数 >4

D. 4 岁的儿童龋失补牙数 >6

E. 5 岁的儿童龋失补牙数 >6

**11. 年轻恒牙龋修复治疗的特点有**

A. 制备洞形时宜用金刚钻针减速切削

B. 对中龋以上的窝洞充填时宜用磷酸锌粘固粉直接垫底

C. 年轻恒牙深龋去腐时应尽量去净，若穿髓可行牙髓治疗

D. 年轻恒牙沟裂龋治疗时可选用预防性树脂充填术

E. 对中龋以上的窝洞制备时应在局部麻醉下进行

**三、共用题干单选题：以叙述一个以单一病人或家庭为中心的临床情景，提出 2 ~ 6 个相互独立的问题，问题可随病情的发展逐步增加部分新信息，每个问题只有 1 个正确答案，以考查临床综合能力。答题过程是不可逆的，即进入下一问后不能再返回修改所有前面的答案。**

**(12 ~ 14 共用题干)**

患儿，男性，3 岁。因"上前牙牙面变黑"来诊。有长期用奶瓶喂养史。口腔检查：全口乳牙列，上颌两侧乳中切牙和乳侧切牙唇面及近远中邻面龋损，龋损波及牙本质，探诊质软，部分区域呈黑色，冷、热刺激反应正常，牙龈未见异常，松动度正常，余牙未见明显异常。

**12. 最可能的诊断是**

A. 奶瓶龋　　　　　B. 色素沉着

C. 牙髓炎　　　　　D. 根尖周炎

E. 静止龋

**13. 此类疾病若早期发现，龋损程度为唇面广泛浅龋，应进行的治疗为**

A. 观察，暂不处理

B. 再矿化治疗

C. 金属冠修复

D. 瓷贴面修复

E. 树脂修复

**14. 此类疾病主要发生的牙位是**

A. 上颌乳前牙　　　B. 下颌乳前牙

C. 上颌乳磨牙　　　D. 下颌乳磨牙

E. 全口乳牙

**(15 ~ 16 共用题干)**

患儿，男性，8 岁。左上前牙咬合痛 2 周，抗生素治疗不见好转，近两天出现自发痛及夜间痛。上中切牙及侧切牙萌出，乳尖牙无松动及龋坏，左上侧切牙无龋坏及变色，舌侧窝深，叩痛（＋＋），松动Ⅰ度，牙龈红肿，无外伤史。

**15. 最可能的原因是**

A. 左上侧切牙急性殆创伤

B. 左上侧切牙萌出性龈炎

C. 左上侧切牙畸形舌侧窝

D. 左上侧切牙陈旧性损伤

E. 左上侧切牙牙髓腔异常

**16. 最佳的处理方法是**

A. 给予高效抗生素

B. 充填舌侧窝，继续抗感染治疗

C. 调殆、观察

D. 舌侧窝进行盖髓术

E. 结合 X 线片，判断牙髓活力，进行牙髓治疗

**(17 ~ 19 共用题干)**

为了解一组小学生龋病的自然变化情况，研究人员制订了一项为期三年的研究计划，每年对该组学生进行一次口腔健康检查。

**17. 该研究方法属于**

A. 现况调查　　　　B. 纵向研究

C. 群组研究　　　　D. 常规资料分析

E. 现场试验

**18. 第 12 个月复查时，300 名学生中，25 名发现了新龋需治疗，描述这种情况的指标是**

A. 龋均　　　　　　B. 患龋率

C. 发病率　　　　　D. 构成比

E. 充填率

**19. 因检查器械不规范、现场工作条件差造成的系统误差称**

A. 选择性偏倚　　　B. 测量偏倚

C. 回忆偏倚　　　　D. 报告偏倚

E. 无应答偏倚

**四、案例分析题：每道案例分析题有 3 ~ 12 问。每问的备选答案至少 6 个，最多 12 个，正确答案及错误答案的个数不定。考生每选对一个正确答案给 1 个得分点，选错一个扣 1 个得分点，直至扣至本问得分为 0，即不含得负分。案例分析题的答题过程是不可逆的，即进入下一问后不能再返回修改所有前面的答案。**

**(20 ~ 23 共用题干)**

患儿，男性，4 岁。家长诉有蛀牙求治，患儿及家长否认牙齿有自发痛、夜间痛及咀嚼痛病史，未曾做过任何牙病治疗。口腔检查：51、61 牙唇面、近中邻面龋，84、85 殆面窝沟龋，余未见异常。

**20. 在该患儿的问诊中应包括**

A. 口腔卫生习惯　　B. 氟化物使用情况

C. 饮食习惯　　　　D. 牙刷的种类

E. 间食的情况　　　F. 喂养方式

G. 乳制品的食用情况

**21. 对该患儿最合适的诊断为**

    A. 中龋　　　　　　　　B. 深龋

    C. 窝沟龋　　　　　　　D. 低龄儿童龋

    E. 重度低龄儿童龋　　　F. 喂养龋

**22. 辅助影像学检查显示 51、61 牙龋坏达牙本质浅层，牙根及根尖周未见明显病理学改变。51、61 牙最合适的治疗方案为**

    A. 乳前牙复合树脂修复

    B. 乳前牙玻璃离子水门汀修复

    C. 乳前牙复合树脂 + 透明成形冠套修复

    D. 清洁牙面后涂氟

    E. 38% 氟化氨银处理龋坏牙面

    F. 观察，出现自发痛或牙龈瘘后行根管治疗

**23. 对该患儿进行龋病治疗后，应向家长进行的口腔卫生宣教包括**

    A. 有效刷牙　　　　　　B. 使用含氟牙膏

    C. 定期口腔检查　　　　D. 使用牙线

    E. 使用电动牙刷　　　　F. 使用抗菌漱口水

    G. 每次刷牙尽量多使用牙膏

# 答案和精选解析

### 一、单选题

**1. C** 在牙本质过敏症的发病机制中，流体动力学说被广为接受。根据这个理论，对过敏的有效治疗是必须封闭牙本质小管，以减少或避免牙本质内的液体流动，由于本病存在着自发性的脱敏过程，对任何药物疗效的评价都是极其困难的。常用的治疗药物氨硝酸银溶液有阻塞牙本质小管的作用，防止牙本质小管的再次开放。

**2. E** 乳牙恢复外形应考虑到生理间隙的特点，不必勉强恢复接触点，尽可能恢复外形但不拘泥于牙尖嵌合的修复。

**3. E** 乳牙自萌出时即可有龋出现，患龋率随年龄增加而逐渐增高，7～8 岁达到高峰。儿童 6 个月时有牙萌出，即可患龋。

**4. B** 题干所述考虑喂养龋（奶瓶龋）。特点为龋齿发病年龄早，上颌乳切牙首先龋坏，继而上、下乳磨牙殆面龋坏，龋坏面积较广。主要是在婴幼儿时期哺乳不当，小儿抱奶瓶睡觉，奶中或水中加糖过多，奶头长期含口中，造成的婴幼时期的急性龋，称之为"奶瓶龋"。

**5. B** 患儿 5 岁，完全乳牙列，半数以上的牙齿有龋损，菌斑Ⅲ度，龈缘红肿，双下侧第二乳磨牙为残冠。患儿有明显的龋易感性，经过系统治疗后，应定期每 3 个月检查一次，而其他处理措施在系统治疗之后都可应用。

**6. E 7. A**

**8. D** 牙萌出后达殆平面即适宜做窝沟封闭，一般是萌出后 4 年之内。乳磨牙在 3～4 岁，第一恒磨牙在 6～7 岁，第二恒磨牙在 11～13 岁为最适宜封闭的年龄。

**9. D** 儿童骨质较疏松，使用局部浸润麻醉效果较好，乳牙深龋近髓可能进行牙髓治疗时可局部浸润麻醉。

### 二、多选题

**10. ABCE** 重度低龄儿童龋（SECC）：3 岁以下的儿童发生乳牙光滑面的龋损，3～5 岁的儿童发生 1 个以上的上颌乳前牙的光滑面龋损，3 岁的儿童龋失补牙数 >4，5 岁的儿童龋失补牙数 >6。

**11. ADE** 年轻恒牙龋修复治疗的临床特点：①由于年轻恒牙的牙体硬组织硬度比成熟恒牙差，弹性、抗压力及抗曲挠力也低，故制备洞形时宜用金刚钻针减速切削，减少釉质裂纹的产生。②年轻恒牙髓腔大，髓角高，龋损多为急性龋，龋损组织染色淡、分界不清，故在去龋和制备洞形时应小心操作，用龋蚀显示液较稳妥。可用大小合适的球钻低速去龋，去除深部软化牙本质时，可选用挖匙挖除，应避免造成不必要的露髓。③年轻恒牙龋由于进展迅速而缺乏继发性牙本质的保护，加之牙本质小管粗大，其牙髓易受细菌、化学及物理等外来刺激的影响，对机械刺激尤为敏感，在去腐时钻磨时间不宜长，不宜用刺激性强的药物消毒窝洞，对中龋以上的窝洞充填时要注意护髓，不宜用磷酸锌粘固粉直接垫底。④年轻恒牙未经磨耗，牙尖、沟、嵴均极为清晰，窝沟形状复杂，在磨牙咬合面制备洞形时很难确定洞形的边缘，对这种情况可采用 PRR 处理。⑤当年轻恒磨牙萌出不全，远中尚有龈瓣覆盖部分牙冠时发生龋齿，若龋损波及龈瓣下，需推开龈瓣，去腐备洞，进行充填；若龋损边缘与龈瓣边缘平齐，可去腐后用玻璃离子水门汀暂时充填，待完全萌出后，进一步永久充填修复。⑥年轻恒牙在混合牙列中有一定的垂直向和水平向的移动度，所以其修复治疗以恢复解剖形态为主，不强调邻面接触点的恢复。

### 三、共用题干单选题

**12. A** 本题患儿上颌两侧乳中切牙和乳侧切牙唇面及近远中邻面龋损，且有长期用奶瓶喂养史，考虑患有奶瓶龋的可能。奶瓶龋是由于长时期用奶瓶人工喂养，瓶塞贴附于上颌乳前牙，奶瓶内多为牛奶、果汁等易酸发酵的饮料，加之低龄儿童的乳牙刚萌出不久，牙齿表面不成熟，更易受酸的作用而使低龄儿童发生龋损，表现为上颌乳切牙的唇侧面，及邻面的大面积龋坏。

**13. B** 针对乳牙龋病可进行药物治疗即非手术治疗，包括阻断性治疗和再矿化治疗两种方式，主要是指不切割或少切割牙体龋损组织，仅在龋损部位涂抹适当的药物，使龋损停止发展或消失。该治疗主要适用于龋损面广泛的浅龋、白垩斑或剥脱状的环状龋及一些不易制备洞形的乳牙。针对乳牙龋病的修复治疗包括复合树脂充

填、玻璃离子水门汀充填、金属预成冠修复及树脂冠套修复，其中金属预成冠修复适用于大面积龋坏的乳牙的修复，与本题患儿广泛浅龋不符。树脂冠套修复适用于大面积缺损或环状龋的乳前牙，与本题患儿广泛浅龋不符。

**14. A**

**15. C** 左上前牙咬合痛 2 周，近两天出现自发痛及夜间痛，其原因可能为慢性炎症急性发作。左上侧切牙萌出性龈炎，牙齿一般无松动，抗生素治疗有效。患儿无外伤史可排除左上侧切牙陈旧性损伤。无龋坏及牙变色可排除龋病。左上侧切牙舌侧窝深，叩痛，牙松动，最可能的原因是畸形舌侧窝，故为左上侧切牙畸形舌侧窝。

**16. E** 患儿 8 岁，上颌侧切牙萌出不久，牙根尚未发育完成，应结合 X 线片检查了解其牙根发育程度，患牙叩痛、松动、牙龈红肿均为急性根尖周炎的表现，牙髓活力测试可了解牙髓状况，以选择相应的牙髓治疗的方法。

**17. B**

**18. C** 一年后口腔检查发现 25 人患有新龋，这是指新发生龋病的频率。

**19. B** 信息偏倚包括测量偏倚、回忆偏倚和报告偏倚。其中因检查器械等造成的属于测量偏倚。

**四、案例分析题**

**20. ABCEF** 儿童的口腔卫生习惯、饮食习惯、氟化物的使用、间食及婴幼儿的喂养方式均与低龄儿童龋的发生密切相关。详细询问病史，了解其主要相关因素，对预防 ECC 及治疗后继发龋的发生、有的放矢地进行口腔卫生宣教有积极作用。

**21. E** 题干中并没有对龋坏深度的表述，不符合中龋、深龋的诊断；没有对患儿喂养方式的描述，不符合喂养龋的诊断；51、61 为邻面、唇面龋，不符合窝沟龋的诊断；患儿的 DMFS 为 6，符合重度低龄儿童龋的诊断标准。

**22. C** 乳前牙复合树脂直接修复容易脱落；玻璃离子水门汀充填美观性欠佳；复合树脂 + 透明成形冠套修复为最佳选择。单纯涂氟不能很好地抑制乳牙中龋的进展，38% 氟化氨银会让牙齿着色而影响美观。对重度低龄儿童龋的治疗应积极管理，而不是消极等待进展到牙髓再行根管治疗。

**23. ABCD** 使用电动牙刷或手动牙刷对有效刷牙来说并没有明显差别，不用特别强调；刷牙时使用牙膏的量根据年龄不同可选择米粒大小或黄豆大小，不宜过多；抗菌漱口水不推荐儿童在防龋时使用。

# 第七章　儿童牙髓病和根尖周病

一、单选题：每道试题由 1 个题干和 5 个备选答案组成，题干在前，选项在后。选项 A、B、C、D、E 中只有 1 个为正确答案，其余均为干扰选项。

**1.** 乳牙牙髓病最好发的牙位是

A. 上颌乳切牙，下颌乳磨牙

B. 上颌乳切牙，上颌乳磨牙

C. 下颌乳切牙，下颌乳磨牙

D. 上颌乳切牙，下颌乳尖牙

E. 上、下颌乳磨牙

**2.** 乳牙牙髓治疗的方法不包括

A. 间接盖髓术　　　　B. 戊二醛牙髓切断术

C. 根尖诱导成形术　　D. FC 牙髓切断术

E. 根管治疗

**3.** 乳牙髓腔的形态特点不正确的是

A. 髓室较大，髓角突出

B. 髓底多副根管

C. 上颌乳磨牙有三个根管，两个颊侧和一个腭侧根管

D. 下颌乳磨牙有三个根管，一个近中和两个远中根管

E. 乳牙髓腔壁厚

**4.** 乳牙牙根吸收的特点中正确的是

A. 乳前牙根尖吸收从舌侧开始

B. 乳磨牙从根分歧内侧壁开始吸收，各根吸收速度一致

C. 先天缺失恒牙时，乳牙牙根不发生吸收

D. 乳牙牙根吸收 1/2 以上其牙髓发生退行性改变

E. 乳牙牙根呈横向吸收

**5.** 患儿，男性，6 岁。右上后牙疼痛 1 周。检查：右上第一磨牙萌出，近中倾斜，右上第二乳磨牙完整，无龋坏。X 线片显示右上第二乳磨牙远中根近牙颈部的远中根面有小的吸收区，第一恒磨牙近中边缘嵴嵌入吸收区。该异常情况分为可逆性和不可逆性，一般以多少岁为界判断其是否可逆

A. 5～6 岁　　　　　　B. 6～7 岁

C. 7～8 岁　　　　　　D. 10～11 岁

E. 9～10 岁

**6.** 患儿，男性，4 岁。近 3 天右下后牙咬物痛，昨晚夜间痛，今天早上出现右下颌肿胀，压痛，右下第一乳磨牙远中龋坏，松动 I 度，叩痛（＋＋），颊侧牙龈红

肿。右下第二乳磨牙近中中度龋坏，松动不明显，轻叩痛。最正确的临床诊断是

A. 右下第一乳磨牙急性化脓性牙髓炎

B. 右下第一乳磨牙急性化脓性根尖周炎

C. 右下第二乳磨牙急性化脓性牙髓炎

D. 右下第二乳磨牙急性根尖周炎

E. 右下第一乳磨牙急性化脓性根尖周炎及右下第二乳磨牙中龋

**7.** 患儿，女性，7 岁。外伤致 21 牙冠折露髓。X 线片示 21 牙根尖孔敞开，未见根折影像。患者就诊及时牙髓污染少，则应行

A. 根管牙胶尖充填　　B. 根管碘仿充填

C. 根尖诱导成形术　　D. 活髓切断术

E. 干髓术

二、多选题：每道试题由 1 个题干和 5 个备选答案组成，题干在前，选项在后。选项 A、B、C、D、E 中至少有 2 个正确答案。

**8.** 乳牙根尖周病治疗成功的标准包括

A. 无异常松动　　　　B. 无龈瘘

C. 牙齿无变色　　　　D. 无肿胀

E. X 线片示根尖周无病变

**9.** 常用于乳牙活髓切断的药物是

A. 氢氧化钙　　　　　B. 戊二醛

C. 甲醛甲酚　　　　　D. 多聚甲醛

E. 乙醇

**10.** 关于牙龈炎初期病损的特点，正确的是

A. 在临床上肉眼观察为健康的牙龈

B. 临床上龈沟液量增多

C. 此期的炎症浸润区约占结缔组织的 5%

D. 组织学上可见血管扩张

E. 临床可有探诊出血

**11.** 关于乳牙牙髓病和根尖周病的疼痛特点，描述不正确的是

A. 乳牙牙髓炎对各种刺激引起的疼痛反应一般非常强烈

B. 急性根尖周炎的疼痛伴有咬合痛，不能指出患牙的部位

C. 乳牙牙髓炎对各种刺激引起的疼痛反应不一，有

的对刺激无明显反应

  D. 牙髓已有病变或牙髓坏死者，都有或曾经有疼痛症状

  E. X线片中均表现为根尖周暗影或牙根部分吸收

**三、共用题干单选题：以叙述一个以单一病人或家庭为中心的临床情景，提出 2~6 个相互独立的问题，问题可随病情的发展逐步增加部分新信息，每个问题只有 1 个正确答案，以考查临床综合能力。答题过程是不可逆的，即进入下一问后不能再返回修改所有前面的答案。**

**（12~14 共用题干）**

  患儿，男性，5 岁 6 个月。因"右下后牙肿痛 2 天"来诊。口腔检查：右下 5 乳牙牙冠大部分破坏，龋洞较深，叩痛（＋），松动Ⅱ度；颊侧牙龈处有 0.5mm×0.5mm 脓肿。X 线片：牙根吸收达根长 1/3，根分歧有低密度阴影。右下 6 牙根形成（Nolla 分期 8 期），上方骨板消失。

**12. 本病例右下 5 乳牙的诊断是**

  A. 慢性根尖周炎急性发作

  B. 根尖周脓肿

  C. 牙根吸收

  D. 深龋

  E. 慢性牙髓炎急性发作

**13. 右下 5 乳牙的治疗方法是**

  A. 直接拔除术

  B. 根管治疗术

  C. 活髓切断术

  D. 去龋充填术

  E. 开髓引流后，根管治疗

**14. 如果治疗右下 5 乳牙后仍然松动，症状不缓解，应做的处理是**

  A. 开放，定期换药

  B. 完善根管治疗

  C. 拔除，做功能保持器

  D. 拔除，做远中导板保持器

  E. 拔除，待第一恒磨牙萌出后矫治

**（15~17 共用题干）**

  患儿，男性，10 岁。因"左下后牙有洞，疼痛 4 天，加重 12 小时，不能入睡"来诊。

**15. 最可能的诊断是**

  A. 深龋嵌塞食物

  B. 急性牙髓炎

  C. 慢性牙髓炎急性发作

  D. 急性根尖周炎

  E. 慢性根尖周炎急性发作

**16. 乳牙急性牙髓炎的重要症状是**

  A. 自觉症状不明显  B. 肿胀

  C. 疼痛     D. 松动

  E. X 线片显示根尖周正常

**17. 若患牙为左下Ⅳ，且已有明显松动，治疗不缓解，拔除后所选的保持器为**

  A. 功能性活动保持器

  B. 远中导板保持器

  C. 间隙扩展器

  D. 丝圈保持器

  E. 舌弓保持器

**四、案例分析题：每道案例分析题有 3~12 问。每问的备选答案至少 6 个，最多 12 个，正确答案及错误答案的个数不定。考生每选对一个正确答案给 1 个得分点，选错一个扣 1 个得分点，直至扣至本问得分为 0，即不含得负分。案例分析题的答题过程是不可逆的，即进入下一问后不能再返回修改所有前面的答案。**

**（18~21 共用题干）**

  患儿，女性，10 岁。右下后牙牙龈肿胀 1 周。检查：45 牙牙冠完整，𬌗面可见靶样折断痕迹，无探痛，叩痛（＋），冷热刺激痛（－），松动Ⅰ度，牙龈瘘管。

**18. 为帮助诊断，该患儿应进行的辅助检查是**

  A. CBCT     B. 头颅定位侧位片

  C. 牙髓活力测验  D. 龋活跃性检测

  E. 口内照片    F. 根尖片

**19. 该主诉牙的病因是**

  A. 龋坏     B. 外伤

  C. 化学灼伤   D. 偏侧咀嚼

  E. 畸形中央尖折断 F. 牙周病

**20. 该患牙应考虑的诊断是**

  A. 牙髓炎    B. 牙周炎

  C. 根尖周炎   D. 深龋

  E. 松动牙    F. 牙髓坏死

**21. 该患牙可采用的治疗方案是**

  A. 根尖诱导成形术 B. 根尖屏障术

  C. 牙髓血运重建术 D. 间接牙髓治疗

  E. 牙周刮治    F. 直接盖髓术

**（22~25 共用题干）**

  患儿，4 岁。左上后牙食物嵌塞痛。检查：深龋，探痛，无叩痛，未见穿髓孔，温度刺激敏感，无松动，牙龈未见异常。行 FC 牙髓切断术治疗。

**22. 乳牙 FC 牙髓切断术中，甲醛甲酚对牙髓组织的作用是**

A. 促进牙髓组织钙化

B. 促进牙髓组织的修复

C. 保护牙髓免受细菌感染

D. 引起牙髓血运障碍而使牙髓坏死

E. 在牙髓断面接触区产生凝固性坏死

F. 增加牙髓组织血运

**23. 乳牙牙髓切断术的牙髓切断药物具备的特性包括**

A. 抗菌性

B. 对牙髓和周围组织结构无害

C. 促进根髓恢复

D. 不影响牙根的生理性吸收

E. 同乳牙牙根一样的吸收速率

F. 必要时容易取出

**24. 该患牙牙髓切断术中影响牙本质桥形成的因素有**

A. 血凝块

B. 牙本质碎屑

C. 修复性牙本质的钙化速度

D. 牙髓的健康状况

E. 盖髓剂的种类

F. 冲洗剂的种类

**25. 若患牙未露髓，治疗过程中保留了部分龋坏牙本质，其目的不包括**

A. 观察牙髓状况 B. 促进牙本质的形成

C. 杀灭细菌 D. 保护牙髓

E. 促进牙本质再矿化 F. 避免露髓

# 答案和精选解析

## 一、单选题

**1. A** 乳牙牙髓病多由龋源性感染引起，也可由牙外伤引起，由于其临床表现和组织病理学改变的不一致性，导致诊断符合率低。按临床表现可将其分为急性牙髓炎、慢性牙髓炎、牙髓坏死和牙内吸收。最好发的牙位是上颌乳切牙、下颌乳磨牙。

**2. C** 乳牙牙根随恒牙胚的发育会生理性吸收，乳牙会被恒牙替换，乳牙牙髓治疗不需要根尖诱导。

**3. E** ①按牙体比例而言，乳牙髓腔较恒牙髓腔大，表现为髓室大、髓壁薄、髓角高、根管粗、根管斜度较大，根尖孔亦大。故在制备洞形时，应注意保护牙髓，防止穿髓。②乳牙髓腔壁薄，从髓角至牙尖顶、髓室至殆面、髓室底至根分叉表面、髓室壁至牙冠轴面、根管壁至牙根表面间的距离相对于恒牙均较小。③髓室顶和髓角多位于牙冠中部。④乳前牙髓腔与其牙冠外形相

似，根管多为单根管，偶见下颌乳切牙根管分为唇、舌向2个根管。⑤乳磨牙髓室较大，通常均有3个根管：上颌乳磨牙有2个颊侧根管，1个舌侧根管；下颌乳磨牙有2个远中根管与1个近中根管或2个近中根管与1个远中根管，以前者更为多见。下颌第二乳磨牙有时可出现4个根管，其分布为近中两个根管，远中两个根管。

**4. A**

**5. C** 牙异位萌出是指恒牙在萌出过程中未在牙列的正常位置萌出。牙的异位萌出多发生在上颌尖牙和上颌第一恒磨牙，其次是下颌侧切牙和第一恒磨牙。第一恒磨牙异位萌出是指第一恒磨牙萌出时近中阻生，同时伴随第二乳磨牙牙根吸收和间隙丧失。本题患者右上第一磨牙萌出，近中倾斜，右上第二乳磨牙完整，无龋坏，有小的吸收区，因此本患者有第一恒磨牙异位萌出。第一恒磨牙异位萌出早期发现可以不处理，临床追踪观察。如果8岁后仍不能自行调整萌出到正常位置，应采用治疗措施，最简单的方法是铜丝分离法。因此8岁前牙异位萌出为可逆的，8岁后为不可逆的。

**6. E** 患儿4岁，第一、第二乳磨牙处于牙根稳定期，正常情况下不会松动。现右下第一乳磨牙龋坏，松动并有叩痛，且病程急，符合急性化脓性根尖周炎的症状；右下第二乳磨牙中度龋坏，松动不明显，轻叩痛，表明无牙髓及根尖周症状，符合中龋诊断。

**7. D** 根管牙胶尖充填和根管碘仿充填适用于牙根已经发育完全的恒牙；根尖诱导成形术适用于牙髓有感染的年轻恒牙；活髓切断术适用于前牙外伤冠折、牙髓外露不宜直接盖髓的年轻恒牙；干髓术应用于乳牙。

## 二、多选题

**8. ABDE** 乳牙根尖周病治疗成功的标准包括无异常松动、无龈瘘、无肿胀、X线片示根尖周无病变。

**9. ABC** 目前临床应用于活髓切断术的盖髓药种类较多，包括氢氧化钙制剂、甲醛甲酚合剂、MTA（无机三氧化物聚合体）等。其中甲醛甲酚也可改为毒性和渗透性更小的戊二醛。

**10. ABCD** 初期病损指龈炎的初期。牙菌斑一旦在牙面沉积，牙龈炎症很快就会发生。菌斑沉积的24小时内结合上皮下方的微血管丛即出现明显的变化，显微镜下观察可见牙龈血管丛的小动脉、毛细血管和小静脉扩张。毛细血管的内皮细胞之间形成细胞间隙，液体和血浆蛋白渗出到组织中，并通过上皮进入龈沟形成龈沟液。龈沟液的量与牙龈炎症程度成正比；龈沟液中含有来自血浆的防御性成分，如抗体、补体、蛋白酶抑制物等。在菌斑堆积的第2~4天，在趋化物质的作用下，白细胞穿过结缔组织到达结合上皮和龈沟区聚集，此期的炎症浸润区约占结缔组织的5%。初期病损在临床上表现为健康牙龈，可视为正常生理状况，无探诊出血。

**11. ABDE** 一般来说，急性牙髓炎可引起跳痛、锐痛及难以忍受的剧痛；急性根尖周炎可表现为持续性剧痛、肿痛或跳痛；慢性炎症表现为钝痛、隐痛或不适等。由于乳牙自身的结构特点及儿童的神经发育不完善等，并不是所有的牙髓炎及根尖周炎症都会疼痛，如慢性根尖周炎症一般无自觉症状，常在 X 线检查时发现。X 线片仅在炎症波及根尖周及根分叉时才会有暗影出现。

**三、共用题干单选题**

**12. A** 慢性根尖周炎急性发作时，患者牙龈起脓包，牙齿疼痛为咬合疼痛，叩诊疼痛，按压牙根可以出现疼痛，患牙可查及深龋洞或充填体，X 线片上可见根尖部有不同程度的牙槽骨破坏所形成的透影区。本题患儿右下后牙肿痛，右下 5 乳牙龋洞较深，叩痛（＋），X 线片根分歧有低密度阴影，因此考虑慢性根尖周炎急性发作。

**13. E** 慢性根尖周炎急性发作患者需要即刻减轻疼痛，需要先开髓引流，再进行根管治疗。开髓引流的目的是引流炎症渗出物和缓解因之而形成的髓腔高压，以减轻剧痛。

**14. D**

**15. C** 慢性牙髓炎急性发作的临床症状为自发性、阵发性的剧烈疼痛，夜间痛，或夜间疼痛较白天剧烈。本题患儿疼痛 4 天，加重 12 小时且不能入睡，考虑为慢性牙髓炎急性发作。

**16. C** 乳牙急性牙髓炎具有典型的疼痛症状，自发性、阵发性的剧烈疼痛：初期持续时间短，晚期持续时间长；夜间痛，或夜间疼痛较白天剧烈；温度刺激加剧疼痛：若患牙正处于疼痛发作期内，温度刺激可使疼痛加剧，如果牙髓已有化脓或部分坏死，患牙可表现为所谓的"热痛冷缓解"；疼痛不能自行定位：疼痛呈放射性或牵涉性，常沿三叉神经第 Ⅱ 支或第 Ⅲ 支分布区域放射至患牙同侧的上、下颌牙或头、颞、面部，但这种放射痛不会蔓延到患牙的对侧区域。

**17. D** 丝圈保持器由不锈钢丝制成，靠一个戴在缺隙旁边牙齿上的牙冠带环固定。钢丝与带环连接，沿着空隙的两侧延伸到另一颗牙齿上，这样就能起到保持间隙的作用。使得恒牙有足够的间隙长出而不发生拥挤。丝圈保持器适用于单侧第一乳磨牙早失；第一恒磨牙萌出后，第二乳磨牙单侧早失；双侧乳磨牙单侧早失，用其他间隙保持器困难者。

**四、案例分析题**

**18. F** 拍摄根尖片可以了解主诉牙龋坏深度、牙根发育情况及根尖周组织情况。CBCT 虽然也可清楚获取上述信息，但辐射量相对较大，费用较高，对于该病例没有必要；拍摄头颅定位侧位片进行头影测量，常用于正畸病例；牙髓活力测验对于牙根未发育完成的年轻恒牙慎用，其阈值高，甚至最大刺激时也可能没反应；龋活跃性检测是指一定时间内新龋的发生和龋进行性发展速度的总和，即患龋的易感性和倾向性。

**19. E** 畸形中央尖最多见于下颌第二前磨牙，当此尖折断后，其基底部可见靶样的折断痕迹，外为环状牙釉质，中有偏黄的牙本质轴，中心颜色较深，为突入到尖内的髓角或形成的继发性牙本质。

**20. C** 患牙出现叩诊敏感意味着牙髓的炎症已累及牙根周围组织，松动度病理性增加常是由于根尖周急性炎症或患牙长期存在慢性炎症，牙槽骨或牙根吸收所致，因此，叩诊和牙齿松动度检查对牙髓状态的判断很有意义。根尖周感染扩散到骨膜下，导致牙龈局部肿胀或瘘管形成，是诊断根尖周病的可靠指标。

**21. ABC** 患儿 10 岁，45 牙属于年轻恒牙，牙根未发育完成。临床上对于年轻恒牙发生严重病变或根尖周炎症者，在控制感染的基础上，采用根尖诱导成形术，用药物及手术方法促使牙根继续发育和根尖继续形成。根尖屏障术是指用非手术方法将生物相容性材料充填到根管根尖部，即刻在根尖部形成一个人工止点。牙髓血运重建术，是刺激根尖周血至根管内，形成的血凝块作为组织再生支架，同时，根尖周组织的多种干细胞会随血液进入根管内，进行增殖分化，形成新的组织。

**22. E** 甲醛甲酚合剂（FC）：有效成分是甲醛（组织固定药）和三甲酚（强效抗菌药物）。优点是可使牙髓断面发生凝固性坏死，其根尖部的牙髓仍保持活力；缺点是术后可能发生牙根内吸收或牙根病理性吸收；甲醛的强渗透性易刺激根尖周、牙周组织，甲醛甲酚的半抗原作用，可导致根尖周、牙周组织的免疫学反应。

**23. ABCD** 理想的牙髓切断术所选择的覆盖根髓的药物应具备的特性：抗菌性；对牙髓和周围组织结构无害；促进根髓恢复；不影响牙根的生理性吸收。E 和 F 选项为理想的根管充填材料应具有的特性。

**24. ABCDE** 影响牙本质桥形成的因素：①血凝块；②牙本质碎屑；③修复性牙本质的钙化速度；④牙髓的健康状况；⑤盖髓剂的种类。

**25. ABC** 深龋近髓，治疗时，为了避免露髓，可保留洞底近髓处少量龋坏牙本质。通过盖髓治疗，不仅可促进龋坏牙本质再矿化，以及其下方修复性牙本质沉积，还可使牙髓组织在消除感染的基础上恢复健康。

# 第八章　儿童牙外伤

一、单选题：每道试题由 1 个题干和 5 个备选答案组成，
题干在前，选项在后。选项 A、B、C、D、E 中只有
1 个为正确答案，其余均为干扰选项。

**1. 牙折常发生于**

   A. 上前牙
   B. 下前牙

   C. 单尖牙
   D. 前磨牙

   E. 磨牙

**2. 拔牙术后当日，不正确的做法是**

   A. 不要反复吸吮创面

   B. 进食柔软、温热食物

   C. 避免用拔牙侧咀嚼

   D. 饭后刷牙，保持口腔清洁

   E. 避免剧烈运动

**3. 为保证断根愈合，根折牙需固定的时长为**

   A. 1 周左右
   B. 2~3 周

   C. 4~6 周
   D. 2~3 个月

   E. 6 个月以上

**4. 乳牙外伤的好发年龄是**

   A. 出生~8 个月
   B. 1~2 岁

   C. 3~4 岁
   D. 5~6 岁

   E. 7~9 岁

**5. 关于乳牙嵌入，下列描述正确的是**

   A. 乳牙嵌入后都不应该立刻拔除

   B. 如果牙冠偏向唇侧，应该立刻拔除

   C. 乳牙嵌入后应该立刻拉出复位

   D. 如果乳牙牙根与牙槽骨粘连不能自行萌出，应该正
      畸牵引乳牙，使之萌出

   E. 乳牙嵌入后都会损伤到年轻恒牙胚

二、多选题：每道试题由 1 个题干和 5 个备选答案组成，
题干在前，选项在后。选项 A、B、C、D、E 中至少
有 2 个正确答案。

**6. 牙震荡的临床表现有**

   A. 伸长不适感
   B. 不能咀嚼

   C. 轻度松动
   D. 冷水敏感

   E. 牙龈肿痛

**7. 再植牙的愈合方式包括**

   A. 牙周膜愈合
   B. 表面吸收愈合

   C. 牙齿固连
   D. 炎性吸收

   E. 结缔组织性愈合

**8. 乳牙严重外伤对继承恒牙胚的影响包括**

   A. 萌出异常
   B. 牙冠形成异常

   C. 牙根形成异常
   D. 恒牙先天缺失

   E. 恒牙胚停止发育

**9. 对于再植牙的处理，正确的是**

   A. 年轻恒牙再植时，不能轻易摘除牙髓

   B. 复诊时应注意有无牙髓感染及炎症吸收等早期症状

   C. 使用氢氧化钙制剂充填根管，易引起牙根吸收

   D. 应用抗生素，可在一定程度上减少牙根吸收的发生

   E. 牙根发育在 Nolla 8 期以上时建议实施根尖诱导成
      形术

三、共用题干单选题：以叙述一个以单一病人或家庭为
中心的临床情景，提出 2~6 个相互独立的问题，问
题可随病情的发展逐步增加部分新信息，每个问题
只有 1 个正确答案，以考查临床综合能力。答题过程
是不可逆的，即进入下一问后不能再返回修改所有
前面的答案。

**(10~11 共用题干)**

患儿，男性，4 岁。因"上颌前牙外伤约 1 小时"来
诊。口腔检查：乳牙右上 1 牙冠长度约为乳牙左上 1 的
2/3，无松动。乳牙左上 1 牙冠完好，牙龈正常。

**10. 为明确治疗，应进行的检查是**

   A. 叩诊
   B. 触诊

   C. 根尖 X 线片
   D. 咬诊

   E. 牙髓活力电测试

**11. 若 X 线片显示乳牙右上 1 牙根伤及恒牙胚，应做的处
理是**

   A. 根管治疗
   B. 待乳牙自然萌出

   C. 拔除乳牙
   D. 拔除乳牙后再植

   E. 正畸牵引至正常位置

**(12~14 共用题干)**

患儿，男性，12 岁。因"碰伤左上第一中切牙 2 天，
自觉有伸长感"来诊。口腔检查：患牙轻度松动，牙髓
活力测试同正常牙，轻叩痛，无咬合创伤。

**12. 该牙诊断为**

   A. 牙震荡
   B. 牙周炎

   C. 牙髓坏死
   D. 牙轻度脱位

E. 根折

**13. 该疾病的初期表现不包括**

A. 牙髓充血

B. 牙髓出血

C. 牙髓活力电测试无反应

D. 牙根吸收

E. 牙髓冷、热测试无反应

**14. 该疾病的治疗原则是**

A. 消除咬合创伤，观察 1 个月左右

B. 不予特殊处理，嘱患牙避免咬硬物，观察期应在 6 个月以上

C. 松牙固定，必要时用钢丝结扎固定

D. 患牙复位，结扎固定

E. 牙髓治疗，防止牙髓坏死后导致牙根吸收

**（15～18 共用题干）**

患儿，男性，8 岁。因"上前牙外伤折断 1 小时"来诊。口腔检查：右上 1 冠斜折，切角缺损，牙髓暴露，触痛明显，不松动。

**15. 对确定治疗方案最有帮助的检查是**

A. 牙髓活力电测试

B. 根尖 X 线片

C. 全口牙曲面断层 X 线片

D. 咬合关系检查

E. 光透照检查

**16. 检查中最有可能发现的情况是**

A. 牙髓坏死，探触牙髓无反应，牙髓活力电测试正常

B. 咬合关系紊乱

C. X 线片示根尖孔呈喇叭口状

D. 牙周袋很深，唇侧牙龈瘘管

E. 光透照检查，疼痛明显

**17. 首选的治疗是**

A. 根管治疗＋桩冠修复　　B. 牙髓摘除术

C. 根尖诱导成形术　　D. 冠髓切断术

E. 戊二醛断髓术

**18. 家长要求修复缺损的牙，治疗方法应选择**

A. 局部麻醉备牙、全冠修复

B. 桩冠修复

C. 嵌体修复

D. 光敏树脂修复

E. 解释病情，待患儿成年后再做修复

**（19～21 共用题干）**

患儿，男性，7 岁。运动时致左上前牙外伤冠折，即

刻到医院就诊要求治疗。口腔检查：⌐1 近中切角缺损，髓角穿髓，探痛（＋＋），叩痛（±），吸冷风酸痛。

**19. 为确定是否有根折，下列检查最有效的是**

A. 检查牙齿的松动度　　B. 牙髓活力测试

C. X 线检查　　D. 染色剂染色

E. 显微镜检查

**20. 若仅有 0.3mm 左右的露髓，且根尖端尚未发育完成，则该牙的处理首选**

A. 直接盖髓术后，牙冠缺损用复合树脂修复

B. 间接盖髓术后，牙冠缺损用复合树脂修复

C. 根管治疗术后，牙冠缺损用复合树脂修复

D. 先做活髓切断术，待根尖端发育完成后，再行根管治疗术，牙冠缺损用复合树脂修复

E. 塑化治疗后，牙冠缺损用复合树脂修复

**21. 若根中 1/3 折断，且根尖端已发育完成，则该牙的处理为**

A. 促进自然愈合

B. 夹板固定加常规根管治疗

C. 夹板固定，若牙髓有炎症或坏死趋势，则应做根管治疗。根管治疗时不用牙胶尖充填而用玻璃离子粘固剂将钛合金或钴铬合金桩粘固于根管中，将断端固定在一起

D. 牙槽内牙根移位术

E. 正畸牵引术

**（22～24 共用题干）**

患儿，男性，10 岁。前牙外伤 6 小时，没有身体其他器官及系统损伤。视诊 11 近中切角露髓，21 近中切角缺损，未见明显露髓点。

**22. 对进一步处理最有价值的检查项目是**

A. X 线片检查　　B. 探诊

C. 叩诊　　D. 牙髓活力温度测试

E. 透射法检查

**23. 如果 11 牙根尖孔未闭合，最佳的治疗方案是**

A. 根管治疗术

B. 盖髓术或活髓切断术保留活髓

C. 干髓术

D. 塑化治疗

E. 观察，暂不处理

**24. 21 牙的处理方案是**

A. 直接盖髓术　　B. 间接盖髓术

C. 活髓切断术　　D. 根管治疗术

E. 直接充填

**（25～28 共用题干）**

患儿，女性，9 岁。上前牙外伤 6 小时。口内检查，

左上中切牙唇侧切 1/3 缺失，腭侧缺损至龈下约 2mm，可探及约 0.5mm×0.5mm 大小的穿髓点。X 线片示，未见根折影，根尖孔未闭合。右上中切牙牙体完整，有叩痛。

**25. 此患儿的左上中切牙的临床诊断是**
- A. 冠折
- B. 简单冠根折
- C. 根折
- D. 复杂冠折
- E. 复杂冠根折

**26. 此患牙的最佳治疗方式是**
- A. 根管治疗术
- B. 根尖诱导成形术
- C. 活髓切断术
- D. 间接盖髓术
- E. 直接盖髓术

**27. 1 个月后复查，左上中切牙叩诊（＋），X 线片见根周膜影像不清，根外壁近根尖区有虫蚀状缺损，此时应做的治疗是**
- A. 根管治疗术
- B. 根尖诱导成形术
- C. 活髓切断术
- D. 间接盖髓术
- E. 直接盖髓术

**28. 3 年后，患者因上前牙变色就诊。检查见右上中切牙色暗，X 线片见根尖发育完成。此时应做的治疗是**
- A. 根管治疗术
- B. 根尖诱导成形术
- C. 活髓切断术
- D. 间接盖髓术
- E. 直接盖髓术

**（29～30 共用题干）**

患儿，女性，8 岁。1 个半小时前滑旱冰时不慎摔伤，撞伤上前牙，当时感觉牙痛，遇冷热水加重，不敢咬合遂就诊。检查：右上中切牙近中切角缺损，折断面中心有一小红点，直径约 0.5mm，探诊极为敏感，并有出血，叩诊（＋），不松动。X 线片显示未见根折，无明显的牙槽突骨折，患牙根尖孔未发育完全。

**29. 患牙首选的治疗方案是**
- A. 直接盖髓术
- B. 间接盖髓术
- C. 根管治疗术
- D. 根尖诱导成形术
- E. 活髓切断术

**30. 下列关于活髓保存的描述，错误的是**
- A. 活髓切断术是过渡性的治疗方法，待根尖发育完成后宜行根管治疗
- B. 牙髓钙化和牙内吸收是活髓保存治疗的常见并发症
- C. 直接盖髓失败的年轻恒牙可改行活髓切断术
- D. 龋源性露髓的成熟恒牙可行根尖诱导成形术
- E. 外伤导致露髓范围较小的年轻恒牙可行直接盖髓术

**（31～33 共用题干）**

患儿，男性，7.5 岁。上前牙外伤 2 小时，要求治疗。

**31. 关于此上前牙的特点，错误的是**
- A. 髓角较高
- B. 牙根发育未完成
- C. 髓腔高度较低
- D. 磨耗较少
- E. 临床牙冠较矮

**32. 首先应给予的措施是**
- A. 直接恢复外形
- B. 盖髓后修复
- C. 麻药止痛
- D. 根管治疗
- E. 拍摄 X 线片

**33. 临床检查露髓点 0.5mm，牙根无异常，应给予的治疗是**
- A. 直接恢复外形
- B. 盖髓后修复
- C. 根尖诱导成形术
- D. 根管治疗
- E. 活髓切断术

**（34～36 共用题干）**

患儿，4 岁半。因前牙外伤 1 天就诊。检查见右上 A 冠折，露髓，探痛明显，叩诊（＋）。

**34. 如果患儿在治疗时极不合作，应该选择的治疗为**
- A. 拔除
- B. 行活髓切断术
- C. 行根管治疗
- D. 行直接盖髓术
- E. 观察，暂不处理

**35. 如果患儿合作，应该选择的治疗为**
- A. 拔除
- B. 行活髓切断术
- C. 行 Vitapex 根管充填治疗
- D. 行直接盖髓术
- E. 观察，暂不处理

**36. 如果前牙已经完全脱位，正确的处理方法是**
- A. 即刻再植，观察
- B. 再植后固定，观察
- C. 口外行 RCT 后再植
- D. 再植后行 RCT
- E. 清创，不予再植

**（37～38 共用题干）**

患儿，男性，9 岁。上前牙外伤 8 小时后就诊。检查：右上 1 已萌，松动Ⅰ度，叩诊（＋），纵向冠根折断，露髓，舌侧呈游离状。

**37. 正确的处理为**
- A. 结扎固定
- B. RCT
- C. 一次性 RCT 后行桩冠修复
- D. 拔除患牙
- E. 拔除冠部断片，保留牙根

**38. 如果 X 线检查发现左上 1 嵌入，未见骨折线，处理方**

案为

A. 即刻复位　　　　　B. 拔除患牙

C. 定期观察　　　　　D. 正畸牵引复位

E. 不予处理

**(39~41 共用题干)**

患儿，女性，9 岁。因玩耍摔倒致前牙外伤 1 周后就诊。就诊时未诉明显不适。检查：右上中切牙冠折 2/3，近中达龈下 1mm，露髓处探痛，叩诊（+），松动 I 度。X 线片未见根折，牙根发育接近完成。

**39. 此牙的处理方法是**

A. FC 活髓切断术

B. 氢氧化钙活髓切断术

C. 根管治疗

D. 根尖诱导成形术

E. 塑化治疗

**40. 如果根管内渗出较多，则采用**

A. 去除残髓开放

B. 根管内封 FC 棉捻

C. 彻底搔刮根尖区

D. 根管内封碘仿糊剂

E. 根管内严密封氧化锌 – 丁香油糊剂

**41. 如果 X 线片显示牙齿嵌入牙槽骨，则牵引复位的时机是**

A. 处理完成即刻牵引复位

B. 处理完成两周后牵引复位

C. 处理完成 1 个月后牵引复位

D. 处理完成 2 个月后牵引复位

E. 无需牵引复位

# 答案和精选解析

## 一、单选题

**1. A** 恒牙外伤折断较常见，常发生于上前牙。牙根未完全形成的牙松动、移位、脱出较常见，牙根完全形成后，牙周支持组织相对坚固，易引起冠折或根折。9~10 岁这一年龄阶段较易发生牙折断。

**2. D** 拔牙术后当日，孔内的棉花或纱布在 40 分钟后必须吐掉；拔牙后勿用舌头舔伤口，24 小时内勿刷牙漱口，次日刷牙时应该保护伤口，以免伤口受到损伤；拔牙当天可以吃软食或者流食，勿用患侧咀嚼食物；拔牙当天少说话且不要吸烟、饮酒，也不要做剧烈的运动；如果拔牙后三天疼痛加重，或者放射到耳根、脑部等，应及时复诊，或与医生联系。

**3. D** 根尖 1/3 处根折的患牙，如牙髓状况良好，可调𬌗后观察。其余部位的根折，如未与龈沟相通者，立

即复位，尽早用夹板固定，促进其自然愈合。一般固定 3 个月。以后每隔 6 个月复查一次，共 2~3 次。

**4. B** 乳牙外伤多发生在 1~2 岁儿童，约占乳牙外伤的 1/2。主要是由于 1 至 2 岁儿童开始学习走路，运动能力、反应等都处于发育阶段，容易摔倒或撞在物体上造成牙外伤。而 7 至 9 岁为年轻恒牙外伤多发期。

**5. B** 乳牙嵌入后如果不严重，且不影响恒牙胚，可以不予拔除。但不能立刻复位，避免二次创伤感染。如果与牙槽骨粘连，则应该拔除。牙冠偏向唇侧时，牙根偏舌侧，极有可能影响恒牙胚，所以应该拔除。

## 二、多选题

**6. ABCD** 牙震荡是牙周膜的轻度损伤，通常不伴牙体组织的缺损。临床表现为伤后患牙有伸长不适感，轻微松动和叩痛，患者自觉牙酸痛，不能咀嚼，冷水敏感，龈缘还可有少量出血，说明牙周膜有损伤。

**7. ABCD** 再植牙的愈合方式包括：①牙周膜愈合，是最理想的愈合方式，在牙骨质和牙槽骨间的牙周间隙可见新生的结合上皮，结合上皮可在釉牙骨质界再附着，牙周膜愈合常发生在即刻再植之后。②表面吸收愈合，是一种常见的较为成功的愈合方式，常发生在牙再植后 3 个月左右，最大的特点是这种吸收具有自限性和可修复性。③牙固连或替代性吸收，病理上，牙固连代表牙根表面和牙槽骨融合，没有正常的牙周间隙，这种替代性吸收分为暂时性替代性吸收和进行性替代性吸收。④炎性吸收，延迟再植、保存不当的离体牙和不当的再植处理等常导致再植后牙根发生炎性吸收，导致治疗失败。

**8. ABCE** 乳牙严重外伤对继承恒牙胚的影响包括萌出异常、牙冠形成异常、牙根形成异常、恒牙胚停止发育。恒牙先天缺失的原因包括：①牙齿发育过程中，牙板形成不足或牙胚增殖受到抑制，造成缺牙；②存在遗传倾向，父母缺失牙时，孩子也可能出现先天缺牙；③胚胎发育期间受到有害物质刺激，如放射性物质、先天梅毒等，造成牙胚缺失；④孕妇患有某些疾病时，婴儿基因发生突变，导致先天缺牙。恒牙先天缺失与乳牙严重外伤无关。

**9. ABDE** 再植牙应在牙髓坏死分解前行牙髓摘除术，一般来说，在再植后 2 周内进行。即使是牙根完全形成的再植牙，氢氧化钙制剂也是首选的根管充填材料，因为其对于预防牙根吸收有一定益处。再植后应常规全身使用抗生素，抗生素治疗可以减少感染，并且可以在一定程度上减少牙根吸收的发生。牙根发育在 Nolla 8 期以上时，建议实施根尖诱导成形术；对更加"年轻"的恒牙可尝试保留牙髓，密切观察牙髓的活力。外伤复查应重点进行以下检查：牙是否有变色，分析变色的原因；牙髓感觉测验，大多数外伤牙可在受伤后 3 个月内牙髓恢复反应，牙髓恢复反应时间的长短和外伤时患牙牙根形

成状态有关；原有牙龈、牙周和口腔软组织损伤的愈合情况，是否存在继发感染。

**三、共用题干单选题**

**10. C** 根尖X线片用于检查牙体、牙周、根尖周及根分叉病变，是儿童口腔科应用最广泛的X线检查方法。可用于评价根管充填的质量，术后复查治疗效果，儿童牙外伤初诊和复查。因为患儿的右上1乳牙牙冠较左上1牙冠变短，通过根尖X线片可以判断牙齿是嵌入性损伤或是折断。叩诊、触诊用于检查患牙根尖周组织的问题，咬诊用于判断牙隐裂，牙髓活力电测试检查牙髓是否有活力，这些检查都无法明确患牙外伤后牙冠变短的原因。

**11. C** 乳牙嵌入时一定要明确牙齿移位的方向。如果牙冠偏向唇侧，根尖倾向恒牙胚，应立即拔除乳牙，避免对恒牙胚造成损伤。乳牙嵌入时不应拉出复位，以免二次创伤或通过牙周间隙和龈沟造成感染。如果乳牙牙根与牙槽骨粘连不能自行萌出应拔除乳牙。部分脱出复位效果不好时也可拔除乳牙。

**12. A** 牙震荡是单纯牙支持组织损伤而没有异常的牙松动和移位，患者自觉牙酸痛，咬合不适，X线片检查显示根尖周无异常。该患儿患牙轻度松动，牙髓活力测试同正常牙，轻叩痛，无咬合创伤，因此考虑有牙震荡。

**13. D** 牙震荡的初期表现包括：牙髓充血、牙髓出血、牙髓活力电测试无反应、牙髓冷热测试无反应。牙根吸收，可能长度会变短，通常分为角形吸收和水平吸收。出现牙根吸收的主要原因包括：①慢性根尖周炎：长期不治，患者牙根可能出现一定吸收；②颌骨囊肿：如角化囊肿，可能会造成牙齿水平吸收；③颌骨肿瘤：如成釉细胞瘤，可能会造成牙根吸收。牙震荡不能导致牙根吸收。

**14. B** 牙震荡在没有咬合创伤时，可不做特殊处理，嘱患者该牙避免咬硬物2周左右，并定期复查，观察期应在6个月以上。当存在明显咬合创伤时，应注意消除创伤。

**15. B** 牙科根尖X线片是在治疗前评估牙根、根管解剖及根尖周病变的方法。无论是口内拍摄还是口外拍摄的根尖X线片均可发现根折、牙槽骨吸收或者临床操作的失误，且根尖X线片可以提示医生治疗的难度。因此根尖X线片是对治疗方案最有帮助的检查。

**16. C** 在恒牙列，牙齿外伤的高峰期为7~9岁，男孩发生率高于女孩，外伤牙多为上颌中切牙，其次为上颌侧切牙，下颌切牙较少见。牙折断包括牙冠折断、牙根折断和冠根折断。本题患者右上1冠斜折，切角缺损，牙髓暴露，触痛明显，不松动。考虑为牙冠折断且漏出牙髓，最有可能的是X线片示根尖孔呈喇叭口状。

**17. D** 活的牙髓是年轻恒牙继续发育的保障，年轻恒牙冠折露髓后应尽可能保存活牙髓。冠髓切断术或部分冠髓切断术是年轻恒牙露髓后首选的治疗方法。如露髓时间较长，发生牙髓弥漫性感染，甚至牙髓坏死时，应去除感染牙髓，行根尖诱导成形术。治疗中应注意尽可能多地保存活的根髓和（或）根尖牙乳头，使牙根能够继续发育。各种活髓保存治疗的外伤牙，术后有并发髓腔和根管闭塞的可能，故在日后复查中要注意髓腔钙化的现象，及时做根管治疗，为永久性修复做准备。

**18. D** 通常情况下冠折露髓后，牙体组织缺失较多，及时修复牙齿外形，保持外伤牙的三维间隙显得尤为重要。可采用断冠粘结或光敏树脂修复。从目前的粘结材料和技术来讲，断冠粘结是一种过渡性的修复方法，因此可选择光敏树脂修复进行治疗。

**19. C**

**20. D** 患儿仅7岁，对年轻恒牙主要根据牙髓暴露多少和污染程度做活髓切断术，以利于牙根的继续发育。当根尖端发育完成后，还应行根管治疗术。牙冠的缺损，可用复合树脂修复或用烤瓷冠修复。

**21. C** 根中1/3折断可用夹板固定，定期复查。复查时，若牙髓有炎症或坏死趋势，则应做根管治疗。根管不用牙胶尖充填而用玻璃离子粘固剂将钛合金或钴铬合金桩粘固于根管中，将断端固定在一起，以利根面的牙骨质沉积。

**22. A** 对于外伤牙，首先要排除其他重要器官及系统有无损伤，再处理牙齿。对于年轻患者，首先考虑外伤牙的牙根发育情况，患牙有无根折，有无松动或者移位，必须拍X线片检查。

**23. B** 若无根折，无松动及移位，患牙根尖孔未发育完成，应考虑保留活髓行直接盖髓术或者活髓切断术促进牙根发育，为以后的根管治疗以及治疗后修复打下基础。成功率视外伤的时间、地点、牙髓暴露后感染的情况而定。

**24. B** 若患牙牙根发育完成，可行根管治疗术，预防牙髓炎的发生。如果外伤牙未露髓，应行间接盖髓术减少牙本质暴露对牙髓造成的刺激，并定期复诊检查患牙的牙髓活力情况，若发生牙髓坏死或者牙髓炎症，应行根管治疗。

**25. E 26. C 27. B 28. A**

**29. E** 右上中切牙外伤，折断面中心有一小红点且探诊极为敏感并有出血，提示有一小的露髓点，但根尖孔尚未发育完全，对于此类患牙应采用活髓切断术后断面覆盖氢氧化钙以保存活髓，直至牙根发育完成。

**30. D** 牙髓钙化和牙内吸收是活髓保存治疗的常见并发症，在牙根发育完成后，通常对患牙行牙髓摘除并完成根管充填。

**31. C 32. E 33. E**

**34. A** 乳牙外伤多在幼儿，如不能合作，不宜进行保守治疗，可以拔除。

**35. C**　合作的患儿应该保留患牙。因为患牙外伤时间较长，不宜行活髓切断术，只能行拔髓后根管治疗。

**36. E**　脱位 2 个小时以上的牙齿一般不能再植成功，且乳牙脱位后不需要再植。

**37. E**　因为折裂片呈游离状，且已经露髓，故应该拔除断片，否则更易感染。9 岁儿童的上前牙牙根尚未发育完成，不能进行永久性 RCT 治疗，但保留牙根对上颌骨的正常发育有利，故应行根尖诱导术，待到牙根和上颌骨发育完成后再选择修复治疗。

**38. C**

**39. D**　牙根未发育完成的年轻恒牙如果牙髓已经感染，不能行保髓治疗，而应该拔除牙髓，行根尖诱导成形术。不能行永久充填，否则牙根容易吸收。

**40. A**　如果渗出较多，说明感染严重，应该取出感染牙髓，开放引流，数日后再行进一步治疗。

**41. E**　年轻恒牙在发育过程中，可能会自行萌出，所以不需要牵引复位。

# 第九章　儿童牙周组织疾病及常见口腔黏膜病

一、单选题：每道试题由 1 个题干和 5 个备选答案组成，题干在前，选项在后。选项 A、B、C、D、E 中只有 1 个为正确答案，其余均为干扰选项。

1. 一岁婴儿口腔中的优势菌为
   A. 链球菌　　　　　　B. 葡萄球菌
   C. 奈瑟菌　　　　　　D. 放线菌
   E. 乳杆菌

2. 在口腔中被视为细菌微生态环境的是
   A. 软垢　　　　　　　B. 唾液
   C. 龈沟液　　　　　　D. 牙菌斑
   E. 釉质表面的获得性膜

3. 俗称"蛤蟆肿"的是
   A. 黏液腺囊肿　　　　B. 舌下腺囊肿
   C. 皮样囊肿　　　　　D. 表皮样囊肿
   E. 甲状舌管囊肿

4. 对镍铬不锈钢铸件进行碱煮，所用氢氧化钾水溶液的浓度是
   A. 10%　　　　　　　B. 20%
   C. 25%　　　　　　　D. 30%
   E. 45%

5. 儿童牙龈炎的病因主要是
   A. 食物嵌塞
   B. 牙石
   C. 牙菌斑
   D. 儿童牙齿间的生理间隙
   E. 口腔不良习惯

6. 最易发生"雪口"的是
   A. 6~10 岁的儿童　　B. 6 个月以内的婴儿
   C. 青春期的儿童　　　D. 学龄前儿童
   E. 替牙期的儿童

二、多选题：每道试题由 1 个题干和 5 个备选答案组成，题干在前，选项在后。选项 A、B、C、D、E 中至少有 2 个正确答案。

7. 引起侵袭性牙周炎的特定微生物有
   A. 伴放线聚集杆菌　　B. 牙龈卟啉单胞菌
   C. 福赛斯坦纳菌　　　D. 变异链球菌
   E. 齿垢密螺旋体

8. 创伤性溃疡包括
   A. 儿童舌腹创伤性溃疡（Riga - Fede 病）
   B. 阿弗他溃疡
   C. 局部麻醉后黏膜咬伤形成的溃疡
   D. 儿童上腭黏膜损伤溃疡（Bednar 溃疡）
   E. 乳牙残冠、残根导致根尖外露，相对应的黏膜上形成的溃疡

三、共用题干单选题：以叙述一个以单一病人或家庭为中心的临床情景，提出 2~6 个相互独立的问题，问题可随病情的发展逐步增加部分新信息，每个问题只有 1 个正确答案，以考查临床综合能力。答题过程是不可逆的，即进入下一问后不能再返回修改所有前面的答案。

（9~12 共用题干）

患儿，女性，1 岁。因持续发热 1 周，口腔溃疡 4 天就诊。查体：口内黏膜广泛充血水肿，上颚和龈缘可见成簇针头大小的透明水疱，部分已破溃成为浅表溃疡。

9. 患儿最可能的诊断是
   A. 白喉性口炎　　　　B. 雪口病
   C. 急性疱疹性龈口炎　D. 疱疹性咽峡炎
   E. 疱疹样阿弗他溃疡

10. 本病的致病微生物可能是
    A. 白喉杆菌　　　　　B. 白念珠菌
    C. 单纯疱疹病毒　　　D. 带状疱疹病毒
    E. 柯萨奇病毒 A4

11. 以下不属于本病分期的是
    A. 前驱期　　　　　　B. 水疱期
    C. 糜烂期　　　　　　D. 结痂期
    E. 愈合期

12. 以下治疗措施不宜用于本病的是
    A. 阿昔洛韦口服　　　B. 局部应用四环素糊剂
    C. 中医中药治疗　　　D. 支持疗法
    E. 氟康唑口服

（13~15 共用题干）

患儿，男性，2 岁 6 个月。因"口腔疼痛、糜烂"来诊。患儿数天前出现低热，口腔和咽喉部疼痛，流涎、拒食。口腔检查：唇、颊、舌、腭、口腔黏膜及全口牙龈充血红肿，散在糜烂和溃疡。患儿手掌、手指、足趾

背面及指甲周围见红色丘疹，部分丘疹上有半透明小水疱，部分水疱已经破溃结痂。

**13. 最可能的诊断是**

    A. 手 – 足 – 口病

    B. 阿弗他溃疡

    C. 疱疹性口炎

    D. 儿童舌腹创伤性溃疡（Riga – Fede 病）

    E. 鹅口疮

**14. 最可能的致病微生物是**

    A. 柯萨奇病毒 A4 型　　B. 肠道病毒 71 型

    C. 单纯疱疹病毒　　　　D. 金黄色葡萄球菌

    E. 白假丝酵母菌

**15. 下列治疗措施错误的是**

    A. 尽快局部或全身使用糖皮质激素类药物，以免病情扩散

    B. 局部涂布或撒敷消炎防腐镇痛剂

    C. 皮肤损害的治疗以保持洁净、防止感染、促使干燥结痂为主

    D. 体温升高者给退热剂，必要时可考虑补液

    E. 保证患儿充分休息，并给予大量维生素 B 和维生素 C

**（16～18 共用题干）**

患儿，女性，11 岁。因"刷牙出血，口腔有异味 3 个月"来诊。口腔检查：年轻恒牙列，下前牙轻度拥挤，舌面见轻度牙石；上前牙唇侧牙龈肿胀，颜色暗红或鲜红，松软发亮，探诊出血；舌侧和后牙区牙龈炎症较轻。X 线片：全口牙齿附着水平无变化，无牙槽骨吸收。

**16. 最可能的诊断是**

    A. 青春期龈炎　　　　B. 萌出性龈炎

    C. 侵袭性龈炎　　　　D. 增生性龈炎

    E. 急性龈乳头炎

**17. 最主要的病因为**

    A. 牙列拥挤　　　　　B. 牙菌斑

    C. 食物嵌塞　　　　　D. 内分泌水平改变

    E. 创伤

**18. 治疗该疾病的关键是**

    A. 牙龈切除术

    B. 内分泌治疗

    C. 去除局部刺激因素，改善口腔卫生状况

    D. 服用抗生素

    E. 局部使用消炎防腐药

**（19～22 共用题干）**

患儿，7 岁。右下后牙食物嵌塞 1 周。检查：右下第一乳磨牙远中邻𬌗面深龋洞。探诊敏感，叩诊（－），无

松动，牙龈正常。右下第二乳磨牙大面积龋坏，探及髓腔，探痛（－），叩诊（＋），颊侧瘘管溢脓，Ⅰ度松动，左下第一、第二乳磨牙残冠，Ⅰ度松动，叩诊（＋），牙龈红肿。双侧六龄牙萌出 2/3。X 线片示：右下第一乳磨牙远中邻面深龋，近髓，根分歧处骨密度较正常偏低，未见牙根吸收及根尖周病变，恒牙胚硬骨板连续。右下第二乳磨牙龋坏达髓腔，根尖周及根分歧处有弥散影，恒牙胚硬骨板消失。左下第一、第二乳磨牙龋坏达髓腔，根尖周大面积阴影，牙根部分吸收，恒牙胚硬骨板消失。

**19. 本病例的诊断不可能的是**

    A. 右下第一乳磨牙深龋

    B. 右下第二乳磨牙慢性根尖周炎

    C. 左下第一、第二乳磨牙慢性根尖周炎

    D. 右下第一乳磨牙慢性牙髓炎

    E. 右下第二乳磨牙牙周脓肿

**20. 乳牙深龋与牙髓炎的鉴别中，最有诊断意义的是**

    A. 冷、热测试　　　　B. 叩诊

    C. X 线片　　　　　　D. 电活力测试

    E. 诊断性去腐

**21. 下列治疗设计中不正确的是**

    A. 右下第一乳磨牙安抚

    B. 右下第一乳磨牙根管治疗

    C. 左下第一、第二乳磨牙拔除

    D. 左下第二乳磨牙拔除

    E. 右下第一乳磨牙活髓切断

**22. 左下第一、第二乳磨牙和右下第二乳磨牙拔除后管理间隙，下列处理较好的是**

    A. 功能保持器

    B. 下颌舌弓保持器

    C. 暂时不做保持器，观察恒牙萌出情况

    D. 全冠丝圈保持器

    E. 双侧六龄牙丝圈保持器

## 答案和精选解析

**一、单选题**

**1. A**　婴儿的口腔在母体中是无菌的，在出生 6 小时以内仅可在口腔中发现很少量的细菌，可能是来源于母亲的产道。出生 6～10 小时之间，口腔细菌快速增多，随着对婴儿的喂养和看护，母亲和近亲口腔中的微生物可传播到婴儿口腔中，此后细菌种类增多，菌丛的成分也趋向复杂。12 个月的婴儿口腔内有链球菌、葡萄球菌、韦荣菌和奈瑟菌，但链球菌一直是优势菌。乳杆菌在部分 1 岁婴儿口腔唾液标本中也能分离到，但不属于优势菌。随着牙的萌出，放线菌和梭杆菌的检出率才增加。

2. **D** 牙软垢为疏松地附着在牙面、修复体表面和龈缘处的软而黏的沉积物，人们可经过日常刷牙去除，软垢不能被视为细菌微生态环境。唾液和龈沟液含有免疫球蛋白、多种防御细胞、酶等防御细菌的成分。获得性薄膜是牙菌斑生物膜形成的基础，不能被视为细菌微生态环境。菌斑生物膜是由基质包裹的有序生长的建筑式样生态群体，是口腔细菌生存、代谢和致病的基础。强调牙菌斑生物膜的细菌不同于悬浮的单个细菌，它们是整体生存的微生物生态群体，凭这种独特结构，黏附在一起生长，难以清除。

3. **B** 舌下腺囊肿为舌下腺导管堵塞、涎液潴留所形成的囊肿。囊肿位于口底一侧黏膜下，临床上似蛤蟆气囊，舌下腺囊肿造成的这种"重舌"样改变，俗称蛤蟆肿。黏液腺囊肿好发于下唇。皮样囊肿和表皮样囊肿好发于颌面部，口底为口内常见部位，其次是舌。甲状舌管囊肿好发于颈部正中，舌骨上下的部位。这些囊肿一般没有舌下腺囊肿造成的"重舌"样改变。

4. **E** 45%氢氧化钾水溶液对镍铬不锈钢铸件进行碱煮，以提高镍铬不锈钢铸件的耐蚀性。

5. **C** 儿童牙龈炎是由于龈缘附近牙面上的菌斑引起的一种慢性炎症，病因明确，在儿童和青少年中较普遍，患病率在70%～90%，4～5岁以前通常不发生牙龈炎，大多数从5岁开始，随着年龄的增长，其患病率和严重性也逐渐增加，到青春期达高峰，青春期过后，牙龈炎的患病率随年龄的增长而缓慢下降。

6. **B** 鹅口疮又名雪口病、白念珠菌病、鹅口、雪口、鹅口疳、鹅口白疮。是由真菌传染，在黏膜表面形成白色斑膜的疾病，多见于婴幼儿。本病是白念珠菌感染引起，这种真菌有时也可在口腔中找到，当婴儿营养不良或身体衰弱时可发病。新生儿多由产道感染，或因哺乳奶头不洁或喂养者手指污染而传播。

**二、多选题**

7. **ABCE** 引起侵袭性牙周炎的特定微生物有伴放线聚集杆菌、牙龈卟啉单胞菌、福赛斯坦纳菌、齿垢密螺旋体，变异链球菌属于主要致龋菌。

8. **ACDE** 创伤性溃疡是指由机械、物理、化学等局部刺激因素所致的口腔黏膜溃疡性疾病，常见的创伤因素有：残根、残冠、牙齿的锐利边缘、错位牙、不良修复体、或咬腮、咬颊、咬唇等自伤性不良习惯，溃疡的形状与刺激因子完全契合。阿弗他溃疡目前病因不明，具有反复发作、周期性、自限性的特点。儿童舌腹创伤性溃疡（Riga-Fede病）：婴儿舌系带由于创伤而产生的溃疡。Bednar溃疡：婴儿上腭黏膜较薄，在较硬的橡皮奶嘴或其他异物的摩擦压迫下，可形成圆形或椭圆形的浅溃疡。

**三、共用题干单选题**

9. **C** 急性疱疹性龈口炎的临床特征是局限于口腔黏膜和附近皮肤出现簇集的小水疱，多见于6个月至2岁的儿童。根据患儿年龄和临床表现（前驱期：发热，口内黏膜广泛充血水肿；水疱期：上颚和龈缘可见成簇针头大小的透明水疱；糜烂期：部分已破溃成为浅表溃疡），符合急性疱疹性龈口炎的临床诊断。白喉口炎是由白喉杆菌引起的一种急性呼吸道传染病，主要临床特征是在咽喉部出现灰白色的假膜，伴有全身毒血症状，患者有发热，口腔、咽喉出现白色的伪膜。雪口病又称鹅口疮，任何年龄都可发，但2岁以内的婴幼儿最多见；口腔黏膜出现乳白色、微高起的斑膜，周围无炎症反应，形似奶块；无痛，擦去斑膜后，可见下方不出血的红色创面。疱疹性咽峡炎是由肠道病毒引起的以急性发热、咽峡部疱疹、溃疡为特征的急性传染性咽峡炎。疱疹样阿弗他溃疡的主要症状为溃疡数目较多、散在分布，表现为满天星状，相邻的溃疡可以融合成片，黏膜充血发红，疼痛明显。

10. **C**

11. **D** 急性疱疹性龈口炎临床分为四期：①前驱期：原发性单纯疱疹病毒感染，发病前常有接触疱疹病损患者的历史。潜伏期为4～7天，之后出现发热、头痛、疲乏不适等急性症状，下颌下和颈部上淋巴结肿大，触痛。患儿流涎、拒食、烦躁不安。经过1～2天后，口腔黏膜广泛充血水肿，附着龈和龈缘也常出现急性炎症。②水疱期：口腔黏膜任何部位皆可发生小水疱，似针头大小，邻近乳磨牙（成人是前磨牙）的上腭和龈缘处更明显。水疱的疱壁薄、透明，不久后溃破，形成浅表溃疡。③糜烂期：尽管水疱较小，但汇集成簇，溃破后可形成大面积糜烂，并造成继发感染，上覆黄色假膜。除口腔内的损害外，唇和口周皮肤也有类似病损，疱破溃后形成痂壳。④愈合期：糜烂面逐渐缩小，愈合，整个病程需7～10天。但未经适当治疗，恢复较缓慢。患病期间，抗病毒抗体在血液中出现，发病的14～21天最高，以后，抗体下降到较低水平，虽可保持终生，但不能避免复发。复发性疱疹性龈口炎可出现结痂，结痂期不属于急性疱疹性龈口炎的临床四期之一。

12. **E** 本病为单纯疱疹病毒感染，需要使用抗病毒药物，如口服阿昔洛韦，在发病早期可以服用中成药如抗病毒颗粒、板蓝根颗粒等（中医中药治疗）。原发性感染（急性疱疹性龈口炎）多见于婴幼儿，急性发作，全身反应重。病情严重者，对症和支持治疗是有必要的，如休息、保证摄入量、维持体液平衡，进食困难者可静脉输液、补充维生素C等。急性疱疹性龈口炎伴发口周皮肤损害，继发感染时，病损局部可涂抹四环素糊剂。氟康唑用于真菌感染，不符合急性疱疹性龈口炎的治疗措施。

13. **A** 手-足-口病的临床表现：口腔黏膜出现散

在疱疹，米粒大小，疼痛明显；手掌或脚掌部出现米粒大小的疱疹。部分患儿可伴有咳嗽、流涕、食欲不振、恶心、呕吐、头疼等症状。根据题干（患儿手、足、口的病损特点），符合手－足－口病的诊断。阿弗他溃疡具有反复发作、周期性、自限性的特点，皮肤不会被累及。疱疹性口炎临床上以出现簇集性小水疱为特征，有自限性，易复发，属于单纯疱疹病毒感染。儿童舌腹创伤性溃疡（Riga－Fede病）是由于婴儿舌系带创伤而产生的溃疡。鹅口疮为真菌感染性疾病，口腔黏膜上出现散在的凝乳状的白色斑片。

**14. B**　手－足－口病是由肠道病毒引起的传染病，引发手－足－口病的肠道病毒有20多种（型），其中以柯萨奇病毒A16型（Cox A16）和肠道病毒71型（EV 71）最为常见。柯萨奇病毒A4型引起疱疹性咽峡炎，单纯疱疹病毒引起疱疹性龈口炎，金黄色葡萄球菌引起脓肿、痈等疾病，白假丝酵母菌属于真菌，引起真菌感染性疾病。

**15. A**　本病的治疗原则为去除诱发因素，积极治疗基础病，必要时辅以支持治疗。分为局部药物治疗和全身治疗。局部治疗，如黏膜局部涂布消炎防腐镇痛剂，皮肤保持洁净，促使干燥结痂，防止感染等。病情严重者，还需要全身支持治疗，如休息、保证摄入量、维持体液平衡。糖皮质激素类药物属于真菌感染的诱因，不属于治疗措施。

**16. A**　青春期龈炎的临床特征如下：患者年龄在青春期前后，牙龈的变化为非特异性炎症，牙龈边缘和龈乳头均可发生炎症；其明显的特征是轻刺激易出血，龈乳头肥大，牙龈色、形、质的改变与普通炎症性牙龈病相同；牙龈鲜红或暗红，牙龈边缘和龈乳头组织水肿圆钝，牙龈肿胀形成假性牙周袋，质地松软，施压时易引起压痕；探诊及刷牙后易出血；牙龈炎症性肥大的程度超过局部刺激的程度，且易于复发；可有牙龈增生的临床表现；口腔卫生一般较差，可有牙列不齐、正畸矫治器、不良习惯等因素存在。根据题干，患者年龄＋牙列拥挤（不易清洁，易产生局部刺激因素牙石）＋牙龈炎表现＋X线片（无附着丧失），符合青春期龈炎的诊断。萌出性龈炎为是乳牙萌出时常见的暂时性牙龈炎，沿牙冠的牙龈组织充血，但无明显的自觉症状，随着牙齿的萌出而渐渐自愈。一般无侵袭性龈炎的诊断，多是侵袭性牙周炎。增生性龈炎是指各种原因导致的牙龈增生，并伴有牙龈炎症。急性龈乳头炎为局限于牙龈乳头的炎症，胀痛明显，多见局部刺激因素。

**17. B**　青春期龈炎的主要病因为牙菌斑。青春期少年未养成良好的刷牙习惯，在牙列拥挤的情况下，前牙部位易发生牙龈的炎症。青春期内分泌改变尤其是性激素的改变，可使牙龈组织对微量局部刺激物产生明显的炎症反应，其他如食物嵌塞、局部牙龈的创伤均是诱因，但主要的病因还是牙菌斑。

**18. C**　该疾病的治疗关键是去除菌斑、牙结石等局部刺激因素，改善口腔卫生状况，有效刷牙。青春期龈炎一般不需要服用抗生素。青春期过后，如若存在牙龈增生明显，无法消退的情况，可采用牙龈切除术恢复牙龈形态。青春期后，激素恢复至原有水平，一般无须内分泌治疗。局部使用消炎防腐药不属于关键治疗措施。

**19. E　20. E　21. A**

**22. A**　功能性保持器的适应证：乳磨牙缺失两个以上，或两侧乳磨牙缺失，或伴有前牙缺失。功能性保持器既能保持缺牙的近远中长度，还能保持垂直高度和恢复咀嚼功能。

# 第十章  咬合诱导

一、单选题：每道试题由 1 个题干和 5 个备选答案组成，题干在前，选项在后。选项 A、B、C、D、E 中只有 1 个为正确答案，其余均为干扰选项。

1. 为患者试戴一副复杂局部义齿时咬合接触正常，但戴牙时人工牙咬合高出约 1mm。最可能的因素是
   A. 塑料过硬，充填过多
   B. 塑料充填过少
   C. 塑料充填过软
   D. 石膏模型硬度过低
   E. 热处理过快

2. 以下材料是不可逆性非弹性印模材料的是
   A. 藻酸盐
   B. 氧化锌－丁香油
   C. 印模膏
   D. 合成橡胶
   E. 以上都不是

3. 改正口呼吸习惯可用
   A. 腭屏
   B. 前庭盾
   C. 苦味药水指套
   D. 𬌗垫式矫治器
   E. 平面导板

4. 所谓"中线"是指
   A. 通过上切牙中间缝隙的一条直线
   B. 通过下切牙中间缝隙的一条直线
   C. 将颅面左右等分的一条假想线
   D. 通过上唇系带的一条直线
   E. 通过下唇系带的一条直线

5. 焊料焊接中烧坏焊件的原因不包括
   A. 砂料包埋时对细小焊件及焊件的薄边缘保护不够
   B. 焊料强度过低
   C. 焊料熔点过高
   D. 焊接火焰掌握不好，在某一局部加热过多，温度过高
   E. 焊料全部熔化后，没有迅速撤开火焰

6. 关于上颌斜面导板的作用，错误的是
   A. 使上前牙唇向移动    B. 使下前牙唇向移动
   C. 引导下颌向前    D. 使下前牙伸长
   E. 改善远中错𬌗

7. 咬肌与下颌支之间为
   A. 翼颌间隙    B. 颊间隙
   C. 咬肌间隙    D. 颞下间隙
   E. 颞间隙

8. 某患者咀嚼过程中，当一个牙受垂直的咀嚼压力时，下面纤维中处于紧张状态的是
   A. 游离龈纤维
   B. 牙槽嵴纤维
   C. 越隔纤维
   D. 牙槽横纤维
   E. 牙槽斜纤维

9. 在人类进化过程中，咀嚼器官的退化缩小的不平衡表现为
   A. 牙槽、颌骨的退化、缩小速度快于牙齿
   B. 牙槽、颌骨的退化、缩小速度慢于牙齿
   C. 牙槽的退化、缩小速度快于牙齿和颌骨
   D. 颌骨的退化、缩小速度快于牙齿和颌骨
   E. 三者退化缩小的速度一致

10. 面罩前牵引矫治，单侧的牵引力量为
    A. 50～100g    B. 100～200g
    C. 200～300g    D. 300～500g
    E. 500～1000g

11. 金属基托的厚度为
    A. 0.2mm    B. 0.5mm
    C. 1.0mm    D. 1.5mm
    E. 2.0mm

12. 构成 RPI 卡环的三个部分是
    A. 远中𬌗支托，导平面，Ⅰ杆
    B. 远中𬌗支托，邻面板，Ⅰ杆
    C. 近中𬌗支托，邻面板，Ⅰ杆
    D. 近中𬌗支托，导平面，Ⅰ杆
    E. 近中𬌗支托，导平面，圆形卡臂

13. 口腔科常用的焊料焊接主要用汽油吹管火焰来加热焊接区和焊料，使温度上升到焊料的熔点，所用火焰是
    A. 混合焰    B. 燃烧焰
    C. 氧化焰    D. 还原焰
    E. 任何火焰均可

14. 幼儿不良习惯造成错𬌗时，应在几岁以后采用矫治器治疗
    A. 2 岁    B. 4 岁
    C. 6 岁    D. 8 岁

E. 12 岁

**15. 对卡环连接体的错误描述是**

A. 连接体将卡环与支托连接成一整体

B. 卡环连接体应相互重叠，加强义齿抗折能力

C. 连接体应分布合理

D. 连接体具有加强义齿的作用

E. 卡环连接体与支托连接体平行，然后横跨，形成网状结构

**16. 儿童吮指习惯的诊断性标志是**

A. 牙弓狭窄　　　　　B. 上颌前突

C. 开唇露齿　　　　　D. 后牙反𬌗

E. 手指上有胼胝

**17. 关于弯制卡环时的要求，错误的是**

A. 定点　　　　　　　B. 定向

C. 定位　　　　　　　D. 控制作用力的大小

E. 控制卡环体进入倒凹的深度

**18. 某患者戴用松弛咬合板，下列关于松弛咬合板的𬌗接触状态描述正确的是**

A. 下颌前牙咬在处于上颌的咬合板𬌗平面上呈点状接触

B. 下颌后牙咬在处于上颌的咬合板𬌗平面上呈嵌合接触

C. 下颌前、后牙均咬在处于上颌的咬合板𬌗平面上

D. 下颌后牙咬在处于上颌的咬合板𬌗平面上呈点状接触

E. 上颌前牙咬在处于下颌的咬合板𬌗平面上呈点状接触

**19. 无牙颌患者，当上、下前牙近远中长度不协调时，往往集中表现在**

A. 上颌尖牙　　　　　B. 下颌尖牙

C. 上颌第一前磨牙　　D. 下颌第一前磨牙

E. 上颌中切牙

**20. 箭头卡环最常用于**

A. 中切牙　　　　　　B. 侧切牙

C. 尖牙　　　　　　　D. 双尖牙

E. 第一磨牙

**21. 在弯制卡环时，对卡环体的要求是**

A. 卡环臂形成后，卡环体部可进入倒凹，加强固位，但不能被对颌牙咬到

B. 为了弯制方便，可在形成卡环臂后不向𬌗支托靠拢，在轴面角处转弯形成连接体

C. 卡环臂形成后，沿基牙邻面向𬌗支托靠拢，形成一段卡环体，再形成连接体

D. 绕过轴面角而进入邻面倒凹区，与𬌗支托连接体

相连

E. 在弯制卡环体时，为了不磨损石膏基牙，可稍离开基牙

**22. 与卡环折断无关的原因是**

A. 卡环疲劳　　　　　B. 卡环磨损

C. 取戴用力不当　　　D. 𬌗力过大

E. 材料质量差

**23. 卡环舌侧对抗臂的主要特点是**

A. 舌臂较短　　　　　B. 舌臂紧贴龈缘

C. 舌臂弯曲度较大　　D. 舌臂位于导线以上

E. 舌臂的位置较颊臂高

**24. 关于金属基托的评价，错误的是**

A. 强度高、不易折裂

B. 体积小且薄、戴用舒适

C. 温度传导差

D. 制作复杂

E. 不易修理

**25. 咀嚼运动的意义不包括**

A. 促进发育和消化功能

B. 粉碎食物，增强味觉

C. 自洁作用

D. 满足食欲

E. 进食的唯一方法

**26. 判断有无咬合异常是通过检查**

A. 颞颌关节健康情况

B. 有无肌肉疼痛

C. 下颌运动时接触

D. 上、下牙列咬合的石膏模型

E. 功能以及肌肉和颞颌关节健康

**27. 以下咬合因素中与颞下颌关节的相关程度较低的是**

A. 牙尖交错位的稳定性

B. 上、下第一恒磨牙为中性关系

C. 牙位与肌位的一致性

D. 上、下牙咬合时的垂直高度

E. 上、下牙列的完整性

**28. 以下有关咬合高度与颞颌关节关系的叙述中正确的是**

A. 咬合高度正常，咬合力主要由颞颌关节承担

B. 咬合高度正常，咬合力由牙周及颞颌关节共同承担

C. 咬合高度降低，颞颌关节受力加大

D. 咬合高度降低，咬合力由牙周及颞颌关节各承担一半

E. 咬合高度不影响颞颌关节的受力

**29.** 测量咀嚼效率的方法不包括
- A. 称重法
- B. 吸光度法
- C. 比色法
- D. 稀释法
- E. 依咀嚼面积的大小而测定

**30.** 乳牙列严重深覆𬌗，咬伤牙龈，伴下颌后缩。应做的处理是
- A. 暂时不需处理，观察
- B. 早期矫治
- C. 青春生长期矫治
- D. 前牙替换后矫治
- E. 替牙全部完成后矫治

**31.** 影响牙咀嚼磨损的原因不包括
- A. 牙的硬度
- B. 食物的硬度
- C. 咀嚼习惯
- D. 咀嚼肌张力
- E. 夜磨牙

**32.** 灌注琼脂印模的正确方法是
- A. 复制工作模前，应先将工作模烤干
- B. 将适宜温度的琼脂印模材料以缓慢小水流式的速度灌入，避免因琼脂印模材料的液面上升过快而致模型表面产生气泡，直至印模材料从孔洞内满出为止
- C. 将适宜温度的琼脂印模材料快速注入型盒内，以防琼脂冷却
- D. 将适宜温度的琼脂对准衬垫蜡的部位以较快速度灌入并边灌边振荡
- E. 将适宜温度的琼脂以缓慢小水流式的速度灌入大型盒，但不能将型盒灌满

**33.** 目前临床使用最多的印模材料是
- A. 藻酸盐印模材料
- B. 硅橡胶
- C. 印模膏
- D. 印模石膏
- E. 以上都不是

**34.** 藻酸盐印模材料从口内取出后应及时灌注模型是因为
- A. 印模材吸水收缩，失水膨胀，体积不稳定
- B. 印模材吸水膨胀，失水收缩，体积不稳定
- C. 时间过长，印模材变硬，不易脱模
- D. 石膏凝固时间长
- E. 以上均不正确

**35.** 最理想的印模材料是
- A. 藻酸钾
- B. 藻酸钠
- C. 硅橡胶
- D. 印模膏
- E. 印模石膏

**36.** 复制琼脂印模时，琼脂的温度应在
- A. 27℃左右
- B. 37℃左右
- C. 47℃左右
- D. 57℃左右
- E. 67℃左右

**37.** 对藻酸盐弹性印模材料进行消毒时，为了不影响印模的精确度，所选择的消毒药物应在较短的时间内达到消毒目的，此时间应限制在
- A. 一小时内
- B. 两小时内
- C. 半小时内
- D. 一个半小时内
- E. 两个半小时内

**38.** 藻酸盐印模材料属于
- A. 弹性可逆印模材料
- B. 弹性不可逆印模材料
- C. 非弹性可逆印模材料
- D. 非弹性不可逆印模材料
- E. 以上都不是

**39.** 对印模材料的要求不正确的是
- A. 对全身和局部无毒性
- B. 凝固快
- C. 弹性好
- D. 可塑性大
- E. 流动性好

**40.** 一次印模法的优点是
- A. 印模比较正确
- B. 印模边缘完整
- C. 印模组织面光滑
- D. 操作简单，花时间少
- E. 材料体积改变小

**41.** 取一次性印模用
- A. 印模膏
- B. 熟石膏
- C. 琼脂印模材料
- D. 藻酸盐印模材料
- E. 基托蜡

**42.** 印模膏的特点不包括
- A. 加热变软，冷却变硬
- B. 温度收缩性大
- C. 弹性好
- D. 可反复使用
- E. 在口腔能耐受的温度下，流动性和可塑性差

**43.** 浸泡并软化印模膏的水温为
- A. 0℃
- B. 室温
- C. 50℃
- D. 70℃
- E. 90℃

**44.** 与藻酸盐印模材料比较，硅橡胶印模材料的优点不包括
- A. 体积稳定
- B. 储存期长
- C. 强度好
- D. 弹性好

E. 可重复使用

**45. 翻制耐火材料模型用**

A. 印模膏　　　　　　　B. 熟石膏

C. 琼脂印模材料　　　　D. 藻酸盐印模材料

E. 基托蜡

**46. 藻酸盐印模材料在室温 20~22℃时的凝固时间一般为**

A. 1~2 分钟　　　　　　B. 2~5 分钟

C. 6~7 分钟　　　　　　D. 8~9 分钟

E. 10 分钟

**47. 藻酸盐印模材料的凝固反应是**

A. 置换反应　　　　　　B. 交联反应

C. 置换与交联反应　　　D. 高分子聚合反应

E. 接枝共聚

**48. 粉剂型藻酸盐印模材料中，属于缓凝剂的是**

A. 硫酸钙　　　　　　　B. 氧化锌

C. 磷酸钠　　　　　　　D. 硅藻土

E. 氟钛酸钾

**49. 下列在印模材料中不属于缓凝剂的是**

A. 无水碳酸钠　　　　　B. 磷酸钠

C. 草酸盐　　　　　　　D. 硅酸盐

E. 磷酸盐

**50. 糊剂型藻酸盐印模材料应用时，糊剂与胶结剂的体积比为**

A. 1:2~1:3　　　　　　B. 1:1~2:1

C. 2:1~3:1　　　　　　D. 3:1~4:1

E. 4:1~5:1

**51. 琼脂印模材料转变成溶胶的温度为**

A. 36~40℃　　　　　　B. 60~70℃

C. 70~80℃　　　　　　D. 80~90℃

E. 100℃

**52. 琼脂印模材料的胶凝温度为**

A. 36~40℃　　　　　　B. 60~70℃

C. 30℃以下　　　　　　D. 0℃以下

E. 52~55℃

**53. 琼脂印模材料复模应用时的操作温度为**

A. 36~40℃　　　　　　B. 60~70℃

C. 70~80℃　　　　　　D. 52~55℃

E. 以上均不正确

**54. 藻酸盐类印模材料中酚酞的作用是**

A. 指示反应的过程　　　B. 稀释剂

C. 增稠剂　　　　　　　D. 填料

E. 缓凝剂

**55. 琼脂印模材料取印模后需要保存，应放入**

A. 2%的硫酸钾溶液中

B. 2%的硫酸钠溶液中

C. 2%的硫酸镁溶液中

D. 5%的硫酸钾溶液中

E. 5%的硫酸钠溶液中

**56. 具有弹性和可逆性的印模材料是**

A. 藻酸盐类　　　　　　B. 琼脂

C. 印模石膏　　　　　　D. 印模膏

E. 硅橡胶

**57. 关于藻酸盐印模材料凝固时间的说法，以下不正确的是**

A. 缓凝剂少，凝固时间加快

B. 胶结剂多，凝固时间快

C. 胶结剂增多，印模弹性增加

D. 胶结剂减少，印模强度降低

E. 温度低，凝固慢

**58. 下列不是藻酸盐类印模材料中填料的作用和特点的是**

A. 增加藻酸盐凝胶的强度

B. 难溶于水，也不参加化学反应

C. 充实体积，增加硬度，提高抗压强度

D. 增加溶胶的稠度，提高材料韧性

E. 填料粒子越小，制取的印模精确度越高

**59. 咬肌起始或附着的骨不包括**

A. 上颌骨　　　　　　　B. 下颌骨

C. 颞骨　　　　　　　　D. 颧骨

E. 蝶骨

**60. 口腔前庭内，位于中线上的解剖标志为**

A. 切牙乳突　　　　　　B. 舌系带

C. 上颊系带　　　　　　D. 下颊系带

E. 唇系带

**61. 距中线最远的线角是**

A. 舌线角　　　　　　　B. 近唇线角

C. 舌切线角　　　　　　D. 唇切线角

E. 远唇线角

**62. 下颌向左侧做咬合运动时**

A. 所向侧为工作侧　　　B. 右侧为工作侧

C. 所向侧为非工作侧　　D. 右侧为非工作侧

E. 不能确定

**63. 关于咀嚼运动的反馈控制，不正确的是**

A. 感觉信息参与

B. 多感觉系统参与

C. 口腔内所有感受器都参与

D. 颞下颌关节感受器参与

E. 少数几种感受器功能丧失将产生功能障碍

D. 使用下颌联冠式斜面导板

E. 使用上颌活动矫治器

**64. 正常咀嚼周期的特征不包括**

A. 轨迹图具有形似滴泪水的形态

B. 自牙尖交错位开口时，运动速度较慢

C. 近最大开口位时运动速度缓慢

D. 闭口运动近咬合接触时，运动速度缓慢

E. 大张口后闭口运动开始，运动速度快

**65. 以下不属于异常咀嚼周期特征的是**

A. 咀嚼周期的形态不稳定

B. 咀嚼周期的速度变化大

C. 咀嚼周期的运动无节律

D. 咬合接触时下颌运动无明显的瞬息停止

E. 闭口运动近咬合接触时，运动速度缓慢

**66. 下列因素不影响咀嚼效率的是**

A. 颞下颌关节疾病

B. 口内软、硬组织的缺损

C. 牙齿支持组织

D. 牙齿功能性接触面积

E. 牙冠轴面凸度的大小

**67. 下颌做侧方咀嚼时，工作侧上、下后牙的接触关系为**

A. 上牙舌尖的颊斜面与下牙颊尖的舌斜面接触

B. 上牙舌尖的舌斜面与下牙颊尖的颊斜面接触

C. 上牙颊尖的舌斜面与下牙颊尖的颊斜面接触

D. 上牙颊尖的舌斜面与下牙颊尖的舌斜面接触

E. 上牙舌尖的颊斜面与下牙舌尖的舌斜面接触

**68. 人直立，两眼平视前方，不咀嚼，不说话，也不吞咽，下颌此时所处的位置称为**

A. 息止颌位　　　　B. 正中位

C. 近中位　　　　D. 远中位

E. 牙尖交错位

**69. 正中时上、下颌牙齿不成一对二的咬合关系的是**

A. 下颌中切牙与下颌最后一个磨牙

B. 下颌中切牙与上颌最后一个磨牙

C. 上颌中切牙与下颌最后一个磨牙

D. 上颌中切牙与上颌最后一个磨牙

E. 没有例外，都是一对二的交叉咬合关系

**70. 患儿，男性，7岁。下颌恒切牙、上颌恒中切牙萌出，无拥挤，其中左上中切牙为舌侧错位，反𬌗，反覆𬌗中度，余乳牙健康，颌骨关系协调。解决个别牙反𬌗的方法是**

A. 咬撬法

B. 调磨法

C. 使用上颌斜面导板

**71. 患儿，女性，4岁。因"乳切牙反𬌗"来诊。采用𬌗垫式活动矫治器利用舌簧推切牙解除反𬌗关系，患儿切牙所受力是**

A. 间歇力　　　　B. 颌间力

C. 持续力　　　　D. 矫形力

E. 肌收缩力

**72. 选磨的基本原则是**

A. 前伸𬌗有早接触时，磨改下前牙切缘

B. 前伸𬌗及正中𬌗有早接触时，磨改上前牙斜面

C. 正中𬌗及侧向𬌗有早接触，磨改过高牙尖

D. 用咬合纸检查咬合，凡蓝色较深者应磨改

E. 先检查并磨改正中𬌗高点，再检查磨改非正中𬌗高点

**73. 患儿，女性，5岁。左下后牙区有黄色脓液渗出1周。检查：74牙残根，松动Ⅱ度，颊侧牙根外露，余未见明显异常。该患儿的治疗方案是**

A. 74牙拔除后观察

B. 74牙拔除后间隙保持

C. 74牙根管治疗

D. 口服消炎药，等待74牙替换

E. 挑破牙龈脓包，观察

**二、多选题：每道试题由1个题干和5个备选答案组成，题干在前，选项在后。选项A、B、C、D、E中至少有2个正确答案。**

**74. 可以用不锈钢弯制的卡环是**

A. RPI卡环　　　　B. U形卡环

C. 尖牙卡环　　　　D. 圈形卡环

E. 单臂卡环

**75. 属于第一序列的弯曲有**

A. 外展弯　　　　B. 后倾弯

C. 转矩　　　　D. 内收弯

E. 前牙轴倾弯

**76. 下列有关影响咀嚼效率的说法错误的是**

A. 在咀嚼系统功能正常的情况下，上、下颌牙齿的功能性接触面积越大，咀嚼效率越高

B. 颞下颌关节有疾患，易使咀嚼效率下降

C. 全身性疾病对咀嚼效率影响不大

D. 牙齿的形状异常不影响咀嚼效率

E. 咀嚼速度与咀嚼效率成正比

**77. Ⅲ类牵引的作用机制有**

A. 前移上颌磨牙

B. 伸长上颌磨牙

C. 殆平面顺时针旋转

D. 远中移动下牙

E. 伸长下颌前牙

**78. 口呼吸的不良习惯可造成**

A. 腭盖高拱 　　　B. 牙弓狭窄

C. 开唇露齿 　　　D. 远中错殆

E. 下颌后缩畸形

**79. 咬下唇的临床表现包括**

A. 上前牙唇倾 　　　B. 下前牙舌倾

C. 上前牙散在间隙 　　　D. 下前牙拥挤

E. 下颌后缩

**80. 造成乳前牙反殆的原因包括**

A. 奶瓶哺乳不良姿势

B. 长时间的咬下唇习惯

C. 乳尖牙磨耗不足

D. 乳前牙外伤可能导致发育中的继承恒牙损伤移位

E. 乳牙龋坏导致牙髓坏死而延迟脱落，有可能导致该区域恒牙移位

**81. 以下属于固定式间隙保持器的是**

A. 丝圈式间隙保持器

B. 充填式间隙保持器

C. 舌弓式间隙保持器

D. 可摘式间隙保持器

E. Nance 弓式间隙保持器

**82. 下列关于咬合诱导的表述正确的是**

A. 可减少恒牙列期的矫治时间和难度

B. 可减少外科正畸的可能性

C. 可减少对语言及咀嚼功能的损害

D. 有利于儿童身心健康发育

E. 儿童一旦出现咬合异常应尽早干预

**三、共用题干单选题**：以叙述一个以单一病人或家庭为中心的临床情景，提出 2～6 个相互独立的问题，问题可随病情的发展逐步增加部分新信息，每个问题只有 1 个正确答案，以考查临床综合能力。答题过程是不可逆的，即进入下一问后不能再返回修改所有前面的答案。

**（83～87 共用题干）**

患儿，男性，4 岁半。全牙列反殆，父亲是反殆面型。上前牙唇倾度正常，下前牙直立，反覆盖 5mm，反覆殆浅。

**83. 该患者反殆形成的可能机制是**

A. 遗传

B. 上颌骨发育不足

C. 下颌骨发育过度

D. 上颌骨发育不足，下颌骨发育过度

E. 功能性前牙反殆

**84. 该患者治疗的最佳选择是**

A. 上颌殆垫加双曲舌簧

B. 下颌颏兜

C. 下前牙连冠斜面导板

D. 上颌前牵引

E. 功能矫治器

**85. 该患者的治疗时间可能为**

A. 2～3 个月 　　　B. 4～6 个月

C. 8～10 个月 　　　D. 12 个月

E. 15 个月

**86. 通常该患者复诊的时间间隔为**

A. 3 天 　　　B. 5 天

C. 7 天 　　　D. 15 天

E. 30 天

**87. 治疗结束后的处理正确的是**

A. 戴 Hawley 式保持器

B. 功能矫治保持

C. 固定保持

D. 不需戴保持器

E. 替牙后可能需再次治疗

**（88～90 共用题干）**

患儿，男性，10 岁。替殆，磨牙远中关系，上颌发育正常，前牙 Ⅲ 度深覆殆，下颌后缩，下切牙略舌倾，面下 1/3 短。

**88. 患儿可能有的不良习惯是**

A. 吐舌 　　　B. 口呼吸

C. 舔上牙 　　　D. 咬上唇

E. 咬下唇

**89. 若不良习惯已经去除，现阶段矫正器最好选用**

A. 方丝弓矫治器 　　　B. 直丝弓矫治器

C. 上颌平面导板 　　　D. 上颌斜面导板

E. 上颌殆垫矫正器

**90. 精细调整每个牙齿的位置应该选择**

A. 活动矫治器 　　　B. 功能矫治器

C. 固定矫治器 　　　D. Crozat 矫治器

E. 以上都不是

**（91～92 共用题干）**

患儿，女性，5 岁。因前牙"暴牙齿"求诊。检查：上牙弓狭窄，上前牙前突，开唇露齿，并伴有局部小开殆，示指弯曲可见胼胝，鼻腔通畅。

**91. 造成该患儿牙殆畸形的病因是**
 A. 咬下唇 　　　　B. 咬上唇
 C. 偏侧咀嚼 　　　D. 吮颊
 E. 吮指

**92. 其矫治器可选用**
 A. 颏兜口外垂直平行矫治器
 B. 固定唇弓矫治器
 C. 双侧后牙殆垫矫治器
 D. 矫治性矫治器附平面导板
 E. 口腔前庭盾

**(93～95 共用题干)**

 错殆畸形主动治疗结束以后，为防止复发，保持已经取得的矫治效果，需要用保持器。保持器就是防止复发的机械性保持装置。

**93. 常用的 Hawley 保持器有一个标准型和几个改良型**
 A. 1个 　　　　B. 2个
 C. 3个 　　　　D. 4个
 E. 5个

**94. 标准的 Hawley 保持器的基本结构是**
 A. 位于侧切牙和尖牙之间的双曲唇弓，焊接在唇弓远中的尖牙卡环和基托
 B. 一对磨牙卡环，双曲唇弓及基托
 C. 一对磨牙箭头卡环，焊接在卡环桥部的双曲唇弓及塑胶基托
 D. 基托以及包埋在牙弓两侧最后磨牙远中面基托内的长唇弓
 E. 邻间钩，包埋于牙列两侧最后磨牙远中面基托内的长唇弓

**95. 标准的 Hawley 保持器需要改良的是**
 A. 卡环的类型
 B. 双曲唇弓位于前牙的水平位置
 C. 双曲唇弓连接体进入基托的位置
 D. 塑胶基托的大小
 E. 塑胶基托的厚薄

**(96～97 共用题干)**

 各种矫治器都可以使牙齿移动，关键是应选择适当的类型。由于每种矫治器的基本结构、技术要求和所用材料不同，所以应对矫治器加以分类。

**96. 下列按矫治器的制作目的分类的矫治器类型是**
 A. 机械性 　　　B. 磁力性
 C. 功能性 　　　D. 活动性
 E. 矫治性

**97. 当下颌乳牙早失需要保持牙弓长度时，应选择**
 A. 矫治性矫治器 　　B. 预防性矫治器

 C. 保持性矫治器 　　D. 磁性矫治器
 E. 功能性矫治器

**(98～100 共用题干)**

 患儿，女性，10岁。因"替牙殆不整齐"来诊。口腔检查：磨牙远中关系，上前牙前突有间隙，前牙深覆盖，下颌明显后缩，面部下1/3短。

**98. 最佳的治疗方案是**
 A. 观察至恒牙列期，拔牙矫治
 B. 不拔牙矫治，功能性矫治器前导下颌
 C. 头帽式肌激动器
 D. 固定矫治器
 E. 头帽、口外唇弓

**99. 不合适的矫治器是**
 A. 肌激动器
 B. 功能调节器
 C. 双颌殆垫矫治器
 D. 双曲唇弓矫治器
 E. Herbst 咬合前导矫治器

**100. 导致患儿症状的病因不包括**
 A. 遗传 　　　　B. 伸舌吞咽
 C. 吮下唇 　　　D. 鼻炎
 E. 下颌骨过短，发育不足

**(101～102 共用题干)**

 患儿，男性，4岁。因"下颌前突"来诊。患者混合喂养，否认家族遗传史。口腔检查：乳牙殆，乳磨牙近中关系，乳前牙反殆，反覆殆中度，下颌前突，位置前移，下前牙无散在间隙。

**101. 应选用的矫治方法是**
 A. 调磨法
 B. 上颌殆垫附双曲舌簧
 C. 下颌联冠式斜面导板
 D. 头帽颏兜抑制下颌骨
 E. 前牵引上颌

**102. 患者替牙期出现上颌第一恒磨牙舌侧萌出，后牙反殆，治疗方案是**
 A. 尽早矫治反殆侧第一恒磨牙
 B. 调殆
 C. 观察至恒牙列，暂不处理
 D. 改正单侧咀嚼习惯
 E. 治疗后牙区龋齿

## 答案和精选解析

**一、单选题**

**1. A** 根据题干，试戴义齿蜡型时，咬合接触正常，

在正式戴牙时，出现咬合高度增加。由于试戴前的为义齿蜡型，经试戴合适后还需要返回加工充胶，以完成最终义齿，然后进入临床上的正式戴牙。塑料充填过少和塑料充填过软不会造成咬合高度增加，反而会出现咬合高度降低的情况。此外，和石膏模型硬度无关，因为试戴时义齿蜡型是根据石膏完成的，由于试戴时咬合正常，说明石膏模型是准确的。热处理过快，会产生气泡，在充胶时就会发现。最可能的原因则是塑料过硬，充填过多，造成咬合过高。

**2. B　3. B**

**4. C**　中线是平分颅面部为左右两等分的一条假想线，该线通过两眼之间、鼻尖和上颌两中切牙及下颌两中切牙之间。将牙弓分成左右对称的两部分。

**5. B**　焊料焊接中烧坏焊件的原因：①在砂料包埋时，对细小焊件及焊件的薄边缘保护不够，这些区域比较薄弱，容易烧坏，因此在焊接的过程需要加以保护。②焊料熔点高于焊件，火焰温度已经将焊件融化，但是焊料仍未融化。③焊接过程问题，如焊接时，在某一局部加热过多，造成局部温度过高，烧坏焊件；焊料全部熔化后，未及时撤开火焰。焊料强度过低属于焊接后强度问题，而不会在焊接中烧坏焊件。

**6. D**

**7. C**　翼颌间隙位于下颌支内侧骨壁与翼内肌外侧面之间，颞下间隙位于翼下颌间隙的上方。颊间隙位于颊肌与咬肌之间，略呈倒立锥形。咬肌间隙为位于咬肌深面与下颌支之间的间隙。颞间隙位于颞区，借颞弓和颞下嵴的平面与颞下间隙分界。颞间隙可分为两部，即颞浅间隙和颞深间隙。颞浅间隙位于颞深筋膜与颞肌之间。颞深间隙位于颞肌与颞窝之间。

**8. E**　牙槽斜纤维是数量最多、力量最强、分布最广的一组纤维。自牙槽骨向根尖方向倾斜，止于牙骨质内。其功能是悬吊牙，使牙能承受较大的咀嚼力。

**9. A**　人类进化过程中，咀嚼器官的退化、减少呈不平衡现象，肌肉居先，颌骨次之，牙齿再次之。因此，牙槽、颌骨的退化缩小速度快于牙齿。

**10. D**　面罩前牵引矫治的适应证：上颌骨发育不足，处于生长发育期的患者；需要上颌磨牙前移，而考虑到前牙支抗不足时也可采用前方牵引。利用弹性橡皮圈连接口内牵引钩与面罩上的牵引钩，力的方向通常为与𬌗平面成30°、向下。力值为300～500g每侧，戴用时间每日不少于12小时。

**11. B**　金属基托通常包括铸造而成的钴铬合金支架和纯钛支架。金属支架具有良好的机械性能，具备良好的传感性。由于金属基托的厚度为0.5mm，较塑料基托（2mm）薄，因此，口腔异物感小，较小影响发音。

**12. C**

**13. D**　汽油吹管火焰由内向外可分混合焰、燃烧焰、还原焰和氧化焰四层，口腔科常用的焊料焊接主要用汽油吹管火焰来加热焊接区和焊料，通常使用还原焰，使温度上升到焊料的熔点。还原焰就是燃烧时生成还原性气体的火焰，在燃烧过程中，由于氧气供应不足，而使燃烧不充分，在燃烧产物中含有一氧化碳等还原性气体，火焰中没有或者含有极少量的氧分子。熔化金属时应用淡蓝色的还原焰的尖端，该处温度最高，火力最强，并具有还原作用，可防止金属熔化时氧化现象的产生。

**14. C**

**15. B**　卡环连接体为卡环包埋于基托内或与大连接体相连接的部分，选用的材料本身应有一定硬度、强度，以产生加强义齿的作用，而不是通过相互重叠来加强抗折性。连接体应分布合理，不能进入基牙的倒凹区，达到加强义齿的作用之后，又不能影响人工牙的排列。此外，卡环连接体与支托连接体平行，然后横跨，形成网状结构。

**16. E**

**17. E**　弯制卡环，需要定向、定点、定位和控制弯制的力量。

**18. A**

**19. D**　无牙颌患者，如果上、下前牙近远中长度不协调，为使各邻牙之间既能接触紧密，又能满足浅覆𬌗、浅覆盖的正常标准，在修复治疗中，可以通过调整牙长轴的倾斜程度，从而调整牙弓长度的方法来实现，这往往集中表现在下颌第一前磨牙，此区域下方存在颏孔，存在一定的骨质。

**20. E**　箭头卡环一般为单牙卡环，最常设计在第一磨牙上，也可以设计成双牙卡环，弯制时箭头平面与桥体及牙体长轴各形成45°角，利用颊侧近远中近颈部轴角处的倒凹固位，弯制正确可获得较佳的固位效果。

**21. C　22. D**

**23. E**　卡环舌侧对抗臂与固位臂对基牙起对抗作用。同时，对抗臂对抗固位臂对基牙产生的摩擦力、侧向作用力，防止基牙颊舌向移动，对基牙有稳定作用。卡环舌侧对抗臂的特点有：舌臂长短视对抗臂产生对抗力的大小而定；舌臂远离龈缘，处于非倒凹区，位于导线上或者以上；舌臂弯曲度圆缓；舌臂的位置较颊臂高为其主要特点。

**24. C**　金属基托：由金属铸造或锤造而成，多用铸造法制作。常用材料为钴铬合金。优点：强度高，不易折裂；体积小、薄，患者戴用较舒适，温度传导作用好。缺点：制作工艺较复杂，不易修理和添加，无法重衬。

**25. E**　咀嚼的作用：①粉碎食物，利于消化酶的作用，促进消化，增强味觉，满足食欲；②反射性的唾液分泌；③促进胃肠蠕动分泌消化液；④清洁牙面和按摩牙龈；⑤调节进出牙槽骨和牙髓的血液循环。进食的方法有很多种，如鼻饲管等，不一定非要咀嚼运动。

**26. E** 咬合、咀嚼肌群和颞下颌关节三者是一个功能单位，当出现咬合创伤或咬合障碍时，就会通过牙周膜感受器传入神经，引起肌群的张力改变。这种张力改变可使口颌系统肌群受损，引起肌功能不协调或肌痉挛，从而出现颞下颌关节紊乱综合征。通过检查功能以及肌肉和颞下颌关节是否健康判断有无咬合异常。

**27. B** 颞下颌关节紊乱综合征往往是由关节移位或周围肌肉损伤引起的，咬合、咀嚼肌群和颞下颌关节三者是一个功能单位，口颌系统的咀嚼肌群是颞下颌关节运动的动力，同时维持张力使下颌保持在正常位置。出现咬合创伤或咬合障碍时，就会通过牙周膜感受器传入神经，引起肌群的张力改变。这种张力改变可使口颌系统肌群受损，引起肌功能不协调或肌痉挛，从而出现颞下颌关节紊乱综合征的重要症状，即下颌运动异常、疼痛和关节弹响，进一步发展可产生关节器质病变。综上，牙尖交错位的稳定性属于咬合的稳定性，牙位与肌位的一致性说明咬合和肌肉的协调性，上、下牙列的完整性是发挥正常咬合功能的基础。咬合高度降低，颞下颌关节受力加大，因此，上、下牙咬合时的垂直高度对关节的负载具有重要影响。上、下第一恒磨牙是否为中性关系，不一定会影响颞下颌关节，较轻的非中性关系，由于髁突具有较强的改建和适应能力，患者不一定会出现颞下颌关节的相关症状。

**28. C**

**29. D** 常见的测量咀嚼效率的方法：①筛分称重法，咀嚼效率＝［（总量－余量）/总量］×100%，即单位时间内嚼碎食物的量占所嚼食物总量的百分比；②吸光度法：使用光栅分光度计，可见光对咀嚼后的悬浊液测定，咀嚼越细，咀嚼效率越高，悬着度越高，吸光读数越大；③比色法：嚼碎的明胶放入苋菜红溶液，吸附染色液，依咀嚼面积的大小而测定，受运用材料的限制因此并不常用。稀释法不属于咀嚼效率的测量方法。

**30. B**

**31. E** 牙咀嚼磨损的原因：①牙齿组织结构不完善，发育和矿化不良的釉质，硬度出现变化，易出现磨损；②咬合关系不良，咬合负担过重，深覆𬌗、对刃的牙齿磨损重；③咀嚼硬食习惯，多吃粗糙、坚硬食物的人，全口牙齿磨损较重；④不良的咀嚼习惯，咬物不良习惯可造成牙齿特定部位过度磨损；⑤其他，如咀嚼肌的张力过大。夜磨牙是人在睡眠时有无意识的上、下牙齿彼此磨动或紧咬的行为，不是影响牙咀嚼磨损的原因。

**32. B** 琼脂作为印模材料是利用凝胶和溶胶之间的转化，成为可逆性水胶体印模材料。胶凝作用随温度变化而改变。温度的降低使溶胶状态的琼脂黏度逐渐变大，最后失去流动性，形成冻状的半固体状态。因此复制工作模前，不能将工作模烤干，否则，琼脂受热会失去原有固体形态。正确的方法是将适宜温度的琼脂印模材料以缓慢的小水流式的速度灌入型盒，不能以较快的速度，缓慢的速度可以避免产生气泡，型盒尺寸适中，不必刻意选择大型盒，最终保证印模材料从孔洞内满出为止，即将型盒灌满，以进一步排除里面的空气。

**33. A** 工作模对精准性要求较高，一般使用硅橡胶，对于非工作模、记存模型和研究模型等，使用一次性的印模材料（藻酸盐印模材料），是目前临床使用最多的印模材料。印模膏因其口中流动性小，一般不宜作为功能印模材料，利用其坚硬度可作为初印模或个别托盘，还可作为畸形口腔和颌面部缺损部位的印模。印模石膏一般作为灌注印模的石膏模型。

**34. B** 藻酸盐印模材取印模后要在30分钟内灌注模型，否则印模材失水收缩，吸水膨胀，体积不稳定，影响准确性。

**35. C** 硅橡胶属于高分子人工合成橡胶，是弹性不可逆印模材料。近年来在医学领域应用广泛，作为印模材料主要是利用其良好的弹性、韧性、强度的特点。此外，硅橡胶印模还具有良好的流动性、可塑性、体积收缩小的优点，取制的印模精确度高、化学稳定性好，与模型材料不发生反应，容易脱模，是目前印模材料中较理想的一类。藻酸盐印模属于弹性、不可逆性材料，对操作时间有一定的要求。印模石膏属于非弹性不可逆印模材料，无弹性，只能使用一次。

**36. D**

**37. C** 从患者口内采取的印模，其表面常附着唾液或者血液等，可能含有病原菌，若不对其消毒，可能引起交叉感染。根据藻酸盐弹性印模材料的性能特点，需要在30分钟内灌注，否则会吸水，影响印模的准确性。因此，对藻酸盐弹性印模材料进行消毒时，为了不影响印模的精确度，应选择合适的消毒剂，而且消毒药物应在30分钟内达到消毒目的。

**38. B** 藻酸盐印模材料属于弹性不可逆印模材料，即有弹性，但是不可逆，只能印膜一次，不能重复利用。琼脂是弹性可逆印模材料，即有弹性，又可以重复利用。印模膏属于非弹性可逆印模材料，即没有弹性，但可以重复使用。印模石膏属于非弹性不可逆印模材料，无弹性，只能使用一次。

**39. B** 印模材料的性能要求：良好的生物安全性；良好的流动性、弹性、可塑性；适当的凝固时间；良好的准确性、形稳性；与模型材料不发生化学变化；强度好；操作简便，价格低廉；良好的储存稳定性，容易推广应用。

**40. D** 一次印模法是指用成品托盘和相应的印模材

料一次完成工作印模，在临床上多用于可摘局部义齿和固定义齿的修复，所用的印模材料多为藻酸盐印模材料。其优点为一次完成工作印模，节省时间，操作简便。但其缺点为当成品托盘不合适时，印模不易取完全，可能影响印模质量。

**41. D**　印模膏的特点是可以反复使用，属于非弹性可逆性材料。熟石膏属于石膏灌注模型，属于非弹性不可逆性材料。琼脂印模材料属于弹性可逆性材料，可以多次使用。藻酸盐印模材料是弹性不可逆性材料，一次性使用。因此，取一次性印模可以使用藻酸盐印模材料。基托蜡是临床常用的蜡，主要用于口内或模型上制作基托、殆堤、人工牙等的蜡模。

**42. C**　印模膏的性能：导热性较差；具有热塑性；印模膏软化温度为70℃，降至口腔温度时变硬；流动性、可塑性较差；无弹性；温度收缩性大，可反复使用。

**43. D**

**44. E**　硅橡胶印模材料属于高分子人工合成橡胶，是弹性不可逆印模材料。作为印模材料，主要是利用其良好的弹性、韧性、强度的特点。此外。硅橡胶印模还具有良好的流动性、可塑性、体积收缩小的优点，取制的印模精确度高、化学稳定性好，与模型材料不发生反应，不容易脱模，是目前印模材料中较理想的一类。与藻酸盐印模材料比较，使用硅橡胶印模材料取完模型后，储存时间也较长，而藻酸盐需要在30分钟内灌注石膏。由于其是弹性不可逆印模材料，不可以重复使用。

**45. C**　翻制耐火材料模型需要控制温度，在不同温度变化下，材料出现不同性能。翻制耐火材料模型的准备工作是复制琼脂印模，需要将琼脂剪碎，进行加热融化，搅拌均匀后，逐渐冷却至57℃（不超过60℃）时便可以复模。琼脂作为印模材料是利用凝胶和溶胶之间的转化，成为可逆性水胶体印模材料。胶凝作用随温度变化而改变。温度的降低使溶胶状态的琼脂黏度逐渐变大，最后失去流动性，形成冻状的半固体状态。琼脂的这种性能，让其成为翻制耐火材料模型的材料。

**46. B**　藻酸盐印模材料是一种弹性不可逆性的印模材料。凝固时间是从藻酸钠溶胶与硫酸钙混合开始直到凝固作用发生的时间。此时间对临床很重要，因为必须有足够的时间来混合材料，注入印模托盘，放入患者口腔。若凝固时间过短，医师来不及操作，凝固时间过长，患者感到不适，特别是一些敏感易呕吐的患者更为困难。藻酸盐印模材料的凝固时间，按美国牙医学会ADA规定，室温20~22℃，2~5分钟凝固。

**47. C**

**48. C**　藻酸盐印模材料分为粉剂和糊剂型两种。粉剂型与水调和使用，缓凝剂为无水碳酸钠、磷酸三钠及草酸盐。因此，磷酸钠属于缓凝剂。

**49. D**　印模材料缓凝剂一般使用无水碳酸钠、磷酸三钠及草酸盐，硅酸盐一般作为惰性填料。

**50. B**　藻酸盐印模材料常见的有藻酸钠、藻酸钾、藻酸铵，分为粉剂型和糊剂型两种。粉剂型与水调和使用，糊剂型与胶结剂配合使用。糊剂型藻酸盐印模材料应用时，糊剂与胶结剂的体积比为1:1~2:1。

**51. B**　琼脂印模材料凝胶转变成溶胶的温度需60~70℃。凝胶能够在温度的作用下转变为溶胶，是因为凝胶的内能比溶胶低。溶胶与凝胶的区别：溶胶中的分散内相被分散外相包围，凝胶则是分散介质被分散内相所连接的网状结构包围。

**52. A**　琼脂印模材料的胶凝温度介于36~40℃，温度低有利于胶凝，胶凝时间与温度的函数关系是：温度越低胶凝越快。这是由于低温度下，分子的热运动减小，有利于结构形成。

**53. D**

**54. A**　藻酸盐类印模材料的组成：①藻酸盐（主要成分）；②惰性填料：滑石粉、硅藻土、碳酸钙，起定型和增强的作用，提高印模精确度；③缓凝剂：无水碳酸钠、磷酸三钠及草酸盐；④增稠剂：硼砂，以调节流动性，提高韧性；⑤反应指示剂：10%酚酞乙醇。

**55. A**　琼脂印模材料与其他水胶体印模材料一样，渗润和凝溢作用可改变尺寸的稳定性，因而要求形成印模后尽快灌注模型。如果需要保存，应放在2%的硫酸钾溶液中，或相对潮湿的环境中。

**56. B**

**57. C**　影响凝固时间的因素：①藻酸钠溶胶中缓凝剂多，凝固时间减慢；缓凝剂少，凝固时间加快。②藻酸钠溶胶与胶结剂硫酸钠的比例，胶结剂多，凝固时间快；胶结剂少，凝固时间减慢。但若胶结剂与藻酸钠基质的比例差别过大，会影响印模的性能，胶结剂增多，印模弹性降低；胶结剂减少，印模强度降低。③温度低，凝固慢。

**58. D**　滑石粉、硅藻土等填料在印模材料中的作用是增加藻酸盐凝胶的强度，使制取的印模保持良好的形状稳定。填料是一些具有惰性的小粒子，难溶于水，也不参加化学反应。在材料中的作用是充实体积，增加硬度，提高抗压强度。填料粒子越小，制取的印模精确度越高。而硼砂、硅酸盐等增稠剂的作用是增加溶胶的稠度，提高材料韧性，调节印模材料的流动性，并且有一定加速凝固的作用。

**59. E**　咬肌浅层起于上颌骨颧突、颧弓下缘前2/3，向下后方走行，止于下颌角和下颌支外面的下半部；中层起于颧弓前2/3的深面及后1/3的下缘，止于下颌支的中分；深层起于颧弓深面，止于下颌支的上部和喙突。咬肌起始或附着的骨有：下颌骨、上颌骨、颞骨和颧骨。

蝶骨上没有咬肌附着，附着的是翼内肌、翼外肌。

**60. E**　唇系带位于口腔前庭内相当于上颌中切牙近中交界线的延长线上，是由牙槽嵴唇侧黏膜至上唇黏膜之间的黏膜皱襞，内有结缔组织纤维连接口轮匝肌和颌骨，可随上唇运动而移动。

**61. A**

**62. A**　侧向咬合运动是指下颌向一侧运动，产生咬合接触，出现咬合接触的一侧为工作侧，即所向侧为工作侧。与之相对的一侧为非工作侧。例如，下颌进行左侧方咬合运动，右侧为非工作侧，左侧为工作侧。

**63. E**　周围感觉信息刺激，感受器和本体感受器接收到信息，将多感觉信息和多感觉途径传入中枢反馈控制中心，中枢调节咀嚼的力量和方向以保证咀嚼运动的顺利进行。正常咀嚼活动时，不仅有高级脑中枢的输入，还有来自周围的感觉传入，多感觉系统参与，包括口腔内所有感受器和颞下颌关节感受器，模式发生器的基本活动被修改，产生了咀嚼运动类型。由于是多感受器参与，因此，少数几种感受器功能丧失一般不会产生功能障碍。

**64. B**　正常咀嚼周期的特征：①轨迹图具有似滴泪水的形态，开口相靠中线，闭口相偏侧方；②自牙尖交错位开口时，运动速度较快；③近最大开口位时运动速度缓慢，但闭口运动时，速度复又加快；④闭口运动近咬合接触时，运动速度缓慢，近牙尖交错时运动速度急速减缓趋于静止不动，产生力的效应。它在各时期的时间变化：快（开口）—慢（最大开口）—快（闭口）—慢。由此可见，牙尖交错位开口时，运动速度快，近最大开口位时运动速度缓慢，大张口后闭口运动开始，运动速度快。

**65. E**　正常咀嚼周期的特征：①轨迹图具有似滴泪水的形态，开口相靠中线，闭口相偏侧方；②自牙尖交错位开口时，运动速度较快；③近最大开口位时运动速度缓慢，但闭口运动时，速度复又加快；④闭口运动近咬合接触时，运动速度缓慢，近牙尖交错时运动速度急速减缓趋于静止不动，产生力的效应。正常咀嚼周期轨迹图形似滴泪水形，形态稳定，而异常咀嚼周期形态不稳定。正常咀嚼周期的速度和运动变化是有节律的，在开、闭口各个时期的时间有规律，呈现快（开口）—慢（最大开口）—快（闭口）—慢。一个咀嚼周期所需的时间是 0.875 秒，接触时间为 0.2 秒。咀嚼周期中，每一程序所持续的时间和咀嚼运动的特性，可随食块的大小、硬度、特点及某些疾病的性质而异。异常咀嚼周期不仅速度变化大，而且运动无节律。闭口运动近咬合接触时，运动速度缓慢，是正常咀嚼周期的特征，而不是异常咀嚼周期的特征。

**66. E**　影响咀嚼效率的因素：缺牙的位置、牙的功

能性接触面积、牙周组织、颞下颌关节疾病、口腔内软硬组织缺损、炎症、外伤后遗症、全身性疾病或老年体弱者，可引起肌肉的退行性改变，从而影响咀嚼效率。过度疲劳、精神紧张和不良咀嚼习惯等，也可影响咀嚼效率。

**67. C**　上颌牙的功能尖为舌尖，下颌牙的功能尖是颊尖。下颌做侧方咀嚼时，咀嚼侧是工作侧，工作侧上牙颊尖的舌斜面与下牙颊尖的颊斜面接触。

**68. A**　下颌姿势位曾称为息止颌位。当口腔在不咀嚼、不吞咽、不说话的时候，下颌处于休息状态，上、下颌牙弓自然分开，从后向前保持着一个楔形间隙，称之为息止间隙，一般为 1～3mm，此时下颌所处的位置，称为下颌姿势位。牙尖交错时下颌骨的位置称牙尖交错位，也称牙位。上、下牙列𬌗面尖窝交错，达到最广泛、最密切接触的咬合状态。当牙尖交错位于正中时，也称为正中位。

**69. B　70. E**

**71. A**　𬌗垫式活动矫治器利用舌簧推切牙解除反𬌗关系的力是间歇力。

**72. C**

**73. B**　74 牙残根，且牙龈有黄色脓液渗出，属于慢性根尖周炎，已无法治疗和修复，若不处理，长时间慢性炎症必会影响继承恒牙的正常发育，只能选择拔除。患儿仅有 5 岁，若拔除后不做任何处理，必然会导致邻牙向间隙处倾斜，造成间隙丧失，因此，需要佩戴间隙保持器。

**二、多选题**

**74. DE**　RPI 卡环组是一种组合式的铸造卡环，由近中支托、邻面板、I 杆三部分组成，常用于远中游离端义齿。U 形杆卡环为杆形卡环的一种，其颊侧臂呈 U 形，也是一种组合式的铸造卡环。尖牙卡环用于尖牙，尤其是舌隆突不明显的下颌尖牙。圈形卡环，多用于远中孤立的磨牙上，上颌磨牙向近中颊侧倾斜、下颌磨牙向近中舌侧倾斜者。卡环臂的尖端在上颌磨牙的颊侧近中和下颌磨牙的舌侧近中。铸造的圈形卡环有近、远中两个支托，多用不锈钢丝弯制。远中支托有增加支持，防止基牙进一步倾斜移位的作用。非倒凹一侧卡环臂有辅助臂与支架相连，可增加卡环臂的强度。单臂卡环，只有一个卡环臂，多用不锈钢丝弯制，其末端弹性较大的部分，进入基牙倒凹区起固位作用。使用单臂卡环时，舌（腭）侧须用基托对抗，以防止基牙受力移位。此种卡环无支持作用。综上，可以用不锈钢弯制的卡环是圈形卡环和单臂卡环。

**75. AD**　第一序列弯曲是在矫治弓丝上做水平向的弯曲，用于牙弓中牙齿水平向的调整。第一序列弯曲主要有以下两种基本类型：内收弯，所成弯曲的弧度向内凹；

外展弯，所成弯曲的弧度向外凸。上颌矫治弓丝的第一序列弯曲包括中切牙与侧切牙之间的内收弯，侧切牙与尖牙之间的外展弯和第二双尖牙与第一磨牙间的外展弯，并在弓丝插入颊面管的部位向舌向弯曲。下颌弓丝的第一序列弯曲包括在侧切牙与尖牙间的外展弯，第一双尖牙近中面后移 0.5mm 处的外展弯，及第二双尖牙与第一磨牙邻接点后移 1mm 处的外展弯。

**76. CDE** 影响咀嚼效率的因素：①牙齿的功能性接触面积：上、下颌牙齿的功能性接触面积大小与咀嚼效率高低有密切关系，接触面积越大，咀嚼效率越高。②咬合关系及牙齿的形状、大小、数目、排列等不正常，牙体、牙列的缺损均可导致咀嚼效率的降低。③牙齿支持组织：由于局部或全身的疾患，使牙齿支持组织受到损害，牙周组织的耐受力降低而影响咀嚼效率。④颞下颌关节疾患：影响下颌运动及咀嚼肌的作用，不能充分发挥咀嚼功能。⑤口腔内软、硬组织的缺损：手术或外伤等后遗症，均可影响咀嚼功能。⑥其他：全身性疾病、年老体弱、过度疲劳、精神紧张和不良咀嚼习惯等，均可影响咀嚼功能。咀嚼效率是指机体在一定时间内，对定量食物嚼细的程度，是咀嚼作用的实际效果，它受上述因素的影响，咀嚼速度快，并不能说明咀嚼效率高。

**77. ABDE　78. ABCE**

**79. ABCDE** 咬下唇增加了推上前牙向唇侧及下前牙向舌侧的压力，妨碍下牙弓及下颌向前发育，下前牙出现拥挤，同时使上前牙向唇侧倾斜移位而出现牙间间隙，使牙列稀疏。前牙形成深覆盖，深覆𬌗，上前牙前突，下颌后缩，开唇露齿，前牙切割和发音功能障碍。

**80. ACDE** 乳前牙反𬌗的后天局部原因包括：奶瓶哺乳不良姿势；乳尖牙磨耗不足；口腔不良习惯；多数乳磨牙早失；乳磨牙邻面龋；唇侧萌出的多生牙可能导致切牙的扭转和舌倾，继而导致咬合关系的错乱及反𬌗关系；乳前牙的外伤可能导致发育中的继承恒牙损伤移位，从而在反𬌗位置萌出；乳切牙因外伤或龋坏导致牙髓坏死而延迟脱落，有可能导致该区域恒牙移位。无牙髓乳牙通常无法完成正常的牙根吸收过程，常在咬合发育的过程中造成严重并发症。

**81. ABCE** 间隙保持器按照是否可以自由摘戴分为固定式和活动式两种。固定式：远中导板式、丝圈式、充填式、舌弓式、Nance 弓式间隙保持器。活动式即为可摘式间隙保持器。

**82. ABCD** 在牙齿发育时期，利用自身的生长发育趋势，对一切可能影响正常咬合关系建立的因素进行干预，同时对已出现的阻碍正常咬合建立的因素进行早期治疗，以诱导正常咬合关系的建立。可以减少恒牙列期的矫治时间和难度，减少外科正畸的可能性，减少对语言及咀嚼功能的损害，有利于儿童身心健康发育。但并非一出现咬合异常就需要干预，与患儿的咬合发育趋势、年龄、配合程度均相关。

**三、共用题干单选题**

**83. A** 反𬌗病因：①遗传因素：错𬌗畸形是一种多因素遗传病，受到遗传因素和环境因素两方面的影响，此类患者有明显的家族遗传倾向。②后天因素：全身性疾病，如佝偻病；口腔不良习惯如吮指、咬上唇、下颌前伸习惯以及不正确的人工喂养都可能造成前牙反𬌗；乳牙龋病及其引起的乳牙及替牙期的局部障碍是前牙反𬌗形成的一个重要的后天因素；乳磨牙邻面龋、上颌乳磨牙早失、多数乳磨牙早失、上颌乳切牙滞留、乳尖牙磨耗不足等可能导致前牙反𬌗；呼吸道疾病，如慢性扁桃体炎，腺样体增生、肿大，为保持呼吸道通畅和减小压迫刺激，舌体常向前伸并带动下颌向前，形成前牙反𬌗、下颌前突、磨牙近中关系。根据题干，患儿全牙列反𬌗，父亲是反𬌗面型。因此，患者反𬌗形成的可能机制是遗传。

**84. B** 根据题干，患儿反𬌗的发病机制是遗传，如果不尽早干预，骨性反𬌗的可能性增加。因此，根据反𬌗的治疗措施，牵引颏兜矫正装置，适用于早期骨骼型前牙反𬌗伴下颌前突的患者，可在乳牙晚期、替牙期或恒牙初期使用，可与口内矫治器，如垫舌簧矫治器，结合使用。上颌前方牵引矫正装置，适用于合并上颌发育不足、下颌前突的早期骨骼型前牙反𬌗，可在替牙期或恒牙初期使用。功能性矫治器，适用于早期骨骼型前牙反𬌗和功能性前牙反𬌗，可在替牙期，特别是替牙晚期使用。上颌𬌗垫加双曲舌簧可用于反覆𬌗浅或中度者的前牙反𬌗矫正，可以单独使用，也可以与其他整形装置及矫治器结合使用。若反覆𬌗深，可用下前牙连冠斜面导板。

**85. E** 前牙反𬌗的治疗过程有三种牙列期，每一种牙列期的治疗过程和时间各不相同。儿童乳牙期阶段主要是下前牙反𬌗，要积极配合医生治疗，多数患者 3~5 岁是最佳的矫正时间，整个治疗过程为 3~5 个月，这时矫正的效果比较好。青少年恒牙列期阶段，应给予相应的干预措施，时间一般在 1~2 年。混合牙列期阶段治疗复杂而且多变，要多方面判断反𬌗是骨骼性的还是功能性的，采取活动加固定的联合方式进行矫治，早期活动矫治一个月或者半年再进行复查，之后改为固定维持 1~2 年不等。根据患儿发病原因（遗传），判断反𬌗是骨性的可能性大，因此，治疗时间维持 1~2 年，所以 15 个月符合题意。

**86. E** 由于本病例患儿反𬌗复杂，早期矫治时间延长，复诊时间间隔也相应延长，每次复诊间隔时间为 1 个月左右。

**87. E** 根据题干，患儿处于乳牙列期，遗传是其反殆的发病机制，佩戴颏兜进行早期矫正，以抑制下颌继续向前生长。由于患儿还处于生长发育的阶段，反殆复杂，早期矫正只是初步矫正，以降低二期矫正难度，不排除替牙后需再次治疗的可能性。矫正后一般需要佩戴矫治器，以防止复发，Hawley 保持器、功能矫治保持和固定保持均是保持器，但由于患儿反殆复杂，需要在二次矫正后，再考虑使用这些保持器。

**88. E  89. D**

**90. C** 活动矫治器作用力单一，控制牙移动能力不如固定矫治器，牙齿移动方式多为倾斜移动，整体移动难。固定矫治器的固位良好，支抗充足，能使多数牙移动，整体移动、转矩和扭转等移动容易，能矫治较复杂的错殆畸形。功能性矫治器不同于有加力装置的其他矫治器，它本身不产生任何矫治力，而是利用组织的内力，如肌肉力量、颌骨及组织生长潜力。Crozat 矫治器用于扩弓。根据各个矫治器的特点，固定矫治器可以精细调整每个牙齿的位置。

**91. E  92. E  93. C  94. B  95. C  96. E  97. B**

**98. B** 安氏Ⅱ类错殆表现：上、下颌骨及牙弓的近、远中关系不调，下牙弓或下颌处于远中位置，磨牙为远中关系。它还分为两个小分类。第一分类：上颌切牙唇向倾斜，第一分类还有一个亚类，即一侧磨牙为远中错殆关系，另一侧为中性关系，且上颌前牙唇向倾斜。第二分类：上颌切牙舌向倾斜。第二分类也有一个亚类，即一侧磨牙为远中错殆关系，另一侧为正常殆关系，且上颌前牙向内倾斜。根据题干，患儿 10 岁，正处于生长发育期，磨牙远中关系，上前牙前突，前牙深覆盖，下颌明显后缩，可诊断为安氏Ⅱ类 1 分类错殆。功能性矫治器主要用于：①矫正生长期儿童早期骨性错殆；②功能性错殆；③某些不良习惯；④有时也用于矫治后的功能保持。考虑患儿处于替牙期，应采用不拔牙矫治，功能性矫治器前导下颌，如肌激动器属于功能性矫治器，引导下颌前伸。由于患者面部下 1/3 短，不能采用头帽式肌激动器，头帽式肌激动器适用于高角型骨性错殆。

**99. D  100. B**

**101. B** 乳前牙反殆的治疗方法：上颌殆垫活动矫治器（适用于上颌多个牙反殆，上颌前牙牙轴舌向或直立，并有轻度间隙不足，牙列不齐者）；下颌斜面导板（适用于牙齿排列整齐的乳牙反殆和反覆盖较轻的患儿）；调磨乳尖牙（乳尖牙早接触）；压舌板咬撬法（早期个别乳牙反殆）；上颌前方牵引（合并骨性错殆）。根据题干，患儿乳前牙反殆，反覆殆中度，下颌前突，可选择上颌殆垫附双曲舌簧。

**102. A**

# 第十一章　儿童口腔外科治疗

一、单选题：每道试题由 1 个题干和 5 个备选答案组成，题干在前，选项在后。选项 A、B、C、D、E 中只有 1 个为正确答案，其余均为干扰选项。

**1.** 调凹法是将

　A. 缺隙两端基牙的倒凹平均分配

　B. 倒凹适当集中于一端基牙

　C. 模型向倒凹较大的一方颊侧倾斜

　D. 模型向倒凹较小的一方舌侧倾斜

　E. 模型向基牙颊侧倾斜

**2.** 当有开口困难及脑神经症状时，最不可能的诊断是

　A. 关节区良、恶性肿瘤

　B. 鼻咽癌

　C. 上颌窦后壁肿瘤

　D. 癔病性牙关紧闭

　E. 腮腺恶性肿瘤

**3.** 鉴别中枢性面神经麻痹与周围性面神经麻痹的主要依据是

　A. 额纹是否消失、能否皱眉

　B. 眼睑能否闭合

　C. 能否耸鼻

　D. 能否鼓腮

　E. 有无口角歪斜

**4.** 含牙囊肿囊壁附着在

　A. 牙冠中 1/3　　　　　B. 牙颈部

　C. 釉牙骨质界　　　　　D. 根部

　E. 任何部位

**5.** 腭正中矢状缝开始融合的时间是

　A. 1~2 岁　　　　　　B. 2~3 岁

　C. 3~4 岁　　　　　　D. 4~5 岁

　E. 5~6 岁

**6.** 关于腭穹隆增高的原因，正确的是

　A. 腭盖表面吸收陈骨，鼻腔底面增生新骨

　B. 牙槽突的生长速度大于腭盖

　C. 牙槽突向下生长，腭盖未下降

　D. 牙槽突高度不变，腭盖吸收

　E. 以上都不是

**7.** 不是由上颌突发育而来的是

　A. 上颌骨　　　　　　B. 颧骨

　C. 腭骨　　　　　　　D. 上颌后牙

　E. 上颌切牙

**8.** 腭护板的功能不包括

　A. 减轻或消除颌骨偏斜

　B. 改善语音

　C. 有利于进食和吞咽

　D. 盖住伤口，防止伤口感染

　E. 减轻手术对患者的心理冲击

**9.** 不做初期缝合的创口是

　A. 无菌创口　　　　　B. 污染创口

　C. 感染创口　　　　　D. 切开拔牙创口

　E. 有组织缺损的无菌创口

**10.** 患者，女性，15 岁。1|1 略外翻，角度＜45°，采用机械性活动矫治器矫正，其加力部分所用弹簧为

　A. 双曲舌簧　　　　　B. 三曲舌簧

　C. U 形簧　　　　　　D. 双联曲簧

　E. 单曲簧

**11.** 直丝弓矫治器消除第三序列弯曲是通过

　A. 槽沟上加入近远中倾斜角度

　B. 调节托槽底的厚度

　C. 槽沟上加入唇舌向倾斜角度

　D. 托槽底加入近远中倾斜角度

　E. 以上都不是

**12.** 面神经属于

　A. 运动神经　　　　　B. 感觉神经

　C. 交感神经　　　　　D. 副交感神经

　E. 混合性神经

**13.** 气管切开时，易引起无名动脉损伤的位置低于

　A. 第 1 气管软骨环　　B. 第 2 气管软骨环

　C. 第 3 气管软骨环　　D. 第 4 气管软骨环

　E. 第 5 气管软骨环

**14.** 颈前三角包括

　A. 颌下三角、颏下三角、下颌后窝、颈动脉三角、肩胛舌骨肌气管三角

　B. 颌下三角、颌后三角、颈动脉三角、颏下三角、肩胛舌骨肌气管三角

　C. 颌下三角、肩胛舌骨肌气管三角、下颌后窝、颈动脉三角及颌后三角

D. 颌下三角、肩胛舌骨肌气管三角、颈动脉三角、颏下三角及气管三角

E. 颌下三角、颏下三角、颈动脉三角、颌后三角及气管三角

**15. 不属于蝶腭神经节节后分支的是**

A. 鼻腭神经　　　　B. 上牙槽后神经

C. 腭前神经　　　　D. 腭中神经

E. 腭后神经

**16. 面神经入腮腺后分为五支，损伤后不出现面部畸形的分支是**

A. 颞支　　　　B. 颧支

C. 颊支　　　　D. 下颌缘支

E. 颈支

**17. 支配上颌前牙的神经是**

A. 鼻腭神经　　　　B. 眶下神经

C. 上牙槽前神经　　D. 上牙槽中神经

E. 上牙槽后神经

**18. 不受颊神经支配的组织区域是**

A. 下颌磨牙的颊肌

B. 下颌第二前磨牙前的颊侧牙根

C. 下颌第二前磨牙前的颊部皮肤

D. 下颌第二前磨牙前的颊部黏膜

E. 下颌第二前磨牙前的牙齿和牙槽骨

**19. 鼻腭神经和腭前神经的交叉部位在**

A. 上颌切牙腭侧

B. 上颌尖牙腭侧

C. 上颌第一前磨牙腭侧

D. 上颌第二前磨牙腭侧

E. 上颌第一磨牙腭侧

**20. 下列不属于上颌骨四突之一的是**

A. 鼻突　　　　B. 额突

C. 颧突　　　　D. 牙槽突

E. 腭突

**21. 上颌窦呈锥形空腔，其尖指向**

A. 额突　　　　B. 颧突

C. 牙槽突　　　　D. 腭突

E. 鼻腔

**22. 面神经下颌缘支受损后可出现**

A. 额纹消失　　　　B. 眼睑不能闭合

C. 鼻唇沟消失　　　D. 不能鼓腮

E. 口角歪斜

**23. 进入上颌结节的神经为**

A. 上颌神经　　　　B. 上牙槽后神经

C. 上牙槽中神经　　D. 上牙槽前神经

E. 眶下神经

**24. 腮腺内神经、血管排列分为纵行和横行两组，不属于纵行组的是**

A. 面神经　　　　B. 耳颞神经

C. 颞浅静脉　　　D. 下颌后静脉

E. 颈外动脉

**25. 结扎颈外动脉的部位是**

A. 甲状腺上动脉起始处

B. 舌动脉起始处

C. 颌外动脉起始处

D. 颌内动脉起始处

E. 面横动脉起始处

**26. 关于舌神经的描述，正确的是**

A. 舌神经是下颌神经前干的分支

B. 舌神经在舌骨舌肌前缘处与颌下腺导管发生紧密的、螺旋形的交叉关系

C. 舌神经主要分布于同侧的舌侧牙龈、舌前 1/3 和口底黏膜及颌下腺

D. 将面神经的味觉纤维分布于舌前 1/3 的味蕾

E. 将副交感神经纤维导入舌神经上方的颌下神经节

**27. 临床上分腮腺为浅叶、深叶的依据是**

A. 颈外动脉穿行的平面

B. 下颌后静脉穿行的平面

C. 面神经主干及其分支的平面

D. 咬肌的前缘

E. 下颌支的后缘

**28. 面神经颞面干和颈面干的分支不包括**

A. 颞支　　　　B. 颧支

C. 颊支　　　　D. 下颌缘支

E. 二腹肌支

**29. 汇合成面总静脉的静脉分支是**

A. 面静脉和下颌后静脉的前支

B. 面静脉和下颌后静脉的后支

C. 面静脉和耳后静脉

D. 面静脉和颞浅静脉

E. 颞浅静脉和上颌静脉

**30. 形成完整的封套层包围颈部的筋膜是**

A. 颈浅筋膜　　　　B. 颈深筋膜浅层

C. 颈深筋膜中层　　D. 颈脏器筋膜

E. 椎前筋膜

**31. 颊部皮下组织中穿行的神经分支不包括**

A. 面神经颞支　　　B. 面神经颧支

C. 面神经上颊支     D. 面神经下颊支

E. 面神经下颌缘支

**32. 两侧髁状突水平轴的延长线相交于枕骨大孔前缘所成的角度为**

A. 145°~160°     B. 145°~165°

C. 145°~155°     D. 140°~160°

E. 140°~155°

**33. 不受面神经颊支支配的肌肉是**

A. 颊肌     B. 口轮匝肌

C. 眼轮匝肌     D. 提上唇肌

E. 笑肌

**34. 下列关于面神经颊支的叙述，正确的是**

A. 出腮腺前缘行于咬肌筋膜深面

B. 一般与腮腺导管平行

C. 多为2~3支

D. 损伤时口角歪斜

E. 位于耳屏间切迹与鼻翼上缘的连线上

**35. 颈部最大的淋巴结群为**

A. 颈浅淋巴结     B. 颈深淋巴结

C. 颈前淋巴结     D. 咽后淋巴结

E. 内脏旁淋巴结

**36. 颈动脉鞘内不含有**

A. 膈神经     B. 迷走神经

C. 颈总动脉     D. 颈内动脉

E. 颈内静脉

**37. 颈部最大的浅静脉是**

A. 颈横静脉     B. 颈内静脉

C. 颈外静脉     D. 颈前静脉

E. 颈浅静脉

**38. 同侧额纹消失可能是因为损伤了面神经的**

A. 颞支     B. 颈支

C. 下颌缘支     D. 颊支

E. 颧支

**39. 下列结构不属于下颌下三角内容的是**

A. 下颌下腺     B. 面动脉

C. 面前静脉     D. 舌神经

E. 舌下腺

**40. 下列对于颈外动脉的描述，错误的是**

A. 来源于颈总动脉

B. 开始在颈内动脉前内侧，继而转到前外侧

C. 在颈部有一系列分支

D. 上行于腮腺的浅面，形成终支颞浅动脉

E. 暂时阻断颈外动脉，颞浅动脉和面动脉均无搏动

**41. 下列关于面神经走向的描述，错误的是**

A. 穿内耳道底入面神经管

B. 经茎乳孔出颅

C. 在面神经管内发出三条分支

D. 以茎乳孔为界分为面神经管段和颅外段

E. 穿腮腺浅叶，扇形分布于表情肌

**42. 下列关于腭大孔的描述，错误的是**

A. 位于硬腭后部

B. 在硬腭后缘约0.5cm

C. 相当于腭中缝至龈缘的外、中1/4交界处

D. 是翼腭管的下口

E. 腭前神经和腭大血管由此孔穿出

**43. 喉阻塞紧急情况下在何处穿刺**

A. 甲状软骨     B. 环状软骨

C. 环甲膜     D. 气管软骨

E. 会厌软骨

**44. 环状软骨相当于**

A. 第4颈椎平面     B. 第5颈椎平面

C. 第6颈椎平面     D. 第7颈椎平面

E. 第8颈椎平面

**45. 支配面部表情肌的神经为**

A. 三叉神经     B. 面神经

C. 舌咽神经     D. 舌下神经

E. 舌神经

**46. 起于内斜线的是**

A. 下颌舌骨肌     B. 茎突舌骨肌

C. 颊肌     D. 斜角肌

E. 上唇方肌

**47. 不属于腮腺床内结构的是**

A. 颈内动静脉     B. 舌咽神经、迷走神经

C. 副神经     D. 面神经

E. 舌下神经

**48. 翼静脉丛位于**

A. 颞下窝     B. 眶下间隙

C. 嚼肌间隙     D. 口底

E. 颊间隙

**49. 缺乏静脉瓣的为**

A. 面上静脉     B. 面前静脉

C. 面后静脉     D. 面总静脉

E. 面下静脉

**50. 颌下腺的内下方为**

A. 舌下神经     B. 舌神经

C. 舌动脉     D. 舌下腺

E. 颌下淋巴结

**51. 颌内静脉汇入**

A. 翼丛　　　　　　B. 面前静脉

C. 面后静脉　　　　D. 面总静脉

E. 颌外静脉

**52. 翼静脉丛与颅内相交通是通过**

A. 眼静脉、卵圆孔网、颈内静脉

B. 颈内静脉、卵圆孔网、破裂孔导血管

C. 眼静脉、卵圆孔网、破裂孔导血管

D. 上颌静脉、卵圆孔网、破裂孔导血管

E. 眼静脉、上颌静脉、卵圆孔网

**53. 颈总动脉分为颈内动脉和颈外动脉的起点是**

A. 甲状软骨上缘

B. 甲状软骨下缘

C. 环状软骨

D. 第一气管软骨

E. 甲状腺

**54. 颈内动脉入颅是经**

A. 圆孔　　　　　　B. 卵圆孔

C. 颞骨的颈动脉管　D. 棘孔

E. 茎乳孔

**55. 下列叙述正确的是**

A. 自颈总动脉起始后，颈内动脉在颈外动脉的前内侧

B. 颈内动脉在颈部有少量的分支

C. 颌内动脉为颈内动脉的分支

D. 颌外动脉为颈外动脉的分支

E. 颈内动脉经破裂孔进入颅内

**56. 面神经出颅是经**

A. 圆孔　　　　　　B. 卵圆孔

C. 眶下裂　　　　　D. 棘孔

E. 茎乳孔

**57. 面神经进入腮腺后的分支不包括**

A. 额支　　　　　　B. 颞支

C. 下颌缘支　　　　D. 颊支

E. 颈支

**58. 甲状腺峡部横过气管软骨的第**

A. 2~4 环前方　　　B. 1~3 环前方

C. 4~5 环前方　　　D. 1~4 环前方

E. 一般不能确定

**59. 气管切开一般选择**

A. 第 1~2 气管软骨环　B. 第 2~5 气管软骨环

C. 第 3~5 气管软骨环　D. 第 4~5 气管软骨环

E. 第 5~6 气管软骨环

**60. 颈鞘由**

A. 颈深筋膜浅层形成

B. 颈深筋膜中层形成

C. 颈脏器筋膜的壁层形成

D. 颈脏器筋膜的脏层形成

E. 颈深筋膜深层形成

**61. 与面侧深区有关的是**

A. 前界为咬肌前缘

B. 后界为翼外板外侧

C. 上界为翼外肌下缘

D. 内侧以翼内板为界

E. 外侧以下颌支为界

**62. 符合颌面部软组织特点的是**

A. 皮肤厚、皮下组织疏松

B. 汗腺丰富、皮脂腺少

C. 鼻尖部血管分布少

D. 皮肤皱纹的走向有一定规律

E. 不易发生皮脂腺囊肿

**63. 下列有关翼丛与颅内、外静脉交通的描述，错误的是**

A. 经面深静脉汇入面前静脉

B. 经颌内静脉汇入耳后静脉

C. 经卵圆孔网与海绵窦交通

D. 经破裂孔导血管与海绵窦交通

E. 经眼静脉与海绵窦交通

**64. 下列有关颏孔的描述，错误的是**

A. 位于下颌体外面

B. 位于相当于下颌第二前磨牙的下方或第一、第二前磨牙的下方

C. 位于下颌骨上、下缘中点略偏下

D. 距正中线 2.5~3cm

E. 有颏神经血管通过

**65. 稳定可重复的颌位是**

A. 正中关系位　　　B. 正中位

C. 息止颌位　　　　D. 非正中关系

E. 以上都不是

**66. 覆盖的定义是指**

A. 正中时，上、下前牙发生重叠的关系

B. 正中时，上颌牙盖过下颌牙唇颊面的水平距离

C. 正中时，上颌牙盖过下颌牙唇颊面的垂直距离

D. 前伸位时，下前牙切缘超过上前牙切缘的水平距离

E. 下颌前伸时，上、下前牙切缘相对时下颌运动的距离

**67. 可以暂不拔除的多生牙是**

A. 引起正常切牙牙根吸收严重的多生牙

B. 影响周围邻牙正常萌出和排列的多生牙

C. 不影响面容美观的多生牙

D. 因正畸需要或妨碍正畸移动牙齿的多生牙

E. 造成正常邻牙出现间隙的多生牙

**68. 患儿，女性，10 岁。右下颌后牙烂牙不敢咀嚼。检查：85 残冠，近颊根面外露，探诊无不适，无叩痛，松动Ⅱ度，颊侧黏膜见瘘管。X 线片示 85 牙根吸收大于 1/2，根尖及根分叉大面积暗影，累及 45 牙胚。85 最合适的治疗方法为**

A. 拔除 85

B. 去龋，备洞，氧化锌安抚治疗

C. 开髓引流

D. 活髓切断

E. 待患牙自行脱落

**二、多选题：每道试题由 1 个题干和 5 个备选答案组成，题干在前，选项在后。选项 A、B、C、D、E 中至少有 2 个正确答案。**

**69. 关于儿童口腔治疗计划的内容，叙述正确的是**

A. 治疗计划一经制定，必须严格遵守，不可改动

B. 对紧急情况，应尽快缓解疼痛、控制感染

C. 复杂病例需请相关学科会诊

D. 治疗结束时进行口腔卫生宣教

E. 每 3～6 个月 1 次定期复查

**70. 年轻恒牙拔除的适应证有**

A. 根尖周病变严重，骨质破坏范围大，无法治愈者

B. 外伤牙无法保留者

C. 患牙龋损致牙冠严重缺损，无法以充填或冠修复等方法修复者

D. 因正畸需要拔除者

E. 因根尖周病变牙根停止发育者

**71. 舌系带手术时正确的做法是**

A. 用手牵拉舌向上

B. 用缝线穿过舌尖牵拉舌向上

C. 用系带拉钩将舌腹向上抬起

D. 舌系带应保持紧张

E. 舌系带应适当松弛

**72. 关于乳牙拔除的方法，正确的是**

A. 上颌乳前牙拔除时应唇舌向摆动并向牙槽窝外直线牵引

B. 拔除下颌融合牙应慢慢转动并向上做直线牵引

C. 上颌乳磨牙拔除时应先向腭侧用力扩展牙槽窝

D. 拔除下颌乳磨牙时需要颊舌向摆动扩展牙槽窝

E. 乳牙牙槽窝应去除残留的残片和肉芽组织

**三、共用题干单选题：以叙述一个以单一病人或家庭为中心的临床情景，提出 2～6 个相互独立的问题，问题可随病情的发展逐步增加部分新信息，每个问题只有 1 个正确答案，以考查临床综合能力。答题过程是不可逆的，即进入下一问后不能再返回修改所有前面的答案。**

**(73～75 共用题干)**

患儿，男性，9 岁。因"食物嵌塞不适"来诊。口腔检查：乳牙右下 4 远中邻𬌗洞，叩诊不适，探诊未见异常，牙龈正常。X 线片：乳牙右下 4 根分叉及根尖暗影，恒牙胚冠方牙囊影增大，萌出方向正常。

**73. 最可能的诊断为**

A. 牙髓炎

B. 根尖周炎

C. 根尖周炎及含牙囊肿

D. 深龋

E. 牙龈炎

**74. 最佳的治疗方案是**

A. 直接充填      B. 活髓切断术

C. 根管治疗      D. 拔除患牙

E. 拔除患牙后及时治疗下方恒牙

**75. 患牙下方恒牙的处理方案首选**

A. 不处理

B. 开窗后，排出囊液，待其自然萌出

C. 直接拔除

D. 应用抗生素后观察

E. 应用抗生素后拔除

# 答案和精选解析

## 一、单选题

**1. B** 调凹法：使倒凹适当地集中在一端基牙或基牙的某个侧面上的方法。义齿采用斜向就位，可利用制锁作用，增强义齿固位，并缩小前牙缺牙区与邻牙间的间隙以利美观。一般多个前牙缺失多采取由前向后斜向就位道，后牙游离端缺失采用由后向前斜向就位道。

**2. D** 当有开口困难，特别是同时伴发脑神经症状或其他症状者，常见肿瘤疾病：①颞下颌关节良性或恶性肿瘤，特别是髁状突软骨肉瘤；②颞下窝肿瘤；③翼腭窝肿瘤；④上颌窦后壁癌；⑤腮腺恶性肿瘤；⑥鼻咽癌等。癔病性牙关紧闭多发于青年女性，既往有癔病史，有独特的性格特征，一般在发病前有精神因素，然后突然发生开口困难或牙关紧闭，此病不伴有脑神经症状。

**3. A** 根据引起面神经麻痹的损害部位不同，可分为

中枢性面神经麻痹和周围性面神经麻痹两种。病损位于面神经核以上至大脑皮质中枢之间，即一侧皮质脑干束受损，称为中枢性或核上性面神经麻痹。贝尔麻痹系指临床上不能肯定病因的不伴有其他体征或症状的单纯性周围面神经麻痹。前额皱纹消失与不能蹙眉是贝尔麻痹或周围面神经麻痹的重要临床表现，也是与中枢性面神经麻痹鉴别的主要依据。

**4. C** 含牙囊肿又称滤泡囊肿，肉眼观察囊肿内含牙冠，囊壁较薄，附着于釉牙骨质界。囊液多呈黄色。可表现典型的 X 线特点，环绕一个未萌出牙齿牙冠的透射影像。

**5. D** 腭正中矢状缝是腭部的解剖结构，在婴幼儿时期未闭合，随生长发育，逐渐成熟、骨化并闭合，一般在 4～5 岁腭正中矢状缝开始融合。

**6. A**

**7. E** 上颌突形成大部分上颌软组织、上颌骨、颧骨、腭骨、上颌尖牙和磨牙；中鼻突形成鼻梁、鼻尖、鼻中隔、附有上颌切牙的上颌骨（前颌骨）及邻近的软组织；前腭突形成前颌骨和上颌切牙。

**8. A** 腭护板的作用：①可保护手术区创面免受污染；②及早恢复部分生理功能，改善发音，利于进食和吞咽；③对患者在心理上还起到一定的安慰作用，减轻手术对患者的心理冲击。

**9. C** 缝合的目的是使手术解剖分离开的组织或切除病变后的剩余组织重新对位，促进创口一期愈合。除某些口内手术后裸露骨面以及感染创口等特殊情况外，所有创口，特别是软组织创口，均应行初期缝合。污染创口也应行初期缝合。

**10. D** 患者 1|1 略外翻，角度 <45°，采用机械性活动矫治器矫正，可采用双联曲簧。双联曲簧与唇弓配合可纠正小于 45°的中切牙外翻。

**11. C** 直丝弓矫治器消除第三序列弯曲是通过直丝弓托槽在托槽沟底部加入 -7°的唇舌向转矩角度。弓丝入槽后，将受扭曲而产生使牙齿舌向倾斜7°的力，直至牙齿达到这一位置，弓丝恢复直线并不再受扭力。不同牙齿托槽上所加的唇（颊）舌向转矩角不同。此角度依赖临床冠长轴而不是牙根长轴。

**12. E** 面神经为混合性神经，含有三种纤维，即运动纤维、副交感纤维和味觉纤维。面神经经茎乳孔出颅。以茎乳孔为界，可将面神经分为面神经管段和颅外段。

**13. E**

**14. A** 颈前三角区：上界为下颌骨下缘，内侧界为颈前正中线，外侧界为胸锁乳突肌内缘。该区以舌骨为界分为舌骨上区和舌骨下区；前者包括颏下三角、下颌后窝和下颌下三角，后者分为颈动脉三角和肩胛舌骨肌气管三角。

**15. B** 蝶腭神经节的节后分支：①鼻腭神经：分布于鼻中隔的下部前端；②腭前、腭中及腭后神经：经鼻腭管下降分布于软、硬腭及扁桃体。

**16. E** 面神经入腮腺后分为五支：①颞支：常为2支，分布于额肌、眼轮匝肌上份、耳上肌和耳下肌。该支受损伤，同侧额纹消失。②颧支：2～3支，分布于眼轮匝肌、颧肌和上唇方肌。颧支受损可导致同侧眼睑闭合障碍。③颊支：3～5支，位于腮腺导管上方的称为上颊支，位于导管下方的称为下颊支，分布于颧肌、笑肌、上唇方肌、尖牙肌、口轮匝肌和颊肌等。该支损伤，可导致口角歪斜。④下颌缘支：1～3支，分布于三角肌、下唇方肌。该支损伤，可导致同侧口角上提障碍。⑤颈支：1～2支，分布于颈阔肌，并有分支与颈皮神经交通。颈支损伤不出现面部畸形。

**17. C**

**18. E** 颊神经支配的组织区域是同侧下颌前磨牙、磨牙的颊侧牙龈、黏骨膜、颊部黏膜、颊肌和皮肤。

**19. B** 鼻腭神经分布于两侧尖牙腭侧连线前方的牙龈、腭侧黏骨膜和牙槽骨，尖牙腭侧远中的组织因有腭前神经交叉分布，故该处阻滞麻醉时不能获得完全的麻醉效果。故鼻腭神经和腭前神经的交叉部位在上颌尖牙腭侧。

**20. A** 上颌骨与邻骨连接，参与眼眶底、口腔顶、鼻腔底、鼻腔侧壁、颞下窝和翼腭窝、翼上颌裂及眶下裂的构成。上颌骨形态不规则，分为一体四突：上颌体、额突、颧突、腭突、牙槽突。

**21. B** 上颌窦位于上颌体中央，是鼻窦中最大的一对窦腔。上颌窦呈锥体形，基底由鼻腔外侧壁构成，尖端延伸至上颌骨的颧突，其上壁为眶底，下壁为上颌骨的牙槽突，上颌窦的下壁由前向后盖过上颌第二前磨牙到上颌第三磨牙的根尖。

**22. E** 面神经入腮腺后分为五支：颞支、颧支、颊支、下颌缘支、颈支。其中下颌缘支分布于三角肌、下唇方肌。该支损伤可导致同侧口角上提障碍，口角歪斜。

**23. B** 上颌结节是上颌牙槽嵴两侧远端的圆形骨突，上牙槽后神经进入上颌结节，此处为上牙槽后神经阻滞麻醉的标志。

**24. A** 腮腺内有神经、血管排列。纵行的主要有：颞浅动静脉、耳颞神经、下颌后静脉、颈外动脉；横行的主要有：面神经、面动静脉及面横动脉。

**25. B** 舌动脉位于甲状腺上动脉起点的稍上方，平舌骨大角尖处发出。临床上颈外动脉结扎在甲状腺上动脉与舌动脉之间即舌动脉起始处进行。在甲状腺上动脉起始处，行颈外动脉逆行插管。

**26. B**

**27. C**　腮腺深、浅叶主要根据面神经总干和其分支经过的平面来分，位于面神经及其分支浅面的腮腺组织为浅叶，深面的腮腺组织为深叶，浅叶的腺体组织相对较大。

**28. E**　面神经腮腺内分支：①颞支来自颞面干；②颧支来自颞面干；③颊支来自颈面干，或来自颞面、颈面两干；④下颌缘支来自颈面干；⑤颈支为颈面干的终末支。耳后神经、二腹肌支、茎突舌骨肌支属于面神经腮腺前分支。

**29. A**　面总静脉：由面静脉和下颌后静脉（面后静脉）前支汇合而成，在平舌骨大角处，胸锁乳突肌深面汇入颈内静脉。下颌后静脉后支与耳后静脉汇合成颈外静脉。

**30. B**　颈部筋膜由浅入深可分为五层：①颈浅筋膜：为全身浅筋膜的一部分，包绕颈部，颈阔肌在此层内。②颈深筋膜浅层：形成完整的封套包绕颈部，除颈阔肌和浅层的脉管、神经外，几乎包被了颈部全部结构。③颈深筋膜中层：上连舌骨，两侧至肩胛舌骨肌外缘，向下附着于锁骨和胸骨柄的后缘，并包被舌骨下肌群。颈深筋膜浅、中两层在中线结合形成颈白线，此处血管少。④颈脏器筋膜：分为壁、脏两层，包被颈部脏器，如喉、气管、甲状腺、咽及食管等，并由颈脏器筋膜的壁层形成颈鞘；颈鞘内有颈内静脉、颈内动脉或颈总动脉及迷走神经。⑤椎前筋膜（颈深筋膜深层）：覆盖于椎前肌和斜角肌的前面，上达颅底，下继胸内筋膜。

**31. A**　面神经颞支经髁突浅面或前缘距耳屏前10～15mm，出腮腺上缘，紧贴骨膜表面，越过颧弓后段浅面，行向前上，分布于额肌、眼轮匝肌上份、耳前肌和耳上肌。该支不穿行于颊部皮下组织。

**32. A**　两侧髁状突头长轴延长线的夹角分为三型：①斜型：两侧髁状突水平轴的延长线相交于枕骨大孔前缘夹角成145°～160°，此型最多；②中间型：两侧髁状突头长轴延长线相交的夹角大于160°，此型较少；③横型：两侧髁状突头长轴延长线不相交，此型最少。

**33. C**　面神经颊支：3～5支，颊支来自颈面干，或来自颞面、颈面两干。位于腮腺导管上方的称为上颊支，位于导管下方的称为下颊支，上、下颊支分布于颧大肌、颧小肌、笑肌、提上唇肌、提口角肌、提上唇鼻翼肌、切牙肌、上唇方肌、尖牙肌、口轮匝肌、鼻肌和颊肌等。

**34. B**　面神经颊支：多为3～5支，由颈面干发出，或来自颞面、颈面两干。出腮腺前缘，行于咬肌筋膜的表面，据其与腮腺管的关系，可分为位于其上方的上颊支和位于其下方的下颊支，两者分别走行于腮腺管上、下方各10mm的范围内。上颊支较粗，位置较恒定，其体表投影约在耳屏前切迹与鼻翼下缘的连线上，平行于腮腺管的上方。下颊支位置不恒定，在口角平面或其稍上

方前行。上、下颊支分布于颧大肌、颧小肌、笑肌、提上唇肌、提上唇鼻翼肌、提口角肌、切牙肌、口轮匝肌、鼻肌及颊肌等。各颊支间相互吻合形成不规则的颊面袢，吻合支可位于腮腺管的深面或浅面。颊支与腮腺管关系密切，在行腮腺切除手术时，可以腮腺管为标志，寻找并解剖面神经颊支。颊支损伤可出现鼻唇沟变浅或消失、鼓腮无力、上唇运动力减弱或偏斜以及食物积存于颊龈沟等症状。但由于颊支在腮腺内的吻合丰富，个别小支的损伤不致影响表情肌的活动。

**35. B**　颈深淋巴结为颈部最大的淋巴结群，上到颅底下至颈根部，有15～30个淋巴结，沿颈内静脉、副神经和颈横动、静脉排列呈三角形。

**36. A**　颈动脉鞘位于胸锁乳突肌的后方，是颈部深筋膜的一部分，有颈深筋膜的浅层、中层和深层结构。颈动脉鞘下方起自胸骨和第一肋骨，上方到达颅底。颈动脉鞘围成的间隙称为颈动脉间隙。颈动脉鞘内有四个重要结构，分别为：颈总动脉、颈内动脉、颈内静脉、迷走神经。

**37. C**　颈部浅静脉主要有颈外静脉和颈前静脉。颈外静脉为颈部最大的浅静脉，位置表浅，大部位于浅筋膜内，胸锁乳突肌的表面。由前后两支构成，前支是下颌后静脉的后支，后支由枕静脉与耳后静脉合成。

**38. A**　面神经颞支：常为2支，经髁突浅面或前缘距耳屏前10～15mm，出腮腺上缘，紧贴骨膜表面，越过颧弓后段浅面，行向前上，分布于额肌、眼轮匝肌上份、耳前肌和耳上肌。该支受损伤，同侧额纹消失。

**39. E**　下颌下三角的内容：①下颌下腺：为主要内容物。下颌下腺深部及其导管，在舌骨舌肌浅面，绕过下颌舌骨肌后缘进入舌下区；②下颌下淋巴结：主要位于下颌下腺鞘内、下颌下腺与下颌下缘之间；③面前静脉：在颌外动脉稍后方与该动脉并列于咬肌附着处的前缘，向后下方进入颈动脉三角；④面动脉：经下颌下腺深面和上面走行，在咬肌附着处的前缘，绕下颌骨下缘至面部；⑤舌神经、下颌下腺导管和舌下神经：在舌骨舌肌的浅面，自上而下依次排列。

**40. D**　颈总动脉在约平甲状软骨上缘处分为颈内动脉和颈外动脉。颈外动脉在颈部有分支，颈内动脉反之；颈外动脉在颈动脉三角起初位于颈内动脉前内侧，继而转到前外侧。若手术中暂时阻断颈外动脉的血流，则颈外动脉的分支处如面动脉、颞浅动脉的搏动消失。颞浅动脉为颈外动脉的另一终末支。在下颌骨髁突颈部的平面，从腮腺深面发出，经外耳道软骨前上方，与颞浅静脉和耳颞神经伴行，于腮腺上缘浅出。

**41. E**　面神经自茎乳孔出颅。以茎乳孔为界，可将面神经分为面神经管段和颅外段。面神经穿内耳道底入面神经管，在面神经管内发出三条分支：岩大神经、镫

骨肌神经、鼓索。出茎乳孔后，在距皮肤表面 2～3cm 处向前外，并稍向下经外耳道软骨和二腹肌后腹之间，在腮腺覆盖下，经茎突根部的浅面，进入腮腺，形成五组分支扇形分布于表情肌。

**42. C** 腭大孔由上颌牙槽突与颚骨水平部共同构成，是翼腭管的下口，有腭前神经和腭大血管通过。该孔一般位于上颌第三磨牙腭侧牙槽嵴顶至腭中缝连线的中点。在覆盖黏骨膜的硬腭上，腭大孔的表面标志位于上颌第三磨牙腭侧牙龈缘至腭中缝连线的中外 1/3 的交点上，距硬腭后缘约 0.5cm 处。

**43. C** 环甲软骨下缘与环状软骨之间有环甲膜相连，出现某些紧急的喉性呼吸困难（如喉阻塞），而又来不及行气管切开时，可用粗针头自环甲膜刺入，或横行切开环甲膜插管进入声门下区，作为抢救窒息的紧急措施之一。

**44. C** 环状软骨位于甲状软骨的下方，环状软骨弓两侧平对第 6 颈椎横突，是计数气管软骨环的标志。

**45. B** 面神经为混合性神经，含有三种纤维，即运动纤维、副交感纤维和味觉纤维。由两根组成，其中较大的运动根，其纤维支配面部表情肌、颈阔肌、镫骨肌、二腹肌后腹和茎突舌骨肌。面神经属于面部的运动神经。

**46. A** 下颌舌骨肌位于下颌骨与舌骨之间，为三角形的扁肌，该肌起始于下颌骨内的内斜线，肌纤维行于内下方。

**47. D** 腮腺床：腮腺深叶深面与茎突诸肌以及颈内动静脉、舌咽神经、迷走神经、副神经、舌下神经毗邻，上述结构称为"腮腺床"。手术时应避免在腮腺浅叶和峡部做垂直深切口，以免损伤重要结构。亦要注意避免损伤"腮腺床"内的重要结构。

**48. A** 翼丛：又称翼静脉丛，位于颞下窝内，凡与上颌动脉分支伴行的静脉均参与翼丛的构成。翼丛后部最后汇集成上颌静脉。翼丛与颅内、外静脉有广泛的交通，其血液主要向后外经上颌静脉汇入下颌后静脉，也可向前经面深静脉通入面静脉。还可通过卵圆孔网、破裂孔导血管、眼静脉（眼下、眼上静脉），与颅内海绵窦相交通。

**49. B** 面静脉又称面前静脉，起始于内眦静脉。面前静脉缺乏静脉瓣，难以阻挡血液逆流，当面部发生化脓性感染时，感染沿无瓣膜面前静脉逆行引起海绵窦血栓性静脉炎。

**50. A** 颌下腺的内下方有舌下神经，在舌下神经以上，舌骨大角稍上方，有舌动脉及其伴行静脉，向前上方走行。

**51. C** 上颌静脉（颌内静脉）：位于颞下窝内，起始于翼丛后端，于下颌支后缘附近汇入下颌后静脉（面后静脉）。面后静脉由颞浅静脉和上颌静脉在髁突颈部后方合成，由腮腺前内侧面穿入，在其下端穿出，分为两支，前支与面静脉汇合成面总静脉，后支与耳后静脉汇合成颈外静脉。

**52. C** 翼丛：又称翼静脉丛，位于颞下窝内，凡与上颌动脉分支伴行的静脉均参与翼丛的构成。翼丛后部最后汇集成上颌静脉。翼丛与颅内、外静脉有广泛的交通，其血液主要向后外经上颌静脉汇入下颌后静脉，也可向前经面深静脉通入面静脉。还可通过卵圆孔网、破裂孔导血管、眼静脉（眼下、眼上静脉），与颅内海绵窦相交通。

**53. A** 颈总动脉在约平甲状软骨上缘处分为颈内动脉和颈外动脉。颈外动脉在颈部有分支，颈内动脉反之；颈外动脉在颈动脉三角起初位于颈内动脉前内侧，继而转到前外侧。

**54. C** 颈总动脉在约平甲状软骨上缘处分为颈内动脉和颈外动脉。颈内动脉起自颈总动脉，沿咽侧壁上行，经颞骨的颈动脉管进入颅内。

**55. D**

**56. E** 面神经为混合性神经，含有三种纤维，即运动纤维、副交感纤维和味觉纤维。面神经经茎乳孔出颅。

**57. A** 面神经出茎乳孔后，在距皮肤表面 2～3cm 处向前外，并稍向下经外耳道软骨和二腹肌后腹之间，在腮腺覆盖下，经茎突根部的浅面，进入腮腺，形成五组分支：颞支、颧支、颊支、下颌缘支、颈支。

**58. A** 在气管颈段第 2～4 气管软骨环的前方，有甲状腺峡部横过，此处因有左、右甲状腺上、下动脉的分支吻合，故切断时易引起出血。

**59. C** 根据气管颈段的解剖特点，临床行气管切开时应注意：①采取头正中后仰位，以免伤及颈总动脉，并使气管位置变浅；②一般在第 3～5 气管软骨环的范围内切开；③切开时注意深度，以免伤及气管后壁，甚至伤及食管；④勿切第 1 气管软骨环，以术后发生喉部狭窄；⑤切开处不应低于第 5 气管软骨环，以免引起无名动脉损伤。

**60. C** 颈脏器筋膜分为脏、壁两层，脏层贴附于颈部脏器表面，壁层包于全部脏器的外围并形成颈鞘。

**61. E** 面侧深区前为上颌骨后面，后为腮腺深叶，内为翼外板，外以下颌支为界。

**62. D** 颌面部软组织的特点：①皮肤薄而柔软，皮下组织疏松，易于伸展移动；②富含皮脂腺、毛囊和汗腺；③血管密集，血运丰富；④有皮肤皱纹，走向有一定的规律；⑤皮下组织中有表情肌，手术或创伤处理时应注意表情肌的缝合，以免影响表情肌功能。

**63. B**

**64. C** 颏孔位于下颌骨上、下缘之间略偏上处。

**65. A**

**66. B** 覆盖是指在正中时，上颌牙盖过下颌牙唇颊面的水平距离，对于前牙是指上颌切牙切缘与下颌切牙切缘之间前后向的水平距离；对于后牙是指上颌后牙颊尖盖至下颌后牙颊尖的颊侧，两颊尖顶之间的水平距离。

**67. C**

**68. A** 乳牙根尖周炎导致牙根外露以及严重根尖炎累及继承恒牙胚均是乳牙拔除的适应证，应及早拔除后行间隙保持，以免影响继承恒牙胚的发育。

**二、多选题**

**69. BCE** 儿童口腔治疗计划的内容：①急症的处理：对于患儿主诉的疼痛、肿胀、感染和外伤等急性症状立即处理，缓解疼痛并控制感染。②合理安排口腔治疗顺序：从儿童行为管理角度来讲，应首先选择操作简单快捷，不产生明显疼痛的口腔治疗，如局部涂氟、窝沟封闭、浅龋充填等，使患儿的初诊经历比较愉快。在以后的复诊中再进行复杂的治疗。在完成牙体修复治疗和实施必要的预防措施（包括窝沟封闭、牙涂氟等）之后，再进行咬合诱导和正畸治疗。根据诊治情况适时调整治疗计划。③相关学科会诊：复杂的口腔问题需要安排必要的牙周科、口腔正畸科、口腔修复科、口腔颌面外科等其他口腔学科的会诊，甚至需要儿科等临床学科的会诊，以确定全面的治疗计划。④清洁口腔，控制菌斑：包括必要的洁治、饮食指导和口腔卫生宣教。口腔

健康咨询与指导是每次口腔检查与治疗必须包含的一项重要内容。⑤定期复查：每隔3~6个月进行1次口腔检查，以评估治疗效果，对发现的新问题给予及时处理，并且在复查时给予患儿口腔健康指导和必要的预防措施。

**70. ABCD** 年轻恒牙拔除的适应证：①患牙因龋坏等导致牙冠严重缺损或残冠、残根，丧失咀嚼功能，无法以充填或冠修复等方法修复者。②根尖周病变严重，骨质破坏范围广，无法以根管治疗治愈者。③外伤无法保留者，例如纵向的冠根折裂；外伤牙虽经保守治疗，但因并发急性根尖周炎、继发感染等而无法再保留者。④因正畸需要拔除者。

**71. BCD** 舌系带过短影响舌前伸，伸舌时舌尖部呈"W"形，可影响发音及婴儿哺乳。手术矫正最好在1~2岁进行。手术可在局麻下进行，注意勿损伤深部的舌静脉、舌肌。手术时以舌钳或缝线通过舌中央距舌尖约1.5cm处，向上牵拉舌尖，使舌系带保持紧张，用系带拉钩将舌腹向上抬起，刀片或剪刀从舌系带中央垂直切开。

**72. CDE** 上颌乳前牙拔除时应稍加转动，若用力摆动易导致根折；若下颌牙是融合牙，不宜使用旋转力，可以使用颊舌向的摇动力，配合牙挺进行拔除。

**三、共用题干单选题**

**73. C  74. E  75. B**

# 第十二章 全身性疾病在儿童口腔的表现

一、单选题：每道试题由 1 个题干和 5 个备选答案组成，题干在前，选项在后。选项 A、B、C、D、E 中只有 1 个为正确答案，其余均为干扰选项。

**1. 对于腮腺区肿物下列检查不恰当的是**
  A. CT
  B. 涎腺造影
  C. 细针吸细胞学检查
  D. B 超
  E. 切取组织活检

**2. 以下关于慢性复发性腮腺炎的叙述，错误的是**
  A. 成人及儿童均可发生，但转归有显著不同
  B. 发生于儿童者极少自愈
  C. 压迫腺体可从导管口流出"雪花样"唾液
  D. 全身症状不明显
  E. 涎腺造影表现类似舍格伦综合征

**3. 慢性腮腺炎时腺管周围及纤维间质中的主要细胞为**
  A. 淋巴细胞和浆细胞
  B. 中性粒细胞和淋巴细胞
  C. 浆细胞和单核细胞
  D. 中性粒细胞和单核细胞
  E. 淋巴细胞

**4. 腮腺导管乳头位于**
  A. 颊脂垫尖处
  B. 翼下颌皱襞与颊脂垫尖之间
  C. 颊部黏膜的下 1/3 处
  D. 平对下颌第二磨牙冠部的颊黏膜上
  E. 平对上颌第二磨牙冠部的颊黏膜上

**5. 关于正常腮腺造影侧位片的表现，下列说法不正确的是**
  A. 主导管上方约半数人有一个副腺体
  B. 儿童的涎腺分支导管显示不明显
  C. 老年人涎腺导管的管径可以变宽
  D. 除导管系统充盈外，应有少量腺泡充盈
  E. 主导管在下颌骨体部斜向后下走行

**6. 低磷酸酯酶症的表现不包括**
  A. 牛牙样牙    B. 乳牙早失
  C. 牙骨质发育不全    D. 颅内压增高性突眼
  E. 下肢骨畸形

**7. 口干症状见于**
  A. 口腔白斑病    B. 复发性口腔溃疡
  C. 白念珠菌病    D. 球菌性口炎
  E. 口腔红斑病

**8. 腮腺淋巴结的淋巴液引流到**
  A. 枕淋巴结    B. 颌上淋巴结
  C. 颌下淋巴结    D. 颈深上淋巴结
  E. 颈深下淋巴结

**9. 两侧腮腺导管开口位于**
  A. 两侧正对下颌第二磨牙牙冠相对的颊黏膜上
  B. 两侧正对上颌第二磨牙牙冠相对的颊黏膜上
  C. 两侧正对第三磨牙冠相对的颊黏膜上
  D. 进入口底，开口于舌下肉阜
  E. 开口于上颌第一磨牙正对的颊黏膜上

**10. 关于腮腺鞘，下列说法正确的是**
  A. 浅层和深层均致密
  B. 深层致密，浅层疏松
  C. 浅层和深层均疏松
  D. 深层疏松，浅层致密
  E. 深层、浅层既不疏松，也不致密

**11. 关于血友病儿童的口腔治疗原则，叙述错误的是**
  A. 行下颌阻滞或上牙槽阻滞麻醉时，凝血因子浓度应达到 50% 水平
  B. 可以在局部麻醉下行活髓切断术或牙髓摘除术
  C. 乳牙正常脱落通常不会导致出血
  D. 可行洁治术
  E. 可行正畸治疗

**12. 锁骨颅骨发育不全综合征的临床表现不包括**
  A. 囟门延迟闭合或不闭合
  B. 多数恒牙先天缺失
  C. 锁骨发育不全
  D. 短头畸形
  E. 身材矮小

**13. 关于 Down 综合征患者的口腔问题，叙述错误的是**
  A. 口腔卫生差，牙周病发病率高
  B. 错𬌗畸形的发生率高
  C. 龋齿患病率高
  D. 对 Down 综合征患者应积极进行牙周治疗

E. 可以进行正畸治疗

**14. 再生障碍性贫血的口腔表征是**

A. 口腔黏膜苍白色，以唇、舌、龈明显

B. 舌背黏膜广泛发红，呈鲜牛肉色

C. 口腔黏膜苍白，并可出现瘀点、瘀斑或血肿

D. 牙龈明显增生、肥大、水肿

E. 牙龈炎、牙龈自发性出血

**二、多选题：** 每道试题由 1 个题干和 5 个备选答案组成，题干在前，选项在后。选项 A、B、C、D、E 中至少有 2 个正确答案。

**15. 关于白血病患者的口腔问题，叙述正确的是**

A. 白血病患者常表现为牙龈肿胀、出血

B. 白血病侵犯牙龈可涉及龈乳头、边缘龈和附着龈

C. 牙龈肿胀严重者可覆盖整个牙面

D. 白血病患者不能进行龈上洁治

E. 白血病患者不能进行手术治疗

**16. 糖尿病患者易患的口腔疾病有**

A. 牙龈炎　　　　　　　B. 口腔白念珠菌病

C. 扁平苔藓　　　　　　D. 口干症

E. 灼口症

**17. 关于朗格汉斯细胞组织细胞增多症，叙述错误的有**

A. 病变只侵犯骨骼系统

B. 影像学可见溶骨性骨质破坏

C. 病变可以是单灶，也可以是多灶

D. 需多学科综合治疗，但一般不建议手术治疗

E. 有些患者的病变有自限性

**三、共用题干单选题：** 以叙述一个以单一病人或家庭为中心的临床情景，提出 2～6 个相互独立的问题，问题可随病情的发展逐步增加部分新信息，每个问题只有 1 个正确答案，以考查临床综合能力。答题过程是不可逆的，即进入下一问后不能再返回修改所有前面的答案。

**（18～20 共用题干）**

患儿，女性，2 岁。因"乳牙逐渐松动，乳前牙全部脱落"来诊。脱落的牙齿牙根完整，患儿身材较矮小，其余未见异常。

**18. 首先考虑的诊断是**

A. 佝偻病　　　　　　　B. 外胚叶发育不全综合征

C. 低磷酸酯酶症　　　　D. 成骨不全症

E. 无软骨形成

**19. 确诊的依据是**

A. 影像学检查示普遍性骨密度减低

B. 血生化检查示维生素 D 缺乏

C. 低血钙

D. 血清碱性磷酸酶（ALP）水平低下

E. 外周血白细胞计数减少

**20. 患儿饮食应**

A. 补钙　　　　　　　　B. 补磷

C. 限钙　　　　　　　　D. 限磷

E. 补充维生素 D

# 答案和精选解析

**一、单选题**

**1. E**　活体组织检查：从病变部位切取或钳取一小块组织制成切片，在显微镜下观察细胞的形态和结构，以确定病变性质、肿瘤的类型及分化程度等。这是目前比较准确可靠的结论性诊断方法。但对于腮腺区的肿物，切取活体组织检查容易造成长期不愈的涎瘘。

**2. B**

**3. A**　慢性腮腺炎的病理特征：腺导管扩张，腺管内有炎症细胞，腺管周围及纤维间质中有淋巴细胞和浆细胞浸润，有时形成淋巴滤泡，腺泡萎缩、消失，被增生的纤维组织代替。小叶内导管上皮增生，有时可有鳞状化生。

**4. E**　腮腺导管乳头在平对上颌第二磨牙牙冠的颊黏膜上。颊脂垫尖是大张口时，平对上、下颌后牙牙面间颊黏膜的三角形隆起，此尖约相对于下颌孔平面。下牙槽神经阻滞麻醉以翼下颌韧带中点外侧与颊脂垫尖端交汇处为进针点。

**5. E**　腮腺造影侧位片可显示腮腺导管系统及腺实质的侧位影像。一张充盈良好的造影片，应能显示导管系统并有少量腺泡充盈呈云雾状。主导管在下颌升支上斜向后下走行。在主导管上方约半数人有一个副腺体。导管系统在腺体内逐渐由粗至细，犹如叶脉，最后进入腺实质内。儿童的唾液腺及其导管比较细小，造影时主导管可很好地显示，细分支则显示不明显。而老年人因管壁张力不够，有的人管径可变宽，并可呈蜿蜒状。腮腺造影前位片可显示腮腺后前位影像。腺体紧贴下颌升支外侧，主导管自导管口向外侧伸延，在距下颌升支外缘约 1cm 处，转向后方并向上、下分支。大部分分支位于下颌升支外侧；小部分分支可延伸至下颌升支后内侧，故腮腺深叶的肿瘤可在咽侧壁处发现。腺体影像紧密贴于下颌升支外侧，分布均匀；其上、下两端较薄，中间较厚，外缘呈弧形、整齐、均匀。

**6. A**　低磷酸酯酶症多为常染色体隐性遗传，患者牙骨质发育不全，髓腔大，有球间沉积，临床主要表现为乳牙早失。患者可在不同时期出现乳牙早失或牙列早失、骨痛、关节畸形、骨骼畸形等症状，对于儿童型患儿可

出现头痛、呕吐、突眼等典型的颅内压升高症状。

**7. C** （1）白念珠菌病主要表现为黏膜充血糜烂，或舌乳头呈团块状萎缩，周围舌苔增厚。患者常受限，有味觉异常或味觉丧失，口腔干燥，黏膜灼痛。（2）口腔白斑病好发于 40 岁以上的中老年男性，口腔龈、舌、颊部黏膜是高发部位。患者可无症状或自觉局部粗糙、木涩，较周围黏膜硬。伴有溃疡或癌变时可出现刺激痛或自发痛。（3）复发性阿弗他溃疡临床表现为反复发作、界限清楚、椭圆或圆形的口腔溃疡，具有"黄、红、凹、痛"的临床特征，即溃疡表面覆盖黄色假膜、周围有红晕带、中央凹陷、疼痛明显。溃疡发作周期长短不一，且具有不治自愈的自限性。好发于被覆黏膜和特殊黏膜，包括唇内侧、颊、口底、软腭、舌黏膜，一般不发生于咀嚼黏膜。（4）球菌性口炎可发生于口腔黏膜任何部位，口腔黏膜充血，局部形成糜烂或溃疡。在溃疡或糜烂的表面覆盖着一层灰白色或黄褐色假膜，假膜特点是较厚，微突出黏膜表面，致密而光滑。擦去假膜，可见溢血的糜烂面。周围黏膜充血水肿。患者唾液增多，疼痛明显，有炎性口臭。区域淋巴结增大压痛。（5）口腔红斑病临床上分为 3 种类型：①均质型红斑：天鹅绒样鲜红色表面，光滑、发亮，状似"上皮缺失"，质软，边界清楚，为 0.5～2cm 大小，平伏或微隆起。红斑区内有时也可看到外观正常的黏膜。②间杂型红斑：病损内散有白色斑点，红白相间。③颗粒型红斑：病损内有红色或白色颗粒样微小结节，似桑椹状或颗粒肉芽状，稍高于黏膜表面。

**8. D** 腮腺的淋巴回流主要经腮腺浅、深淋巴注入颈浅淋巴结和颈深上淋巴结群。

**9. B** 两侧腮腺导管开口位于两侧上颌第二磨牙牙冠相对的颊黏膜。舌系带两侧的口底黏膜上各有一小突起，称为舌下肉阜，为下颌下腺导管及舌下腺导管的共同开口。

**10. D　11. A**

**12. B** 锁骨颅骨发育不全综合征又称骨-牙形成障碍或全身性骨发育障碍，是一种罕见的遗传性疾病。临床表现有以下几种：①头颅增大，囟门和颅缝增宽、延迟闭合或不闭合；②面骨相对较小，眼距增宽，鼻梁塌陷；③双肩陡峭下垂，肩关节活动大，双肩可向前胸相互靠拢；④牙发育不良，排列不齐，出牙或脱牙不正常，易患龋齿，牙脱落早；⑤身材矮小，但智力正常。

**13. C**

**14. C** 口腔黏膜苍白色，以唇、舌、龈明显符合缺铁性贫血的表现；舌背黏膜广泛发红，呈鲜牛肉色符合巨幼细胞贫血；口腔黏膜苍白，并可出现瘀点、瘀斑或血肿符合再生障碍性贫血；牙龈明显增生、肥大、水肿、牙龈炎，牙龈自发性出血不属于贫血的口腔表征。

**二、多选题**

**15. ABCE** 白血病患者牙龈病损的临床表现：牙龈肿大波及龈乳头、边缘龈和附着龈，外形不规则，呈结节状，可盖住部分牙面，肿胀为全口性。牙龈颜色苍白或暗红发绀，组织松软脆弱或中等硬度，牙龈缘可有坏死、溃疡和假膜覆盖，严重者坏死范围广泛，疼痛，有口臭。牙龈有明显的出血倾向，且不易止住。其治疗计划应与内科医师配合进行。口腔治疗以保守治疗为主，切忌手术或活组织检查。牙龈出血不止时，尽量采用局部压迫或药物等止血，必要时放牙周塞治剂。无出血时用 3% 过氧化氢溶液轻轻清洗坏死龈缘，然后敷以消炎药或碘制剂，用 0.12%～0.2% 氯己定含漱有助于减少菌斑、消除炎症。对急性白血病患者一般不做洁治，若全身情况允许，必要时可行简单的洁治术。加强患者口腔护理，防止牙菌斑堆积。

**16. ABCDE** 糖尿病患者易患的口腔疾病有：龋病、牙龈炎、牙周炎、扁平苔藓、毛舌、口腔念珠菌病、口干症、灼口症、舍格伦综合征等。

**17. AD** 朗格汉斯细胞组织细胞增多症可发生在任何年龄、任何器官，主要好发于儿童和青少年，发病率为百万分之三左右，1～4 岁是发病高峰期，牙槽骨或颌骨经常被累及。可在口腔表现为牙龈糜烂、红肿、出血，牙根暴露，牙松动甚至脱落。不同发育时期的牙由于牙槽骨破坏而萌出于口腔。X 线片显示牙槽骨或颌骨内有单发或多发的边缘不规则的溶骨性缺损，不同发育时期的牙悬浮在病灶中成为"浮牙"。组织病理学检查是本病诊断的重要依据，镜下可见大量的组织细胞浸润，电子显微镜下可见病损细胞中有诊断意义的 Birbeck 颗粒。确诊本病后，应及时将患儿转诊到儿童专科医院，继续做全面细致的检查并按分型施治。目前的治疗方法有免疫治疗、化学药物治疗、手术及放射治疗。

**三、共用题干单选题**

**18. C** 碱性磷酸酶症又称低磷酸酶血症，是一种罕见的遗传性全身系统疾病，主要特征为骨骼和牙齿的矿化不全，血清及骨组织中碱性磷酸酶活性降低。

**19. D** 低磷酸酯酶症为常染色体隐性遗传，该病临床表现有很大的变异性，可有严重的全身性骨骼形成不良，导致新生儿死亡；也可仅表现为年轻恒牙上颌前牙过早脱落。该病的诊断依据为检查血清碱性磷酸酶（ALP）水平低下。

**20. D** 在低磷酸酯酶症的治疗中，限制饮食中磷的摄入可能帮助缓解症状；用甾体抗炎药能显著改善儿童型低磷酸酯酶症的临床症状，特别是疼痛和继发性代谢性炎症；采用重组甲状旁腺激素治疗成人型低磷酸酯酶症对跖骨应力性骨折有促进愈合的作用。

# 第一章　口腔预防医学概述

一、单选题：每道试题由 1 个题干和 5 个备选答案组成，题干在前，选项在后。选项 A、B、C、D、E 中只有 1 个为正确答案，其余均为干扰选项。

**1.** 口腔生态系包括

　　A. 宿主与微生物　　　B. 细菌与病毒

　　C. 病毒与真菌　　　　D. 支原体与原虫

　　E. 厌氧菌与需氧菌

**2.** 对口腔生态系描述准确的是

　　A. 是由宿主口腔及其栖居微生物组成的动态平衡系统

　　B. 是仅由口腔微生物组成的动态平衡系统

　　C. 仅包括龈上、龈下菌斑生态系

　　D. 个人口腔卫生习惯不会影响口腔生态系

　　E. 口腔温度和 pH 不会影响口腔生态系

**3.** 牙科清洁材料去除表面污物是通过

　　A. 物理作用　　　　　B. 机械清除

　　C. 化学作用　　　　　D. 生物作用

　　E. 超声作用

**4.** 属于口腔二级预防的是

　　A. 牙洁治　　　　　　B. 预防性树脂充填

　　C. 菌斑控制　　　　　D. 语言训练

　　E. 膳食咨询

**5.** 关于系统评价，叙述错误的是

　　A. 有明确的设计

　　B. 研究问题通泛

　　C. 搜索数据库覆盖广

　　D. 文献选择有纳入标准

　　E. 条件许可时进行定量分析

**6.** 关于系统评价的定量分析，叙述错误的是

　　A. 用于比较和综合针对同一问题的研究结果

　　B. 分析前需要对纳入的研究进行异质性检验

　　C. 异质性检验有 Q 统计量检验法和图表法

　　D. 系统评价的定量分析方法为 Meta 分析

　　E. 系统评价均需进行定量分析

**7.** 口腔医生比护士感染 HBV 的危险性大的原因是

　　A. 医生需向患者询问病史

　　B. 医生与患者之间的距离小

　　C. 医生经常与患者的唾液接触

　　D. 医生经常与患者握手

　　E. 医生自身抵抗力差

**8.** 简化口腔卫生指数是检查有代表性的六颗牙，即

　　A. 16、11、26、31 的唇（颊）面及 36、46 的舌面

　　B. 16、11、26、31 的舌（腭）面及 36、46 的唇（颊）面

　　C. 16、11、26、31 的唇（颊）、舌面及 36、46 的颊、舌面

　　D. 16、11、24、31 的唇（颊）面及 36、44 的舌面

　　E. 16、21、26、41 的舌（腭）面及 36、46 的唇（颊）面

二、多选题：每道试题由 1 个题干和 5 个备选答案组成，题干在前，选项在后。选项 A、B、C、D、E 中至少有 2 个正确答案。

**9.** 口腔预防医学的研究内容包括

　　A. 口腔流行病学　　　B. 局部用氟

　　C. 口腔健康促进　　　D. 口腔卫生服务

　　E. 菌斑控制

**10.** 循证口腔医学与传统口腔医疗实践的相同点有

　　A. 使用现有最佳证据

　　B. 需要良好的临床经验

　　C. 尊重患者的意愿

　　D. 需要良好的医疗技术

　　E. 更多接受不确定性结论

## 答案和精选解析

**一、单选题**

**1. A**　口腔正常菌群之间以及它们与宿主之间的相互作用称为口腔生态系。口腔生态系包括宿主与微生物。

**2. A**　微生态系是宿主与微生物共同组成的一个生态

系统，口腔生态系则是宿主口腔与口腔微生物组成的生态系统。

**3. C**　牙科清洁材料是指通过化学作用清洁修复体表面污物和氧化物的各种材料。

**4. B**　口腔二级预防旨在早期发现、早期诊断、早期治疗，减轻已发生的牙周病的严重程度，控制其发展。口腔二级预防方法包括预防性树脂充填、治疗牙周脓肿、根面平整、牙周手术、拔除不能保留的患牙等。

**5. B**　系统评价是循证医学重要的研究方法和最佳证据的重要来源之一，有明确的设计，研究问题专一，搜索数据库覆盖广，条件许可时进行定量分析，文献选择有纳入标准。

**6. E**　系统评价的定量分析用于比较和综合针对同一问题的研究结果，分析前需要对纳入的研究进行异质性检验。系统评价的定量分析方法为 Meta 分析，异质性检验有 Q 统计量检验法和图表法。系统评价的定量分析，

是对系统各个方面进行定量或者定性的分析来进行评估，并非均需进行定量分析。

**7. C**　研究表明，口腔医务人员反复暴露于血液和唾液，因此较一般人群对某些感染性疾病有较高的发病率。

**8. A**　简化口腔卫生指数是检查有代表性的六颗牙，即 16、11、26、31 的唇（颊）面及 36、46 的舌面。简化口腔卫生指数主要用于人群口腔卫生状况评价。

**二、多选题**

**9. ABCDE**　口腔预防医学是口腔医学的重要组成部分，与口腔医学的各个领域都有着密切的内在联系。口腔预防医学的研究内容主要包括口腔流行病学、口腔健康促进、口腔卫生服务、菌斑控制以及局部用氟。

**10. BCD**　循证医学是在临床流行病学的基础上发展起来的临床医学基础学科之一。循证口腔医学与传统口腔医疗实践的相同点有：一是尊重患者的意愿，二是都需要良好的临床经验，三是都需要良好的医疗技术。

# 第二章　口腔流行病学

一、单选题：每道试题由 1 个题干和 5 个备选答案组成，题干在前，选项在后。选项 A、B、C、D、E 中只有 1 个为正确答案，其余均为干扰选项。

**1. 口腔流行病学不是**
- A. 流行病学的一个分支
- B. 研究口腔疾病的人群分布规律
- C. 口腔预防医学的基础
- D. 口腔分子生物学的基础
- E. 研究影响疾病分布的相关因素

**2. 样本含量大小的影响因素不包括**
- A. 调查方法
- B. 调查对象
- C. 患病率
- D. 调查者的决定
- E. 调查要求

**3. 有关流行性腮腺炎的描述，不正确的是**
- A. 为副黏液病毒感染
- B. 为非化脓性感染
- C. 导管上皮水肿，管腔内充满坏死细胞和渗出物
- D. 腺体被膜可间质水肿、充血，中性粒细胞、淋巴细胞浸润
- E. 唾液淀粉酶经淋巴入血，由尿排出

**4. 关于实验流行病学的叙述错误的是**
- A. 对研究对象采取干预措施
- B. 需要实验室技术
- C. 研究对象随机分配
- D. 要求设立严格的对照观察
- E. 尽量采用盲法

**5. 我国进行的第三次全国口腔流行病学抽样调查属于**
- A. 横断面研究
- B. 纵向研究
- C. 常规资料分析
- D. 病例对照研究
- E. 群组研究

**6. 对口腔流行病学主要作用的描述不恰当的是**
- A. 描述人群口腔健康与疾病的分布状态
- B. 研究口腔疾病的病因和影响流行的因素
- C. 研究疾病预防措施并评价其效果
- D. 用于指导疾病的监测和治疗
- E. 制定口腔卫生保健规划并评价其进展

二、多选题：每道试题由 1 个题干和 5 个备选答案组成，题干在前，选项在后。选项 A、B、C、D、E 中至少有 2 个正确答案。

**7. 用于衡量龋病的指数有**
- A. 龋失补牙数（DMFT）
- B. 乳牙龋失补牙面数（DMFS）
- C. 患龋补牙数（DFT）
- D. 患龋率
- E. 龋病发病率

**8. 用于衡量口腔卫生状况和牙周健康的指数有**
- A. 菌斑指数（PLI）
- B. 牙龈出血指数（GBI）
- C. 社区氟牙症指数（CFI）
- D. 未充填龋牙数（DT）
- E. 社区牙周指数（CPI）

**9. 关于社区牙周指数（CPI）的使用，叙述正确的是**
- A. 20 岁以下者只检查 6 颗指数牙
- B. 15 岁以下者不检查牙周袋深度
- C. 每个区段内必须有 2 颗或 2 颗以上功能牙，并且无拔牙指征，该区段才可检查
- D. 一个区段中缺失 1 颗指数牙或有拔牙指征，则只检查另 1 颗指数牙
- E. 记分时，取 6 个区段的平均分值作为个人的 CPI 分值

**10. 按照世界卫生组织（1997）标准，冠龋的诊断标准是**
- A. 牙的点隙窝沟或平滑面有明显龋洞
- B. 有明显釉质下破坏
- C. 窝沟点隙卡住探针
- D. 探到软化洞底或壁部
- E. 可疑龋

三、共用题干单选题：以叙述一个以单一病人或家庭为中心的临床情景，提出 2～6 个相互独立的问题，问题可随病情的发展逐步增加部分新信息，每个问题只有 1 个正确答案，以考查临床综合能力。答题过程是不可逆的，即进入下一问后不能再返回修改所有前面的答案。

**（11～14 共用题干）**
全国牙防组口腔健康调查技术组专家对某省调查人员进行了调查前培训，纠正了一些容易影响调查质量的不足之处。

**11. 根据 WHO 龋病诊断标准,下面不能诊断为龋的是**

A. 病损底部发软

B. 牙釉质有潜在的损害

C. 牙釉质上硬的白斑

D. 窝沟壁或底软化

E. 着色区软化凹陷

**12. 口腔检查不应该计为龋齿的牙是**

A. 已充填无龋　　　　B. 已充填有龋

C. 龋失牙　　　　　　D. 桥基牙

E. 有龋残冠

**13. 经标准一致性检验不合格的检查者不能参加口腔检查,合格者的 Kappa 值应在**

A. 0.1 以上　　　　　B. 0.2 以上

C. 0.3 以上　　　　　D. 0.4 以上

E. 0.5 以上

**14. 牙周 CPI 指数只需检查 6 颗指数牙的年龄应在**

A. 30 岁以下　　　　B. 20 岁以下

C. 18 岁以下　　　　D. 15 岁以下

E. 12 岁以下

**(15～16 共用题干)**

某镇 4 所小学三年级学生随机分成 2 组,一组用氟水漱口,另一组用自来水漱口,观察 2 组龋病发病有无差异。

**15. 该研究属于**

A. 历史常规资料分析　　B. 横断面调查

C. 病例对照研究　　　　D. 队列研究

E. 流行病学试验

**16. 该研究应遵循的设计原则是**

A. 随机、对照、时间　　B. 随机、对照、盲法

C. 目的、随机、对照　　D. 目的、随机、盲法

E. 目的、随机、时间

**(17～19 共用题干)**

某研究采用菌斑指数(PlI)检查中学生的口腔卫生状况。

**17. 如采用指数牙进行检查,所检查的牙齿为**

A. 右上 6、右上 2、左上 4、左下 2、左下 6、右下 4

B. 右上 6、左上 1、左上 4、左下 6、右下 1、右下 4

C. 右上 6、左上 1、左上 6、左下 6、右下 1、右下 6

D. 右上 6、左上 1、左上 4、左下 4、右下 1、右下 6

E. 右上 6、左上 2、左上 7、左下 6、右下 2、右下 7

**18. 每颗指数牙的检查部位为**

A. 唇颊侧正中

B. 唇颊侧正中和舌腭侧正中

C. 唇颊侧的远中、近中和舌腭侧正中

D. 唇颊侧的远中、正中、近中和舌腭侧正中

E. 唇颊侧和舌腭侧的远中、正中和近中

**19. 每部位记分为**

A. 0 或 1 分　　　　　B. 0～2 分

C. 0～3 分　　　　　 D. 0～4 分

E. 0～5 分

**(20～21 共用题干)**

采用社区牙周指数(CPI)调查 100 名中年人牙周状况,最高记分为 0 者 20 人,最高记分为 1 者 20 人,最高记分为 2 者 20 人,最高记分为 3 者 20 人,最高记分为 4 者 20 人。

**20. 被调查人群中,有牙周袋者的比例为**

A. 20%　　　　　　　B. 40%

C. 60%　　　　　　　D. 80%

E. 100%

**21. 被调查人群的牙龈炎患病率为**

A. 20%　　　　　　　B. 40%

C. 60%　　　　　　　D. 80%

E. 100%

# 答案和精选解析

**一、单选题**

**1. D**　口腔流行病学,是流行病学的一个分支,是口腔预防医学的基础,即用流行病学的原则、基本原理和方法,研究口腔疾病的人群分布规律,研究影响疾病分布的相关因素,为制定口腔保健计划,选择防治策略和评价服务效果打下良好基础。

**2. D**　样本含量大小会影响调查效果,样本含量的确定随所采用的流行病学方法类型不同而不同。一般样本含量大小的影响因素主要包括调查对象、调查方法、患病率、调查要求。

**3. D**　流行性腮腺炎,俗称痄腮,由副黏液病毒感染引起,为非化脓性感染。四季均有流行,以冬、春季常见。病理表现为导管上皮水肿,管腔内充满坏死细胞和渗出物。腺体被膜间质水肿、充血,中性粒细胞、白细胞浸润。腮腺分泌的唾液淀粉酶经淋巴入血,由尿排出。本病为自限性疾病,预后良好。

**4. B**　实验流行病学亦称干预研究,是指以人群为研究对象,以医院、社区、工厂、学校等现场为“实验室”的实验性研究,不需要实验室技术。开展实验流行病学研究,研究对象随机分配,要求设立严格的对照观察,尽量采用盲法,对研究对象采取干预措施。实验流行病学研究是流行病学研究的主要方法之一。

**5. A**　我国进行的第三次全国口腔流行病学抽样调查

属于横断面研究。横断面研究是通过对特定时点和特定范围内人群中的疾病和有关因素的分布状况的资料收集、描述，为进一步的研究提供病因线索。它是描述流行病学中应用最为广泛的方法。

**6. D**　口腔流行病学可用于对人群口腔健康状况进行描述，横断面调查是描述性口腔流行病学最常用的方法。口腔流行病学，描述人群口腔健康与疾病的分布状态，研究口腔疾病的病因和影响流行的因素，研究疾病预防措施并评价其效果，有助于监测口腔疾病的发展趋势，制定口腔卫生保健规划并评价其进展。

**二、多选题**

**7. ABCDE**

**8. ABE**　用于衡量口腔卫生状况和牙周健康的指数有：①菌斑指数（PLI）：根据牙面菌斑的厚度记分而不根据菌斑覆盖面积记分，用于评价口腔卫生状况和衡量牙周病的防治效果。②牙龈出血指数（GBI）：该指数观察牙龈状况，检查牙龈颜色和质的改变，以及出血倾向。③社区牙周指数（CPI）：不仅反映牙周组织的健康状况，也反映牙周的治疗需要情况，被世界卫生组织推荐为牙周病流行病学调查指数。

**9. ABCD**　CPI 检查即在指数牙上检查牙龈出血、牙周袋深度、牙结石三项内容。20 岁以下者只检查 6 颗指数牙，15 岁以下者不检查牙周袋深度。WHO 规定，每个区段内必须有 2 颗或 2 颗以上的功能牙，并且无拔牙指征，该区域才能做检查。成年人的后牙区有时缺失一颗指数牙或该牙有拔牙指征，则只检查另外一颗指数牙。如果一个区段内的全部指数牙缺失或有拔牙指征，则此区段内所有其余牙，以最重的情况记分。如果这个区段内没有功能牙或者只有一颗功能牙，这个区段作为除外区段。每颗指数牙的颊（唇）、舌（腭）面龈沟或牙周袋都必须检查。每个区段内两颗功能牙的检查结果，以最重的情况计分。记分填入 CPI 记分表格，每个格子填一个记分，后牙区段两颗功能牙以最重情况记分。

**10. ABD**　冠龋是指发生于牙齿牙冠上的龋坏。按照世界卫生组织（1997）标准，冠龋的诊断标准是有明显的釉质下破坏、牙的点隙窝沟或平滑面有明显龋洞、探到软化洞底或壁部。

**三、共用题干单选题**

**11. C**　根据 WHO 龋病诊断标准，窝沟壁或底软化，病损底部发软，牙釉质有潜在的损害，着色区软化凹陷即可诊断为龋病。牙釉质上硬的白斑不能诊断为龋。

**12. D**　桥基牙是固定义齿组成部分之一，是用来安装固位体的牙。桥基牙的条件是牙冠形态要正常、牙根需要长大、稳、牙髓要有活力。口腔检查不应该计为龋齿的牙是桥基牙。

**13. D**　经标准一致性检验不合格的检查者不能参加口腔检查，不合格者的 Kappa 值在 0.4 以下，合格者的 Kappa 值应在 0.4 以上。

**14. B**　牙周 CPI 指数只需检查 6 颗指数牙的年龄应在 20 岁以下。20 岁以下者只检查 16、11、26、36、31、46 这六颗指数牙。

**15. E**　该研究属于流行病学试验。流行病学试验是指将来自同一总体的研究人群随机分为试验组和对照组，研究者向试验组人群施加某种干预措施，对照组人群不给干预措施或给予标准化干预措施，然后随访比较两组人的结局有无差别，以判断干预效果的方法。

**16. B**　流行病学试验应遵循的设计原则有三点，分别为随机化、设立对照、盲法。

**17. B**　牙周指数法是一种操作简单，重复性好，适合大规模口腔流行病学调查的牙周健康状况检查方法。如采用指数牙进行检查，所检查牙齿有 6 颗，分别为右上 6、左上 1、左上 4、左下 6、右下 1、右下 4。

**18. D**　每颗指数牙的检查部位为唇颊侧的远中、正中、近中和舌腭侧正中。每颗指数牙检查牙龈出血、牙周袋深度、牙结石三项内容。

**19. C**　每部位记分为 0~3 分。0 分是牙龈健康，1 分是牙龈出血，2 分是牙结石，3 分是牙周病，牙周袋深度在 4~5mm。

**20. B**　牙周指数的记分标准为：0 分代表牙龈健康；1 分代表牙龈炎，探诊后出血；2 分代表牙石，探诊可见牙石；3 分代表早期牙周病，龈缘覆盖部分探针黑色部分，牙周袋深度在 4~5mm；4 分代表晚期牙周病，探针黑色部分被龈缘完全覆盖，牙周袋深度在 6mm 以上。本次调查中，3 分和 4 分的总人数为 40 人，有牙周袋者的比例为 40%。

**21. D**　牙龈炎症指发生于牙龈组织的急、慢性炎症，继续发展可出现牙石，发生牙周炎。依据牙周指数的记分标准，1 分及以上均提示为牙龈炎，人数为 80 人，被调查人群的牙龈炎患病率为 80%。

# 第三章 龋病的预防

一、单选题：每道试题由 1 个题干和 5 个备选答案组成，题干在前，选项在后。选项 A、B、C、D、E 中只有 1 个为正确答案，其余均为干扰选项。

1. 食盐氟化适用于没有开展饮水氟化或没有自来水的低氟区，不同国家或地区因饮食习惯不同，对盐的摄入量也不同。食盐含氟量一般为
   A. 50～90mg/kg
   B. 90～350mg/kg
   C. 290～550mg/kg
   D. 500～900mg/kg
   E. 780～1000mg/kg

2. 儿童含氟牙膏的常用氟浓度为
   A. 10ppm
   B. 500ppm
   C. 1000ppm
   D. 10000ppm
   E. 1ppm

3. 变形链球菌的重要生物学特征不包括
   A. 产酸强而快
   B. 缺氧环境中不能生存
   C. 能生活在坚硬的牙面
   D. 能在菌斑的深层生存
   E. 能将蔗糖合成不溶性葡聚糖

4. 在变形链球菌黏附于牙面的过程中起主要作用的酶是
   A. 透明质酸酶
   B. 葡糖基转移酶
   C. 乳酸脱氢酶
   D. 葡糖聚合酶
   E. 都不正确

5. 下列选项中关于变形链球菌的描述，错误的是
   A. 革兰阳性球菌
   B. 厌氧菌
   C. 与龋病关系密切的是 c/g 血清型
   D. 根据菌体 DNA 中鸟嘌呤和胞嘧啶含量的不同分为 7 个菌种
   E. 可分为 8 个血清型

6. 关于含氟牙膏，叙述错误的是
   A. 氟化钠牙膏可用碳酸钙做摩擦剂
   B. 避免氟化亚锡与磷酸氢钙配方
   C. 氟化亚锡可使牙染色
   D. 单氟磷酸钠与多种摩擦剂相容性好
   E. 3～6 岁儿童每次用含氟牙膏量为豌豆大小

7. 人工被动免疫防龋的方法不包括
   A. 异种免疫
   B. 单克隆抗体
   C. 鸡卵黄抗体
   D. 亚单位防龋疫苗
   E. 转基因植物抗体

8. 将含氟凝胶放在托盘里置于口腔内一次的时间是
   A. 1 分钟
   B. 2 分钟
   C. 3 分钟
   D. 4 分钟
   E. 8 分钟

9. 全酸蚀体系是指
   A. 能酸蚀釉质的制剂
   B. 能酸蚀牙本质的制剂
   C. 能酸蚀牙骨质的制剂
   D. 既酸蚀釉质又酸蚀牙本质的制剂
   E. 既酸蚀釉质又酸蚀牙骨质的制剂

10. 急性氟中毒的主要症状不包括
    A. 恶心
    B. 呕吐
    C. 头痛
    D. 腹泻
    E. 肌肉痉挛

11. 很可能引起氟中毒的氟摄入阈值是
    A. 3mg/kg
    B. 4mg/kg
    C. 5mg/kg
    D. 6mg/kg
    E. 8mg/kg

12. 口腔保健咨询时，关于氟化物对人体有害的说法，正确的是
    A. 过量有害，最好不用
    B. 适量防龋，有益健康
    C. 过量无害，多多益善
    D. 只能局部用，不能全身用
    E. 只能全身用，不能局部用

13. 人体氟排泄的主要途径是
    A. 皮肤
    B. 肾脏
    C. 粪便
    D. 汗液
    E. 胃肠

14. 人体最主要的氟来源是
    A. 饮水
    B. 食物
    C. 空气
    D. 氟化牙膏
    E. 含氟维生素

15. 根据美国疾病控制中心（CDC）推荐，适用于所有青少年，推荐强度为 A 级的氟防龋措施是
    A. 学校饮水氟化
    B. 含氟牙膏

C. 含氟漱口水　　　D. 含氟涂料

E. 含氟凝胶

## 二、多选题：每道试题由 1 个题干和 5 个备选答案组成，题干在前，选项在后。选项 A、B、C、D、E 中至少有 2 个正确答案。

**16.** 龋病三级预防中，属于一级预防的是

A. 修复缺损牙

B. 早期诊断、早期处理

C. 窝沟封闭

D. 开展口腔健康教育

E. 合理使用氟化物

**17.** 氟化物的防龋机制是

A. 抑制釉质脱矿

B. 促进牙釉质再矿化

C. 降低釉质表层的溶解度

D. 干扰细菌和菌斑在牙面上的堆积和黏附

E. 抑制细菌产酸

**18.** 评价窝沟封闭术的效果时，计算龋齿降低率的公式有

A. 龋降低相对有效率 =（对照组龋齿数 − 试验组龋齿数）/对照组龋齿数 ×100%

B. 龋降低实际有效率 =（对照组龋齿数 − 试验组龋齿数）/已封闭的总牙数 ×100%

C. 龋降低实际有效率 =（试验组龋齿数 − 对照组龋齿数）/已封闭的总牙数 ×100%

D. 龋降低相对有效率 =（试验组龋齿数 − 对照组龋齿数）/对照组龋齿数 ×100%

E. 龋齿降低率 =（试验组龋齿数 − 对照组龋齿数）/复查时总牙齿数 ×100%

**19.** 窝沟封闭术的适应证有

A. 后牙有浅龋的窝沟

B. 可以插入或卡住探针的深窝沟

C. 有可疑龋的后牙窝沟

D. 对侧同名牙患龋或有患龋倾向的牙

E. 𬌗面已经被充填的窝沟

**20.** 封闭剂固化后用探针进行检查是为了

A. 了解固化程度和粘结情况

B. 检查有无气泡存在

C. 寻找遗漏或未封闭的窝沟

D. 观察封闭材料是否过高影响咬合

E. 观察封闭剂是否完全覆盖酸蚀面

**21.** 可以作为氟化钠牙膏摩擦剂的成分是

A. 碳酸钙　　　B. 二氧化硅

C. 磷酸钙　　　D. 丙烯酸塑料

E. 焦磷酸钙

**22.** 儿童使用 1000ppm 含氟牙膏刷牙时的用量应该是

A. 儿童一出生就应该用含氟牙膏

B. 儿童出生 6 个月以前可以不用含氟牙膏

C. 1～3 岁儿童每次不能超过米粒大小

D. 4～6 岁儿童每次不能超过"豌豆"大小

E. 7 岁以上儿童每次用量与成人相同

## 三、共用题干单选题：以叙述一个以单一病人或家庭为中心的临床情景，提出 2～6 个相互独立的问题，问题可随病情的发展逐步增加部分新信息，每个问题只有 1 个正确答案，以考查临床综合能力。答题过程是不可逆的，即进入下一问后不能再返回修改所有前面的答案。

**（23～26 共用题干）**

在口腔预防保健培训班上，针对龋病病因的讨论中，大家对细菌、饮食和宿主等因素的相互作用进行了探讨。

**23.** 致龋菌中最主要的是

A. 乳酸杆菌　　　B. 黏性放线菌

C. 内氏放线菌　　　D. 变形链球菌

E. 血链球菌

**24.** 菌斑 pH 值变化的最主要作用是

A. 形成 Stephan 曲线

B. 使牙釉质脱矿

C. 细菌更容易凝聚

D. 菌斑成熟度增加

E. 唾液缓冲能力降低

**25.** 唾液与龋病的关系主要是

A. 冲刷作用　　　B. 为菌斑提供基质

C. 缓冲和再矿化　　　D. 免疫作用

E. 促进菌斑生长

**26.** 食物的致龋作用主要表现在

A. 口感和味道

B. 加工方式和包装形式

C. 是否易消化

D. 口腔产酸力和滞留时间

E. 食物的精细程度

**（27～29 共用题干）**

全身用氟预防龋齿研讨会上，专业人员就各种措施和方法进行探讨，首先讨论的是饮水加氟。

**27.** 最先提出并实施饮水加氟的国家是

A. 美国　　　B. 中国

C. 瑞典　　　D. 英国

E. 澳大利亚

**28.** 要取得最佳防龋效果，饮用加氟水应从

A. 孕妇开始　　　B. 出生开始

C. 幼儿园开始　　　D. 小学开始

E. 中学开始

**29. 从牙面分析，最佳的防龋效果在**

A. 唇面　　　　　B. 舌面

C. 颊面　　　　　D. 𬌗面

E. 光滑面

**（30～35 共用题干）**

患儿，男性，5 岁。家居偏僻山区。医师上门检查发现乳牙左上 5 的𬌗面点隙有龋，探诊轻微不适，叩痛（－），颊侧牙龈没有红肿和瘘管。

**30. 首选的治疗方法是**

A. 窝沟封闭

B. 氟化物涂布

C. 常规龋齿充填

D. 非创伤性修复治疗（ART）

E. 预防性充填

**31. 这种治疗方法所用的材料是**

A. 不含填料封闭剂

B. 稀释的树脂类材料

C. 新型的玻璃离子材料

D. 复合树脂类材料

E. 复合体类材料

**32. 这种治疗技术的操作方法是**

A. 使用手机清除龋损组织

B. 使用橡皮障隔湿

C. 使用挖匙去除软化的牙体组织

D. 使用 20% 的聚丙烯酸清洁窝洞

E. 使用激光备洞

**33. 充填完成后应嘱患者的注意事项是**

A. 30 分钟内不要漱口

B. 1 小时内不要漱口

C. 30 分钟内不要饮水

D. 30 分钟内不要进食

E. 1 小时内不要进食

**34. 这种治疗方法的优点是**

A. 可以使用树脂充填

B. 不需要电动牙科设备

C. 长期保留率高

D. 充填材料抗压能力较大

E. 能够避免微渗漏

**35. 这种治疗方法的缺点是**

A. 不符合现代预防的基本观点

B. 不易控制交叉感染

C. 不能起到预防和阻止龋病的作用

D. 不能避免微渗漏

E. 技术不易掌握

**（36～37 共用题干）**

患儿，男性，7 岁。因"恶心、呕吐、腹泻 1 小时"来诊。患儿 1 小时前在学校误吸入过量含氟凝胶导致恶心、呕吐、腹泻。查体：面容憔悴，意识清楚，腹部压痛。

**36. 学校现场救助的措施是**

A. 平卧休息　　　B. 进食水果

C. 进流食　　　　D. 进软食

E. 饮牛奶

**37. 急性氟中毒的急救处理原则不包括**

A. 催吐　　　　　B. 洗胃

C. 补钙　　　　　D. 补液

E. 口服大量维生素

**（38～40 共用题干）**

患儿，男性，7 岁。因"龋齿"来诊。口腔检查：上、下颌 4 个第一恒磨牙已经全部萌出，左下第一恒磨牙𬌗面龋，上颌两个第一恒磨牙窝沟浅。上、下颌第一和第二乳磨牙有不同程度的龋损。

**38. 右下第一恒磨牙最适宜的预防措施是**

A. 氟化物涂布

B. 含氟牙膏刷牙

C. 氯己定漱口液漱口

D. 𬌗面窝沟封闭

E. 非创伤性修复治疗（ART）

**39. 开展该预防措施首先应**

A. 把含氟牙膏置于牙刷上

B. 用锥形毛刷清洁牙面

C. 选择合适的牙用斧形器

D. 挑选大小适合的托盘

E. 磨除一部分牙釉质

**40. 该措施成功的关键是**

A. 不被唾液污染

B. 合适的氯己定漱口液浓度

C. 理想的牙用斧形器

D. 牙体组织有足够支撑

E. 是否选择了保健牙刷

**（41～43 共用题干）**

某地区饮用水中氟的含量在 0.5mg/L 以下，计划对饮用水进行氟化来减少龋病的发生。

**41. 饮水氟化的优点是**

A. 氟的浪费少

B. 每个家庭可自由选择

C. 对环境的影响小

D. 费用低廉

E. 其安全性已得到充分肯定，不存在对健康的影响

**42. 饮水加氟应该遵循的原则不包括**

A. 饮水氟含量超过 1.5mg/L 时，应采取措施，减少氟的摄入量

B. 氟牙症指数超过 1 时，应采取措施，减少氟的摄入量

C. 饮水氟含量在 0.5mg/L 以下时，应积极开展饮水氟化

D. 应按季节、气温的变化进行调整

E. 需要严格的管理和检测，保证安全有效

**43. 当饮水氟浓度为多少时有最佳的防龋效果和最少的氟牙症**

A. 0.5mg/L
B. 0.7mg/L
C. 0.8mg/L
D. 1mg/L
E. 1.5mg/L

**(44～46 共用题干)**

研究人员准备在某城市开展氟化饮水的试点研究，该城市的饮水氟浓度为 0.3mg/L。

**44. 饮水加氟后应定期监测的氟指标为**

A. 尿氟浓度
B. 血浆氟浓度
C. 骨氟浓度
D. 唾液氟浓度
E. 发氟浓度

**45. 饮水加氟的优点不包括**

A. 有效防龋，对恒牙的防龋效果优于乳牙

B. 饮水氟化费用低

C. 具有公共卫生特征

D. 可以在任何地区开展

E. 因龋治疗的费用减少

**46. 饮水氟化后，仍可使用的氟防龋措施是**

A. 氟片
B. 氟滴剂
C. 氟化牙膏
D. 食盐氟化
E. 饮水加氟后，不能再使用任何氟防龋措施

**(47～48 共用题干)**

氟化物的全身应用是机体通过消化道摄入氟化物，经胃肠道吸收进入血液循环，然后转输至牙体及唾液等组织，达到预防龋病的目的。

**47. 氟化物防龋的全身应用不包括**

A. 牛奶氟化
B. 氟片、氟滴剂
C. 饮水氟化
D. 含氟凝胶
E. 食盐氟化

**48. 食盐氟化的优点不包括**

A. 生产和控制方法简单，费用较低

B. 覆盖人群广泛，不受地区条件限制

C. 氟的浪费减少

D. 每个家庭可自由选择

E. 防龋效果与大众接受程度和范围有关

**(49～52 共用题干)**

2019 年，口腔医院对辖区中小学生进行龋病流行病学调查，结果显示学生龋病的患病情况较严重。医院建议教育管理部门在学生中开展局部用氟预防龋病的干预项目，并邀请专家学者就局部用氟的作用机制、使用方法、适用人群等相关话题进行探讨。

**49. 以下方法中不属于局部用氟措施的是**

A. 含氟牙膏
B. 氟水漱口
C. 氟片
D. 含氟涂料
E. 含氟凝胶

**50. 局部用氟时氟离子进入菌斑中形成"氟库"的储存形式是**

A. 氟化钠
B. 氟化钾
C. 氟化镁
D. 氟化钙
E. 氟磷酸钠

**51. 可由学生个人直接使用的局部用氟方法是**

A. 1000mg/kg 含氟牙膏

B. 0.2% 氟化钠漱口液

C. 0.9% 含氟涂料

D. 5% 含氟涂料

E. 1.23% APF 凝胶

**52. 关于局部用氟的使用建议，不正确的是**

A. 儿童使用含氟漱口水需在家长或学校医务人员监督下进行

B. 在饮水氟含量过高的地区，6 岁以下儿童不推荐使用含氟牙膏

C. 对于 6 岁以下有患龋风险的儿童，推荐使用 5% 含氟涂料

D. 对于 6 岁以上有患龋风险的人群，可使用 5% 含氟涂料和 1.23% APF 凝胶

E. 含氟凝胶每年应至少使用两次

# 答案和精选解析

### 一、单选题

**1. B** 食盐氟化是调整食盐的氟浓度并以食盐作为载体，将氟化物加入人们常吃的食品中，以达到适量供氟、预防龋病的目的。食盐含氟量一般为 90～350mg/kg，含氟过高可引起中毒，含氟过低起不到防龋的效果。

**2. B** 研究表明，儿童在使用牙膏时经常会吞食一部分，为身体所吸收，其吞咽量可达 27%，经常过多使用

含氟牙膏的儿童有患氟牙症的可能。因此，从安全性考虑，应生产适合儿童使用、含氟浓度低的牙膏，专家建议为儿童生产的含氟牙膏中氟含量为500ppm较好。

**3. B** 变形链球菌为革兰染色阳性的球菌，是口腔天然菌群中占比例最大的链球菌属中的一种，为牙斑的主要成分之一。变形链球菌的重要生物学特征主要包括：能在菌斑的深层生存，能生活在坚硬的牙面，能在缺氧环境中生存，能将蔗糖合成不溶性葡聚糖，产酸强而快。

**4. B** 在变形链球菌黏附于牙面的过程中起主要作用的酶是葡糖基转移酶。

**5. B** 变形链球菌群是与龋病关系最为密切的菌群，也是目前研究最为深入的口腔微生物，变形链球菌群是微需氧菌或兼性厌氧菌。

**6. A** 含氟牙膏是指含有氟化物的牙膏，氟化物能有效预防龋齿，增强牙齿抗龋的能力。3～6岁儿童每次用含氟牙膏量为豌豆大小。氟化亚锡可使牙染色，避免氟化亚锡与磷酸氢钙配方。单氟磷酸钠与多种摩擦剂相容性好，可在牙膏配方中用作防龋剂、牙齿脱敏剂。氟化钠牙膏相容的摩擦剂是焦磷酸钙和二氧化硅，但氟化钠牙膏和碳酸钙不相容，不能用碳酸钙做摩擦剂。

**7. D** 免疫防龋的方法主要有两种，一种是人工自动免疫，另一种是人工被动免疫。人工自动免疫是用人工接种的方法给机体输入抗原性物质，刺激机体免疫系统产生免疫应答，从而增强抗病能力。人工被动免疫则是给机体输入由其他个体产生的免疫效应物质。通俗的理解就是自动免疫给机体输入的是抗原，被动免疫给机体输入的是抗体。亚单位疫苗是抗原物质，所以不是被动免疫。

**8. D** 含氟凝胶的具体操作方法为清洁牙面，隔湿，吹干，用托盘装入含氟凝胶放入上、下牙列，轻咬，使凝胶布满牙面与牙间隙，在口内保留4分钟后取出，拭去残留凝胶，半小时不漱口不进食。

**9. D** 酸蚀是去除釉质中的有机物，形成微孔来增加树脂与釉质间结合的方法。临床常用的全酸蚀体系是指既酸蚀釉质又酸蚀牙本质的制剂。

**10. C** 急性氟中毒的主要症状是恶心、呕吐、腹泻甚至肠道出血、血钙平衡失调、肌肉痉挛、虚脱、呼吸困难。

**11. C**

**12. B** 氟是人体健康所必需的一种微量元素，适量的氟化物可以对机体的代谢产生积极的影响，可以预防龋病，摄入氟过多或过少都会给人体带来不利的影响。

**13. B** 肾脏是排泄体内氟的主要途径，一般成人摄氟量的40%～60%由尿排出。

**14. A** 人体氟的主要来源是饮水，约占人体氟来源的65%，其次为食物，约占25%。

**15. B** 根据美国CDC推荐，学校饮水加氟适用于农村非氟化地区，含氟牙膏适用于所有人口，含氟漱口水、含氟涂料、含氟凝胶适用于高危人群。

**二、多选题**

**16. CDE** 一级预防：①促进口腔健康，普及口腔健康教育，制定营养摄取计划，定期口腔检查；②控制及消除危险因素：对口腔内存在的危险因素，应采取可行的防治措施，在口腔专业医生的指导下，合理使用各种氟化物防龋，进行窝沟封闭，应用防龋涂料。

**17. ABCDE** 氟化物指含氟的有机或无机化合物。氟化物广泛用于预防龋齿，防龋机制是改变口腔生态环境，干扰细菌和菌斑在牙面上的堆积和黏附，抑制细菌产酸，抑制釉质脱矿，降低釉质表层的溶解度，促进牙釉质再矿化。

**18. AB** 窝沟封闭的临床效果评价包括：窝沟封闭剂的保留率和龋降低率。保留率的统计以牙为单位，在一段时间后，统计封闭剂完全保留、部分脱落、完全脱落各占总封闭牙数的百分比。龋降低率的统计分析常采用自身半口对照试验。选择受试者口内同名对称牙，随机选1个牙做封闭，对侧牙为对照，进行观察分析。或者选择一种认可的封闭剂做阳性对照，以达到双盲的要求。龋降低率的计算公式为：龋降低率＝（对照组龋齿数－试验组龋齿数）/对照组龋齿数×100%。

**19. BCD** 窝沟封闭的适应证包括：①可以插入或卡住探针的深窝沟；②𬌗面有深的窝沟；③有可疑龋的后牙窝沟；④对侧同名牙患龋或有患龋倾向的牙。

**20. ABCD** 封闭剂固化后，用尖锐的探针进行全面检查，观察其固化程度，与牙面的粘结情况，确认有无气泡存在，寻找遗漏或未封闭的窝沟并重新封闭，检查咬合是否过高，如果发现问题及时处理。如果封闭剂没有填料，咬合高点可不调整，2～3天后可被磨去；如果使用含有填料的封闭剂，应调整咬合。封闭后，还应定期（3个月、半年或一年）复查，观察封闭剂保留情况，如脱落应重新封闭。

**21. BDE** 氟化钠可与牙膏中的碳酸钙、磷酸钙发生反应，使氟离子失去活性，因此，含氟化钠牙膏不能使用碳酸钙或磷酸钙做摩擦剂。可选用丙烯酸塑料、焦磷酸钙、二氧化硅作为氟化钠牙膏的摩擦剂。

**22. BCDE**

**三、共用题干单选题**

**23. D** 变形链球菌为革兰染色阳性球菌，是口腔天然菌群中占比例最大的链球菌属中的一种，为牙斑的主要成分之一。变形链球菌是龋病的主要致病菌，它的传播方式多种多样，主要包括母系传播、父系传播和其他的横向传播方式。

**24. B** 菌斑pH值变化的最主要作用是使牙釉质脱矿，主要体现为牙菌斑代谢产酸，引起口腔pH值降低，当低于牙釉质脱矿的临界pH值5.5时，牙釉质开始脱矿、溶解。

**25. C** 唾液是一种消化液，同时还含黏蛋白和淀粉酶等。唾液是牙齿的外环境，起到缓冲、冲洗、抗菌和抑菌的作用。唾液与龋病的关系主要是缓冲和再矿化。

**26. D** 食物的致龋作用主要表现在口腔产酸力和滞留时间，日常饮食中糖类及含糖类食物最容易引起龋病，在口腔中产酸力强和滞留时间长，糖类中致龋性最强的是蔗糖。

**27. A** 最先提出并实施饮水加氟的国家是美国。从20世纪50年代开始，美国开始在饮水中大面积加氟，到60年代世界上许多国家也开始加氟。

**28. B** 要取得最佳防龋效果，饮用加氟水应从出生开始。婴儿出牙时间是4～12个月，出生开始饮用水加氟，可以最大限度地降低儿童牙齿的患龋率。

**29. E**

**30. D** 患者乳牙左上5的𬌗面点隙有龋，探诊轻微不适，无叩痛，颊侧牙龈没有红肿和瘘管。首选治疗方法是非创伤性修复治疗（ART）。非创伤性修复治疗适用于恒牙和乳牙中的小龋洞，且无牙龈红肿、无瘘管、无叩痛者。

**31. C** 非创伤性修复治疗于1994年得到世界卫生组织的推荐，已先后在许多国家推广使用。这种治疗方法所用材料是新型的玻璃离子材料。非创伤性修复治疗是一种阻止龋病进展，最大预防和最小创伤的现代治疗方法。

**32. C** 非创伤性修复治疗（ART）的操作方法是使用挖匙去除软化的牙体组织，然后用有粘结性的口腔修复材料充填龋洞，并同时封闭容易患龋的点隙窝沟。

**33. E** 非创伤性修复治疗时，使用玻璃离子材料充填龋洞，充填完成后，让患者漱口，并嘱患者1小时内不要进食。

**34. B** 非创伤性修复治疗方法的优点是不需要电动牙科设备，器材可随身携带，操作安全，简单易学，价格便宜。

**35. D** 这种治疗方法的缺点是不能避免微渗漏。玻璃离子在反应的过程中体积收缩，产生微渗漏，即便在所有操作都很标准的情况下仍难避免，是非创伤性修复治疗最主要的缺点。

**36. E** 患者误吸入过量含氟凝胶，出现恶心、呕吐、腹泻症状，初步诊断为急性氟中毒。急性氟中毒学校现场救助的措施是饮牛奶，因为牛奶可以减轻氟对机体的毒性作用。

**37. E** 急性氟中毒的主要症状是恶心、呕吐、腹泻、腹部压痛。急性氟中毒的急救处理原则是：催吐、洗胃、补糖、补液、口服或静脉注射钙剂。口服大量维生素不是急性氟中毒的急救处理原则。

**38. D 39. B 40. A 41. D 42. C**

**43. D** 一般认为水中含氟量为1mg/L为宜，该浓度既能有效防龋，又不致发生氟牙症。

**44. A** 长期摄入一定量的氟，尿氟排泄量及骨中的浓度可达到稳定的状态，此时，尿氟的日排泄量基本可以反映氟的总摄入量，尿氟水平是监测氟摄入量的最佳指数之一。尿氟与水氟关系密切，当饮水氟浓度很低或为零时，尿氟为0.2～0.5mg/L。饮水氟浓度为1mg/L时，尿氟常为0.5～1.5mg/L，尿氟与水氟浓度基本一致。

**45. D** 饮水氟化是一种有效、安全、经济、可行的防龋措施。但并不可以在任何地区开展，只适宜在水氟浓度低于0.5mg/L，Fci低于0.6，15岁儿童的龋均超过1DMFT的地区开展。

**46. C** 牙膏是自我保健、维护口腔健康的必需用品。含氟牙膏有明显的防龋效果，是通过局部发挥防龋作用，可以与饮水氟化相互补充发挥协同效应。吞咽反射完全建立的儿童及成人，一般很少吞咽，不会造成氟摄入过多，因此饮水氟化后使用氟化牙膏不存在安全性问题。

**47. D** 氟化物的全身应用是通过消化道将氟化物摄入机体，通过胃肠道吸收进入血液循环系统，然后转输至牙体及唾液等组织，达到预防龋病的目的。氟化物防龋的全身应用包括氟片、氟滴剂、牛奶氟化、食盐氟化等。含氟凝胶是一种局部用氟方法，使用时直接涂抹于牙齿上。

**48. E** （1）氟化食盐的优点主要包括：①覆盖人群广泛，不受地区条件限制，可大规模生产和供应；②不需要设备完好的供水系统；③与饮水氟化相比，减少了氟的浪费；④生产和控制方法简单，费用较低；⑤每个家庭可自由选择，无心理上的压力。（2）氟化食盐的不足之处在于：①防龋效果与大众接受程度和范围有关；②难以精确控制每一个个体的耗盐量；③食盐摄取量在不同地区与不同人群之间差异很大，这对氟化食盐氟含量的确定带来一定困难；④氟化食盐的销售范围难以控制，如果进入高氟或适氟地区会造成危害。

**49. C** 氟片经口腔进入消化道，属于全身用氟的作用方法。

**50. D** 局部用氟时，唾液中高浓度的氟离子很快进入菌斑中，形成"氟库"，以氟化钙的形式储存。

**51. A** 在局部用氟方法中，含氟牙膏可由个人直接使用，0.2%氟化钠漱口液属于高浓度含氟漱口液，学生须在老师、家长或专业人员监督下使用。1.23% APF凝胶属于高浓度含氟凝胶，与含氟涂料一起，均属于专业用氟，应由专业人员进行操作。

**52. E** 对于易患龋人群，一年应使用2～4次含氟涂料。

# 第四章　牙周病的预防

一、单选题：每道试题由 **1** 个题干和 **5** 个备选答案组成，题干在前，选项在后。选项 **A、B、C、D、E** 中只有 **1** 个为正确答案，其余均为干扰选项。

**1. 下列制剂不能作为菌斑染色剂的是**

A. 2% 碱性品红
B. 2% 甲紫
C. 2% ~ 5% 藻红
D. 4% 酒石黄
E. 1.0% ~ 2.0% 孔雀绿

**2. 选磨方法中错误的有**

A. 一般先磨正中𬌗的早接触区，不轻易磨改功能牙尖
B. 侧方𬌗的磨改要兼顾工作侧与非工作侧
C. 选磨工作应依次完成，减少患者就诊次数
D. 选磨结束必须用硬橡皮轮将牙面抛光，以减少菌斑的堆积
E. 对于因选磨暴露牙本质出现过敏症状的，应进行脱敏治疗

**3. 牙周病最有效的预防措施有**

A. 正确刷牙，定期洁治，养成良好的口腔卫生习惯
B. 盐水漱口，使用药物牙膏
C. 改变偏侧咀嚼习惯
D. 定期调𬌗，去除𬌗创伤因素
E. 牙龈翻瓣手术

**4. 纠正不良习惯属于牙周病预防的**

A. 一级预防中的促进健康
B. 一级预防中的特殊性保护措施
C. 二级预防中的早期诊断治疗
D. 二级预防中的防止功能障碍
E. 三级预防中的康复

**5. 定期 X 线检查属于牙周病预防的**

A. 一级预防中的促进健康
B. 一级预防中的特殊性保护措施
C. 二级预防中的早期诊断治疗
D. 二级预防中的防止功能障碍
E. 三级预防中的康复

二、多选题：每道试题由 **1** 个题干和 **5** 个备选答案组成，题干在前，选项在后。选项 **A、B、C、D、E** 中至少有 **2** 个正确答案。

**6. 检测变形链球菌的方法有**

A. Dentocult SM 试验
B. Dentobuff Strip 试验
C. 刃天青纸片法
D. Dentocult LB 试验
E. Cariostat 试验

**7. 牙周病的局部危险因素包括**

A. 牙石
B. 食物嵌塞
C. 不良习惯
D. 不良修复体
E. 牙位异常

三、共用题干单选题：以叙述一个以单一病人或家庭为中心的临床情景，提出 **2 ~ 6** 个相互独立的问题，问题可随病情的发展逐步增加部分新信息，每个问题只有 **1** 个正确答案，以考查临床综合能力。答题过程是不可逆的，即进入下一问后不能再返回修改所有前面的答案。

**(8 ~ 9 共用题干)**

患者，男性，28 岁。因"咬物时牙龈出血 7 天"来诊。口腔检查：口腔卫生状况较差，多处牙龈充血、探诊出血。龈上洁治后配合氯己定含漱并评价菌斑控制的效果。

**8. 关于氯己定抗菌斑的作用机制，不正确的是**

A. 与细菌细胞壁的阴离子作用，降低细胞壁的通透性
B. 与唾液酸性糖蛋白的酸性基团结合，从而封闭酸性基团
C. 与牙面釉质结合，阻碍唾液中细菌对牙面的吸附
D. 取代 $Ca^{2+}$ 与唾液中凝集细菌的酸性凝集因子作用，并使之沉淀
E. 进入细胞内，使胞质沉淀而杀灭细菌

**9. 7 天后，使用 O'Leary 的菌斑控制记录卡计算菌斑百分率为 10%，表示**

A. 菌斑完全未被控制
B. 菌斑控制不合格
C. 菌斑基本被控制
D. 菌斑控制良好
E. 菌斑控制优秀

## 答案和精选解析

一、单选题

**1. B　2. C　3. A**

**4. B**　牙周病的一级预防是指在牙周组织受到损害之

前防止致病因素的侵袭，或致病因素已侵袭到牙周组织，但尚未引起病损时立即将其去除。一级预防包括促进健康和特殊性防护措施两个亚级。

**5. C** 牙周病的二级预防旨在早期发现、早期诊断、早期治疗，减轻已发生的牙周病的严重程度，控制其发展。二级预防又可分为早期诊断治疗和防止功能障碍两个亚级。

**二、多选题**

**6. AC** Dentocult SM 试验：观察唾液中每毫升菌落形成单位（CFU/ml）的变形链球菌数量来判断龋的活性。刃天青纸片法：刃天青是氧化还原指示剂，变形链球菌与纸片上的蔗糖发生氧化还原反应的强弱不同，显示不同的颜色反应，用以观察唾液内变形链球菌的数量。

**7. ABCDE** 牙周病是指发生在牙支持组织（牙周组织）的疾病。牙周病的局部危险因素包括食物嵌塞、牙石、不良习惯、不良修复体、牙位异常、创伤性咬合。牙周病是危害人类牙齿和全身健康的主要口腔疾病。

**三、共用题干单选题**

**8. A** 氯己定通过改变细菌胞浆膜的通透性而起到杀菌作用，杀菌作用强于季铵盐类阳离子表面活性剂。

**9. D** O'Leary 的菌斑控制记录卡是国际上广泛采用的、能帮助患者记录菌斑控制效果的评价方式。患者采用龈上洁治后配合氯己定含漱，7 天后，使用 O'Leary 的菌斑控制记录卡计算菌斑百分率为 10%，表示菌斑控制良好。

# 第五章 自我口腔保健方法

一、单选题：每道试题由 1 个题干和 5 个备选答案组成，题干在前，选项在后。选项 A、B、C、D、E 中只有 1 个为正确答案，其余均为干扰选项。

**1.** 以 Bass 法刷牙时，牙刷的毛束与牙面应成
A. 30°　　　　　　　B. 35°
C. 40°　　　　　　　D. 45°
E. 80°

**2.** 使用牙线时两指间牙线长度为
A. 1 ~ 1.5cm　　　　B. 2 ~ 2.5cm
C. 3 ~ 3.5cm　　　　D. 4 ~ 4.5cm
E. 5 ~ 5.5cm

**3.** 下面对保健牙刷的描述，不正确的是
A. 牙刷头小
B. 刷毛顶圆
C. 牙刷毛软
D. 牙刷头大
E. 毛束适宜

**4.** 下面不属于初级卫生保健五项基本原则的是
A. 平等分配　　　　B. 社会参与
C. 多方合作　　　　D. 适宜技术
E. 重点治疗

二、多选题：每道试题由 1 个题干和 5 个备选答案组成，题干在前，选项在后。选项 A、B、C、D、E 中至少有 2 个正确答案。

**5.** 漱口剂的作用有
A. 防龋　　　　　　B. 抑菌
C. 镇痛　　　　　　D. 防腐
E. 美白

**6.** 影响牙刷毛硬度的因素有
A. 刷毛的种类和类型
B. 刷毛的直径和长度
C. 植毛孔径的大小
D. 每束刷毛的数目和弹性
E. 毛束的多少

三、共用题干单选题：以叙述一个以单一病人或家庭为中心的临床情景，提出 2 ~ 6 个相互独立的问题，问题可随病情的发展逐步增加部分新信息，每个问题只有 1 个正确答案，以考查临床综合能力。答题过程是不可逆的，即进入下一问后不能再返回修改所有前面的答案。

**(7 ~ 8 共用题干)**

患者，男性，20 岁。因"刷牙时牙龈出血 3 天"来诊。口腔检查：右上 2 至左上 2 龈缘充血。医师实施口腔卫生指导。

**7.** 世界卫生组织推荐成人使用的刷牙方法是
A. 水平颤动拂刷法　　B. 圆弧刷牙法
C. 竖刷法　　　　　　D. 横刷法
E. 转动刷牙法

**8.** 关于水平颤动拂刷法，叙述错误的是
A. 有效清除龈沟内和牙面菌斑的刷牙方法
B. 将刷头放置于牙颈部龈缘处
C. 刷毛指向牙根方向，与牙长轴约呈 45°
D. 用短距离水平颤动的动作在同一个部位刷牙数次
E. 刷咬合面时用力前后长距离来回刷

## 答案和精选解析

**一、单选题**

**1. D** Bass 刷牙法，又称龈沟清扫法或水平颤动法，是美国牙科协会推荐的一种有效去除龈缘附近及龈沟内菌斑的方法。Bass 法刷牙时，选择软毛牙刷，将牙刷的毛束与牙面成 45°角，指向根尖方向（上颌牙向上，下颌牙向下）。

**2. A** 使用牙线时两指间牙线长度为 1 ~ 1.5cm。牙线通过接触点时，手指轻轻加力，使牙线到达接触点以下的牙面，并进入龈沟底以清洁龈沟区。将牙线贴近牙颈部牙面并包绕牙面，使牙线与牙面接触面较大，然后上下牵动，刮除邻面菌斑及软垢。每个牙面要上下剔刮 4 ~ 6 次，直至牙面清洁为止。

**3. D** 保健牙刷是指符合口腔保健卫生标准，并且能有效清除牙菌斑的牙刷。保健牙刷头小，颈部不宜过细，毛束适宜，牙刷毛软，刷毛顶圆，刷柄利于持握。

**4. E** 初级卫生保健五项基本原则包括：平等分配、社会参与、多方合作、适宜技术、综合措施。重点治疗不属于初级卫生保健五项基本原则。

**二、多选题**

**5. ABCE** 漱口剂的作用：①防龋作用：例如含氟漱口水，每天或每周使用，能够减少儿童龋和老年人根龋

的发生，对于龋高危人群效果明显。②减少口腔致病微生物的数量：例如含精油的漱口液，有减少牙菌斑，减轻牙龈炎的作用。③止痛作用：例如含 0.5% 普鲁卡因的漱口液对于口腔溃疡等引发的疼痛有止痛作用。④促进口腔内创口愈合：例如康复新液。

**6. ABCDE**　牙刷的刷毛硬度关系到刷牙的效果，如果太软就不容易把牙齿刷干净，如果太硬就会伤及牙龈。影响牙刷毛硬度的因素有刷毛的种类、类型、直径、长度、植毛孔径的大小以及毛束的多少。

### 三、共用题干单选题

**7. A**　世界卫生组织推荐成人使用的刷牙方法是水平颤动拂刷法。水平颤动拂刷法是一种能有效清除龈沟内牙菌斑的刷牙方法，掌握这种刷牙方法，能够帮助清除各个牙面的牙菌斑，同时能有效地去除牙颈部及龈沟内的牙菌斑。

**8. E**　水平颤动拂刷法是一种有效清除龈沟内和牙面菌斑的刷牙方法。水平颤动主要是去除牙颈部及龈沟内的菌斑，拂刷主要是清除唇（颊）、舌（腭）面的菌斑。具体操作要领为：①将刷头放置于牙颈部龈缘处，刷毛指向牙根方向（上颌牙向上，下颌牙向下），与牙长轴大约呈 45°，轻微加压，使刷毛部分进入牙龈沟内，部分置于牙龈上；②从后牙颊侧以 2～3 颗牙为一组开始，用短距离水平颤动的动作在同一个部位刷牙数次，然后将牙刷向牙冠方向转动，拂刷颊面。刷完第 1 个部位之后，将牙刷移至下一组 2～3 颗牙的位置重新放置，注意与前一部位保持有重叠的区域，继续刷下一部位，按顺序刷完上、下牙齿的唇（颊）面。③用同样的方法刷后牙舌（腭）侧。④刷上、下前牙舌面时，将刷头竖放在牙面上，使刷头前部刷毛接触牙颈部龈缘，自牙颈部向切缘拂刷。⑤刷咬合面时，刷毛指向咬合面，稍用力做前后短距离来回刷。

# 第六章　其他口腔疾病的预防

一、单选题：每道试题由 1 个题干和 5 个备选答案组成，题干在前，选项在后。选项 A、B、C、D、E 中只有 1 个为正确答案，其余均为干扰选项。

**1. 关于酸蚀症，下列正确的是**

A. 仅有牙本质感觉过敏症状

B. 多见于喜食酸性食物者

C. 由于酸雾或酸酐作用于牙而造成

D. 无牙体实质缺损

E. 可引起楔状缺损

**2. 磨牙磨耗最常见的牙尖是**

A. 上颌磨牙舌尖、下颌磨牙颊尖

B. 上颌磨牙颊尖、下颌磨牙舌尖

C. 磨牙颊尖

D. 磨牙舌尖

E. 磨牙颊尖、舌尖均匀磨耗

**3. 瘤内无角质形成的肿瘤是**

A. 多形性腺瘤　　　　B. 鳞状细胞癌

C. 角化囊肿　　　　　D. 成釉细胞瘤

E. 腺样囊性癌

**4. 不含肌上皮细胞的肿瘤为**

A. 多形性腺瘤　　　　B. 腺淋巴瘤

C. 腺样囊性癌　　　　D. 肌上皮瘤

E. 黏液表皮样癌

**5. 下列肿瘤中，间充质为恶性成分的是**

A. 恶性成釉细胞瘤

B. 原发性骨内癌

C. 牙源性囊肿恶变

D. 牙源性钙化上皮瘤恶变

E. 成釉细胞肉瘤

**6. 多形性腺瘤的癌变率为**

A. 1%～1.5%　　　　B. 1.5%

C. 3%～4%　　　　　D. 9.5%

E. 10% 以上

**7. 多形性腺瘤可疑癌变的组织学表现不包括**

A. 出现微小坏死

B. 出血

C. 出现朗格汉斯细胞

D. 钙化

E. 广泛玻璃样变

**8. 腺泡细胞癌的发生率从多到少的排列顺序是**

A. 腮腺、颌下腺、小涎腺

B. 腮腺、小涎腺、颌下腺

C. 小涎腺、腮腺、颌下腺

D. 小涎腺、颌下腺、腮腺

E. 颌下腺、腮腺、小涎腺

**9. 下列关于黏液表皮样癌的病理描述，错误的是**

A. 存在表皮样细胞

B. 存在产黏液细胞

C. 存在中间细胞

D. 黏液卡红染色和 PAS 染色阴性

E. 存在胆固醇结晶

**10. 多形性腺瘤的病理表现不包括**

A. 鳞状化生

B. 上皮和肌上皮细胞形成导管、片状结构

C. 与黏液样或软骨样组织混合

D. 玻璃样变、钙化

E. 包膜完整、厚薄一致

**11. 患儿，女性，7 岁。左腮腺肿物 2 个月。2.0cm×2.0cm×2.5cm 大小，中等偏硬，活动，无自觉症状。诊断为**

A. 多形性腺瘤　　　　B. 黏液表皮样癌

C. 腺样囊性癌　　　　D. 腺泡细胞癌

E. 恶性多形性腺瘤

**12. 多形性腺瘤中上皮、肌上皮细胞与以下哪种组织相混合**

A. 纤维样　　　　　　B. 肌样

C. 黏液软骨样　　　　D. 软骨样

E. 水肿样

**13. 多形性腺瘤的上皮性成分可形成**

A. 腺管样结构、肌上皮细胞和鳞状细胞团片

B. 玫瑰花样结构

C. 梁状或筛状结构

D. 不规则的大腺管或囊腔呈乳头状

E. 嗜伊红鳞状细胞组成的小结节

**14. 多形性腺瘤的腺管样结构为**

A. 双层细胞排列，内层肌上皮细胞，外层腺管上皮

细胞，腔内见嗜酸性同形质样物

B. 双层细胞排列，内层腺管上皮细胞，外层肌上皮细胞，腔内见嗜酸性同形质样物

C. 单层细胞排列，为腺管上皮细胞，腔内嗜伊红样结缔组织黏液

D. 单层细胞排列，为肌上皮细胞，腔内嗜伊红样结缔组织黏液

E. 为假复层上皮细胞，腔内嗜伊红样上皮性黏液

15. **WHO 肿瘤国际组织学分类协作中心将恶性多形性腺瘤分为四型，不包括**

A. 非侵袭性癌

B. 侵袭性癌

C. 癌肉瘤

D. 转移性多形性腺瘤

E. 肉瘤

16. **在腺样囊性癌中，肿瘤性肌上皮细胞产物在电镜下的结构由外向内分布为**

A. 基板、星状颗粒黏液样物、胶原纤维

B. 星状颗粒黏液样物、胶原纤维、基板

C. 胶原纤维、基板、星状颗粒黏液样物

D. 星状颗粒黏液样物、基板、胶原纤维

E. 基板、胶原纤维、星状颗粒黏液样物

17. **腺样囊性癌的生物学特点为**

A. 生长缓慢，无包膜，侵袭性强，沿着或围绕纤维生长的趋势，淋巴转移少见

B. 生长缓慢，有包膜，侵袭性弱，沿着或围绕纤维生长的趋势，淋巴转移少见

C. 生长较快，无包膜，侵袭性弱，沿着或围绕纤维生长的趋势，淋巴转移常见

D. 生长较快，无包膜，侵袭性强，沿着或围绕纤维生长的趋势，淋巴转移少见

E. 生长缓慢，有包膜，侵袭性强，沿着或围绕纤维生长的趋势，淋巴转移少见

18. **低度恶性型黏液表皮样癌的组成细胞是**

A. 以黏液细胞和表皮样细胞为主

B. 以表皮样细胞和中间细胞为主

C. 以黏液细胞为主伴鳞状化生

D. 以黏液细胞和中间细胞为主

E. 以鳞状细胞为主伴乳头状增生

19. **腺泡细胞癌肿瘤细胞的特征性结构为**

A. 含有特征性嗜酸性颗粒胞质

B. 胞质微嗜酸性，含颗粒核质

C. 含较多黏液从而使胞质透明

D. 含有特征性嗜碱性颗粒胞质

E. 胞质双向着色

20. **黏液表皮样癌的发生部位最多的是**

A. 舌下腺　　　　　B. 颌下腺

C. 腮腺　　　　　　D. 腭腺

E. 磨牙后腺

21. **腺样囊性癌镜下的主要特点为**

A. 癌细胞大小一致呈腺管排列

B. 癌细胞核分裂少，部分囊性变

C. 癌细胞呈大块实性结构，常浸润神经

D. 癌细胞呈栅栏状排列，类似神经鞘瘤

E. 癌细胞呈筛状排列，有的腔内可见均质嗜伊红物质

22. **下列有关原位癌的描述，不正确的是**

A. 可呈斑块、颗粒状、乳头状或溃疡

B. 上皮细胞中颗粒层增生排列紊乱

C. 基底膜完整

D. 固有层有炎症细胞浸润、血管增多

E. 细胞异形性明显

23. **最易经淋巴道转移的口腔癌是**

A. 唇癌　　　　　　B. 颊癌

C. 牙龈癌　　　　　D. 舌癌

E. 口腔前部癌

24. **过度磨耗不可能出现**

A. 𬌗面磨平

B. 𬌗面边缘变锐

C. 牙本质暴露

D. 面下 1/3 变短

E. 牙体颊舌径变窄

25. **最能引起牙酸蚀症的是**

A. 硫酸　　　　　　B. 硝酸

C. 磷酸　　　　　　D. 盐酸

E. 胃酸

26. **牙齿磨耗取决于**

A. 食物种类　　　　B. 牙齿硬度

C. 咀嚼习惯　　　　D. 年龄增长

E. 以上都有

27. **当淋巴结被什么侵及时，多呈固定状**

A. 炎症　　　　　　B. 外伤

C. 癌症　　　　　　D. 异物

E. 畸形

28. **ICP 异常的原因不包括**

A. 咬合高点　　　　B. 早接触

C. 肌功能不协调　　D. 过度磨耗

E. 牙位、肌位不一致

**29. 牙齿磨耗可以发生在**

　　A. 𬌗面、切嵴、唇面　　B. 𬌗面、唇面、舌面

　　C. 切嵴、唇面、舌面　　D. 𬌗面、邻面、舌面

　　E. 𬌗面、切嵴、邻面

**30. 磨耗与磨损的主要区别为**

　　A. 前者是牙与牙之间的摩擦、后者是牙与食物之间的摩擦

　　B. 前者是牙与牙或牙与食物之间的摩擦引起，后者是牙面与外物机械摩擦产生

　　C. 都是牙与牙之间的摩擦，发生摩擦的部位不同

　　D. 都是牙与外物机械摩擦，发生的部位不同

　　E. 磨耗最常发生在舌面，磨损最常发生在𬌗面

**31. 下列对磨耗的生理意义的描述，错误的是**

　　A. 消除早接触、广泛接触

　　B. 降低牙尖高度，减少侧向力

　　C. 减少临床冠长度、保持冠根比例协调

　　D. 为第三磨牙提供空间

　　E. 形成尖牙保护

**32. 由于受酸侵蚀，而引起牙齿硬组织进行性丧失的酸蚀症的病因有**

　　A. 饮食酸

　　B. 无机酸，如盐酸、硝酸和硫酸等

　　C. 酸性药物

　　D. 胃酸

　　E. 以上均正确

**33. 下列口腔致癌因素中，危险性最大的癌症诱发物是**

　　A. 嚼槟榔　　　　　　　B. 饮酒

　　C. 烟草　　　　　　　　D. 光辐射

　　E. 不良修复体

**二、多选题：每道试题由 1 个题干和 5 个备选答案组成，题干在前，选项在后。选项 A、B、C、D、E 中至少有 2 个正确答案。**

**34. 下列关于黏液表皮样癌的描述，正确的是**

　　A. 根据其癌细胞分化程度和生物学特征，可分为高分化、中分化和低分化三型

　　B. 好发部位为颌下腺及小涎腺

　　C. 发生于小涎腺者，常表现为黏液潴留或黏液囊肿症状

　　D. 高分化者直径一般不超过 5cm

　　E. 肿瘤间质为致密结缔组织，常有淋巴细胞浸润

**35. 口腔癌的危险因素包括**

　　A. 病毒　　　　　　　　B. 梅毒

　　C. 吸烟　　　　　　　　D. 饮酒

　　E. 吃糖

**36. 引起酸蚀症的内源性酸可能来源于**

　　A. 酸性饮料　　　　　　B. 胃食管反流症

　　C. 神经性呕吐　　　　　D. 神经性厌食症

　　E. 神经性贪食症

**三、共用题干单选题：以叙述一个以单一病人或家庭为中心的临床情景，提出 2 ~ 6 个相互独立的问题，问题可随病情的发展逐步增加部分新信息，每个问题只有 1 个正确答案，以考查临床综合能力。答题过程是不可逆的，即进入下一问后不能再返回修改所有前面的答案。**

**(37 ~ 38 共用题干)**

　　患儿，女性，10 岁。左腭部肿块半年，有溃破史。第一、第二乳磨牙的腭侧可见一囊性肿块，边界清，质软。

**37. 首先应考虑的诊断为**

　　A. 黏液囊肿　　　　　　B. 黏液表皮样癌

　　C. 皮样囊肿　　　　　　D. 混合瘤

　　E. 腺样囊性癌

**38. 首先应做的处理是**

　　A. 活检　　　　　　　　B. 注射碘酒

　　C. 观察　　　　　　　　D. 切开引流

　　E. 拔除邻近牙齿

# 答案和精选解析

**一、单选题**

**1. C**　酸蚀症是由于酸雾或酸酐作用于牙而造成，多见于喜饮酸性饮料者，如果汁和碳酸饮料。酸蚀症可引起牙本质感觉过敏症状，随着牙釉质和牙本质丧失量增加，会出现牙髓疾病。强酸引起由牙冠表面向内侵蚀形成的牙体实质缺损，侵蚀硬组织引起窄沟状缺损。

**2. A**　牙尖是指牙齿冠部凸起的尖端部分，通常用于咬切食物。磨牙磨耗最常见的牙尖是上颌磨牙舌尖、下颌磨牙颊尖。平时咬切食物时应注意保护，并注意养成刷牙及漱口的习惯。

**3. E**　腺样囊性癌又称圆柱瘤或圆柱瘤型腺癌。腺样囊性癌占涎腺肿瘤的 5% ~ 10%，在涎腺恶性肿瘤中占24%。好发于涎腺，以发生在腭腺者常见。腺样囊性癌，瘤内无角质形成，柱状基底样细胞构成 5 种组织学图像。最多见的年龄是 40 ~ 60 岁。

**4. B**　腺淋巴瘤又称乳头状淋巴囊腺瘤或 Warthin 瘤，腺淋巴瘤绝大多数发生在腮腺，这是腺淋巴瘤所特有的。腺淋巴瘤是不含肌上皮细胞的肿瘤。腺淋巴瘤可发生于

任何年龄，但以40～70岁为好发年龄，且男性多见。

**5. B**　其他几种肿瘤的来源均为外胚层，只有原发性骨内癌来源于间充质。

**6. C**　多形性腺瘤是一种含有腮腺组织、黏液和软骨样组织的腮腺肿瘤，又称混合瘤。多形性腺瘤为口腔颌面部最常见的肿瘤之一，癌变率为3%～4%，一般无明显自觉症状，生长缓慢，病程可达数年甚至数十年之久。

**7. C**　多形性腺瘤，表面呈结节状，边界清楚，中等硬度，与周围组织不粘连，有移动性，无压痛。如肿瘤出现下述情况之一，应考虑有癌变的可能：①肿瘤突然增长迅速；②移动性减少甚至固定；③出现出血、微小坏死、钙化、广泛玻璃样变；④出现疼痛或同侧面瘫等。

**8. B**　腺泡细胞癌又称为浆液细胞腺癌，是一种较少见的涎腺肿瘤。腺泡细胞癌的发生部位以腮腺最多，发生率从多到少的排序为腮腺、小涎腺、颌下腺。此肿瘤从少年到老年均可发病，但以40～60岁的人群最多见，女性较男性多见。

**9. D**　黏液表皮样癌是儿童和成人最常见的原发性涎腺恶性肿瘤，患者的平均年龄约45岁，女性多见。约一半发生在大涎腺，病理表现为存在表皮样细胞、产黏细胞、中间细胞及胆固醇结晶，黏液卡红染色和PAS染色阳性。黏液表皮样癌原发灶的处理主要是区域性根治性切除，多数患者预后良好。

**10. E**　多形性腺瘤是一种含有腮腺组织、黏液和软骨样组织的腮腺肿瘤。多形性腺瘤的病理表现为上皮和肌上皮细胞形成导管、片状结构，上皮细胞发生鳞状化生以及玻璃样变、钙化，与黏液样或软骨样组织混合。包膜完整、边界清楚、厚薄不一致。

**11. B**　黏液表皮样癌是儿童最常见的原发性涎腺恶性肿瘤，好发于腮腺，临床表现为实性、中等偏硬、不固定、无痛的肿物。

**12. C**　多形性腺瘤是一种含有腮腺组织、黏液和软骨样组织的腮腺肿瘤，多形性腺瘤中上皮、肌上皮细胞与黏液软骨样组织相混合，组织学形态呈显著的多形性及混合性，故命名为多形性腺瘤或混合瘤。

**13. A**　多形性腺瘤是一种含有腮腺组织、黏液和软骨样组织的腮腺肿瘤，上皮性成分可形成腺管样结构，肌上皮细胞和鳞状细胞团片，细胞排列成假复层。

**14. B**　多形性腺瘤的腺管样结构为双层细胞排列，内层腺管上皮细胞，外层肌上皮细胞，腔内见嗜酸性同形质样物。

**15. E**　WHO肿瘤国际组织学分类协作中心将恶性多形性腺瘤分为四型，即非侵袭性癌、侵袭性癌、癌肉瘤、转移性多形性腺瘤。多形性腺瘤癌变部分可以发生转移，主要治疗手段为外科手术切除。

**16. A**　腺样囊性癌是来源于腺体的一种恶性肿瘤，最常发生部位是腮腺、颌下腺和舌下腺等部位。在腺样囊性癌中，肿瘤性肌上皮细胞产物在电镜下的结构包括基板、星状颗粒黏液样物、胶原纤维，由外向内分布为基板、星状颗粒黏液样物、胶原纤维。

**17. A**　腺样囊性癌又称圆柱瘤或圆柱瘤型腺癌。腺样囊性癌占涎腺肿瘤的5%～10%，在涎腺恶性肿瘤中占24%。其生物学特点为生长缓慢，无包膜，侵袭性强，沿着或围绕纤维生长的趋势，淋巴转移少见。男女发病率无大的差异，或女性稍多。最多见的年龄是40～60岁。

**18. A**　黏液表皮样癌是由黏液细胞、中间细胞和表皮样细胞构成的恶性唾液腺上皮性肿瘤，约占唾液腺恶性肿瘤的1/3，女性比男性多见，90%发生于腮腺。低度恶性型黏液表皮样癌的组成细胞以黏液细胞和表皮样细胞为主。

**19. D**　腺泡细胞癌又称为浆液细胞腺癌，是一种较少见的涎腺肿瘤。目前大多认为是低度恶性肿瘤。腺泡细胞癌发生部位以腮腺最多，腺泡细胞癌肿瘤细胞的特征性结构为含有特征性嗜碱性颗粒胞质。此病病程较长，从几个月到数十年不等。

**20. C**　黏液表皮样癌是最常见的涎腺恶性肿瘤。黏液表皮样癌主要由黏液细胞、表皮样细胞及中间细胞组成。黏液表皮样癌的好发部位为腮腺。黏液表皮样癌常有淋巴细胞浸润，高分化者直径一般不超过5cm。

**21. E**　腺样囊性癌又称圆柱瘤，占涎腺肿瘤的5%～10%。好发于涎腺，以发生在腭腺者常见。腺样囊性癌镜下的主要特点为癌细胞呈筛状排列，有的腔内可见均质嗜伊红物质。外科手术切除是目前治疗腺样囊性癌的主要手段。

**22. B**　原位癌多见于老年人，好发于角结膜交界处，肿瘤与邻近正常组织有明显界限。病理检查显示为细胞异形性明显，上皮细胞中颗粒层增生排列整齐，基底膜完整，固有层有炎症细胞浸润、血管增多，可呈斑块、颗粒状、乳头状或溃疡。

**23. D**　舌癌常发生早期淋巴结转移，因舌体具有丰富的淋巴管和血液循环，加上舌的机械运动频繁，转移率较高。

**24. E**　过度磨耗可表现为𬌗面牙体组织的大量磨耗，或切缘磨平，牙体外形改变，颊舌径增宽，𬌗面边缘变锐，由于磨耗而使牙本质暴露，产生过敏症状，严重者可导致穿髓，发展成牙髓和牙周的疾病。磨耗过度可表现为面下1/3变短。

**25. D**　牙齿酸蚀症是长期接触酸雾或酸酐产生的牙齿病变，多见于接触三种酸（硫酸、硝酸、盐酸），其中最能引起牙酸蚀症的是盐酸。避免进食一些酸性或者碳酸类饮料，尽量避免暴露于酸性环境中，必要时需戴防酸口罩。

**26. E**　牙齿磨耗是指在没有龋病及外伤的情况下，牙齿在咀嚼运动或非咀嚼运动过程中，因为牙面与牙面间及牙面与食物间摩擦所造成的牙齿硬组织丧失。牙齿磨耗取决于咀嚼习惯、年龄增长、牙齿硬度、食物种类以及咬合关系不良。

**27. C**　淋巴结是人体重要的免疫器官，正常情况下淋巴结在 0.5cm 以下，质地相对较软，与周围组织无粘连，亦无压痛，具有一定的活动度。而当淋巴结被癌症侵及时，多呈固定状。

**28. D**　牙尖交错位（ICP）的异常表现是上、下前牙中线不一致，ICP 异常的原因包括早接触、咬合高点、肌功能不协调、牙位和肌位不一致、牙体创伤等。过度磨耗不是 ICP 的异常原因。

**29. E**　牙齿磨耗是指在没有龋病及外伤的情况下，牙齿在咀嚼运动或非咀嚼运动过程中，因为牙面与牙面间及牙面与食物间摩擦所造成的牙齿硬组织丧失，可以发生在𬌗面、切嵴、邻面。

**30. B**　牙齿磨耗是指在没有龋病及外伤的情况下，牙齿在咀嚼运动或非咀嚼运动过程中，因为牙面与牙面间及牙面与食物间摩擦所造成的牙齿硬组织丧失。牙齿磨损是指主要由机械摩擦作用造成的牙体硬组织渐进性丧失的疾病。磨耗与磨损的主要区别为前者是牙与牙或牙与食物之间的摩擦引起，后者是牙面与外物机械摩擦产生。

**31. E**　磨耗的生理意义主要有消除早接触、广泛接触，减少临床冠长度、保持冠根比例协调，降低牙尖高度，减少侧向力，为第三磨牙提供空间。磨耗和尖牙保护没有相关性，磨耗不能形成尖牙保护。

**32. E**　酸蚀症是牙齿受酸侵蚀，硬组织发生进行性丧失的一种疾病。病因有胃酸，饮食酸，酸性药物以及无机酸如盐酸、硝酸和硫酸等。

**33. C**　烟草中含有多种有害物质，有致癌和促癌的作用，在口腔致癌因素中，烟草是危险性最大的癌症诱发物，吸烟是最危险的不良习惯。

**二、多选题**

**34. ACDE**　黏液表皮样癌是最常见的涎腺恶性肿瘤。黏液表皮样癌主要由黏液细胞、表皮样细胞及中间细胞组成。根据其癌细胞分化程度和生物学特征，可分为高分化、中分化和低分化三型。黏液表皮样癌的好发部位为腮腺。发生于小涎腺者，常表现为黏液潴留或黏液囊肿症状。肿瘤间质为致密结缔组织，常有淋巴细胞浸润。高分化者直径一般不超过 5cm。

**35. ABCD**　口腔癌是发生在口腔的恶性肿瘤的总称，大部分属于鳞状上皮细胞癌，即所谓的黏膜发生变异。口腔癌是头颈部较常见的恶性肿瘤之一。口腔癌的危险因素包括吸烟、饮酒、病毒、梅毒、维生素 A 缺乏等。

**36. BCDE**

**三、共用题干单选题**

**37. B**　黏液表皮样癌是最常见的涎腺恶性肿瘤。好发部位为腮腺、腭部，常表现为黏液潴留，囊性肿块，边界清，质软。患者"腭部肿块，腭侧可见一囊性肿块，边界清，质软"，符合黏液表皮样癌的临床特征。

**38. A**　首先应进行活检。术前进行活检是指在治疗性手术前或其他治疗（如放疗、化疗）前所做的检查。一般是取一小部分病变组织送病理活检，目的是明确诊断，以便临床择期采取相应的手术或其他治疗措施。

# 第七章　特定人群的口腔保健

## 一、单选题：每道试题由 1 个题干和 5 个备选答案组成，题干在前，选项在后。选项 A、B、C、D、E 中只有 1 个为正确答案，其余均为干扰选项。

**1. 替牙期乳牙根吸收属于**

  A. 生理性吸收　　　　　B. 病理性吸收

  C. 生理性破坏　　　　　D. 病理性破坏

  E. 以上都不对

**2. 小学生应重点保护的牙是**

  A. 乳切牙　　　　　　　B. 乳磨牙

  C. 恒切牙　　　　　　　D. 第一恒磨牙

  E. 第二恒磨牙

**3. 安排婴儿第一次检查牙齿的时期是**

  A. 1～3 个月　　　　　B. 3～6 个月

  C. 6～12 个月　　　　　D. 12～24 个月

  E. 24～36 个月

## 二、多选题：每道试题由 1 个题干和 5 个备选答案组成，题干在前，选项在后。选项 A、B、C、D、E 中至少有 2 个正确答案。

**4. 老年人最常见的口腔问题包括**

  A. 牙外伤　　　　　　　B. 根面龋

  C. 牙列缺损、缺失　　　D. 氟牙症

  E. 楔状缺损

**5. 老年人易患根面龋的原因是**

  A. 氟化物效果降低

  B. 牙龈萎缩

  C. 牙根暴露

  D. 唾液分泌量减少

  E. 牙髓腔变小

**6. 老年人的口腔保健措施包括**

  A. 提高自我口腔保健能力

  B. 改善个人口腔卫生

  C. 定期进行口腔检查

  D. 及时修复缺失牙

  E. 窝沟封闭

## 三、共用题干单选题：以叙述一个以单一病人或家庭为中心的临床情景，提出 2～6 个相互独立的问题，问题可随病情的发展逐步增加部分新信息，每个问题只有 1 个正确答案，以考查临床综合能力。答题过程

是不可逆的，即进入下一问后不能再返回修改所有前面的答案。

**（7～9 共用题干）**

　　为了解某学校 13～15 岁学生的口腔状况，某市研究团队进行了为期 3 年的研究计划，每年 3 月某市人员会派遣 3 名检查人员去该地区进行口腔检查。

**7. 为了解该学校 13～15 岁学生的龋病流行特征，下列评价指标中不正确的是**

  A. 龋均及患龋率

  B. 龋补充填比及 DMFT

  C. DMFT 及 SiC 指数

  D. ICDAS 指数及 CFI 指数

  E. ICDAS 指数及患龋率

**8. 研究分别调查了 13、14、15 岁三个年龄的学生的口腔状况。为了保证样本抽样质量，同时节省时间和人力，研究团队拟采用分层抽样方法。下列关于抽样方法的说法，不正确的是**

  A. 抽样样本必须有很好的代表性，遵循随机化原则

  B. 样本必须足够大，较大的样本可以减少抽样误差

  C. 除分层抽样方法外，常用的抽样方法还有系统抽样、整群抽样等

  D. 调查样本标准误差越低，抽样样本就要越大

  E. 在一个研究中有时采用多种抽样方法相结合

**9. 调查结果中，发现除了龋病外，学生们口内可见氟牙症、牙外伤、错𬌗畸形等其他口腔疾病。下列关于其他主要口腔疾病的流行特征的说法，不正确的是**

  A. 轻度氟牙症病损覆盖面积不超过牙面的 50%

  B. 氟牙症中，恒牙影响最严重的是磨牙

  C. 牙外伤上颌中切牙最多

  D. 龋齿可使错𬌗畸形患病率升高

  E. WHO 的牙外伤分类中记录代码 4 为牙外伤露髓

## 答案和精选解析

### 一、单选题

**1. A**　替牙期乳牙根吸收属于生理性吸收。在人体中唯一能生理性吸收、消失的硬组织是乳牙牙根。

**2. D**　小学生应重点保护的牙是第一恒磨牙。第一恒磨牙是恒牙列最早萌出的牙齿，胚胎 3～4 个月第一恒磨牙牙胚开始形成，出生时开始钙化，2～3 岁牙冠钙化完

成，6~7岁萌出于口腔内，由于它不是顶掉乳牙，而是在乳牙后方萌出，所以容易把它误认为是乳牙而受到忽视。

**3. C** 6个月内第一颗牙萌出，应在6~12个月内安排婴儿第一次检查牙齿。目的是发现、中止和改变任何由父母亲提供的可能不利于婴儿口腔健康的做法，开始采用积极的预防措施，如氟化、调整喂养方法与菌斑去除。

**二、多选题**

**4. BCE** 中老年人的口腔疾病与年轻人有一些不同点，发病率也较高。中老年人由于生理性增龄的变化，身体各部组织渐趋老化，器官功能日趋低下，口腔的变化同样经历这个自然发展的过程，容易发生各种口腔疾病。特别是牙齿，由于几十年咀嚼的磨耗，牙面的釉质大量被磨耗，生理的牙尖磨平，牙龈萎缩，更易引起各种牙病。最常见的有根面龋、牙列缺损或缺失、楔状缺损。

**5. DCD** 根面龋是指人到中老年以后，牙周逐渐开始"暴露"，因牙周部位的硬度较牙冠低，随之而来是抗龋能力变差，于是容易出现龋洞的病症。老年人易患根面龋的原因是牙龈萎缩、牙根暴露以及唾液分泌量减少。

**6. ABCD** 常见的口腔预防保健措施：①勤刷牙、勤漱口，采取正确的刷牙方法，正确运用牙线，改善个人口腔卫生，定期（半年或一年）洁牙和口腔检查。②提高自我口腔保健能力。③修复牙齿缺失：老年人牙齿缺失比较常见。对缺失的牙齿应及时进行镶复。一般在拔牙后3个月左右镶复。常用的方法有局部义齿或全口义齿，活动义齿或固定义齿，以及种植义齿。种植义齿是以金属制成的人工牙根，种植在缺失牙的牙槽骨内，然后再镶上义齿。种植义齿具有稳固、舒适、美观的特点，而且能承受很大咬合力，是较常用的义齿修复方法。

**三、共用题干单选题**

**7. D** CFI指数是社区氟牙症指数，是用来描述氟牙症流行特征的指标。

**8. D** 抽样必须遵循以下两个基本原则：样本必须有很好的代表性，遵循随机化原则。样本必须足够大，较大的样本可以减少抽样误差，有较强说服力。常用的抽样方法有单纯随机抽样、系统抽样、整群抽样、分层抽样、多阶段抽样等。在一个研究中有时采用2种或2种以上的抽样方法相结合。调查样本标准误越高及精确度越高，抽样样本就要越大。

**9. B**

# 第八章 口腔保健促进

一、单选题：每道试题由 1 个题干和 5 个备选答案组成，题干在前，选项在后。选项 A、B、C、D、E 中只有 1 个为正确答案，其余均为干扰选项。

**1. 关于口腔健康教育和促进，以下叙述正确的是**
- A. 口腔健康教育传递健康信息，比健康促进重要
- B. 健康促进为健康措施提供保障，比健康教育重要
- C. 任何项目中两者必须密切结合，不可偏废任何一项
- D. 不同的项目侧重点各异，在不同项目中两者重要性也不同
- E. 有些保健措施技术性强，两者都不重要

**2. 口腔健康教育的目的是**
- A. 传递口腔健康信息
- B. 使人们认识到并能终生保持口腔健康
- C. 吸引人们对口腔健康项目的兴趣
- D. 保证目标人群对口腔健康项目的参与
- E. 营造有利于口腔健康的环境

**3. 口腔健康教育常用的教育方法不包括**
- A. 个别交谈
- B. 组织小型讨论会
- C. 借助大众媒体宣传
- D. 组织社区活动
- E. 组织体检活动

二、多选题：每道试题由 1 个题干和 5 个备选答案组成，题干在前，选项在后。选项 A、B、C、D、E 中至少有 2 个正确答案。

**4. 判断健康促进干预价值的标准包括**
- A. 效果
- B. 效率
- C. 适合性
- D. 可接受性
- E. 平等性

**5. 口腔健康促进的任务包括**
- A. 制定危险因素预防政策
- B. 制定有效的、有相关部门承诺的政策
- C. 加强国际、国内和各级部门间的合作
- D. 协调政府、社会团体和个人的行动
- E. 组织社区口腔健康促进示范项目

三、共用题干单选题：以叙述一个以单一病人或家庭为中心的临床情景，提出 2～6 个相互独立的问题，问题可随病情的发展逐步增加部分新信息，每个问题只有 1 个正确答案，以考查临床综合能力。答题过程是不可逆的，即进入下一问后不能再返回修改所有前面的答案。

**（6～8 共用题干）**
口腔医院准备为社区 5 岁儿童进行龋病的综合干预，制定了切实可行的项目实施方案。

**6. 能较快吸引公众注意力的口腔健康教育方法是**
- A. 社区活动
- B. 大众传媒
- C. 小型讨论会
- D. 个别交谈
- E. 学生讲座

**7. 最可行的防龋方法是**
- A. 饮水加氟
- B. 窝沟封闭
- C. 含氟凝胶
- D. 氟化泡沫
- E. 非创伤性修复治疗（ART）

**8. 对该项目的适合性与平等性进行评价的方法是**
- A. 影响评价
- B. 过程评价
- C. 结果评价
- D. 效率评价
- E. 管理评价

## 答案和精选解析

### 一、单选题

**1. C** 口腔健康教育的目的是使人们认识到并能终身做到维护口腔健康。口腔健康促进是健康促进的组成部分，包括保证和维护口腔健康所必需的条例。口腔健康教育和促进同等重要，任何项目中两者必须密切结合，不可偏废任何一项。

**2. B** 口腔健康教育是实现有效的预防口腔疾病的方法和项目的手段，是增长自我口腔保健能力、建立良好口腔卫生习惯的途径，是有效维护口腔健康的方法。口腔健康教育的目的是使人们认识到并能终生保持口腔健康。口腔健康是人体健康的重要组成部分。

**3. E** 口腔健康教育是实现有效的预防口腔疾病的方法和项目的手段，是增长自我口腔保健能力、建立良好口腔卫生习惯的途径，是有效维护口腔健康的方法。口腔健康教育常用的教育方法主要包括借助大众媒体宣传、组织社区活动、组织小型讨论会以及个别交谈。口腔健康教育的目的是使人们认识到并能终生保持口腔健康。

### 二、多选题

**4. ABCDE** 健康促进是促使人们提高、维护和改善

其自身健康的过程。判断健康促进干预价值的标准包括五点，分别为效率、效果、可接受性、适合性以及平等性。

**5. ABCDE**　口腔健康促进的任务包括：①制定危险因素预防政策，包括对相关的科学研究给予更多的支持，加强口腔信息监测系统建设，改善各地网络信息连通渠道；②制定有效的、有相关部门承诺的政策，预防有上升趋势的口腔健康高危因素；③加强国际、国内和各级部门间的合作，增强控制口腔危险因素的能力，提高公众对口腔健康的认知程度和口腔疾病的预防意识；④在口腔健康促进行动中协调政府、社会；⑤组织社区口腔健康促进示范项目，尤其关注社会弱势群体、儿童和老年人。

**三、共用题干单选题**

**6. B**　能较快吸引公众注意力的口腔健康教育方法是大众传媒，传播媒介传播信息具有速度快、范围广、影响大等特点，可取得较好的预期效果。

**7. D**　氟化泡沫是一种富含氟离子的泡沫，用于增强牙齿抗酸能力，促进再矿化，预防易感儿童、老人以及放射治疗患者的龋病，是一种供口腔专业人员使用的局部用氟措施，是最可行的防龋方法。

**8. B**　对该项目的适合性与平等性进行评价的方法是过程评价。过程评价是根据项目结果和作用，从项目的实施过程中分析产生这些后果的原因的评价。

# 第九章　社区口腔卫生服务

一、**单选题：每道试题由 1 个题干和 5 个备选答案组成，题干在前，选项在后。选项 A、B、C、D、E 中只有 1 个为正确答案，其余均为干扰选项。**

**1. 初级口腔卫生保健的概念主要是全社区成员平等享有**
   A. 全面口腔卫生保健
   B. 全面口腔医疗服务
   C. 全面口腔医疗保险
   D. 最基本的口腔卫生保健
   E. 最基本的口腔医疗服务

**2. 社区口腔卫生服务评估的内容包括**
   A. 适宜程度、足够度、进度、效率
   B. 足够程度、进度、效率、效果、影响
   C. 足够程度、进度、效率、效果
   D. 效果、效率、适当、适合、成本分析
   E. 适宜度、足够度、进度、效率、效果、影响

二、**多选题：每道试题由 1 个题干和 5 个备选答案组成，题干在前，选项在后。选项 A、B、C、D、E 中至少有 2 个正确答案。**

**3. 社区的要素包括**
   A. 相对固定的人群
   B. 一定的地域范围
   C. 必需的生活服务设施
   D. 特有的文化背景、生活方式
   E. 生活制度和管理机构

**4. 社区口腔卫生服务不同于口腔临床医疗服务在于**
   A. 重点在预防
   B. 采取的措施为个别处理
   C. 采取的措施为公共预防与干预
   D. 采用社会与流行病学调查的方法
   E. 目标是提高群体的口腔健康水平

三、**共用题干单选题：以叙述一个以单一病人或家庭为中心的临床情景，提出 2～6 个相互独立的问题，问题可随病情的发展逐步增加部分新信息，每个问题只有 1 个正确答案，以考查临床综合能力。答题过程是不可逆的，即进入下一问后不能再返回修改所有前面的答案。**

**(5～8 共用题干)**

　　某社区口腔健康调查资料显示，牙周疾病患病状况不容乐观，牙防所计划开展口腔保健措施。

**5. 对于有轻度牙龈出血的人群，提倡**
   A. 牙周洁治
   B. 使用牙签
   C. 深部刮治
   D. 有效刷牙
   E. 牙龈按摩

**6. 对于 CPI 记分为 2 的人群，采取**
   A. 有效刷牙
   B. 牙周洁治
   C. 使用牙间清洁器
   D. 龈下刮治
   E. 龋齿充填

**7. 对于 CPI 记分为 4 的人群，进行**
   A. 全口牙周 X 线摄片
   B. 去除菌斑
   C. 复杂牙周治疗
   D. 清除软垢
   E. 口服消炎药

**8. 对全社区的各类人群计划开展**
   A. 计划爱牙周活动
   B. 口腔健康教育与促进
   C. 黑板报展览
   D. 政治思想教育
   E. 计划爱牙月活动

**(9～12 共用题干)**

　　社区口腔健康咨询中群众提出了不少问题，口腔预防保健人员进行了认真分析，准备进行宣传教育活动。

**9. 在中小学中提倡**
   A. 努力学习健康知识
   B. 爱护牙齿从小做起
   C. 德智体全面发展
   D. 培养良好卫生习惯
   E. 定期口腔检查

**10. 在老年人中提倡**
   A. 叩齿
   B. 刷牙
   C. 健康的牙齿伴终生
   D. 人越老牙越好
   E. 义齿恢复口腔功能

**11. 重视残疾人口腔保健，根据我国国情应该**
   A. 国家建立残疾人口腔保健网络
   B. 全社会资助建设口腔医院
   C. 以家庭口腔保健和护理为主
   D. 口腔医院免费提供保健
   E. 医院优惠残疾人就诊

**12. 应该以社区为单位，积极开展**
   A. 初级口腔预防保健
   B. 牙病治疗

C. 义齿修复　　　　D. 拔补镶一条龙服务

E. 检查并预约患者

# 答案和精选解析

### 一、单选题

**1. D**　初级口腔卫生保健的概念主要是全社区成员平等享有最基本的口腔卫生保健。

**2. E**　社区口腔卫生服务评估的内容包括适宜度、足够度、进度、效率、效果、影响。

### 二、多选题

**3. ABCDE**　社区是若干社会群体或社会组织聚集在某一个领域里所形成的一个生活上相互关联的大集体。构成社区的基本要素有五个，分别为：①相对固定的人群；②必需的生活服务设施；③一定的地域范围；④生活制度和管理机构；⑤特有的文化背景、生活方式。

**4. ACDE**　社区口腔卫生服务是以社区为范围，以需求为导向，以社区居民为对象，解决社区主要口腔卫生问题。社区口腔卫生服务不同于口腔临床医疗服务在于：社区口腔卫生服务的重点在预防，采用社会与流行病学调查的方法，采取的措施为公共预防与干预，目标是提高群体的口腔健康水平。

### 三、共用题干单选题

**5. D**　对于有轻度牙龈出血的人群，提倡有效刷牙，每天早、晚或餐后对牙齿进行食物残渣和酸性物质的清理。有效提高口腔清新和健康。

**6. B**　CPI 记分标准分为 0 分到 4 分五个等级，其中CPI 记分为 2 分代表存在牙石，探诊可发现牙石，应采取牙周洁治。牙周洁治是去除龈上菌斑和牙石最有效的方法。

**7. C**　CPI 记分标准分为 0 分到 4 分五个等级，其中CPI 记分为 4 分代表晚期牙周病，探针黑色部分被龈缘完全覆盖，牙周袋深度在 6mm 或以上，应采用复杂牙周治疗。

**8. B**　对全社区的各类人群计划开展口腔健康教育与促进。口腔健康教育与促进是以教育的手段促使人们主动采取有利于口腔健康的行为，以达到建立口腔健康行为的目的。口腔健康教育本身不能成为一个预防项目，而是口腔预防项目的重要组成部分，是让人们理解和接受各种口腔预防措施所采取的教育步骤。

**9. B**　社区准备进行宣传教育活动，在中小学中提倡爱护牙齿从小做起。教育孩子们注意口腔卫生，养成早晚刷牙、饭后漱口的好习惯，树立"爱护牙齿从小做起"的健康观念。

**10. C**　进行宣传教育活动时，在老年人中提倡健康的牙齿伴终生。牙齿的健康管理是很重要的，几乎伴随着我们的一生，宣传时，号召老年人重视自我口腔卫生保健，从现在做起，树立健康的牙齿伴终生的观念。

**11. C**　重视残疾人口腔保健，以家庭口腔保健和护理为主。了解和掌握常见口腔疾病的病因、症状表现、治疗方法及家庭护理措施。

**12. A**　诊断口腔疾病，应该以社区为单位，积极开展初级口腔预防保健。进行初级口腔预防保健时，口腔自我保健方法主要有刷牙、漱口、牙龈按摩、牙间清洁。

# 第十章　口腔卫生服务和口腔卫生政策

**一、单选题**：每道试题由 **1** 个题干和 **5** 个备选答案组成，题干在前，选项在后。选项 **A、B、C、D、E** 中只有 **1** 个为正确答案，其余均为干扰选项。

**1.** 关于口腔卫生服务的需要和需求，叙述正确的是

  A. 口腔卫生服务需要就是口腔治疗服务需要

  B. 口腔卫生服务需要是客观存在的，不以人的意志为转移

  C. 若经济能力不足，则不会有口腔卫生服务需要

  D. 口腔卫生服务需求是客观存在的，不以人的意志为转移

  E. 口腔卫生服务需要会产生不必要的口腔卫生服务需求

**2.** 口腔卫生政策制定的步骤不包括

  A. 确认问题和分析问题

  B. 研制方案并论证可行性

  C. 执行政策

  D. 修订政策

  E. 系统评价和确定去向

**二、多选题**：每道试题由 **1** 个题干和 **5** 个备选答案组成，题干在前，选项在后。选项 **A、B、C、D、E** 中至少有 **2** 个正确答案。

**3.** 世界卫生组织的口腔卫生战略方向包括

  A. 减轻口腔疾病负担

  B. 促进健康生活方式

  C. 建立公平的口腔卫生体系

  D. 发展新的口腔治疗技术

  E. 将口腔卫生纳入全国和社区项目

## 答案和精选解析

**一、单选题**

**1. B**

**2. D**　口腔卫生政策制定的步骤包括确认问题和分析问题、研制方案并论证可行性、执行政策、系统评价和确定去向，不包括修订政策。

**二、多选题**

**3. ABCE**　世界卫生组织的宗旨是使全世界人民获得尽可能高水平的健康，口腔卫生战略方向包括促进健康生活方式、建立公平的口腔卫生体系、减轻口腔疾病负担、将口腔卫生纳入全国和社区项目。

# 第十一章 口腔医疗保健中的感染与控制

一、单选题：每道试题由 1 个题干和 5 个备选答案组成，题干在前，选项在后。选项 A、B、C、D、E 中只有 1 个为正确答案，其余均为干扰选项。

**1. 世界肝炎联盟推荐的 HBV 污染物消毒剂是**

  A. 戊二醛          B. 次氯酸钠

  C. 乙醇            D. 碘伏

  E. 酚类

**2. 口腔科医师操作中最易感染的是**

  A. 真菌            B. 病毒

  C. 细菌            D. 原虫

  E. 支原体

**3. 首选且最有效的口腔科器械灭菌方法是**

  A. 压力蒸汽灭菌法

  B. 干热消毒灭菌法

  C. 环氧乙烷气体灭菌法

  D. 氧化乙烯灭菌系统法

  E. 低温过氧化氢等离子灭菌系统

**4. 在口腔医疗保健中不属于空气传播的病毒是**

  A. 人类免疫缺陷病毒    B. 水痘病毒

  C. 麻疹病毒         D. 流行性腮腺炎病毒

  E. 腺病毒

二、多选题：每道试题由 1 个题干和 5 个备选答案组成，题干在前，选项在后。选项 A、B、C、D、E 中至少有 2 个正确答案。

**5. 口腔科医师受到医源性感染的途径不包括**

  A. 器械刺伤皮肤      B. 操作后不洗手

  C. 空气消毒不严      D. 食物消毒不严

  E. 接触患者血液和唾液

**6. 在口腔科临床中乙型肝炎病毒的传播方式主要是**

  A. 直接接触患者的血液

  B. 污染的针头划伤

  C. 空气传播

  D. 直接接触患者的唾液、龈沟液

  E. 接触被污染的环境

**7. 传染病的标准预防包括**

  A. 防止血源性疾病的传播

  B. 防止非血源性疾病的传播

  C. 双向防护

  D. 采取相应的隔离措施

  E. 使用消毒剂

**8. 口腔科诊室的空气消毒方法有**

  A. 臭氧消毒         B. 紫外线消毒

  C. 化学消毒剂消毒    D. 中草药消毒剂消毒

  E. 开窗通风

## 答案和精选解析

### 一、单选题

**1. A** 世界肝炎联盟推荐的 HBV 污染物消毒剂是戊二醛。戊二醛是一种有机化合物，为带有刺激性气味的无色透明油状液体，常用作 HBV 污染物消毒剂、鞣革剂、木材防腐剂等。

**2. B** 口腔科医师操作中最易感染的是病毒，包括乙肝病毒、HIV 病毒等。

**3. A** 首选且最有效的口腔科器械灭菌方法是压力蒸汽灭菌法，高压蒸汽灭菌法是可杀灭包括芽孢在内的所有微生物的一种灭菌方法，是灭菌效果中最好的方法。适用于普通培养基、生理盐水、手术器械、玻璃容器及注射器、敷料等物品的灭菌。

**4. A** 人类免疫缺陷病毒在口腔医疗保健中通过血液传播，而其他选项都可以通过空气传播。

### 二、多选题

**5. CD** 口腔科医师是从事牙齿、口腔及颌面部疾病诊断、治疗和预防的专业人员。口腔科医师受感染的途径主要包括器械刺伤皮肤、接触患者血液和唾液、操作后不洗手。空气消毒不严和食物消毒不严，一般不会使口腔科医师受到医源性感染。

**6. ABDE** 乙型肝炎病毒是引起乙型肝炎（简称乙肝）的病原体，属嗜肝 DNA 病毒科。在口腔科临床中乙型肝炎病毒的传播方式主要是直接接触患者的血液、唾液、龈沟液，接触被污染的环境，被污染的针头划伤等。乙型肝炎病毒不会通过空气进行传播。

**7. ABCDE** 传染病是由各种病原体引起的能在人与人、动物与动物或人与动物之间相互传播的一类疾病。传染病的标准预防包括采取相应的隔离措施、采取双向防护、使用消毒剂、防止血源性及非血源性疾病的传播。

**8. ABCD** 口腔科诊室的空气消毒方法有臭氧消毒、紫外线消毒、化学消毒剂消毒、中草药消毒剂消毒。